Ophthalmologische Onkologie

Als Herausgeber widme ich dieses Buch allen unseren Patienten, verbunden mit der Erinnnerung an meine klinischen Lehrer, die mir den Weg zur ophthalmologischen Onkologie gewiesen haben:

> KARL VELHAGEN (Berlin)
> FRITZ GIETZELT (Berlin)
> GERD MEYER-SCHWICKERATH (Essen)
> H. B. STALLARD (London)
> FREDERIC BLODI (Iowa City)
> GERALD KARA (New York)
> ROBERT ELLSWORTH (New York)
> JENDO OOSTERHUIS (Leiden).

Möge es die Leser anspornen, zum Wohle der uns anvertrauten Patienten stets nach Verbesserungen einer wissenschaftlich begründeten Behandlungsmöglichkeit zu streben.

Leipzig, Frühjahr 1999　　　　　　　　　　　　　　　　　　　　　　　　PETER K. LOMMATZSCH

Ophthalmologische Onkologie

Herausgegeben von

Peter K. Lommatzsch

Unter Mitarbeit von

M. Anders (Dresden)
J. J. Augsburger (Philadelphia)
R. Bares (Tübingen)
N. Bornfeld (Essen)
D. J. Coleman (New York)
S. E. Coupland (Berlin)
S. M. Daly (New York)
B. Damato (Liverpool)
K. Dieckmann (Wien)
A. Ertl (Wien)
U. Feine (Tübingen)
E. Fritz (Berlin)
M. Georgopoulos (Wien)
G. Goder † (Langendorf-Laase)
R. Guthoff (Rostock)
W. Havers (Essen)
V. Hingst (Rostock)
K. Höffken (Jena)
N. Hosten (Berlin)

H. Hübner (Trier)
W. Inhoffen (Tübingen)
M. J. Jager (Leiden)
R. Kath (Jena)
K. Kitz (Wien)
O. Kloke (Essen)
I. Kreissig (Tübingen)
G. Kren (Wien)
R. Lietzenmayer (Tübingen)
H. O. Lloyd (New York)
D. Lohmann (Essen)
A. P. Lommatzsch (Münster)
R. Menapace (Wien)
J. Oosterhuis (Leiden)
E. Passarge (Essen)
R. Pötter (Wien)
J. U. Prause (Kopenhagen)
I. Ruhswurm (Wien)
R. Sagerman (Syracuse N.Y.)

H. Schilling (Essen)
M. Schittkowski (Rostock)
W. Schmidt (Greifswald)
A. Schüler (Essen)
T. Seiler (Dresden)
C. L. Shields (Philadelphia)
J. A. Shields (Philadelphia)
R. H. Silverman (New York)
E. Spörl (Dresden)
A. Stanowsky (Tübingen)
H. Stein (Berlin)
K. Strenn (Wien)
S. Toma-Bständig (Wien)
C. Werschnik (Leipzig)
A. Wessing (Essen)
D. de Wolf-Rouendaal (Leiden)
M. Zehetmayer (Wien)
J. Ziegler (Berlin)

530 Einzelabbildungen, davon 290 in Farbe; 39 Tabellen

Enke Stuttgart 1999

Prof. Dr. med. PETER K. LOMMATZSCH
Facharzt für Augenheilkunde
Goldschmidtstraße 30
D-04103 Leipzig

Die Deutsche Bibliothek – CIP-Einheitsaufnahme

Ophthalmologische Onkologie / hrsg. von Peter K. Lommatzsch.
Unter Mitarb. von M. Anders ... - Stuttgart : Enke, 1999
   ISBN 3-13-118011-0

Wichtiger Hinweis:

Wie jede Wissenschaft ist die Medizin ständigen Entwicklungen unterworfen. Forschung und klinische Erfahrung erweitern unsere Erkenntnisse, insbesondere was Behandlung und medikamentöse Therapie anbelangt. Soweit in diesem Werk eine Dosierung oder eine Applikation erwähnt wird, darf der Leser darauf vertrauen, daß Autoren, Herausgeber und Verlag große Sorgfalt darauf verwandt haben, daß diese Angabe dem **Wissensstand bei Fertigstellung des Werkes** entspricht.

Für Angaben über Dosierungsanweisungen und Applikationsformen kann vom Verlag jedoch keine Gewähr übernommen werden. Jeder Benutzer ist angehalten, durch sorgfältige Prüfung der Beipackzettel der verwendeten Präparate und gegebenenfalls durch Konsultation eines Spezialisten festzustellen, ob die dort gegebene Empfehlung für Dosierungen oder die Beachtung von Kontraindikationen gegenüber der Angabe in diesem Buch abweicht. Eine solche Prüfung ist besonders wichtig bei selten verwendeten Präparaten oder solchen, die neu auf den Markt gebracht worden sind. **Jede Dosierung oder Applikation erfolgt auf eigene Gefahr des Benutzers.** Autoren und Verlag appellieren an jeden Benutzer, ihm etwa auffallende Ungenauigkeiten dem Verlag mitzuteilen.

Geschützte Warennamen (Warenzeichen®) werden *nicht* immmer besonders kenntlich gemacht. Aus dem Fehlen eines solchen Hinweises kann also nicht geschlossen werden, daß es sich um einen freien Warennamen handele.

Das Werk, einschließlich aller seiner Teile, ist urheberrechtlich geschützt. Jede Verwertung ist ohne Zustimmung des Verlages außerhalb der engen Grenzen des Urheberrechtsgesetzes unzulässig und strafbar. Das gilt insbesondere für Vervielfältigungen, Übersetzungen, Mikroverfilmungen und die Einspeicherung und Verarbeitung in elektronischen Systemen.

© 1999 Enke im Georg Thieme Verlag, P.O. Box 30 11 20, D-70451 Stuttgart – Printed in Germany

Satz und Druck: Druckhaus Götz GmbH, D-71636 Ludwigsburg
Filmsatz 10/11 Times und 8/9 Times, CCS-Textline (Linotronic 630)
Umschlaggestaltung: Schlotterer & Partner, D-80469 München

Geleitwort

The management of the patient with an ophthalmic tumour can be particularly challenging. The differential diagnosis may include a wide variety of conditions, many of which are rare. The clinical manifestations may be non-diagnostic. The increasing selection of sophisticated investigations demands greater expertise for the proper interpretation of results. Therapeutic advances create new opportunities, but also added responsibilities, both with regards to treatment selection and administration. Increasingly, patients are treated by multidisciplinary teams of workers, who strive not only to achieve tumour control but who also address the psychological and social needs of the patient and the family.

Professor Peter Lommatzsch is ideally placed to prepare this much needed update on ophthalmic oncology, after a long and illustrious career, during which he has gained a vast experience and made a significant contribution to current knowledge. Through his numerous lectures and publications, and as Founding Chairman of the Ophthalmic Oncology Group of the EORTC he has gained a world-wide reputation as a leader in the field. Now, he has used this position to bring together eminent experts from around the world to produce an up-to-date and comprehensive overview of ophthalmic oncology.

This textbook should be most valuable not only to trainees but also to mature ophthalmologists, oncologists, radiologists, pathologists, and other specialists participating in the care of patients with ophthalmic tumours. Hopefully, this work will be translated to other languages for the benefit of patients in other countries.

BERTIL E. DAMATO PhD FRCS FRCOphth
Chairman of the Ophthalmic Oncology Group (EORTC)
Liverpool

Vorwort

In deutscher Sprache gab es bisher noch kein zusammenhängendes Buch über das gesamte Tumorproblem am Auge und seiner Anhangsgebilde. Daher erschien es für mich besonders verlockend, rückblickend auf eine langjährige Erfahrung mit dem Krebsproblem am Auge, die ich an der Universitätsaugenklinik (Charité) in Berlin, an der Städtischen Augenklinik in Berlin-Buch und an der Universitätsaugenklinik Leipzig sammeln konnte, ein solches Buch zu schreiben. Bereits bei den Vorbereitungen dazu wurde mir jedoch klar, welche Schwierigkeiten sich dabei in den Weg stellen werden. Die derzeitige wissenschaftliche Entwicklung im allgemeinen und ganz besonders auf dem Gebiet der Onkologie schreitet ungemein rasch voran, so daß bereits beim Niederschreiben bestimmter Kapitel dem Autor Zweifel aufkamen, ob nicht beim Erscheinen des Buches manches bereits durch neuere Erkenntnisse überflüssig, veraltet oder gar falsch sein könnte.

Moderne bildgebende Verfahren wie CT, MRT, PET und Ultraschall erreichen eine immer höhere Auflösung mit verbesserter Detailerkennbarkeit und verfeinern dadurch unsere Diagnostik ständig. Die histopathologischen Techniken auch in Verbindung mit der Feinnadelbiopsie liefern uns bisher unbekannte Daten zur Beurteilung prognostischer Eigenschaften der Tumoren. Verbesserte Bestrahlungstechniken unter Verwendung verschiedener Radionuklide zur Brachytherapie, der Einsatz von Protonen, Heliumkernen, Gammastrahlen mit stereotaktischer Strahlführung sowie deren Kombination mit Hyperthermie, die Entwicklung neuer Lasersysteme und mikrochirurgischer Verfahren und nicht zuletzt die Einführung neuer Chemotherapiekonzepte, wie beispielsweise beim Retinoblastom und Rhabdomyosarkom, haben unsere Möglichkeiten der lokalen Tumorvernichtung oder -kontrolle erheblich verbessert. Beachtliche Erfolge kann die Ophthalmologie bei der Behandlung des Retinoblastoms aufweisen. Während Ende des vergangenen Jahrhunderts noch mehr als 80% aller Kinder diesem Tumor erlagen, überleben heute bei Nutzung aller Behandlungsmethoden mehr als 90%. Allerdings werden wir nun mit einer neuen Besonderheit dieses genetisch fixierten Tumors konfrontiert, den gefürchteten Zweittumoren, die sich oft erst viele Jahre oder Jahrzehnte nach offensichtlich erfolgreicher Behandlung des intraokularen Tumors an einer ganz anderen Stelle im Körper ausbilden können.

Ein bis heute ungelöstes Problem ist die Vermeidung hämatogener Metastasen beim malignen Melanom der Aderhaut. Wir stehen gerade am Anfang, den komplizierten Mechanismus der metastatischen Kaskade zu verstehen und denken über mögliche noch ungeklärte Rückkopplungsmechanismen zwischen Primärtumor und dem metastatischen Geschehen nach, doch ist es uns leider noch nicht gelungen, in diese Prozesse therapeutisch wirksam einzugreifen. Alle Versuche mit Chemotherapie, Immuntherapie oder deren Kombination haben bei der Behandlung des metastasierenden Aderhautmelanoms bis heute zu keinen nennenswerten Erfolgen geführt. Um auf diesem Wege zukünftig weiter voranzukommen und die Morbidität und Mortalität des Aderhautmelanoms zu senken, muß unsere Kenntnis über die Ursachen dieses Tumors erweitert werden. Von den etwa 80 000 Genen eines Menschen sind möglicherweise 100–200 für die Entstehung und Ausbreitung maligner Tumoren verantwortlich. Eine Gruppe dieser Gene, die Tumor-Suppressor-Gene, hemmen die Proliferation von Zellen. Wenn nun durch Mutationen beider Allele diese Tumor-Suppressor-Gene verändert werden, dann kann durch Proliferation und Progression von Zellen des genetisch gestörten Ortes ein maligner Tumor entstehen. Während uns dieser Mechanismus beim Retinoblastom durch die Entdeckung des Retinoblastomgens am langen Arm des Chromosoms 13 bereits vertraut ist, fehlt beim Aderhautmelanom noch die Entschlüsselung dieses Prozesses. Eines wissen wir bereits, das Aderhautmelanom folgt einem anderen genetischen Mechanismus als dies beim Hautmelanom angenommen wird. Während beispielsweise das p16-Gen in 15% aller Hautmelanome Veränderungen aufweist, konnten diese beim Aderhautmelanom nicht nachgewiesen werden. Das Aderhautmelanom muß daher als ein eigenes Tumorleiden ohne genetische Beziehungen zum Hautmelanom angesehen werden.

Die relativ seltenen Tumoren am oder im Auge werden in der Regel an bestimmten Zentren behandelt, so daß nur wenige Experten genügend klinische und wissenschaftliche Erfahrungen darüber sammeln können. Es ist jedoch kaum zu erwarten, daß wir Ophthalmologen allein das Krebsproblem am Auge zu beherrschen lernen. Die Zusammenarbeit mit Onkologen, Radiologen, Chemotherapeuten, Internisten, Pädiatern, Neurochirurgen, Epidemiologen, Genetikern, Molekularbiologen, Statistikern wird in Zukunft immer wichtiger werden. Ich bin daher sehr froh, daß erfahrene Experten auf verschiedenen Gebieten zur Mitarbeit an diesem Buch gewonnen werden konnten, um mit ihren Beiträgen unseren ophthalmologischen Horizont auf dem Gebiet der Onkologie erweitern zu helfen.

Das vorliegende Buch über „Ophthalmologische Onkologie" soll allen Augenärzten helfen, sich über die nicht alltäglich auftretenden Besonderheiten der Tumoren am oder im Auge zu informieren. Nur wenn man diesem Gebiet aufgeschlossen und informiert begegnet, wird es möglich sein, die diagnostische Sicherheit zu erhöhen, um damit rechtzeitig die erforderlichen Behandlungsschritte einleiten zu können. Ein äußerst wichtiger Bestandteil jeder Krebsbehandlung ist die sich über viele Jahre erstreckende Nachsorge. Diese besser als **Fürsorge** zu bezeichnende ärztliche Tätigkeit liegt fast ausschließlich in den verantwortungsvollen Händen der praktisch tätigen Ärzte.

Für die zukünftige Arbeit auf dem Gebiet der Ophthalmo-Onkologie gilt heute noch fast unverändert die Empfehlung von H. KNAPP, die er 1868 in Heidelberg für sein Buch „Die intraocularen Geschwülste" niederschrieb: Er vertrat damals schon die Ansicht, daß 1. Fortschritte auf dem Gebiet der pathologischen Anatomie, 2. verfeinerte diagnostische Methoden und 3. Konzentration des Krankengutes in Zentren, die über die notwendigen Erfahrungen dieser relativ seltenen Erkrankung verfügen, *„ohne Zweifel binnen Kurzem auch in diesem Gebiet größere Klarheit schaffen werden"*.

Danksagung

Das vorliegende Buch verdankt seine Vollendung, abgesehen von der zeitgerechten Fertigstellung des Manuskriptes durch alle Mitautoren, was bis zur letzten Minute noch fraglich erschien, einer vielseitigen aktiven Unterstützung und Hilfe einer Reihe interessierter Menschen, bei denen ich mich hiermit bedanken möchte.

Besonderer Dank gebührt der Firma ALCON und ihrem Mitarbeiter Herrn ZIEGLER, die dafür gesorgt haben, daß ein weit größerer Anteil der Abbildungen als ursprünglich kalkuliert worden war letzten Endes doch farbig gestaltet werden konnte.

Frau WITTMAR (Bibliothekarin der Universitätsaugenklinik Leipzig) war unermüdlich bestrebt, sowohl die neueste als auch die älteste Literatur zu den einzelnen Kapiteln ausfindig zu machen. Desweiteren hat sie beim Korrekturlesen und bei der Kontrolle der Literaturzitate dem Buch einen großen Dienst erwiesen. Ich hoffe, daß mit ihrer Hilfe die Zahl der eingeschlichenen Fehlermöglichkeiten auf ein Minimum beschränkt worden ist.

Meine beiden Assistenten Frau WERSCHNIK und Herr PETZOLD haben in dankenswerter Arbeit bei der Zusammenstellung des Glossars und des Registers sowie beim Lesen der Korrekturen tatkräftig geholfen.

Herrn MEYER vom Computer Service Leipzig verdanke ich viel Geduld und Einfühlungsvermögen beim Einarbeiten eines alten Schülers in die Welt der elektronischen Textverarbeitung mit dem PC und bei der Überwindung aller damit verbundenen elektronischen Tücken.

Von seiten des Enke Verlages bedanke ich mich vor allem bei Herrn Dr. F. KRAEMER und Herrn D. KOSMIDIS für die Gestaltung des Buches. Sie haben mir durch ihre konstruktiven Vorschläge zur Verbesserung des ersten Manuskriptentwurfes vorbildlich Unterstützung bei der Umsetzung in die gedruckte Version erteilt.

Zum Schluß sei mir erlaubt, daß ich an dieser Stelle meiner Frau für ihr Verständnis bei der zeitaufwendigen Zusammenstellung des Manuskriptes und Fertigstellung des Buches danke, da sie dafür gesorgt hat, daß der tägliche Praxisbetrieb störungsfrei weitergeführt werden konnte.

Leipzig, Frühjahr 1999   PETER K. LOMMATZSCH

Mitarbeiterverzeichnis

Dr. med. MILOSLAV ANDERS
Universitätsklinikum Carl Gustav Carus
Klinik und Poliklinik für Augenheilkunde
Fetscherstr. 74
D-01307 Dresden

JAMES J. AUGSBURGER, M.D.
Oncology Service
Wills Eye Hospital
9th & Walnutstr.
Philadelphia PA 19107
USA

Prof. Dr. med. ROLAND BARES
Direktor der Abt. für Nuklearmedizin
Universitätsklinikum Tübingen
Röntgenweg 13
D-72076 Tübingen

Prof. Dr. med. NORBERT BORNFELD
Universitätsklinikum Essen
Augenklinik
Hufelandstr. 55
D-45122 Essen

D. JACKSON COLEMAN, M.D.
Professor and Chairman
Weill Medical College of Cornell University
Department of Ophthalmology
1300 York Avenue, Rm. A851
New York, NY 10021
USA

Dr. med. SARAH E. COUPLAND
Universitätsklinikum Benjamin Franklin
Institut für Pathologie
Hindenburgdamm 30
D-12200 Berlin

SUZANNE M. DALY, B.S.N.
Instructor in Ophthalmology
Weill Medical College of Cornell University
Department of Ophthalmology
1300 York Avenue, Rm. A851
New York, NY 10021
USA

BERTIL E. DAMATO, M.D.
Ocular Oncology Service
St Paul's Eye Unit
Royal Liverpool University Hospital
Prescot Street
Liverpool L7 8XP, United Kingdom

Dr. med. KARIN DIECKMANN
Universitätsklinik für Strahlentherapie
und Strahlenbiologie
Allgemeines Krankenhaus
Währinger Gürtel 18–20
A-1090 Wien

Dr. med. ADOLF ERTL
Universitätsklinik für Neurochirurgie
Allgemeines Krankenhaus
Währinger Gürtel 18–20
A-1090 Wien

Prof. em. Dr. med. ULRICH FEINE
ehem. Direktor der Abt. für Nuklearmedizin
Universitätsklinikum Tübingen
Röntgenweg 13
D-72076 Tübingen

Dr. med. EBERHARD FRITZ
BEBIG, Isotopenforschung und
Umweltdiagnostik GmbH
Robert-Rössle-Str. 10
D-13125 Berlin-Buch

Dr. med. MICHAEL GEORGOPOULOS
Universitätsklinik für Augenheilkunde und Optometrie
Allgemeines Krankenhaus
Währinger Gürtel 18–20
A-1090 Wien

Prof. Dr. med. GERHARD GODER † 1998
Dorfstr. 14
D-29484 Langendorf-Laase

Prof. Dr. med. RUDOLF GUTHOFF
Universitätsaugenklinik Rostock
Doberaner Str. 140
D-18057 Rostock

Prof. Dr. med. WERNER HAVERS
Universitätsklinikum Essen
Klinik und Poliklinik für Kinder- und Jugendmedizin
Abteilung Onkologie
Hufelandstr. 55
D-45122 Essen

Dr. med. VOLKER HINGST
Institut für diagnostische und
interventionelle Radiologie
Ernst-Heydemann-Str. 6
D-18055 Rostock

Prof. Dr. med. KLAUS HOEFFKEN
Friedrich-Schiller-Universität
Klinik für Innere Medizin
D-07740 Jena

Prof. Dr. med. NORBERT HOSTEN
Universitätsklinikum Rudolf Virchow
Strahlenklinik
Augustenburger Platz 1
D-13353 Berlin

Prof. Dr. med. HORST HÜBNER
Krankenhaus der Barmherzigen Brüder
Augenabteilung
Nordallee 1
D-54292 Trier

Dr. rer. nat. WERNER INHOFFEN
Universitätsklinikum Tübingen
Abt. Augenheilkunde III
Schwerpunkt: Netzhaut und Glaskörperchirurgie
Schleichstr. 12
D-72076 Tübingen

Dr. med. MARTINE J. JAGER
Leiden University Medical Center
Department of Ophthalmology
Postbus 9600
Albinusdreef 2
NL-2300 RC Leiden

Priv.-Doz. Dr. med. ROLAND KATH
Friedrich-Schiller-Universität
Klinikum für Innere Medizin II
Erlanger Allee 101
D-07740 Jena

Dr. med. KLAUS KITZ
Universitätsklinik für Neurochirurgie
Allgemeines Krankenhaus
Währinger Gürtel 18–20
A-1090 Wien

Privatdozent Dr. med. OTTO KLOKE
Universitätsklinikum Essen
Innere Klinik und Poliklinik
Westdeutsches Tumorzentrum
Hufelandstr. 55
D-45122 Essen

Prof. Dr. med. INGRID KREISSIG
Universitätsklinikum Tübingen
Direktor der Abt. Augenheilkunde III
Schwerpunkt: Netzhaut und Glaskörperchirurgie
Schleichstr. 12
D-72076 Tübingen

Dr. med. GERHARD KREN
Universitätsklinik für Strahlentherapie
und Strahlenbiologie
Allgemeines Krankenhaus
Währinger Gürtel 18–20
A-1090 Wien

Dr. med. ROLAND LIETZMAYER
Universitätsklinikum Tübingen
Abt. für Nuklearmedizin
Röngtenweg 13
D-72076 Tübingen

HARRIET O. LLOYD, B.S.
Research Specialist
Weill Medical College of Cornell University
Department of Ophthalmology
1300 York Avenue, Rm. A851
New York, NY 10021
USA

Priv.-Doz. Dr. med. DIETMAR LOHMANN
Universitätsklinikum Essen
Institut für Humangenetik
Molekulargenetisches Labor
Hufelandstr. 55
D-45122 Essen

Dr. med. ALBRECHT P. LOMMATZSCH
St. Franziskus-Hospital
Augenabteilung
Hohenzollernring 74
D-48145 Münster

Prof. Dr. med. PETER K. LOMMATZSCH
Facharzt für Augenheilkunde
Goldschmidtstr. 30
D-04103 Leipzig

Univ.-Prof. Dr. med. RUPERT MENAPACE
Universitätsklinik für Augenheilkunde und Optometrie
Allgemeines Krankenhaus
Währinger Gürtel 18–20
A-1090 Wien

Prof. Dr. med. JENDO A. OOSTERHUIS
Prinsenweg 57
NL-2242 EB Wassenaar

Prof. Dr. med. EBERHARD PASSARGE
Universitätsklinikum Essen
Institut für Humangenetik
Molekulargenetisches Labor
Hufelandstr. 55
D-45122 Essen

Univ.-Prof. Dr. med. RICHARD PÖTTER
Universitätsklinik für Strahlentherapie
und Strahlenbiologie
Allgemeines Krankenhaus
Währinger Gürtel 18–20
A-1090 Wien

Prof. Dr. med. JAN U. L. PRAUSE
Ojenpatologisk Institut ved Kobenhavens Universitet
Teilum-Bybningen
Frederik V's Vej 11,5
DK-2100 Kobenhavn 0

Dr. med. IRENE RUHSWURM
Universitätsklinik für Augenheilkunde und Optometrie
Allgemeines Krankenhaus
Währinger Gürtel 18–20
A-1090 Wien

ROBERT H. SAGERMAN, M.D.
State University of New York
Health Science Center Syracuse
750 East Adam Street
Syracuse NY 13210
USA

Priv.-Doz. Dr. med. HARALD SCHILLING
Universitätsklinikum Essen
Augenklinik
Hufelandstr. 55
D-45122 Essen

Dr. med. MICHAEL SCHITTKOWSKI
Universitäts-Augenklinik Rostock
Doberaner Str. 140
D-18057 Rostock

Prof. Dr. med. WOLFGANG SCHMIDT
Ernst-Moritz-Arndt-Universität Greifswald
Radiologisches Zentrum
Fleischmannstr. 42/44
D-17487 Greifswald

Dr. med. ANDREAS SCHÜLER
Universitätsklinikum Essen
Augenklinik
Hufelandstr. 55
D-45122 Essen

Prof. Dr. Dr. med. THEO SEILER
Universitätsklinikum Carl Gustav Carus
Klinik und Poliklinik für Augenheilkunde
Fetscherstr. 74
D-01307 Dresden

CAROL L. SHIELDS, M.D.
Oncology Service
Wills Eye Hospital
900 Walnut Str.
Philadelphia, PA 19107-5598
USA

JERRY A. SHIELDS, M.D.
Director, Oncology Service
Wills Eye Hospital
900 Walnut Str.
Philadelphia, PA 19107-5598
USA

RONALD H. SILVERMAN, Ph.D.
Associate Professor
Weill Medical College of Cornell University
Department of Ophthalmology
1300 York Avenue, Rm. A851
New York, NY 10021
USA

Dr. rer. nat. habil. EBERHARD SPÖRL
Universitätsklinikum Carl Gustav Carus
Klinik und Poliklinik für Augenheilkunde
Fetscherstr. 74
D-01307 Dresden

Priv.-Doz. Dr. med. ALEXANDER STANOWSKY
Belegarzt Augenabteilung
Kreiskrankenhaus Reutlingen
Steinenbergstr. 31
D-72764 Reutlingen

Prof. Dr. med. HARALD STEIN
Universitätsklinikum Benjamin Franklin
Institut für Pathologie
Hindenburgdamm 30
D-12200 Berlin

Dr. med. KARIN STRENN
Universitätsklinik für Augenheilkunde und Optometrie
Allgemeines Krankenhaus
Währinger Gürtel 18–20
A-1090 Wien

Dr. med. SABINE TOMA-BSTÄNDIG
Universitätsklinik für Augenheilkunde und Optometrie
Allgemeines Krankenhaus
Währinger Gürtel 18–20
A-1090 Wien

CORNELIA WERSCHNIK
Brüderstr. 6
D-04103 Leipzig

Prof. Dr. med. Dr. h.c. ACHIM WESSING
Universitätsklinikum Essen
Augenklinik
Hufelandstr. 55
D-45122 Essen

Dr. med. DIDI DE WOLFF-ROUENDAAL
Academisch Ziekenhuis Leiden
Afdeeling Ooghelkunde
Postbus 9600
NL-2300 Leiden

Dr. med. MARTIN ZEHETMAYER
Universitätsklinik für Augenheilkunde und Optometrie
Allgemeines Krankenhaus
Währinger Gürtel 18–20
A-1090 Wien

JÜRGEN ZIEGLER
Direktor der Firma BEBIG
Isotopenforschung und Umweltdiagnostik GmbH
Robert-Rössle-Str. 10
D-13125 Berlin-Buch

Inhaltsverzeichnis

Teil I: Grundlagen der ophthalmologischen Onkologie 1

1 Tumorbiologie und Tumortherapie 2

- 1.1 Prinzipien der Tumorbiologie (R. Kath, K. Höffken) 2
- 1.2 Prinzipien der Tumorbehandlung (R. Kath, K. Höffken) 7
- 1.2.1 Kurative Tumorbehandlung 7
- 1.2.1.1 Möglichkeiten der kurativen Tumorbehandlung 7
- 1.2.1.2 Durchführung der Chemotherapie 9
- 1.2.1.3 Nebenwirkungen der zytostatischen Chemotherapie 10
- 1.2.2 Nicht-kurative Tumorbehandlung 12
- 1.3 Komplementäre Onkologie (W. Schmidt) 13
- 1.3.1 Maßnahmen komplementärer Onkologie 13
- 1.3.2 Wertung komplementärer Onkologie 16
- 1.4 Grundlagen der Chemotherapie am Auge (O. Kloke) 16
- 1.4.1 Pharmakokinetische Daten 16
- 1.4.2 Zytostatikasensitivität einzelner Augentumoren 17
- 1.4.3 Klinischer Stellenwert der Chemotherapie von Augentumoren .. 19
- 1.5 Statistische Methoden zur Bewertung therapeutischer Maßnahmen in der ophthalmologischen Onkologie (J. J. Augsburger) 19
- 1.5.1 Was kennzeichnet einen ausreichenden Beweis für die Wirksamkeit einer Behandlung? 19
- 1.5.2 Formen klinischer Berichte 25
- 1.5.2.1 Fallberichte 26
- 1.5.2.2 Unkontrollierte retrospektive Fallserien 26
- 1.5.2.3 Klinische Eindrücke von allgemein anerkannten Experten 26
- 1.5.2.4 Retrospektive vergleichende Berichte über Fallserien 26
- 1.5.2.5 Prospektive randomisierte klinische Prüfungen 27

Teil II: Tumoren der okulären Adnexe 29

2 Tumoren der Lider 30

- 2.1 Klinik, Diagnose und Histopathologie (G. J. Goder) 30
- 2.1.1 Basalzellkarzinom der Lider 30
- 2.1.2 Talgdrüsenkarzinom der Lider ... 32
- 2.1.3 Plattenepithelkarzinom der Lider 34
- 2.1.4 Malignes Melanom der Lider 36
- 2.1.5 Weitere Tumoren des melaninbildenden Systems im Lidbereich 38
- 2.1.6 Metastatische Lidtumoren 38
- 2.1.7 Kaposi-Sarkom der Lider 39
- 2.1.8 Hämangiome im Lidbereich 40
- 2.1.9 Neurofibrome der Lider 42
- 2.1.10 Sonstige Lidtumoren 43
- 2.1.10.1 Mesenchymale Tumoren 43
- 2.1.10.2 Epitheliale Tumoren 44
- 2.1.10.3 Drüsentumoren 45
- 2.1.10.4 Haarbalgtumoren 46
- 2.1.10.5 TNM-Klassifikation der malignen Tumoren der Lider 47
- 2.2 Chirurgische Therapie der Lidtumoren (H. Hübner) 48
- 2.2.1 Vorbemerkungen zur chirurgischen Tumorbehandlung 48
- 2.2.2 Technische Hinweise 49

2.2.3	Rekonstruktionsprinzipien	50
2.2.3.1	Defektlokalisation	50
2.2.3.2	Direktverschluß	52
2.2.3.3	En-bloc-Transfer	53
2.2.4	Rekonstruktion von Unterliddefekten	54
2.2.5	Rekonstruktion von Oberliddefekten	58
2.2.6	Rekonstruktion von Lidwinkeldefekten	60
2.2.7	Stellenwert der chirurgischen Therapie von Lidtumoren	60
2.3	Therapie der malignen Lidtumoren mit ionisierenden Strahlen (P. K. Lommatzsch)	61
2.3.1	Epitheliale maligne Tumoren	61
2.3.1.1	Basalzellkarzinom, Plattenepithelkarzinom	61
2.3.1.2	Keratoakanthom	64
2.3.1.3	Talgdrüsen-Adenokarzinom	64
2.3.2	Tumoren des melanogenetischen Systems im Lidbereich	64
2.3.2.1	Melanome	64
2.3.3	Tumoren des Bindegewebes	65
2.3.4	Auf die Lider beschränkte Tumoren des lymphatischen Systems	65
2.3.5	Komplikationen nach Strahlentherapie von Lidtumoren	66
2.3.6	Stellenwert der Strahlentherapie von Lidtumoren	66
2.4	Kryotherapie der Lidtumoren (T. Seiler, M. Anders, E. Spörl)	66
2.4.1	Grundlagen des Verfahrens	67
2.4.2	Therapieplan	68
2.4.3	Indikationen – Kontraindikationen	68
2.4.4	Durchführung der Kryoapplikation	69
2.4.5	Wundheilung	70
2.4.6	Mögliche Nebenwirkungen	70
2.4.7	Ergebnisse	71
2.4.8	Stellenwert der Kryotherapie der Lidtumoren	71
	Zusammenfassung zu Kap. 2	72
3	**Tumoren der Bindehaut**	**73**
3.1	Epitheliale Tumoren (P. K. Lommatzsch)	73
3.1.1	Gutartige Veränderungen	73
3.1.2	Präkanzeröse Veränderungen	75
3.1.3	Maligne Veränderungen	76
3.1.4	Virusgenese der konjunktivalen Epitheliome	79
3.1.5	Behandlung der malignen Bindehautepitheliome	80
3.2	Melanozytäre Tumoren der Bindehaut (D. de Wolff-Rouendaal)	81
3.2.1	Melanosis conjunctivae	82
3.2.1.1	Kongenital	82
3.2.1.2	Primär erworbene Melanose (primary acquired melanosis = PAM) ohne Atypien (benigne erworbene Melanose)	83
3.2.1.3	Primär erworbene Melanose mit Atypien (prämaligne erworbene Melanose)	84
3.2.2	Konjunktivaler Nävus	86
3.2.3	Konjunktivales Melanom	88
3.3	Tumoren und tumorähnliche Veränderungen des Bindegewebes der Bindehaut (P. K. Lommatzsch)	95
3.3.1	Fibröse Veränderungen	95
3.3.2	Xanthomatöse und histiozytäre Tumoren	96
3.3.3	Tumoren des embryonalen Mesenchyms, des Muskel- und Fettgewebes	98
3.3.4	Tumoren des Gefäßsystems	98
3.3.4.1	Benigne Tumoren	98
3.3.4.2	Maligne Tumoren	99
3.3.5	Granularzelltumor	101
3.4	Neurale Tumoren der Bindehaut (P. K. Lommatzsch)	101
3.4.1	Benigne Tumoren	101
3.4.2	Maligne Tumoren	102
3.5	Hamartome und Choristome der Bindehaut (P. K. Lommatzsch)	102
3.6	Metastatische Tumoren der Bindehaut (P. K. Lommatzsch)	103
3.7	Tumoren der Karunkel (C. L. Shields, J. A. Shields)	103
	Zusammenfassung zu Kap. 3	106
4	**Lymphoproliferative Läsionen der okulären Adnexe** (S.E. Coupland, H. Stein)	**107**
4.1	Klassifikation der lymphoproliferativen Läsionen	107
4.2	Lymphatisches Gewebe der normalen okulären Adnexe	112

4.3	Reaktive lymphatische Hyperplasie der okulären Adnexe	112
4.4	Lymphome der okulären Adnexe	114
4.5	Differentialdiagnose: Inflammatorischer Pseudotumor	120
4.6	Therapie der lymphoproliferativen Läsionen der okulären Adnexe	120
4.6.1	Reaktive lymphatische Hyperplasie	120
4.6.2	Lymphome	120
4.7	Prognostische Faktoren	122
	Zusammenfassung zu Kap. 4	123

Teil III: Tumoren der Orbita und der ableitenden Tränenwege 125

5	**Tumoren der Orbita** (R. GUTHOFF)	126
5.1	Vorbemerkung	126
5.2	Häufigkeitsverteilung der Orbitaerkrankungen	126
5.3	Untersuchung des Orbitapatienten	126
5.3.1	Basisuntersuchung	127
5.3.2	Bildgebende Diagnostik	128
5.3.2.1	Sonographie	128
5.3.2.2	Röntgendiagnostik	129
5.3.2.3	Computertomographie	129
5.3.2.4	Magnetresonanztomographie	129
5.4	Von Blut- und Lymphgefäßen ausgehende Tumoren	130
5.4.1	Kavernöses Hämangiom	130
5.4.2	Lymphangiom	130
5.5	Tumoren des Sehnervs und der Hirnhäute	131
5.5.1	Juveniles pilozytisches Astrozytom	131
5.5.2	Malignes Gliom des Sehnervs ...	137
5.5.3	Meningeome	137
5.5.4	Weitere Raumforderungen des Nervus opticus	143
5.6	Von peripheren Nerven ausgehende Tumoren	143
5.6.1	Neurofibrome	143
5.6.2	Schwannom (Neurilemmom) ...	144
5.7	Mesenchymale Tumoren	144

5.7.1	Rhabdomyosarkom	144
5.7.1.1	Therapie des Rhabdomyosarkoms der Orbita bei Kindern (R. H. SAGERMAN)	145
5.7.2	Fibröses Histiozytom	149
5.7.3	Seltene mesenchymale Weichteiltumoren	149
5.7.4	Vom Knochen ausgehende Tumoren	150
5.8	Tumoren der Tränendrüsenregion	151
5.8.1	Entzündliche Veränderungen	151
5.8.2	Neoplasien der Tränendrüse	152
5.8.2.1	Epitheliale Tumoren	152
5.8.2.2	Nicht-epitheliale Raumforderungen der Tränendrüsenregion	156
5.8.3	Abschließende Betrachtungen zu Raumforderungen im Tränendrüsenbereich	156
5.9	Metastasen	157
5.9.1	Metastatische Orbitatumoren des Erwachsenenalters	158
5.9.2	Metastatische Orbitatumoren des Kindesalters	159
	Zusammenfassung zu Kap. 5.9 ..	161
5.10	Lymphoproliferative und leukämische Erkrankungen	161
5.10.1	Das klinische Spektrum lymphoproliferativer Orbitaerkrankungen	161
5.10.2	Lymphozytische Tumoren	162
	Zusammenfassende diagnostische und therapeutische Überlegungen	164
5.10.3	Plasmazelltumoren der Orbita ...	164
5.10.4	Andere lymphoproliferative und leukämische Erkrankungen	166
5.10.5	Histiozytosen	166
5.11	Raumforderungen der Tränensackregion	166
5.11.1	Karzinome des Tränensacks	167
5.12	Therapeutische Aspekte	167
5.12.1	Chirurgisches Vorgehen	167
5.12.2	Strahlentherapeutische Prinzipien	169
5.12.3	Zytostatika-Therapie	169
	Zusammenfassung zu Kap. 5	169

Teil IV: Intraokulare Tumoren 171

6 Tumoren der Iris und des Ziliarkörpers
(P. K. Lommatzsch) 172

6.1 Tumoren der Iris 172
6.1.1 Nävus der Iris 172
6.1.2 Malignes Melanom der Iris 175
6.1.3 Metastatische Tumoren der Iris .. 178
6.1.4 Weitere Iristumoren 179
Zusammenfassung zu Kap. 6.1 .. 181
6.2 Tumoren des Ziliarkörpers 181
6.2.1 Nävus des Ziliarkörpers 181
6.2.2 Malignes Melanom des Ziliarkörpers 182
6.2.3 Neuroepitheliale Tumoren des Ziliarkörpers 186
6.2.3.1 Angeborene Tumoren des nichtpigmentierten Epithels des Ziliarkörpers 187
6.2.3.2 Erworbene Tumoren des nichtpigmentierten Epithels des Ziliarkörpers 189
6.2.3.3 Erworbene Tumoren des pigmentierten Epithels des Ziliarkörpers . 190
6.2.3.4 Behandlung der neuroepithelialen Tumoren des Ziliarkörpers 191
6.2.4 Neurilemmom (Schwannom) des Ziliarkörpers 192
6.2.5 Metastatische Tumoren des Ziliarkörpers 192
Zusammenfassung zu Kap. 6.2 .. 192

7 Benigne Tumoren der Aderhaut
(P. K. Lommatzsch) 193

7.1 Nävus der Aderhaut 193
Zusammenfassung 197
7.2 Hämangiom der Aderhaut
(A. P. Lommatzsch) 198
Zusammenfassung 201
7.3 Osteom der Aderhaut 202
7.4 Neurogene Tumoren der Uvea ... 204
7.4.1 Neurilemmom, Schwannom 204
7.4.2 Neurofibrom 205

8 Malignes Melanom der Aderhaut 207

8.1 Epidemiologie und ätiologische Faktoren (P. K. Lommatzsch) .. 207
8.2 Histopathologie des Aderhautmelanoms (H. Schilling) 212
8.3 Immunologie des Aderhautmelanoms (M. J. Jager) 221
8.4 Symptome, Verlauf und Metastasierung des Aderhautmelanoms
(P. K. Lommatzsch) 224
8.5 Diagnostische Verfahren beim Aderhautmelanom
(P. K. Lommatzsch) 227
8.5.1 Anamnese und klinische Untersuchung 227
8.5.2 Fluoreszenzangiographie 229
8.5.3 Sonographie (D. J. Coleman, R. H. Silverman, S. M. Daly, H. O. Lloyd) 231
8.5.3.1 Untersuchungstechnik 231
8.5.3.2 Ultraschalluntersuchung des Aderhautmelanoms 232
8.5.3.3 Sonographische Prognosefaktoren des Aderhautmelanoms 234
8.5.4 Computertomographie und Kernspintomographie (N. Hosten) ... 239
8.5.4.1 Indikation und Durchführung bei intraokularen Tumoren 239
8.5.4.2 Kernspintomographische Befunde des Aderhautmelanoms 240
8.5.5 Nadelbiopsie intraokularer Tumoren (J. U. Prause) 242
8.5.5.1 Durchführung 243
8.5.5.2 Komplikationen während der chirurgischen Maßnahme der Biopsie 245
8.5.5.3 Genauigkeit 246
8.5.5.4 Indikationen zur Nadelbiopsie ... 246
8.5.6 Nuklearmedizinische Methoden
(P. K. Lommatzsch) 246
8.5.6.1 P-32 Test 246
8.5.6.2 Andere Radionuklide, Immunszintigraphie 247
8.5.6.3 Metabolische Darstellung des Melanoms der Aderhaut durch Positronen-Emissions-Tomographie (PET) (W. Inhoffen, R. Lietzenmayer, A. Stanowsky, U. Feine, R. Bares, I. Kreissig) 247
8.5.7 Weitere Verfahren 248
8.6 Differentialdiagnose des Aderhautmelanoms
(P. K. Lommatzsch) 249
8.6.1 Pathologische Veränderungen, die ophthalmoskopisch ein Melanom vortäuschen können („Überdiagnose") 249

8.6.2	Möglichkeiten von Fehldiagnosen beim Aderhautmelanom ("Unterdiagnose") 251			therapie des Aderhautmelanoms . 287
8.7	Behandlungsgrundsätze beim Aderhautmelanom (P. K. Lommatzsch) 251	8.11	Hyperthermie und Thermotherapie des Aderhautmelanoms (J. A. Oosterhuis) 292
8.7.1	Faktoren mit Einfluß auf den Behandlungsweg 253	8.12	Operative Verfahren zur Behandlung des Aderhautmelanoms (P. K. Lommatzsch) 295
8.7.2	Prätherapeutische Einteilung der Melanome entsprechend ihrer Tumorgröße (Durchmesser der Tumorbasis, Tumorhöhe) 254	8.12.1	Lokale Resektion (B. Damato) .. 295
		8.12.1.1	Einführung 295
		8.12.1.2	Transsklerale Resektion 295
		8.12.1.3	Endoresektion 303
8.7.3	Behandlungsempfehlungen 254	8.12.2	Enukleation (P. K. Lommatzsch) 304
8.8	Regelmäßige Beobachtung des Aderhautmelanoms – keine aktive Therapie (P. K. Lommatzsch) .. 255	8.12.3	Exenteratio orbitae 307
		8.13	Therapeutische Methoden, die sich nicht durchgesetzt haben (P. K. Lommatzsch) 308
8.9	Photokoagulation des Aderhautmelanoms (P. K. Lommatzsch) . 257	8.14	Ausblick (P. K. Lommatzsch) .. 309
8.10	Therapie des Aderhautmelanoms mit ionisierenden Strahlen (P. K. Lommatzsch) 259		Zusammenfassung zu Kap. 8 309
8.10.1	Brachytherapie (episklerale Strahlenträger) 260	**9**	**Intraokulare lymphatische Tumoren**
8.10.1.1	Applikatorformen (Co-60, Ru-106/Rh-106, Sr-90/Y-90) 260		(J. A. Shields, C. L. Shields) .. 311
8.10.1.2	Strahlenphysikalische und technische Grundlagen der radioaktiven Applikatoren (E. Fritz, J. Ziegler) 262		Zusammenfassung 314
		10	**Benigne Tumoren der Retina und Papille** 315
8.10.1.3	Strahlenschutz (E. Fritz, J. Ziegler) 265	10.1	Gefäßtumoren von Netzhaut und Papille (A. Wessing) 315
8.10.1.4	Dosimetrie (E. Fritz, J. Ziegler) 266	10.1.1	Kapilläres Hämangiom der Netzhaut, Angiomatosis retinae, Hippel-Lindau-Syndrom 315
8.10.1.5	Weitere Applikatorarten mit Gammaquellen (J-125, Pd-103, Ir-192) 268	10.1.2	Razemöses Hämangiom der Netzhaut (arterio-venöse Anastomosen) 319
8.10.1.6	Indikationen zur Brachytherapie . 269		
8.10.1.7	Behandlungstechnik der Brachytherapie 271	10.1.3	Das kavernöse Hämangiom der Netzhaut 321
8.10.1.8	Behandlungsergebnisse nach Brachytherapie 272		Zusammenfassung zu Kap. 10.1 . 324
8.10.2	Protonenbestrahlung (N. Bornfeld, P. K. Lommatzsch) 278	10.2	Tumoren der Glia- und der Ganglienzellen von Retina und Papille (P. K. Lommatzsch) 324
8.10.2.1	Technik der Protonenstrahltherapie von Augentumoren 280	10.2.1	Massive retinale Gliose 325
8.10.2.2	Ergebnisse 280	10.2.2	Astrozytom (astrozytäres Hamartom) 326
8.10.3	Stereotaktische Radiotherapie (M. Zehetmayer, R. Menapace, K. Kitz, A. Ertl, K. Dieckmann, G. Kren, K. Strenn, M. Georgopoulos, I. Ruhswurm, S. Toma-Bständig, R. Pötter) . 281	10.2.3	Glioneurom 328
		10.2.4	Gangliogliom 328
			Zusammenfassung zu Kap. 10.2 . 328
8.10.4	Ergebnisse der strahlentherapeutischen Behandlung 286		
8.10.5	Komplikationen nach Strahlen-		

11 Retinoblastom
(N. Bornfeld, P. K. Lommatzsch, W. Havers, A. Schüler) 329

11.1	Historisches	329
11.2	Epidemiologie, Ätiologie	329
11.3	Genetik des Retinoblastoms (D. Lohmann, E. Passarge) ...	330
11.3.1	Grundlagen der molekularen Genetik des Retinoblastoms	330
11.3.2	Mutationsanalyse des RB1-Gens .	332
11.3.3	Genetische Beratung und molekulargenetische Diagnostik	335
11.4	Histopathologie	338
11.4.1	Aderhautinvasion	339
11.4.2	Infiltration des N. opticus	339
11.4.3	Extraokulares Tumorwachstum ..	340
11.5	Klinik, Verlauf und Klassifikation des Retinoblastoms	340
11.5.1	Leitsymptome	340
11.5.2	Wachstumsformen	341
11.5.3	Metastasierung	343
11.5.4	Klassifikation	343
11.6	Diagnose	344
11.6.1	Familienuntersuchungen	345
11.6.2	Computertomographie und Kernspintomographie (N. Hosten) ...	345
11.7	Differentialdiagnose des Retinoblastoms	346
11.7.1	M. Coats	347
11.7.2	Retrolentale fibrovaskuläre Membranen	348
11.7.3	Intraokulare Entzündungen	349
11.7.3.1	Toxocariasis (Nematodenendophthalmitis)	349
11.7.3.2	Zystizerkose	350
11.7.4	Intraokulare Tumoren	350
11.7.4.1	Retinome	350
11.7.4.2	Astrozytome	350
11.7.4.3	Andere intraokulare Tumoren ...	351
11.8	Therapie	351
11.8.1	Enukleation	352
11.8.2	Perkutane Strahlentherapie	352
11.8.3	Chemotherapie des Retinoblastoms	354
11.8.3.1	Systemische Polychemotherapie in Verbindung mit lokalen Therapieverfahren	354
11.8.3.2	Intraokulare Chemotherapie	357
11.8.3.3	Chemotherapie des metastasierten Retinoblastoms	357
11.8.4	Lokale Therapieformen	358
11.8.5	Durchführung der Therapie	358
11.8.5.1	Therapie unilateraler Retinoblastome	358
11.8.5.2	Therapie bilateraler Retinoblastome	359
11.8.5.3	Therapiekontrolle	359
11.9	Anhang: Primär malignes Melanom der Retina (P. K. Lommatzsch)	360
	Zusammenfassung zu Kap. 11 ...	360

12 Tumoren und tumorähnliche Veränderungen des retinalen Pigmentepithels (P. K. Lommatzsch) .. 362

12.1	Kongenitale Hypertrophie des RPE	362
12.1.1	Solitäre kongenitale Hypertrophie des RPE	362
12.1.2	Multifokale kongenitale Hypertrophie des RPE	363
12.1.3	Extraokuläre Befunde bei der kongenitalen Hypertrophie des RPE (Gardner-Syndrom)	363
12.2	Reaktive Hyperplasie des RPE ...	365
12.3	Kombiniertes Hamartom der Retina und des RPE	365
12.4	Adenome und Adenokarzinome des RPE	368
12.5	Melanozytom des Sehnervenkopfes	369
	Zusammenfassung zu Kap. 12 ...	373

13 Metastatische Tumoren der Aderhaut und Netzhaut (A. P. Lommatzsch) 374

13.1	Primärtumoren	374
13.2	Verteilung intraokularer Metastasen	375
13.3	Klinisches Bild	375
13.4	Diagnostische Verfahren	377
13.5	Pathologie	378
13.6	Therapie	378
13.7	Prognose	380
	Zusammenfassung zu Kap. 13 ...	380

Literatur 381

Onkologisches Glossar
(C. Werschnik) 432

Register 435

ial I: Grundlagen der ophthalmologischen Onkologie

1 Tumorbiologie und Tumortherapie

1.1 Prinzipien der Tumorbiologie

R. Kath, K. Höffken

Rudolf Virchow kam in seinem Werk über die krankhaften Geschwülste (1863), das die Grundlage für die WHO-Klassifikation der Tumoren ist, zu der Aussage, daß es nicht möglich sei, eine allgemein verbindliche Definition für die Fülle aller (Geschwulst-)Erscheinungen zu geben. Dies ist verständlich, da Malignität primär kein naturwissenschaftlicher, sondern eher ein klinisch orientierter Begriff ist. Andererseits weisen Zellen, die in Kultur durch onkogene Viren, chemische Karzinogene oder ionisierende Strahlen maligne transformiert worden sind, ein sehr ähnliches Erscheinungsbild auf, das im folgenden näher aufgezeichnet werden soll.

Malignes und benignes Wachstum

Malignes Wachstum unterscheidet sich von benignem Wachstum in der Kompetenz zur Metastasierung. Benignes Wachstum weist grundsätzlich keine Metastasierung auf und kann üblicherweise normales Gewebe nicht infiltrieren. Das lokal infiltrative Wachstum ist im Gegensatz zur Metastasierung kein Beweis, sondern lediglich ein meist assoziiertes Phänomen von Malignität. Einige Tumoren (z. B. Fibromatose des Desmoids), die lokal aggressiv wachsen, gehören definitionsgemäß zu den benignen Tumoren, da sie nicht metastasieren. Andererseits zählt das Basaliom, das lange lokal geringe Destruktionen aufweist, zu den malignen Erkrankungen, da es prinzipiell Metastasierungskompetenz besitzt, dies allerdings in weniger als einem von 4.000 Fällen (*Preston* und *Sern* 1992). Karzinoide wiederum, die lokal langsam infiltrierend wachsen, können zwar metastasieren, haben aber im Vergleich zu intestinalen Adenokarzinomen einen klinisch benignen Verlauf. Früher wurden diese Tumoren als semimaligne bezeichnet. Der Begriff ist jedoch aufgegeben worden, da er weder klinisch noch histomorphologisch scharf definiert werden kann.

Die benigne Natur eines Tumors wird häufig, allerdings nicht regelhaft, durch das Suffix „om" ausgedrückt, wie z. B. beim Leiomyom, einer benignen Neoplasie der glatten Muskulatur. Gefährlich werden kann ein benigner Tumor dann, wenn bei begrenztem Raumangebot (z. B. in der Augenhöhle) eine Kompression von Normalgewebe auftritt. Die Geschwindigkeit des Zellwachstums ist kein Unterscheidungskriterium zwischen benignem und malignem Gewebe. Vergleichende Zellproliferationsuntersuchungen an normalem, entzündetem und malignem Lungen- und Zervixgewebe ergaben sogar, daß benigne entzündete Läsionen bis zu 20mal schneller proliferieren können als maligne Läsionen.

Wachstum von benignem und malignem Gewebe hängt von einer individuell unterschiedlichen Rate der Zellteilung, der Wachstumsfraktion und des Zellverlustes ab, was bei Tumoren am besten durch die Tumorverdopplungszeit ausgedrückt wird. Diese kann zwischen zwei Tagen und mehreren Wochen betragen, wobei individuelle Tumoren starke Schwankungsbreiten aufweisen können (Abb. 1.1). Das initiale Tumorwachstum ist exponentiell. Mit zunehmender Tumorgröße flacht die Wachstumskurve (Gompertzian-Kurve bzw. Gompertzian-Regel) ab. Nach initial exponentiellem Wachstum verlängert sich mit zunehmender Zelldichte die Verdoppelungszeit, so daß die Wachstumsfraktion kleiner wird. Aus diesem Grund nimmt auch der relative Anteil an chemotherapiesensiblen Zellen ab. Als Ursache für die Verringerung der Wachstumsfraktion wird unter anderem eine Abnahme des Nährstoffangebotes bei vergleichsweise schlechter werdender Blutversorgung angeschuldigt. Unter ungünstigen Wachstumsbedingungen verlassen Tumorzellen den Proliferationszyklus und treten in eine ruhende G_0 oder verlängerte G_1-Phase ein. Diese Zellen können bei geeigneten Wachstums(faktor)stimuli jederzeit erneut in den Zellzyklus eintreten. Die Zytoreduktion nach einer Chemotherapie folgt im

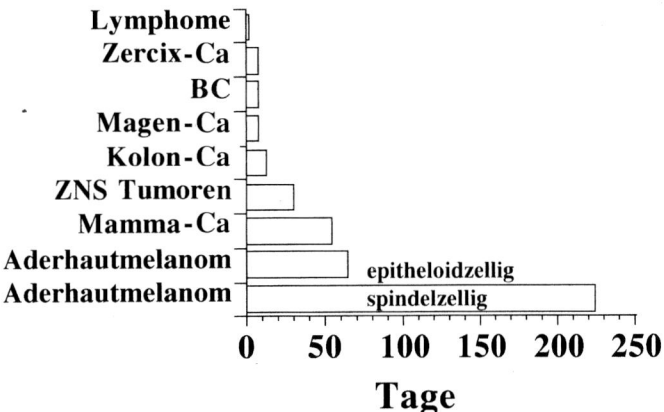

Abb. 1.1 Potentielle Tumorverdoppelungszeiten ausgewählter Tumorentitäten. Individuelle Tumoren können große Schwankungsbreiten aufweisen.

Tierversuch einer Kinetik erster Ordnung. Hierdurch kommt es im idealen Fall zu einer prozentual konstanten Reduktion der Tumorzellen (logkill). Unter klinischen Bedingungen sind bei menschlichen Tumoren die Verhältnisse infolge einer Tumorzellheterogenität und einer Resistenzentwicklung komplexer.

Die Biologie der Zellteilung und Differenzierung ist in benignem und malignem Gewebe ähnlich. Die maligne Zelle ist wie ihr benignes Gegenstück mit allen notwendigen Biomolekülen zur Zellerneuerung ausgestattet. Erst das Unvermögen, diese in einem Gleichgewicht zu regulieren, generiert den malignen Phänotyp. Man kann deshalb malignes Wachstum mit einer nicht abheilenden Wunde vergleichen.

Genetische Veränderungen in Tumorzellen

Eine Vielzahl von biochemischen, immunologischen, zytogenetischen und molekularbiologischen Untersuchungen weist darauf hin, daß die Mehrzahl aller Neoplasien ihren Ursprung von jeweils einer entarteten Zelle nimmt (*Arnold* et al. 1983). Diese „klonale Evolution" (*Nowell* 1976) resultiert aus einer erhöhten genetischen Instabilität der Tumorzelle, die sequentiell eine zunehmende Heterogenität der Tumorzellen erzeugt. Die erhöhte genetische Instabilität von Tumorzellen kann erworben oder im Sinne eines chromosomalen Fragilitätssyndroms angeboren sein. Veränderungen des Genoms wurden bisher in allen malignen Tumoren nachgewiesen. Sie finden sich nach Einwirkung chemischer Karzinogene (z.B. Tabakrauchen), physikalischer Noxen (z.B. UV-Licht) oder onkogener Viren. Punktmutationen, d.h. die Deletion, Substitution oder Addition einer einzelnen Base der DNS, sind typische Folgen einer Exposition mit mutagenen Agenzien. Sie sind häufig in Tumoren des Menschen nachweisbar und betreffen vor allem die Gene der ras-Familie (Kirsten-, Harvey, N-ras) und das p53-Tumorsuppressorgen. Der Grund, warum gerade ras und p53 gehäuft von Mutationen betroffen werden, ist unklar. Die Deletion von Tumorsuppressorgenen ist eine wesentliche Ursache der Karzinogenese. Gelangt durch die Translokation ein Protoonkogen unter den regulatorischen Einfluß des aktiven Promotors eines anderen Gens, kann es zu einer permanenten unkontrollierten Stimulation der Proliferation kommen. Ein klassisches Beispiel ist die konstitutive Expression von c-myc durch die Juxtaposition eines Immunglobulinpromotors beim Burkitt-Lymphom. In anderen Fällen können Translokationen zu Fusionsproteinen mit neuen, transformierenden Eigenschaften führen. Solche Fusionsproteine entstehen, wenn durch eine Translokation zwei Gene in unmittelbare Nähe kommen und von der RNS-Polymerase durchgehend transkribiert werden. Das bei der chronisch-myeloischen Leukämie gebildete bcr-abl-Protein ist ein Beispiel für ein derartig transkribiertes Polypeptid, dessen Aminosäurensequenz zum Teil von Gen A und zum Teil vom Gen B stammt. Chromsomale Translokationen befinden sich auffällig häufig im Bereich proliferationsrelevanter

Gene, die für Wachstumsfaktoren, Wachstumsfaktorrezeptoren und Signaltransduktionselemente kodieren (*Rabbitts* 1994).

In Tumorzellen ist die Vervielfachung der Kopien eines Gens im Gegensatz zu normalen Zellen ein häufiges Ereignis. Amplifikationen von c-erB-2 finden sich beispielsweise gehäuft beim Mammakarzinom, Ovarialkarzinom und bei gastrointestinalen Karzinomen. Die Amplifikation des Gens für die Dihydrofolatreduktase ist verantwortlich für die Resistenz gegen Zytostatika aus der Gruppe der Folsäureantagonisten.

Tumorprogression

Die biologische und klinische Progression eines Tumors ist im Sinne der klonalen Evolution durch die Entwicklung von heterogenen Tumorzellvarianten charakterisiert, die zunehmend aggressives Wachstumsverhalten aufweisen. Dieses aggressive Wachstumsverhalten kann sich in einem undifferenzierten Phänotyp, einem Verlust der Abhängigkeit von exogen zugeführten Wachstumsfaktoren, Veränderungen der Bindung an die extrazelluläre Matrix, verbunden mit einer typischen Abrundung der Zellen, Wachstum zu hohen Zelldichten, Fähigkeit zum Wachstum ohne Kontakt zu fester Oberfläche (Wachstum im Weichagar) und einer Chemotherapieresistenz manifestieren. Am deutlichsten wird die Dynamik der Tumorprogression in ihrem letzten Stadium, der Metastasierung, ausgedrückt. Hier weisen nicht nur Primärtumor und Metastase, sondern auch die Metastasen untereinander eine Heterogenität auf. Behandlungsergebnisse in der Therapie einer metastatischen Erkrankung sind deshalb nicht selten divergent oder diskordant.

Die Entwicklung einer Tumorzellheterogenität mit zunehmend aggressiverem Wachstumsverhalten ist von manchen Autoren als Zufallsprozeß (*Weiss* 1976), von anderen als Selektionsprozeß (*Fiedler* 1973) betrachtet worden. Für letztere Annahme ließen sich unterstützende Daten bei Klonierungsversuchen in Zellkultur und im Tiermodell erbringen. Heterogene Tumorzellpopulationen entwickeln sich in sehr unterschiedlichen Zeiträumen. In einigen Fällen ist die Tumorprogression mit Entwicklung heterogener Subpopulationen schon vor Erreichen eines makroskopisch nachweisbaren Primärtumors abgelaufen. In anderen Fällen kann jahrelang eine homogene, gut differenzierte Tumorzellpopulation vorherrschen.

Die Tumorprogression ist auf eine genetische Instabilität zurückgeführt worden. Danach tritt im Verlauf der Tumorprogression eine Akkumulation genetischer Veränderungen auf, wie sie in klassischer Form von *Fearon* und *Vogelstein* für das kolorektale Karzinom beschrieben worden sind (*Fearon* und *Vogelstein* 1990). Eine Mutation oder Deletion des APC-(adenomatöse Polyposis-coli-)Gens führt zu einem hyperproliferativen Epithel. Eine zusätzliche Mutation im Kirsten-ras-Gen und ein Verlust des DCC-(deleted in colorectal cancer-)Gens sind im Stadium des Adenoms nachweisbar. Der Verlust des p53-Gens führt schließlich zur Entwicklung des Karzinoms.

Lokale Tumorausbreitung

Die lokale Tumorausbreitung wird seit alters her in ein expansives Wachstum mit Verdrängung und Druckatrophie der Umgebung und in ein infiltratives Wachstum mit zapfen- und strangförmiger Tumorzellausbreitung auf dem Wege der Gewebsspalten in die Umgebung unterschieden. Die invasiven Zellen verteilen sich in das umgebende Gewebe entweder einzeln oder als Zellverband. Diese Zellen können u. U. weit von der Haupttumormasse entfernt sein. Das wichtigste einzelne histopathologische Charakteristikum eines malignen Tumors beruht deshalb darauf, daß ihm eine klar markierte Grenze fehlt. Bleiben die atypischen Zellen auf eine muköse Oberfläche beschränkt, ohne die darunterliegende Basalmembran zu tangieren, sprechen wir von einem Carcinoma in situ. Wird die Basalmembran, die aus einem dichten Netzwerk aus extrazellulären Matrixproteinen (Kollagene, Fibronektin, Glykoproteine, Proteoglykane u. a.) besteht, durchdrungen, liegt ein invasiver Tumor vor. Die Basalmembran weist keine Poren oder Kanäle auf, die groß genug wären, um eine Zelle ohne Destruktionen passieren zu lassen. Die Invasion ist deshalb ein aktiver Prozeß, der nicht allein durch den Druck einer exzessiven zellulären Proliferation erklärt werden kann. Die Tumorzelle muß vielmehr entweder Enzyme sezernieren oder aktivieren, die die Hauptbestandteile der extrazellulären Matrix degradieren (*Liotta* et al. 1983). Für diese extrazellulären Matrixproteine ließen sich auf der Oberfläche der Tumorzelle Rezeptoren nachweisen (*Ruoshlati* und *Pierschbacher* 1987). Neben der Proteolyse sind für die lokale Tumorausbreitung ein Ungleichgewicht von teilweise identifizierten Motilitäts- und Angiogenesefaktoren verantwortlich. Die durch die Angiogenese entstandenen Tumorgefäße sind fragil und werden leicht von Tumorzellen infiltriert. Ein differenziertes Lymphsystem hingegen liegt im Innern eines Tumors nicht vor, so daß die Kommunikation von Tumorzellen mit dem Lymphsystem über die Peripherie des Tumors erfolgt.

Viele Tumoren werden von einer großen Zahl von Makrophagen und Lymphozyten infiltriert. Diese können mehr als 50 % der totalen Zellmasse ausmachen. In einigen Fällen wurde eine prognostische Bedeutung einer lymphoiden Reaktion diskutiert. Zum Beispiel hat das medulläre Brustkarzinom mit starker lymphozytärer Infiltration und die lymphozytenreiche Lymphogranulomatose eine vergleichsweise bessere Prognose als die entsprechenden lymphozytenarmen Formen. Beides Tumoren, die sich nicht selten auch in der Augenhöhle bzw. der Aderhaut manifestieren. Man versucht, die tumorinfiltrierenden Zellen zu therapeutischen Zwecken im Sinne einer spezifischen Immuntherapie zu nutzen. Der klinische Stellenwert ist hierfür bisher nicht absehbar.

Tumorzellkinetik

Theoretische Überlegungen und mathematische Berechnungen (*Goldie* und *Coldman* 1983) führten zu der Erkenntnis, daß eine enge Korrelation zwischen der spontanen oder therapieinduzierten Mutationsrate eines Tumors und seiner Resistenz gegenüber Zytostatika besteht. Die Mutationsrate hängt direkt mit der Tumormasse und der Dauer des Tumorzellwachstums zusammen, d. h., je größer ein Tumor ist oder je länger er bereits besteht, desto größer ist das Risiko einer chemotherapieresistenten Mutante. Dieses Modell erklärt das schlechte Ansprechen langsam wachsender Tumoren auf eine Chemotherapie sowie die hohe Resistenzinduktion schnell wachsender Tumoren und führt zu der klinisch vielfach praktizierten Konsequenz, die Zytostatika während der Behandlung zu wechseln, in Form sog. sequentiell alternierender Chemotherapieprotokolle mit nicht kreuzresistenten Zytostatikakombinationen.

Man geht davon aus, daß der Tumor bei einer Größe von 1–3 cm Durchmesser ca. 30–35 Verdoppelungen durchgemacht hat. Weitere 5–10 Verdoppelungen sind nicht mit dem Leben vereinbar. Nach Schätzungen (*Frei* et al. 1989) liegt die Tumorzellzahl bei einem Patienten mit klinisch evidenter, metastatischer Erkrankung bei ca. 10^{11} Zellen. Zirka 1–0,1 %, also 10^9–10^8 Zellen sind Tumorstammzellen. Unter der Annahme, daß eine konventionelle Chemotherapie in einer hypothetischen Situation in der Lage ist, eine gute partielle oder kurzanhaltende komplette Remission zu induzieren, entsprechend einer Tumorzellreduktion von ca. 1–2 Logstufen, ist im idealen Fall eine Dosiseskalation um den Faktor 5–8 notwendig, um kurativ sein zu können. Diese Annahme hat allerdings nur dann Gültigkeit, wenn man davon ausgeht, daß für die verwendeten Substanzen eine log-lineare Dosis-Wirkungs-Beziehung über mehrere Zehnerpotenzen der Tumorzellreduktion besteht.

Metastasierung

Bevor eine maligne Zelle Ausgangspunkt einer Tochtergeschwulst wird, muß sie mehrere Stadien eines komplexen Metastasierungsprozesses durchlaufen. Die von *Fidler* und *Poste* (1982) beschriebene metastatische Kaskade beginnt mit der unkontrollierten Proliferation im Primärtumor. Eine Subpopulation von Zellen ist zur Invasion in vaskuläre und lymphatische Strukturen befähigt. Zirkulierende Zellen können dann am Ort der Metastasierung in einem geringen Prozentsatz anhaften und die Basalmembran der Gefäße degradieren. In vivo findet die Invasion vornehmlich in den Kapillar- und Lymphgefäßen statt, während Arterien und Arteriolen, die reich an elastischen Fasern sind, nur selten durchdrungen werden können.

Aufgrund tierexperimenteller Studien (*Schirrmacher* 1985) konnte gezeigt werden, daß der Metastasierungsprozeß quantitativ ineffektiv ist, denn weit weniger als 1 % der malignen Zellen, die sich vom Primärtumor lösen und im Kreislauf zirkulieren, erfüllen alle für eine Metastasierung notwendigen Voraussetzungen. Ein Tumor kann bis zu 10^9 Zellen/g Gewebe in 24 Stunden abstoßen. Die Inzidenz an klinisch nachweisbaren Metastasen ist jedoch weitaus geringer. Daraus ergibt sich, daß der Primärtumor eine bestimmte Größe überschreiten muß, ehe genügend Zellen vorhanden sind, um alle Stufen der metastatischen Kaskade zu überwinden. Die meisten klinisch nachweisbaren Metastasen treten erst auf, wenn der Primärtumor mindestens einen Durchmesser von 1–3 cm hat. Andererseits können schon wenige Zellen ausreichen (1–10), um eine neue metastatische Absiedlung zu bilden (*Macdonald* und *Steeg* 1993).

Wie oben ausgeführt, metastasieren die meisten Tumoren erst, wenn der Primärtumor eine Zellzahl von 10^{10} bis 10^{11} erreicht hat. Von dieser groben Grundregel gibt es jedoch Ausnahmen. Beim Melanom der Mukosa z. B. muß man auch bei geringer Größe von einer stattgefundenen Metastasierung ausgehen, da die Erkrankung trotz früher Diagnose des Primärtumors fast immer einen fatalen, d. h. metastatischen Verlauf nehmen wird. Anders hingegen bei den kutanen Primärmelanomen, die bei horizontalem, nicht aber beim radialen Wachstumsmuster des Primärtumors in 100% der Fälle definitiv chirurgisch geheilt werden können. Unter Zellkulturbedingungen ließen sich diese klinischen Beobachtungen nachvollziehen, wonach ein histologisch radial wachsendes Primärmelanom im Gegensatz zum vertikal wachsenden im Nacktmausmodell keine metastatische Kompetenz besitzt.

Viele maligne Erkrankungen besitzen ein spezifisches Verteilungsmuster an metastatischen Absiedlungen (*Gilbert* et al. 1980). Obwohl bestimmte Organe einen relativ geringen Anteil an der Blutzufuhr haben (z. B. Knochen, Nebennieren, Gehirn), ist die relative Häufigkeit metastatischer Absiedlungen in ihnen auffällig. Andererseits werden Herz, Muskeln, Nieren, Darm und Milz, die zusammen den größten Teil des Herzminutenvolumens benötigen, nur selten von einer Metastasierung befallen (*Nicolson* 1988). Diese Verteilungsmuster können nur teilweise durch anatomische und hämodynamische Gegebenheiten erklärt werden. Schon 1889 hatte *Paget* mit der „Seed-and-soil-Theorie", wonach die Tumorzelle (seed) auf eine fruchtbare Umgebung (soil) treffen muß, um proliferieren zu können, eine bis heute anhaltende Diskussion in Gang gesetzt. Für diese organspezifische Metastasierung oder Organotropie gibt es über experimentelle Versuche hinaus viele klinische Beispiele. So weist das Aderhautmelanom im Gegensatz zu Melanomen, die eine andere Primärlokalisation haben, eine starke Bevorzugung der Leber als Metastasierungsort auf. Spezifische Tumorzelladhäsionsprozesse scheinen bei der organotropen Metastasierung eine bedeutsame Rolle zu spielen. Die Formation größerer Tumoremboli oder Mischzellaggregationen aus Tumorzellen, Thrombozyten, Lymphozyten und Monozyten begünstigt hingegen eher die unspezifische (nicht organotrope) Metastasierung im ersten Kapillarbett. Dieses ist meist die Lunge.

In den letzten Jahren konnten einige Gene und Proteine identifiziert werden, die in den kritischen Phasen der Aneignung eines invasiven und metastatischen Phänotyps involviert sind. Hierzu gehören Proteasen, die den notwendigen Raum für die infiltrierenden Zellen schaffen, ferner Zelladhäsionsmoleküle (z. B. CD44), die während der Migration der invasiven Zellen für den Kontakt mit Matrix- und Zellstrukturen verantwortlich sind. Darüber hinaus können Motilitäts- und Wachstumsfaktoren die Migration von malignen Zellen beeinflussen. Umgekehrt können vermeintliche „Metastasensuppressorgene" (z. B. nm23 oder WDNMI) eine Metastasierung unterdrücken. Weiterhin sind von einigen Autoren Proteaseinhibitoren, wie die TIMP (tissue inhibitors of metalloproteinase) als Antagonisten der Metastasierung angesehen worden.

Minimal disseminierte Tumorzellen

Der sensitive Nachweis von okkulten Tumorzellen im peripheren Blut und Knochenmark von Patienten mit malignen Erkrankungen erlaubt wichtige prognostische und therapeutische Aussagen (*Shpall* et al. 1994). Immunhistochemische (*Osborne* et al. 1989) und durchflußzytometrische (*Simpson* et al. 1995) Untersuchungen mit einem oder mehreren monoklonalen Antikörpern gegen Zytokeratine sind sehr sensitiv, weisen jedoch eine hohe Rate an falsch-positiven (*Diel* et al. 1992) und falsch-negativen Befunden (*Ross* et al. 1993) auf. Bei einer sehr geringen Tumorzahl werden daher zusätzlich klonogene Assays (*Ross* et al. 1993) angewandt. Klonogene Assays sind jedoch sehr arbeitsaufwendig und bedürfen einer mehrwöchigen Zellkultivierung, so daß keine unmittelbaren therapeutischen Konsequenzen gezogen werden können. Um diese Schwierigkeiten zu überwinden, wurde kürzlich die Technik der reversen Polymerase-Ketten-Reaktion (RT-PCR) zum Nachweis einer geringen Zahl disseminierter Tumorzellen eingeführt (*Johnson* et al. 1995). Die Effektivität der PCR hängt vom qualitativen Unterschied in der Genstruktur (DNA) oder Expression (RNA) zwischen malignen und nicht-malignen Zellen ab. Studien zur PCR-Amplifikation von tumorassoziierten DNA-Sequenzen wurden bislang hauptsächlich bei hämatologischen Erkrankungen durchgeführt, die häufig konsistente und gut charakterisierte molekulare Veränderungen aufweisen. Bei soliden Tumoren sind analoge molekulare Veränderungen meist nicht vorhanden (*Johnson* et al. 1995). Daher ist es am aussichtsreichsten, gewebsspezifische DNA nachzuweisen, die nicht im hämatopoetischen System vorkommt. Mittels RT-PCR wurde für das Prostatakarzinom das Prostata-spezifische Antigen (*Israeli* et al. 1994), für kolorektale Karzinome das karzinoembryonale Antigen (*Gerhard* et al. 1994), für Melanome die Tyrosinkinase (*Smith* et al. 1991) und für das Neuroblastom die Tyrosinhydroxlase (*Mattano* et al. 1992) herangezogen.

Beim Mammakarzinom wird die Relevanz der RT-PCR für Zytokeratin-19 (*Datta* et al. 1994) kontrovers diskutiert. In einigen Fällen wurden die Gene im peripheren Blut (*Burchill* et al. 1995) oder in Lymphknoten (*Hoon* et al. 1995) von gesunden Patientinnen nachgewiesen. Es gibt Hinweise dafür, daß ein kürzlich identifiziertes Antigen Maspin (*Zou* et al. 1994) aus der Familie der Serpine möglicherweise als Nachweismarker einer geringen Anzahl von Tumorzellen bei Patientinnen mit Mammakarzinomen eingesetzt werden kann (*Luppi* et al. 1996).

1.2 Prinzipien der Tumorbehandlung

R. KATH, K. HÖFFKEN

Jeder dritte Europäer und Nordamerikaner muß damit rechnen, an Krebs zu erkranken und jeder vierte wird an einer Krebserkrankung sterben. Annähernd 50% aller Patienten mit einer malignen Erkrankung können geheilt werden (Statistik der Europäischen Gemeinschaft 1996). Hierbei hat die lokale Tumorentfernung durch Operation oder Strahlentherapie die besten Erfolge aufzuweisen. Lokal fortgeschrittene oder disseminierte maligne Erkrankungen, die sich durch eine lokale Therapie nicht beherrschen lassen, können in weniger als 5% geheilt werden.

Dies bedeutet, daß aufgrund der Ausdehnung des Tumors entschieden werden muß, ob eine Heilung (noch) möglich erscheint und ob eine kurative Therapie oder nicht-kurative (palliative) Therapie eingeleitet werden soll.

Jede kurative Therapie kann intensive Therapiemaßnahmen mit kurzfristig gravierenden Nebenwirkungen und einem Verlust an Lebensqualität beinhalten. Bei palliativen Behandlungsmaßnahmen sollten dagegen größere Risiken und Belastungen für den Patienten vermieden werden (Abb. 1.2).

1.2.1 Kurative Tumorbehandlung

1.2.1.1 Möglichkeiten der kurativen Tumorbehandlung

Die Krankheitsheilung bei malignen Erkrankungen zu erreichen, erfordert den optimalen Einsatz aller therapeutischen Möglichkeiten der Tumortherapie. Als Preis für dieses erreichbare Ziel ist bei der kurativen Therapie, im Gegensatz zur palliativen Situation, kurzfristig auch ein höheres Risiko an Nebenwirkungen und zeitweise eine Beeinträchtigung des Allgemeinzustandes des Patienten gerechtfertigt.

Kurative chirurgische Therapie

Die lokalisierte und lokoregionäre Tumorerkrankung ist abgesehen von wenigen Ausnahmen (z. B. hochmalignes Lymphom, Seminom, Analkarzinom) eine Domäne der Chirurgie, ebenso die mono- oder oligotope Fernmetastasierung. Weder mit Strahlen- noch durch Chemotherapie können

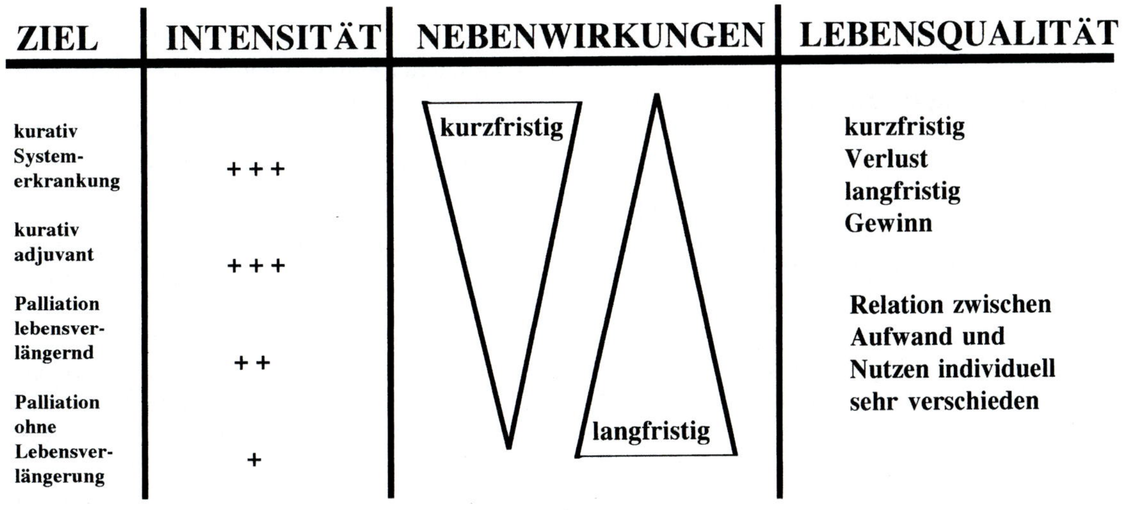

ZIEL	INTENSITÄT	NEBENWIRKUNGEN	LEBENSQUALITÄT
kurativ Systemerkrankung	+ + +	kurzfristig	kurzfristig Verlust langfristig Gewinn
kurativ adjuvant	+ + +		
Palliation lebensverlängernd	+ +		Relation zwischen Aufwand und Nutzen individuell sehr verschieden
Palliation ohne Lebensverlängerung	+	langfristig	

Abb. 1.2 Ziel, Intensität, Nebenwirkungen und Lebensqualitätseinschränkungen einer kurativen und palliativen Tumortherapie.

lokalisierte Tumormanifestationen mit der gleichen Sicherheit definitiv behandelt werden.

Kurative Strahlentherapie

Die kurativen Möglichkeiten der Strahlentherapie werden von der zur Tumorvernichtung notwendigen und der von der gesunden Nachbarschaft tolerierten Dosis bestimmt. Die Tumorgröße ist der wichtigste die Höhe der Tumordosis bestimmende Faktor. Tumoren von mikroskopischer Größe lassen sich in bis zu 90–95% zerstören. Eine kurative alleinige Strahlentherapie ist vor allem bei der lokalisierten oder wenig fortgeschrittenen Lymphogranulomatose und den Non-Hodgkin-Lymphomen indiziert. Ferner sollte eine kurative alleinige Radiotherapie immer dann erwogen werden, wenn eine kurative chirurgische Behandlung technisch oder biologisch nicht möglich erscheint.

Die Kombination einer Strahlenbehandlung mit einer strahlensensibilisierenden Chemotherapie (Radio-Chemotherapie) nutzt die unterschiedlichen Wirkungen beider therapeutischer Modalitäten und führt zur verstärkten Wirkung der Strahlentherapie. Üblicherweise wird die Chemotherapie so dosiert, daß sie allein gegeben keine ausreichende Wirkung hätte.

Mit zunehmender Tumorgröße steigt die erforderliche tumorizide Dosis steil an. Bei größeren Tumoren ist die Applikation der notwendigen hohen tumoriziden Dosis mit der perkutanen Strahlenbehandlung erschwert. Hierfür wurden intraoperative und intraluminale Bestrahlungstechniken entwickelt. Beim Aderhautmelanom hat sich die Applikation von Ruthenium-106 als Alternative zur Enukleation bewährt.

Kurative zytostatische Chemotherapie

Heilungen durch Zytostatika sind nur bei wenigen Tumorerkrankungen zu erreichen. Im generalisierten Stadium sind weibliche Chorionepitheliome zu 90%, Wilms-Tumoren, in Kombination mit Chirurgie und Strahlentherapie, zu 80%, Teratokarzinome des Hodens zu 90% und Ovarialkarzinome zu 30% langfristig, d.h. mindestens 5 Jahre, in Remission zu bringen und wahrscheinlich zu heilen. Heilbar sind ferner die akute lymphatische Leukämie der Kinder, das Burkitt-Lymphom sowie die Lymphogranulomatose in den Stadien III und IV in über 50%. Bei der akuten myeloischen Leukämie, der akuten lymphatischen Leukämie des Jugendlichen und Erwachsenenalters und den Non-Hodgkin-Lymphomen hoher Malignität sind ebenfalls Heilungen in 20% bis 30% erzielbar. Schließlich ist das kleinzellige Bronchialkarzinom im limitierten Krankheitsstadium zu etwa 10% heilbar. Bei diesen Erkrankungen werden zunächst Vollremissionen durch die Zytostatikatherapie erzielt. Wenn diese Vollremissionen über 2 Jahre erhalten bleiben, kommen Krankheitsrezidive nur noch selten vor. Hier kann man in der überwiegenden Anzahl der Fälle Heilungen annehmen.

Adjuvante Therapie

Die adjuvante (postoperative) Therapie (Chemo-, Hormon- oder Radiotherapie) verfolgt ebenfalls ein kuratives Ziel. Ihr Einsatz erfolgt unter der Annahme, daß bei einer Reihe von malignen Erkrankungen zum Zeitpunkt der Diagnose bereits Mikrometastasen vorliegen, die unterhalb der Nachweisgrenze konventioneller diagnostischer Verfahren liegen. Gesicherte Indikationen für eine adjuvante Therapie zur Verhinderung von Fernmetastasen sind das Osteosarkom, das Ewing-Sarkom, das prämenopausale Mammakarzinom mit axillären Lymphknotenmetastasen, die nichtseminomatösen Hodentumoren mit regionalen Lymphknotenmetastasen, das kleinzellige Bronchialkarzinom nach Primäroperationen sowie einige kindliche Tumorerkrankungen. Die adjuvante Zytostatikatherapie verzögert bei den genannten Erkrankungen nicht nur den Manifestationszeitpunkt der Metastasierung, sondern führt auch zu einer Verlängerung der Überlebenszeit und zu einer Anhebung der Heilungsraten. Als weitere Indikationen zur adjuvanten Chemotherapie werden das Ovarialkarzinom in den Stadien FIGO Ic bis III, das postmenopausale Mammakarzinom mit axillären Lymphknotenmetastasen, das Mammakarzinom ohne Lymphknotenmetastasen, aber mit anderen ungünstigen Prognosefaktoren sowie die Plattenepithelkarzinome des Kopf-Hals-Bereiches diskutiert.

Die adjuvante Radiotherapie zur Verhinderung eines Lokalrezidives ist vornehmlich nach brusterhaltender Chirurgie des Mammakarzinoms und nach Resektion des prognostisch ungünstigen Rektumkarzinoms indiziert. Eine Reihe weiterer Indikationen zur adjuvanten Radiotherapie sind in Abhängigkeit vom Primärstadium entweder gesichert (Lokalbefund bei kleinzelligen und nichtkleinzelligen Bronchialkarzinomen, Ganzschädelbestrahlung bei kleinzelligem Bronchialkarzinom, Tumoren des HNO-Bereiches, Endometriumkarzinom, Zervixkarzinom, hirneigene Tumoren, Ewing-Sarkom u. a.) oder werden derzeit geprüft (Ösophaguskarzinom, Ganzschädelbestrahlung bei nicht-kleinzelligem Bronchialkarzinom, Magenkarzinom, Pankreaskarzinom, Ovarialkarzinom u. a.).

Es kann vermutet werden, daß sich nur bei solchen Tumoren eine Wirkung einer adjuvanten Therapie zeigt, die einerseits ein hohes Metastasierungsrisiko haben und andererseits auch in fortgeschrittenem Stadium eine gute Empfindlichkeit gegen antineoplastische Therapieverfahren aufweisen.

Bei Anwendung einer adjuvanten Therapie sollte berücksichtigt werden, daß die Therapieform unvermeidlich eine statistisch bestimmbare Zahl von Patienten unnötig belastet, die durch die vorgeschaltete Operation allein geheilt worden wären. Außerdem profitieren diejenigen Patienten nicht, die trotz der adjuvanten Behandlung ein Rezidiv erleiden. Selbst bei der gesicherten Indikation des lymphknotenpositiven Mammakarzinoms kann in weniger als 10 % der Fälle durch adjuvante Therapiemaßnahmen ein Gewinn in bezug auf rezidivfreies oder Gesamtüberleben erreicht werden (Breast Cancer Trials Committee 1992 a–c).

Neoadjuvante (präoperative) Therapie

Neuerdings wird im Rahmen von multimodalen Therapiekonzepten immer häufiger initial mit der Chemotherapie oder Radio-Chemotherapie begonnen. Dabei soll die vorgeschaltete Therapie eine Verkleinerung des Tumors bewirken und dadurch einen primär inoperablen in einen operablen Tumor überführen. Selbst bei primärer Operabilität wird die neoadjuvante Chemotherapie im Rahmen von kontrollierten Studien eingesetzt in der Hoffnung, die Langzeitergebnisse zu verbessern. Dieses Vorgehen hat den Vorteil der morphologischen Überprüfung der Tumorregression und damit der individuellen Testung der Chemotherapiesensibilität.

Überprüft wird dieses Therapieverfahren beim Osteosarkom, bei verschiedenen kindlichen Tumoren, den Plattenepithelkarzinomen im Kopf- und Halsbereich, den Urothelkarzinomen, dem Mamma-, Ösophagus-, Magen- und dem nicht-kleinzelligen Bronchialkarzinom.

Beim lokal fortgeschrittenen Rektumkarzinom wird üblicherweise präoperativ eine kombinierte neoadjuvante Radio-Chemotherapie durchgeführt. Auch bei nicht-kleinzelligen Bronchialkarzinomen, Analkarzinomen, Ösophaguskarzinomen und Karzinomen im Kopf- und Halsbereich werden neoadjuvante kombinierte Radio-Chemotherapiekonzepte überprüft. Kürzlich wurde in einer randomisierten Untersuchung beim lokalisierten und lokal fortgeschrittenen Ösophaguskarzinom durch die präoperative Anwendung einer Radiochemotherapie im Vergleich zu einer alleinigen Operation ein verbessertes rezidivfreies Überleben, aber kein verbessertes Gesamtüberleben beobachtet (*Bosset* et al. 1997).

1.2.1.2 Durchführung der Chemotherapie

Bei kurativen Therapiekonzepten ist die Therapie mit einer einzigen zytostatischen Substanz (Monotherapie) nur in Ausnahmefällen indiziert. Auch bei palliativen Therapiekonzepten wird überwiegend eine Polychemotherapie durchgeführt. Die Kombination mehrerer Zytostatika ist wegen der verzögerten Resistenzentwicklung, der additiven (mitunter auch synergistischen) Wirkung der einzelnen Zytostatika und des besser steuerbaren Nebenwirkungsprofils der Monochemotherapie im allgemeinen vorzuziehen. Zur Verminderung einer Zytostatikaresistenz werden aus theoretischen Überlegungen sequentiell alternierende Chemotherapieprotokolle mit nicht-kreuzresistenten Zytostatikakombinationen eingesetzt.

Die einzelnen zytostatischen Substanzen unterscheiden sich beträchtlich in ihrer chemischen Zusammensetzung, ihrem Wirkungsmechanismus, ihrer Wirkung auf verschiedene Tumoren und ihren Nebenwirkungen.

Die wichtigsten Gruppen der Zytostatika sind:

- **Alkylierende Zytostatika** mit einer instabilen chemischen Gruppe im Molekül, die mit Zellbestandteilen, vorwiegend Nukleinsäuren, chemische Reaktionen eingehen können. Hierzu zählen Stickstoff-Lost-Derivate, Nitrosoharnstoffderivate, Äthylenimine, Methansulfonsäureester (Alkylsulfate) und Schwermetallverbindungen.
- **Antimetabolite** ähneln im Molekularaufbau natürlichen, wichtigen Zellbausteinen (meist Vorstufen im Nukleinsäureaufbau), ohne deren Funktion erfüllen zu können. Es kommt dadurch zu einer Blockierung dieser Stoffwechselprozesse. Hierzu zählen Folsäure-, Pyrimidin- und Purinantagonisten.

- **Zytostatische Antibiotika** stammen aus verschiedenen Streptomycesarten. Sie lagern sich zwischen doppelsträngige Kernnukleinsäuren (Interkalation) und verhindern dadurch die Chromosomenteilung. Ferner hemmen sie die Topoisomerase II im Nukleinsäurestoffwechsel. Hierzu zählen Anthracycline, Actinomycin, Chromomycine und synthetische Substanzen wie Mitoxantron.
- **Mitosehemmstoffe** sind pflanzliche Naturprodukte, die in den Zellteilungsmechanismus in einer bestimmten Phase einwirken. Hierzu zählen Vinca-Alkaloide, Epipodophyllotoxine und die L-Asparaginase.
- Es gibt verschiedene Einzelsubstanzen mit unterschiedlichem, von dem beschriebenen abweichendem oder wenig bekanntem Wirkungsmechanismus.

1.2.1.3 Nebenwirkungen der zytostatischen Chemotherapie

Alle Zytostatika hemmen die Proliferation von Tumorgewebe, aber auch von Normalgewebe. Besonders betroffen sind Gewebe mit raschem Zellumsatz. Dazu gehören die Knochenmarkzellen, vor allem die Granulopoese, weniger die Thrombo-, Erythro- und Lymphopoese. Ferner sind die lymphatischen Gewebe, das Darmepithel, die Mundschleimhaut, die Haarzellen und das Samenepithel des Hodens betroffen.

Die **Alopezie** gehört für die meisten Patienten neben Übelkeit und Erbrechen zu den besonders belastenden Nebenwirkungen der Zytostatikatherapie. In individuell unterschiedlichem Ausmaß führen besonders folgende Substanzen zur Alopezie: Anthracycline, Cyclophosphamid, Ifosfamid, Epipodophyllotoxine.

Übelkeit und **Erbrechen** sind häufige Folgen einer zytostatischen Chemotherapie. Nicht selten wird diese Reaktion so gebahnt, daß die Übelkeit schon auf dem Weg zur oder bei einem Gedanken an die Therapie einsetzt (antizipatorisches Erbrechen). Krankenhauseigene Gerüche sind häufig Auslöser der Reaktion. Durch eine vorbeugende und ausreichende antiemetische Behandlung mit moderenen Antiemetika (z. B. HT-3-Antagonisten) kann diese Nebenwirkung weitgehend beherrscht werden.

Die **Leukopenie** ist eine häufige Nebenwirkung. Leukozytenzahlen unter 1.000/µl können nach einer zytostatischen Behandlung kurzfristig auftreten, Neutropenie schnell zu Fieber und Sepsis führen, so daß eine umgehende gezielte oder empirische antimikrobielle Therapie erforderlich ist. Durch eine supportive Therapie mit granulopoetischen Wachstumsfaktoren wurde ein früherer Anstieg der Granulozyten und in einigen Fällen eine signifikante Senkung der Fiebertage erreicht. Im allgemeinen wird die prophylaktische Gabe von granulopoetischen Wachstumsfaktoren zumindest dann empfohlen (Indikationsklasse I), wenn eine Neutropenie von < 500/µl für 7 Tage oder länger erwartet wird (*Link* et al. 1994).

Thrombopenien sind unter zytostatischer Therapie nicht mit der gleichen Regelmäßigkeit wie Leukopenien zu erwarten. Einige Zytostatika haben jedoch eine besonders starke Wirkung auf die Thrombopoese (Melphalan, Busulfan, Mithramycin, Mitomycin-C, CCNU). Bei Thrombozytenzahlen unter 10.000/µl besteht akute Blutungsgefahr. Klinisch manifestieren sich Thrombozytopenien besonders als petechiale Blutungen der unteren Extremitäten.

Eine **Anämie** ist selten durch Zytostatika bedingt. Megaloblastäre Anämien durch Folsäureantagonisten und hämolytische Anämien durch zytostatikainduzierte Autoimmunprozesse (z. B. bei Cisplatin, Mitomycin) sind differentialdiagnostisch abzugrenzen.

Stomatitis und **Mukositis** bis hin zu Schleimhautulzerationen im Bereich des Mundes, aber auch des ganzen übrigen Magen-Darm-Traktes, kommen besonders unter Methotrexat vor. Actinomycin, Bleomycin, Anthracycline, Etoposid, 5-Fluorouracil, Mercaptopurin, Mitomycin-C sowie die Vinca-Alkaloide können ebenso zu Entzündungen der Schleimhäute führen.

Gravierend wirken sich zytostatikainduzierte Granulozytopenien aus, die (beispielsweise bei Leukämiepatienten) zu schweren nekrotisierenden Ulzerationen führen können. Zur Prophylaxe ist neben einer (möglichst vor der Chemotherapie) durchzuführenden Zahnsanierung eine mehrfach tägliche, regelmäßige, milde Mund- und Zahnpflege wichtig. Mundspülungen mit Adstringenzien, Antiseptika und Antimykotika sind dazu zweckmäßig. Bei schmerzhaften Ulzerationen empfehlen sich Lokalanästhetika.

Neben dieser allgemeinen Akuttoxizität müssen eine Reihe organbezogener Nebenwirkungen der Zystostatika beachtet werden. Für die Lunge sind dies Busulfan, Bleomycin, Melphalan, Nitrosoharnstoffderivate (BCNU, CCNU), Methotrexat; für das Herz sind dies Anthracycline, Cyclophosphamid in hohen Dosen und selten 5-Fluorouracil; für das zentrale Nervensystem sind dies Vinca-Alkaloide, Platinderivate, Taxane und selten Etoposid; für die Haut sind dies Bleomycin, Chlorambucil, Melphalan, 6-Mercaptopurin, Busulfan, Actinomycin-D, L-Asparaginase, Cisplatin, Cyclophosphamid, Anthracycline, 5-Fluorouracil und Procarbazin; für die Schleimhäute sind dies Methotrexat, 5-Fluorouracil, Cytosinarabinosid, Anthracycline, Actinomycin-D und Etoposid.

Neben den oben beschriebenen akuten, überwiegend reversiblen Nebenwirkungen zytostatischer Substanzen, müssen Langzeitfolgen beachtet werden und bereits bei der initialen Therapieplanung Berücksichtigung finden. Hierzu gehören chronische Schäden mit Minderung von Organfunktionen, reversible oder irreversible Schädigung der Reproduktionsorgane sowie Teratogenität und Mutagenität der Zytostatika.

Alle Zytostatika beinhalten durch die Proliferationshemmung des Keimepithels die Gefahr der **Infertilität**. Dieses Risiko ist bei Männern mit der kontinuierlichen Proliferation der Spermatogonien höher als bei Frauen mit der zyklischen Follikelreifung. Insbesondere alkylierende Substanzen führen fast regelmäßig zu einer Azoospermie, die nur selten reversibel ist. Als Faustregel kann gelten, daß ein Patient oder eine Patientin jenseits des 30. Lebensjahres mit der Irreversibilität einer chemotherapieinduzierten Infertilität rechnen muß. Diese Form der Nebenwirkungen bedarf besonderer Beachtung bei Männern mit kurativ behandelbaren Hodentumoren oder bei Frauen und Männern mit kurativ behandelbaren lymphatischen Systemerkrankungen. Bei Männern ist eine Kryokonservierung von Spermien in Betracht zu ziehen, bei Frauen läßt sich durch die Ovariopexie (Verlagerung der Ovarien hinter den Uterus) vor einer geplanten Radiotherapie das Infertilitätsrisiko senken.

Die Teratogenität der Zytostatika ist hinreichend belegt. In welchem Ausmaß hierdurch ein erhöhtes Mißbildungsrisiko gegeben ist, wird nicht einheitlich bewertet. Es gibt Berichte über gesunde Kinder trotz einer antileukämischen Zytostatikatherapie sogar im 1. Schwangerschafstrimenon. Grundsätzlich sollte jedoch in derartig gelagerten Fällen ein Schwangerschaftsabbruch oder frühestmöglich eine Schnittentbindung vor Einleitung der Zytostatikatherapie bevorzugt werden. Bei zytostatisch behandelten geheilten Patienten ist eine erhöhte Mißbildungsrate der Nachkommen bisher nicht bewiesen. Dennoch ist es bewährte Praxis, Patienten während einer zytostatischen Therapie und 1–2 Jahre nach deren Beendigung von einer Zeugung bzw. Schwangerschaft abzuraten.

Als Folge der mutagenen Potenz der Zytostatika ist das Risiko einer malignen Zweiterkrankung deutlich erhöht. Die Inzidenz liegt bei etwa 1 % aller Behandelten (*Schmähl* und *Petru* 1986) und kann in besonderen Fällen (z. B. bei chemo- und radiotherapierten Patienten mit Morbus Hodgkin) bis zu 10 % betragen. Die Latenzzeit dieser Zweitneoplasien liegt zwischen 1 und meist 8–10 Jahren. Danach fällt das Risiko deutlich ab. In kürzlich mitgeteilten Berichten wurde für einige Zytostatika (z. B. Etoposid) eine erhöhte Inzidenz an Zweitmalignomen schon 6 Monate nach Zytostatikaexposition beobachtet.

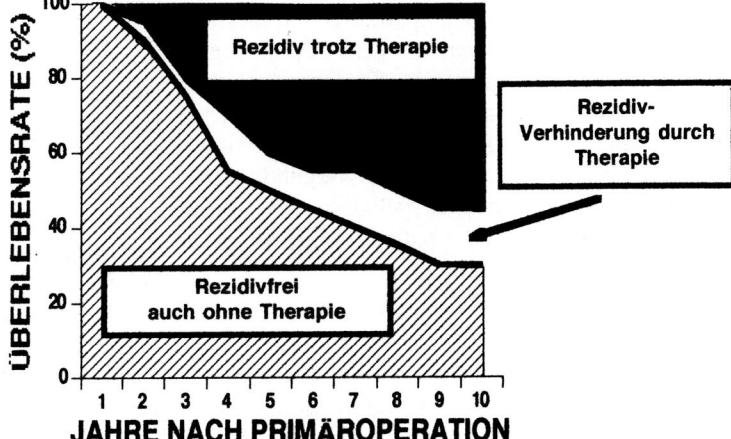

Abb. 1.3 Überlebensraten nach Primäroperation und adjuvanter Systemtherapie eines Mammakarzinoms.
Auf die Analyse und Darstellung von prognostischen Subgruppen (z. B. Lymphknoten-, Rezeptor-, Menopausenstatus, Tumorgröße) und speziellen Therapieverfahren (z. B. Hormon-, Chemo-, Hochdosistherapie) wird aus Gründen der vereinfachten Darstellbarkeit verzichtet.

1.2.2 Nicht-kurative Tumorbehandlung

Ist aufgrund der Tumorausdehnung oder einer fehlenden Radiotherapiesensibilität eine lokoregionäre Tumorvernichtung nicht (mehr) möglich, so ist in der überwiegenden Anzahl der Fälle (> 90%) keine Heilung zu erwarten. Ziel einer nicht-kurativen Tumorbehandlung ist es, dem Kranken die verbleibende Lebenszeit so beschwerdefrei wie möglich zu gestalten und belastende Eingriffe zu vermeiden.

Die Gründe, die eine nicht-kurative Therapie erzwingen, sind häufiger durch den Tumor selbst als durch die Wirtsfunktion (Allgemeinzustand, Organfunktionen) bedingt.

Ob ein Tumor lokoregionär komplett entfernbar ist, kann vielfach erst nach operativer Freilegen des Tumors entschieden werden. In einigen Fällen wird der Chirurg einen Tumor zunächst in der Annahme kurativer Resektabilität entfernen, und erst vom Pathologen wird die nicht-kurative Situation (R1-Resektion) aufgedeckt. Nicht-kurative Tumorresektionen sind nur dann vertretbar, wenn die Operationsletalität und die Häufigkeit möglicher postoperativer Komplikationen in einem angemessenen Verhältnis zur erhofften Verbesserung der Lebensqualität stehen.

Die nicht-kurative Strahlentherapie hat eine breite Indikation. Einige Beispiele für eine palliative Strahlentherapie sind die Radiotherapie von Hirn-, Knochen-, Orbita- und Aderhautmetastasen. Eine palliative Radiotherapie eines Primärtumors ist beispielsweise zur Überwindung einer Ösophagusstenose und zur Beseitigung einer oberen Einflußstauung beim Vena-cava-superior-Syndrom indiziert.

Für die Mehrzahl aller palliativen Therapiekonzepte kommt nur eine Systemtherapie in Frage. Die Chemotherapie hat in der palliativen Situation den Vorteil, daß sie systemisch wirkt. Allerdings ist ihre Wirkung nicht in allen Organen gleich. Hierdurch läßt sich nicht selten ein diskordantes Tumoransprechen erklären. Die Therapieintenion bei Chemotherapie ist für die überwiegende Anzahl aller Tumoren entweder palliativ mit Verlängerung der Lebenszeit oder palliativ ohne Verlängerung der Überlebenszeit.

Kein erwiesener Nutzen einer Chemotherapie ist beim Nierenzell- und Leberzellkarzinom, beim anaplastischen Schilddrüsenkarzinom und bei differenzierten Sarkomen (z.B. Chondrosarkom) sowie primären ZNS-Tumoren des Erwachsenen gegeben.

Die Beobachtung, daß maligne Erkrankungen hormonell beeinflußt werden können, ist über 100 Jahre alt (*Beatson* 1896). Beim Prostata-, Mamma-, Corpus-uteri-, Nieren- und Pankreaskarzinom ist eine Wirksamkeit einer hormonellen Therapie belegt. Beim Mamma- und Prostatakarzinom nimmt die Hormontherapie eine zentrale Stellung im palliativen Therapiekonzept ein. Hier können maximale Remissionsraten bis 40% erreicht werden. Die Hormontherapie beruht auf der Erkenntnis, daß eine Wachstumshemmung oder -förderung durch Hormonentzug oder -zufuhr erzielt werden kann. Die Hormontherapie ist entweder ablativ oder additiv. Die ablative Hormontherapie (Ovarektomie, Radiomenolyse, Adrenalektomie, Hypophysektomie) beinhaltet eine irreversible Ausschaltung von hormonaktiven Organen durch eine Operation oder Strahlentherapie. Die Adrenalektomie und Hypophysektomie werden heute nicht mehr und die Ovarektomie und Radiomenolyse immer seltener eingesetzt. Die additive Hormontherapie beinhaltet die Gabe von chemischen oder hormonellen Substanzen mit hormoneller oder antihormoneller Wirkung, die eine reversible Hemmung der ovariellen, adrenalen oder hypophysären Hormonproduktion erzielen soll. Die medikamentöse Hormontherapie beinhaltet die Gabe von eigengeschlechtlichen Hormonen hoher Dosis oder gegengeschlechtlichen Hormonen, Kortison zur Hemmung der Nebenniere und Hirnanhangsdrüse, luteotropen Hormonen (LHRH-Agonisten) zur Ausschaltung der Keimdrüsen, Rezeptorenblockern und Enzymhemmern.

Die Hormone in der Tumortherapie werden meist in hohen Dosen angewandt. Da der notwendige Hemmeffekt an die ständige Gegenwart ausreichender Hemmkonzentrationen gebunden ist, müssen diese Hormone fortlaufend gegeben werden, bis neuerliches Tumorwachstum (Rezidiv oder Progression) die Hormonunempfindlichkeit anzeigt. Durch eine Dosiserhöhung kann selten nochmals ein Effekt erzielt werden. Die Nebenwirkungen einer Hormontherapie sind im allgemeinen weniger eingreifend als die der Zytostatika. Daher ist diese Therapie bei gleicher Wirksamkeit vorzuziehen. Vereinzelt kommt es allerdings auch hier zu schweren Unverträglichkeiten (Übelkeit, Wasserretention) und auch zu bedrohlichen Syndromen (cholestatische Hepatose, Hyperkalzämiesyndrom, Psychosen), so daß auch eine Hormontherapie der regelmäßigen Kontrolle bedarf. Kontraindikationen allgemeiner Art gibt es kaum, u.U. sind schwere kardiale, hepatische oder thromboembolische Störungen dazuzurechnen.

Zytokine sind eine Gruppe potentiell antitumoraler Therapeutika. Zu ihnen gehören die Interferone (IFN) und die Gruppe der immunmodulatorischen Interleukine. Bei vielen Tumorerkrankungen konnte zwar für IFN und Interleukin-2 eine Wirksamkeit, bei wenigen jedoch bislang eine Überlegenheit gegenüber anderen Therapieformen belegt werden. Lediglich für die chronisch-myeloische Leukämie (CML) kann IFN bei Patienten, die keiner Transplantation von hämatopoetischen Stammzellen zugeführt werden können, als Standardtherapie der neu diagnostizierten CML angesehen werden. Gute Ergebnisse werden ebenfalls bei der Haarzelleukämie erzielt. Beim metastasierten Nierenzellkarzinom und Melanom können IL-2 und andere Immuntherapien auch weiterhin nicht außerhalb von klinischen Studien empfohlen werden.

1.3 Komplementäre Onkologie

W. Schmidt

Aufgabe komplementärer Onkologie ist es, ganzheitlich über Körper, Geist und Seele eine optimale Immunkompetenz des Organismus aufzubauen oder wiederherzustellen, zu erhalten, zu festigen, zu stärken. Zielstellung ist die Verbesserung der Verträglichkeit und Effektivität aggressiver Radio- und Chemotherapie durch Minderung von Begleit- und Folgereaktionen zytotoxischer Maßnahmen, die Anhebung der Lebensqualität lebenswert verlängerten Lebens, die Überwindung verbliebener Tumorzellen, die Senkung der Rezidivierungs- und Metastasierungswahrscheinlichkeit.

1.3.1 Maßnahmen komplementärer Onkologie

In Abhängigkeit vom Grad ihrer Validierung hat der Immunologe *Beuth* die Möglichkeiten komplementärer Onkologie mit Unterteilung in empfohlene und erweiterte Maßnahmen 1998 aktuell zusammengestellt (Tab. 1.1).

Ganzheitliche Krebsbehandlung beginnt bei der ersten Begegnung mit dem Patienten nach Sicherung der Diagnose Krebs. Individuell angemessene Aufklärung erfordert Zeit, vor allem eine hohe Kommunikationsfähigkeit des Arztes und in persönlicher Zuwendung die Kunst, zuhören zu kön-

Tabelle 1.1 Komplementäronkologische Maßnahmen nach J. Beuth (1998).

	Empfohlene Maßnahmen*	Erweiterte Maßnahmen**
Psychoonkologische Betreuung	×	
Ernährungsberatung		×
Vitaminsubstitution		
(Pro-)Vitamin A	×	
Vitamin E	×	
Vitamin C	×	
Spurenelementsubstitution Selen	×	
Somato-Protektion		
Sportliche Betätigung		×
Physiotherapie		×
Hydrotherapie		×
Enzymtherapie		×
Mikrobiologische Therapie		×
Sauerstofftherapie		×
Tumorentitätenspezifisch/antiproliferativ		
Monoklonale Antikörpertherapie		×
Blockade von Adhäsionsmolekülen		×
Differenzierungsinduktionstherapie	×	
(Anti-)Hormontherapie		×
Haemocyanine		×
Tumorvakzination (ASI)		×
Hyperthermie		×
Indikationsbezogen Immunzellrestauration		
Thymus(-peptide)		×
Zytokine		×
Immunzellaktivierung		
Definierte Phytotherapeutika z.B. Mistellektin-1	×	
Bakterien(-lysate/-peptide)		×
Organopeptide		×
Zytokine		×
Hemmung der T-Suppressorzellaktivität		
Nicht-steroidale Antiphlogistika		×
Low-dose-Chemotherapie		×
H$_2$-Blocker		×

* Experimentell/klinisch gesicherte Wirksamkeit.
** Empfohlen aufgrund limitierter Studien/erfahrungsheilkundlicher Beobachtungen mit der Maßgabe weiterer naturwissenschaftlicher Validierung.

nen. „Alles, was der Arzt sagt, muß wahr sein, nicht alles, was wahr ist, muß er auch sagen", empfiehlt *K. H. Bauer* (1963). Der Arzt hat (θεραπεύω) im „Dienen freundlich zu behandeln, zu verehren und hochzuachten, bedacht zu sein, der Aufgabe nachzujagen, gut zu sorgen" *(Langenscheidt)* und dabei die Hand (Behandlung) hinwendend zu gebrauchen. Dann wird der Patient (patientia) auch der „Ertragende und Erduldende, der Ausdauernde, der Nachgiebige und Unterwürfige" *(Langenscheidt)* sein. In der Betreuung des Krebskranken ist dem Arzt die Rolle des Helfers der Natur zugewiesen. Medicus curat natura sanat.

In der sofort beginnenden psychischen Betreuung des Erkrankten ist es eine Pflicht, dem Patienten die Hoffnung zu belassen (*Bauer* 1963). Diese Einsicht ist uralt (*Bloch* 1988). Dum spiro spero, schrieb *Cicero* vor 2000 Jahren. Die vermittelte Hoffnung muß realistisch sein. Hoffnung auf eine gute Betreuung und Begleitung durch den Arzt mit umfassender Erläuterung der therapeutischen Notwendigkeiten. Hoffnung auf Genesung (*Verres* 1994).

In ihrem Verlauf erfährt die Krebserkrankung über psychonervale Vorgänge eine indirekte Beeinflussung – durch Seele und Gehirn, durch Nerven und Hormone. Seelische Störungen sind zu erkunden und psychotherapeutisch zu beeinflussen. Autogenes Training, Gruppentherapie, Tiefenentspannungsübungen, meditative Verfahren, Visualisierungsübungen, kreatives Arbeiten, Kunsttherapie, Musiktherapie, auch die Begegnung mit Gleichbetroffenen in Selbsthilfegruppen können helfen (*Simonton* 1993, *Verres* 1994, *Schwarz* 1995).

Zusammenhänge zwischen Ernährung und Krebsentstehung begründen die Empfehlung, daß eine vorwiegend vegetarische Ernährungsform die Entstehung verschiedener Krebsarten hemmen und das Auftreten von Metastasen verhindern kann (Committee on Diet, Nutrition and Cancer 1982, *Kluthe* und *Leitzmann* 1986). Vollwertkost, verbunden mit einer Entschlackung der Grundsubstanz (*Kollath* 1992), ist die Ernährungsform des Krebskranken (*DGE* 1988, 1992). Es ist ein hoher Anteil pflanzlicher und ballaststoffreicher Nahrungsmittel zu sichern (*Leitzmann* und *Dittrich* 1996). Pflanzen enthalten nicht nur die meisten Vitamine. Die sekundären Pflanzenstoffe können in alle Etappen der Kanzerogenese protektiv und reparativ eingreifen – die Catechine und Quercetine als Flavonoide in Kohlgemüsen, Bohnen, Äpfeln, Aprikosen, Erdbeeren, Tee; Indole im Kohlgemüse, Limonin in Zitrusfrüchten, Sulforaphane im Brokkoli, das Allium in Zwiebeln, Knoblauch und Lauch, das Genestein aus der Sojabohne (*Dittrich* und *Leitzmann* 1996). Deshalb ist die mediterrane Ernährungsweise zu bevorzugen. Eine Krebsdiät gibt es nicht! Beachtung gebührt dem Säure-Basen-Haushalt des Menschen. Die erhöhte Säurebelastung bei Gesunden und vor allem Kranken führt zu Störungen im System der Grundregulation (*Worlitschek* 1996).

Therapie mit Antioxidantien – Vitamin A, C, E, Betacarotin als Provitamin A, Zink, Magnesium und vor allem Selen (*Schrauzer* 1984, *Clark* et al. 1996) als Spurenelemente – richtet sich gegen freie Radikale, die als aggressive Sauerstoffverbindungen einerseits zur phagozytären Immunabwehr gehören, im Überschuß jedoch Schäden an den Zellmembranen durch Lipidperoxidation, an der DNA und an den Mitochondrien hervorrufen und auf diese Weise zu chronischen Erkrankungen und Krebs führen können (*Biesalski* 1996, *Markant* et al. 1995, *Dietl* und *Ohlenschläger* 1997, *Bitsch* und *Böhm* 1995). Zytotoxische Therapien mit ionisierenden Strahlen und Zytostatika führen zur Überflutung des Organismus mit freien Radikalen. Wirkstoffe des Vitamin-B-Komplexes sind für den aggressiv therapierten Krebspatienten zur Substitution und Stimulation reparativer Vorgänge von essentieller Bedeutung (*Schmidt* 1970, *Schmidt* et al. 1988).

Das schleimhautassoziierte Immunsystem des Darmes wird als größtes Immunpotential (75%) des Körpers angesehen, es steht in enger Verbindung mit der physiologischen Darmflora. Maßnahmen der mikrobiologischen Therapie auf dem Boden einer ballaststoffreichen Ernährung mit Milchsäurebakterien aus Joghurt, Kefir, Dickmilch, aus vergorenem Gemüse und die Verabfolgung von E. coli, Lactobacillus acidophilus und L. bifidus beeinflussen das mikrobiotische Gleichgewicht und rekonstruieren das komplexe Ökosystem der Darmflora mit ihren immunmodulatorischen Eigenschaften (*Schmidt* 1966, *Schmidt* und *Neumeister* 1964).

Eine individuell angemessene körperliche Ertüchtigung, vor allem in Ausdauerdisziplinen (*Liesen* und *Baum* 1997, *Uhlenbruck* 1991), Hydrotherapie nach Kneipp in ihren verschiedensten Anwendungsformen (*Kühn* 1997, *Gruber* et al. 1996), physiotherapeutische Maßnahmen (*Günther* et al. 1997) stimulieren Immunsystem und Psyche und fördern das Wohlbefinden des Patienten. Sport und Bewegungstherapie sind unverzichtbar im Rahmen onkologischer Prophylaxe und Metaphylaxe (*Hager* 1997).

Unter den pflanzlichen Arzneimitteln (*Saller* et al. 1995, *Schulz* und *Hänsel* 1996) ist neben Zubereitungen aus der Ginseng- und Eleutherococcuswurzel als Adaptogenen und dem Sonnenhut (Echinacea) vor allem das Mistelkraut (Viscum album) als Immunstimulans in breitem klinischen Einsatz. Dem Viscotoxin und den Polysacchariden und in erster Linie den Mistellektinen (Lektin-1) wird eine immunmodulierende Wirkung im Sinne einer Stimulation von NK-Zellen zugeschrieben (*Beuth* et al. 1994). Misteltherapie mit Iscador®, Helixor®, Lektinol®, Eurixor® und weiteren Präparaten ist bei soliden Tumoren – Karzinomen, Sarkomen, Melanomen – komplementär zu konventionellen Therapien indiziert und wirksam – Hebung des Allgemeinbefindens, Linderung tumorbedingter Schmerzen (*Beuth* 1996).

Die Hyperthermie in ihren verschiedenen Varianten gehört heute zu den etablierten Behandlungsmethoden bei Krebs (*Heckel* 1990), als transpupilläre Hyperthermie auch in der ophthalmologischen Onkologie praktiziert. In Abhängigkeit von der Temperatur induziert sie direkte zytotoxische, radio-, chemo- und immunsensibilisierende und immunstimulatorische Effekte (*Streffer* 1998, *Ardenne* und *Reitnauer* 1980). Die überzeugendsten Therapieergebnisse werden durch die Kombination von Strahlentherapie und Hyperthermie erzielt (*Overgaard* et al. 1995).

Ein neues Behandlungsverfahren ist die Elektro-Chemotherapie, eine Galvanotherapie durch Gleichstromapplikation. Sie ermöglicht eine selektive Tumordestruktion von Lokalrezidiven und Metastasen, von nicht mehr resezierbaren oder bestrahlten Tumoren – ohne Schädigung umliegender Gewebestrukturen (*Douwes* 1995).

Behandlung mit Sauerstoff wird als Sauerstoff-Mehrschritt-Therapie (SMT) nach *M. v. Ardenne* (1981) und/oder in Form der hämatogenen Oxidationstherapie (HOT) durchgeführt (*Jung* 1997). Zielvorstellung ist die Verringerung der Nebenwirkungen aggressiver Krebsbehandlung und die Steigerung der körpereigenen Abwehr mit Zurückdrängung der malignen Transformation über eine Anhebung des arteriellen pO_2 und die Verbesserung der Sauerstoffnutzung im Gewebe (*Lippmann* 1995).

Eine große Zahl immunologischer Methoden (*Baenkler* 1995) zielt darauf ab, auf dem Wege der Antiproliferation, Immuzellrestauration, Immunzellaktivierung, Hemmung der T-Suppressorzellaktivität die Tumorzellen in ihrer Promotion und Progression zu behindern. Die Begrenzung der Proliferation durch immunologisch vermittelte Zytotoxizität mit monoklonalen Antikörpern (*Peters* und *Baumgarten* 1990, *Hartmann* et al. 1996), durch Blockierung von Adhäsionsmolekülen für Tumorzellen mittels D-Galaktose (*Kosik* et al. 1997, *Warczynski* et al. 1997), durch Differenzierungsinduktion zur Aufhebung von Blockaden im Prozeß der Zellreifung mittels Buttersäure und Retinsäuren (*Sachs* 1987, *Kyritsis* et al. 1986), durch aktive spezifische Immuntherapie (ASI) mit autologen Tumorvakzinen (*Ahlert* 1997), durch spezifische Antikörperinduktion mit dem Blutfarbstoff einer Tiefseeschnecke, dem Haemocyanin (*Jurincic* et al. 1995) im Präparat Immucothel®.

Proteolytische Enzyme aus tierischen und pflanzlichen Proteasen – wie im Präparat Wobe-Mugos® – induzieren eine Vielzahl immunologischer Reaktionen, auch eine Modulation metastasierungsrelevanter Adhäsionsmoleküle mit Down-Regulierung (*Klaschka* 1996). Sie senken die Haftfähigkeit der Tumorzelle und aktivieren Makrophagen und NK-Zellen (*Wrba* 1995).

Restauration und Aktivierung des Immunzellsystems ist die Aufgabe von Peptiden aus der Thymusdrüse und aus der Milz, von Extrakten aus Leber und Milz, von Produkten verschiedener Bakterien, ebenso von den Regulatorproteinen des Immunsystems, den Zytokinen – in breitem Einsatz als hämatopoetische Wachstumsfaktoren die koloniestimulierenden Faktoren Erythropoetin, G-CSF, GM-CSF, M-CSF, IL-1, IL-3, IL-5, die die Hämatopoese der roten und weißen Reihe stimulieren, der Tumornekrosefaktor sowie Interleukin-2 und Interferon – mit besonderer Effektivität in der Therapie des metastasierten malignen Melanoms und des Nierenzellkarzinoms (*Micksche* 1995, *Wrba* 1995, *Hager* 1997).

Rekombinante Technologien ermöglichen in zunehmendem Maße die Verfügbarkeit hochgereinigter Wirkstoffe.

Maßnahmen zur Hemmung der T-Suppressorzellaktivität – nicht-steroidale Antiphlogistika, Low-dose-Chemotherapie, H_2-Blocker – bedürfen der weiteren wissenschaftlichen Validierung (*Siegers* et al. 1995, *Sahasrabudhe* et al. 1997).

Die Prüfung unterschiedlichster Biomodulatoren (Biological Response Modifiers) bei der Vielzahl und Vielfalt von Krebserkrankungen ist ein Schwerpunkt aktueller Forschung und klinischer Studien.

1.3.2 Wertung komplementärer Onkologie

Die Anerkennung einer vierten Säule der Krebsbehandlung – neben den konventionellen Methoden Chirurgie, Strahlentherapie, Chemotherapie – und die Praktizierung gesicherter komplementäronkologischer Maßnahmen ist eine onkotherapeutische Conditio sine qua non – ohne das Versprechen einer prinzipiell zytotoxischen Effektivität auf das Krebsgeschehen, wohl aber in dem Wissen um eine subjektive und objektive Verbesserung der Befindlichkeit des Krebskranken. In Übereinstimmung mit dem zunehmenden Interesse in der Bevölkerung wurde 1981 die Förderung „unkonventioneller Methoden der Krebsbekämpfung" vom Minister für Forschung und Technologie institutionalisiert (*Mathiessen* und *Teichert* 1995). Unter rund 500 angebotenen unkonventionellen Behandlungsmethoden haben nach *Wrba* (1995) etwa 100 eine überzeugende Anhängerschaft mit Angabe von Erfolgen, rund 50 sind diskutabel, aber nur etwa 20 Methoden können aufgrund ihrer Überprüfung zur Anwendung empfohlen werden (*Beyersdorff* 1997). Eindeutig abzulehnen sind wissenschaftlich nicht evaluierte Außenseitermethoden im zunehmenden Bio-Natur-Alternativ-Esoterik-Boom (Stiftung Warentest 1996) mit zumeist merkantilem Hintergrund. Sie diskreditieren das Bemühen seriöser komplementärer Onkologie um Evaluierung (*Kath* et al. 1995) nicht-konventioneller Therapieverfahren (*Nagel* und *Schmähl* 1984) nach streng wissenschaftlichen Kriterien (*Beuth* 1996).

1.4 Grundlagen der Chemotherapie am Auge

O. KLOKE

Die Wirksamkeit einer medikamentösen Therapie maligner Tumoren ist abhängig von

1. der Empfindlichkeit der Tumorzellen gegenüber dem eingesetzten Medikament und
2. der in der unmittelbaren Umgebung der Tumorzellen erreichbaren Wirkstoff-Konzentration.

Dementsprechend sollen in diesem Kapitel Befunde zur Pharmakokinetik antineoplastisch wirksamer Medikamente am Auge und zur Chemosensitivität von Augentumoren vorgestellt werden.

1.4.1 Pharmakokinetische Daten

Sowohl bei der topischen als auch der systemischen Applikation eines Arzneistoffs sind Barrieren zu berücksichtigen, die die Aufnahme sowie die Verteilung in den verschiedenen anatomischen Strukturen des Auges beeinträchtigen.

Charakteristisch für jegliche topische Applikation in den vorderen Augenabschnitt ist ein Konzentrationsabfall des Wirkstoffs sowohl zwischen Cornea und vorderer Augenkammer als auch im weiteren zwischen vorderer Augenkammer und Glaskörper (*Axelrod* et al. 1994, *Newell* 1992, *Strobel* 1992, *Ueno* et al. 1994).

Bei der systemischen Gabe eines Medikamentes ist zu berücksichtigen, daß verschiedene Augenstrukturen (zentrale Cornea, vordere Augenkammer, Linse, Glaskörper) keine Blutgefäße aufweisen. Außerdem ist das Endothel der Retina-Kapillaren im Unterschied z. B. zu dem der Aderhaut-Kapillaren nicht gefenstert. Diese Eigenschaft der Netzhautgefäße, die auch das Gefäßendothel des Zentralnervensystems auszeichnet, konstituiert die Blut-Retina-Schranke, die eine Penetration von lipophoben Wirkstoffen in die Retina und den Glaskörper verhindert (*Newell* 1992, *Ueno* et al. 1994). Für die Blut-Hirn-Schranke ist eine sehr unterschiedliche Durchlässigkeit im Bereich von Hirntumoren nachgewiesen worden (*Krauseneck* 1995). Bekannt ist außerdem, daß die Integrität der Blut-Retina-Schranke z. B. durch Entzündungen und operative Eingriffe aufgehoben wird (*Lee* et al. 1994). Eine Störung der Schrankenfunktion im Bereich retinaler Tumoren ist deshalb zu vermuten.

Es gibt nur wenige systematische Untersuchungen zur Pharmakokinetik von Zytostatika am Auge. Tierexperimentell war die Konzentration von Cytosinarabinosid (Ara-C) nach topischer Applikation in der Vorderkammer 15fach und im Glaskörper 2fach höher als bei systemischer Gabe (*Rootman* et al. 1983). Bei einem Patienten mit intraokularem Lymphom betrug die Ara-C-Konzentration in der Vorderkammer das 3fache und im Glaskörper das 2fache der Plasmakonzentration nach intravenöser Infusion von 3 g/m^2 (*Baumann* et al. 1986). Nach subkonjunktivaler Injektion von 400 µg Cisplatin (DDP) wurde in der Vorderkammer eine Konzentration von 0,68 µM gemessen, im Glaskörper war kein Wirkstoff nachweisbar (*Skov* et al. 1987). Die subkonjunktivale Injektion von 5-Fluorouracil (5-FU) ergab in der Vorderkammer einen 125fach und im Glaskörper einen 380fach höheren Wirkstoffspiegel im Vergleich zu einer systemischen Applikation (*Rootman* et al. 1984); nur durch topische Applikation waren therapeutisch wirksame 5-FU-Konzentrationen in den beiden untersuchten Augenkompartimenten zu erzielen.

Schließlich liegen Untersuchungen zur direkten Applikation von Zytostatika in den Glaskörper vor. Für Daunomycin konnte eine Halbwertzeit im Glaskörper von mehr als 2 Stunden (*Wiedemann* et al. 1985) und für 5-FU eine Halbwertzeit von 7 Stunden (*Jarus* et al. 1985) bestimmt werden. Dosislimitierend für die intravitreale Zytostatikainstillation sind toxische Effekte auf die Retina (*Nao-i* und *Honda* 1983, *Wiedemann* et al. 1983, *Wiedemannn* 1989).

1.4.2 Zytostatikasensitivität einzelner Augentumoren

Aus den bisher vorgestellten Daten ergibt sich, daß für die Beurteilung der Wirksamkeit einer medikamentösen Tumortherapie eine Unterscheidung zwischen intraokular lokalisierten Malignomen und extraokularen Absiedlungen von Augentumoren sinnvoll ist. Im folgenden soll auf Befunde zur Chemosensitivität von drei Augentumoren eingegangen werden, für die mehr als nur kasuistische Berichte vorliegen.

Retinoblastom

Das metastasierte Retinoblastom ist als ein chemosensitiver Tumor anzusehen. Im Vergleich zu einer unbehandelten Kontrollgruppe fanden *Kingston* et al. (1987) eine Verlängerung der mittleren Überlebenszeit von 2,3 auf 9 Monate bei 11 Kindern, die eine zytostatische Chemotherapie erhielten. Bei 1/8 Kindern konnte durch Gabe von Cyclophosphamid (CPM) und Vincristin (VCR) eine Vollremission erreicht werden. Eine Kombinationstherapie mit CPM, VCR, Etoposid (VP-16) und DDP induzierte bei allen drei behandelten Kindern eine Vollremission (*White* 1991). Längerfristig anhaltende Remissionen wurden in dieser Studie allerdings nicht beobachtet. Die Kombination von Carboplatin und VP-16 wurde von *Doz* et al. (1995) bei extraokularem Retinoblastom eingesetzt: 9/20 Patienten erreichten eine Voll- und 8/20 Patienten eine Teilremission. Bemerkenswert an diesem Patientenkollektiv ist eine Rate von 46% für das krankheitsfreie 2-Jahres-Überleben. Derzeit wird untersucht, ob durch Hochdosistherapie mit anschließender autologer Stammzelltransplantation die Behandlungsergebnisse verbessert werden können (*Doz* et al. 1992).

Die Wirksamkeit einer Chemotherapie wurde ebenfalls bei Patienten mit Orbita-Infiltration eines Retinoblastoms untersucht. In ihrer retrospektiven Analyse von 22 auswertbaren Patienten, die mit unterschiedlichen Zytostatika-Kombinationen behandelt wurden, berichten *Doz* et al. (1994) über 4 Vollremissionen und 12 Teilremissionen der orbitalen Tumormanifestation, wobei 4 dieser 16 Patienten zusätzlich einer Strahlenbehandlung unterzogen wurden. Tumorrezidive traten vor allem in der Orbita und im ZNS auf. Auch in dieser Auswertung konnten Hinweise darauf gewonnen werden, daß eine dosisintensivierte Therapie und der Einsatz von Platinderivaten bzw. VP-16 vorteilhaft sind.

Über die Wirkung einer systemischen Chemotherapie bei intraokularem Retinoblastom ist 1995 von *Chan* et al. berichtet worden: 7 Kinder erhielten eine primäre Polychemotherapie, 4 Kinder eine zytostatische Behandlung bei Tumorrezidiv nach Strahlentherapie. Die medikamentöse Behandlung induzierte eine Teilremission bei 7/11 Patienten. Durch Chemotherapie und eine anschließend durchgeführte Lokaltherapie wurde bei insgesamt 6 Kindern eine Langzeitremission erreicht. Eine simultane Chemoradiotherapie führte bei allen 5 behandelten Patienten zu einer Voll- bzw. Teilremission; wobei anhaltende Remissionen bei 2 Patienten beobachtet wurden.

Aderhautmelanom

Deutlich ungünstiger sind die Ergebnisse einer systemischen Chemotherapie bei Patienten mit metastasiertem Aderhautmelanom. Bei 4/25 Patienten konnte eine partielle Remission durch Dacarbazin und Nitrosoharnstoff erzielt werden (*Einhorn* et al. 1974). Keine Rückbildung beobachteten *Kath* et al. (1993) bei 15 Patienten nach Chemo- oder Hormontherapie. Eine partielle Rückbildung und 4 „minor remissions" beobachteten *Bedikian* et al. (1995) bei 129 Patienten, die mit nach unterschiedlichen Chemotherapie-Protokollen behandelt wurden. Auch mit Zytokinen war man nicht in der Lage, Tumorrückbildungen zu erzielen (*Dorval* et al. 1992, *Kath* et al. 1993, *Bedikian* et al. 1995). Obwohl einige wenige Patienten mit metastasiertem Aderhautmelanom länger als ein Jahr überlebt haben (*Gragoudas* et al. 1991), wird in sämtlichen Untersuchungen eine mittlere Überlebenszeit nach Dokumentation der Metastasierung von weniger als 10 Monaten genannt (*Kath* et al. 1993, *Bedikian* et al. 1995, *Albert* et al. 1996). Somit unterscheidet sich das metastasierte Aderhautmelanom von dem disseminierten Melanom der Haut durch eine weitgehende Resistenz gegenüber einer systemischen Therapie mit den derzeit verfügbaren Zytostatika und Zytokinen sowie die sehr ungünstige Prognose (*Albert* et al. 1996).

Eine weitere Besonderheit des Aderhautmelanoms ist die Prädilektion einer Lebermetastasierung: 90% der Patienten mit disseminierter Erkrankung weisen, oft als einzige Tumormanifestation, hepatische Tumorabsiedlungen auf (*Albert* et al. 1996). Diese hohe Inzidenz einer Lebermetastasierung hat zur Prüfung regionaler Therapieverfahren geführt. *Mavligit* et al. (1988) führten bei 30 Patienten mit ausschließlich hepatisch metastasiertem Aderhautmelanom eine intraarterielle Chemoembolisation mit Polyvinylschwämmen und DDP durch und erreichten bei 46% der Patienten eine Voll- bzw. Teilremission. In der Anschlußpublikation dieses Zentrums wird eine Remissionsrate von 36% genannt (*Bedikian* et al. 1995). In derselben Arbeit wird berichtet, daß durch intraarterielle Chemotherapie mit verschiedenen Zytostatika bzw. Zytokinen, aber ohne Embolisation, bei 2/38 Patienten eine Teilremission induziert wurde. *Cantori* et al. (1994) führten eine regionale Chemotherapie mit Carboplatin durch und erreichten bei 3/8 Patienten eine Teilremission. Die intraarterielle Gabe von Fotemustin, einem Nitrosoharnstoffderivat mit hoher hepatischer Extraktionsrate, wurde von *Leyvraz* et al. (1997) bei 30 Patienten geprüft, wobei die Rate objektiver Remissionen 40% betrug. Insgesamt zeigen die vorliegenden Ergebnisse eine höhere Wirksamkeit der regionalen Therapie von Lebermetastasen im Vergleich zur systemischen Behandlung. Eine wesentliche Verlängerung der Überlebenszeit scheint durch die regionalen Therapieverfahren allerdings nicht erreichbar zu sein: Das mediane Überleben betrug 11, 14 bzw. 15 Monate (*Mavligit* et al. 1988, *Leyvraz* et al. 1997, *Cantori* et al. 1994).

Malignes Lymphom

Da bei der Mehrzahl der Patienten mit primär intraokularem malignen Lymphom im weiteren Krankheitsverlauf eine ZNS-Beteiligung auftritt (*Margolis* et al. 1980, *Char* et al. 1988, *Peterson* et al. 1993), wird zusätzlich zur Lokaltherapie des Augentumors eine Bestrahlung des ZNS, eine intrathekale Chemotherapie, aber auch eine systemische Chemotherapie mit solchen Zytostatika in Betracht gezogen, die die Blut-Hirn- bzw. Blut-Liquor-Schranke passieren können. Bei 4 zuvor unbehandelten Patienten sowie 2 Patienten im Rezidiv eines intraokularen Lymphoms haben *Strauchen* et al. (1989) die Wirkung von hochdosiertem Ara-C geprüft. Bei 1 Patienten wurde eine Vollremission, bei 4 weiteren eine Teilremission erreicht. Aus den übrigen Publikationen zur Therapie des intraokularen Lymphoms ergeben sich keine Informationen zur Effektivität der alleinigen Systemtherapie, da die Chemotherapie meist parallel zu den anderen oben genannten Behandlungsmaßnahmen eingesetzt wurde.

Orbitale Malignome

Die Therapie der verschiedenen orbitalen Malignome erfolgt stadiengerecht entsprechend den für die jeweilige Tumorentität geltenden Behandlungsstrategien. Besonders eindrucksvoll sind hier die Ergebnisse der multimodalen Behandlung orbitaler Weichteilsarkome, in der Regel embryonaler Rhabdomyosarkome im Kindes- und Jugendalter. Durch Polychemotherapie, Operation und ggf. Bestrahlung werden 5-Jahres-Überlebensraten von mehr als 90% erreicht (*Koscielniak* et al. 1992, *Treuner* 1994) (s. Kap. 5.7.1.1, S. 145).

Topische Therapie

Zur topischen Chemotherapie von Augentumoren liegen lediglich einzelne Kasuistiken vor. Bei 2 Patienten mit zytologisch gesichertem intraokularen Rezidiv einer akuten Leukämie haben *Rootman* und *Gudauskas* (1985) die Substanzen Methotrexat, Ara-C und Prednison subkonjunktival injiziert. Hierdurch wurde in beiden Fällen eine über mehrere Monate anhaltende lokale Tumorkontrolle erreicht. Finger et al. (1993) berichten über eine Patientin mit Rezidiv eines konjunktivalen Melanoms, bei der täglich das Zytostatikum Mitomycin über insgesamt vier Wochen lokal appliziert und hierdurch eine fast vollständige Tumorrückbildung induziert wurde.

1.4.3 Klinischer Stellenwert der Chemotherapie von Augentumoren

Aufgrund der relativen Unzugänglichkeit verschiedener Augenabschnitte für systemisch applizierte Medikamente und der zumeist hohen Wirksamkeit von Operation und Strahlentherapie nimmt die systemische Chemotherapie von Augentumoren eine untergeordnete Stellung ein. Für drei klinische Situationen wird derzeit die Indikation einer systemischen Tumortherapie gestellt bzw. diskutiert:

1. bei Vorliegen einer hämatogenen Metastasierung chemosensitiver Augentumoren, insbesondere des Retinoblastoms (*Murphree* und *Munier* 1994);
2. zur Reduktion der Morbidität anderer Therapiemaßnahmen, z.B. der Strahlenbehandlung des Retinoblastoms (*Howarth* et al. 1980, *Chan* et al. 1995);
3. als adjuvante Therapiemaßnahme bei hohem Disseminationsrisiko, z.B. bei intraokularem Lymphom (*DeAngelis* 1994), lokal fortgeschrittenem Retinoblastom (*Doz* et al. 1994; *Murphree* und *Munier* 1994) und Aderhautmelanom (*Shields* et al. 1996).

Bei letztgenanntem Malignom, dem am häufigsten auftretenden Augentumor, beträgt das Disseminationsrisiko 40–50% (*Shields* et al. 1996). Deshalb erscheint gerade bei dieser Tumorentität die Entwicklung effektiver systemischer Therapieformen besonders dringlich, zumal mit dem Nachweis einer Monosomie 3 im Primärtumor jetzt ein Ansatz verfügbar ist, Patienten mit hohem Metastasierungsrisiko zu identifizieren (*Prescher* et al. 1996).

1.5 Statistische Methoden zur Bewertung therapeutischer Maßnahmen in der ophthalmologischen Onkologie

J. J. AUGSBURGER

Wenn über eine neue Behandlung oder über eine Änderung einer bestehenden Behandlung für eine bestimmte Erkrankung oder Störung auf Tagungen oder in Veröffentlichungen berichtet wird, müssen die Kliniker entscheiden können, ob es Anhaltspunkte für die Wirksamkeit der neuen Behandlungsmethode gibt, die eine Übernahme in die Routinepraxis rechtfertigen.

Die meisten Kliniker sind jedoch unsicher, wie die vorgetragene Information interpretiert werden muß, und unentschlossen, ob die neu empfohlene Behandlungsmethode in die eigene klinische Praxis übernommen werden sollte oder besser nicht. Was diese Kliniker benötigen, ist eine Methode zur Entscheidungshilfe, ob die vorgetragenen Ergebnisse der neuen Behandlungsmethode so überzeugend sind, daß sie in die eigene Praxis eingeführt werden sollte, oder so wenig überzeugend, daß Skepsis zu ihrer Wirksamkeit angezeigt ist und weitere Untersuchungen wünschenswert erscheinen.

1.5.1 Was kennzeichnet einen ausreichenden Beweis für die Wirksamkeit einer Behandlung?

Die Beurteilung der Wirksamkeit einer neuen oder modifizierten Behandlung für eine bestimmte Erkrankung oder Störung muß sich auf Beweismaterial über die Behandlungseffektivität stützen. In diesem Zusammenhang versteht man unter Beweismaterial die aufgezeichneten klinischen Daten einer empirischen Studie über Patienten mit der interessierenden Erkrankung oder Störung. Der Beweis für die Wirksamkeit einer Behandlung muß verschiedenen strengen Kriterien standhalten, um als wissenschaftlich stichhaltig angesehen werden zu können.

1. Der Beweis muß sich auf den Vergleich von zwei (oder mehr) Gruppen stützen, die unterschiedliche Behandlungen erfahren haben.
Jede Feststellung der Wirksamkeit einer Behandlung muß das Behandlungsergebnis mit dem Ergebnis ohne jegliche Therapie, einer Plazebobehandlung oder mit einer Standardtherapie vergleichen. Die einfache Beschreibung einer Serie von Fällen ohne Vergleich mit anderen Gruppen erlaubt nur die Aussage, daß einige Patienten nicht und andere Patienten erfolgreich auf die neue Therapieform reagieren. Diese Beschreibungen kennzeichnen nicht die Wirksamkeit der neuen interessierenden Therapie, die jedoch die meisten Kliniker wissen möchten.

2. Die zu vergleichenden Gruppen müssen in den Grundzügen bis auf die unterschiedliche Behandlungsart gleich sein.
Für den Untersucher ist es nicht ausreichend, nur Patientengruppen hinsichtlich des Therapieerfolges nach der neuen Behandlungsart, nach Plazebobehandlung oder Standardtherapie miteinander zu vergleichen. Der Untersucher muß auch so weit wie möglich sicherstellen, daß die zu vergleichenden Gruppen in sich gleich (oder zumindest sehr ähnlich) bezüglich ihrer Grundempfindlichkeit sind, die interessierenden Ergebnisse zu zeigen. Wenn sich die Gruppen in bezug auf ihre Grundempfindlichkeit, die interessierenden Ergebnisse zu zeigen, nicht ähneln, dann könnte eine vergleichende Behandlungsstudie einen Behandlungsunterschied maskieren oder übertrieben darstellen. Das Vorliegen von unähnlichem Grundrisiko bei vergleichenden Gruppen, wird englisch **susceptibility bias**, d. h. Empfindlichkeitsunterschied benannt (*Feinstein* 1996, *Moses* 1985).

Obwohl man das Ausmaß von Empfindlichkeitsunterschieden zwischen den zu vergleichenden Behandlungsgruppen niemals genau kennt, darf angenommen werden, daß Patienten, die sich in allen bewertbaren klinischen Parametern ähnlich sind, sich wahrscheinlich auch ähnlich hinsichtlich ihrer Empfindlichkeit auf das zu beurteilende Resultat verhalten.

Es gibt unterschiedliche Wege, sich der Ähnlichkeit der zu vergleichenden Gruppen zu versichern. Der zuverlässigste Weg, um Vergleichbarkeit zu sichern, ist, alle möglichen geeigneten Patienten prospektiv entsprechend einem standardisierten Protokoll zu bewerten und danach mit Hilfe von einigen Methoden der Randomisierung ausgewählte Patienten einer der Behandlungsmethoden zuzuweisen (*Meinert* 1996). Die Randomisierung sichert nicht die Gleichheit der Behandlungsgruppen, aber sie begrenzt die Wahrscheinlichkeit des Einflusses von grundlegenden Unterschieden hinsichtlich irgendwelcher spezifischer Variablen auf das, was auf der Basis des Zufalls zu erwarten ist.

Trotz der biostatistischen Vorteile einer Randomisierung stammen die meisten Schlußfolgerungen über die Wirkungen neuer Behandlungsmethoden aus retrospektiven Studien und nicht aus randomisierten klinischen Versuchsserien.

Bei einer retrospektiven Studie werden die Patienten nicht durch Randomisierung zu einer bestimmten Behandlungsart zugeordnet, sondern sie werden von Klinikern von Fall zu Fall so behandelt, wie es für den betreffenden Patienten angemessen erscheint. Die Patienten sind dabei recht ungleich in ihren grundlegenden klinischen Eigenschaften innerhalb der Behandlungsgruppen; jedoch kann Vergleichbarkeit der Patienten in den Gruppen retrospektiv erreicht werden durch:

– Fall-zu-Fall-Anpassung in zwei oder drei allgemein anerkannten wichtigen klinischen prognostischen Variablen oder
– durch Schichteneinteilung (d. h. Auswahl von minimal und maximal annehmbaren Werten für multiple grundlegende klinische Variablen, wobei nur jene Patienten miteinander verglichen werden, deren Werte für alle Variablen innerhalb dieses Bereichs liegen).

Unabhängig davon, wie die Untersucher die Vergleichbarkeit der Behandlungsgruppen zu erreichen suchen, muß die Ähnlichkeit der Gruppen dann noch analytisch bewertet werden (*Altman* 1982). Solange vollständige oder fast vollständige Daten von sachdienlichen grundlegenden klinischen Variablen von allen Patienten aus einer Studie erhältlich sind, ist die Gleichheit oder Ähnlichkeit grundsätzlich durch den Chi-Quadrat-Test der Verteilung der Kategorien von jeder ausgewerteten grundlegenden Variablen zu überprüfen (*Altman* 1982, *Feinstein* 1985).

Zusätzlich wird gewöhnlich der nicht paarweise t-Test verwendet, um die Mittelwerte von Mengen einer Normalverteilung miteinander zu vergleichen (*Altman* 1982, *Feinstein* 1985). Trotz der angewandten Methode, Gleichartigkeit der Patientengruppen zu erzielen, bleiben wahrscheinlich immer einige Unterschiede. Die Möglichkeiten eines oder mehrerer statistisch signifikanter Unterschiede zwischen den Untergruppen, die durch eine stichhaltige Randomisierung bestimmt wurden, können anhand der Größe der Untersuchungsproben abgeschätzt werden.

Herkömmliche biostatistische Vergleiche von zufällig aufgetretenen Verteilungen grundlegender klinischer Variablen in den bestimmten Gruppen durch tabellarische Darstellung der gefundenen Unterschiede allein sind weder statistisch stichhaltig noch klinisch bedeutsam.

3. Die Anzahl der Patienten einer Studie muß ausreichend groß sein, um glaubwürdige Erfolge zu erzielen.
Selbst wenn man Vergleichsstudien von gleichen oder annähernd gleichen Gruppen hinsichtlich der Verteilungen aller klinischen Variablen vornimmt, sind die Ergebnisse wahrscheinlich nicht

glaubwürdig, es sei denn, die Anzahl der untersuchten Patienten ist genügend groß und die registrierten Unterschiede sind nicht allein zufällig hervorgerufen.

In prospektiven randomisierten klinischen Studien wird dieser Aspekt des Vergleichs in die Studiencharakteristik durch eine formale Schätzung der Größe einer Probe vor dem Start der Patientendatenerfassung eingebaut. Die geschätzte erforderliche Patientenzahl ist damit für einen vorbestimmten Zeitraum nach der Behandlung festgelegt (*Feinstein* 1975, *Gauderman* und *Barlow* 1992).

Obwohl eine vollständige Beschreibung der mathematischen Berechnungen den Rahmen dieses Kapitels überschreiten würde, sollten Ärzte zumindest mit den Parametern vertraut sein, die bei der Schätzung der Probengröße berücksichtigt werden müssen (*Feinstein* 1975). Diese Parameter schließen folgendes ein:

- Das erwartete Ergebnis in der konventionell behandelten Gruppe (gewöhnlich mit p_1 bezeichnet),
- die Größe eines Behandlungsunterschiedes, der wichtig zu erkennen wäre (herkömmlich als delta bezeichnet),
- eine Beurteilung, ob ein Unterschied nur in eine Richtung oder in beiden festgestellt werden sollte (d.h., ob der statistische Vergleich angemessen eine Datenreihe oder zwei Datenreihen erfaßt),
- das Alpha-Niveau: das Risiko (die Wahrscheinlichkeit), das der Untersucher tragen will, damit seine Studie auf der Grundlage allein des Zufalls einen Behandlungsunterschied so groß oder größer als die spezifische Größe zeigen wird, wenn kein wahrer Unterschied existiert: Irrtum Typ I,
- das Beta-Niveau: das Risiko (die Wahrscheinlichkeit), das der Untersucher tragen will, damit seine Studie auf der Grundlage des Zufalls allein einen Behandlungsunterschied so groß oder größer als das spezifische Niveau nicht zeigen wird, falls eine solche Differenz wirklich existiert: Irrtum Typ II.

Obwohl die Schätzung der Probengröße oft vorgestellt wird, als sei sie eine redliche mathematische Übung (d.h. Einfügen objektiver Werte der verschiedenen Parameter in eine Formel), wird sie in der Tat viel mehr durch Meinung, Urteil und Zweckmäßigkeitsrücksichten beeinflußt, als viele Kliniker gewöhnlich zur Kenntnis nehmen möchten. Um *Feinstein* (1975) zu zitieren, konzentriert sich die Schätzung der Probengröße in der Praxis häufig auf folgendes: Man wird vom Statistiker gedrängt, eine Schätzung des p_1 und die Werte von alpha, beta und delta vorzunehmen, der Kliniker wählt aber die Werte aus, von denen er annimmt, sie seien angemessen. Diese Werte werden in der Formel für die Probengröße verwendet, um eine vorläufige Bestimmung für die erforderliche Probengröße zu berechnen. Wenn sich herausstellt, daß die Probengröße unbrauchbar ist, dann müssen die verschiedenen Parameter so lange angeglichen werden, bis eine befriedigende abschließende Einschätzung erzielt wird.

Bei retrospektiven Studien bestimmt der Kliniker kaum oder nie die erforderliche Probengröße vor der Datensammlung oder -analyse, bestimmt aber dafür die Patientenzahl zum Zeitpunkt der Datensammlung und -analyse. In derartigen Studien ist es für den Untersucher angemessen, eine sog. retrospektive Berechnung der Mächtigkeit auszuführen (*Altman* 1982).

Eine Mächtigkeitsberechnung ist die mathematische Schätzung der Wahrscheinlichkeit, ob ein Behandlungsunterschied einer bestimmten Höhe durch eine vergleichende Studie unter der Annahme erkannt werden kann, daß eine Differenz von dieser Höhe oder größer wirklich existiert. Die Formel für diese Berechnung ist einfach die Transformation der Formel für die Bestimmung der Probengröße. Wenn die berechnete Mächtigkeit dieser Studie hoch ist (d.h. $> 0,9$), dann kann der Untersucher zuversichtlich sein, daß seine Studie einen Unterschied von einer bestimmten Höhe gezeigt hätte, falls so ein Unterschied wirklich existierte. Im Gegensatz dazu muß, wenn die berechnete Mächtigkeit gering ausfällt (d.h. $< 0,5$) der Untersucher eingestehen, daß seine vergleichende Studie, die nicht einen Unterschied ebenso groß oder größer als die spezifizierte Höhe gezeigt hat, wegen zu kleiner Patientenzahl unschlüssig ist. Die Formeln zur Probengrößenbestimmung und Mächtigkeitsberechnung basieren beide auf der Annahme, daß die Patienten in den zu vergleichenden Behandlungsgruppen wirklich gleich hinsichtlich ihres grundlegenden Einflusses auf das zu entwickelnde Endergebnis oder das interessierende Resultat sind.

4. Patienten in Vergleichsgruppen müssen der Behandlung mit gleicher Zuständigkeit unterzogen werden.
Wenn ein Behandlungsunterschied bewiesen werden soll, wird das Kriterium der gleichen Befugnis bei der Durchführung der einzelnen Behandlungen oft mißachtet (*Feinstein* 1985), z.B. Exzi-

sion allein gegen Exzision plus Kryotherapie beim Plattenepithelkarzinom der Bindehaut. In den meisten Berichten wurde die alleinige Resektion jedoch von verschiedenen Allgemeinophthalmologen ausgeführt, während Exzision plus Kryotherapie von Spezialisten für Augentumoren vorgenommen wurde. Sogar bei Gruppen mit gleicher grundlegender Empfindlichkeit für lokale Rezidive wird hinsichtlich der lokalen Rezidivrate wahrscheinlich das Ergebnis in der Gruppe Exzision plus Kryotherapie besser ausfallen. Obwohl der zusätzlichen Kryotherapie oft eine Reduktion der Rezidivrate zugeschrieben wird, könnte die Differenz in der Rezidivrate als Folge der besonders gewissenhaften Aufmerksamkeit auf die Tumorränder zugeschrieben werden, wenn die Exzision von einem Tumorspezialisten ausgeführt wird. Jedesmal, wenn der Grad der Perfektion bei der Durchführung alternativer Behandlungen in einer klinischen Vergleichsstudie erheblich unterschiedlich verläuft, dann kann die Differenz in der Behandlungsqualität einen Unterschied der Behandlungsmethoden vortäuschen. Diese Differenz der Qualität und Gewissenhaftigkeit bei der Durchführung der Behandlungsmaßnahme wird gewöhnlich als Performanzunterschied (performance bias) bezeichnet.

5. Patienten in Vergleichsgruppen müssen einer angemessen langen Nachkontrolle unterliegen.

Obwohl es keine absolute Regel für eine angemessene Länge der Nachkontrollzeit für einen gültigen Vergleich von Ereignisraten in Behandlungsgruppen gibt, sollten Patienten in Studien, die nicht den interessierenden Endpunkt erleben, im allgemeinen über ein Intervall beobachtet werden, das gleich oder größer ist als der allgemein anerkannte Medianwert des Endpunktes, der in früheren Studien von ähnlichen Patienten mit der betreffenden Krankheit oder Störung publiziert wurde. Wenn die Nachbeobachtungszeit wesentlich kürzer ist, Ungleichheit in den Vergleichsgruppen besteht oder beides, dann muß der Wert des Vergleiches als verdächtig betrachtet werden.

6. Patienten in Vergleichsgruppen müssen gleichen Bewertungen für den interessierenden Endpunkt unterliegen.

Nach der Behandlung müssen die Patienten in den Vergleichsgruppen mit gleicher Sorgfalt für das interessierende Ergebnis verfolgt werden. Wenn Patienten in den Vergleichsgruppen nicht gleich häufigen und gleich intensiven Kontrolluntersuchungen unterzogen werden und gleiche diagnostische Tests für die Beurteilung des Endausganges erhalten, dann wird das interessierende Endergebnis wahrscheinlich in der Gruppe mit einer gewissenhafteren Untersuchung häufiger festgestellt werden (*Feinstein* 1985).

Unglücklicherweise ist es in retrospektiven Studien allgemein der Fall, daß die unterschiedliche Gewissenhaftigkeit der Nachkontrollen zu groben Unähnlichkeiten zwischen den Gruppen führt.

7. Das Beweismaterial muß auf geeigneten statistischen Beweisen der versicherungsstatistischen Ereignishäufigkeitskurven basieren.

In der ophthalmologischen Onkologie sind die meisten interessierenden Ergebnisse nicht sofort nach der Therapie augenscheinlich. Dafür erreichen die Patienten den Endpunkt des Interesses (d.h. Tod an Metastasen, lokales Tumorrezidiv, verschiedene Behandlungskomplikationen) in typischer Weise zu ungleichen Zeiten des Intervalls nach der Behandlung, das nur wenige Tage oder viele Jahre lang sein kann. Um einen gültigen Vergleich der Ergebnisse in den beiden Vergleichsgruppen ziehen zu können, müssen statistische Ereignisratenkurven berechnet und für die Gruppen aufgezeichnet werden (*Hillis* 1982, *Lee* 1980). Die Unterschiede zwischen den Kurven müssen graphisch bewertet und statistisch analysiert werden (*Muenz* 1983, *Peto* et al. 1976). Um die Raten des Endereignisses berechnen zu können, muß man wissen, ob der Patient während der möglichen Nachkontrollzeit das bestimmte Ergebnis erreicht oder nicht erreicht hat (*Hillis* 1982, *Lee* 1980). Die typischen Ergebnisse, die in vergleichbaren Studien bewertet werden, sind Tod an allen Ursachen, Tod an bestimmten Ursachen, Metastasen, lokale Rezidive, Blindheit und spezifische Komplikationen nach der Behandlung. Dieses Ereignisse müssen in der Weise definiert werden, daß jeder Patient entweder als positiv oder negativ für dieses Ereignis bei jedem Zeitpunkt nach der Behandlung eingestuft wird.

In Kenntnis der letzten registrierten Ergebnisdaten und der Länge der Nachkontrollzeit bis zum Ereignis kann man die statistische Ereignisrate für das Ergebnis in jeder Behandlungsgruppe durch zwei Methoden berechnen.

Für große Gruppen ($n > 100$) ist es üblich, die **Sterbetafelmethode** zu benutzen. Für kleinere Gruppen wird gewöhnlich die **Kaplan-Meier-Methode (product-limit-method)** empfohlen. Die letztere Methode kann auch für große Gruppen angewandt werden, besonders wenn die Berechnung mit Hilfe eines Computers anstatt handschriftlich erfolgt. Die Prinzipien der Berechnungen der Sterbetafelanalyse und der Product-limit-Analyse werden klar und zusammenfassend von *Hillis* (1982) und *Lee* (1980) beschrieben. Beide Methoden sehen die Wahrscheinlichkeit, den interessierenden Endpunkt nicht zu erreichen, als eine Funktion der Dauer der Nachkontrollzeit t nach einem spezifischen Zeitpunkt 0 (gewöhnlich der Zeitpunkt der Diagnose, Zeitpunkt der Randomisierung in randomisierten klinischen Studien oder der Zeitpunkt der Behandlung) an. Die statistische Ereignisrate F(t) zu jedem Zeitpunkt ist gleich 1 minus das kumulative Überleben S(t) zu diesem Punkt. Die berechneten statistischen Daten können entweder als Ereignisratenkurve (nicht abnehmende Kurven, bei denen F(t) = 0 nach t = 0) oder Überlebenskurven (nicht ansteigende Kurven, bei denen S(t) = 1 nach t = 0) gezeichnet werden.

Der stärkste Test, um Unterschiede zwischen den ausgedruckten Ereignisraten der Überlebenskurven festzustellen, ist der von *Feinstein* (1985) – der *J. Beckson* zitiert – als „traumatischer Interokulartest" bezeichnete. In diesem qualitativen Test betrachtet der Untersucher einfach die graphische Darstellung der Daten. Wenn man eine ausgesprochene Differenz zwischen den gezeichneten Kurven sieht, dann ist das Ergebnis so augenscheinlich, daß es einem „ins Auge springt" (hits you between the eyes).

Selbst unter diesen Umständen sollten natürlich formale statistische Tests zur Ermittlung der Wahrscheinlichkeit der beobachteten Unterschiede durchgeführt werden. Der erste Schritt eines statistischen Tests für den Unterschied zwischen Ereigniskurven ist, eine **Nullhypothese** zu formulieren. Die Nullhypothese, wie sie zum Vergleich von Überlebenskurven dient, ist eine logische Feststellung für den Fall, daß keine Differenz zwischen den Kurven besteht. Der Ertrag des gewählten statistischen Tests ist die Wahrscheinlichkeit (P-Wert), eine Differenz so groß wie die beobachtete Differenz auf der Zufallsgrundlage zu finden, bei der Annahme, die Nullhypothese trifft zu. Je kleiner der P-Wert ist, desto kleiner ist die Wahrscheinlichkeit, daß die beobachtete Differenz sich zufällig ereignet haben könnte, und um so größer ist die Wahrscheinlichkeit, daß sie als Resultat der unterschiedlichen Behandlung entstanden ist.

Viele unterschiedliche biostatistische Tests zur Bewertung der Signifikanz von beobachteten Unterschieden zwischen Überlebenskurven sind anwendbar.

Die verbreitetsten Tests sind der **Log Rank-Test** und der **Mantel-Haenszel Chi-Quadrat-Test**. Die verschiedenen Tests und ihre Berechnungsmethoden sind im Detail bei *Lee* (1980) und *Muenz* (1983) beschrieben.

8. Wenn erkennbare Empfindlichkeitsunterschiede bestehen, muß eine geeignete statistische Schlichtungstechnik angewandt werden, um sich diesen Abweichungen anzupassen.

Ein stichhaltiger Beweis einer relativen Behandlungseffektivität muß eine Ereignisratenanalyse der beiden Vergleichsgruppen mit angemessener statistischer Anpassung einschließen, um die registrierten grundlegenden Differenzen der verglichenen Gruppen in ihrer Empfindlichkeit zu erkennen (*Concato* et al. 1993, *Feinstein* 1985, *Fisher* und *van Belle* 1993). Statistische Anpassung klingt für die meisten Kliniker wie eine mathematische Manipulation der Ergebnisse in der Absicht, die Resultate zu verschleiern anstatt sie zu verbessern. Tatsächlich ist die statistische Bearbeitung ein allgemein akzeptiertes Prinzip der Biostatistiker, das nicht nur angewandt werden kann, sondern dazu benutzt werden sollte, den Einfluß auf die erkannten Empfindlichkeitsdifferenzen zwischen den verglichenen Gruppen zu minimieren.

Der erste Schritt einer biostatistischen Ordnung ist die Bestimmung der prognostisch relevanten klinischen Faktoren für die interessierenden Resultate (*Lee* 1980). Wenn die Veränderung bereits ausführlich von verschiedenen Untersuchungsgruppen über Jahre untersucht worden ist, könnten einer oder mehrere wichtige klinische Faktoren bereits schon bekannt sein. Wenn ja, dann ist es erforderlich, diese Variablen in der laufenden Studie entsprechend zu berücksichtigen. Anderenfalls (gewöhnlich auch, wenn welche bekannt sind) sollte zu Beginn jede von den Variablen der laufenden klinischen Studie individuell bewertet werden (**Univarianz-Analyse**). In dieser Analyse ist jede Variable in typische Klassen geteilt (gewöhnlich werden Mittelwerte für normal verteilte Werte der skalaren Variablen und Medianwerte für kategorische oder nicht normal verteilte skalare Variablen als Trennpunkt für die Klassenbildung benutzt) und Ereignisraten für die Untergruppen berechnet, aufgezeichnet und mit den oben genannten Methoden verglichen. Die Variablen, die eine signifikante Differenz zwischen den Überlebenskurven der Klassenkategorien aufweisen, werden als potentiell bedeutsame prognostische Faktoren betrachtet.

Sobald die Univarianzanalyse vervollständigt ist, muß der Untersucher mit der **Multivarianzanalyse** der prognostischen Faktoren fortfahren. Mit der Multivarianzanalyse wird die beste prognostische Kombination von zwei, drei oder mehreren klinischen Variablen fortlaufend ausgewiesen. Die statistische Methode, die gegenwärtig am häufigsten für die Multivarianzanalyse prognostischer Faktoren benutzt wird, ist das **„Cox proportional hazard modeling"** (*Concato* et al. 1993, *Lew* 1983). Obwohl es für die meisten Nichtstatistiker rechentechnisch ziemlich komplex zu sein scheint, ist das „Cox proportional hazard model" nichtsdestoweniger begrifflich ziemlich einfach. Gegenwärtig kommerziell erhältliche statistische Mikrocomputerprogramme, wie SPSS oder MEDLOG enthalten das „Cox proportional hazard modeling", so daß die rechentechnischen Aspekte dieser Analyse kein unüberwindliches Hindernis mehr sein sollten. Der Weg dieser Art der Analyse ist folgender:

Das „Cox proportional hazard model" dient zur Bestimmung des Anteils, den jeder einzelne der ausgewerteten Parameter auf die Prognose nimmt. Obwohl Variable, die normalerweise mehr als zwei mögliche Kategorien oder Werte aufweisen, für diese Analyse in zwei Klassen geteilt werden können, wie es oben für die Univarianzanalyse der prognostischen Faktoren vorgeschlagen wurde, sollten die Leser zur Kenntnis nehmen, daß kategorische Variable mehrerer Klassen und stetige skalare Variable mathematisch in ihrem ursprünglichen Größenverhältnis im „Cox proportional hazards modeling" berechnet werden können. Die Vereinfachung durch Bildung zweier Klassen ist zweckmäßig zur Klärung der Begriffe, die in der Methodologie verwendet werden (s. u.). Der Ertrag einer Cox-model-Berechnung schließt einen Beta-Koeffizienten, die Standardabweichung dieses Koeffizienten, einen t-Wert und einen entsprechenden P-Wert für jede einzelne Variable des Modells ein. Ein Modell (d. h. eine besondere Kombination von zwei oder mehr Variablen) wird im allgemeinen nur dann als befriedigend angesehen, wenn jede der eingeschlossenen Variablen mit einem P-Wert kleiner als das vorausdefinierte Alpha-Niveau verbunden ist (gewöhnlich 0,05). Wenn die veranschlagten Beta-Koeffizienten verwendet werden, kann der Untersucher einen multivariablen prognostischen Index für jeden Patienten berechnen (*Augsburger* 1989, *Lee* 1980). Der prognostische Index ist eine berechnete Reihenfolge, die benutzt werden kann, jeden Patienten hinsichtlich seiner relativen Wahrscheinlichkeit einzugliedern, das interessierende Ergebnis als eine Funktion seiner besonderen Kombination der Werte von jeder Variablen zu erreichen. Ein Patient, dessen Werte von jeder bestandteilbildenden Variablen dem Durchschnittswert der gesamten Gruppe entsprechen, hat für jeden Wert den prognostischen Index von 1. Ein Patient mit höherer als der durchschnittlichen Wahrscheinlichkeit, das interessierende Ergebnis zu erreichen, hat einen prognostischen Index > 1 und ein Patient mit geringer Wahrscheinlichkeit als der Durchschnitt wird einen prognostischen Faktor < 1 erhalten.

Es gibt verschiedene Methoden festzulegen, welche Kombination von klinischen Parametern in einem „Cox proportional hazards modeling" auszuwerten sind (*Lew*. 1983).

Eine Methode, die als „vergrößernde Modellierung" bekannt ist, erfordert zunächst die Auswahl derjenigen einzelnen Variablen, die am stärksten mit dem interessierenden Ergebnis bei univarianter Modellierung verbunden sind und dann folgerichtiges Hinzufügen der Variablen mit der besten additiven Vorhersage, bis die in diesem Schritt addierte Variable nicht signifikant im kombinierten Modell ist.

Verkleinernde Modellierung erfordert den Beginn mit allen signifikanten klinischen Variablen nach Univarianzanalyse und einer aufeinanderfolgenden Aussonderung der Variablen, die am wenigsten stark mit dem interessierenden Ergebnis verbunden sind, so lange, bis alle verbleibenden Variablen signifikant sind. Eine dritte Methode besteht darin, alle möglichen Kombinationen von zwei, drei oder mehr Variablen zu bewerten, bis keine befriedigenden Modelle mit dieser Anzahl von Variablen mehr identifiziert werden können. Dann wird das „beste Modell" unter den befriedigenden Modellen ausgewählt. Es gibt keine formalen Regeln dafür, von den verschiedenen befriedigenden Modellen das beste zu bestimmen, und, solche Faktoren wie einfache Durchführung und Reproduktionsfähigkeit der Messung der zusammengesetzten Variablen sollten als wichtig für den zusammengefügten Vorhersagewert der Multivarianzregression betrachtet werden.

Sobald man die beste Kombination der klinischen Parameter zur Voraussage des interessierenden Ergebnisses in einer vergleichenden Behandlungsstudie identifiziert hat, kann man die angepaßte Einwirkung auf die Behandlung veranschlagen. Der übliche Weg dazu ist die Benutzung des „Multivarianten Cox proportional hazards modeling" wie folgt:

Die Behandlungsvariable, die gewöhnlich mit 1 verschlüsselt wird, wenn es sich um Standardbehandlung, Plazebo oder um keine Therapie handelt und als 2, wenn die Behandlung die zu untersuchende Behandlung ist, wird zum ersten Multivarianzmodell hinzugefügt. Dann wird diese neue Regression erneut „gelöst" und ergibt berichtigte Werte für die Parameter in der ursprünglichen Regression und entsprechende Parameter für die Behandlungsvariable. Wenn die Behandlungsvariable wie oben angegeben kodiert war, dann kann mathematisch gezeigt werden, daß die „berichtigte Einwirkung" der zu untersuchenden Therapie relativ zur Standardtherapie e^{β} entspricht, wobei e die Irrationalzahl (die einen Wert von annähernd 2,716 hat) ist und der Beta-Koeffizient mit der Behandlungsvariablen verknüpft ist. Wenn dieser berechnete Wert annähernd gleich 1 ist, dann ist die berichtigte Einwirkung der zu untersuchenden Behandlung im wesentlichen der Standardbehandlung äquivalent. Ist dagegen der berechnete Wert wesentlich größer als 1, dann bedeutet das, daß die zu untersuchende Behandlung wirksamer ist als die Standardtherapie. Wenn andererseits der berechnete Wert wesentlich unter 1 liegt, dann bedeutet es, daß die Standardbehandlung wirksamer ist als die zu untersuchende neue. Das 95% Vertrauensintervall des angepaßten Einflusses der zu untersuchenden Therapie im Vergleich zur Standardtherapie kann mathematisch aus den Parametern des Cox model $e^{(\beta \pm 1,96 SE_\beta)}$ berechnet werden, wobei SE_β die Standardabweichung des Beta-Koeffizienten für die Behandlungsvariable ist. Wenn das 95% Vertrauensintervall zu beiden Seiten den Wert 1 überschreitet, dann ist der angepaßte Einfluß der Behandlungsvariablen nicht statistisch signifikant.

Es gibt eine Anzahl bekannter Probleme mit der multivarianten statistischen Berechnung beim Erkennen von Daten in vergleichenden klinischen Studien. Das wichtigste von diesen ist zweifellos ein unangebrachtes Vertrauen auf die multivariante Ordnung, die Befangenheit auszugleichen.

Die Multivarianzanalyse kann niemals Fehler ausgleichen, die bei der Messung wichtiger, aber nicht erkannter oder unverwertbarer prognostischer Variablen entstehen (*Lew* 1983). Alles, was diese Methode der statistischen Ordnung erreicht, ist eine Verkleinerung von erkannten gemessenen streuenden Werten (bias). Sie eliminiert keine verbliebenen Fehler, und sie sichert nicht, daß der veranschlagte geordnete Behandlungseffekt unbefangen ist. Jedoch bringt sie in den meisten retrospektiven vergleichenden Studien die beste Beurteilung des unbefangenen relativen Einflusses der zu untersuchenden Behandlung ein, die gegenwärtig erhältlich ist.

Ein anderes, wichtiges, aber häufig übersehenes Problem bei der multivarianten statistischen Ordnung ist die Unfähigkeit, individuelle prognostische Variablen auszugleichen, die in einer Gruppe Werte haben, in der anderen aber nicht. Beispielsweise kann das „Cox proportional hazards modeling" beim Aderhautmelanom die Ungleichheit nicht ausgleichen, wenn eine Gruppe einen wesentlichen Anteil von Tumoren > 15 mm im basalen Durchmesser aufweist, die andere aber nicht. Die Ordnung ist nur für Variable geeignet, die verschiedene Häufigkeitsverteilungen aufweisen, aber gleich oder fast gleich in den Extremwerten sind. Ein Artikel, in dem dieser Aspekt des Vergleiches übersehen wurde, ist ein Bericht von *Char* und Mitarbeitern (1988) über den Mißerfolg der Strahlentherapie vor der Enukleation, um die Mortalität des Aderhautmelanoms zu senken. Hier fanden die Autoren zu ihrer Überraschung, daß die geordnete relative Wirkung der präoperativen Augenbestrahlung die Überlebensrate bei Patienten mit Aderhautmelanom verkürzte und die Überlebensprognose nicht verbesserte.

Ein letztes Problem bei der multivarianten statistischen Ordnung muß noch betont werden, und zwar das „overfitting" (übertriebenes Anpassen) von Daten (*Concato* et al. 1993). Overfitting bedeutet die Benutzung eines Multivarianzmodels für die Untersuchung einer relativ kleinen Gruppe von Patienten, bei der wenig Resultatereignisse von Interesse während des Kontrollzeitraumes angefallen sind. Im allgemeinen wird empfohlen, daß die Ergebnisse aller multivarianten Modellierungstechniken mit Gruppen von weniger als 10 Resultatsereignissen pro ausgewerteter klinischer Variablen mit größter Vorsicht betrachtet werden müssen.

1.5.2 Formen klinischer Berichte

Informationen in veröffentlichten Artikeln, Kongreßabstracts und Buchkapiteln und verbal Vorgetragenes auf Zusammenkünften erfüllen häufig nicht die Qualitätskriterien für Beweise, wie sie im vorangegangenen Abschnitt dargestellt wurden (*Augsburger* 1993, *Sharma* 1997).

1.5.2.1 Fallberichte

Ein Fallbericht könnte definiert werden als eine medizinische Anekdote, die zur Beschreibung eines Teils des Spektrums der interessierenden Erkrankung oder Störung beiträgt. Fallberichte können zeigen, daß mindestens einige interessierende Erkrankungen oder Störungen günstigere oder ungünstigere Reaktionen auf eine verabfolgte Therapie zeigen, aber sie ergeben nicht den geringsten zwingenden Beweis über die allgemeine Wirksamkeit oder Unwirksamkeit dieser Therapie. Fallberichte haben praktisch keinen Wert für Schlußfolgerungen über die Häufigkeit eines Ereignisses oder seiner Verbindung zu dem Patienten mit dieser Erkrankung.

1.5.2.2 Unkontrollierte retrospektive Fallserien

Eine unkontrollierte Fallserienzusammenfassung ist ein beschreibender Bericht der Eigenschaften und Erfahrungen einer Gruppe von Patienten, die durch einige gemeinsame klinische oder Laboratoriumswerte oder einige Methoden von Eingriffen miteinander verbunden sind. Unkontrollierte Fallserien liefern mehr glaubhafte Informationen über das Spektrum der zu studierenden Erkrankung als dies einfache Fallberichte vermögen, aber sie liefern gewöhnlich nicht genug Beweismaterial, daß eine beschriebene Behandlung für eine Patientengruppe besser sein soll als einige andere Eingriffe oder der natürliche Verlauf der Erkrankung. Dies hat seinen Grund in der unbeantworteten biostatistischen Standardfrage: „verglichen womit"?

1.5.2.3 Klinische Eindrücke von allgemein anerkannten Experten

Klinische Eindrücke sind gesammelte Einsichten erfahrener Ärzte über das Spektrum einer Erkrankung oder die Einwirkungen von besonderen Formen der Behandlung für diese Erkrankung. Vorträge und Veröffentlichungen auf der Grundlage klinischer Erfahrungen enthalten oft verschiedene Berichte, die die Befangenheit der Experten widerspiegeln, die aber keine tabellarisch zusammengefaßten Daten von den verglichenen Patientengruppen enthalten, die für eine unabhängige Analyse gebraucht werden. Klinische Eindrücke unterliegen vielen ernsten Befangenheiten, die gewöhnlich nicht klar oder von klinischen Experten als wichtig erachtet werden. Weil Befangenheit ein so allgemeines Problem bei klinischen Eindrücken darstellt, bezeichne ich solche Erfahrungen als Beispiele für **„selektives Vergessen verstärkt durch Wiederholung"**.

Meiner Meinung nach sind klinische Eindrücke die heimtückischste Art des Beweises über Behandlungswirkungen, die dargeboten werden können. Es gibt absolut keinen Weg für einen weniger erfahrenen und weniger bekannten Kliniker, einer derartigen Veröffentlichung wegen ihres Gehaltes an Beweiskraft zu widersprechen. Unglücklicherweise sind viele Kliniker geneigt, einem gut bekannten Experten gleich welchen Gebietes zu glauben, wenn er seine Eindrücke über die Wirksamkeit einer Behandlung oft genug und mit Überzeugungskraft ausdrückt. In diesem Sinne stellen die klinischen Eindrücke eine Form der medizinischen Propaganda dar, womit der Experte seine Zuhörer von der Richtigkeit seiner Ansicht in Abwesenheit von Daten überzeugen will, wobei doch nur Daten eine unabhängige Prüfung der Ansicht gestatten. Diese Art der Propaganda scheint mir weit verbreitet während Diskussionssitzungen nach wissenschaftlichen Vorträgen. Der Experte beginnt oft damit, daß er den Vortragenden lobt und dann mit dem Kommentar fortsetzt: „In meiner Erfahrung mit (xy) Patienten mit der gleichen Krankheit habe ich ausgezeichnete Erfolge gehabt mit...". Mit praktischer Sicherheit sind solche Kommentare inkorrekt wegen lückenhafter Erinnerungen auf der Seite des Experten. Nach meiner Meinung sollte medizinische Propaganda in allen medizinischen Diskussionen vermieden werden und die Zuhörer müssen darauf hingewiesen werden, wenn so etwas geschieht.

1.5.2.4 Retrospektive vergleichende Berichte über Fallserien

Den niedrigsten Grad von Beweiskraft besitzt der retrospektive vergleichende Fallserienbericht, der wenig über die Wahrheit aussagt, statistisch ungeordnet ist und relative Wirkungslosigkeit von zwei oder mehr Behandlungsverfahren für eine bestimmte Erkrankung hat.

Es gibt zwei allgemeine Typen des retrograden vergleichenden Fallserienberichts. Der erstere und weniger wertvolle Typ ist der **statistisch ungeordnete retrospektive vergleichende Fallserienbericht**. Bei dieser Art des Berichtes leugnet der Autor entweder a) die Möglichkeit oder

Wahrscheinlichkeit von substantiellen Empfindlichkeitsdifferenzen oder b) erkennt an, daß solche Unterschiede existieren, aber er unterläßt eine geeignete statistische Ordnung, um den Einfluß der Veränderlichen auf die Ereignisdatenkurven der Vergleichsgruppen zu minimieren. Ein klassisches Beispiel eines Artikels dieses Typs ist der Bericht von *Gass* (1985), in dem der Autor behauptet, daß die Enukleation wesentlich besser wirksam ist als Kobalt-plaque-Strahlentherapie bei Aderhaut- oder Ziliarkörpermelanomen. Trotz der Schlußfolgerung von *Gass* analysierten zwei unabhängige Gruppen seine publizierten Daten und schlußfolgerten ihrerseits, daß die offensichtliche Differenz der Wirkung auf die Behandlung verschwindet, sobald geeignete statistische Ordnungen hergestellt wurden, um Unterschiede in den grundlegenden prognostischen klinischen Variablen zu erkennen (*Gamel* 1985, *Seddon* et al. 1986).

Der zweite und wertvollere Typ ist der **statistisch geordnete retrospektive Fallserien-Vergleich**. Bei diesem Berichtstyp erkennt der Autor sowohl die wahrscheinliche Präsenz von Empfindlichkeitsdifferenzen zwischen den Gruppen und versucht daher, die Unterschiede mittels anerkannter statistischer Methoden zu ordnen.

Ein Beispiel eines Artikels mit dieser Methode der statistischen Ordnung ist ein Vergleich von Enukleation mit Cobalt-plaque-Strahlentherapie beim posterioren Uveamelanom von *Augsburger* und Mitarbeiter (1986). In diesem Artikel berichten die Autoren, daß die ungeordneten Ereignisratenkurven von den verglichenen Behandlungsgruppen eine geringere melanomspezifische Mortalität nach Plaque-Strahlentherapie aufweisen als nach Enukleation, daß aber die statistisch geordneten relativen Einflüsse der Enukleation und der Plaque-Strahlentherapie im wesentlichen gleich waren.

1.5.2.5 Prospektive randomisierte klinische Prüfungen

Den höchsten Grad der Glaubwürdigkeit von der Wirkung einer neuen modifzierten Behandlung liefern gut geplante, gut ausgeführte, schlüssige, randomisierte klinische Prüfungen. Eine prospektive randomisierte klinische Prüfung ist ein klinisches Experiment, in dem geeignete Subjekte zufällig der neuen oder modifizierten Behandlung, einer Standardbehandlung, keiner Behandlung oder einer Plazebobehandlung zugewiesen werden (*Friedman* et al. 1985, *Meinert* 1996). Eine gut geplante randomisierte klinische Studie enthält eine umfassende vorausschauende Bewertung jedes Patienten von Grund auf, randomisierte Behandlungsplanung und standardisierte Nachkontrolle aller Patienten nach der Behandlung. Leider sind randomisierte klinische Prüfungen (besonders solche mit seltenen klinischen Störungen oder Erkrankungen wie Aderhautmelanom, Retinoblastom oder andere Augentumoren) oft schwierig zu planen, besonders teuer in der Durchführung und relativ in ihrer Leistungsfähigkeit für das allgemeine Gesundheitswesen. Weiterhin kann die interessierende Erkrankung so ungewöhnlich sein, daß es unwahrscheinlich ist, daß eine genügende Patientenzahl während einer vernünftigen Zeitspanne eingeordnet werden kann; dann wird die Studie wahrscheinlich entweder ein unschlüssiges Resultat liefern oder sich über viele Jahre lang hinziehen, so daß andere medizinische Fortschritte den Wert der eventuellen Ergebnisse zunichte machen. Wenn eine randomisierte klinische Prüfung schließlich zu einem unerwarteten oder überraschenden Ergebnis führt, dann erscheint es für die Kliniker ratsam, die Prüfung zu wiederholen, um sicher zu sein, daß das Ergebnis nicht lediglich ein statistischer Irrtum war. Unglücklicherweise ist im Fall teurer Prüfungen von seltenen Erkrankungen die Wahrscheinlichkeit, eine gesicherte Prüfung durchführen zu können, häufig sehr gering. Deswegen sollte jede multizentrische klinische Prüfung einer solchen Erkrankung sehr konservativ hinsichtlich ihres spezifischen Alpha- und Beta-Maßstabes sein, um statistische Signifikanz zu erreichen, es sei denn, das Beweismaterial ist sehr stark.

Ich möchte die Gelegenheit ergreifen, Professor *Lommatzsch* für die Übersetzung meines Kapitels zu danken.

Teil II: Tumoren der okulären Adnexe

2 Tumoren der Lider

2.1 Klinik, Diagnose und Histopathologie

G. J. GODER †

Lidtumoren sind sehr mannigfaltig. Sie können vom Epithel und seinen Anhangsgebilden (Drüsen, Haarbälge, Haarfollikel), vom Bindegewebe und seinen Gefäßen und Nerven, vom Pigmentzellsystem der Haut ausgehen, oder ungewöhnlichen Ursprungs sein (z. B. Mißbildungen). Meist sind sie primäre Tumoren, sie können aber auch eingewachsen oder metastatisch sein.

Allein mit klinischem Blick ist eine genaue Differenzierung häufig unmöglich. Deshalb unterscheiden sich klinische und pathologische Häufigkeitsangaben sehr. Dem Pathologen wird nicht jeder benigne Lidtumor zur Untersuchung eingeschickt.

Die Iowa-Studie (1932–1969: 892 Lidtumoren histologisch untersucht) scheint die verläßlichste und umfangreichste zu sein (*Aurora* und *Blodi* 1970): 76% benigne Läsionen, 23,8% seborrhoische Keratosen, 21,9% benigne epitheliale Zysten, 16% Chalazien, 12% Nävi, 12% entzündliche Dermatosen, 4,4% Xanthelasmen. Mit 80,4% war das Basalzellkarzinom unter den 24% malignen Tumoren der häufigste.

Es gibt Hinweise, daß Hautmalignome in den letzten 15 Jahren häufiger geworden seien (*Ko* et al. 1994).

2.1.1 Basalzellkarzinom der Lider

(Basaliom, Basalzellepitheliom, Carcinoma basocellulare, Ulcus rodens)

Epidemiologie und Pathogenese

Unter 1543 malignen Lidtumoren fanden *Beyer-Machule* und *Riedel* (1994) 1427 Basalzellkarzinome, das sind 92,5%. Sie stammen von den Basalzellen der Keimschicht der Epidermis ab, bevorzugen das höhere Lebensalter und pigmentarme Rassen. Selten werden sie bei Kindern (*Lahbari* und *Mehregan* 1982) und pigmentreichen Rassen (*Mora* 1986) beobachtet. Solare Einflüsse spielen bei der Pathogenese eine Rolle, deshalb sind der Sonne ausgesetzte Menschen und Körperstellen häufiger befallen („Landmannhaut"), das Unterlid häufiger als das Oberlid. Veränderungen des Tumorsuppressorgens p53 am kurzen Arm des Chromosoms 17 wurden wie beim Plattenepithelkarzinom gehäuft beobachtet (*Rady* et al. 1992). Dafür scheinen Ultraviolettstrahlen verantwortlich zu sein (*Campbell* et al. 1993). Der Mechanismus ist folgender: Durch UV-Strahlen (350–218 nm) wird Cytosin in benachbarten Pyrimidinnukleotiden durch Thymin ersetzt, ein erster Schritt der Krebsbildung. Die Zelle kann solche Störungen reparieren. Das wird vom p53 gesteuert, das außerdem bei irreparabler Schädigung Apoptose (Nekrose) auslöst. Es ist somit eine Art Krebs-"Wächter".

Die Mortalitätsrate wird mit 2–4,5% angegeben (*Alliquet* et al. 1997). Das ist durch infiltratives Wachstum (Orbita, Gehirn) häufiger verursacht als durch echte Metastasierung (0,02–0,1%) (*v. Domarus* und *Stevens* 1984, *Lever* 1990).

Deshalb ist es berechtigt, von einem Karzinom zu sprechen, im Gegensatz zu der in Deutschland früher sehr gebräuchlichen Bezeichnung „Basaliom".

Die mittlere Überlebenszeit nach Metatasierung betrug 1,6 Jahre.

Klinisches Erscheinungsbild

Man unterscheidet das knotig-ulzerative Basalzellkarzinom (75%) von den Morphaea-artigen (15%) und seltene Formen (Gorlin-Goltz-Syndrom und Bazex-Syndrom sowie linearer unilateraler Basalzellnävus). Das fibroepitheliomatöse Basalzellkarzinom (Pinkus-Tumor) und das oberflächliche Basalzellkarzinom kommen im Lidbereich sehr selten vor.

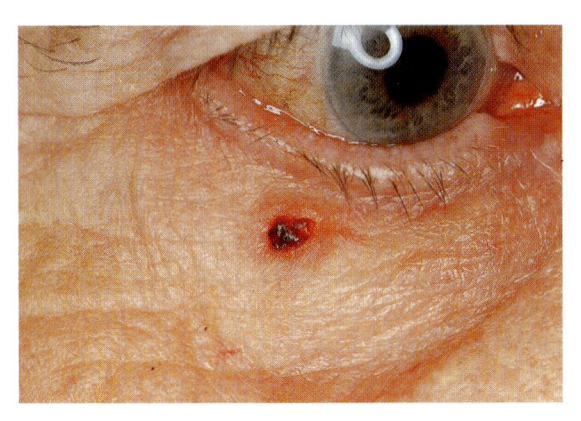

Abb. 2.1 Mäßig fortgeschrittenes Basalzellkarzinom der nodulär-ulzerativen Form. Aufgeworfener Rand aus konfluierenden Tumorknötchen mit zentralem schorfig-blutig belegtem Ulkus.

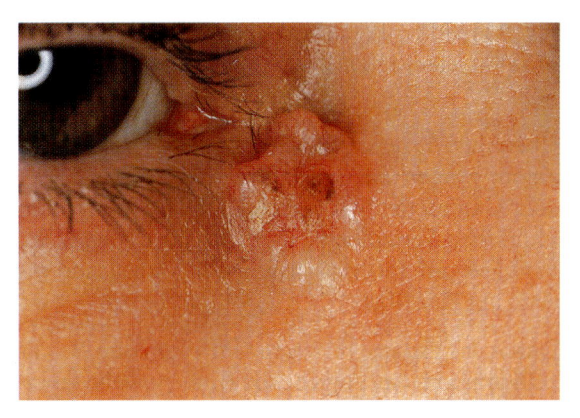

Abb. 2.2 Fortgeschrittenes Basalzellkarzinom. Teleangiektasien auf den perlartigen Randknötchen. Ulzeration der Epidermis der ältesten zentralen Tumoranteile.

Die knotig ulzerierende Form beginnt als kleine transluzide Papel. Später nimmt sie die Gestalt perlförmiger Knötchen mit Teleangiektasien an. Die Epidermis ist über dem Tumor verdünnt. Mit zunehmender Größe entsteht ein zentraler Nabel mit Erosion, Ulzeration und Schorfbildung. Die Ablösung beruhigt nachlässige Patienten und unkundige Ärzte (Abb. 2.1). Es ist das Bild des früheren Ulcus rodens. Auch vermehrte Pigmentation kann in ca. 10 % auftreten. Das typische Bild ist also ein zentraler Nabel umgeben von konfluierenden perlartigen Knötchen (Abb. 2.2).

Beim Morphaeatyp oder der sklerosierenden Form ist das Bild weniger auffällig: flacher verhärteter gelblicher bis weiß-rötlicher Plaque mit unscharfem Rand, nicht transluzent, lange Zeit ohne Epidermisverdünnung und ohne Teleangiektasien. Er kann tief in die Subkutis eindringen und unbemerkt Orbita und Nebenhöhlen infiltrieren. Er ist biologisch als sehr gefährlich zu beurteilen.

Selten kommt ein multizentrischer Typ vor mit Gruppen einzelner von gesunder Haut getrennter Perlknötchen in einem umschriebenen Areal.

Histologie

Die perlartigen Knötchen bestehen aus soliden epithelialen Läppchen mit charakteristischer palisadenförmiger Anordnung der peripheren Zell- und Kernsäume. Die Kerne der Tumorzellen sind relativ groß. Polymorphie und Mitosen kommen vor. Keratotische Differenzierungen in Richtung Haarfollikel sind zu beobachten oder adenoide Wuchsformen in Richtung Drüsenstrukturen (Talg-, apokrine oder ekkrine Drüsen) (Abb. 2.3 a,b).

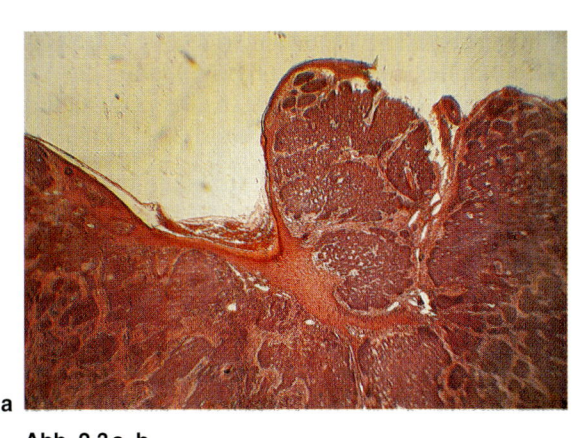

Abb. 2.3 a, b
a Basalzellkarzinom, HE-Färbung. Abgegrenzte Tumorzellkomplexe, von basalen Zellreihen umsäumt. Rechts oben ulzeröse Zerstörung der Epidermis, links oben knotige Infiltration der Epidermis.
b Basalzellkarzinom mit adenoid-zystischem Wachstum.

Für Pigmentierungen sind entweder Stromamelanozyten oder Melanin in Tumorzellen verantwortlich.

Übergänge in der Zellform zum Plattenepithelkarzinom prägen das sog. metatypische Karzinom oder Carcinoma basosquamocellulare. In seinem klinischen Verhalten ist es aggressiver sowohl im Hinblick auf Infiltration wie auf Metastasen als auch auf Rezidive.

Durch das expansive Wachstum wird beim Basalzellkarzinom das umgebende Bindegewebe zu einer Pseudokapsel komprimiert. Sie fehlt beim Morphaeatyp mit seinem infiltrativen Wachstum. Bei ihm sind schmale verzweigte kleinzellige Tumorstränge ins abundante Bindegewebe mehr oder weniger spärlich eingestreut zu finden. Differenzierungen etwa zu Hornbildung (Keratinose), adenoiden oder zystischen Strukturen fehlen völlig. Es besteht somit Ähnlichkeit zu einem szirrhösen Karzinom, z. B. der Mamma oder des Magens. Vom histologischen Bild her ist es verständlich, wie schwierig und fast unkontrollierbar eine vollständige Exzision ist. Darauf beruht die hohe Gefährlichkeit dieser Tumorform. Die Nachbeobachtung muß noch intensiver als beim nodulären Typ sein.

Bei der nekrotischen Form finden sich im Krater zahlreiche Entzündungszellen.

Bei der multizentrischen Tumorform sind Tumorzellnester in der Epidermis und oberflächlichen Kutis verstreut. Sie haben die Charakteristika des nodulären Typs.

Differentialdiagnose

Das typische knotig-ulzeröse Basalzellkarzinom ist klinisch leicht erkennbar. Die pigmentierte Form kann für ein Melanom gehalten werden. Zystische Formen können mit epithelialen Einschlußzysten verwechselt werden, hyperkeratotische Formen mit dem keratotischen Papillom, der seborrhoischen Keratose, dem Cornu cutaneum oder dem Trichoepitheliom.

In etwa 0,7% der Basalzellkarzinome wird ein Gorlin-Goltz-Syndrom beobachtet, das aus multiplen Basalzellkarzinomen, odontogenen Kieferzysten, anderen Skelettanomalien, Fehlbildungen des Zentralnervensystems, Ovar- oder Hodenmißbildungen, gelegentlich Kleinhirnmedulloblastomen und Augenmißbildungen besteht. Bei Jugendlichen mit Basalzellkarzinomen sollte man immer daran denken, ebenso an das Bazex-Syndrom, das mit follikulären Atrophiebezirken der Haut der Extremitäten, mit Hypotrichosis, Hypohydrosis und Milien einhergeht.

2.1.2 Talgdrüsenkarzinom der Lider

(Talgdrüsenadenokarzinom, Karzinom der Meibom-Drüsen, Carcinoma sebaceum, Adenocarcinoma sebaceum)

Epidemiologie und Pathogenese

Ausgangsort sind Talgdrüsen. In keiner anderen Körperregion kommen so viele Talgdrüsen vor wie im Lidbereich: Meibom- und Zeiss-Drüsen der Lider, Talgdrüsen der Karunkel, und nirgends sind sie so eng zusammengedrängt. Deshalb kommt das Talgdrüsenkarzinom im Lidbereich am häufigsten vor, während es sonst zu den seltenen Hauttumoren gehört. Da es versprengte Talgdrüsen gibt, kann es auch von der Tränendrüse oder der Bindehaut ausgehen und in oberflächliche Lidabschnitte einwachsen.

Es ist ein Tumor sehr hoher Malignität. Metastasen gehen in die präaurikulären und submandibulären Lymphknoten, die Parotis, von der auch seltene Talgdrüsenkarzinome ausgehen können, die Hals- und Supraklavikularlymphknoten. *Boniuk* und *Zimmerman* fanden 1968 unter 88 Fällen eine Mortalitätsrate von 30% über 5 Jahre. Sie läßt sich durch frühe Diagnose zweifellos senken.

Unter allen Lidtumoren beträgt die Häufigkeit 0,2–0,7% (*Kass* und *Hornblass* 1989) unter den malignen 1–5%. In Südostasien ist ein erschreckend häufiges Vorkommen bekannt, z. B. 33% aller Lidmalignome (Ni et al. 1982). Frauen sind häufiger befallen als Männer (57–77%). Das Durchschnittsalter beträgt 60 bis 69 Jahre, die Altersspanne reicht von 12 bis 93 Jahre. Das Oberlid ist doppelt häufiger als das Unterlid betroffen.

Jugendliche können nach Bestrahlung bilateraler erblicher Retinoblastome oder Hämangiome befallen werden.

In 2–18% kann das Talgdrüsenkarzinom multizentrisch wachsen.

Klinisches Erscheinungsbild

Es hängt vom Ausgangspunkt ab. Nimmt der Tumor von den Zeiss-Drüsen seinen Ursprung, dann erscheint er als gelbliches Knötchen im Gegensatz zum weißlich perluziden des Basalzellkarzinoms und führt bald zum Wimpernausfall. Auch in der Karunkel kann er einen gelblichen Schimmer haben. Beim Beginn in den Zeiss-Drüsen liegt er tiefer, und die Lipide schimmern nicht so auffällig durch die Epidermis. Deshalb wird er oft als benignes Knötchen angesehen. Wenn sich jedoch der Lidrand rötet, schuppig wird und eine harte Schwellung mit konfluierenden Knötchen einsetzt, sollte die Alarmglocke läuten (Abb. 2.4 a). Beim geringsten Verdacht sollte eine Biopsie erfolgen. Jedes verdächtige „Chalazion" sollte histologisch untersucht werden, besonders im Falle lokaler Rezidive. Jede heftige chronische therapierefraktäre einseitige Blepharokonjunktivitis (Maskeradesyndrom) oder Keratokonjunktivitis sollte den Verdacht erwecken. Ein Chalazion ist weniger derb, weniger diffus ausgebreitet und zerstört nur selten die Zilien.

Leider hat sich das Häufigkeitsspektrum der Fehldiagnosen in den letzten Jahrzehnten nur gering gewandelt: 1968 unter 52 Fällen nur 2 richtige Diagnosen und 19 als Chalazien fehlgedeutet (*Boniuk* und *Zimmerman*), 1985 unter 83 Fällen 8 richtige Diagnosen und 16 als Chalazien mißinterpretiert (*Yeatts* und *Waller*).

Später wird die Haut über dem Tumor gespannt, bleibt aber im Gegensatz zum Basalzell- oder Plattenepithelkarzinom unverdünnt und zunächst verschieblich, bis sie infiltriert und ulzeriert wird. Beim Ektropionieren bemerkt man schon frühzeitig, daß es schwerer möglich wird und daß Tumorknoten die Konjunktiva vorwölben oder durchbrechen, zunächst einer follikulären Konjunktivitis ähnlich, später papillomatös oder nodulär-ulzerös.

Histologie (Abb. 2.4 bc)

Kommunizierende Stränge oder Läppchen aus basaloiden Zellen mit vakuoligem Zytoplasma, das Lipide, freie Fettsäuren und Cholesterin gespeichert hat, prägen das Bild. Kernpolymorphie und zahlreiche Mitosen sowie Nukleolen sind zu sehen. Große Partien können an ein Plattenepithelkarzinom erinnern. Nekrosen kommen vor und umgebende Fremdkörperreaktionen mit Riesenzellen vom Langhans-Typ. Das Bindehautepithel wird sehr zeitig infiltriert (Epidermotropismus), entweder diffus, wie im Carcinoma in situ, oder als kleine Zellgruppen (pagetoides Wachstum), oder als Auslöser einer entzündlichen Infiltration mit Epithelhyperplasie und Ulzeration.

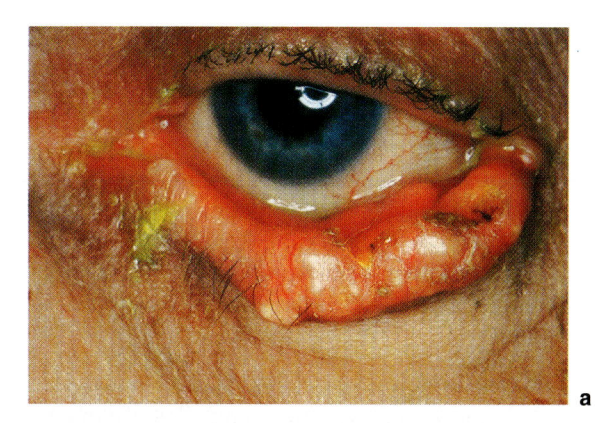

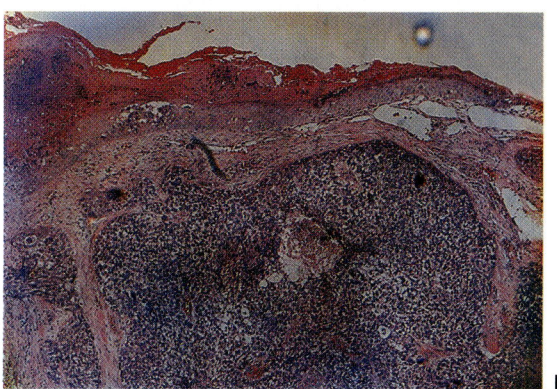

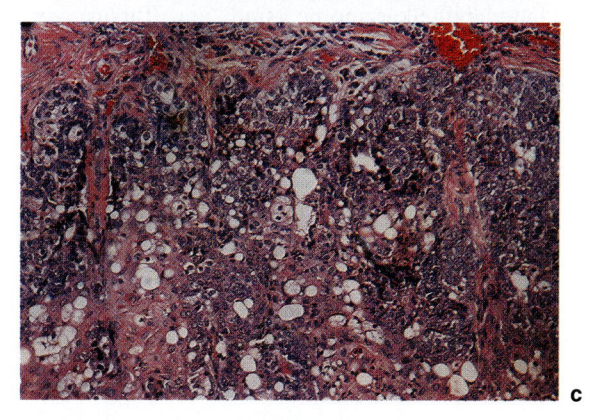

Abb. 2.4 a–c Talgdrüsenkarzinom.
a Ausgedehnte tumoröse Umwandlung der temporalen Hälfte des Unterlides mit Madarosis. Die einzelnen gelblichen Knoten des Tumors machen die große Gefahr der Verwechslung mit einem Chalazion verständlich, besonders im Beginn (Sammlung Prof. *F. Witschel*, Freiburg).
b Läppchen basaloider Tumorzellnester sind noch von der Epidermis bindegewebig abgegrenzt, in der sich aber bereits Nester infiltrierender Tumorzellen befinden (↓, pagetoides Wachstum).
c Polymorphe Tumorzellen, deren Zytoplasma sehr häufig vakuolisiert ist. Kernpyknosen (↓), Inseln von plattenepithelähnlichen Tumorzellen (↑).

Pagetoides Einwachsen in die Bulbusbindehaut kann zu Verdickung und Pannus führen. Pagetoides Einwachsen ebenso wie Gefäßeinbrüche, geringe Zelldifferenzierung, multizentrischer Ursprung, Tumorgröße über 1 cm, Befall beider Lider und Orbitaeinbruch sind prognostisch ungünstiger.

Wichtig ist eine sichere Abgrenzung vom hochdifferenzierten **Talgdrüsenadenom**, weil dieses in 50% mit anderen Malignomen einhergehen kann (Muir-Torre-Syndrom, Karzinom des Colon ascendens), ebenso in Kombination mit Keratoakanthomen und ganz selten mit Talgdrüsenkarzinomen.

Elektronenmikroskopisch haben die Tumorzellen des Talgdrüsenkarzinoms wenig Tonofilamente und Desmosomen und enthalten Polyribosomen.

Besonders für die wenig differenzierten anaplastischen Formen ist eine Fettfärbung vom Gefrierschnitt wichtig (Sudan-Rot oder Oil red nach kurzer Formalinfixierung).

Differentialdiagnose

Am häufigsten sind Fehldeutungen als einseitige heftige Blepharokonjunktivitis oder Chalazion. Durch Talgaustritt ins Gewebe können echte Chalazien in Assoziation auftreten. Basalzell- und Plattenepithelkarzinome sind am Tarsus verschieblich, abgesehen von später Infiltration. Verwechslungen sind möglich mit dem Kaposi-Sarkom, mit Lymphomen, amelanotischen Melanomen, Pilzinfektionen, Fremdkörperreaktionen und Cornu cutaneum.

Die steinharte knotige Infiltration sollte auf die richtige Fährte führen.

Manchmal fällt sogar die histologische Differenzierung schwer, besonders wenn Plattenepithelanteile überwiegen (geringe Differenzierung, anaplastisches Wachstum).

Pagetoide Inseln aus blasigen Zellen mit polymorphen oder pyknotischen Kernen sind wichtige Wegweiser der richtigen histologischen Diagnose. Allerdings hat auch die erworbene Melanose der Bindehaut pagetoides Wachstum. Diese Zellen sind jedoch histochemisch auf S-100-Protein und Vimentin anfärbbar, nicht jedoch die Tumorzellen des Talgdrüsenkarzinoms.

2.1.3 Plattenepithelkarzinom der Lider

(Stachelzellkarzinom, Spindelzellkarzinom, Spinaliom, Kankroid (für das verhornende Plattenepithelkarzinom), Carcinoma squamocellulare)

Epidemiologie und Pathogenese

Das Plattenepithelkarzinom ist in Europa im Lidbereich sehr selten. In den USA macht es 9% aller Lidmalignome aus. Das Verhältnis Basalzellkarzinom zu Plattenepithelkarzinom ist wie 12:1 (*Reifler* und *Hornblass* 1986), nach älteren Angaben wie 39:1 (*Kwitko* et al. 1963), da früher viele benigne Tumoren als Plattenepithelkarzinome angesehen wurden. Es entsteht de novo, kann sich aber auch aus präkanzerösen Dermatosen entwickeln (Morbus Bowen, Xeroderma pigmentosum, aktinische Keratose, Röntgenoderm nach Hautverbrennungen). Man sollte daher immer auf Hautveränderungen in Nachbararealen achten.

Ältere Menschen, Hellhäutige und Sonnenexponierte sind bevorzugt befallen. Männer sind fast doppelt häufiger betroffen als Frauen (*Dzubow* und *Grosman* 1991). Das Unterlid ist öfter Tumorsitz als das Oberlid, der innere Lidwinkel häufiger als der äußere. Oberlid und äußerer Lidwinkel sollen öfter als beim Basalzellkarzinom befallen sein (*Lederman* 1964).

Die aus einer aktinischen Keratose hervorgehenden Plattenepithelkarzinome sind zumeist weniger maligne (*Font* 1986), die aus Röntgen- oder Brandnarben entwickelten zeigen stärkere infiltrative Tendenz (*Kahn* et al. 1986). Bei bislang einem Plattenepithelkarzinom der Lider wurden Papillomaviren gefunden (*McDonnell* et al. 1989).

Klinisches Erscheinungsbild

Ein charakteristisches Erscheinungsbild fehlt, deshalb ist die klinische Diagnose schwierig. Knötchenbildung ohne Schmerzen, plaqueförmige Verdickung mit aufgeworfenem Rand, der sich nicht scharf und regelmäßig abgrenzt, Schuppen- und Schrundenbildung der darübergelegenen Haut, schließlich zentrale Ulzeration sind die häufigsten Phänomene. Die Ulkusbildung kann schon frühzeitig auftreten. Der Rand ist überwiegend wulst- aber auch knötchenförmig. Teleangiektasien sind im Tumorbereich zu beobachten.

Gelegentlich beginnt das Plattenepithelkarzinom als Hauthorn, als Papillom oder als Zyste, besonders am Lidrand. Bei Wachstum am Lidrand werden die Wimpern zerstört.

Infiltratives Wachstum setzt frühzeitig ein. Metastasen sind (bis zu 20%) relativ spät, zunächst in die regionalen Lymphknoten. Schmerzen deuten auf perineurale Ausbreitung entlang des Trigeminus. Bei großen Tumoren sind Knochen-, Nebenhöhlen- und Orbitaeinbrüche auszuschließen.

Histologie

Das Plattenepithelkarzinom geht von akanthotisch verdickten Stachelzellen (Stratum spinosum) der Epidermis aus. Frühzeitig durchbricht es deren Basalmembran in Form von Tumornestern und fingerförmigen Strängen. In der Umgebung besteht eine starke lymphozelluläre Reaktion (Abb. 2.5 a).

Der Differenzierungsgrad der polygonalen oder abgerundeten Tumorzellen ist unterschiedlich und wird nach *Broders* (1983) in vier Grade unterteilt:

– Grad I mit großen zytoplasmareichen gut differenzierten Plattenepithelzellen mit chromatinarmem Kern mit wenig Polymorphie und Mitosen, aber Infiltration der Dermis nicht tiefer als bis zur Schicht der Schweißdrüsen und Ausbildung von Hornperlen: zwiebelschalenförmig gelagerte Hornlamellen mit eosinophilem Zentrum und wenig eingelagerten pyknotischen Kernen in der Peripherie (Abb. 2.5 b).
– Beim Grad II sind Hornperlen spärlicher mit unvollständiger Verhornung.
– Beim Grad III gibt es kaum noch Verhornung aber zahlreiche Dyskeratosen (Keratinbildung in kernhaltigen Zellen).
– Beim Grad IV fehlen Verhornungen fast ganz. Die Tumorzellen sind klein und sehr polymorph. Sie können spindelig werden und an Sarkomzellen erinnern.

Die Malignität nimmt von Grad I bis Grad IV zu.

Wenn basale Zellsäume vorliegen, spricht man vom Carcinoma spino-basocellulare (intermediäres Karzinom, metatypisches Karzinom, Epithelioma pavimanteux metatypique mixte) (Abb. 2.5 c).

Wenn die Tumorzellen pseudoglanduläre Konfigurationen bilden, bezeichnet man dies als adenoides Plattenepithelkarzinom mit seinem makroskopisch zystischen Aussehen. Es beginnt mit einer Akantholyse (Auflösung der Desmosomen, der Stachelzellbrücken).

Differentialdiagnose

Das unterschiedliche klinische Bild verursacht eine große differentialdiagnostische Skala. Dazu gehören Basalzellkarzinom, Keratoakanthom, Talgdrüsenkarzinom, seborrhoische Keratose, Morbus Bowen, pseudoepitheliomatöse Hyperplasie, Zellnävi und das Trichilemmom.

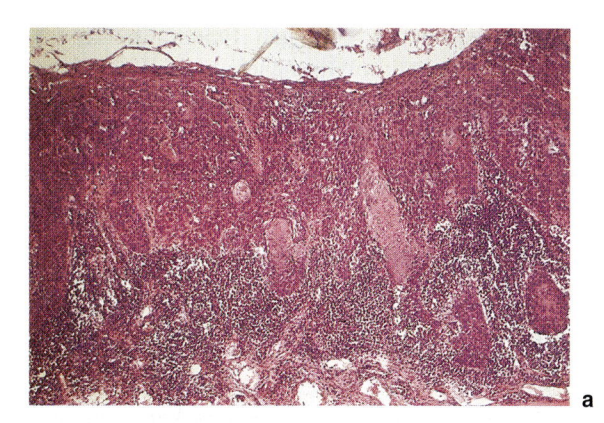

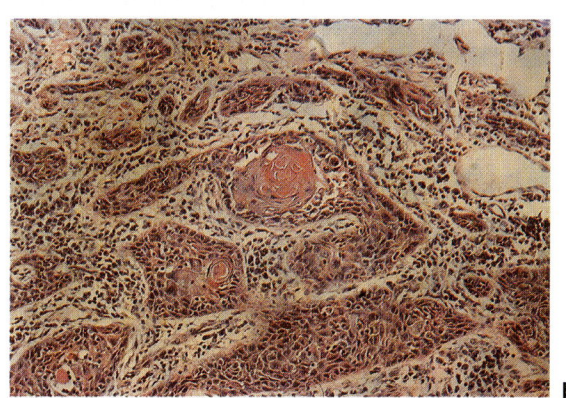

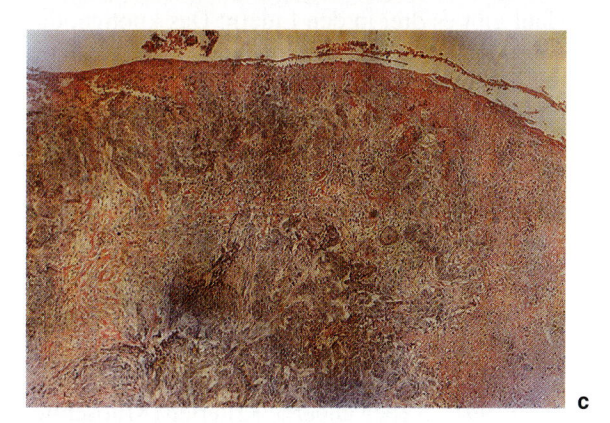

Abb. 2.5 a – c
a Plattenepithelkarzinom mit sehr starker lymphoidzelliger Reaktion in der Tiefe.
b Plattenepithelkarzinom des Lides mit ausgeprägter Hornperlenbildung (sog. Kankroid).
c Epithelioma pavimanteux metatypique mixte (Carcinoma spino-basocellulare, intermediäres Karzinom). Polymorphie der Zellen, Infiltration, Hornperlen, basale Zellsäume.

Es gibt Hinweise, daß das Keratoakanthom eine Forme fruste des Plattenepithelkarzinoms sein soll.

Für die richtige Diagnose ist eine Biopsie unerläßlich. Bei den undifferenzierten Formen kann auch die histologische Diagnose schwierig sein. Mit

Immunperoxidase läßt sich Präkeratin darstellen, für die akantholytische adenoide Wuchsform oder die Spindelzellvariante sind histochemische Reaktionen auf Zytokeratin und Involucrin nützlich.

2.1.4 Malignes Melanom der Lider

(Melanom, Melanoblastom, Melanoma malignum)

Eigentlich ist die Bezeichnung malignes Melanom eine Tautologie, denn es gibt kein benignes Melanom. Die Bezeichnung Melanoblastom ist obsolet.

Epidemiologie und Pathogenese

Das maligne Melanom der Haut ist der bösartigste Hauttumor. Zwei Drittel aller Todesfälle durch maligne Hauttumoren beruhen auf einem malignen Melanom. Im Lidbereich kommt er sehr selten vor (*Scotta* et al. 1994): 1% aller malignen Neoplasmen.

Von den vier verschiedenen Melanomtypen der Haut gibt es drei in den Lidern: Das knotige, das oberflächlich spreitende und das Lentigo maligna-Melanom. Es tritt mit Ausnahme des Lentigo maligna-Melanoms zwischen dem 20. und 60. Lebensjahr auf. Das Lentigo maligna-Melanom bevorzugt höhere Lebensalter. Dunkelhäutige Rassen haben eine siebenfach geringere Inzidenz als helle, orientalische liegen in der Mitte (*Margo* 1994).

In den letzten Jahrzehnten beobachtete man eine Zunahme maligner Melanome der Haut, nach manchen Autoren auf das Dreifache seit 1950 (*Koh* 1991). Neben anderen Kriterien (Mitoserate, Lebensalter, Geschlecht, Sitz, Ulzerationsneigung) wird der Malignitätsgrad entscheidend von der Tumordicke bestimmt: Tumoren unter 0,85 mm Dicke habe eine Mortalitätshäufigkeit unter 1%, solche über 3,65 mm Dicke eine 8-Jahres-Überlebensrate unter 38% (*Day* et al. 1982). Die Zeit bis zum Auftreten von Metastasen korreliert mit der Tumordicke: bei dünneren im Durchschnitt 6 Jahre, bei dickeren etwas mehr als 3 Jahre (*Rogers* et al. 1986). Frauen haben eine bessere Prognose (*Worth* et al. 1989).

Das Hautmelanom ist wesentlich maligner als das der Aderhaut. Es hat enge Beziehungen zum Immunsystem und kann bis zu 15% Spontanregressionen zeigen (*Nathanson* 1976), meist beginnend mit einem depigmentierten umgebenden Hautring, dem sog. Halo.

Klinisches Bild

Es ist sehr vielfältig in Abhängigkeit von der vorbestehenden Läsion: Nävuszellnävus (sehr selten maligne entartend, besonders wenn ein Halo auftritt), dysplastischer Nävus (6–40% maligne werdend) und die Lentigo maligna.

Deren genaue klinische Kenntnis ist wichtig zur klinischen Diagnose maligner Melanome. Zeichen beginnender Malignität sind Wachstum (Photokontrolle) und Nässen als Frühzeichen einer Ulzeration oder entzündlicher Umgebungsreizung.

Da der Ophthalmologe wegen der Seltenheit von Melanomen der Lider nur wenige praktische Kenntnisse darüber sammeln kann, sollte er mit einem Dermatologen kooperieren. Die genaue Diagnose wird immer erst die Biopsie ergeben und das auch nur bei großer histologischer Erfahrung.

Das oberflächlich spreitende Melanom variiert in der Farbe von braun über grau nach schwarz, kann aber auch rosa sein. Im Gegensatz zum Lentigomaligna-Melanom ist es erhaben und meist scharf abgegrenzt mit leicht knotigem fein gezackten Rand (Abb. 2.6a). Das noduläre Melanom ist farblich einheitlicher braun-schwarz, kann aber auch von rosa über grau nach schwarz variieren. Es ist unregelmäßig knotig und wächst rascher als das oberflächlich spreitende Melanom (Abb. 2.6b).

Das Lentigo maligna-Melanom wächst langsam, ist nur leicht erhaben und meist bräunlich bis schwarz (s. Abb. 2.30a, b).

Histologie

Mutterzelle ist der Melanozyt, der von der Neuralleiste abstammt und zur Zeit der Geburt in die Epidermis eingewandert ist.

Das oberflächlich spreitende oder pagetoide Melanom entwickelt sich aus solchen intraepidermalen Melanozyten mit Ausbildung von Tumorzellnestern in allen Schichten der Epidermis (pagetoides Wachstum), die epitheloides Aussehen zeigen (Abb. 2.6c). Diese epithelähnlichen polygonalen Zellen brechen in das Corium ein und gewinnen dort mehr spindelige Gestalt, so daß man epitheloide, nävoide und spindelige Zellen nebeneinander finden kann.

2.1 Klinik, Diagnose und Histopathologie

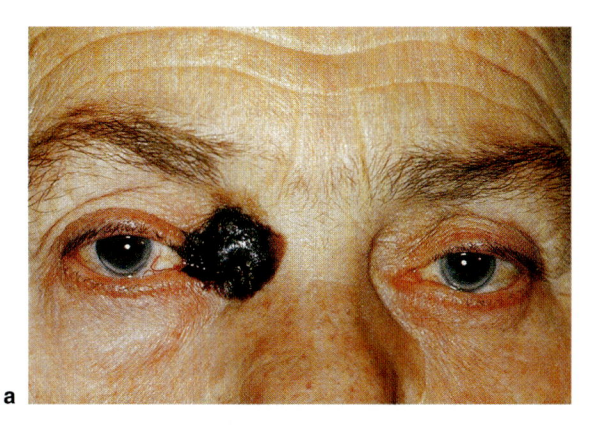

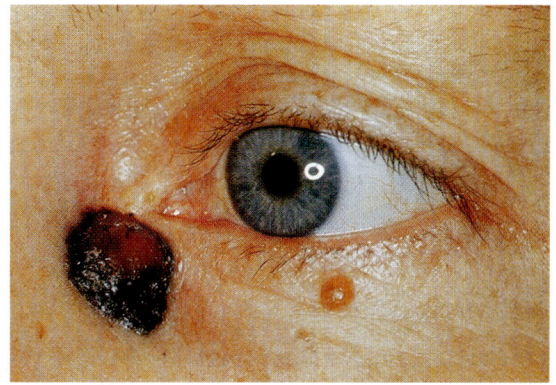

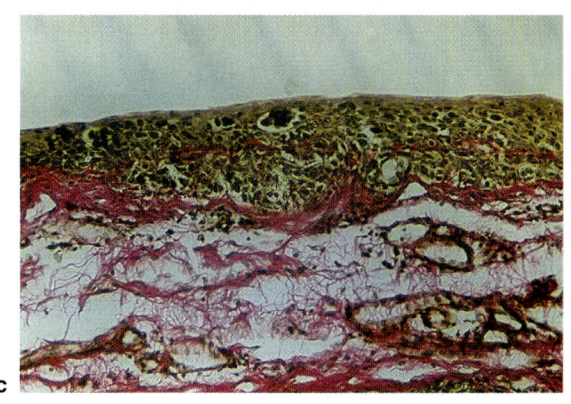

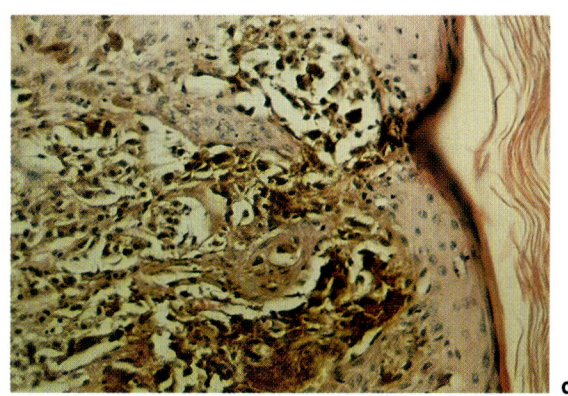

Abb. 2.6 a–e
a Malignes Melanom, Typus des oberflächlich spreitenden Melanoms (Sammlung Prof. *Lommatzsch*, Leipzig).
b Noduläres malignes Melanom (Sammlung Prof. *Lommatzsch*, Leipzig). In der Lidmitte ein Naevus cellulosus.
c Oberflächlich spreitendes Melanom. Pagetoide Inseln (↓) und Durchbrüche in die Kutis (→) sind deutlich erkennbar.
d Noduläres malignes Melanom (Sammlung Prof. *Lommatzsch*, Leipzig).
e Lentigo maligna mit Übergang in Lentigo-maligna-Melanom.

Das noduläre Melanom zeigt eine besonders starke invasive vertikale Wachstumsrichtung ohne die horizontale intraepitheliale Komponente des oberflächlich spreitenden Melanoms (Abb. 2.6 d). Das noduläre Melanom besitzt adenoide Formationen epitheloider Tumorzellen mit ausgeprägter Polymorphie und zahlreichen atypischen Mitosen.

Das Lentigo maligna-Melanom trägt die Züge der Lentigo maligna (s. u.) aus der es hervorgegangen ist, mit Zeichen der Malignität: Polymorphie der Tumorzellen, die schon bei der Lentigo maligna in geringem Grad vorhanden sein kann, atypische Mitosen und vor allen Dingen invasives Wachstum ins Corium hinein.

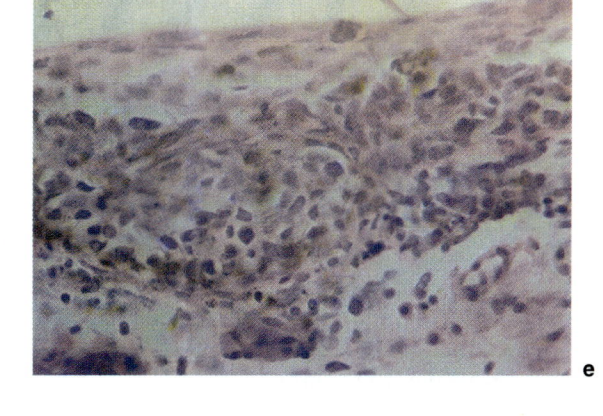

Die Malignitätsskala nach *Clark* benutzt die verschiedenen Schichten der Invasionstiefe aller Formen des malignen Melanoms: I = Epidermis, II = oberflächennahe Schicht der Dermispapillen, III = tiefe Schicht der Dermispapillen, IV = retikuläre Dermis, V = subkutanes Gewebe.

Die Lentigo maligna (präkanzeröse Melanose Dubreuilh, melanotischer Hutchinson-Fleck) ist der Vorläufer des Lentigo-maligna-Melanoms. Klinisch ist sie flach, unregelmäßig meist ziemlich scharfrandig landkartenähnlich begrenzt und durch unterschiedlichen Pigmentgehalt hell- bis dunkelbraun gelegentlich bis fast schwarz. Sie wächst langsam über viele Jahre und kann auch wieder kleiner werden. Histologisch besteht sie aus einer diffusen Hyperplasie von Melanozyten der epidermalen und piloglandulären Basalzellschicht (Abb. 2.6e). Die Zellen können polymorph sein. Erst wenn sie in das Corium einbrechen, spricht man vom Lentigo-maligna-Melanom. Die Wahrscheinlichkeit dieser malignen Entartung ist mit etwa 30 % zu beziffern.

Differentialdiagnose

In erster Linie muß eine Abgrenzung von allen anderen pigmentierten Hauttumoren erfolgen. Basalzellkarzinome und Plattenepithelkarzinome können pigmentiert sein.

2.1.5 Weitere Tumoren des melaninbildenden Systems im Lidbereich

Ihre Kenntnis ist zum Verständnis der Formen des malignen Melanoms sehr wichtig.

Die Sommersprosse oder der Pigmentfleck (**Ephelis**) ist eine Melaninvermehrung in Melanozyten in der basalen Zellschicht, die etwas größer als normal erscheinen. Angrenzende Keratozyten haben ebenfalls vermehrten Melaningehalt.

Eine Steigerungsform ist die **Lentigo simplex** bei der zusätzlich zu den Veränderungen der Ephelis die Reteleisten verlängert sind. Sie sehen wie kleine Café-au-lait-Flecken aus. Bei Multiplizität ist an Peutz-Jeghers- und *Leopard*-Syndrom zu denken. Die **solare Lentigo** ist wiederum eine Steigerung der Lentigo simplex mit betonter Wucherung von Reteleisten und Melanozyten, aber auch der übrigen Epidermis. Multiplizität findet sich bei Xeroderma pigmentosum.

Als Nävuszellnävus (melanozytärer Nävus, einfacher erworbener Nävus) bezeichnet man Ansammlungen von speziellen Melanozyten in der Haut, die nicht dendritisch wie gewöhnliche Melanozyten sind, sondern rund oder polygonal mit reichlichem Zytoplasma. Sie treten in drei Formen auf: der **junktionale Nävus** ist auf die Epidermis beschränkt, der **dermale Nävus**, der auf die Dermis begrenzt ist und der **Compound-Nävus**, der sich über beide erstreckt (Abb. 2.7a). Je tiefer die Lage der Nävuszellen, desto höher ihr Alter. So findet sich der junktionale Nävus als flaches Knötchen im Jugendalter, der dermale Nävus im höheren Alter als größerer Knoten. Je älter die Zellen werden, um so weniger zeigen sie Ausreifung und typische Nesterstruktur, sondern Induktion von umgebender Bindegewebsproliferation und Kompression. Das nennt man normale Polarisation oder Neuronisation. Sie darf nicht als Malignitätszeichen gedeutet werden. Diese Nävi sind benigne. Sie können im Alter schwinden als Folge der Neuronisation. Je älter solche Nävi, desto melaninärmer sind sie. Maligne Transformation ist äußerst selten (1 : 150.000) und nur bei junktionalen Nävi zu erwarten (*Allen* und *Spitz* 1954).

Eine Sonderform ist der **Nävus Spitz** (Epitheloid-Spindelzell-Nävus, juveniles Melanom) (Abb. 2.7b). Es sind orangefarbene Knötchen aus runden und spindeligen Zellen mit Zeichen von Atypie, und dennoch sind sie gutartig. Die Zellinseln lagern in Epidermis und Dermis. Die Abgrenzung vom malignen Melanom kann sehr schwierig sein.

Ein **Halonävus** ist ein Compound- oder dermaler Nävus, umgeben von einem depigmentierten Ring. Weitere melanozytäre Lidtumoren sind der **Mongolenfleck**, der **Naevus Ota** und der **zelluläre blaue Nävus**, die aus dermalen Melanozytenansammlungen bestehen (Abb. 2.7c). Die Zellen sind dendritisch und 3- bis 4mal größer als epidermale Melanozyten.

Sichere Vorläufer des malignen Melanoms sind der **dysplastische Nävus**, der wie ein Nävuszellnävus strukturiert ist, aber multipel auftritt und der **kongenitale melanozytäre Nävus** (Riesenpigmentnävus) (Abb. 2.7d). Er ist größer als 2 cm, angeboren, kann die Hälfte der kindlichen Haut einnehmen (Kleidernävus, Tierfellnävus) und hat 4–6 % Malignitätsrisiko (*Lorentzen* et al. 1977). Er ist sehr stark pigmentiert, flach höckerig erhaben und oft behaart. Die histologische Skala kann alle Nävusarten durchspielen. Neurofibromartige Partien, Knorpel und Knochen kommen vor. Bei maligner Entartung ist die Mortalität sehr hoch (*Trozak* et al. 1975). Eine Sonderform ist der „kissing nevus", der sich über die Lidspalte hinweg auf Ober- und Unterlid erstreckt. Er darf nicht als Kontaktmetastase angesehen werden, sondern ist in seiner Anlage embryonal vor der Lidspaltung entstanden.

2.1.6 Metastatische Lidtumoren

Sie sind sehr selten: *Aurora* und *Blodi* (1970) fanden unter 892 Lidtumoren nur 4 Metastasen. Das sind 0,3 % aller Tumoren oder 1,4 % der malignen Lidtumoren. *Weiner* und Mitarbeiter (1986) stell-

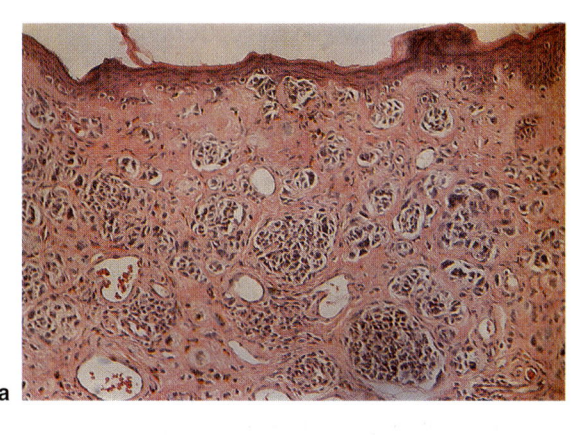

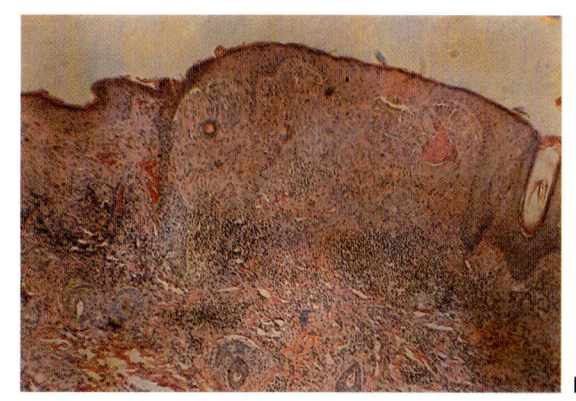

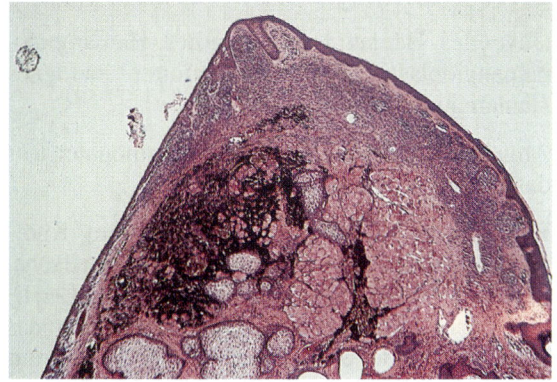

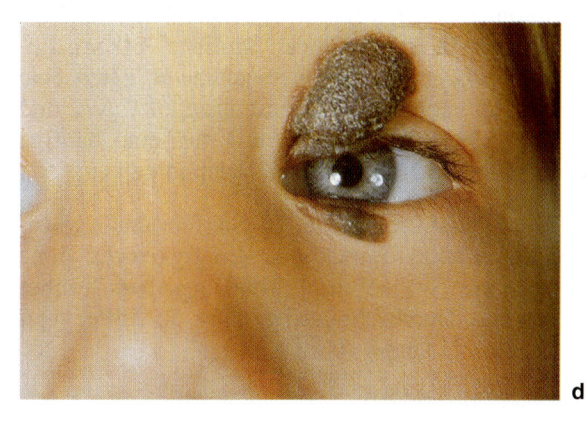

Abb. 2.7 a–d
a Compound-Nävus: Nävuszellnester in der Epidermis (junktional) und in der Dermis.
b Nävus Spitz (juveniles Melanom).
c Lidkante mit oberflächlichem intradermalem Nävuszellnävus und darunter in der Tiefe liegendem blauen Nävus. Ein solches Zusammentreffen wird Kombinationsnävus genannt.
d Kongenitaler melanozytärer Nävus (Riesenpigmentnävus) bei einem 5jährigen Kind in der Konfiguration eines sog. „kissing nevus". (Sammlung Prof. *Lommatzsch*, Leipzig.)

ten noch seltenere Vorkommen fest: 3 unter 2023 tumorösen Lidveränderungen (0,15%).

Mansour und *Hidayat* (1987) brachten eine Zusammenstellung von 31 Metastasen. Frauen überwogen um das Vierfache. Häufigster Primärtumor war mit 35% das Mammakarzinom, gefolgt von Hautmelanomen mit 16% und gastrointestinalen und urogenitalen Tumoren mit je 10%. Bei einer Durchsicht der bislang beschriebenen 88 Fälle fanden sie einen hohen Anteil mit Ausgang vom Bronchialsystem (10%). Selten fanden sich ein Schilddrüsen- oder Parotiskarzinom unter den Primärtumoren.

Das Erscheinungsbild der Lidmetastasen ist entweder ein Hautknoten (62%), eine diffuse Verdikkung (30%) oder eine Ulzeration (8%) (*Arnold* et al. 1985).

Bioptische Sicherung ist unerläßlich. In 45% war die Lidmetastase erster Tumorhinweis (*Mansour* und *Hidayat* 1987). Meist wachsen die Lidmetastasen rasch.

Differentialdiagnostisch sind abzugrenzen: Granularzelltumor und andere neurogene Geschwülste, Xanthome und Entzündungen.

In den Lidern können auch tumoröse Veränderungen im Rahmen von Systemerkrankungen auftreten. Zu nennen ist die Mycosis fungoides (*Aaliouet* et al. 1987) als Hauptform des malignen Lymphoms der Haut, die primäre systemische Amyloidose, die Sarkoidose und die Lepra. Zu ihrer näheren Beschreibung siehe *Spencer* (1986).

2.1.7 Kaposi-Sarkom der Lider

(Multiples idiopathisches hämorrhagisches Sarkom)

Es gibt offenbar vier verschiedene Arten des Kaposi-Sarkoms: Das afrikanische oder endemische, das bei Kindern in Zentral- und Südafrika auftritt. Eine andere Form ist die bei Immunsuppression nach Organtransplantation zu beobachtende. Die klassische Form war früher ein sehr seltenes Ereignis. Eine epidemische Form kommt bei AIDS-Patienten vor. Sie tritt bei 30% aller an AIDS Erkrankten auf (*Safai* 1983). Bei 16% aller AIDS-Patienten mit Kaposi-Sarkom kommt es zum Befall der Lider, also finden sich Lidbeteiligungen bei etwa 5% der AIDS-Kranken (*Schuler* et al. 1989) (Abb. 2.8).

Man hielt das klassische Kaposi-Sarkom für ein besonderes Angiosarkom, das bei arabischen Mittelmeervölkern und Juden häufiger vorkam. Immunhistochemische Untersuchungen legten eine lympho-endotheliale Genese nahe (*Jakobiec* und *Font* 1986). Schon frühzeitig fiel eine häufige Kombination mit malignen Lymphomen auf.

Mit dem Auftreten von AIDS erfuhr das Kaposi-Sarkom eine dramatische Häufigkeitszunahme und einen Wandel des Erkrankungsalters: Früher war das Durchschnittsalter über 60 Jahre, jetzt liegt es bei knapp 40 Jahren.

Das **klinische Bild** wird durch rötliche bis livide oder sogar bräunliche Hautverdickungen mit unterschiedlich starker Hornschichtbildung geprägt. Es können sich Teleangiektasien und Blutungen finden, letztere besonders nach lokalen Traumen. Häufig sind starke Begleitödeme vorhanden. Spontanremissionen kommen vor. Im Spätstadium können die Veränderungen ulzerieren.

Histologisch handelt es sich um ein Netzwerk schmaler unregelmäßiger Blut- und Lymphkanäle, umsäumt von plumpen endothelialen bis epitheloiden Zellen, die von spindelförmigen Mesenchymzellen und Kollagenbündeln umhüllt sind. Es finden sich reichlich Mitosen. Monozytäre Infiltrate kommen vor. Häufig wird Hämosiderin gespeichert. Bindegewebskapseln grenzen die Tumorkomplexe vom Epithel ab.

Differentialdiagnostisch ist an das Hämangiosarkom, das Hämangioperizytom, das pyogene Granulom und an die angiolymphoide Hyperplasie mit Eosinophilie zu denken.

2.1.8 Hämangiome im Lidbereich

(Juveniles Hämangiom, infantiles Hämangiom, hämangioblastisches Hämangiom, benignes Hämangioendotheliom)

Angeboren oder in den ersten Lebensmonaten tritt das **kapilläre Hämangiom** auf.

Klinisch wachsen rote (erdbeerfarbene) Knötchen oder Plaques mit multinodulärer Oberfläche, die komprimierbar sind. Bei tiefer Lage sind sie livide oder hautfarben. Sie schwellen an, wenn das Kind schreit oder preßt. Nach einiger Zeit kommt es zu einem Wachstumsstillstand und in 70% zu Spontanremissionen innerhalb von 7 Jahren (*Margileth* und *Museles* 1965). Bei Generalisation kann Thrombozytopenie auftreten (Kasabach-Merritt-Syndrom). Bei Mitbeteiligung der Orbita ist ein Rhabdomyosarkom differentialdiagnostisch durch Biopsie abzugrenzen.

Histologisch finden sich Konvolute von Kapillaren mit ausgereiften Endothelzellen und Perizyten. Das feinretikuläre Stroma kann besonders bei Kleinkindern sehr zellreich sein. Kommen größere Gefäße mit vor, handelt es sich um ein **Hämangioma simplex**.

Das **kavernöse Hämangiom** (Blutschwamm) manifestiert sich im höheren Lebensalter, ist aber als Hamartie auf einen angeborenen Keim zurückzuführen. Es besitzt eine Kapsel und besteht aus großen blutgefüllten Hohlräumen, umgeben von flachem Endothel auf schmalen Bindegewebssepten mit glatter Muskulatur. Sie haben keine zuführenden Gefäße. Ihr Inhalt ist oft thrombosiert (Abb. 2.9 a–c).

Je nach Lagetiefe ist es bläulich-rot bis tief violett. Es ist weich, glatt gewölbt oder blumenkohlartig gelappt. Der **Naevus teleangiectaticus** (Feuermal, Naevus flammeus) ist eine flache nichttumoröse umschriebene Erweiterung venöser Kapillargeflechte.

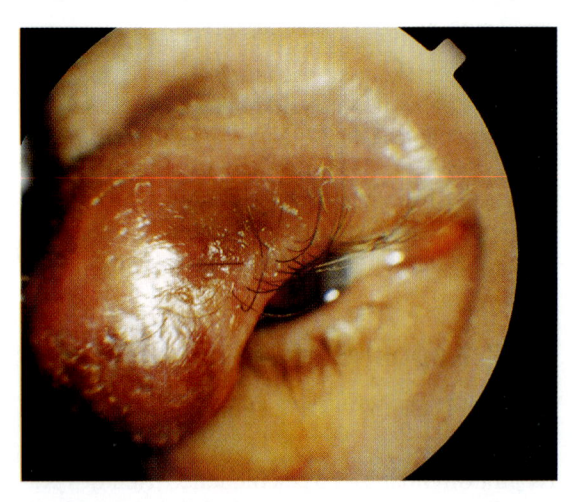

Abb. 2.8 Kaposi-Sarkom der Lider.

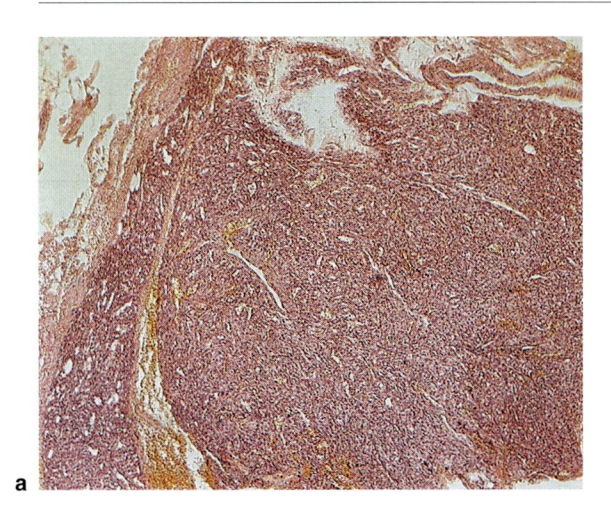

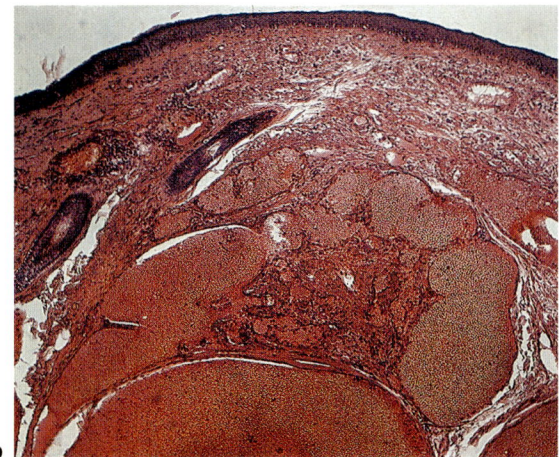

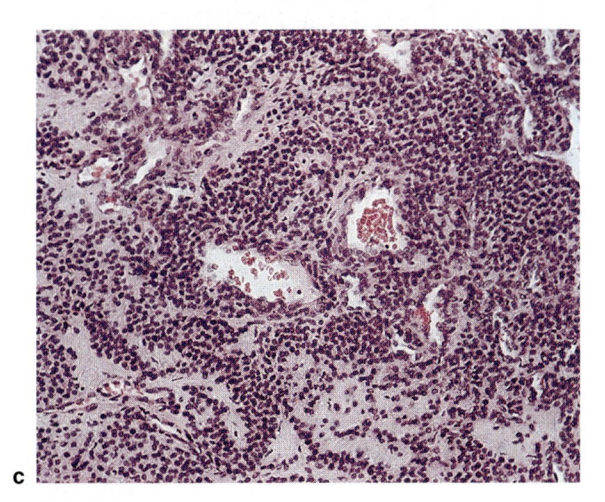

Das **senile Hämangiom** bildet im Alter auftretende kleine dunkelrote bis schwärzliche Knötchen aus Kapillarvarizen. Das **Granuloma pyogenicum** (teleangiektatisches Granulom, Granuloma pediculatum, hyperplastischer Naevus vasculosus) bildet gestielte himbeerartige blaurötliche Tumoren, die vom Lidwinkel und der Karunkel ausgehen können, rasch wachsen und aus gefäßreichem Granulationsgewebe mit allen Arten von Entzündungszellen bestehen. Differentialdiagnostisch ist es besonders vom Kaposi-Sarkom abzugrenzen.

Sehr selten ist die **angiolymphoide Hyperplasie mit Eosinophilie** (Kimura-Krankheit). Bei ihr bilden sich in der Subkutis rötlich-blaue Knötchen. Histologisch bestehen sie aus kleinen Blutgefäßen, die von großen Endothelzellen aufgebaut werden, umgeben von einem Stroma, das viele Eosinophile und Lymphozyten enthält.

Einen Übergang zu malignen Hämangiomen stellt der **Glomustumor** (Glomangiom, Angioneuromyom) dar, der als schmerzhafter Knoten auch im Bereich der Lider auftreten kann. Er besteht aus schmalen arteriellen und venösen Hohlräumen, umgeben von mehreren Lagen epitheloider Glomuszellen. In den Bindegewebssepten liegen zahlreiche neuro- und myogene Zellen. Wenn die Glomuszellen eine mehr spindelige Form annehmen und polymorpher erscheinen, liegt das Bild eines **Hämangioperizytoms** vor.

Das Angiosarkom (Hämangiosarkom, Hämangioendotheliom) kommt in den Lidern nur sehr selten vor, hat aber in der Stirn- und Nasengegend einen Prädilektionsbereich. Klinisch werden drei Typen unterschieden: ein oberflächlicher, ein knotiger und ein ulzeröser (*Hodgkinson* et al. 1979). Etwa 50% treten multipel auf. Die Mortalität ist hoch: 88% nach 5 Jahren (*Holden* et al. 1987). Histologisch sind anastomosierende unregelmäßige Bluträume von polymorphen Endothelzellen mit großen hyperchromatischen Kernen gesäumt. Sie können sich zu Papillen häufen und Übergänge in Spindelzellen, Riesenzellen und undifferenzierte Zellen zeigen. Histochemisch sind sie Faktor VIII-positiv. Durch das ausgeprägt infiltrative Wachstum ist eine vollständige Entfernung sehr erschwert.

Abb. 2.9 a–c
a Zellreiches kapilläres Hämangiom.
b Kavernöses Hämangiom.
c Glomustumor.

2.1.9 Neurofibrome der Lider

(Neurofibromatose, Morbus von Recklinghausen, Neurofibromatosis Typ I)

Pathogenese

Neurofibrome entstehen aus Schwann-Zellen, Axonen peripherer Nerven, endoneuralen Fibroblasten und perineuralen Zellen. Sie kommen lokalisiert vor oder als plexiformes Neurofibrom.

Klinisches Bild

Das einfache lokalisierte Neurofibrom bildet unterschiedlich große derbe fleischfarbene Knoten, die leicht druckschmerzhaft sind.

Das plexiforme oder Rankenneurom befällt das Oberlid, das schlaff herabhängt und verdickt ist. In einer teigigen Masse tastet man gewundene derbe Stränge, einem Sack voller Würmer vergleichbar. Die Veränderungen nehmen an Größe zu und können auf Stirn und Schläfe übergreifen.

Bei der generalisierten Form sind umschriebene hellbraune Hautpigmentflecke zu finden, die Café-au-lait-Flecke genannt werden und besonders in der Haut des Rumpfes vorkommen. Die Erkrankung beginnt im Kindesalter. Im Verlauf des Lebens können die Tumoren groteske Größe annehmen und vom Oberlid z. B. schürzenartig herabhängen (Elephantiasis neuromatosa) (Abb. 2.10 a). In der Iris bilden sich umschriebene Verdickungen (Lisch-Knötchen), ein pulsierender Exophthalmus ist Folge einer Knochendysplasie des großen Keilbeinflügels. Es sind dies alles Zeichen einer Neurofibromatosis vom Typ I.

Beim Hautbefall durch zahlreiche Einzelknötchen spricht man auch vom Fibroma molluscum.

Histologisches Bild

Das einfache lokalisierte Neurofibrom bietet ein neurinomähnliches Bild: fischzugartig angeordnete Spindelzellen mit rhythmischer Anordnung oder sog. Palisadenstellung. Die Zellen sind häufig leicht gekrümmt oder sogar geschlängelt mit chromatinreichen Kernen und schmalem Zytoplasmasaum. Das oft reichlich vorhandene Stroma kann schleimähnlich (myxoid) degenerieren. Gelegentlich finden sich tastkörperchenähnliche Formationen.

Das plexiforme Neurofibrom ist durch gewundene mehrfach angeschnittene zellreiche Nervenstränge gekennzeichnet, die von dicken Bindegewebsscheiden umgeben sind.

Beim Fibroma molluscum überwiegt myxoide Degeneration des Interstitiums und des neuronalen Tumorgewebes.

Ebenfalls neurogenen Ursprungs scheint der Granularzelltumor (Myoblastenmyom, Granularzellmyoblastom, Granularzellneurom) zu sein, der als langsam wachsender gelbbrauner Tumor der Subkutis in Erscheinung tritt. In den Lidern sind bislang 15 Tumorereignisse beobachtet und publiziert worden (*Spraul* et al. 1997). Die Geschwulst wächst stets in engem Kontakt mit Muskelgewebe. Muskelsepten trennen Zellbündel unterschiedlich großer Zellen mit granulärem Zytoplasma und lockerer Chromatinstruktur der Kerne.

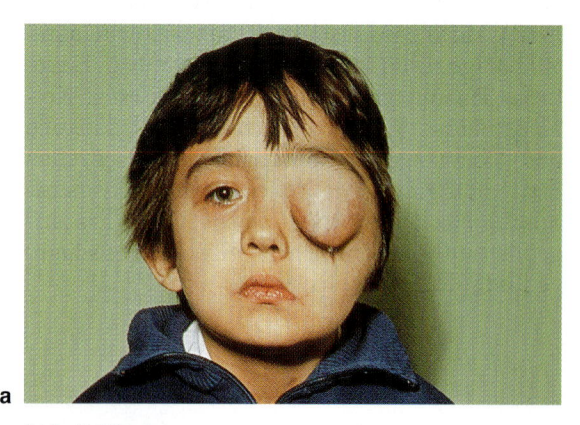

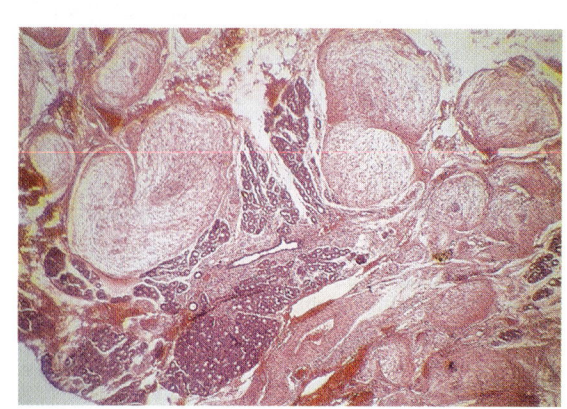

Abb. 2.10 a, b
a Neurofibrom des Oberlides (Sammlung Prof. *Lommatzsch*, Leipzig).
b Plexiformes Neurofibrom aus der Tiefe des Lides mit Tränendrüsenanschnitten.

2.1.10 Sonstige Lidtumoren

2.1.10.1 Mesenchymale Tumoren

Strenggenommen gehören Chalazion, Xanthelasma und Molluscum contagiosum auch zu den Lidtumoren.

Das **Chalazion** ist eine den Entzündungen zuzurechnende Reaktion auf Talg der Meibom-Drüsen, der aus den Drüsenzellen in das umgebende Gewebe gelangt ist. Das Gewebsbild ist durch Epitheloidzellen und mehrkernige Langhans-Riesenzellen gekennzeichnet. Da auch Nekrosen auftreten können, ist es verständlich, daß unerfahrene Histologen an Tuberkulose denken. Klinisch ist differentialdiagnostisch besonders bei starker begleitender therapierefraktärer Blepharokonjunktivitis oder Rezidiven und Lymphknotenschwellung an das Talgdrüsenkarzinom zu denken (*v. Domarus* et al. 1976).

Das **Xanthelasma** besteht aus fettspeichernden Histiozyten, sog. Schaumzellen, die dicht gepackt in der oberflächlichen Dermis liegen und gelblich flache Plaques bilden. Sie können mit Hypercholesterinämie und Diabetes mellitus verbunden sein, sehr selten mit der Erdheim-Chester-Lipidgranulomatose (*Shields* et al. 1991). Größere Tumorknoten bildet das Xanthom (Xanthoma disseminatum), kleinere das papuläre Xanthom, das reichlich Touton-Riesenzellen enthält (*Pfennigsdörfer* und *Lieb* 1997).

Beim Kind können ovale lidrandnahe und lidrandparallele gelblich-rötliche chalazionähnliche Knötchen **Xanthogranulome** sein (Abb. 2.11 a,b). Sie können mit Irisknötchen und Orbitabeteiligung einhergehen. Die Irisknötchen erscheinen gelblich-bräunlich. Die Veränderungen bestehen aus lipidspeichernden Histiozyten und Touton-Riesenzellen. Sie können sich spontan zurückbilden, reagieren aber auch gut auf Steroide. Differentialdiagnostisch sind außer Chalazien die **pseudorheumatoiden Knötchen** abzugrenzen. Letztere sind subkutan gelegen. Sie bestehen aus streifenförmigen nekrotischen Kollagenzonen, umgeben von palisadenförmig angeordneten Fibroblasten und Histiozyten. Trotz dieses histologischen Rheumabildes haben sie nichts mit Rheuma zu tun (*Asano* und *Holbach* 1996). Ebenso ist an das **nekrobiotische Xanthogranulom** zu denken, das große gelbliche Hautschwellungen bildet und mit Paraproteinämie nicht selten mit lymphoproliferativen Erkrankungen einhergeht. Es weist histologisch Bänder eosinophiler Kollagennekrosen umgeben von xanthomatösen Granulomen mit Lymphozyten auf. Riesenzellen kommen vor, die sowohl dem Fremdkörpertyp als auch dem Touton-Typ angehören.

Das **Molluscum contagiosum** oder die Dellwarze ist ein knopfförmig erhabenes kugeliges Knötchen mit zentrale Delle, das aus Epithelzellen voll Molluscumkörperchen besteht. Das sind Viruskulturen, die von Viren gebildet werden, die der Gruppe der Pockenviren zuzurechnen sind. Das darüber gelegene Epithel ist akanthotisch gewuchert. Propfen solchen Epithels sind kraterförmig, in die Zellkomplexe mit Viruskulturbefall eingeschlossen. Bei Erwachsenen ist an eine opportunistische Infektion zu denken, wie sie z.B. bei AIDS auftreten kann.

Von seltenen Lidtumoren seien ferner die noduläre Fasziitis, der Merkelzelltumor und das von *L. E. Zimmerman* beschriebene phakomatöse Choristom genannt.

Abb. 2.11 a, b
a Xanthogranulom beim Kind.
b Histologisches Bild zu **a**: Touton-Riesenzelle (↓).

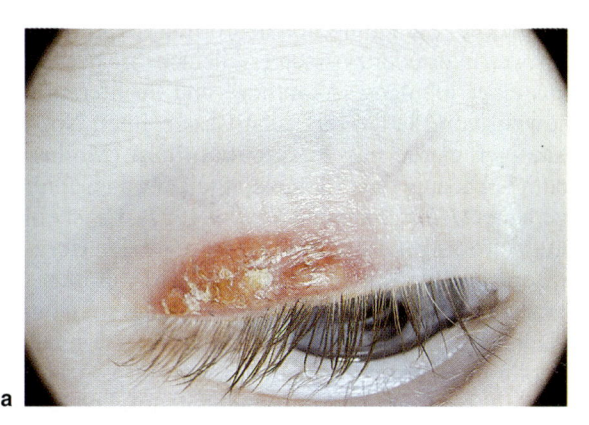

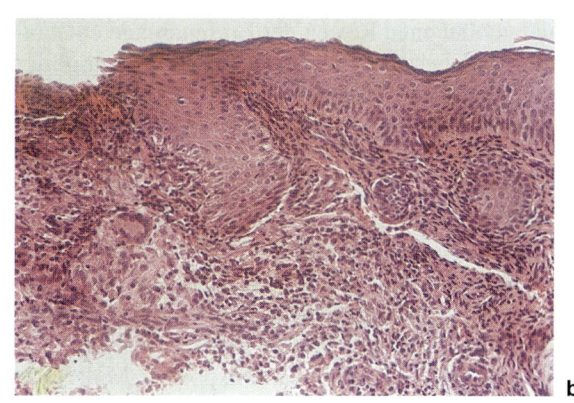

Die **noduläre Fasziitis** ist ein benigner rasch wachsender Tumor der Fibroblasten, der bei Kindern die Lider befallen kann. In den knotenförmigen tiefer gelegenen Hauttumoren wachsen die Tumorzellen in einer myxoiden Grundsubstanz wie in einer Zellkultur. Differentialdiagnostisch ist besonders das Fibrosarkom abzugrenzen.

Der **Merkel-Zelltumor** (Merkel-Zellkarzinom, neuroendokrines oder trabekuläres Karzinom der Haut) formt tiefrote bis blaurote vaskularisierte Knoten der sonnenexponierten Haut. Von diesen Tumoren befallen 9% den Bereich der Lider (*Searl* et al. 1984). *Kivelä* und *Tarkkanen* (1990) stellten 31 Merkel-Zelltumoren der Lider zusammen. Der Altersdurchschnitt lag über 70 Jahre. Sehr viele hatten eine schlechte Prognose. 40% Lokalrezidive und 50% Regionalrezidive mit Lymphknotenmetastasen. Im Gegensatz zum Talgdrüsenkarzinom, dem es äußerlich ähnlich sieht, bleiben die Wimpern erhalten. Die Tumorzellen sind klein und rund. Um die vesikulären Kerne liegen schmale Zytoplasmasäume. Mitosen finden sich sehr zahlreich.

Elektronenmikroskopisch finden sich an der Zellmembran neurosekretorische Granula. Sie sollen wie in den Merkel-Zellen der Haut, bei denen eine Tastrezeptorfunktion angenommen wird, dem sog. APUD-System (**a**mino and **p**recursor **u**ptake and **d**ecarboxylation) angehören, das für Neurotransmitter eine Rolle spielt. Differentialdiagnostisch sind Basalzellkarzinom, Talgdrüsenkarzinom, Plattenepithelkarzinom und Lyphom in Erwägung zu ziehen. Sehr ähnlich und nahe verwandt sind die Glomustumoren. Sie kommen aber in den Lidern nicht vor (*Font* 1986).

Das **phakomatöse Choristom** (Zimmerman-Tumor) ist ein lidspezifischer Mißbildungstumor in der Dermis des nasalen Unterlides. Er ist aus liegengebliebenen Resten der Linsenanlage entstanden und besteht aus Inseln großer eosinophiler zellähnlicher Gebilde, die den Wedel-Blasenzellen bei der Katarakt vergleichbar sind, umgeben von kubischen Zellsäumen, die den germinativen Linsenzellen entsprechen, die noch keine Linsenfasern gebildet haben. Diese Komplexe sind wiederum von einer sehr dicken Basalmembran umgeben, dem Pendant der Linsenkapsel, der dicksten im menschlichen Körper vorkommenden Membran. Histochemische Reaktionen sind auf Vimentin und Alpha-Kristallin positiv. Malignität ist bislang unbekannt (*Zimmerman* 1971).

Auch das **neurogliale Choristom** ist ein Hamartom. Es ist ein weicher bis mäßig derber umschriebener Hautknoten aus Neuroglia. Er kann mit Porenzephalie kombiniert sein (*Holbach* et al. 1989). Differentialdiagnostisch ist an eine Enzephalozele zu denken, besonders wenn der Tumor im nasalen Unterlidbereich gelegen ist.

2.1.10.2 Epitheliale Tumoren

Unter den sonstigen epithelialen Tumoren ist am häufigsten das **Plattenepithelpapillom**, das aus Stromabäumchen vaskularisierten Bindegewebes besteht, bedeckt von akanthotisch gewuchertem Epithel. Hyperkeratose ist vorhanden. Ist sie übermäßig, bildet sich ein **Cornu cutaneum** (Hauthorn). Finden sich in den Epithelzellen Einschlußkörperchen, dann handelt es sich um eine **Verruca vulgaris** (Warze).

Eine Sonderform ist die **seborrhoische Keratose** (seborrhoische Warze). Sie sitzt der Epidermis auf und bleibt auf sie beschränkt. Sie erscheint als krümeliger bis gelappter weicher knopfförmiger Tumor. Häufig ist sie pigmentiert. Die Pigmentation kann so stark zunehmen, daß eine Dermatosis papulosa nigra entsteht. Histologisch bestehen Hyperkeratose mit Bildungen von Hornzysten und Pseudohornzysten (Invagination von Oberflächenkeratin), Akanthose und adenoide Epithelproliferationen mit Doppelsäumen basaler Zellen. Je nach Überwiegen einzelner Komponenten trennt man gelegentlich einen hyperkeratotischen, einen akanthotischen und einen adenoiden Typ voneinander ab.

Die seborrhoische Keratose gehört zu den häufigsten gutartigen Lidtumoren und wird klinisch sehr oft als Warze schlechthin bezeichnet. Abzugrenzen ist die invertierte **folliculäre Keratose**, die früher oft für ein Karzinom oder Melanom gehalten wurde. Sie kann knötchenförmig, papillomatös, verrukös oder zystisch erscheinen. Sie besteht aus einer lobulären Akanthose und Proliferation sowohl von Platten- als auch Basalepithel. Noch häufiger wurde das **Keratoakanthom** (Molluscum sebaceum) als Plattenepithelkarzinom fehlgedeutet (*Hintschich* und *Stefani* 1997). Es ist ein kuppelförmiger Tumor mit einem zentralen Hornpfropf oder Krater (Abb. 2.12 a,b). Rasches Wachstum und spontane Rückbildung sind bezeichnend. Es scheint sich um eine Reaktion auf Papillomaviren zu handeln (*Pfrister* et al. 1986) und tritt bei Immundefiziten gehäuft auf. Die Epidermis ist akanthotisch verdickt mit vielen eingeschlossenen Hornzysten und ausgereiften Plattenepithelinseln, häufig von Mikroabszessen durch-

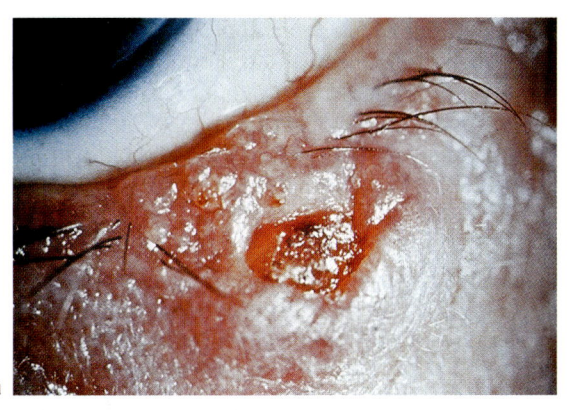

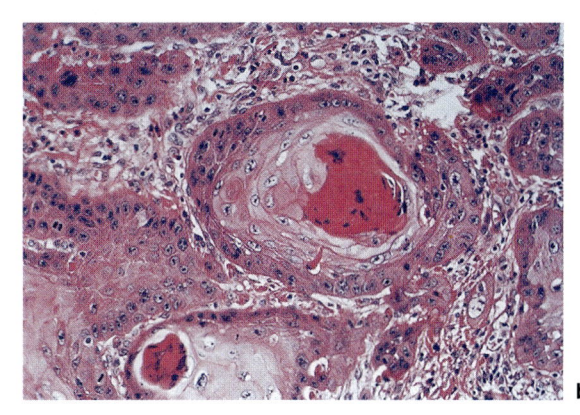

Abb. 2.12 a, b
a Keratoakanthom (Sammlung Prof. *Witschel*, Freiburg).
b Histologie des Keratoakanthoms (Sammlung Prof. *Witschel*, Freiburg).

setzt. Der Tumor gehört zu den **pseudokarzinomatösen Hyperplasien**, die bei chronischen Entzündungen, z. B. verursacht durch Pilze, Medikamente (Jododerm, Bromoderm), oder nach Verbrennungen oder Bestrahlungen auftreten können.

Auf mechanische Traumen (Verletzungen, Operationen) aber auch auf Keimverlagerungen z. B. beim Verschluß der Gesichtsspalten zurückzuführen sind **Epidermiszysten**. Es sind 1–5 cm große pralle verschiebliche subepidermale Tumoren mit einer Zystenwand aus mehrschichtigem Plattenepithel, angefüllt mit nekrotischem Keratin.

Präkanzerosen: Als solche sind die aktinische Keratose, der Morbus Bowen und das Xeroderma pigmentosum zu nennen. Die **aktinische Keratose** (solare Keratose, senile Keratose), die aus kleinen Tumorherdchen oder Tumorknötchen besteht, ist aus akanthotischen Knospen oder Strängen aufgebaut, die in die Kutis hineinragen. Sie enthalten Dys- und Parakeratosen. Der **Morbus Bowen** (intraepitheliales Epitheliom) ist durch unterschiedlich große Herde gekennzeichnet, die rötlich erscheinen, leicht erhaben sind und Teleangiektasien aufweisen mit Hyperkeratose und relativ scharfen Grenzen. In 25% ist der Morbus Bowen mit anderen Malignomen kombiniert. Mikroskopisch findet sich ein Verlust des normalen Aufbaus der Epidermis durch Proliferation atypischen Epithels mit Kernhyperchromasie, Dyskeratosen und pathologischen Mitosen. Vom Karzinom grenzt sich ein solches intraepitheliales Epitheliom dadurch ganz eindeutig ab, daß die epitheliale Basalmembran erhalten und nicht durchbrochen ist. Tumoröse Hautpartien grenzen sich außerdem scharf von gesunden ab. Das **Xeroderma pigmentosum** ist ein autosomal rezessiv vererbbarer Defekt der Reparation von UV-Schäden epidermaler DNS. Im fortgeschrittenen Stadium neigen die Patienten zu Basalzellkarzinomen, Melanomen oder Karzinomen.

2.1.10.3 Drüsentumoren

Es gibt eine Reihe seltener gutartiger Tumoren, die von den unterschiedlichen Drüsen der Lider ausgehen.

Das **apokrine Hydrozystom** entsteht aus gestauten Moll-Drüsen und kann erbsgroß werden. Seine Wandung besteht innen aus kubischen Zellen, außen aus Myoepithelien. Die innere Zellage kann papillomatöse Einfaltungen ins Lumen hinein bilden. Dann handelt es sich um echte Proliferationen und nicht nur um Retentionsfolgen. Das **ekkrine Hydrozystom** ist hingegen eine Retentionszyste der Drüsenausführungsgänge (Abb. 2.13 a). Es wird von Hohlräumen gebildet, die von 1–2 Lagen kubischer Zellen umgeben sind. Myopepitheliale Zellen fehlen, im Gegensatz zum apokrinen Hydrozystom.

Milien sind 1–3 mm große multiple derbe erhabene genabelte Knötchen aus Retentionszysten der Haarbalgdrüsen. Häufig kommen in den Lidern **Syringome** vor (Abb. 2.13 b). Es sind ebenfalls 1–3 mm große gelbliche Knötchen aus gewucherten Drüsengangepithelien mit eosinophilem Material in den Lumina. Die zweischichtigen Tubuli und Stränge sind in ein dichtes Bindegewebe eingelagert, in dem sie förmlich komprimiert erscheinen. Es entstehen dadurch charakteristische kaulquappenähnliche oder hirschgeweihartige Formationen.

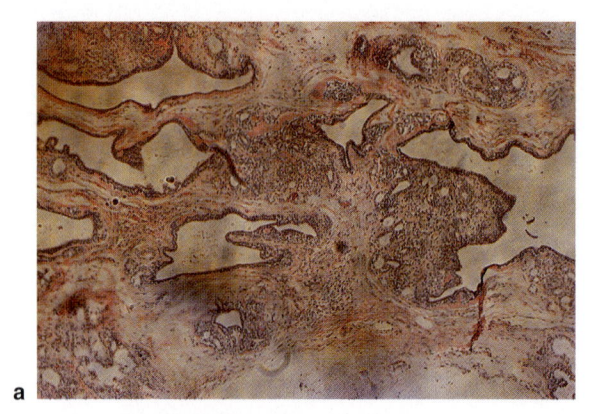

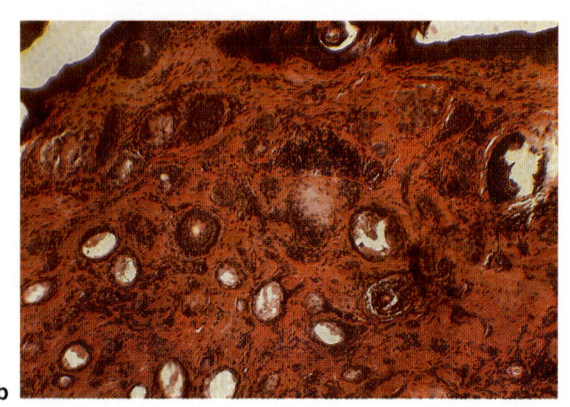

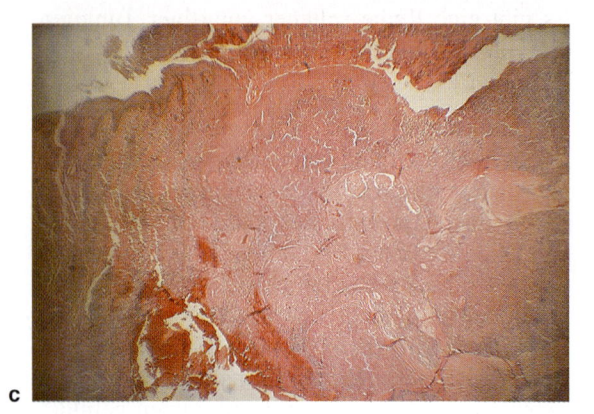

Abb. 2.13 a–c
a Ekkrines Hydrozystom.
b Syringom. Deutlich sind die verzweigten komprimierten Tubuli, die hirschgeweihähnlich wirken.
c Ekkrines Akrospirom.

Das **Akrospirom** (ekkrines Klarzellhidradenom, Klarzellmyoepitheliom, Porosyringom) bildet bis zu 3 cm große gelappte Tumorknoten mit Ulzerationsneigung. Es ist aus scharf abgegrenzten soliden bis tubulären Epithelkomplexen aufgebaut mit zahlreichen zystischen Hohlräumen. Die Tumorzellen sind gewöhnlich klein, spindelig oder polygonal. Daneben kommen Nester aus großen glykogenreichen Zellen vor. Der Tumor kann maligne entarten.

Primär maligne ist das **adenozystische Karzinom** (muzinöses Adenokarzinom), von dem 21 Fälle in den Lidern beschrieben wurden (*Wright* und *Font* 1979). Es besteht aus gelb-rötlichen bis bräunlichen solitären großen Knoten. Das histologische Bild ist sehr variabel, von Formationen, die an ein Basalzellkarzinom erinnern, bis zu drüsigen und zystischen Mustern, durchsetzt von Plattenepithelinseln. Reichlich intra- und extrazelluläre Schleimbildung ist zu beobachten. Sehr selten ist das **primär infiltrierende Siegelringkarzinom**, dessen Name von der intrazellulären Muzinbildung stammt mit Verdrängung des Zellkerns an den Zellrand. Es hat wie das ebenfalls sehr seltene **sklerosierende Schweißdrüsengangkarzinom** (mikrozystisches Adnexkarzinom) eine szirrhöse Textur, d. h. es liegen nur wenige polymorphe Tumorzellen in einem sehr reichlichen kollagenen Interstitium.

Sehr selten kommen in den Lidern das Adenom der Talgdrüsen, das **apokrine Zystadenom** der Schweißdrüsen sowie das **Syringozystadenoma papilliferum** und das **Hidradenoma papilliferum** vor.

Schließlich können im Lidbereich auch **pleomorphe Adenome** (Mischgeschwulst, chondroides Syringom) vorkommen, wie sie für die Mundspeicheldrüsen und die Tränendrüse charakteristisch sind. Sie sind entweder aus versprengten Keimen dieser Drüsen oder aus ekkrinen Drüsen der Haut entstanden. Sie bilden harte intradermale Knoten und haben histologisch den gleichen Aufbau wie die pleomorphen Adenome von Parotis oder Tränendrüse: tubuläre Strukturen sehr unterschiedlicher Ausdehnung eingebettet in ein mukoides Stroma, in das Tumorzellen „hineinschwimmen" können. Chondroide Degeneration ist möglich. Es besteht große Rezidivneigung. Selten ist der Übergang in ein Adenokarzinom möglich.

2.1.10.4 Haarbalgtumoren

Von den Tumoren, die von den Haarbälgen ausgehen, hat das **Pilomatrixom** (Epithelioma calcificans Malherbe) praktische Bedeutung, denn es tritt familiär gehäuft und bei Patienten mit myotonischer Muskeldystrophie auf. Es formt einen großen tiefroten bis blauroten subkutanen verschieblichen Knoten, der aus irregulären Inseln epithelialer Zellen besteht. In der Peripherie der Tumorzellkomplexe sind diese Zellen sehr stark basophil, im Zentrum handelt es sich um sog. Schatten- oder Geisterzellen, deren Zytoplasma einen hellen

Saum um basophile Kerne bildet. Die Anfärbbarkeit dieser Kerne geht verloren mit Übergang in Hornmassen und Verkalkungen. Fremdkörperriesenzellen kommen vor (Abb. 2.14 a,b).

Weitere Haarbalgtumoren sind das Trichilemmom, das Trichofollikulom und das Trichoepitheliom.

Das **Trichilemmom** besteht aus einer betonten Akanthose relativ kleiner Zellen mit runden Kernen und glykogenreichem hellem Zytoplasma. Beim Cowden-Syndrom kann es mit unterschiedlichen Malignomen kombiniert sein (z.B. der Mamma oder der Schilddrüse). Das **Trichofollikulom** ist eine tumoröse Ansammlung eng beieinanderliegender Haarfollikel. Das **Trichoepitheliom** ähnelt dem Trichofollikulom. Es enthält aber zusätzlich zahlreiche epithelumschlossene Hohlräume. Sehr selten ist ein Übergang in ein Basalzellkarzinom. Als sog. Brook-Tumor kommt das Trichoepitheliom multipel vor.

2.1.10.5 TNM-Klassifikation der malignen Tumoren der Lider
(Empfehlung der UICC, Geneva 1985)

Prätherapeutische Klassifikation der Karzinome des Lides

T0 Kein Primärtumor.
Tis Präinvasives Karzinom (carcinoma in situ).
T1 Der Tumor unabhängig von seiner Größe infiltriert nicht den Lidknorpel. Er erfaßt den Lidrand nicht mehr als 5 mm in seiner größten Ausdehnung.
T2 Der Tumor hat die Tarsalplatte erfaßt; oder er nimmt mehr als 5 mm vom Lidrand ein, aber weniger als 10 mm in seiner größten Ausdehnung.
T3 Der Tumor erfaßt das Lid in seiner gesamten Dicke; oder er erfaßt mehr als 10 mm vom Lidrand in seiner größten Ausdehnung.
T4 Der Tumor hat bereits Nachbarstrukturen der Lider erfaßt.

Postchirurgische histopathologische Klassifikation des malignen Melanoms am Lid

Eine prätherapeutische Klassifikation ist gegenwärtig nicht vorhanden. Es existiert nur die folgende postchirurgische histopathologische Klassifikation.

pT0 Kein Primärtumor.
pTis Atypische melanotische Hyperplasie (nicht maligne) Level I.
pT1 Der Tumor dringt in das Stratum papillare und/oder ist nicht mehr als 0,75 mm dick Level II.
pT2 Der Tumor reicht bis ins Stratum reticulare, infiltriert dieses aber noch nicht und/oder ist mehr als 0,75 mm dick aber weniger als 1,50 mm Level III.
pT3 Der Tumor infiltriert das Stratum reticulare und/oder ist mehr als 1,50 mm dick, aber weniger als 3,00 mm Level IV.
pT4 Der Tumor infiltriert das subkutane Gewebe und/oder ist mehr als 3,00 mm dick Level V.

N0 = Keine Lymphknotenmetastasen.
N1 = Lymphknotenmetastasen vorhanden.
M0 = Keine Fernmetastasen.
M1 = Fernmetastasen vorhanden.

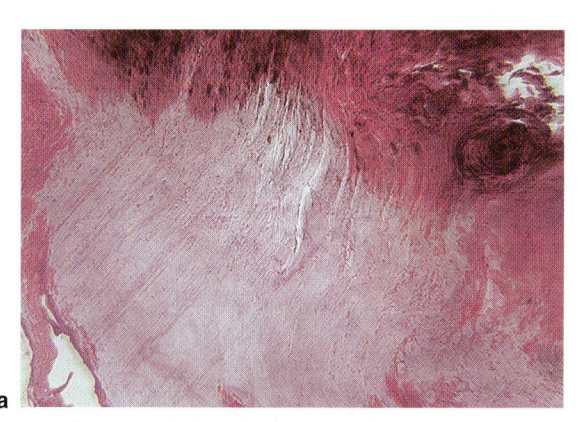

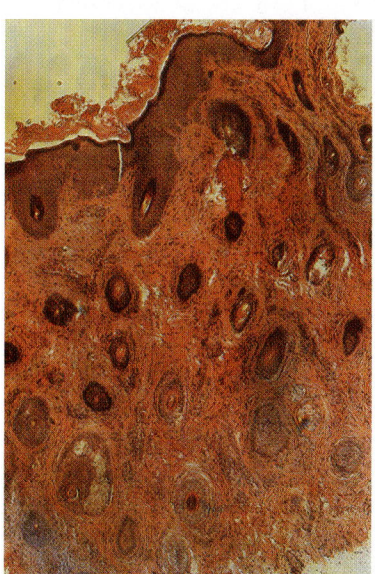

Abb. 2.14 a, b
a Epithelioma calcificans Malherbe des Lides.
b Trichofollikulom.

2.2 Chirurgische Therapie der Lidtumoren

H. Hübner

2.2.1 Vorbemerkungen zur chirurgischen Tumorbehandlung

Oberstes Ziel jeder chirurgischen Tumorbehandlung ist die möglichst vollständige Entfernung der Geschwulst unter weitgehender Wiederherstellung von Form und Funktion. Die Akzente sind jedoch sehr unterschiedlich gesetzt, abhängig davon, ob es sich um eine gutartige oder um eine bösartige Neubildung handelt. Bei gutartigen Tumoren steht die Qualität des Ergebnisses im Vordergrund. Ist postoperativ das funktionelle und/oder kosmetische Ergebnis schlechter als vor dem Eingriff, dann sind – einwandfreie technische Durchführung vorausgesetzt – entweder die Indikationsstellung oder das Operationsverfahren falsch gewählt.

Anders hingegen verhält es sich bei malignen Tumoren. Hier kommt es entscheidend auf die vollständige Entfernung an; gegebenenfalls müssen um der Radikalität willen kosmetische und/oder funktionelle Nachteile in Kauf genommen werden. Keinesfalls darf die Angst des Operateurs vor einem zu großen Defekt das Ausmaß der Resektion bestimmen.

Um Fehler zu vermeiden, empfiehlt sich ein Vorgehen in folgenden Schritten:

1. Falls das klinische Bild Zweifel an der Art und Dignität des Tumors aufkommen läßt, sollte eine Probeexzision durchgeführt werden. Diese hat stets einen Randteil des Tumors samt angrenzendem gesunden Gewebe zu erfassen, da die zentralen Tumoranteile nicht selten durch sekundäre Umbauvorgänge mit Nekrosebildungen so verändert sind, daß sie keine exakte Diagnose erlauben und auch keine Aussage über das Verhalten des Tumors gegenüber dem Nachbargewebe gestatten. Kleine Tumoren sollten in Form einer sog. Exzisionsbiopsie entfernt werden, bei der die Neubildung insgesamt mit einem Sicherheitsabstand von 1 mm entfernt wird.

2. Jedes Exzisat sollte grundsätzlich histologisch untersucht werden, auch wenn das klinische Bild wenig Zweifel an der Gutartigkeit aufkommen läßt.

3. Der sog. Sicherheitsabstand (Abstand des Schnittes von der klinischen sichtbaren Tumorgrenze) hat sich nach der Art des Tumors zu richten und nicht nach der zu erwartenden Schwierigkeit des Defektverschlusses. Die Größe des erforderlichen Sicherheitsabstandes ist der Tabelle 2.1 zu entnehmen. In jedem Falle empfiehlt sich zur Bestimmung der klinisch sichtbaren Tumorgrenzen die Verwendung einer vergrößernden Sehhilfe (Lupenbrille oder Operationsmikroskop). Wird die Tumorentfernung in Lokalanästhesie durchgeführt, dann muß der Sicherheitsabstand vor Injektion des Anästhetikums eingezeichnet werden (Farbstift, Methylen-Blau), um eine Verfälschung der Dimensionen zu vermeiden.

Tabelle 2.1 Tumorchirurgie im Lidbereich: Sicherheitsabstand.

Benigne Läsionen	1 mm
Pseudokanzerosen	2 mm
Präkanzerosen	
– Verruca	1 mm
– Lentigo maligna	3–4 mm
– Morbus Bowen	2–3 mm
Basaliome	
– knotiges Basaliom	3 mm
– knotig ulzerierendes Basaliom	3 mm
– planes, sklerodermiformes Basaliom	7–10 mm
– Ulcus terebrans	15–20 mm
Plattenepithelkarzinom	7–10 mm
Adenokarzinom	7–10 mm
Merkelzelltumor	7–10 mm
Malignes Melanom	7–10 mm

4. Die eindeutigen Vorteile der chirurgischen Tumorbehandlung liegen in der Möglichkeit der histologischen Kontrolle. Ein primärer Defektverschluß nach Tumorentfernung ist daher nur vertretbar bei gutartigen Neubildungen und bei knotigen Basaliomen in Regionen, in denen ein Rezidiv früh genug erkannt werden kann (Lidmitte, Stirn-, Schläfen- und Wangenregion). Bei allen metastasierenden Tumoren, allen sklerodermiform wachsenden Basaliomen und bei knotig ulzerierenden Basaliomen in der Lidwinkelregion ist grundsätzlich ein mehrzeitiges Vorgehen indiziert; Gleiches gilt für Defekte, die wegen ihrer Größe nicht durch einfache Nahtraffung verschlossen werden können, sondern einer Verschiebelappenplastik oder eines freien Transplantates bedürfen. Nach der Tumorentfernung wird der Defekt zunächst mittels antibiotischer Salbe und sterilem Verband abgedeckt und das Exzisat

nach sorgfältiger Kennzeichnung (z. B. durch Fadenmarkierung) zur histologischen Untersuchung eingesandt. Letztere sollte an Paraffinschnitten erfolgen, da Gefrierschnitte sich zwar zur Artbestimmung, weniger jedoch zur Beurteilung der Radikalität eignen. Eine Ausnahme hiervon bildet die sog. Gefrierschnittkontrolle in der Mohs-Mikrographietechnik (*Mohs* 1948, 1978, 1986). Dieses wohl sicherste Verfahren ist jedoch sehr zeitaufwendig und daher im klinischen Alltag nur an wenigen Orten im Einzelfalle durchführbar.

5. Die Rekonstruktion erfolgt erst, wenn die histologische Diagnostik eine Resektion im Gesunden ergeben hat. Im Bedarfsfalle müssen eine oder mehrere Nachresektionen vorgenommen werden. Das funktionelle und kosmetische Operationsergebnis wird nicht beeinträchtigt, wenn vor der Rekonstruktion der Wundgrund vom Fibrinbelag gesäubert und die Wundränder knapp angefrischt werden.

6. Im Regelfalle erlaubt eine vorgegebene Ausgangssituation den Defektverschluß auf mehr als nur eine Weise. Jeder Lidchirurg sollte daher ein möglichst breites Spektrum an rekonstruktiven Techniken beherrschen, da die Wahl des Wiederherstellungsverfahrens nicht nur abhängig ist von der Größe und Lokalisation des Defektes, sondern ebenso auch von der Allgemeinsituation und den Ansprüchen des Patienten. Generell gilt: je jünger der Patient und je besser sein Allgemeinzustand, desto höher sind die Ansprüche nicht nur an das funktionelle, sondern auch an das kosmetische Ergebnis. Umgekehrt: je schlechter der Allgemeinzustand eines Patienten, desto mehr sollte der Operateur darauf bedacht sein, den Eingriff möglichst wenig belastend zu gestalten.

2.2.2 Technische Hinweise

Das Ergebnis einer Lidrekonstruktion hängt nicht nur vom Operationsverfahren ab, sondern ebenso von der technischen Durchführung und der Art der verwendeten Hilfsmittel.

Die Form der **Anästhesie** wird entscheidend vom Alter des Patienten und der Ausgangssituation bestimmt. Bei Kindern, langdauernden Eingriffen, ausgedehnten Vernarbungen nach Voroperationen (Diffusionshindernis!), sowie bei Verfahren, die eine ausgiebige Gewebeentnahme aus der Mundhöhle verlangen, ist die Intubationsnarkose die Methode der Wahl. Ansonsten lassen sich kleinere und mittlere Rekonstruktionen sehr gut in Infiltrationsanästhesie durchführen. Als Lokalanästhetika kommen dabei in erster Linie Lidocain 0,5 bis 1%, Mepivacain 0,5 bis 1% und Bupivacain 0,25 bis 0,5% in Betracht. Eine Vorspritzung mit NaCl-verdünnter Lösung (1:10) mindert dabei den Injektionsschmerz (*Mittelviefhaus* 1994).

Klassisches **Schneideinstrumentarium** sind weiterhin Skalpell und Schere. Hochfrequenzschneidegeräte und das sog. Laserskalpell (CO_2-Laser) stellen, was Gewebetraumatisierung, Heilungstendenz und Narbenbildung anbetrifft, gleichwertige Partner dar, die darüber hinaus den Vorteil einer deutlich geringeren Blutung bieten. Ihre Anwendung erfordert allerdings neben einem finanziellen Mehraufwand eine Einarbeitung und Erfahrung, um unliebsame Überraschungen bei der Präparation zu vermeiden.

Wichtig ist bei jeglicher Manipulation am Gewebe die Schonung der Wundränder; die Pinzetten sollten, wo eben möglich, nur das Unterhautgewebe und nicht die Haut selbst fassen; noch atraumatischer ist die Verwendung feiner Wundhäkchen anstelle von Pinzetten.

Die eminent wichtige **Blutstillung** kann erreicht werden durch Vasokonstringenzien, Koagulation, Ligatur und Kompression. Ein Suprareninzusatz 1:100.000 zum Anästhetikum reduziert die lokale Blutungsneigung beträchtlich und verlängert zugleich die Wirkungsdauer des Anästhetikums. Als nachteilig kann sich allerdings die reaktive Hyperämie erweisen und vor allem bei kleineren ambulant durchgeführten Eingriffen während der Mobilisierungsphase des Patienten zu einer unerwünschten Nachblutung führen. Extreme Vorsicht ist geboten bei Suprareninanwendung während einer Intubationsnarkose, da viele Narkosemittel das Herz gegenüber der Adrenalinwirkung sensibilisieren! Alle diese genannten Nachteile haften dem Ornipressin (Por 8 Sandoz®) nicht an. Ihm gebührt daher der Vorzug gegenüber dem Adrenalin. Eine Blutstillung durch direkte Gefäßkoagulation sollte stets so sparsam wie möglich und nur mittels feiner bipolarer Pinzette vorgenommen werden, um das Ausmaß der Koagulationsnekrose im Interesse einer glatten Wundheilung so gering wie möglich zu halten. Gleiches gilt für Gefäßligaturen. Bei kleinen blutenden Gefäßen genügt oftmals ein Abwarten unter leichter Gewebekompression. Müssen größere Lappenverschiebungen im Wangenbereich (z. B. beim Verfahren nach *Mustardé*) vorgenommen werden, so sollte aus Sicherheitsgründen immer eine Redon-Drainage zur Vermeidung einer größeren Hämatombildung eingelegt werden.

Der **Wundverschluß** erfolgt bei Lidrekonstruktionen in der Regel durch Einzelknopfnähte; die fortlaufende Naht eignet sich nur für lange geradlinige oder bogenförmige Schnittführungen oder zum Einnähen eines Hauttransplantates. Die Wundspannung sollte dabei stets durch resorbierbare subkutane Nähte in der Stärke 4/0 oder 5/0 abgefangen werden, so daß die Hautnähte (Stärke 6/0 oder 7/0) nur der sorgfältigen Adaptation der Wundränder dienen. Bei größeren Lappenverschiebungen kann eine zusätzliche Entlastung der Wundspannung durch passagere U-Nähte (4/0) erzielt werden, die in der Tiefe zumeist durch das Periost der knöchernen Orbitabegrenzung geführt und außen über einem Polster (z. B. Silikonschwamm) geknüpft und für ca. 5–8 Tage belassen werden (s. Abb. 2.21 b). Umgekehrt können bei freien Haut- oder Schleimhauttransplantaten sog. Traktionsnähte für eine gute Dehnung und Ausspannung des Transplantates sorgen. Sie werden ebenfalls U-förmig intermarginal durchgeführt und oberhalb der Braue oder am unteren Orbitarand tief durch das Gewebe gestochen und über einem Polster geknüpft; auch sie können nach 5–8 Tagen entfernt werden.

Die Art des Nahtmaterials, ob Seide oder Kunststoff, ob geflochten oder monofil, ob resorbierbar oder nicht, ist im Regelfalle für den Hautverschluß von untergeordneter Bedeutung. Lediglich für Intermarginalnähte ist Seide in der Stärke 6/0 oder 7/0 zu bevorzugen wegen ihrer größeren Geschmeidigkeit. Wird resorbierbares Nahtmaterial für den Hautverschluß verwendet, so tut man gut daran, im Interesse einer glatteren Vernarbung auch dieses nach etwa einer Woche zu entfernen und nicht die spontane Resorption abzuwarten. Auf die Verwendung von Catgut sollte allerdings wegen der stärkeren Gewebereaktion in der rekonstruktiven Chirurgie der Adnexe verzichtet werden.

Auch bei der **Verbandstechnik** gilt es, einige wichtige Regeln zu beachten. Das Wundgebiet wird am Ende des Eingriffes nach Einbringen einer antibiotikahaltigen Augensalbe in die Lidspalte vorteilhaft mit einem fetthaltigen Gazeläppchen (zum Beispiel Oleotüll®) abgedeckt. Hierauf folgt eine Lage Kompressen, wobei zuvor alle Vertiefungen insbesondere im inneren Lidwinkel, zusätzlich mit angefeuchteter Watte oder Gazetupfern ausgeglichen wurden. Als besonders vorteilhaft hat sich die Verwendung von Telfa® zur Ausmodellierung und Abdeckung erwiesen, da es saugfähig ist und nicht auf der Wundfläche haftet. Ein mäßiger Druck sollte nur bei freien Hauttransplantationen ausgeübt werden; bei Lappenplastiken, insbesondere bei Stiellappen, wäre ein Druckverband gefährlich, weil er die Perfusion vor allem der Lappenspitze bedroht. Ein beidäugiger Verband für etwa 2 Tage empfiehlt sich immer dann, wenn bei kompliziertem Lidaufbau (z. B. bei Verwendung von modifizierten Lidtransplantaten) die Gefahr der Wunddehiszenz im Transplantatbereich gegeben ist durch die unbeabsichtigte Lidmitbewegung während des Lidschlages.

Eine aktive **Infektprophylaxe** durch systemische Verabreichung von Antibiotika ist bei Lidrekonstruktionen in der Regel nicht erforderlich, da aufgrund der exzellenten Durchblutungsverhältnisse in der Lidregion Infektionen sehr selten sind. Bei immunschwachen Personen allerdings, sowie bei Verwendung von Transplantaten aus der Mundhöhle, sollte eine perioperative Abschirmung erfolgen, wobei Cephalosporine der ersten bzw. zweiten Generation (sog. Basis- oder Intermediär-Cephalosporine) die Mittel der Wahl sind. Alternativ dazu kommen Aminopenicilline in Betracht. Die Verabreichung erfolgt am besten als einmalige i. v.-Gabe etwa 1 Stunde vor der Operation oder zu Beginn des Eingriffs; je nach Eliminations-Halbwertszeit des Antibiotikums sollte 3–5 Stunden später eine zweite Dosis verabreicht werden. Eine längerdauernde Antibiotikagabe erzielt keinen besseren Schutz und ist daher unsinnig.

2.2.3 Rekonstruktionsprinzipien

2.2.3.1 Defektlokalisation

Es hat sich bewährt, die Lider unter operationstechnischen Gesichtspunkten in ein vorderes und ein hinteres Blatt zu unterteilen, wobei die Grenze zwischen beiden Blättern an der Rückseite des Orbikularismuskels und der Vorderfläche von Tarsus bzw. Septum orbitale verläuft.

Defekte des vorderen Blattes

Kleinere Defekte des vorderen Blattes lassen sich oftmals durch einfache Raffung der Wundränder schließen, wobei immer darauf zu achten ist, daß keine vertikale Spannung auf den Lidrand ausgeübt wird, um einer Ektropium-Bildung oder einem Lagophthalmus vorzubeugen.

Größere Defekte werden entweder durch einen sog. Verschiebelappen aus der Nachbarschaft (Z-Plastik, Stiel- und Bogenlappen) oder ein freies Vollhauttransplantat verschlossen (Abb. 2.15 und 2.16). Wann immer möglich, sollte unter Berücksichtigung der sog. ästhetischen Einheiten der Gesichtsregion dem Verschiebelappen der Vorzug gegeben werden, da die kosmetischen Ergebnisse in der Regel besser sind als bei einem Vollhauttransplantat und weniger Einheilungsprobleme auftreten. Spenderregionen für Vollhauttransplantate sind in der Reihenfolge ihrer Wertigkeit: Lider, Retroaurikularregion, Supraklavikularregion und Oberarminnenseite.

Bei größeren Vollhauttransplantaten empfiehlt es sich, kleine Einschnitte in das Transplantat vorzunehmen, um einer serösen Abhebung vorzubeugen; darüber hinaus bewirkt ein leichter, gut anmodellierter Druckverband die glatte Adaptation des Transplantates an den Defektgrund und wirkt zugleich einer Ödembildung entgegen. Bei der Entnahme von Vollhauttransplantaten ist darauf zu achten, daß das Transplantat etwa ¹/₄ größer sein soll, als der zu deckende Defekt, um den stets einsetzenden Schrumpfungseffekt auszugleichen.

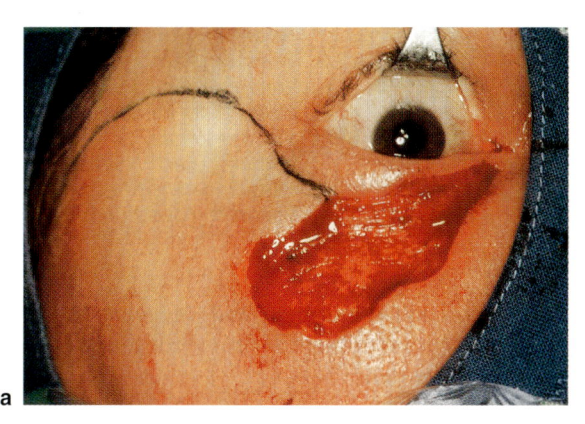

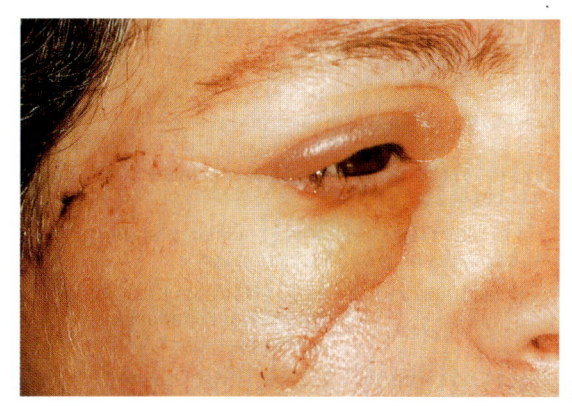

Abb. 2.15 a, b
a Großer, auf die Wange reichender Defekt im vorderen Lidblatt nach Entfernung eines sklerodermiformen Basalioms. Die Schnittführung für den großen Wangen-Verschiebelappen ist bereits eingezeichnet.
b Zustand eine Woche später nach Entfernung der Hautnähte. Es besteht noch ein mäßiges Ödem, sowohl im Bereich des Verschiebelappens als auch im Bereich des Oberlides, da die über den äußeren Lidwinkel hinausführenden Lymphabflußwege noch nicht wiederhergestellt sind.

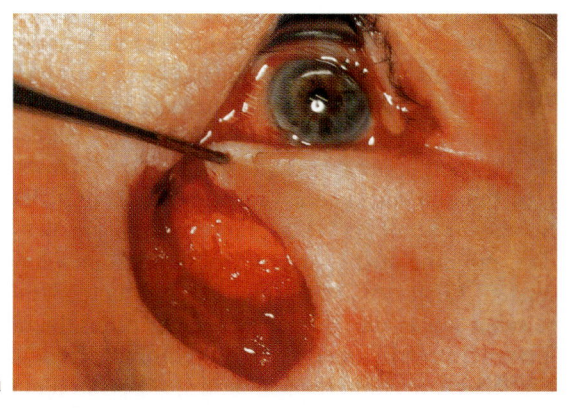

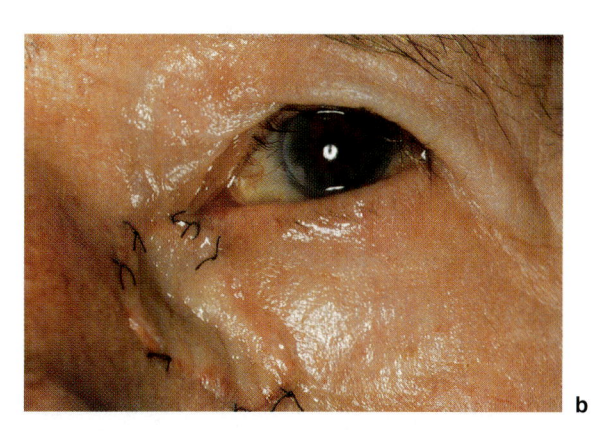

Abb. 2.16 a, b
a Großer durchgreifender Unterliddefekt mit Verlust des medialen Drittels, über den Orbitarand auf die Wange übergreifend. Das mediale Ende des Unterlidrestes ist mit einer Pinzette gefaßt und herübergezogen; es soll mit Nähten an die Strukturen des inneren Lidbändchens verankert werden. Der verbleibende Defekt soll anschließend nach Hochmobilisieren der Bindehaut aus dem medial unteren Fornix durch ein Vollhauttransplantat gedeckt werden.
b Zustand 10 Tage nach Defektdeckung mit restlichen Fäden am Rande des der Oberarminnenseite entnommenen Vollhauttransplantates. Dieses weist eine leicht höckerige Oberfläche auf, weil es bewußt dick gewählt wurde.

Defekte des hinteren Lidblattes

Isolierte Defekte im Bereich des hinteren Lidblattes sind selten; zu ihrem Verschluß können die in Tabelle 2.3 aufgelisteten Lappen und Transplantate verwendet werden.

Tabelle 2.2 Lidrekonstruktion.

Direktverschluß
En-bloc-Transfer
– Lidvolltransplantat
– Mustardé-Verfahren
– Cutler-Beard-Verfahren
„Sandwich"-Techniken
– Verfahren nach *Hughes*
– Verfahren nach *Hübner*
– Diverse andere Verfahren

Tabelle 2.3 „Sandwich"-Techniken.

Ersatz des vorderen Lidblattes	Ersatz des hinteren Lidblattes
Haut- oder Hautmuskellappen	Tarsokonjunktivallappen Periostlappen
Vollhauttransplantat	Tarsus-Bindehauttranplantat Tarsomarginaltransplantat Mundschleimhaut (Vorhof, Wange, harter Gaumen), autologe Bindehaut, Schleimhaut-Knorpeltransplantat (Nasenseptum), Ohrknorpel Rippenknorpel Homologe Sklera
Haut-Knorpeltransplantat (Ohr)	

Durchgreifende Liddefekte

Für den Gewebeersatz bei durchgreifenden Liddefekten stehen zahlreiche Techniken zur Verfügung, deren Rekonstruktionsprinzipien im folgenden besprochen werden (Tab. 2.4).

2.2.3.2 Direktverschluß

Kleinere Defekte können problemlos direkt verschlossen werden. Zwei nahe der vorderen und hinteren Lidkante durchgeführte Nähte (6/0 oder 7/0 Seide) adaptieren zunächst sorgfältig ohne Stufenbildung den Lidrand; es folgen ein bis drei intratarsale resorbierbare Nähte, z. B. 6/0 Vicryl® und zuletzt ein Verschluß der Haut-Muskelschicht mit Nähten in der Stärke 6/0 oder 7/0 (Abb. 2.17). Wird die Lidspannung zu groß, kann sie durch einen Kanthotomieschnitt mit Durchtrennung der lateralen Lidbandportion und gegebenenfalls auch des Septum orbitale auf ein vertretbares Maß gemindert werden.

Tabelle 2.4 Rekonstruktion bei durchgreifenden Liddefekten.

Unterlid Defektbreite		
	bis 1/4	Direktverschluß
	bis 1/3	Semizirkularlappen (nach *Tenzel*)
	1/3 bis 2/3	Verfahren nach *Mustardé* Verfahren nach *Hughes* Verfahren nach *Hübner* andere „Sandwich"-Techniken
	2/3 bis 3/3	Verfahren nach *Hughes* andere „Sandwich"-Techniken mit Stiel- oder Verschiebelappen
Oberlid Defektbreite	bis 1/4	Direktverschluß
	bis 1/3	Semizirkularlappen nach *Tenzel*
	1/3 bis 2/3	Verfahren nach *Mustardé* Verfahren nach *Cutler-Beard* in der Modifikation *McCord-Wesley* Verfahren nach *Hübner*
	2/3 bis 3/3	Verfahren nach *Mustardé* Verfahren nach *Hübner*

Bogenverschiebung nach Tenzel

Durchgreifende Defekte bis zu einer halben Lidbreite lassen sich sowohl am Oberlid wie am Unterlid relativ einfach durch eine sog. Bogenverschiebung nach *Tenzel* beseitigen (*Tenzel* 1975, *Tenzel* und *Steward* 1978). Dieses Verfahren stellt letztlich eine erweiterte Form des Direktverschlusses dar. Hierbei wird unmittelbar vom äußeren Lidwinkel ausgehend ein halbkreisförmiger Haut-Muskellappen gebildet, dessen Konvexität bei Unterliddefekten nach oben, bei Oberliddefekten nach unten gerichtet ist (Abb. 2.17). Auch hier müssen die untere Lidbandportion und das Septum orbitale am Orbitarand durchtrennt werden, um eine ausreichende Mobilität zu gewährleisten. Liegt der Defekt medial, muß unter Umständen sogar die Bindehaut-Retraktorenschicht am unteren Orbitarand völlig durchtrennt werden. Ein Ersatz des hinteren Lidblattes, z. B. durch ein freies Tarsus- oder Schleimhauttransplantat ist wünschenswert, aber nicht unbedingt erforderlich, da von den Rändern der angrenzenden Bindehaut eine Reepithelialisierung der Lappenrückfläche innerhalb von 2–3 Wochen erfolgt. Nachteilig kann sich gelegentlich eine gewisse narbige

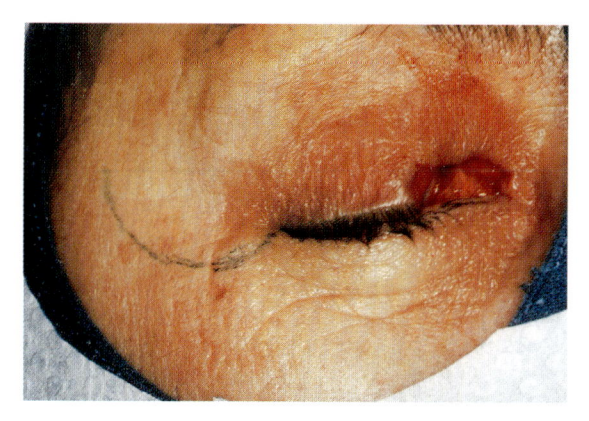

Abb. 2.17 Medialer Oberliddefekt von einem guten Drittel Breite, der mit Hilfe eines Semizirkularlappens nach *Tenzel* gedeckt werden soll. Die Schnittführung für diesen Lappen ist bereits eingezeichnet. Eine ausreichende Mobilisierung mittels Durchtrennung der oberen Lidbandportion und des Septum orbitale ist hierbei unbedingt erforderlich.

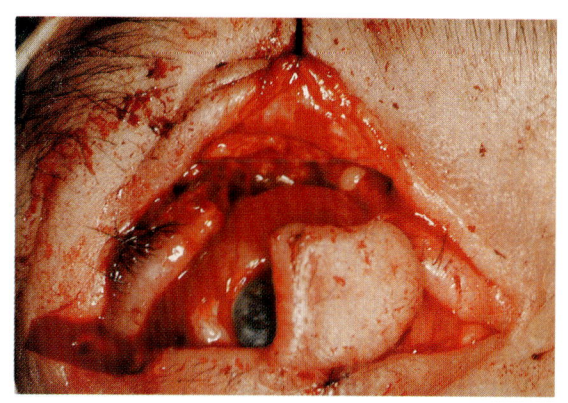

Abb. 2.18 Medialer Oberliddefekt von etwa einer halben Lidbreite. Der Levatorstumpf ist mit einem Seidenfaden angeschlungen. Am Unterlid ist bereits ein Lidabschnitt in ganzer Dicke bogenförmig umschnitten und soll nach Readaptation der Wundränder um 180° in den Oberliddefekt rotiert und dort verankert werden.

Retraktion des Verschiebelappens im Bereich zwischen Tarsusende und äußerem Lidwinkel auswirken, die im Unterlidbereich bis zur Ektropionierung führen kann, sofern kein Ersatz des hinteren Lidblattes vorgenommen wird.

2.2.3.3 En-bloc-Transfer

Die Übertragung eines Lidabschnittes in ganzer Dicke kann entweder als freies Volltransplantat oder als Stiellappen vorgenommen werden (*Paufique* und *Charleux* 1965, *Neubauer* 1974). Wegen der Unsicherheit bei der Einheilung des Volltransplantates (Nekrosebildung) mit sekundärer Schrumpfung sollte dem gestielten Transfer der Vorzug gegeben werden.

Verfahren nach Mustardé

Beim Verfahren nach *Mustardé* (1991) wird ein an einem gefäßführenden Lidrandstiel hängender Lidabschnitt um 180° rotiert und im Defekt verankert (Abb. 2.18). Etwa 8–12 Wochen später erfolgt die Durchtrennung und Rücklagerung des Stieles.

Diese Methode eignet sich sowohl zum Verschluß partieller Ober- und Unterliddefekte, wie auch zum totalen Oberlidersatz. In letzterem Falle muß ein großer Wangenrotationslappen gebildet werden, dessen Schnittführung bogenförmig hoch über den äußeren Lidwinkel ansteigt und dann nach präaurikular abwärts verläuft (Cave! Durchtrennung der Fazialisäste). Beim Totalverlust des Oberlides wird das gesamte Unterlid zum Oberlid, während der nach außen an das Unterlid angrenzende Teil des Verschiebelappens zum vorderen Blatt des neuen Unterlides wird, wobei ein Knorpel-Schleimhauttransplantat aus dem Nasenseptum das hintere Blatt des neuen Unterlides bildet.

Als nachteilig erweist sich die fast regelmäßig auftretende langdauernde Ödembildung im Bereich des gestielten Lidanteiles, sowie das Erfordernis eines mehrwöchigen Verschlusses der Lidspalte.

Verfahren nach Cutler-Beard

Die Methode nach *Cutler-Beard* dient dem partiellen bis subtotalen Oberlidersatz. Hierbei wird ein Unterlidabschnitt in ganzer Dicke unter einer 4 mm hohen Lidrandbrücke nach oben in den Defekt gezogen und verankert. 6–12 Wochen später erfolgt die Durchtrennung des Stiellappens mit Rücklagerung des unteren Lappenanteiles nach Anfrischung der seitlichen Lappenränder und der Lidrandbrücke (*Cutler* und *Beard* 1955).

Da der so geschaffene neue Oberlidabschnitt jedoch keinerlei stabilisierende Strukturen besitzt, kommt es dabei unweigerlich zur Verformung des Lidrandes. *McCord* und *Wesley* haben daher eine Modifikation vorgeschlagen mit Aufspaltung des Stiellappens und Interposition eines Streifens lyophilisierter Sklera als Tarsusersatz. Nach unseren Erfahrungen besitzt jedoch auch die homologe Sklera nicht genügend Stabilität, so daß die Verwendung autologen Ohrknorpels anstelle von Sklera unbedingt zu bevorzugen ist (*Wesley* und

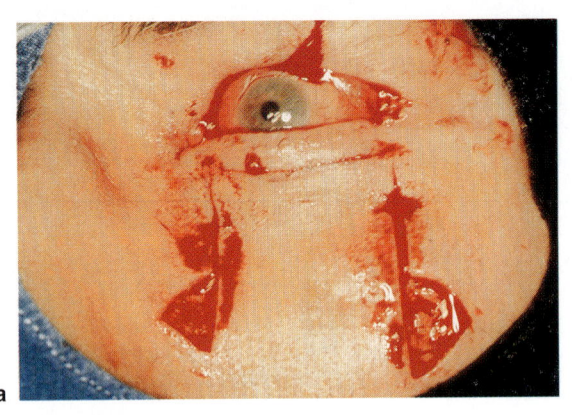

Abb. 2.19 a, b
a Totaler Oberlidverlust, wobei der Defekt nach oben hin bis knapp an die Braue reicht. Die Defektdeckung soll in der Methode nach *Cutler-Beard* erfolgen. Unter einer 4 mm hohen Unterlidrandbrücke ist der Stiellappen bereits vorgeschnitten mit je einem Burow-Dreieck am unteren Ende der beiden senkrechten Schnitte.
b Nach Aufspaltung des Stiellappens in ein vorderes und hinteres Blatt ist das hintere Blatt bereits mit dem Bindehautrest aus dem oberen Fornixbereich verankert. Zur Stabilisierung des neuen Oberlides wird nunmehr eine Knorpelspange aus dem Ohr eingefügt. Anschließend erfolgt das Einnähen des vorderen Haut-Muskelblattes.

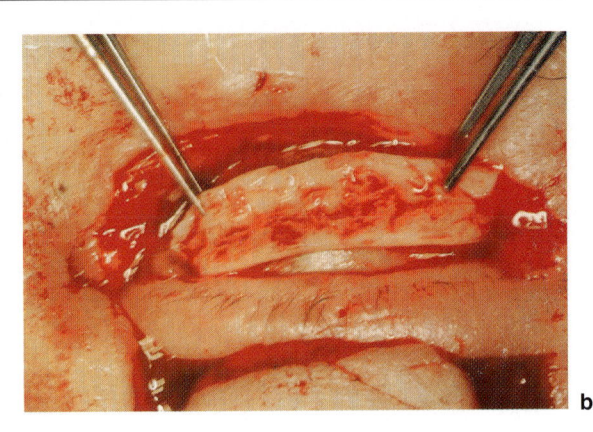

McCord 1980). Als nachteilig erweist sich auch hier das Erfordernis eines mehrwöchigen Lidspaltenverschlusses (Abb. 2.19 a,b).

„Sandwich"-Techniken

Das Prinzip dieser Verfahren beruht auf dem getrennten Aufbau des vorderen und hinteren Lidblattes aus Geweben unterschiedlicher Spenderregionen. Dabei können freie Transplantate und Verschiebelappen in vielfältiger Weise miteinander kombiniert werden (Tab. 2.3). Niemals dürfen jedoch zwei freie Transplantate aufeinandergebracht werden, da es sonst infolge unzureichender Ernährung unweigerlich zur Nekrosebildung in beiden Transplantaten kommt.

Der große Vorteil der Sandwich-Techniken liegt darin, daß die Rekonstruktion durch die Verwendung unterschiedlicher Lappen und Transplantate in einem hohen Maße der individuellen Ausgangssituation angepaßt werden kann.

Aus der Fülle der Techniken sollen im Abschnitt 2.2.4 diejenigen Verfahren vorgestellt werden, die sich in der Hand des Autors besonders bewährt haben.

2.2.4 Rekonstruktion von Unterliddefekten

Grundsätzlich bereitet die Versorgung von Defekten des Unterlides gegenüber dem Oberlid weniger Schwierigkeiten, da in der Nachbarschaft weitaus mehr Gewebe für die Bildung von Verschiebelappen zur Verfügung steht. Zu berücksichtigen ist auch, daß dem Unterlid eine mehr statische Funktion zukommt, nämlich die Stabilisierung des Orbitainhaltes. Im Gegensatz dazu hat das Oberlid vor allem den Schutz des Auges zu gewährleisten, also eine tektonische Funktion zu erfüllen, wozu ein Mindestmaß an Mobilität erforderlich ist.

Kleinere Defekte

Bei kleineren Defekten bis etwa einem Viertel der Lidbreite sollte, wo immer möglich, der Direktverschluß angestrebt werden, gegebenenfalls unter Verwendung von Hilfsschnitten (Kanthotomie, Durchtrennung der Tarsoorbitalfaszie) oder eines Semizirkularlappens nach *Tenzel*. Im Regelfalle lassen sich auf diese Weise Defekte von einem Viertel bis etwa zur halben Lidbreite verschließen. Entscheidend ist nicht so sehr die absolute Defektbreite als vielmehr die Festigkeit des angrenzenden Gewebes. Eine gleichzeitig vorhandene Alterserschlaffung kommt einem Defektverschluß entgegen, während ein Zustand nach Voroperation unter Umständen selbst bei wenigen Millimetern Defektbreite einen plastischen Wiederaufbau erforderlich machen kann.

Mittelgroße Defekte

Defekte von einem Drittel bis etwa zwei Dritteln der Lidbreite lassen sich auf verschiedene Weise verschließen. In Betracht kommen die Verwendung des gestielten Volltransplantates nach

Mustardé (s. Abschnitt 2.2) oder das hervorragende Verfahren nach *Hughes*, das vor allem für Lidranddefekte zu empfehlen ist (*Hughes* 1937, 1976).

Hierbei erfolgt zunächst eine Mobilisierung der Bindehaut im Bereich des unteren Fornix unter sorgfältiger Abtrennung der Retraktorenschicht. Sodann wird 4 mm oberhalb der hinteren Oberlidkante der Tarsus lidrandparallel in der erforderlichen Breite durchtrennt, gefolgt von zwei senkrecht nach oben führenden, etwa 10 mm langen Einschnitten in Bindehaut und Müller-Muskel. Letzterer muß sodann vollständig von der Bindehaut gelöst werden, ohne dieselbe zu perforieren. Der so geschaffene tarsokonjunktivale Stiellappen wird nun in den Unterliddefekt gezogen und an seinem Unterrand mit der mobilisierten Bindehaut durch eine resorbierbare fortlaufende 7/0-Naht verankert. Die seitliche Fixation des Tarsusanteiles erfolgt beim partiellen Unterlidersatz an den Tarsus der noch vorhandenen lateralen und medialen Lidreste, beim totalen Unterlidersatz an die noch vorhandenen seitlichen Bindegewebsstrukturen jeweils mittels resorbierbaren 6/0-Nähten. Der Tarsusoberrand des Stiellappens sollte in jedem Falle so fixiert werden, daß er ohne Stufenbildung später den neuen Lidrand bilden kann. Der Ersatz des vorderen Lidblattes geschieht entweder durch einen kutanen oder myokutanen Verschiebelappen aus der Nachbarschaft oder, falls dies nicht möglich ist, durch ein Vollhauttransplantat, wobei dann der Oberrand des Transplantats die Höhe des künftigen Lidrandes um wenigstens 3 mm überragen sollte, um den zu erwartenden Schrumpfungseffekt auszugleichen. 6–8 Wochen später kann der Bindehautlappen an seiner Oberlidbasis abgetrennt werden; der resultierende Überschuß am neugebildeten Unterlidrand wird bis auf 1,5 mm eingekürzt. Erfahrungsgemäß gleicht sich dieser leichte Überstand durch narbige Schrumpfung innerhalb der nächsten Wochen völlig aus (Abb. 2.20 a – c). Die Resultate sind vor allem bei Verwendung eines Haut- oder Hautmuskellappens ausgezeichnet; bei Verwendung von Vollhauttransplantaten hängen sie entscheidend von deren Schrumpfungsgrad ab.

Ist der bei den vorgenannten Verfahren erforderliche temporäre Verschluß der Lidspalte unerwünscht oder nicht möglich (z. B. funktionell letztes Auge), so sollte auf eine andere Sandwich-Technik zurückgegriffen werden mit Bildung des vorderen Lidblattes durch einen Verschiebe- oder Stiellappen und Ersatz des hinteren Blattes durch ein freies Transplantat.

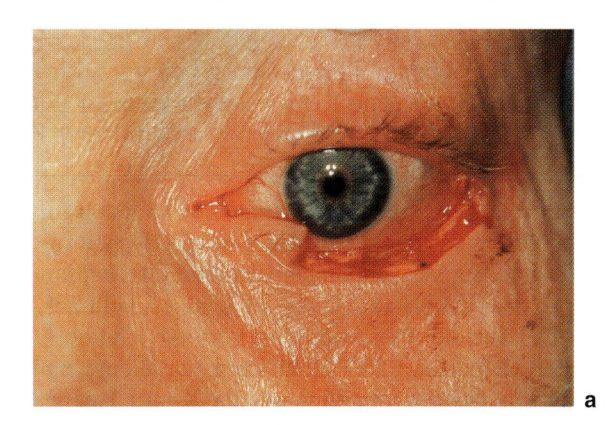

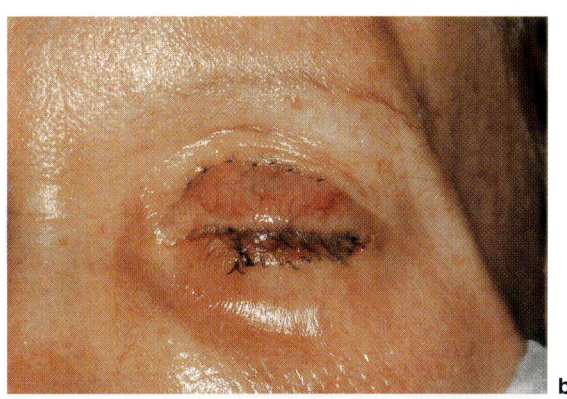

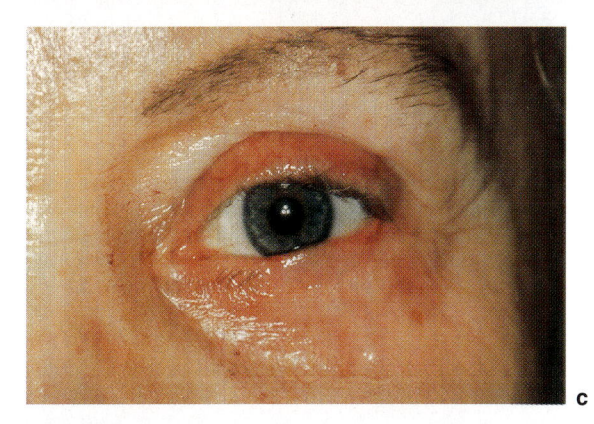

Abb. 2.20 a – c
a Zweidrittelverlust des linken Unterlides. Der Defekt soll mit der Methode nach *Hughes* gedeckt werden.
b Zustand 1 Woche nach dem Eingriff. Ein gestielter Tarsokonjunktivallappen vom gleichnamigen Oberlid wurde im Unterliddefekt verankert und das vordere Blatt durch ein dem gleichnamigen Oberlid entnommenes Vollhauttransplantat ersetzt.
c Zustand 1 Tag nach der Lappenstieldurchtrennung 8 Wochen nach Unterlidrekonstruktion.

Der seitliche Verschiebelappen ist universell einsetzbar, unabhängig davon, ob der Defekt lateral, mittig oder medial liegt. Die Schnittführung sollte dabei immer von außen oben her auf den Lidwinkel zulaufen oder halbkreisförmig gestaltet sein, wie beim Tenzel-Lappen, um der Retraktion oder

Ektropionierung vorzubeugen (Abb. 2.21 a,b). Der Stiellappen hingegen eignet sich am besten für medial gelegene Defekte, etwas weniger gut für Defekte im lateralen Unterlidbereich (Abb. 2.24 a,b).

Die Wahl des hinteren Lidblattes kann dabei unabhängig von der Art des Haut-Muskellappens erfolgen. Bei Verwendung eines gestielten Hautlappens aus der Nasolabialregion genügt im einfachsten Falle die aus dem unteren Fornix hochmobilisierte Bindehaut. Zusätzlich kann, vor allem wenn der Hautlappen sehr dünn ist, eine Knorpelspange aus der Ohrkrempe als Tarsusersatz zwischen Haut- und Bindehaut eingebracht werden (Abb. 2.22 a,b).

Steht im unteren Fornix nicht mehr ausreichend Bindehaut zur Verfügung, so kann stattdessen auf ein Schleimhauttransplantat aus der Mundhöhle oder auf ein Knorpel-Schleimhauttransplantat aus dem Nasenseptum zurückgegriffen werden. Ebenso ist die Verwendung eines freien Tarsus-Bindehauttransplantates aus dem Oberlid möglich (*Blascovics* 1918), wobei darauf zu achten ist, daß wie bei der Präparation eines Tarsokonkjunktivallappens (Methode nach *Hughes*) eine 4 mm hohe Tarsusbrücke am Lidrand verbleibt.

Hübner hat 1972 erstmals modifizierte Lidvolltransplantate, sog. Tarsomarginaltransplantate in die Lidchirurgie eingeführt (*Hübner* und *Tiedtke* 1975, *Hübner* 1976 a).

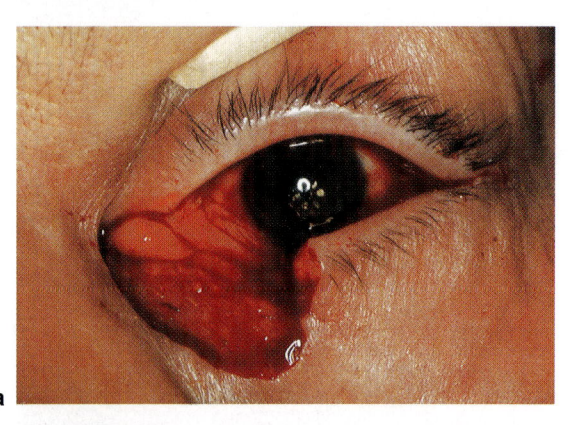

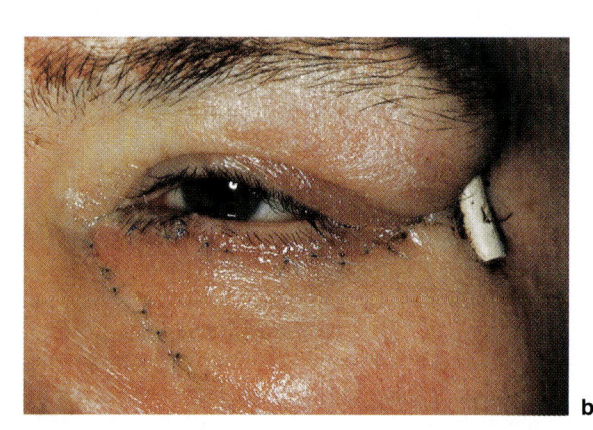

Abb. 2.21 a, b
a Zustand nach Basaliomresektion mit Verlust der medialen Unterlidhälfte.
b Die Patientin 8 Tage später. Das hintere Lidblatt wurde durch ein Tarsomarginaltransplantat vom gleichnamigen Oberlid gebildet, das vordere Lidblatt durch einen ausgedehnten myokutanen Verschiebelappen von temporal her. Eine durch den Lappen und das Periost des lateralen Orbitarandes geführte und über einem Silikonschwamm geknüpfte 4/0-Matratzennaht dient der Spannungsentlastung.

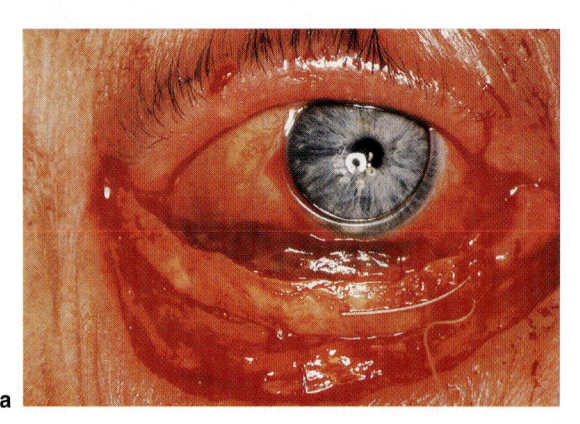

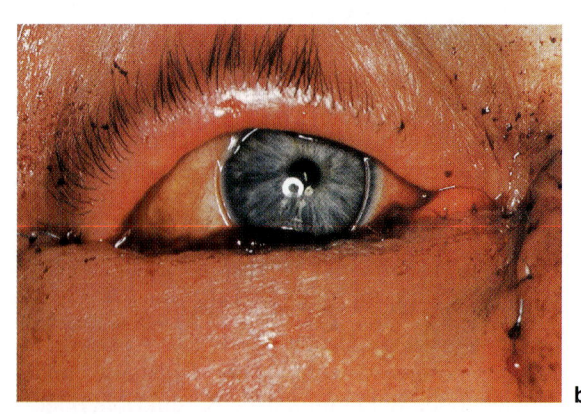

Abb. 2.22 a, b
a Totaler Unterlidverlust nach Tumorentfernung. Nach Hochmobilisieren der Bindehaut aus dem Fornixbereich wird eine etwa 4 mm breite Knorpelspange aus der Ohrkrempe zur Stabilisierung in den Defekt eingefügt und mit nicht resorbierbaren Nähten am Periost des lateralen Orbitarandes sowie im inneren Lidbändchen fixiert.
b Zustand am Ende der Operation mit Bildung des vorderen Lidblattes durch einen von der Wange hochmobilisierten myokutanen Verschiebelappen.

Diese Transplantate haben pentagonale Form und bestehen aus Bindehaut, Tarsus samt wimperntragendem Lidrand und einem Hautmuskelstreifen von etwa 2 mm Höhe an der vorderen Lidkante (Abb. 2.23). Die Entnahme solcher Transplantate ist vergleichsweise einfach: nach einem Subziliarschnitt über die ganze Breite des Spenderlides wird der Orbikularis vom Tarsus und dem Septum gelöst, das Transplantat in einer Breite von 6–9 mm dem mittleren Liddrittel entnommen, wobei sich die maximale Breite nach den individuellen Spannungsverhältnissen zu richten hat und nach vertikaler Durchtrennung des hinteren Lidblattes durch einfache Überlappung bestimmt werden kann. Der Verschluß des Entnahmedefektes erfolgt mit Intermarginal-, Tarsal- und Bindehautnähten wie bei einem Direktverschluß; der resultierende Gewebeüberschuß im vorderen Lidblatt wird auf die ganze Schnittbreite verteilt, so daß kosmetische und funktionelle Nachteile bei sorgfältiger Präparation und Nahttechnik nicht zu befürchten sind. Leider geht in vielen Fällen der Wimpernbesatz ganz oder teilweise verloren, so daß das ursprüngliche Ziel einer Restitutio ad integrum nur selten erreicht wird. Außerdem unterliegt der überpflanzte Tarsus einer gewissen Atrophie und verliert einen Teil seiner Stabilität.

Reicht ein Tarsomarginaltransplantat zur Defektüberbrückung nicht aus, so können auch zwei solcher Transplantate zur Anwendung kommen. Sie werden untereinander und zu den Seiten hin wie bei einem Direktverschluß mit Intermarginal-, Tarsal- und Bindehautnähten vereinigt (*Hübner* 1976b).

Subtotale und totale Unterliddefekte

Subtotale oder totale Unterliddefekte lassen sich ebenfalls erfolgreich mit der Methode nach *Hughes* verschließen, vorausgesetzt, daß sich ausreichend Bindehaut aus dem unteren Fornixbereich hochmobilisieren läßt. Sollte die Breite des Tarsokonjunktivallappens nicht ausreichen, so kann vom lateralen Orbitarand her zusätzlich ein Periostlappen gebildet, nach medial herübergeschlagen und am lateralen Tarsusende fixiert werden (*Weinstein* et al. 1985).

Alternativ dazu kommen die vorgenannten Sandwich-Verfahren in Betracht (Tab. 2.2). Kutaner bzw. myokutaner Verschiebe- oder Stiellappen und Schleimhautersatz (Abb. 2.24a,b).

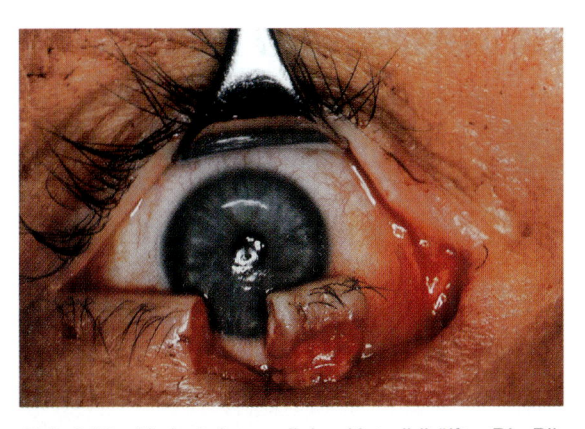

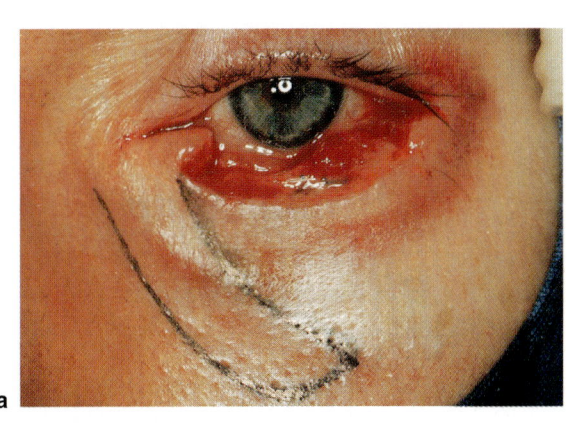

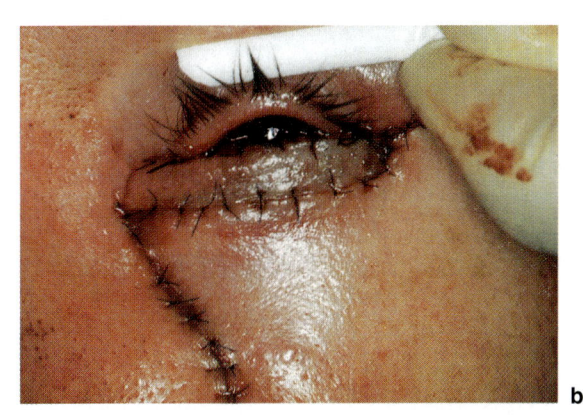

Abb. 2.23 Verlust der medialen Unterlidhälfte. Die Bildung zeigt ein Tarsomarginaltransplantat vom Unterlid der Gegenseite, bestehend aus wimperntragendem Lidrand, Tarsus und Bindehaut in nahezu pentagonaler Form und einer Breite von 7 mm. Das vordere Lidblatt soll durch einen myokutanen Verschiebelappen von lateral her gebildet werden.

Abb. 2.24a, b
a Totaler Unterlidverlust. Die Deckung des Defektes soll in zwei Schichten erfolgen durch Hochmobilisieren der Bindehaut vom Fornix her und einen dick gewählten Stiellappen aus der Region seitlich des Nasenrückens. Die Schnittführung für den Stiellappen ist bereits eingezeichnet. Die gesamte Infraorbitalregion muß vom äußeren Lidwinkel bis hin zur Nase unterminiert werden.
b Zustand am Ende der Operation mit eingenähtem Stiellappen, der bei dicker Wangenhaut dem neugeschaffenen Unterlid eine ausreichende Stabilität gewährt.

2 Tumoren der Lider

Die Verwendung von Tarsomarginaltransplantaten für den totalen Unterlidersatz ist wenig sinnvoll, da dann allen drei verbleibenden Lidern Gewebe entnommen werden muß und das kosmetische und funktionelle Ergebnis nicht so überlegen ist, daß es den erheblichen Mehraufwand rechtfertigt.

2.2.5 Rekonstruktion von Oberliddefekten

Der Verschluß von Oberliddefekten bereitet nicht selten größere Probleme, da hier aufgrund der anatomischen Verhältnisse nur geringe Möglichkeiten zu einer Lappenverschiebung aus der Nachbarschaft gegeben sind. Zugleich sind die Anforderungen an die Qualität des Defektverschlusses wesentlich höher, da das Oberlid gegenüber dem Unterlid aufgrund seiner Schutzfunktion die größere Wertigkeit besitzt.

Kleinere Defekte

Kleinere Oberliddefekte bis etwa ein Drittel Lidbreite können wie am Unterlid direkt verschlossen werden, gegebenenfalls unter Zuhilfenahme von Kanthotomie und Semizirkularlappen.

Mittelgroße Defekte

Defekte von einem Drittel bis etwa zwei Drittel Lidbreite lassen sich mit dem Verfahren nach *Mustardé* oder mittels modifizierter Cutler-Beard-Technik beseitigen (s. Abschnitt 2.2).

Alternativ kommen auch hier wiederum Sandwich-Verfahren in Betracht, allen voran die vom

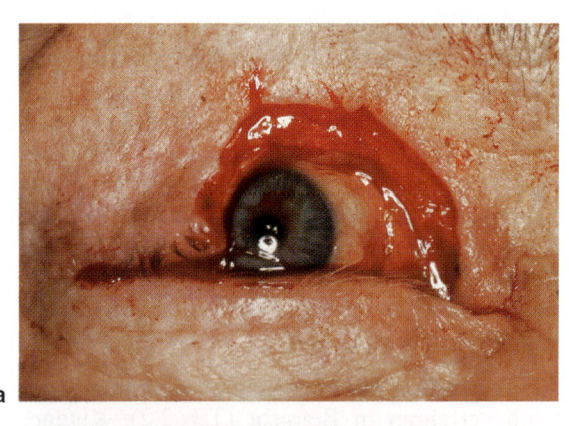

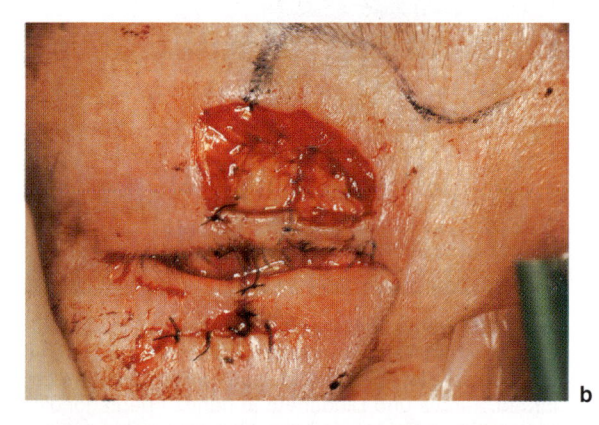

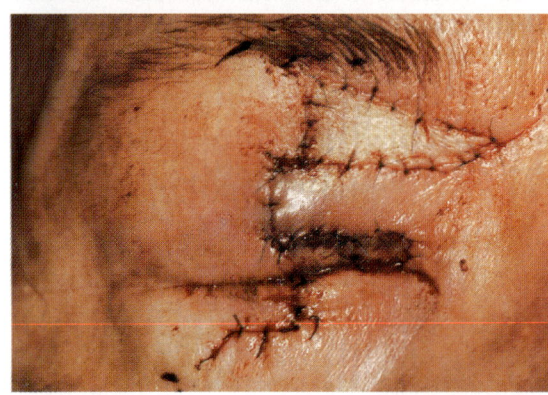

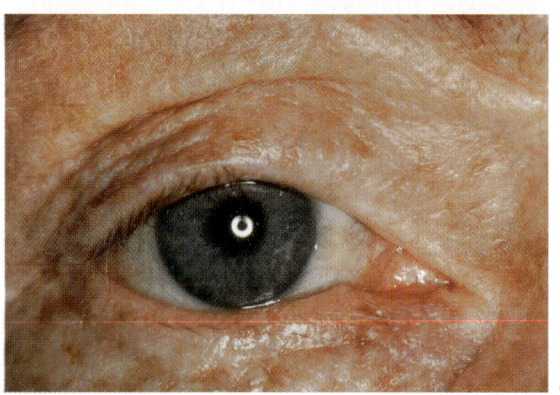

Abb. 2.25 a–d
a Verlust der medialen Zweidrittel des rechten Oberlides nach Tumorentfernung.
b Bildung des hinteren Lidblattes durch zwei sog. Tarsomarginaltransplantate, von denen das mittlere dem Oberlid der Gegenseite, das innere dem gleichnamigen Unterlid entnommen wurde. Die Entnahmestelle wurde primär verschlossen. Die Bedeckung der Transplantate erfolgt durch einen myokutanen Stiellappen von unterhalb der Braue, dessen Schnittführung bereits eingezeichnet ist.
c Zustand am Ende der Operation. Der nach Herüberschwenken des Stiellappens entstandene Sekundärdefekt unterhalb der Braue ist durch ein Vollhauttransplantat aus der Oberarminnenseite gedeckt.
d Zustand 1 Jahr nach der Lidrekonstruktion mit gutem Lidbogen. Der Wimpernbesatz ist allerdings verlorengegangen.

Autor angegebene Technik: ein oder zwei Tarsomarginaltransplantate, eines davon möglichst vom Oberlid der Gegenseite, werden im Defekt verankert, sodann erfolgt die Präparation eines ca. 10 mm breiten myokutanen Stiellappens dicht unterhalb der Braue, der dann lidrandwärts zur Transplantatbedeckung heruntergeschwenkt und adaptiert wird. Der resultierende Sekundärdefekt unterhalb der Braue läßt sich problemlos mit einem Vollhauttransplantat (möglichst vom Oberlid der Gegenseite) verschließen (Abb. 2.25 a – d).

Subtotale und totale Defekte

Subtotale oder totale Oberliddefekte lassen sich durch die von *Mustardé* angegebene komplette Unterlidrotation verschließen (s. Abschnitt: Verfahren nach *Mustardé*). Diese Methode bietet sich vor allem in denjenigen Fällen an, in denen der Defekt nach oben bis an die Braue heranreicht.

Solange jedoch unterhalb der Braue noch ein etwa 10 mm hoher Gewebestreifen vorhanden ist, bevorzugt der Autor (*Hübner* 1989) seit 15 Jahren folgendes Vorgehen: Drei den übrigen Lidern entnommene Tarsomarginaltransplantate werden aneinandergefügt, wobei das dem Oberlid der Gegenseite entnommene Transplantat in der Mitte liegen sollte. Um der besseren Ernährung willen erfolgt sodann die Bedeckung der Transplantate durch einen myokutanen zweibasigen „Brückenlappen" von unterhalb der Braue, wobei der Sekundärdefekt wiederum durch ein Vollhauttransplantat möglichst vom Oberlid der Gegenseite verschlossen wird.

Die Vorteile dieses Vorgehens liegen auf der Hand: zum einen ist ein längerer Verschluß einer Lidspalte nicht erforderlich, zum anderen muß kein weiteres Lid wie beim Verfahren nach *Mustardé* zusätzlich neu aufgebaut werden.

Auch eine längerdauernde Ödembildung ist nicht zu fürchten; hinzu kommt noch ein vorzüglicher Lidschluß, wohl bedingt durch die im Brückenlappen enthaltenen und ausreichend innervierten Orbikularisfasern (Abb. 2.26 a – c).

Soll oder kann bei gleicher Ausgangssituation nicht auf Tarsomarginaltransplantate zurückgegriffen werden, so wendet der Autor folgendes Vorgehen an:

Intermarginale Aufspaltung des Unterlides mit Hochziehen des hinteren Blattes nach Ablösung der Retraktorenschicht und Vereinigung mit der Bindehaut aus dem oberen Fornixbereich. An-

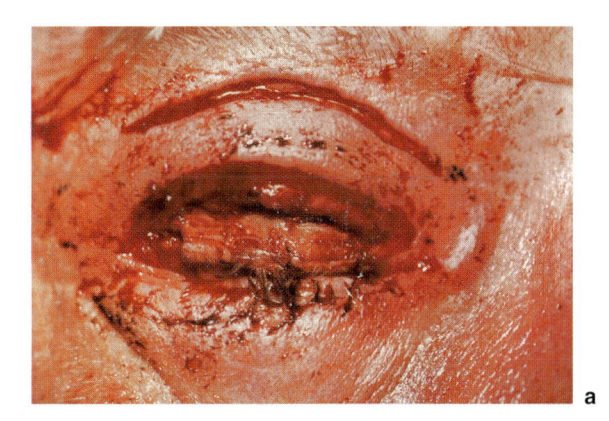

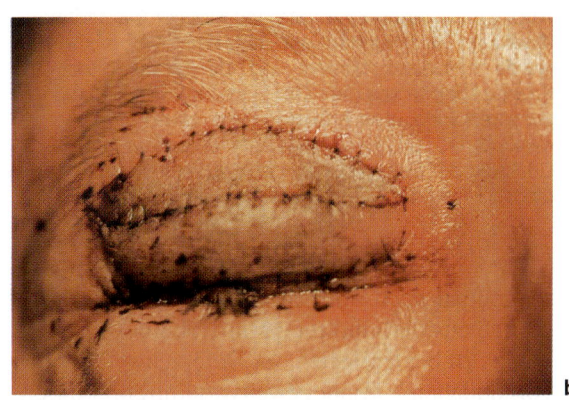

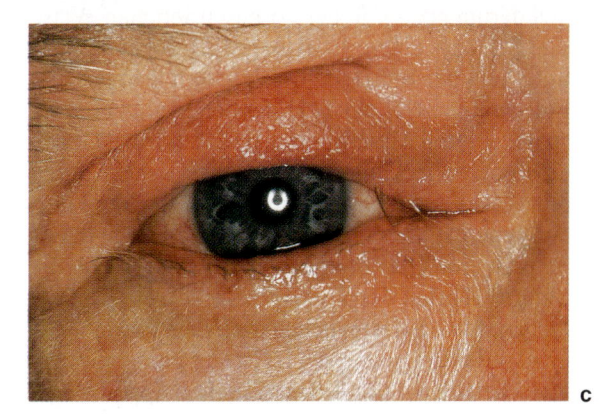

Abb. 2.26 a – c
a Totaler Oberlidverlust nach Entfernung eines Plattenepithelkarzinoms. Zum Ersatz des hinteren Lidblattes sind drei den übrigen Lidern entnommene Tarsomarginaltransplantate in den Defekt eingefügt und sowohl untereinander als auch im nasalen Lidwinkelbereich verankert, die Fixation an die bindegewebigen Strukuren des äußeren Orbitarandes steht noch aus. Unterhalb der Braue ist bereits ein myokutaner zweibasiger Brückenlappen vorgeschnitten.
b Zustand am Ende der Operation. Der nach Herunterschwenken des Brückenlappens entstandene Sekundärdefekt ist durch ein Vollhauttransplantat vom Oberlid der Gegenseite gedeckt.
c Zustand 1 Jahr nach erfolgter Oberlidrekonstruktion.

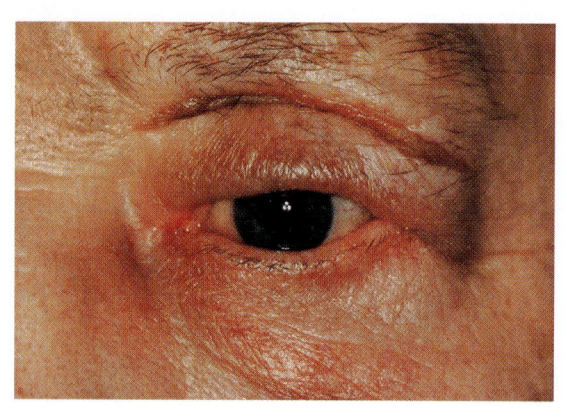

Abb. 27 Zustand 6 Monate nach totaler Oberlidrekonstruktion. Die Bindehaut aus dem oberen Fornixbereich wurde heruntermobilisiert und als Tarsusersatz eine Knorpelspange aus dem Ohr eingefügt. Die Bildung des vorderen Lidblattes erfolgte durch einen zweibasigen myokutanen Brückenlappen von unterhalb der Braue Deckung der Sekundärdefektes durch ein Vollhauttransplantat Oberlid der Gegenseite.

schließend wird eine ca. 4 mm breite Knorpelspange aus der Ohrkrempe in Höhe des Oberlidrandes zu beiden Seiten des Defektes an die noch vorhandenen Bindegewebsstrukturen fixiert. Wiederum erfolgt in der vorbeschriebenen Weise die Bildung eines myokutanen Brückenlappens unterhalb der Braue, der nach unten gezogen und mit wenigen Nähten in Höhe der geplanten Lidspalte an den Unterlidrand fixiert wird. Danach erfolgt die Deckung des Sekundärdefektes durch ein Vollhauttransplantat. In jedem Falle muß darauf geachtet werden, daß im inneren Lidwinkelbereich eine Öffnung nach außen erhalten bleibt, um den Abfluß der Tränenflüssigkeit zu gewährleisten. Etwa 8–10 Wochen nach dem Ersteingriff erfolgt die Eröffnung der Lidspalte an der Grenze zwischen Unterrand des Brückenlappens und Oberrand des Unterlides (Abb. 2.27).

2.2.6 Rekonstruktion von Lidwinkeldefekten

Das operative Vorgehen bei Defekten im Bereich der Lidwinkel wird entscheidend von der Frage bestimmt, in welchem Ausmaß Ober- und Unterlid in den Defekt miteinbezogen sind. Der Verschluß muß sich also in weit höherem Maße, als dies bei reinen Liddefekten der Fall ist, nach der individuellen Ausgangssituation richten, so daß es typische Standardeingriffe für Lidwinkeldefekte nicht gibt.

Innere Lidwinkelregion

Defekte der inneren Lidwinkelregion bereiten in der Regel größere Schwierigkeiten, da hier wie beim Oberlid in der Nachbarschaft deutlich weniger Gewebe zur Verfügung steht.

Kleinere Defekte bis etwa 15 mm Durchmesser können mit gutem Erfolg der Spontanheilung überlassen werden (sog. Laissez-faire-Technik) (*Fox* und *Beard* 1964, *Fier* und *Older* 1982). Ansonsten stehen für kleinere und mittlere Defekte rhomboide oder trapezförmige Verschiebelappen aus der Glabella zur Verfügung, für große Defekte mediane oder paramediane Stirnlappen (*Hübner* 1976c). Bei weit nach unten reichenden Defekten kommt auch eine Kombination von Glabellalappen mit einer Bogenverschiebung von der Wange her in Betracht (*Mackensen* 1964). Auch Vollhauttransplantate lassen sich in dieser Region erfolgreich einsetzen, da die feste Unterlage des knöchernen Nasengerüstes einer unliebsamen Transplantatschrumpfung entgegenwirkt.

Können gleichzeitig vorhandene mediale Liddefekte nicht durch einfache Raffung verschlossen werden, so wird in der Regel ein kombiniertes Verfahren in einer Sandwich-Technik unvermeidbar sein. Sind sowohl Ober- und Unterlid von der Defektbildung betroffen, so sollte das höherwertige Verfahren dem Oberlidersatz vorbehalten bleiben.

Äußere Lidwinkelregion

Defekte in der äußeren Lidwinkelregion können in der Regel problemlos durch eine Verschiebelappenplastik von der Schläfe oder der Wange her gedeckt werden; nur in Ausnahmefällen muß auf Stiellappen aus der Supraorbitalregion oder auf Vollhauttransplantate zurückgegriffen werden. Bei gleichzeitig vorhandenen durchgreifenden Liddefekten ist auch hier eine Rekonstruktion im Sandwich-Verfahren unumgänglich.

2.2.7 Stellenwert der chirurgischen Therapie von Lidtumoren

Die chirurgische Entfernung von Tumoren der Periorbitalregion stellt auch heute noch bei sachgerechter Durchführung die effektivste Therapieform dar. Die dominierende Rolle der chirurgischen Tumorbehandlung ist jedoch nur dann gerechtfertigt, wenn die eingangs skizzierten Forderungen nach sorgfältiger Diagnostik und histologischer Überwachung der Radikalität erfüllt sind und wenn der Operateur aus der Fülle rekonstruktiver Möglichkeiten (Tab. 2.4) das im Einzelfalle beste Operationsverfahren auszuwählen und einzusetzen vermag, um den steigenden Anforderungen an das funktionelle und kosmetische Ergebnis gerecht zu werden.

Alternativverfahren wie Radiatio, Kryokoagulation und Laserbehandlung (*Bandieramonte* et al. 1997, *Matthäus* et al. 1976, *Frauenfelder* et al. 1980, *Landthaler* et al. 1983) haben inzwischen einen eigenen, mehr oder minder begrenzten Indikationsbereich, wobei sich die Möglichkeiten vor allem für die Lasertherapie in Zukunft noch erweitern dürften, bedingt durch den Einsatz neuer Geräte und durch die zusätzliche Verwendung photodynamisch wirksamer Substanzen (*Tse* et al. 1984, *Carruth* 1986, *Hoeraufl* et al. 1994). Für die Behandlung von Malignomen der Lidwinkelregion sind sie jedoch nur zulässig, wenn eine Operation nicht möglich ist oder trotz eingehender Aufklärung vom Patienten abgelehnt wird, da in dieser Region stets die Gefahr besteht, daß Rezidive unter der Strahlen- oder Kryonarbe in die Tiefe der Orbita vorwachsen und erst erkannt werden, wenn es für einen bulbuserhaltenden Eingriff zu spät ist.

Auch der Hinweis auf einen Erhalt der Tränenwege bei Durchführung einer Kryotherapie vermag dieses Argument bei kritischer Wertung nicht zu entkräften (*Matthäus* und *Baerthold* 1978).

2.3 Therapie der malignen Lidtumoren mit ionisierenden Strahlen

P. K. LOMMATZSCH

Tumoren der Augenlider zählen zu den häufigsten Geschwülsten, mit denen sich Ophthalmologen auseinandersetzen müssen. Für die folgenden malignen Tumorarten der Lider entsprechend der WHO-Klassifikation (*Zimmerman* und *Sobin* 1980) gilt die Strahlenbehandlung als anerkannte alternative Behandlungsmethode.

- Epitheliale Tumoren
  - Basalzellkarzinom, Basaliom (Carcinoma basocellulare)
  - Plattenepithelkarzinom, Stachelzellkrebs (Carcinoma spinocellulare)
  - Morphaea- oder sklerosierender Typ des Basalioms
  - Basosquamöses oder metatypisches Karzinom (Carcinoma basosquamocellulare, Carcinoma metatypicum)
  - Muzinöses Adenokarzinom (Adenocarcinoma mucinosum)
  - Talgdrüsenkarzinom (Adenocarcinoma sebaceum)

- Tumoren des melanogenetischen Systems
  - Primär erworbene Melanose (Hutchinson-Fleck, Mélanose de Dubreuilh, Melanosis acquisita primaria)
  - Melanom (Melanoma malignum)

- Tumoren des Bindegewebes
  - Fibrosarkom (Fibrosarcoma)
  - Liposarkom (Liposarcoma)
  - Rhabdomyosarkom (Rhabdomyosarcoma)
  - Hämangiosarkom (Haemangiosarcoma)
  - Kaposi-Sarkom (Sarcoma Kaposi)
  - Lymphatische Tumoren

2.3.1 Epitheliale maligne Tumoren

2.3.1.1 Basalzellkarzinom, Plattenepithelkarzinom

Die meisten malignen Lidtumoren, abgesehen von den selten vorkommenden Melanomen der Lider oder den malignen Formen des Talgdrüsenkarzinoms, metastasieren kaum und haben nur einen unbedeutenden Einfluß auf die Überlebenszeit der betroffenen Patienten. Allerdings muß das rezidivierende und infiltrierende Wachstum bestimmter histologischer Typen wie die des fibrosierenden Basalioms oder Talgdrüsenkarzinoms gefürchtet werden, besonders wenn der Tumor durch die erste therapeutische Bemühung nicht vollkommen beseitigt werden konnte.

Die moderne Strahlentherapie ist eine wirksame und preiswerte Behandlungsmethode der malignen epithelialen Lidtumoren. Sie muß jedoch von erfahrener Hand durchgeführt und überwacht werden, denn bei ungenügender Abschirmung der empfindlichen nicht vom Tumor befallenen Bulbusteile kann es zu unerfreulichen Spätkomplikationen kommen.

Stets sollte man auch an andere bewährte Behandlungswege wie die chirurgische Entfernung mit plastischer Defektdeckung und an die Kryotherapie denken, da manchen Patienten damit eine bessere Behandlungschance angeboten werden könnte. Auch kombinierte Behandlungsmethoden können für bestimmte Situationen erfolgreich sein.

Daher wird vielerorts die Auswahl für das optimale therapeutische Verfahren durch ein multidisziplinäres onkologisches Team vorgenommen, um möglichst alle Gesichtspunkte wie Heilungswahrscheinlichkeit, Komplikationsmöglichkeit, kosmetische Folgen, Kosten, Situation und Wünsche des Patienten, Alter, Gesundheitszustand am besten berücksichtigen zu können (*Fitzpatrick* 1993).

Die meist oberflächlich gelegenen Lidtumoren können mit Orthovolt Röntgenbestrahlung oder mit hochenergetischen Elektronen bestrahlt werden. Die Auswahl der Dosis, Bestrahlungszeit, Anzahl der Fraktionen und der Energie der Strahlung variiert mit der jeweils unterschiedlichen individuellen Situation. Insbesondere muß die Tiefenausdehnung der Lidkarzinome genau bestimmbar sein, was bei ausgedehnten Tumoren mit einer CT-Aufnahme hinreichend möglich ist. Im Allgemeinen besitzen Basalzell- und Plattenepithelkarzinome die gleiche Strahlensensibilität und können durch ionisierende Strahlen vollständig geheilt werden.

Das allgemein bevorzugte Dosierungsschema beträgt für Tumoren bis 2 cm Ausdehnung 35 Gy in 5 täglichen Fraktionen und für Tumoren bis 3 cm 42,5 Gy verabfolgt in 10 Fraktionen innerhalb von 12 Tagen. Dabei sollte das bestrahlte Areal aus Sicherheitsgründen bei kleinen Tumoren einen 0,5 cm, bei größeren Tumoren einen bis zu 2 cm breiten Rand der gesunden Haut mit einbeziehen. Es wird angestrebt, die Dosis und die Anzahl der Fraktionen bei größeren Tumoren entsprechend zu erhöhen (*Lederman* 1976, *Fitzpatrick* et al. 1984). Die empfindlichen Teile müssen dabei sorgsam mit Blei abgedeckt werden, der Bulbus selbst mit einer 2 mm dicken Bleischale, die gesunde Haut mit 1 mm Blei.

Den größten Teil unserer Patienten mit malignen Lidtumoren bis 2 cm Ausdehnung und bis zu 5 mm Dicke haben wir mit dem Röntgengerät nach *Chaoul* (60 KV, 0,15 mm Cu, FHA = 1,3–5 cm) unter Nahbestrahlungsbedingungen behandelt (Abb. 2.28 und 2.29). Bei täglichen Fraktionen von 5 Gy wurden insgesamt am Tumor 65–70 Gy verabfolgt (*Lommatzsch* et al. 1977).

Die Spickung des Tumors mit radioaktiven Nadeln (*Dollfus* 1966) wird heute nicht mehr angewandt, weil damit ernste Augenkomplikationen kaum zu vermeiden sind und die Strahlenbelastung des behandelnden Personals recht hoch ist. Allerdings kann in Einzelfällen die Afterloading-Technik besonders bei tief in die Orbita hinein infiltrierenden Tumoren wieder indiziert sein.

Strahlenreaktion

Am 4. Tag bei einzeitiger Bestrahlung oder 1–2 Wochen nach fraktionierter Bestrahlung entwickelt sich ein heftiges Strahlenerythem der Haut. Nach weiteren 2–3 Wochen verblaßt es allmählich in einer Dermatitis squamosa. Die Epilation der Lider erfolgt nach 3 Gy, nach mehr als 15 Gy kommt es zu einem bleibenden Verlust der Wimpern. Die Regression des Tumors erfolgt meist schon unter der ersten Dosis und ist am Ende der zweiten Woche deutlich erkennbar. Nach 4 Wochen sollte die Tumorregion bereits so flach sein wie die umgebende Haut, und nach 8 Wochen kann die vollkommene Rückbildung des Tumors

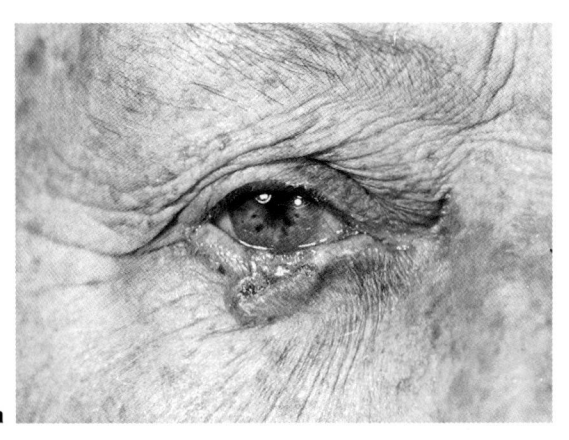

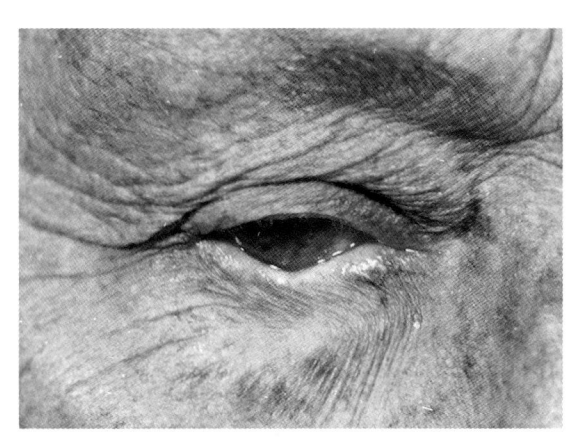

Abb. 2.28 a, b
a Basaliom rechtes Unterlid.
b 8 Monate nach Röntgenbestrahlung nach *Chaoul*, 60 KV, 52 Gy.

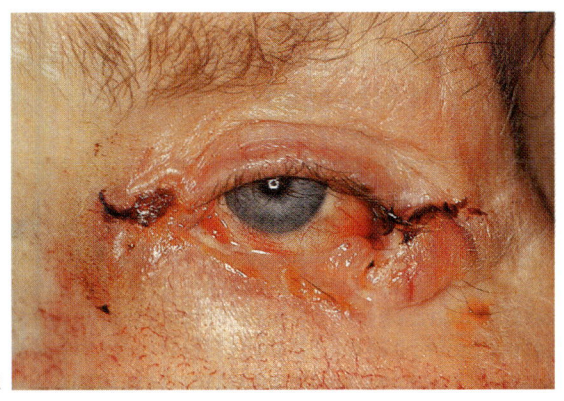

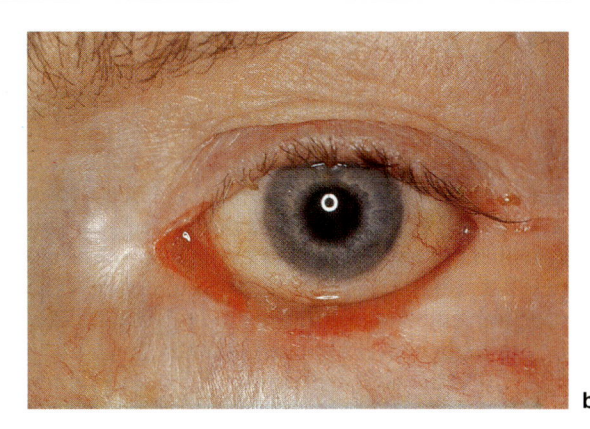

Abb. 2.29 a, b
a Nach mehrfachen Exzisionen rezidiviertes Basaliom mit Zerstörung des Unterlides.
b 1 Jahr nach Strahlentherapie mit 60 Gy.

erreicht sein. Wenn allerdings 3 Monate nach Strahlentherapie immer noch ein Tumor nachweisbar ist, so muß eine unzureichende Wirkung der Strahlenbehandlung angenommen und weitere Maßnahmen sollten eingeleitet werden.

Die Strahlenreaktion der Haut erfordert in der Regel keine Behandlung. Man läßt das Gebiet trocken, vermeidet Verschmutzungen aber verordnet keinen Verband. Bei starker Desquamation helfen 0,5 % Hydrokortisonsalbe und die Entfernung der Krusten mit physiologischer Kochsalzlösung.

Radiogene Spätkomplikationen entstehen oft erst nach vielen Jahren. Am häufigsten entwickelt sich ein schmerzendes nicht heilendes Strahlenulkus infolge der Gewebsnekrose. Eine Heilung kann mit antibiotika- und kortisonhaltigen Salben in vielen Fällen erreicht werden, doch manchmal hilft nur die Exzision des nekrotischen Gewebsdefektes.

Behandlungsresultate

Wie aus der Zusammenstellung in Tabelle 2.5 zu entnehmen ist, können Heilungsraten bei der Strahlentherapie der Lidkarzinome bis zu 90 % und mehr erreicht werden.

Rezidive der bestrahlten Tumoren entwickeln sich gewöhnlich innerhalb der ersten 2 Jahre nach Bestrahlung. Im eigenen Patientengut von 172 Patienten entstanden 16 Rezidive innerhalb von 5 Jahren nach Therapiebeginn (*Lommatzsch* et al. 1969).

Tabelle 2.5 Resultate nach Strahlentherapie maligner Lidtumoren.

Jahr	Autor	Patientenzahl	Heilungsquote in %
1951	Greve	75	90,70
1954	Miescher	201 Basaliom	96,40
		46 Spinaliom	84,00
1956	Renfer	441	80,00
1956	Moldenhauer	117	87,60
1960	Baclesse/ Dollfus	556	85,00
1965	Haye	114 Röntgentiefentherapie	68,50
		196 Nahbestrahlung	96,80
1966	Lederman	567	78,00
1966	Baclesse	695 1 cm	80,00
		3 cm	63,70
		über 3 cm	50,00
1966	Dollfus	807	78,00 (5 Jahre)
1969	Lommatzsch et al.	172	86,60 (5 Jahre)
1993	Fitzpatrick	720 Basaliom	94,00 (3 Jahre)
		54 Spinaliom	93,00 (3 Jahre)
1996	Schlienger et al.	850	72,00 (5 Jahre)

Manche Plattenepithelkarzinome der Lider – etwa 12 % aller Fälle – zeichnen sich durch ein besonders rasches Wachstum aus und wurden daher von *Fitzpatrick* (1993) als „akute Epitheliome" bezeichnet. Diese Tumoren bilden in 33 % regionale Metastasen und in 20 % sterben Patienten an den Folgen des infiltrierenden Wachstums.

2.3.1.2 Keratoakanthom

Obwohl dieser Tumor zu den benignen Geschwülsten gerechnet wird, ist der Verlauf oft nicht vorhersehbar. In der Regel bilden sich die Tumoren spontan zurück. In einigen Fällen erfolgt jedoch die Umwandlung in malignes Gewebe mit erheblicher Gewebszerstörung durch infiltrierendes Wachstum. Bei derartigen Situationen kann die Strahlentherapie erfolgreich sein. Mit 42,5 Gy in 10 täglichen Fraktionen konnte *Fitzpatrick* (1993) 16 Patienten heilen, innerhalb von 3 Jahren gab es dabei keine Rezidive.

2.3.1.3 Talgdrüsen-Adenokarzinom

Das Talgdrüsenkarzinom zeichnet sich durch invasives Wachstum in Blut- und Lymphgefäße sowie durch Infiltration in die Orbita aus. Dadurch hat dieser Tumor eine ausgesprochen schlechte Prognose. Trotz weit im Gesunden durchgeführter Exzision muß noch mit einer Mortalität von 7 % gerechnet werden; dennoch erreicht man damit die besten therapeutischen Erfolge (*Rao* et al. 1978). Zur Strahlentherapie werden meist solche Patienten überwiesen, bei denen bereits chirurgische Exzisionen vorausgegangen waren (*Fitzpatrick* 1993). Leider wird dieser Tumor oft zu Beginn als harmloses Chalazion falsch diagnostiziert. Daher sollte jedes Chalazion oder jede chronisch atypisch verlaufende Blepharitis durch eine Biopsie histologisch geklärt werden. Die Mortalität des Talgdrüsenkarzinoms beträgt nach vorliegenden Erfahrungen 22 % (*Yanoff* et al. 1996). Damit gehört dieser Tumor zu den gefährlichsten Neoplasien in unserem Fachgebiet.

2.3.2 Tumoren des melanogenetischen Systems im Lidbereich

2.3.2.1 Melanome

Maligne Melanome der Lider sind ausgesprochen seltene Tumoren. Daher fehlen in der Literatur statistisch signifikante Angaben über Prognose und Heilungschancen. Es kann jedoch angenommen werden, daß die 5-Jahres-Überlebensrate wie beim Hautmelanom nicht wesentlich über 20–40 % liegt.

Man unterscheidet noduläre Melanome, oberflächlich spreitende Melanome und das Lentigo maligna Melanom der Haut, die auch alle im Lidbereich vorkommen können.

Die zu wählende Bestrahlungstechnik richtet sich nach der Tumorgröße entsprechen der TNM-Klassifikation.

Im Gegensatz zu nodulären und oberflächlich spreitenden Melanomen reagieren Lentigo maligna-Melanome relativ gut auf die Strahlentherapie. In Einzelfällen wurden vollkommene Regressionen mit Depigmentierung des befallenen Areals beschrieben: nach 50 Gy appliziert in 20 Fraktionen innerhalb eines Monats (100 KV, HVL 0,7 mm Al, 20 cmSSD) von *Fitzpatrick* (1993) und nach 60 Gy (60 KV, FHA = 3 cm, HWS 0,25 mmAl) verabreicht in 12 Fraktionen von *Lommatzsch* et al. (1977) (Abb. 2.30 a,b).

Nach solch hohen Strahlendosen sind radiogene Schäden an den Lidern wie Hautulzera und Lidstellungsanomalien kaum zu vermeiden. Da dieser Tumor meist bei hochbetagten Patienten be-

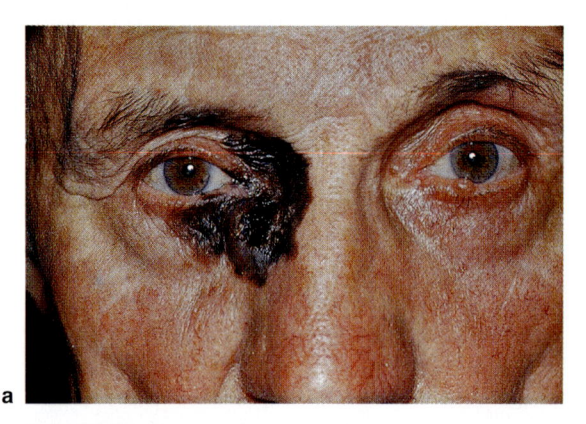

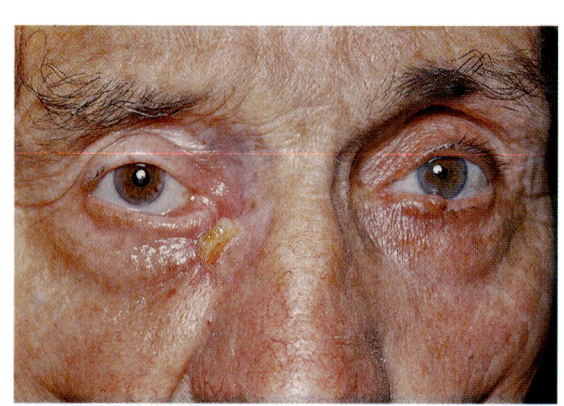

Abb. 2.30 a, b
a Lentigo maligna-Melanom, 82jähriger Patient.
b 1 Jahr nach Strahlentherapie mit Betatron 15 MeV, 70 Gy, Abdeckung des Bulbus mit einer Wolframschale.

handelt wird, spielt diese Gefahr der Ausbildung von Spätschäden oft nur eine geringe Rolle.

Melanotische Präkanzerosen

Die Lentigo maligna (Hutchinson-Fleck, Melanosis praecancerosa circumscripta Dubreuilh) ist als Vorläufer des Lentigo maligna-Melanoms anzusehen.

Strahlentherapeutisch läßt sich diese pigmentierte Präkanzerose zur Rückbildung veranlassen. *Miescher* (1954) beschrieb beispielsweise gute kosmetische Erfolge mit 5mal 20 Gy einer weichen Röntgenstrahlung (12 KV, Filter 1,0 Cellon, Berylliumfenster). *Braun-Falco* et al. (1975) empfahlen das Weichstrahlgerät Dermopan (14,5 KV, Filter 1,0 Cellon, FHA 15 cm, HWD 0,03 mm Al, GHWT = 1,0 mm). Bei Einzeldosen von 10–20 Gy wurden bis 100 Gy verabfolgt. Dies führt zu einer heftigen exsudativen Weichteilreaktion, die von den Autoren als Voraussetzung für den therapeutischen Erfolg angesehen wurde.

Man sollte sich jedoch bei derartig hohen Strahlendosen, auch wenn sie nur eine sehr geringe Eindringtiefe haben, stets die Frage stellen, ob eine Therapie bei stationären Prozessen überhaupt erforderlich ist.

2.3.3 Tumoren des Bindegewebes

Diese Tumoren erfassen vorwiegend sowohl Bindehaut als auch die Orbita und werden deswegen in diesen Kapiteln ausführlich beschrieben. Dies gilt besonders für das Rhabdomyosarkom, das Kaposi-Sarkom und die verschiedenen Arten der lymphatischen Tumoren.

2.3.4 Auf die Lider beschränkte Tumoren des lymphatischen Systems

In seltenen Fällen bleiben diese Tumoren auf die Lider beschränkt. In jedem Fall muß die histologische Diagnose gestellt und die entsprechende Klassifikation bestimmt werden, da diese Tumoren nicht immer lokal zu behandeln sind. Eine enge Zusammenarbeit mit Onkologen und Hämatologen ist dringend erforderlich, um eine Chemotherapie oder die Strahlentherapie an anderen Körperstellen rechtzeitig in die Wege leiten zu können (s. Kapitel 4, Lymphoproliferative Läsionen der okularen Adnexe [*Coupland*, *Stein*]).

Lymphome, Non-Hodgkin-Lymphome der verschieden Malignitätsgrade sowie Lidtumoren beim Morbus Hodgkin sind erfahrungsgemäß besonders strahlensensibel. Mit der konventionellen Strahlentherapie unter direktem oder indirektem Bulbusschutz lassen sich in der Regel vollständige Rückbildungen der Tumoren nach 30–40 Gy erzielen (*Schulz* 1959). Ahlström et al. (1965) beobachteten bereits nach 10 Gy vollständige Regressionen bei Lymphomen der Orbita. Bei Tumoren der Lider und der vorderen Orbitaabschnitte bevorzugten wir hochenergetische Elektronen mit indirektem Bulbusschutz unter Verwendung eines Spezialtubus, der die Ausblendung des Bulbus bei genügender Strahlendosis im peribulbären Raum garantiert (*Lommatzsch* et al. 1967). Bereits 4 Monate nach der Bestrahlung mit 30 Gy bei täglichen Fraktionen von 2 Gy beobachteten wir in allen Fällen eine restlose Rückbildung der Tumoren (Abb. 2.31 a,b).

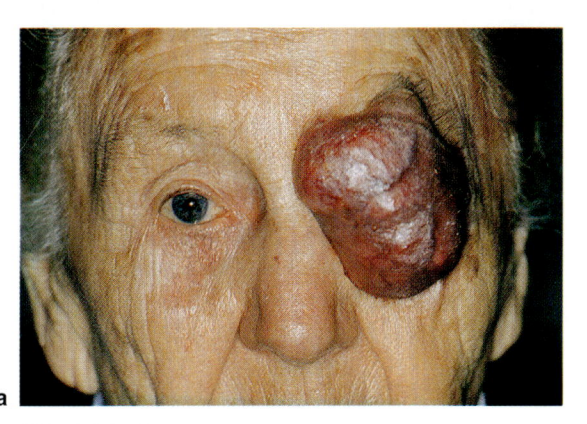

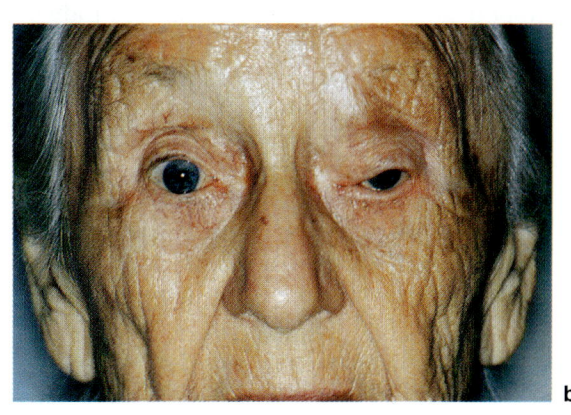

Abb. 2.31 a, b
a 93jährige Patientin, Non-Hodgkin Lymphom des linken Oberlides, hoher Malignitätsgrad.
b Völlige Rückbildung 3 Monate nach Strahlentherapie am Betatron 30 MeV, 30 Gy.

Bei acht in dieser Weise behandelten Patienten kam es in keinem Fall während der Nachbeobachtungszeit zwischen 6 Monaten und 3 Jahren zu einem Lokalrezidiv (*Lommatzsch* et al. 1982).

2.3.5 Komplikationen nach Strahlentherapie von Lidtumoren

Dank der modernen strahlentherapeutischen Technik kann heutzutage die Komplikationsrate glücklicherweise klein gehalten werden. Bei ausgedehnten Tumoren ist es oft schwierig zu entscheiden, ob Komplikationen durch den primären Tumor oder als Folge der Strahlentherapie entstanden sind. In etwa 10% aller bestrahlten Lidtumoren muß im Laufe der Zeit trotz genügender Bleiabschirmung des Bulbus mit Nebenwirkungen gerechnet werden. Hautatrophie, Depigmentierung, Teleangiektasien und Epilation der Zilien sind Zeichen einer radiogenen Spätschädigung. Als Folge der Kapillarschäden entstehen radiogene Ulzera, die irrtümlich mit einem Rezidiv verwechselt werden können. Lidschrumpfungen mit Neigung zum Ektropium oder Entropium werden mit der modernen Bestrahlungstechnik nur noch selten beobachtet (*McFaul* und *Bedford* 1970). Nach der früher üblichen Radiumspickung der Lidtumoren kam es regelmäßig zu Lidknorpelnekrosen und erheblichen Lidatrophien (*Levitt* et al. 1966). Die Bildung einer Leukoplakie an der Bindehaut ist die Folge der Rückstreuungsstrahlung an der Oberfläche der Bleiabdeckung. Aus diesem Grunde sollte die Bleischale zur Bulbusabdeckung noch mit 0,25 mm Cu, 0,5 mm Al und einer Paraffinschicht überzogen sein, um diese Rückstreuung von Röntgenstrahlen zu absorbieren (*Kopf* et al. 1966). Tumoren am inneren Lidwinkel führen immer zum Verschluß der Tränenwege mit allen daraus enstehenden Folgen. Die gefürchtete radiogene Keratopathie wird durch mehrere Faktoren begünstigt: Mangelhafte Abdeckung der Hornhaut, verminderte Tränensekretion (dry eye), Atrophie des Oberlides mit Keratitis e lagophthalmo, mechanische Reizung durch Leukoplakie und Keratinisierung der Conjunctiva tarsi. Die Verminderung der Hornhautsensibilität ist ein Frühsymptom der radiogenen Keratopathie. Die Strahlenkatarakt kann bei ordnungsgemäßer Bleiabdeckung des Bulbus vermieden werden.

2.3.6 Stellenwert der Strahlentherapie von Lidtumoren

Der Therapieerfolg hängt entscheidend von Tumorgröße und -ausdehnung ab. Ein optimal individuell angepaßter Behandlungsplan erfordert die enge Zusammenarbeit zwischen ophthalmologischen Chirurgen, Strahlentherapeuten und Onkologen. Die histologische Diagnose vor der Strahlenbehandlung ist unverzichtbar. Rezidive nach einer chirurgischen Behandlung sollten tunlichst bestrahlt, Rezidive nach Bestrahlung möglichst chirurgisch behandelt werden. Basaliome und Plattenepithelkarzinome erfordern gleiche therapeutische Strahlendosen. Beim Plattenepithelkarzinom muß in 5% mit Metastasen in den regionalen Lymphdrüsen gerechnet werden. Problematisch bleibt der Erfolg einer Strahlentherapie beim Talgdrüsenkarzinom und Melanom, obwohl einige derartige Tumoren strahlensensibel sind und Berichte über geheilte Einzelfälle vorliegen. Lymphatische Tumoren der unterschiedlichen Histologie sind sämtlich äußerst strahlenempfindlich und lassen daher eine hundertprozentige Regression erwarten.

2.4 Kryotherapie der Lidtumoren

T. Seiler, M. Anders, E. Spörl

Bei der Tumorbehandlung im Lidbereich werden an die Operationstechnik sehr hohe Forderungen gestellt, um zum einen eine vollständige Entfernung oder Destruktion des Tumors zu garantieren und zum anderen, um die physiologischen Funktionen der Augenlider zu erhalten, speziell in den Risikolokalisationen, den Lidwinkeln und der Umgebung der Tränenpünktchen. Bei der chirurgischen Exzision ist zwar die erforderliche Radikalität gewährleistet, jedoch ist die Erhaltung der für Lidschluß und Tränenfluß notwendigen Strukturen nicht immer einfach.

Die Kryotherapie gehört heute mit zur Therapiepalette von Lidtumoren. Unter Beachtung biophysikalischer Grundlagen und durch die richtige Wahl der Therapieparameter und des Therapiegerätes ist eine vollständige Destruktion des Tumors und häufig die Erhaltung der Funktionen möglich.

2.4.1 Grundlagen des Verfahrens

Die Kryotherapie nutzt fokal und indikationsspezifisch dosiert tiefe Temperaturen bis $-196\,°C$ für verschiedene Therapieeffekte. Dazu werden in der Augenheilkunde Kryotherapiegeräte auf der Basis der Gasentspannung von N_2O oder CO_2 bis $-70\,°C$ und der Verdampfung von flüssigem Stickstoff (LN_2) bis $-196\,°C$ eingesetzt. In der Ophthalmologie wird die Kryotherapie bei der Tumortherapie, der Epilation von Zilien, der Behandlung bestimmter Formen des Glaukoms, der Conjunctivitis vernalis und in der Netzhautchirurgie angewandt (*Kuflik* 1994, *Matthäus* 1989, *O'Donnell* und *Collin* 1993, *Toczolowski* 1993), wobei unterschiedliche Kälteeffekte wirksam werden.

Bei der Tumorbehandlung wird hauptsächlich der Effekt der Kryodestruktion ausgenutzt. Aus kryobiologisch-experimentellen Untersuchungen wurden die Bedingungen für die Kryodestruktion wie folgt abgeleitet (*Gage* 1992, *Mazur* 1977, *Whittaker* 1976):

- Das zu zerstörende Gewebe soll mindestens auf eine Temperatur von $-40\,°C$ mit einer Gefriergeschwindigkeit größer als $100\,°C/min$ abgekühlt werden, damit es zur intrazellulären Eisbildung kommt.
- Der Auftauproßeß sollte spontan erfolgen mit einer Auftaugeschwindigkeit kleiner als $10\,°C/min$, um eine weitere Schädigung der Zellen, infolge der Rekristallisation der Eiskristallite, zu bewirken. Für die Praxis bedeutet dies, daß auf keinen Fall das spontane Auftauen beschleunigt werden darf.
- 2 bis 3 Gefrier-Auftau-Zyklen tragen zur Erhöhung und vollständigen Absicherung der Destruktionswirkung bei.

Diese kryobiologischen Bedingungen müssen also je nach Indikation, Größe und Tiefenausdehnung des zu zerstörenden Gewebes in einem festgelegten Gefrier-Auftau-Regime realisiert werden.

Bei der Kryoapplikation kommt es infolge des Wärmeentzugs im Gewebe zur Ausbildung eines Temperaturfeldes, das man in verschiedene Zonen unterteilen kann (Abb. 2.32). Die oberflächliche Ausdehnung der Gefrierzone, markiert durch die Gefrierfront, ist aber größer als die eigentliche Destruktionszone, die den Tumor einschließlich der Sicherheitszone vollständig erfassen soll. Die Stimulationszone, in der Stoffwechselprozesse und dadurch Wachstums-, Resorptions- und Reparationsprozesse angeregt werden, schließt sich an die Destruktionszone an und wird durch Temperaturen zwischen $-12\,°C$ und $10\,°C$ charakterisiert. In Abb. 2.33 sind die Tiefenausdehnung von Ge-

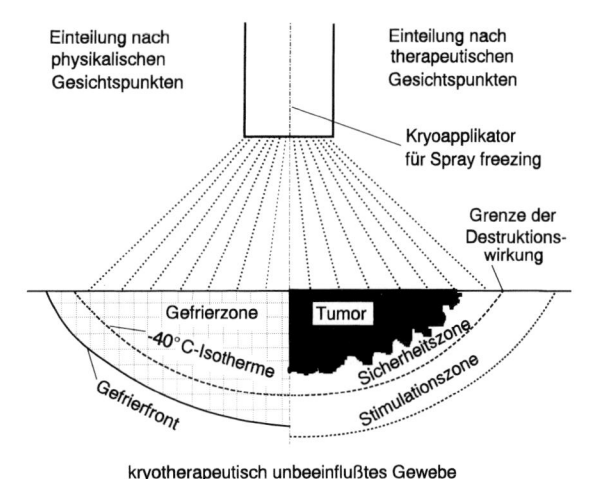

Abb. 2.32 Schematische Darstellung der Kryoapplikation und der verschiedenen Zonen im Gewebe.

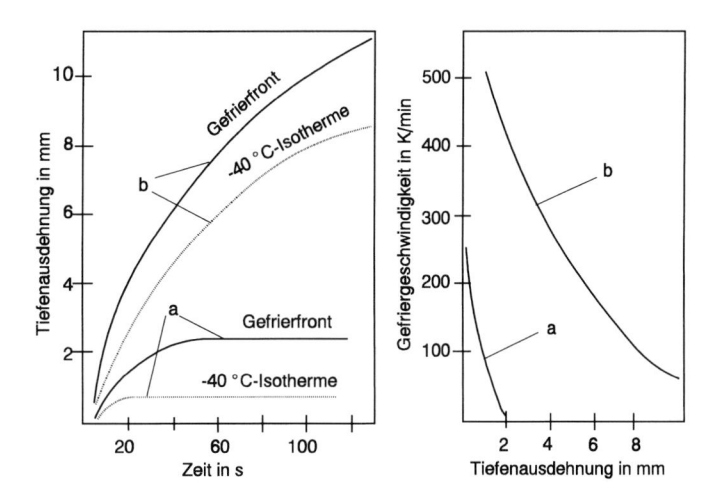

Abb. 2.33 Berechnete Zeitabhängigkeit der Tiefenausdehnung der Gefrierfront und der $-40\,°C$-Isothermen sowie der Gefriergeschwindigkeiten für
a Gasentspannungsgerät ($-70\,°C$)
b Spray freezing ($-196\,°C$)

frierfront und −40 °C-Isotherme (Destruktionsfront) in Abhängigkeit von der Zeit und die Gefriergeschwindigkeit in Abhängigkeit von der Tiefenausdehnung für das Spray freezing (LN$_2$) und einen Gasentspannungsapplikator angegeben.

2.4.2 Therapieplan

Durch die fachgerechte und verantwortungsbewußte Wahl der Therapieparameter: Zeit, Applikationsform, Arbeitstemperatur, lassen sich mit der Kryotherapie gute Ergebnisse erreichen. Aus der Kenntnis der Tumordicke kann man heute die Therapieparameter mit ausreichender Sicherheit rechnerisch analog zur Bestrahlungsplanung in der Strahlentherapie (aus Tabellen und Diagrammen) ermitteln (*Boyarsky* und *Filippov* 1979, *Spörl* et al. 1991). Da Lidtumoren häufig 3–4 mm dick sind, ergibt sich beim Spray freezing eine Therapiezeit von ca. 20–30 Sekunden. Aufgrund des erhöhten Rezidivrisiko bei Basaliomen im inneren Lidwinkel sollte die Therapiezeit bei dieser Lokalisation eher noch länger gewählt werden (40 s) (*Fosko* et al. 1997). Dabei können das angrenzende Periost oder die oberflächlichen Knochenschichten mit in die Behandlungszone einbezogen werden, ohne nennenswerte Nebenwirkungen zu erzeugen (*Buschmann* 1985). Darüber hinaus darf sich die Kälteapplikation nicht nur auf den Tumor beschränken, sondern ein oberflächlicher Sicherheitsabstand von 3–4 mm um ein Basaliom und von 5–6 mm um ein Spinaliom sollte mit einbezogen werden (*Matthäus* 1989). Mit dem Spray freezing kann Gewebe bis zu einer Tiefenausdehnung von maximal 6–7 mm zerstört werden.

Die Verwendung des Spray freezing mit flüssigem Stickstoff ist vor allem bei onkologischen Indikationen wichtig, denn eine unzureichende therapeutische Dosierung, (nicht ausreichend tiefe Temperaturen, zu kleine Gefriergeschwindigkeiten, zu kurze Therapiezeiten) können dazu führen, daß der in der äußeren Peripherie der Gefrierzone auftretende Stimulationseffekt in der Randzone der Geschwulst wirksam wird, was unbedingt vermieden werden muß. Auch mit flüssigem Stickstoff durchflossene Kontaktsonden eignen sich zur Behandlung von Lidtumoren, wobei die Gewebeoberfläche möglichst eben sein sollte, um einen guten Wärmekontakt zu erhalten (*Buschmann*, 1992). Für stark zerklüftete Oberflächen scheint uns das Spray freezing als geeigneter. Bei Gasentspannungsapplikatoren (max. −70 °C), wie sie für die Netzhautchirurgie verwendet werden, entsteht zwar auch eine Gefrierzone im Gewebe, jedoch reicht die −40 °C-Isotherme nur weniger als 1 mm in die Tiefe. Eine größere Destruktionswirkung erreicht man auch nicht durch Verlängerung der Therapiezeit (Abb. 2.33). Sehr viel problematischer ist jedoch, daß die Stimulationszone oft noch Tumorgewebe umfaßt und dadurch eher eine unerwünschte Wirkung erzielt wird, nämlich die Anregung des Tumorwachstums. Deshalb kann vor der Anwendung von Gasentspannungsgeräten zur Tumorbehandlung nur gewarnt werden.

Für die Kontrolle des kryotherapeutischen Effektes stehen die Methoden der Thermometrie, Impedanzmessung und Ultraschalldickenmessung zur Verfügung, die aber weniger beim klinischen Einsatz als im Forschungsstadium eingesetzt wurden. Klinischen Wert hat nachweislich nur die Thermometrie (*Price* und *Biro* 1983).

In zahlreichen Einzelstudien zur Kryotherapie von Lidtumoren wurden Vor- und Nachteile herausgearbeitet (Tab. 2.6) und die Ergebnisse veröffentlicht (Tab. 2.7). Aus der Analyse dieser Ergebnisse lassen sich einige allgemeine Aussagen zusammenfassen.

2.4.3 Indikationen – Kontraindikationen

Für die Behandlung des Basalioms am Augenlid eignet sich die Kryotherapie, weil diese Tumoren meist noch klein sind, wenn sie bemerkt werden, die Basaliome nicht metastasieren und die Tiefen-

Tabelle 2.6 Vor- und Nachteile der Kryotherapie bei Lidtumoren.

Vorteile
- Ausbildung zarter und nur wenig schrumpfender Narben
- gute funktionelle und kosmetische Ergebnisse
- ableitende Tränenwege behalten ihre Durchgängigkeit auch nach erfolgter Durchfrierung
- Wiederholbarkeit der Kryotherapie bei Rezidiven auch nach Strahlenbehandlung

Nachteile
- Auftreten des postoperativen Ödems
- verlängerte Abheilzeiten infolge langsamer Abstoßung des nekrotischen Gewebes
- fehlende intraoperative histologische Kontrollmöglichkeit auf Vollständigkeit
- Wirkung bisher nur für Lidtumoren bis 12 mm Durchmesser gesichert

Tabelle 2.7 Überblick über Ergebnisse kryochirurgischer Studien.

Publikationsjahr	Autor	Zeitraum	Behandlungszahl	Rezidivrate	Kryogerät	Applikation
1980	Matthäus et al.	1972–1979	474	5,8	IKG 1/IKG 3	contact/spray
1984	Fraunfelder et al.	1979–1984	167	4,5		
1986	Buschmann et al.	1979–1983	66	1,5	Erbokryo P	contact
1986	Preskavec	1980–1984	82	4,5	IKG 1/IKG 3	contact/spray
1988	Fraunfelder et al.	–	289	4,2	–	–
1990	Gunnarson et al.	1982–1989	121	–	–	spray
1990	Biro/Price	1978–1988	135	3,0	CRY-AC	spray/contact
1992	Buschmann	1981–1988	220	3,2	Erbocryo P	contact
1995	Anders et al.	1980–1985	278	3,5	IKG 3	spray
1995	Tuppurainen	1980–1985	103	4,5	CRY-AC	spray/contact
1995	Zabel/Behrens-Baumann.	1987–1993	249	3,61	IKG 3	spray
1996	Müllner/Langmann	1991–1995	80	2,5	Erbocryo SN	spray

ausdehnung von 3 mm selten überschreiten, so daß der gesamte Tumor zerstört werden kann (*Kamao* et al. 1981). Kontraindikationen für die Kryotherapie von Lidtumoren sind Tumoren mit einem Durchmesser größer als 12 mm und wenn eine Knochen- bzw. Orbitabeteiligung vorliegt bzw. wenn der Fornix mit einbezogen ist. Bei größeren Tumoren steigt das Risiko für ein Rezidiv bzw. für einen Lidranddefekt (*Biro* und *Price* 1990, *Fraunfelder* et al. 1984, *Fraunfelder* et al. 1988, *Tuppurainen* 1995). Beim Spinaliom muß außerdem vorher klinisch durch Tastung oder Biopsie der regionalen Lymphknoten eine Metastasierung ausgeschlossen werden.

2.4.4 Durchführung der Kryoapplikation

Für die Behandlungen wurden Stickstoff-Kryotherapiegeräte (IKG 3, Fa. Funke GmbH, Dresden; Erbocryo SN und Erbocryo P, Fa. Erbe-Medizintechnik, Tübingen; CRY-AC, Brymill Co., USA) benutzt. Bei den Sprühgeräten wird über auswechselbare stumpfe Sprühkanülen (üblicher Durchmesserbereich 0,5 mm bis 1,0 mm) mittels eines Handhebelventils dosierbar ein scharf gebündelter Stickstoff-Sprühstrahl mit einer Arbeitstemperatur von ca. −196 °C auf die Tumoroberfläche gelenkt (*Anders* et al 1995, *Krantz* und *Wengors* 1989). Der flüssige Stickstoff sollte unter relativ hohem Sprühdruck (0,3–0,4 MPa) auf das Gewebe aufgesprüht werden, wobei sich ein Gas-Flüssigkeitsgemisch ausbildet, mit dem ein sehr guter Wärmeübergang erreicht wird. Der eingesetzte hohe Sprühdruck garantiert auch die Ausbildung eines scharf gebündelten, fokalen Sprühstrahls, der es gestattet, die Kälte genau lokalisiert zu applizieren, ohne gesundes Gewebe übermäßig zu schädigen. Auch bei unebenen und zerklüfteten Oberflächen erreicht man mit dem Spray freezing einen guten Wärmeübergang.

Die Kryoapplikation sollte in folgenden Schritten durchgeführt werden:

- Infiltrationsanästhesie des Tumorgebietes unter Zusatz eines Vasokonstringens, wenn nicht kontraindiziert. Die dadurch herbeigeführte Gefäßengstellung reduziert die Gegenheizwirkung der Gewebedurchblutung und verlängert damit die Auftauphase, wodurch die Dauer und damit die Wirkung der zelldestruktiven Rekristallisationsvorgänge verlängert wird.
- Entnahme einer Gewebeprobe zur histologischen Sicherung der Diagnose.
- Planierung (oberflächliche chirurgische Exzision) des Tumors mit einem scharfen Löffel. Damit verringert man die Tumormasse, kommt mit einer geringeren Kältedosierung aus und erreicht so eine geringere lokale Entzündung und damit eine Verkürzung der Abheilzeit.
- Schutz des Auges vor Kälteeinwirkung durch Einsetzen eines speziell geformten Teflonspatels zwischen Lid und Bulbus.
- Die Therapieparameter, z. B. Durchmesser der Sprühkanüle bzw. der Kontaktsonde und Applikationsdauer, werden nach Größe und Tiefenausdehnung des Tumors festgelegt (Abb. 2.33).
- Kryoapplikation in drei unmittelbar aufeinanderfolgenden Kryozyklen (rasches Einfrieren, langsames Auftauen) unter Einbeziehung einer Sicherheitszone von 2–5 mm im Gesunden, um eine entsprechende Sicherheit zu gewährleisten.
- Lokale Nachbehandlung mit Salbe (Antibiotikum/Prednisolon).

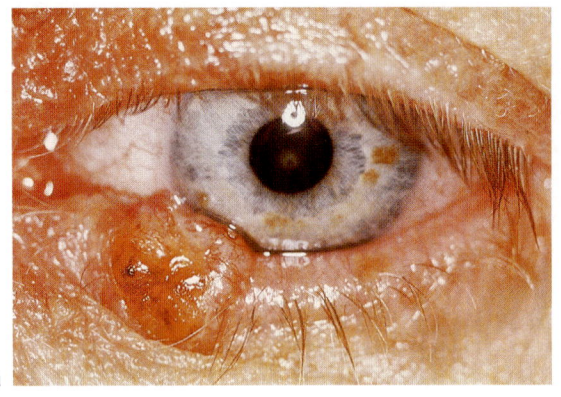

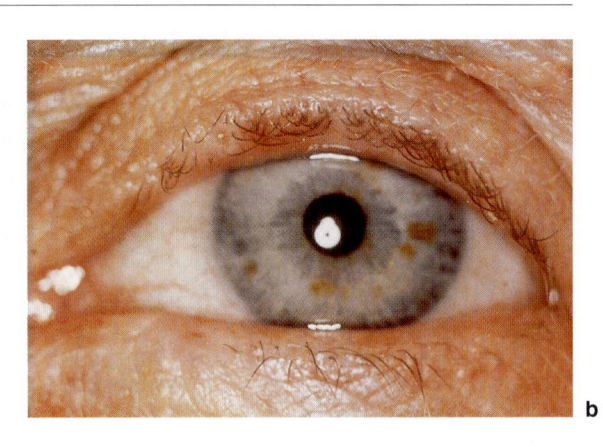

Abb. 2.34 a, b
a Lidbasaliom vor und b nach Kryotherapie.

Sinnvoll erscheint die Planierung bei großen Tumoren vor der Kryotherapie, da die so verringerte Tumormasse eine kleinere Kältemenge zur Destruktion benötigt. Bei der Kryotherapie verbleibt das destruierte Gewebe am Ort und wird als nekrotisches Gewebe abgestoßen. Eine Verringerung des nekrotischen Gewebes führt daher zu einem kürzeren Heilungsprozeß. Die kryotherapeutische Behandlung des Tumorgrundes bewirkt eine gleichmäßige, zarte und nicht wesentlich schrumpfende Narbe. Die Abbildungen 2.34 a und b zeigen ein Lidbasaliom am Unterlid vor und nach Kryotherapie. Die Besonderheiten der Wundheilung und der Narbenbildung nach Kryotherapie wurden ausführlich untersucht und werden auch therapeutisch zur Behandlung von hypertrophen Narben und Keloiden genutzt (*Anders* et al. 1995, *Zouboulis* et al. 1993).

Oft wird auch die chirurgische Entfernung des Tumors mit der Kryotherapie kombiniert, um eine noch höhere Heilungsrate zu erzielen und eine günstige Narbenbildung durch Kryotherapie zu stimulieren (*Spiller* und *Spiller* 1977, *Mallon* und *Dawber* 1996, *Müllner* und *Langmann* 1996).

2.4.5 Wundheilung

Nach Kryodestruktion kann man klinisch fünf Phasen der Wundheilung unterscheiden: Hyperämie, Ödem, Exsudation, Mumifikation, Narbe.

Die Hyperämie tritt sofort nach dem ersten Kryozyklus mit scharfer Begrenzung zur unbehandelten Umgebung auf. Zur Bildung eines Ödems kommt es in den ersten postoperativen Stunden und es bildet sich innerhalb einiger Tage stets komplikationslos zurück. Die Exsudation beginnt 24 Stunden nach der Applikation und dauert etwa eine Woche. Die Mumifikation, d. h. das Eintrocknen des behandelten Gewebes bis zum Narbenstadium beträgt im Durchschnitt 26 Tage. Die Kryonekrose weist die typischen histologischen Merkmale einer Koagulationsnekrose auf, jedoch unterscheidet sie sich davon in einigen Punkten in der proliferativ-reparativen Phase. Das kältedenaturierte Protein scheint durch Makrophagen leichter abbaubar als das durch Hitze denaturierte (*Helpap* 1980). Auch bleiben im Bereich der Kryonekrose die fibrillären Gewebebrücken erhalten, die den proliferierenden Zellelementen als Leitschienen dienen, was die Wundheilung erleichtert (*Daicker* et al. 1994). Die Nachbehandlung geschieht am besten „offen", da ein abdeckender Verband den Effekt einer feuchten Kammer mit der Gefahr der Superinfektion bewirkt. Es genügt, 3mal täglich eine antibiotische Salbe mit Zusatz von Kortikoiden bis zur völligen Epithelisierung zu applizieren. Wie bereits erwähnt, behalten die Tränenwege ihre Durchgängigkeit auch dann, wenn sie in den Kälteanwendungsbereich mit einbezogen werden müssen (*Matthäus* und *Baerthold* 1978).

2.4.6 Mögliche Nebenwirkungen

Muß der Lidrand voll in den Kälteapplikationsbereich einbezogen werden, dann kommt es hier zu einem bleibenden Epithelisationseffekt. Nach besonders intensiver Kryotherapie kann es selten (in einer unserer Studien bei 9 Patienten, entsprechend 4,5%) zu einer teilweisen Konjunktivalisierung des Lidrandes kommen, wobei die Conjunctiva tarsi auf den Lidrand übergreift (*Daicker* et al. 1994). Subjektiv belastet dieser Zustand die Patienten wenig, und die Nachbeobachtungen zeigen die Harmlosigkeit eines solchen Befundes.

Lidfehlstellungen bzw. Epiphora haben wir nicht beobachtet, werden aber nach der Behandlung von sehr großen Tumoren in der Literatur berichtet (*Fraunfelder* 1988, *Tuppurainen* 1995). Die geringe Kälteresistenz der Melanozyten kann bei pigmentreichen Patienten zur Ausbildung depigmentierter Kryonarben führen. Im Verlauf von 6 bis 8 Monaten kommt es aber zur Repigmentierung durch Melanozyten aus der Umgebung.

2.4.7 Ergebnisse

Da bei der Kryotherapie histologisch nicht kontrolliert werden kann, ob der Tumor vollständig entfernt wurde, sollte eine regelmäßige (halbjährliche bis jährliche) Kontrolle über einen längeren Nachbeobachtungszeitraum erfolgen, um eventuelle Rezidive möglichst im Anfangsstadium zu erkennen und zu behandeln. Bei jeder Nachkontrolle wurde das Behandlungsareal kontrolliert und die regionalen Lymphknoten abgetastet (Lee 1993). Bezüglich der Rezidivrate bei der Behandlung von Primärtumoren sind die Ergebnisse nach Kryotherapie vergleichbar mit chirurgischen Verfahren, mit denen eine Rezidivrate von 4,5–6,1 % erreicht wurde (*Scholda* und *Steinkogler* 1990, *Shields* 1993, *Steinkogler* und *Scholda* 1991, *Steinkogler* und *Scholda* 1993). Nur mit speziellen chirurgischen Verfahren, bei denen während der Operation die vollständige Tumorentfernung im Gesunden durch Gefrierschnitt- oder durch die Mohs-Technik nachgewiesen wird, erreicht man Rezidivraten von 1–3 % (*Beyer-Machule* 1993, *Mohs* 1986). Andere kryotherapeutische Studien weisen Rezidivraten von 3,2–4,5 % auf (*Biro* und *Price* 1990, *Buschmann* 1992, *Fraunfelder* et al. 1988, *Gunnason* et al. 1990, *Zabel* und *Behrens-Baumann* 1995, *Anders* et al. 1995, *Müllner* und *Langmann* 1996) (siehe Tab. 2.7). Die Dauer zwischen der Behandlung und dem Auftreten der Rezidive beträgt etwa 2 bis 4 Jahre. Die Rezidivrate ist wie bei den chirurgischen Verfahren am höchsten im inneren Lidwinkel und beträgt 8 %. Im Vergleich zu der Kryobehandlung von Primärtumoren ist bei bereits chirurgisch vorbehandelten oder bestrahlten Tumoren die Rezidivrate höher (7–15 %) (*Preskavec* 1996, *Fraunfelder* et al. 1984).

Die in den letzten Jahren gegenüber älteren Studien verbesserte Rezidivrate (1972–1979 fand Matthäus eine Rezidivrate von 5,8 %, *Matthäus* et al. 1980) kann auf die Verbesserung von Operations- und Gerätetechnik zurückgeführt werden.

Insbesondere der Übergang vom Contact freezing mit nichtdurchflossenen Sonden zur Methode des Spray freezing mit höherem Sprühdruck (0,4 MPa) dürfte die signifikante Verbesserung bedingt haben (*Krantz* und *Wengors* 1989). Der Vorzug des Spray freezing liegt sowohl in der hohen übertragbaren Kälteleistung auf das Gewebe als auch in der Möglichkeit einer optimalen Kälteapplikation bei ungünstigen Tumorlokalisationen und -oberflächen. Die Kryotherapie von malignen Lidtumoren ist hinsichtlich der erreichbaren funktionellen und kosmetischen Ergebnisse als gut einzuschätzen (*Buschmann* 1992, *Fraunfelder* et al. 1988, *Gunnarson* et al. 1990).

Obwohl die Behandlung des Basalioms am Augenlid den größten Teil der Kryotherapie einnimmt, eignet sich die Kryotherapie auch gut bei Hämangiomen, Spinaliomen und benignen Neubildungen wie Papillomen, Fibromen und Naevi (*Matthäus* 1989). Wenn auch in der Literatur über erfolgreiche Behandlungen von Melanomen berichtet wird (*Müllner* und *Langmann* 1996), gestützt auf die Tatsache, daß Melanozyten bereits bei –7 °C abgetötet werden, ist man heute noch zurückhaltend mit der Kryotherapie.

Trotz der klaren Vorgehensweise bei der Kryotumortherapie sollten sich unerfahrene Kollegen nicht dazu verleiten lassen, Tumorbehandlungen ohne eigene Erfahrungen bezüglich der Tumoreinschätzung, der Therapie und der Nachkontrolle durchzuführen. So schreckt der Unerfahrene z. B. oft vor der relativ großen Gefrierzone zurück, verkürzt die notwendige Therapiezeit und erreicht nicht die vollständige Tumordestruktion.

2.4.8 Stellenwert der Kryotherapie der Lidtumoren

Bei exakter Indikationsstellung und Verwendung eines leistungsfähigen Stickstoffkryotherapiegerätes sowie eines suffizienten Therapieregimes zur Realisierung einer Destruktionstemperatur von –40 °C mit einer Gefriergeschwindigkeit von 100 °C/min im gesamten Tumor darf die Kryotherapie bei Lidtumoren bis zu einem Durchmesser von 12 mm als vollwertiges, funktionell der chirurgischen Tumorresektion mindestens äquivalentes Verfahren angesehen werden.

Zusammenfassung zu Kap. 2
Tumoren der Lider

Etwa 25% aller malignen Tumoren befallen die Haut und 9–15% davon auch die Augenlider. Die verschiedenen Gewebeanteile der Lider können sich alle bei der Tumorbildung beteiligen. Eine Reihe von nicht-tumorösen Veränderungen werden gelegentlich durch echte Neoplasien vorgetäuscht. Daher empfiehlt sich in jedem Fall die histologische Klärung durch eine Biopsie. Das Basalzellkarzinom macht 85–95% aller Lidtumoren aus. Die Zunahme der Häufigkeit maligner Lidtumoren hängt ohne Zweifel mit einer zunehmenden Exposition durch ultraviolette Strahlen zusammen. Veränderungen des p53 Tumor-Suppressorgens durch UV-B-Therapie konnte nachgewiesen werden.

Die Behandlung der Lidtumoren muß neben der Geschwulstentfernung immer bestrebt sein, die Funktion der Lider zum Schutze des Bulbus zu erhalten, wobei kosmetische Belange zu berücksichtigen sind. Insbesondere maligne Tumoren erfordern eine radikale Therapie, um Rezidive zu vermeiden.

Zwei Tumoren der Lider müssen besonders gefürchtet werden: Das Talgdrüsenkarzinom wegen seiner Neigung zu Metastasen – es gehört zu den gefährlichen Neoplasien in unserem Fach – und der sklerosierende Typ des Basalioms wegen seiner oft unbemerkten Infiltration in tiefere Gewebsschichten.

Die Wahl der Behandlungsmethode richtet sich nach Tumorgröße, Ausbreitung, Alter und dem allgemeinen Gesundheitszustand des Patienten.

Die chirurgische Entfernung mit histologischer Kontrolle der Exzisionsränder (Mohs-Technik) und anschließend plastischer Deckung des Gewebedefektes, Strahlentherapie unter Schutzbedingungen für den Bulbus, Kryotherapie sowie die gegenseitige Ergänzung dieser Methoden sind die üblichen Behandlungsmethoden. Persönliche Erfahrungen auf den genannten Gebieten sind wichtige Voraussetzung für optimale Behandlungsresultate. In seltenen Fällen bei Rezidiven nach mehreren Behandlungsversuchen insbesondere beim sklerosierenden Basaliom kann die Exenteratio orbitae erforderlich werden.

3 Tumoren der Bindehaut

3.1 Epitheliale Tumoren

P. K. LOMMATZSCH

3.1.1 Gutartige Veränderungen

Durch Umwelteinflüsse, Viren oder Bakterien und besonders durch vermehrte Ultraviolettbelastung kann es zu Abnormitäten der epithelialen Differenzierung des Bindehautepithels kommen, die sich klinisch durch Verdickungen, plaqueähnlichen Trübungen (Leukoplakie) oder noduläre meist aber papilläre Wucherungen bemerkbar machen. Diese Veränderungen sind immer gutartig, können sich aber im Laufe der Zeit in maligne Tumoren umwandeln.

Plattenepithel Papillome

Diese durch Viren induzierten infektiösen Papillome kommen sowohl im Kindesalter als auch bei Erwachsenen vor und können an multiplen Stellen gleichzeitig auftreten. Nach *Seitz* et al. (1995) sind 55% der Papillome im Bereich der Karunkel und Plica semilunaris lokalisiert. Gelegentlich kommen „Abklatschpapillome" oder auch als „kissing papillome" bezeichnete an der gegenüberliegenden Conjunctiva tarsi vor. Nach Exzision neigen sie zu Rezidiven. Klinisch bestehen Ähnlichkeiten zu den von Papovaviren (Papilloma- und Polyomaviren) ausgelösten Warzen der Haut, so daß auch bei Papillomen der Bindehaut das Papovavirus als Erreger angenommen wird. Bei Gewebeuntersuchungen mit der Peroxidase-Antiperoxidasetechnik konnte Papillomavirusantigen in den Zellen des Bindehautpapilloms nachgewiesen werden. Auch mit der DNA Molekular-Hybridisation-Technik fanden sich Sequenzen der Papillomavirus DNA in den Epithelien eines Bindehautpapilloms (*Lass* et al. 1983). Histologisch bestehen diese Papillome aus verzweigten Ästen mit einem zentralen Gefäß und Bindegewebe, die von akanthotischem nicht verhornendem Plattenepithel bedeckt sind. Sie enthalten auch Becherzellen und sind mit Entzündungszellen infiltriert. Die Basalmembran ist immer intakt. Der Nachweis von „Koilozytosis", einer virusbedingten perinukleären Aufhellung des Zytoplasmas verbunden mit nukleärer Pyknosis deutet auf eine Virusgenese dieser Tumoren.

Die Behandlung kann infolge der Rezidivneigung Schwierigkeiten bereiten. Lokale Exzision, Kryotherapie (*Harkey* und *Metz* 1968) und Chemotherapie mit Dinitrochlorobenzol (*Petrelli* et al. 1981, *Burns* et al. 1983) haben sich als wirksam erwiesen.

Limbus-Papillom: Dies ist eine besondere Form des Papilloms bei älteren Erwachsenen, das vorzugsweise am Limbus entsteht und sich langsam auf die Conjunctiva bulbi oder in Richtung Cornea ausbreitet. Im Gegensatz zu den viralen Papillomen sind sie stets einseitig und einzeln anzutreffen und wachsen sehr langsam breit auf der Unterlage aufsitzend. An der Spaltlampe sieht man deutlich die Gefäßschlingen in den einzelnen Tumorästchen. Klinisch ist eine sichere Unterscheidung zwischen einem benignen Papillom und einem Plattenepithelkarzinom schwer möglich. Histologisch sind die papillären Falten mit Plattenepithel überzogen, das im Gegensatz zu den infektiösen Papillomen bei Jugendlichen bereits Zeichen von Pleomorphismus und Dysplasie aufweist. Es besteht die Neigung zur Epidermialisierung mit Keratinisierung. Die Basalmembran ist aber als Zeichen der Benignität stets intakt (Abb. 3.1).

Invertiertes Papillom: Dieser Tumor kommt vorwiegend in der Nasenschleimhaut oder in den Nebenhöhlen vor, ist aber auch als Tumor des Tränensackes beschrieben worden (*Ryan* und *Font* 1973). Anstatt exophytisch zu wachsen, entwickeln sich diese Epitheliome in das unterliegende Bindegewebe hinein. Die Tendenz zur malignen Transformation der invertierten Papillome ist groß und wird beispielsweise in der Nase mit 13% angegeben (*Hyams* 1971).

Invertierte Papillome der Konjunktiva erscheinen weniger aggressiv als die der Nasenschleimhaut,

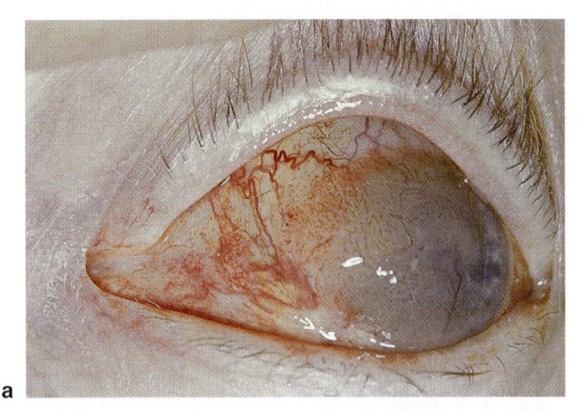

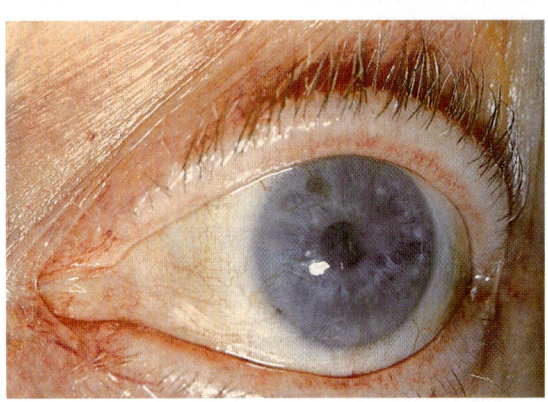

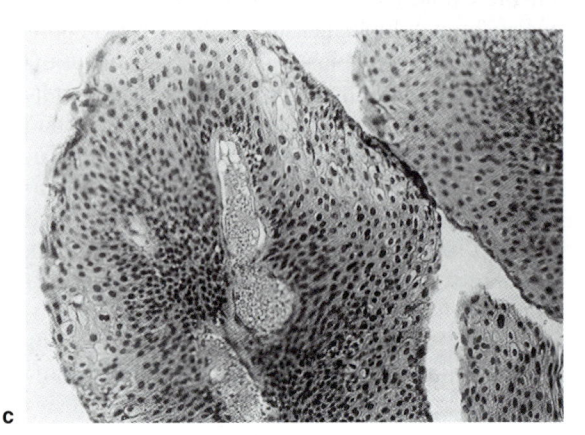

Keratotische Plaques

Diese lokalisierten Veränderungen entstehen in der bulbären besonders der limbalen Konjunktiva. Sie besitzen nur eine geringe Wahrscheinlichkeit zur karzinomatösen Entartung. Klinisch sind sie durch eine umschriebene, geringe Verdickung der Bindehaut mit weißlicher Verfärbung gekennzeichnet. Histologisch ist diese Veränderung durch Akanthosis, Parakeratosis oder Hyperkeratosis charakterisiert. Diese nicht wegwischbaren weißen Schleimhautflecke werden als Leukoplakie bezeichnet.

Pseudoepitheliomatöse Hyperplasie

Hierbei reagiert das Bindehautepithel mit Akanthose, Parakeratose und Hyperkeratose auf einen chronischen entzündlichen Reiz wie z.B. beim Pterygium oder bei einer Pinguecula. Diese Epithelverdickung, ebenfalls als Leukoplakie bezeichnet, erregt eher den klinischen Verdacht auf ein Karzinom.

Keratoakanthom und invertierte follikuläre Keratosis

Es ist eine benigne Tumorform der pseudoepitheliomatösen Hyperplasie, die eigentlich nur an der Haut und an den Lidern vorkommt (s. Kap. 2.1.10.2). Selten können sie auch an der bulbären Konjunktiva entstehen. Es handelt sich um einen benignen Tumor mit zentralem kraterähnlichen Hornhautpfropf. Die spontane Rückbildung ist in der Regel zu erwarten, obwohl der Tumor histologisch ein hochdifferenziertes Plattenepithelkarzinom vortäuschen kann.

Hereditäre benigne intraepitheliale Dyskeratose

Es handelt sich um eine autosomal dominant vererbbare Erkrankung, die bei einer isolierten Bevölkerungsgruppe im nordöstlichen North Carolina beobachtet wurde. Die erkrankten Patienten entwickeln beiderseits in der perilimbalen Konjunktiva erhabene Plaques mit erweiterten Gefäßen, die sich auf die Hornhaut ausbreiten können. Ähnliche Plaques entstehen auch an der Mundschleimhaut. Histologisch ergibt sich ein verdicktes Bindehautepithel mit erhabenen Verhornungen besonders um einige Zellen in den tieferen Epithelschichten. Die Basalmembran ist stets intakt und eine maligne Entartung ist bisher nicht beobachtet worden (*Klintworth* 1977, *v. Sallman* und *Paton* 1960).

Abb. 3.1 a–c
a Papillom der Bindehaut (Limbus-Papillom), 72jährige Patientin.
b 1 Jahr nach Exzision und Brachytherapie mit Sr-90/Y-90, 100 Gy in 10 Fraktionen.
c Histologie: zentrales Gefäß, Pleomorphie und Dysplasie der Epithelzellen, vereinzelt Koilozytose (perinukleäre Aufhellungen). Möglicherweise bereits beginnende karzinomatöse Umwandlung an einigen Stellen.

und eine maligne Umwandlung ist noch nie beschrieben worden (*Streeten* et al. 1979).

3.1.2 Präkanzeröse Veränderungen

Der bevorzugte Sitz der präkanzerösen Veränderungen liegt im Bereich der Bindehaut zwischen den geöffneten Lidern. Sie gelten als die Vorläufer des invasiv wachsenden malignen Plattenepithelkarzinoms.

Aktinische Keratose (senile Keratose)

Die senile oder aktinische Keratose ist möglicherweise die Folge einer lang anhaltenden verstärkten Ultravioletteinstrahlung (*Spencer* und *Zimmerman* 1985). Klinisch ist die sichere Unterscheidung von einem keratotischen Plaque oder einer pseudokarzinomatösen Hyperplasie nicht möglich, so daß auch hierbei die Diagnose Leukoplakie zutrifft. Histologisch findet man im veränderten Epithel eine Vielzahl von zellulären Atypien wie Akanthose, Parakeratose und Verhornungen bis hin zu ausgeprägter Pleomorphie und Dyskeratose und sogar zu abnormen Mitosen.

Dysplasie

Dysplastische Bindehautveränderungen sind durch unterschiedliche Grade der zellulären Atypien und durch Veränderungen der zellulären Organisation und Polarität gekennzeichnet.

Im Gegensatz zum Carcinoma in situ erstrecken sich diese zellulären Abnormitäten nicht über die gesamte Dicke des Epithels. *Spencer* und *Zimmerman* (1985) weisen darauf hin, daß eine ausgeprägte Dysplasie nicht mehr sicher von einem bereits beginnenden Carcinoma in situ zu unterscheiden ist. Klinisch spielt das auch keine Rolle, da beide Veränderungen die gleiche Behandlung erfordern.

Xeroderma pigmentosum

Diese erblich autosomal rezessive Erkrankung ist durch eine erhöhte Empfindlichkeit der Haut und Schleimhäute auf Sonnenstrahlen gekennzeichnet. Die durch ultraviolettes Licht verursachten DNS-Schäden in den oberflächlichen Zellen der Haut werden nicht mehr in der üblichen Weise repariert, so daß eine karzinomatöse Entwicklung ausgelöst wird. Auch Lider, Bindehaut und Hornhaut können bei dieser Erkrankung ernsthaft befallen werden. Nur solche Regionen der Haut und Schleimhaut reagieren mit der Entwicklung maligner Tumoren, die einer UV-Strahlung ausgesetzt sind. An der Bindehaut kann sich das gesamte Spektrum der epithelialen Tumoren ausbilden, mit der Dyplasie beginnend bis hin zum invasiven Plattenepithelkarzinom (*Gaasterland* et al. 1982).

Carcinoma in situ (CIN = conjunctival intraepithelial neoplasia)

Das Carcinoma in situ zeigt alle Eigenschaften eines sich intraepithelial ausbreitenden Karzinoms. Es kommt aber noch nicht zum invasiv infiltrierenden Wachstum über die Basalmembran hinaus und niemals sind Metastasen aufgetreten. Aus diesem Grunde wird das Carcinoma in situ noch zu den präkanzerösen Veränderungen gezählt.

Nach einer Exzision besteht an dieser Stelle eine hohe Rezidivneigung des durch rein intraepitheliales Wachstum gekennzeichneten Tumors.

Histologisch ist der Prozeß durch den Verlust der Zellreifungsstadien im Bereich des gesamten Epithels gekennzeichnet. Die Grenze zwischen normalem Bindehautepithel und dem Carcinoma in situ verläuft abrupt. Eine auffällige mitotische Aktivität wird in allen Schichten des Epithels beobachtet. Die Basalmembran bleibt stets intakt. Der Limbus ist die bevorzugte Stelle für die Entwicklung eines Carcinoma in situ. 1942 wurde die Bezeichnung **Bowen's disease** eingeführt (*McGavic* 1942), doch hat sich dies als eine nicht zutreffende Charakterisierung erwiesen. Der Morbus Bowen ist das Carcinoma in situ der Haut und erscheint klinisch bei älteren Patienten als ekzemähnliche Erkrankung. Koilozytosen an der Oberfläche der Veränderung weisen auf eine mögliche Infektion durch Papillomavirus hin. Häufig ist bei Patienten mit Morbus Bowen die Entwicklung viszeraler maligner Tumoren verbunden. Die Bezeichnung „Bowen's disease" sollte daher nur für die Hautveränderungen angewandt werden (*Pizzarello* und *Jakobiec* 1978).

In modernen wissenschaftlichen Arbeiten zum Carcinoma in situ hat sich der Begriff **conjunctival intraepithelial neoplasia (CIN)** durchgesetzt (*Erie* et al. *1986*, *Waring* et al. 1984, *Zimmerman* 1964). Weder CIN noch invasive Plattenepithelkarzinome sind im Unterschied zum echten Morbus Bowens mit viszeralen malignen Tumoren verbunden.

Die Häufigkeit der CIN hängt vermutlich mit der UV-Belastung zusammen. In Gebieten mit starker Sonneneinstrahlung z.B. in Australien wird die Inzidenz mit 1–2,8 auf 100.000 Einwohner pro Jahr angegeben (*Lee* und *Hirst* 1992).

An der Spaltlampe ist eine sichere Unterscheidung zwischen CIN und Plattenepithelkarzinom nicht möglich. Daher empfiehlt sich in jedem Fall die chirurgische Entfernung des gesamten Tumors. Da nicht alle Tumoren bei unvollständiger Exzision zu Rezidiven neigen, ist eine abwartende Haltung durchaus erlaubt. Bei sehr ausgedehnten Prozessen oder Rezidiven hat sich die Strahlentherapie als wirksam erwiesen (Abb. 3.2 a–c), wie Erfahrungen mit Sr-90- Kontaktbestrahlung und mit Grenzstrahlen gezeigt haben (*Lommatzsch* et al. 1977, *Pizzarello* und *Jakobiec* 1978).

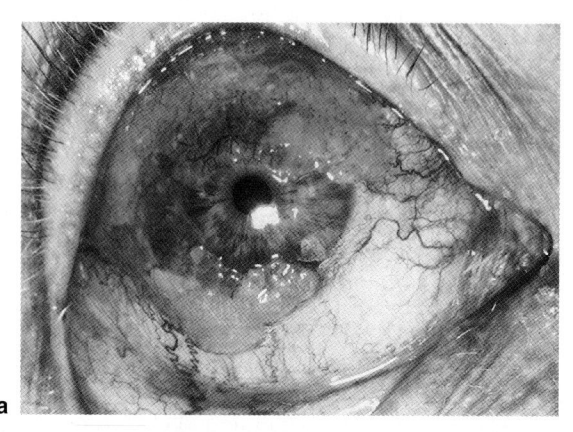

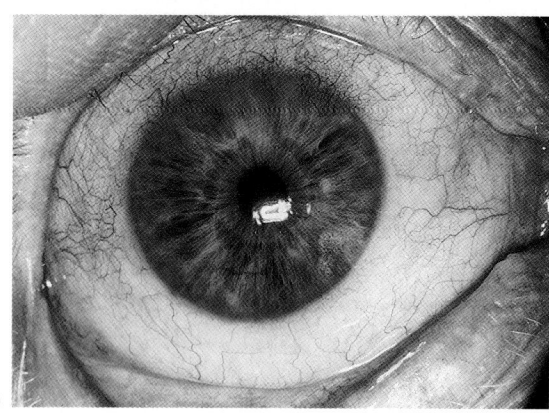

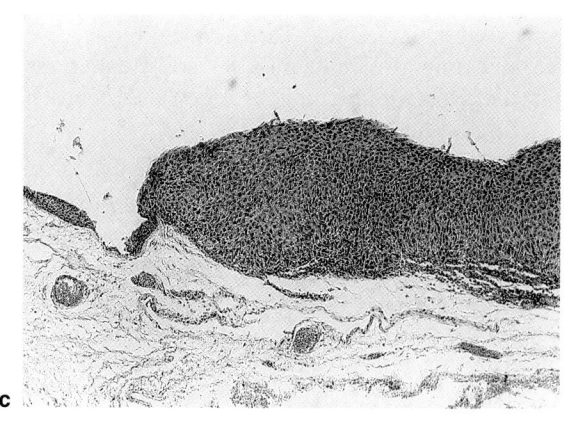

Einerseits kann sich das Carcinoma in situ allmählich in ein Plattenepithelkarzinom umwandeln, andererseits gibt es auch Beobachtungen spontaner Rückbildung (*Morsman* 1989). Die meisten derartigen Präkanzerosen zeigen glücklicherweise kaum Neigung, sich in fortschreitende echte Karzinome zu verwandeln (*Erie* et al. 1986).

Gewöhnlich fand man bisher die CIN am Limbus fast ausschließlich bei älteren Patienten. In jüngster Zeit wird dieses Carcinoma in situ zunehmend auch bei jüngeren beobachtet, bei denen AIDS nachgewiesen werden konnte (*Karp* et al. 1996).

3.1.3 Maligne Veränderungen

Plattenepithelkarzinom

Das Plattenepithelkarzinom der Bindehaut entwickelt sich vorzugsweise im perilimbalen Bereich der Bindehaut und da meist innerhalb der Lidspalte. Der Tumor ist durch exophytisches Wachstum charakterisiert, bildet papilläre Strukturen mit Gefäßbäumchen aus oder entwickelt eine glatte fleischige Oberfläche.

In Europa wird dieser Tumor fast ausschließlich bei älteren Menschen beobachtet und kann bei allgemeiner Vernachlässigung oft beträchtliche Ausmaße erlangen. Der jüngste in der Literatur beschriebene Patient war 4 Jahre alt, jedoch liegt das typische Alter zwischen 60 und 70 Jahre (*Iliff* et al. 1975).

In Deutschland wird dieser Tumor sehr selten diagnostiziert, man kann etwa einen Fall auf 20.000 Patienten in einer augenärztlichen Sprechstunde erwarten (*Lommatzsch* 1976).

Bei jüngeren Patienten mit Plattenepithelkarzinom muß unbedingt an AIDS gedacht werden (*Lewallen* et al. 1996). In einer Studie von 113 Patienten unter 50 Jahre mit CIN zeigten alle eine HIV-positive Reaktion (*Karp* et al. 1996).

Histologisch erscheinen die Tumorzellen gut differenziert. Runde Zellansammlungen befinden sich in der Tiefe des infiltrierten Bindegewebsstromas. Die erhebliche Variationsbreite in Größe und Gestalt der Tumorzellen ist offenbar die Folge unterschiedlicher Reifungsgrade der Zellen. Man

Abb. 3.2 a–c
a Carcinoma in situ (CIN) der Bindehaut.
b 2 Jahre nach Brachytherapie mit Sr-90/Y-90 (150 Gy) vollständige Rückbildung, kein Rezidiv.
c Unmittelbarer Übergang des Carcinoma in situ in normale Bindehaut.

findet hyperplastische, hyperchromatische und einzeln verhornende Zellen sowie konzentrische Ansammlungen von verhornenden Zellen, die als Hornperlen imponieren. Atypische Mitosen sind stets nachzuweisen. Im Gegensatz zur CIN ist die Basalmembran beim Plattenepithel zerstört und dient nicht mehr als Barriere, so daß die Zellen ungehindert in die Tiefe des Stromas infiltrieren und das Gewebe destruieren können. Charakteristisch ist der immunhistochemische Nachweis der epidermalen Wachstumsfaktoren EGF-R1 und Ber-EP4 in den Tumorzellen (*Kodama* et al. 1995). Aus dem Muster dieser positiven Färbungen ließ sich jedoch kein Rückschluß auf den jeweiligen Malignitätsgrad ziehen.

Klinisch lassen sich vier Erscheinungsformen des Plattenepithelkarzinoms unterscheiden (*Char* 1997):

1. Gelatinös glasig durchsichtiger Tumor mit tumoreigenen Gefäßbäumchen, maulbeerähnliches Aussehen.
2. Leukoplakieähnliche Gestalt. Die Veränderung kann jedoch weit größere Ausmaße annehmen als eine harmlose Leukoplakie.
3. Papillomähnliche Gestalt.
4. Pagetoides Wachstum mit Ausbreitung auf die Hornhaut (Abb. 3.3 und 3.4).

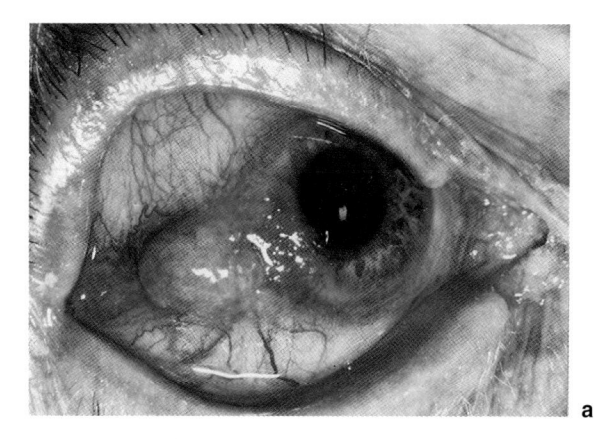

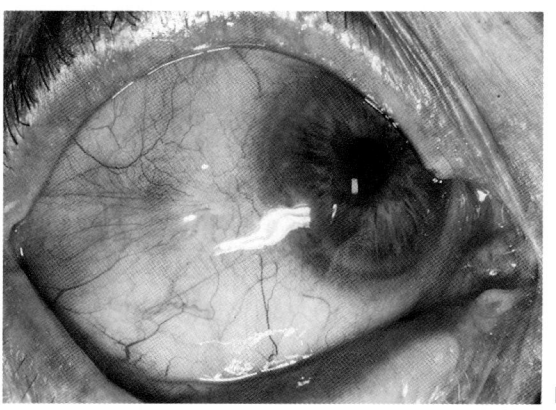

Abb. 3.3 a, b
a Plattenepithelkarzinom der Bindehaut, 74jähriger Patient.
b 6 Monate nach Brachytherapie mit Sr-90/Y-90 (150 Gy), Visus 1,0.

Tabelle 3.1 TNM-Klassifikation der Bindehautkarzinome.

Tis = Praeinvasives Karzinom (Carcinoma in situ)
T1 = Größte Tumorausdehnung 5 mm oder weniger, keine Ausbreitung in angrenzende Strukturen
T2 = Tumorausdehnung größer als 5 mm, keine Ausbreitung in angrenzende Strukturen
T3 = Tumorausbreitung in angrenzende Strukturen, jedoch kein Einbruch in die Orbita
T4 = Tumorausdehnung bis in die Orbita

Das Plattenepithelkarzinom neigt zur oberflächlich sich ausbreitenden Invasion über die gesamte Bindehaut. *Iliff* et al. (1975) beobachteten unter 27 Fällen zweimal eine intraokulare Ausbreitung, viermal eine Entwicklung in die Orbita und zweimal Metastasierung in die regionalen Lymphknoten. Ein Patient starb an Metastasen.

Zimmerman (1969) beschreibt unter 87 Fällen nur einen Todesfall an Metastasen. Aus Saudi-Arabien wurde in einer Studie mitgeteilt, daß 93 % aller sekundären Orbitatumoren ihren Ausgang von einem Plattenepithelkarzinom der Bindehaut nahmen (*Johnson* et al. 1997). Die intraokulare Beteiligung ist anfangs schwierig zu diagnostizieren. Zu Beginn finden sich nur breite vordere Synechien, die zunächst nur gonioskopisch erkennbar sind. Die zytologische Untersuchung des Kammerwassers kann beim Nachweis von Tumorzellen hilfreich sein (*Nicholson* und *Herschler* 1977). Bemerkenswert erscheint die Beobachtung von extraokularen Zweittumoren bei 13 % aller konjunktivalen und kornealen intraepithelialen Neoplasien und Plattenepithelkarzinome (*Seitz* et al. 1995).

Adenoides Plattenepithelkarzinom (Adenoakanthom)

Es handelt sich um eine histopathologische Variante des Plattenepithelkarzinoms und ist an der Haut, Mundhöhle, Lunge und Zervix bekannt. In jüngster Zeit wurde dieser Tumor erstmalig bei 14 Patienten auch an der Bindehaut beobachtet (*Mauriello* et al. 1997). Der Tumor ist von ent-

Spindelzellkarzinom

Die viel seltener zu beobachtende Spindelzellvariante des Bindehautkarzinoms zeigt offenbar ein aggressiveres Wachstumsverhalten als das Plattenepithelkarzinom. *Cohen* et al. (1980) beschrieben zwei Fälle, von denen ein Tumor nach der Exzision rezidivierte und in den Kammerwinkel eingebrochen war. Histologisch lassen sich die pleomorphen und hyperchromatischen spindelförmigen Zellen kaum von Fibroblasten unterscheiden, so daß man sie mit einem Fibrosarkom verwechseln könnte. Die Spindelform kann sich aus einem Plattenepithelkarzinom entwickeln. Immunhistochemische Untersuchungen, polyklonale und monoklonale Antikeratin-Antikörper und elektronenmikroskopische Resultate beweisen die epitheliale Herkunft dieser spindelförmigen Tumorzellen (*Huntington* et al. 1990).

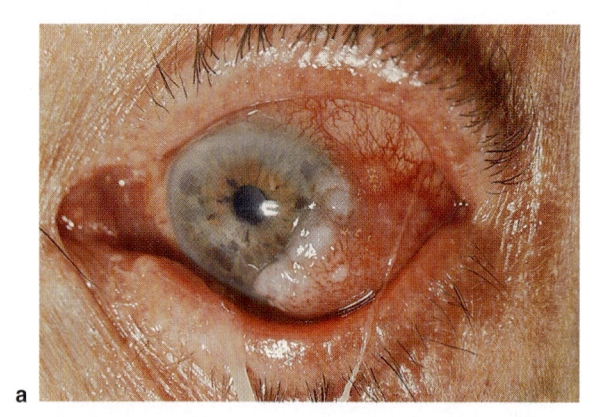

Biomikroskopisch ist dieser Tumor nicht von einem Plattenepithelkarzinom zu unterscheiden.

In der Literatur sind bis jetzt 18 Fälle eines Spindelzellkarzinoms der Bindehaut beschrieben. Sie besitzen die Eigenschaft lokal zu rezidivieren und haben die Tendenz zur intraokularen Ausbreitung (*Slusker-Shterfeld* et al. 1997).

Mukoepidermoides Karzinom

Dieser Karzinomtyp wird an der Bindehaut sehr selten beobachtet, meist bei älteren Leuten um siebzig Jahre (*Rao* und *Font* 1976). Es verhält sich klinisch bösartiger als das gewöhnliche Plattenepithelkarzinom und besitzt die unangenehme Eigenschaft zur intraokularen und intraorbitalen Ausbreitung (*Seitz* et al. 1995). Histologisch ist der Tumor aus schleimproduzierenden Zellen, Plattenepithelzellen und Basalzellen zusammengesetzt. Der Anteil dieser Zelltypen kann erheblich variieren. Das Sekret enthält Mukopolysaccharide, die mit spezieller Färbetechnik (Muzikarmin) nachgewiesen werden können. In einigen Fällen sammelt sich das muköse Material innerhalb des Tumors in von Epithel ausgekleideten Zysten. Schleimproduzierende Areale können auch nur sehr vereinzelt im Tumor vorkommen, was bei der histologischen Untersuchung nicht übersehen werden darf (Abb. 3.5). Möglicherweise bilden sich erst bei intraokularer Ausbreitung des Karzinoms Areale im Tumor mit schleimproduzierenden Zellen aus (*Brownstein* 1981, *Searl* et al. 1982).

Das mukoepidermoide Karzinom ist in einigen Fällen mit I-125 Applikatoren erfolgreich behandelt worden (*Ullman* et al. 1995).

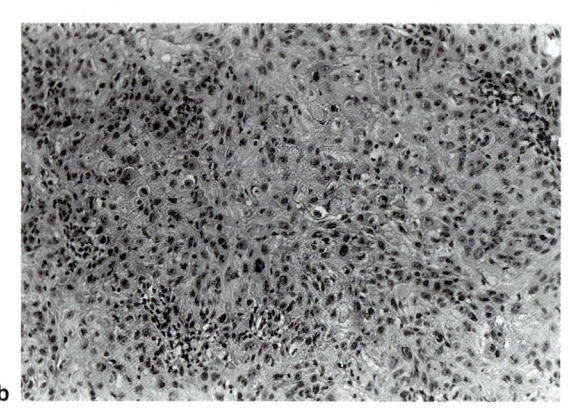

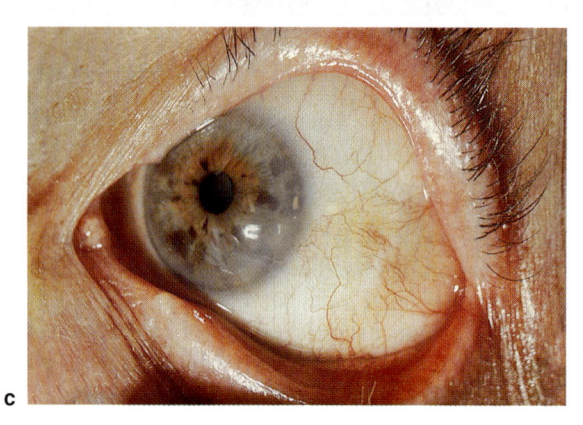

Abb. 3.4 a–c
a Plattenepithelkarzinom der Bindhaut bei einem 73 Jahre alten Mann.
b Histologie des Plattenepithelkarzinoms: Anaplasie mit mitotischer Aktivität.
c Völlige Regression bereits 3 Monate nach Brachytherapie mit Sr-90/Y-90 (180 Gy), Visus 1,0.

zündlichen Reaktionen begleitet und dadurch lokal wesentlich aggressiver als das übliche Plattenepithelkarzinom. Typisch für diesen Tumor ist das pseudoglanduläre Muster durch Inseln neoplastischer Plattenepithelien umgeben von akantholytischen Zellen. Die drüsenähnlichen Lumen entstehen durch Akantholysis.

3.1 Epitheliale Tumoren

die lange Zeit als chronische Blepharokonjunktivitis falsch diagnostiziert worden waren (*Margo* et al. 1992, *Loeffler* und *Perlman* 1997). *Margo* et al. (1995) beobachteten zwei Fälle eines intraepithelial wachsenden Talgdrüsenkarzinoms, die 13 und 6 Jahre ohne eine Tendenz zum invasiven Wachstum existiert haben. Die Herkunft der Talg produzierenden Zellen in der Konjunktiva ist unklar, möglicherweise durch Metaplasie mit neoplastischer Transformation. Obwohl in dem Fall von *Loeffler* kein direkter Lipidnachweis im Tumor gelang, konnte mit der Antikörperfärbung (OM1) gegen Talgdrüsenantigen eine positive Darstellung in den Tumorzellen erzielt werden.

3.1.4 Virusgenese der konjunktivalen Epitheliome

Von *Odrich* et al. (1991) wurden 3 Patienten beschrieben, die an bilateralen multiplen verhornenden verrukösen Tumoren der bulbären und tarsalen Bindehaut litten. Zwei Patienten hatten ein infiltrierendes Plattenepithelkarzinom auf der einen und ein Carcinoma in situ auf der anderen Seite. Der dritte Patient hatte lokal entzündliche hypertrophe papilläre Veränderungen. Durch Untersuchungen mit DANN-Amplifikation und Hybridisation konnte in den Tumoren aller drei Patienten das humane Papillomavirus Typ 16 (HPV 16) nachgewiesen werden. Möglicherweise ist die Anwesenheit des Virus für die Neigung zur Entwicklung von Hyperplasie und Dysplasie der Bindehautepithelien verantwortlich, bis hin zur Entstehung eines malignen das Leben bedrohenden Plattenepithelkarzinoms. Die Autoren empfehlen daher bei allen Bindehautepitheliomen systematisch nach einer Virusgenese zu suchen. *McDonnell* et al. (1992) konnten in Abstrichen von epithelialen Neoplasien der Bindehaut DNA des menschlichen Papillomavirus Typ 16 und Typ 18 nachweisen, ein weiterer Hinweis für die Virusgenese dieser Tumoren. In der neueren gynäkologischen und dermatologischen Literatur wird das Papillomavirus HPV 16 in Verbindung mit malignen Tumoren des Genitaltraktes betrachtet, während HPV Typ 6 und Typ 11 überwiegend in benignen Veränderungen zu finden sind (*Naghashfar* et al. 1986, *Lorincz* et al. 1987).

Mit Hilfe der immunhistochemischen Färbung, der in situ Hybridisation und der Polymerase Kettenreaktion (PCR) gelang es in fast der Hälfte aller untersuchten benignen und malignen Plattenepi-

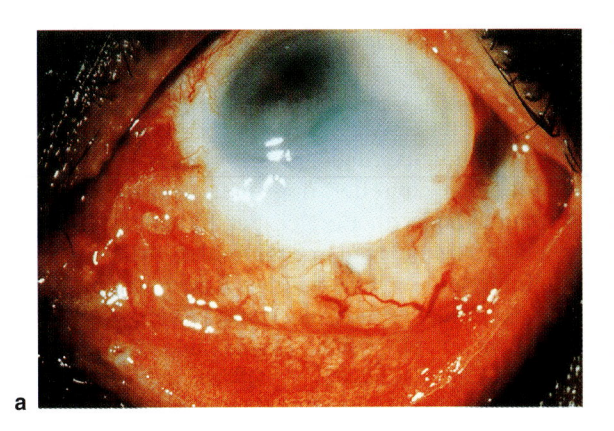

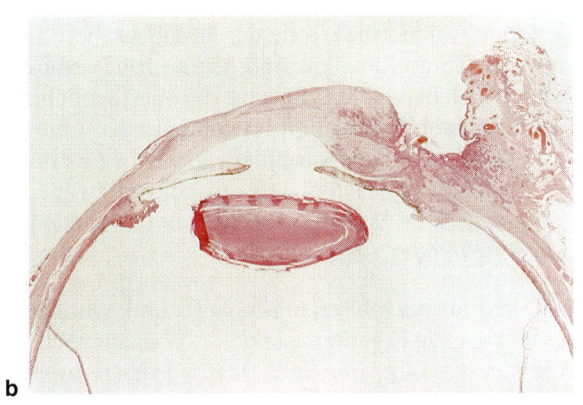

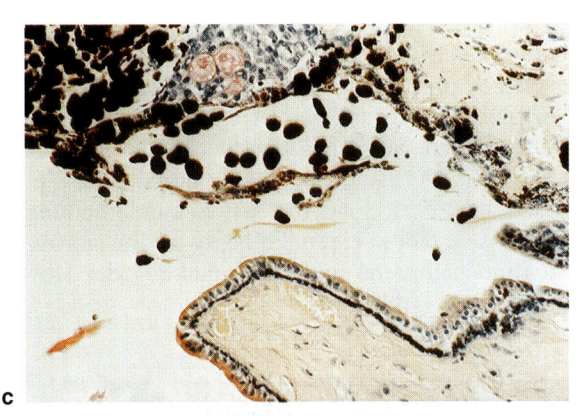

Abb. 3.5 a–c
a 55jähriger Jemenit, Visus lux proj. certa, diffuse konjunktivale Tumormassen mit Infiltration der Hornhaut. Kleiner Irisprolaps bei 6 Uhr.
b Enukleation, vorderer Bulbusabschnitt mit epibulbärem Tumoranteil eines mukoepidermoiden Karzinoms.
c Muzinkarminfärbung positiv, angefärbte Hohlräume innerhalb der Plattenepithelanteiledes Karzinoms.
(Aus: *B. Seitz* und *V. Henke*, in: Klin. Mbl. Augenheilk. 207 (1995) 265. Mit freundlicher Genehmigung.)

Talgdrüsenkarzinom

Dieser Tumor entwickelt sich typischerweise aus den Talgdrüsen (Meibom-Drüsen) der Lider. Es gibt jedoch einzelne Beobachtungen über intraepitheliale Talgdrüsenkarzinome der Bindehaut,

theltumoren der Bindehaut, eine Papillomavirusinfektion nachzuweisen (*Nakamura* et al. 1977). Über Plattenepithelkarzinome der Bindehaut bei HIV-infizierten Patienten häufen sich Berichte in jüngster Zeit (*Margo* et al. 1996). Dies erscheint nicht verwunderlich, denn bei den meisten HIV-infizierten Patienten sind HPV-induzierte Neoplasien im anogenitalen Bereich schon länger bekannt. Ein aggressiv wachsendes Plattenepithelkarzinom besonders bei jüngeren Patienten sollte daher stets den Verdacht auf eine HIV-Infektion lenken (*Waddel* et al. 1996, *Muccioli* et al. 1996).

3.1.5 Behandlung der malignen Bindehautepitheliome

Nur eine radikale chirurgische Entfernung ohne Zurücklassung von Tumorresten kann Rezidive verhindern (*Iliff* et al. 1975). *Seitz* et al. (1995) beschrieben 13 % Lokalrezidive nach Exzision von Papillomen und 30 % Rezidive bei CIN und Karzinomen. Bei histologisch tumorfreien Schnitträndern traten keine Rezidive auf. *Char* (1997) empfiehlt daher die Gefrierschnittkontrolle der Tumorexzision, um sicher zu sein, daß auch der Schnittrand tumorfrei ist. Dabei ist es unerläßlich, dem Pathologen die exakte Orientierung über die Lage des exzidierten Gewebes zu geben. Dazu wird eine sterile Skizze benutzt, auf der die Gewebestücke exakt anzuordnen sind, ähnlich wie dies die Mohs-Technik bei den Lidtumoren vorschreibt. Damit kann die Rezidivrate auf unter 5 % gesenkt werden.

Gelegentlich ist eine lamelläre Keratektomie erforderlich, um das Bindehautkarzinom vollständig erfassen zu können (*Char* 1980).

Aus Sicherheitsgründen wird zusätzlich eine Kryotherapie mit der doppelten Einfrier- und Auftaumethode im Bereich der Sklerabasis und an den Exzisionsrändern empfohlen. Mit dieser kombinierten Technik wurden Rezidivraten von 9 % beobachtet (*Fraunfelder* und *Wingfield* 1983, *Peksayar* et al. 1989, *Divine* und *Anderson* 1983).

Problematisch kann sich die radikale Behandlung gestalten, wenn große Teile der Hornhautoberfläche vom Tumor befallen sind. *Char* (1997) empfiehlt in solchen Fällen zunächst die oberflächliche Resektion unmittelbar gefolgt von einer Kryotherapie durchzuführen. Anschließend wird eine limbale lamelläre Keratoplastik ausgeführt, wobei entsprechendes Spendermaterial vom gesunden Auge verwendet werden kann.

Mit der mikrographischen Mohs-Technik wurden hervorragende Ergebnisse erzielt, wobei auf nachfolgende Kryotherapie verzichtet wurde (*Buus* et al. 1994).

Die Autoren berichten über 19 Fälle, bei denen nach der mikroskopisch kontrollierten Exzision während einer Nachkontrollzeit zwischen 6 und 60 Monaten kein Rezidiv beobachtet wurde (Abb. 3.6). Der Bindehautdefekt wurde nicht plastisch gedeckt, sondern der Sekundärheilung überlassen. Nur in einem Fall entwickelte sich eine Bindehautnarbe mit Einschränkung der Bulbusmotilität (Abb. 3.6).

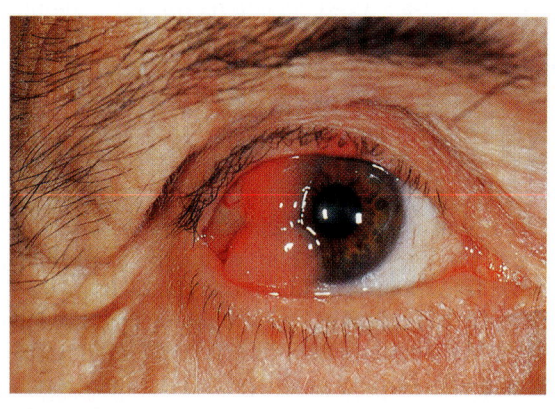

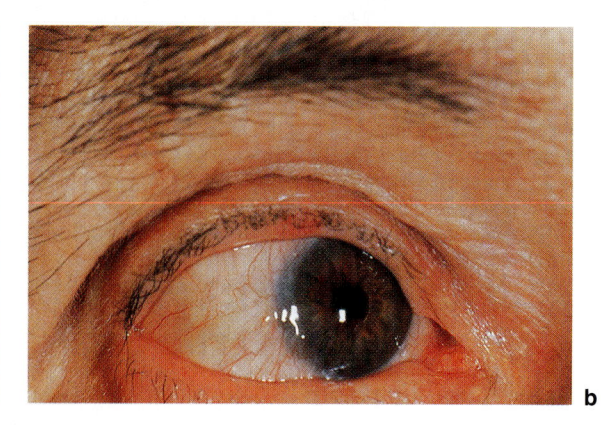

Abb. 3.6 a, b
a Plattenepithelkarzinom der Bindehaut.
b 3 Jahre nach mikroskopisch kontrollierter Exzision und Kryotherapie des skleralen Wundbettes.
(Aus: Amer. J. Ophthalmol. 117 (1994) 97–102. Mit freundlicher Genehmigung von *D. R. Buus, D. T. Tse* und *R. Folberg*.)

Auch mit der Brachytherapie lassen sich maligne epitheliale Bindehauttumoren recht gut beherrschen. Unsere eigenen Erfahrungen beziehen sich auf die Bestrahlung mit Sr-90/ Y-90 Applikatoren (*Lommatzsch* 1993). Mit einer Dosis von 150–180 Gy gelang es, selbst recht große Tumoren zur vollständigen Regression zu bringen. In einer Serie von 15 Patienten (*Lommatzsch* 1976) wurde nur ein Rezidiv nach dieser Strahlenbehandlung beobachtet (Abb. 3.3, 3.4). Es ist empfehlenswert, den Tumor zu exzidieren oder wenigstens zu verkleinern und die Beta-Bestrahlung unmittelbar danach mit einer Dosis von täglich 10 Gy bis zu einer Gesamtdosis von 100 Gy anzuschließen. Damit haben wir von 30 Patienten, bei einer mittleren Nachbeobachtungszeit von 3 Jahren, 29 heilen können, nur in einem Fall entwickelte sich nach einem Jahr ein lokales Rezidiv. An ernsten Komplikationen wurde ein Sekundärglaukom und eine Skleranekrose nach 140 Gy beobachtet, die jedoch nicht zur Skleraperforation führte.

In keinem Fall beobachteten wir in unserem Patientengut Fernmetastasen (*Sterker* und *Lommatzsch* 1993). Andere Nuklide wie Ru-106/Rh-106 und I-125 wurden ebenfalls mit guten Resultaten angewandt (*Cerezo* et al. 1990, *Jones* et al. 1991, *Ullman* et al. 1995). Die empfohlenen Dosen variieren zwischen 30 oder mehr als 100 Gy in fraktionierter Bestrahlung oder als Einzeldosis.

Als sicherste Methode erscheint die chirurgische Exzision gefolgt von einer Brachytherapie zweckmäßiger Weise mit Sr-90/Y-90 oder Ru-106/Rh-106. Hierbei kann eine lokale Rezidivrate bei genügend langer Nachkontrolle von unter 6% erwartet werden (*Kearsby* et al. 1988, *Sterker* und *Lommatzsch* 1993, *Zehetmayer* et al. 1993).

Einige interessante neue Therapiearten sind gegenwärtig in Diskussion. Allerdings fehlen noch größere überzeugende statistische Untersuchungen. Lokale Mitomycin-C Augentropfen in einer Dosis von 2 mg pro 10 ml brachten bei 3 Patienten mit CIN den Prozeß zur Regression ohne Rezidiv nach 4–12 Monaten (*Frucht-Pery* und *Rozenman* 1994). *Tseng* et al. (1997) konnten mit 0,4% Mitomycin C Augentropfen über 2 Wochen verabreicht, Rezidive bei der kornealen intraepithelialen Neoplasie erfolgreich behandeln. Möglicherweise erweist sich Mitomycin C intraoperativ verabfolgt in Zukunft als nützlich zur Verhinderung von Rezidiven und stellt damit eine Alternative zu den traditionellen Methoden der intraoperativen Kryotherapie oder der postoperativen Beta-Bestrahlung dar (*Wilson* et al. 1997). Weitere einzelne Fallberichte zeigen noch andere Versuche in dieser Richtung: Die lokale Gabe von 1% 5-Fluorouraciltropfen nach einer chirurgischen Entfernung epithelialer Neoplasien kann die Rezidivrate senken (*Yeatts* et al. 1995). Eine Dysplasie am Limbus konnte mit lokalen Interferongaben zur Rückbildung gebracht werden (*Maskin*, 1994), ein Fall mit CIN konnte mit der phototherapeutischen Keratektomie unter Verwendung eines Excimer-Lasers beseitigt werden (*Dausch* et al. 1994).

3.2 Melanozytäre Tumoren der Bindehaut

D. DE WOLFF-ROUENDAAL

Frühzeitig in der Entwicklung wandern melanozytäre Zellen von der Neuralleiste aus und siedeln sich in der basalen Epithelschicht der Haut, der Schleimhäute und im Bindegewebe unter diesen epithelialen Oberflächen an. Diese Melanozyten sind für die Farbe des Gewebes, wie die Farbe der Haut, der Iris und des Fundus, verantwortlich. Die normalen Melanozyten unterscheiden sich, abhängig von Rassenfaktoren, Sonnenexposition, ultravioletter Strahlung und hormonellen Einflüssen, in Größe und Melaningehalt. Die Pigmentierungen können sich im Laufe der Zeit durch schwankende exogene und endogene Einflüsse verändern. Die frei im Zytoplasma liegenden Melaningranula unterscheiden sich in ihrer Größe. In seltenen Fällen können Melanozyten, Nävus- und Melanomzellen vollständig unpigmentiert sein. Die Fähigkeit der Melanozyten, Melanin zu produzieren, ist nicht immer im Lichtmikroskop ersichtlich, doch ultrastrukturelle Untersuchungen beweisen das Vorhandensein von Prämelanosomen. Melanozyten in Oberflächenepithelien können durch ihre spinnenartige Gestalt dünne Ausläufer zwischen die epithelialen Zellen winden und Pigmentgranula zu ihnen transportieren (*Jay* 1965a, *Manschot* 1966, *Jakobiec* 1984a).

Klinisch sind Melanozyten nur dann sichtbar, wenn sie Melanin enthalten und zahlreich vorhanden sind. Die Schicht, wo sich das Pigment befindet, kann mit der Spaltlampe gefunden werden. Pigmentierungen in der Konjunktiva haben eine goldbraune Farbe, die laut *Reese* (1964) insbesondere im UV-Licht sichtbar ist. Die braun-gräulichen episkleralen Pigmentierungen heben sich leicht von der glänzenden weißen Skleraoberfläche ab und neigen dazu, sich um die abführenden Gefäße und Nerven zu verdichten.

Die konjunktivale Pigmentierung sollte von der skleralen Pigmentierung mit ihrer braun-blauen Farbe der okulären Melanose, die mit Hyperpigmentation der Uvea des betroffenen Auges verbunden sein kann (Melanosis oculi), unterschieden werden. Wenn zusätzlich noch Lidhaut und periorbitale Haut diese ausgeprägten Pigmentierungen zeigen, spricht man von einem Nävus Ota (okulodermale Melanozytose). Es zeigt sich in diesen Fällen eine auffällige Pigmentarmut der Konjunktiva, wobei die unpigmentierte Bindehaut leicht über den dunklen Gebieten verschoben werden kann.

Lichtmikroskopisch sind die intraepithelialen Melanozyten der Konjunktiva als kleine dunkle Kerne zwischen den plumperen basalen hellen Kernen der Zellen des mukösen Epithels erkennbar; die spinnenartigen Zytoplasmaausläufer sind allerdings nur im Elektronenmikroskop sichtbar. Sie wandern nicht wie die epithelialen Zellen an die Oberfläche. Im konjunktivalen Stroma sind unterschiedliche Mengen dieser spinnenartigen Melanozyten und eventuell einige Melanophagen (melaninenthaltende Makrophagen) vorhanden.

Aus unbekanntem Grund neigen diffuse Störungen der okulären Melanozytenpopulation, wie die primär erworbene Melanose der Bindehaut, die okuläre Melanose und die Okulo-dermatomelanozytose, sowie deren maligne Abkömmlinge dazu, einseitig aufzutreten. Dies ist wahrscheinlich beim Xeroderma pigmentosum, dysplastischen Nävussyndrom und anderen allgemeinen (einige von ihnen genetisch bedingten) Störungen mit der Neigung zur malignen Haut- und Schleimhauttumorbildung nicht der Fall.

Schematisch können flache Pigmentierungen und pigmentierte Tumoren der Bindehaut wie folgt unterteilt werden:

- Melanosis: kongenital oder erworben, primär oder sekundär (nach Entzündung), mit oder ohne Atypien.
- Nävus: junktionaler Nävus, Compound-Nävus, subepithelialer („intrastromaler") Nävus, blauer Nävus, Spitz-Nävus, dysplastischer Nävus, Ballonzellnävus.
- Melanom: intraepitheliales Melanom der Konjunktiva, invasives Melanom, subkonjunktivale Melanommetastase (Absiedlung).
- Intraokuläres uveales Melanom: Ein Melanom des vorderen Uveasegmentes kann gelegentlich die Skleraoberfläche erreichen, auch Metastasen eines Hautmelanoms.
- Nichtmelanozytäre Pigmentierungen (Silbernitratablagerungen, Ablagerungen von adrenergen Medikamenten, Hämosiderinablagerungen nach Hämorrhagien, Ochronose (Alkaptonurie), Make-up-Pigmentierungen .
- Nichtmelanozytäre pigmentierte Tumoren (pigmentiertes Karzinom, pigmentiertes Carcinoma in situ).

Unpigmentierte konjunktivale primär erworbene Melanose, Nävus und Melanom können eine Reihe anderer Tumoren der Bindehaut, Karunkel und der Augenlider vortäuschen, wie beispielsweise ein atypisches Pingueculum, ein Chalazion oder Papillom.

Die klinische Bewertung der Pigmentierungen sollte Routine bei der allgemeinen Inspektion des Auges und der Spaltlampenmikroskopie der Konjunktiva sein. Die Konjunktiva des oberen und unteren Fornix, des oberen und unteren Tarsus, die Lidränder, die Plica semilunaris und die Karunkeloberfläche können von benignen oder malignen pigmentierten Läsionen befallen sein. Deshalb müssen bei jedem neuen Patient all diese genannten Strukturen sorgfältig auch durch Ektropionieren des Oberlides inspiziert werden (*Shields* et al. 1997). So können pigmentierte Tumoren in diesen normalerweise verborgenen Cul de sacs nicht übersehen werden. Dennoch ist es oft schwer zu entscheiden, ob eine Pigmentierung oder ein pigmentierter Tumor malignitätsverdächtig ist und weiterer Untersuchung und Behandlung bedarf.

Folgende suspekte Faktoren sollten ernst genommen werden: eine Vergrößerung oder Wachstum der Läsion, Veränderungen der Pigmentverteilung und der zuführenden Gefäße, Fremdkörpergefühl und andere neue Augenbeschwerden des Patienten.

3.2.1 Melanosis conjunctivae

3.2.1.1 Kongenital

Klinik: Bei Dunkelhäutigen findet sich Pigment um den Limbus konzentriert, was bei Kaukasianern ungewöhnlich ist. Im Verlaufe des Lebens können diese Pigmentierungen erscheinen und ohne klinische Relevanz bestehen bleiben.

Histologie: Zwischen der Basalzellschicht sind besonders zahlreich Melanozyten mit Melaninpigment enthalten. Bei dunklen Rassen sind die Pigmentgranula größer als bei hellhäutigen.

3.2.1.2 Primär erworbene Melanose (primary acquired melanosis = PAM) ohne Atypien (benigne erworbene Melanose)

Klinik: In der Regel nimmt die konjunktivale Pigmentierung einer PAM im Laufe des Lebens, entweder als eine flache umschriebene oder als diffuse Pigmentierung, allmählich zu. Ein lokalisierter Fleck kann dabei mit einem flachen Nävus verwechselt werden. Diese Pigmentierungen können auch heller werden, sogar verschwinden oder an einer anderen Stelle wieder auftreten; dieses Phänomen des Kommens und Gehens wurde von *Reese* (1966) als „waxing and waning" bezeichnet (Abb. 3.7 und 3.8). Die Pigmentstörung kann auch über viele Jahre hinaus unverändert bleiben. Die Farbe entsteht durch Melanozyten im Epithel und von tiefer sitzenden Melanozyten und Melanophagen, die durch die transparente Konjunktiva im Stroma erkennbar sind (*Jakobiec* et al. 1988). Das Epithel der Kornea kann ebenfalls pigmentiert sein. Die PAM und das konjunktivale Melanom könnten theoretisch durch Sonnenlicht induziert werden, wenn die Läsion im Fornix oder in der tarsalen Konjunktiva auftritt, ist dies jedoch nur schwer vorstellbar (Abb. 3.9). Sonnenexposition ist beim spinozellulären Karzinom der Konjunktiva achtmal häufiger als beim Melanom nachweisbar (*Sun* et al. 1997). Eine konjunktivale Melanose konnte experimentell bei Kaninchenaugen durch 7, 12-Dimethylbenzanthracene (DMBA), auf die Konjunktiva getropft, hervorgerufen werden (*Folberg* et al. 1989).

Histologie: In der Basalzellschicht des konjunktivalen Epithels ist sowohl die Zahl der Melanozy-

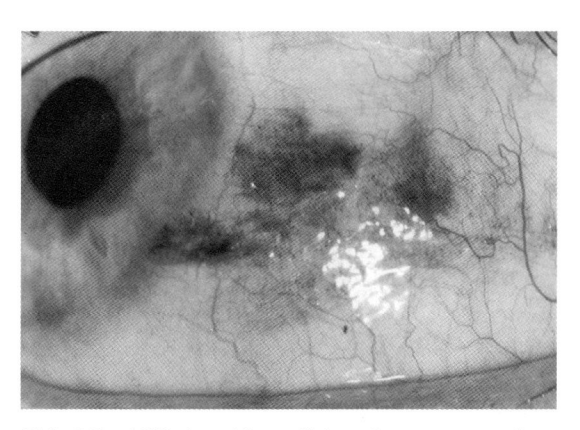

Abb. 3.7 41jähriger Mann, linkes Auge, temporal erworbene Melanosis der Conjunctiva bulbi bis zum Limbus.

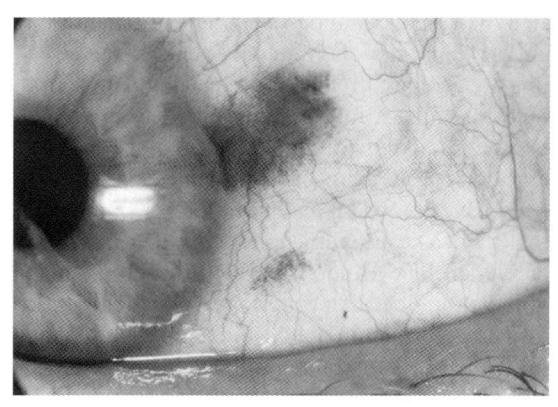

Abb. 3.8 Der gleiche Patient 5 Jahre später. Ohne chirurgische Behandlung ist das pigmentierte Areal bis auf eine Stelle bei 2 Uhr weitgehend verschwunden.

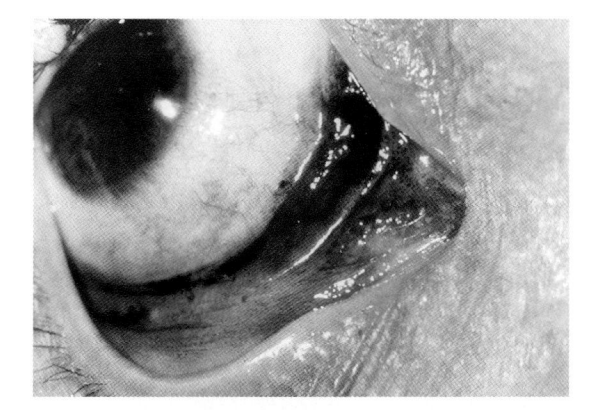

Abb. 3.9 53jährige Frau, rechtes Auge. Erworbene Melanose an der Plica, dem Fornix und der tarsalen Bindehaut. Das pigmentierte Gebiet wurde exzidiert.

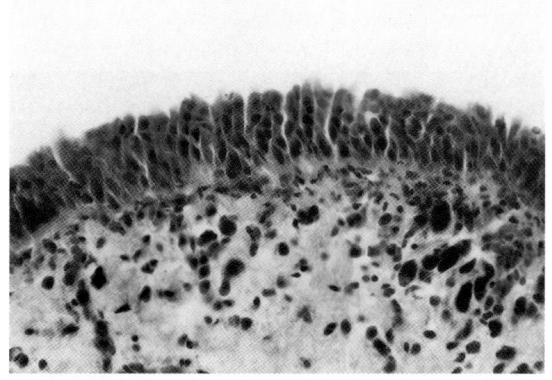

Abb. 3.10 Die primär erworbene Melanose zeigt eine Hyperpigmentation des Bindehautepithels durch Überproduktion von Melanin in den Melanozyten und eine Hyperplasie der Melanozyten in der Basalzellschicht des Epithels; Melanophagen und eine mäßige gemischte Entzündungsreaktion unterhalb des Epithels (Originalvergr. 40 ×).

ten erhöht als auch ihr Pigmentgehalt verstärkt (Abb. 3.10). Oft nehmen die Epithelzellen etwas Pigment auf. Im subepithelialen Bindegewebe finden sich Melanophagen. Es sollten keine Entzündungszellen vorhanden sein. Das gleichzeitige Vorkommen von Arealen mit und ohne Atypien ist aus eigener Erfahrung mit zwei Patienten auf Progression hinweisend (*de Wolff-Rouendaal* 1990); *Folberg* bestätigt dies allerdings nicht (*Folberg* et al. 1985a). Wenn die PAM sich weiter ausbreitet, sollte der Patient regelmäßig beobachtet werden, um die Entstehung einer prämalignen Variante rechtzeitig zu bemerken.

3.2.1.3 Primär erworbene Melanose mit Atypien (prämaligne erworbene Melanose)

Klinik: Diese Art der erworbenen Melanose kann sich aus einer langbestehenden Pigmentierung entwickeln, aber auch neu entstehen. Die Verteilung des konjunktivalen Pigments kann umschrieben oder diffus, in kleinen goldenen bis dunkelbraunen Punkten oder in Anhäufungen von Punkten angeordnet sein. Die Pigmentflecke sind am Limbus (Abb. 3.11), in der bulbären Konjunktiva, in der Plica semilunaris und im Fornix (Abb. 3.12) zu finden. Die Bindehaut ist in diesen Gebieten vollständig über der Unterlage verschieblich. Eine Tumorformation gehört nicht zum Krankheitsbild. Die Flecken können sich auch auf die tarsale Konjunktiva erstrecken (Abb. 3.13) und den Lidrand überschreiten. In dieser Phase ist die Vaskularisation ganz normal; aber eine geringe Hyperämie, die dem Fleck ein leicht verdicktes Aussehen verleiht, sowie Reizungsbeschwerden sind Indikationen zur intensivierten Kontrolle (*Manschot* 1973, 1974). Denn überall kann in solch einem pigmentierten Areal ein invasives Melanom mit Farbvariation von hellrosa bis dunkelbraun zu wachsen beginnen. *Folberg* spricht von 46% der primär erworbenen Melanosen mit Atypien (*Folberg* et al. 1985b), die in 10 Jahren in ein Melanom übergehen, besonders wenn kuppelförmige Nester und Epitheloidzellen histologisch gefunden werden. Ophthalmologen wird geraten, diese Risikofaktoren durch Biopsien zu erkennen.

Eine seltene Variante der PAM enthält kein Pigment, aber verhält sich ähnlich und bildet multifokale pigmentierte oder unpigmentierte Melanome (*Griffith* et al. 1971). Selten ist die PAM mit benignen Nävi, gelegentlich gleichzeitig mit einem Melanom verbunden (*Elsas* et al. 1974).

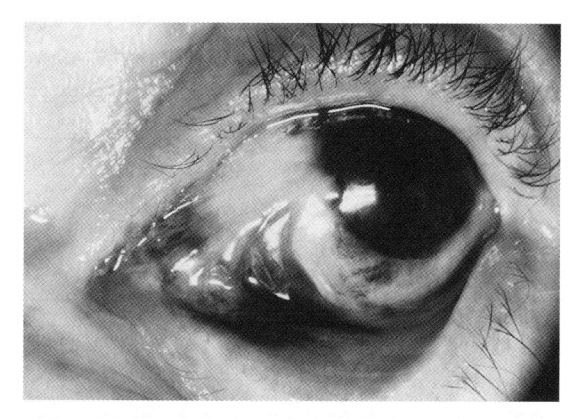

Abb. 3.12 65jährige Frau. Linkes Auge mit diffuser primär erworbener Melanosis der Bindehaut. Ein Jahr vorher ergaben Biopsien eine PAM mit Atypien. Eine extensive Kryotherapie wurde durchgeführt, es entwickelte sich ein Symblepharon. Die diffuse Pigmentierung rezidivierte.

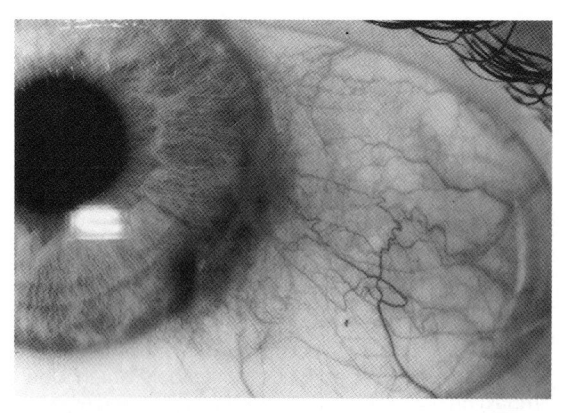

Abb. 3.11 42jährige Frau. Linkes Auge. Eine erworbene Melanosis ist seit 2 Jahren bekannt und breitet sich langsam am Limbus aus. Gering vermehrte Vaskularisation.

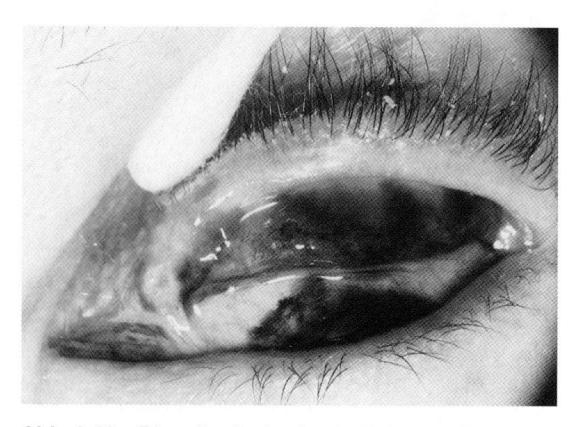

Abb. 3.13 Die selbe Patientin wie Abb. 3.12. Die erworbene Melanose ersteckt sich auch auf die tarsale Bindehaut des Oberlides, was nur durch Ektropionieren erkennbar ist.

Histologie: Im konjunktivalen Epithel entlang des unteren Randes proliferieren nävoide Zellen, die auch in höheren intraepithelialen Schichten vorkommen und manchmal die Oberfläche erreichen. Die Zellen können diffus verteilt oder in Nestern liegen, die sich nach oben ins Epithel oder abwärts ins Stroma ausbreiten, jedoch ohne die Basalmembran zu durchbrechen (Abb. 3.14). Die Nester werden durch ein „Retraktionsgebiet", ein histologisches Artefakt, hervorgehoben. Das intrazelluläre Melanin kann so fein wie Staub verteilt sein. Die Kerne der nävoiden Zellen variieren als Ausdruck der Atypie in Größe, Form und Zytoplasmagehalt; wenn diese „epitheloiden" Zellen vorkommen, ist es als Zeichen der Umwandlung in ein Melanom mit schlechter Prognose zu werten (*Folberg* et al. 1986). Einige Mitosen können vorhanden sein. Die Unterscheidung von einem junktionalem Nävus beim Kind kann sehr schwierig sein; die Nävuszellen sind dunkel und klein, manchmal gering atypisch, aber selten epitheloid. In der Kindheit bis zur Pubertät kommen die PAM und das Melanom extrem selten vor.

Wenn die atypische melanozytäre Proliferation die gesamte Dicke des Epithels durchsetzt, so wird diese Läsion als **Melanoma in situ** bezeichnet. Die intraepitheliale Proliferation kann sich weiter in die Haut über den Lidrand ausbreiten und den Krypten der tarsalen Konjunktiva, den Gängen der Glandulae sebaceae im Tarsus und der Karunkel, den Ausführungsgängen der Moll-Drüsen und der Tränendrüse, den Canaliculi bis hin zum Tränensack folgen (*Jakobiec* et al. 1989, *McNab* und *McKelvie* 1997) (Abb. 3.15).

Prognose: Wenn die Basalmembran vom Tumor durchbrochen wird, dann liegt ein Melanom vor.

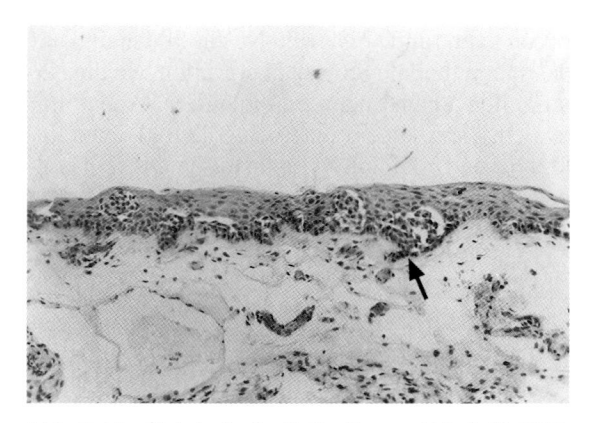

Abb. 3.14 Histologie der Patientin von Abb. 3.11. PAM: Nester von atypischen Melanozyten liegen in der Basalschicht und auch höher im Epithel; kleiner Herd einer Mikroinvasion (Pfeil) (Originalvergr. 40×).

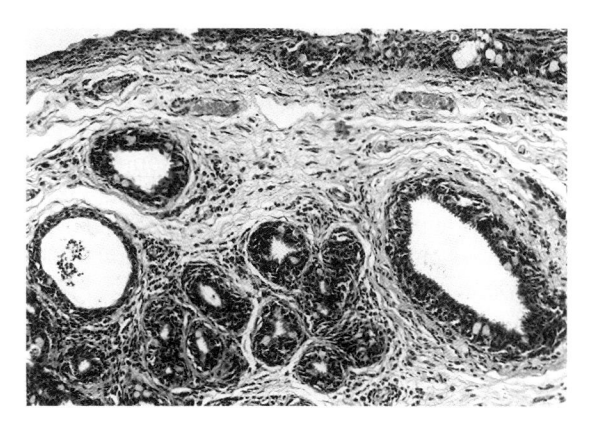

Abb. 3.15 Dieselbe Patientin wie Abb. 3.9 und 3.13 Jahre später. Linkes Auge. Drüsen und Drüsengänge, normalerweise im Fornix vorhanden, und Zysten der Bindehaut, die zufällig bei einer Exzision mit entfernt worden sind, können ebenfalls eine primär erworbene Melanosis beherbergen. Wenn sich ein Melanom in so einem Gebiet entwickelt, kann es eine subkonjunktivale Melanommetastase imitieren (Originalvergr. 40×).

Im Gebiet einer primär erworbenen Melanose mit Atypien kann man solche Stellen finden. Wenn multiple Melanome in einer PAM gleichzeitig oder im Verlauf von einigen Jahren auftreten, so ist mit schlechter Prognose zu rechnen (*Jakobiec* et al. 1988), jedoch ist jede Prognose beim Bindehautmelanom allgemein schwer kalkulierbar.

Therapie: Die prinzipielle Möglichkeit eines Überganges der PAM in ein invasives malignes Melanom wirft die Frage auf, ob die PAM mit Atypien bereits vor dem Moment des ersten Überganges in die maligne Form an einer unvorhersehbaren Stelle behandelt werden sollte. Die Rezidivrate nach einfacher Exzision einer PAM ist hoch und dem späteren Auftreten eines invasiven Melanoms kann durch das Verfahren wegen der zugrunde liegenden Pigmentstörung nicht vorgebeugt werden (*Folberg* et al. 1984, *Norregaard* et al. 1996, *de Wolff-Rouendaal* 1990). Bei ausgedehnten Melanosen müßte man ein sehr großes Bindehautareal exzidieren und würde damit die Population der schleimproduzierenden Becherzellen in der Konjunktiva erheblich reduzieren, wodurch ein trockenes Auge die Folge wäre. Auch ausgedehnte Kryochirurgie ohne Exzision (*Brownstein* et al. 1981, *Jakobiec* et al. 1983) schützt nicht vor Rezidiven und ein trockenes Auge kann sich ebenfalls entwickeln. Kryotherapie kann wiederholt werden, aber intraokuläre Narben können die visuelle Funktion einschränken, zur Ischämie des vorderen Augensegmentes und zur Hypotonie führen. Die Vereisung der tarsalen Konjunktiva, des Fornix und der Karunkel kann

Narben erzeugen, die eine normale Lidkonfiguration und Funktion beeinträchtigen. Sowohl nach Kryotherapie als auch nach extensiver Exzision kann sich als Komplikation ein Symblepharon entwickeln. Die Radiotherapie in diesem Stadium ist nicht erwünscht, damit sie für die Behandlung von Bindehautmelanomen in einem späteren Stadium voll genutzt werden kann (*Lederman* 1964, *Lederman* et al. 1984).

In letzter Zeit wurden mehrere kleine Gruppen von Patienten mit Mitomycin C 0,2 mg/ml oder 0,4 mg/ml Augentropfen mit unterschiedlichem Erfolg klinisch und histologisch behandelt (*Frucht-Pery* und *Pe'er* 1996, *Lommatzsch* und *Werschnik* 1997, *Werschnik* und *Lommatzsch* 1998). Langzeiteffekte in Beziehung zur Rezidivrate, zur Verhinderung der Melanombildung und Spättoxizität sind jedoch nicht verfügbar.

3.2.2 Konjunktivaler Nävus

Klinik: Bei einem Nävus proliferieren die normalerweise vorhandenen Melanozyten in der Basalschicht des Bindehautepithels. Dieses Wachstum tritt in jedem Alter auf, aber es wird häufig in der Kindheit, Pubertät und Adoleszenz gesehen. Es handelt sich um einen häufigen konjunktivalen Tumor. Die kleine flache Läsion kann größer, prominenter und damit auffälliger werden. Die Prädilektionsstellen sind das Gebiet um die Kornea, der Limbus, die bulbäre Konjunktiva, Plica semilunaris und Karunkel, bei den beiden letzteren sind die Patienten älter (*Gerner* et al. 1996). Nävi werden selten im Fornix und der tarsalen Konjunktiva gesehen und sind an diesen Stellen besonders suspekt für Malignität (*Buckman* et al. 1988). Die Farbe kann von hellachsfarben bis dunkelbraunschwarz variieren und irregulär sein (Abb. 3.16). Bei gering pigmentierten Tumoren sieht man kleine klare Zysten im Tumor, die für konjunktivale Nävi besonders charakteristisch und meistens, aber nicht ausschließlich, ein Zeichen gutartigen Verhaltens sind. Die Zysten können sich langsam vergrößern und den Eindruck von Tumorwachstum vortäuschen. Manchmal veranlaßt ein leichtes Fremdkörpergefühl den Patienten zum Besuch beim Augenarzt, besonders bei Kontaktlinsenträgern.

Wenn ein Nävus, der für eine lange Zeit ruhte, seine Farbe zu ändern oder sich zu vergrößern beginnt, so ist dies als Zeichen für eine maligne Umwandlung zu deuten. Wenn die klinische Diagnose zweifelhaft ist, kann eine Exfoliationszytologie durchgeführt und die Diagnose gesichert werden. Nach vollständiger Exzision rezidivieren Nävi selten (*Gerner* et al. 1996) und wenn sie es tun, besteht der Verdacht, daß der Originaltumor bereits eine primär erworbene Melanose oder ein Melanom war. Beide besitzen eine starke Tendenz zu rezidivieren. Das Risiko eines benignen konjunktivalen Nävus in ein Melanom überzugehen, scheint in der Kindheit extrem niedrig zu sein (*McDonnell* et al. 1989).

Histologie: Nävuszellen sind kleiner und haben weniger Zytoplasma als epitheliale Zellen und besitzen einen spindeligen oder ovalen Kern. Sie können unterschiedliche Mengen an Melanin enthalten. Die Proliferation der Nävuszellen findet die Epithelzellen beiseiterückend entlang der Basalmembran des Epithels im junktionalen Gebiet statt, wobei sie selbst von den Epithelzellen durch einen klaren Raum, das Retraktionsgebiet, getrennt sind. Die Nävuszellen besitzen kleine dunkle Kerne und wenig Zytoplasma. Die Proliferation kann runde bis ovale Nester bilden und auf das subepitheliale Stroma übergreifen, wo die Nävuszellen einen mehr epitheloiden Aspekt mit ovalem Kern, einem unterschiedlich kleinen Nukleolus und reichlich Zytoplasma entwickeln können. Während dieses Prozesses können Epithelien zwischen den Nävuszellnestern eingeschlossen werden; da auch Becherzellen und abgeschilferte Epithelzellen dabei sind, werden an der inneren Oberfläche Zysten gebildet, die sich langsam vergrößern können. Wenn ein Nävus plötzlich wächst, können die Kerne der proliferierenden Nävuszellen im junktionalen Areal mehr als irgendwo anders im selben Tumor dunkler und atypischer, gelegentlich völlig zerstört erscheinen. Es gibt mehrere Subtypen von Nävi, welche kli-

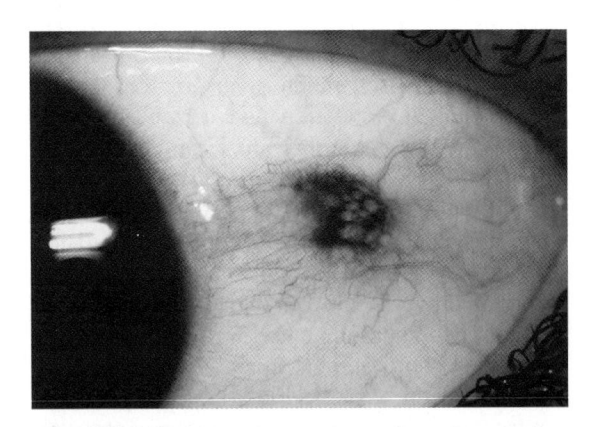

Abb. 3.16 Typischer Nävus des rechten Auges einer 24jährigen Frau. Keine Wachstumsneigung, keine Exzision.

nisch nicht unterscheidbar sind. Wenn die Nävuszellproliferation auf das junktionale Areal begrenzt bleibt, ist es ein **junktionaler Nävus** (Abb. 3.17); er wird häufig bei jungen Patienten gefunden. Wenn die Proliferation vom Epithel verschwunden ist und nur Nävuszellnester im Stroma unter dem Epithel liegen, bezeichnet man ihn als **intrastromalen Nävus**. Diese kommen in der Konjunktiva weniger häufig als die äquivalenten dermalen Nävi der Lidhaut vor und treten öfters bei alten Patienten auf. Die Zwischenform mit sowohl junktionaler Aktivität als auch subepithelialer Komponente wird **Compound-Nävus** genannt (Abb. 3.18). Sie ist die häufigste Variante im Erwachsenenalter (*Gerner* et al. 1996). Um die Nävuszellnester kann sich eine leichte fibrotische Reaktion entwickeln. An der unteren Grenze des Tumors sind die Nävuszellen weniger pigmentiert, kleiner und ähneln Spindelzellen mit untergehenden Kernen (*Jay* 1965b, *Jakobiec* 1984). Dieser Reifungsprozeß wird als Zeichen der Benignität angesehen, aber nur wenn andere Malignitätszeichen anderswo im Tumor fehlen. Gewöhnlich fehlen auch Entzündungszeichen.

Wenn die Nävuszellnester tiefer im Stroma liegen, sehr stark pigmentiert sind und spindelige Kerne besitzen, so wird er als **blauer Nävus** bezeichnet. Am Auge können die Zellen des blauen Nävus im Niveau der Episklera liegen.

Eine sehr seltene Variante der Nävuszellen findet man im **Spitz-Nävus**, der fälschlicherweise auch benignes juveniles Melanom genannt wird. Der Tumor ist gelegentlich unpigmentiert, die Zellen können atypisch erscheinen und es finden sich Riesenzellen und Mitosen. Eine Mischung von schlanken Spindelzellen und epitheloiden Nävuszellen sowie eine Menge reaktives Entzündungsgewebe an der Tumorbasis erzeugen ein Bild suspekter Histologie. Die Läsion läßt sich leicht entfernen und hat keine Rezidivneigung.

Eine andere seltene Form ist der **Ballonzellnävus** (*Pfaffenbach* et al. 1972, *Jao* et al. 1973, *Jakobiec* et al. 1985). Manchmal ist der gesamte Tumor aus Ballonzellen zusammengesetzt, doch kann auch nur ein Teil des Nävus aus diesen megazellulären oft stark pigmentierten Nävuszellen bestehen. Über die Existenz des **dysplastischen Nävus** der Bindehaut wird diskutiert. Klinisch läßt sich dieser Nävus nicht von einem gereizten Nävus unterscheiden. Die klinischen diagnostischen Kriterien für den dysplastischen Nävus der Haut werden beim konjunktivalen Nävus nicht angetroffen. Selten finden sich folgende histologische Kriterien für einen dysplastischen Nävus:

- architektonische Atypie wegen erhöhter Melanozytenzahlen im junktionalen Gebiet und Irregularität in den Melanozytennestern,
- zelluläre Atypie und Vergrößerung der Melanozytenkerne und
- lymphozytische Entzündungsreaktion (*Bergman* et al. 1997).

Es ist noch nicht geklärt, ob solch ein dysplastischer Nävus in der Konjunktiva als Vorstufenläsion des Melanoms, parallel zu den Befunden beim DNS (dysplastisches Nävus-Syndrom) oder beim FAMMM (familiäres atypisches multiples Muttermal-Melanom-Syndrom), angesehen werden muß. Bei dem ursprünglich benignen Nävus kann aus bisher unbekannten Gründen eine Proli-

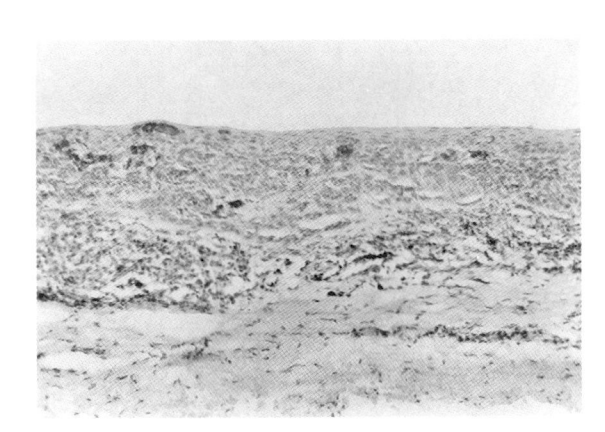

Abb. 3.17 Histologie eines junktionalen Nävus bei einem 10jährigen Jungen. Das Epithel ist durch die Proliferation von teilweise pigmentierten Nävuszellen verbreitert. Die Entzündung im subepithelialen Stroma könnte eine Reaktion der Reizung sein (Originalvergr. 40×).

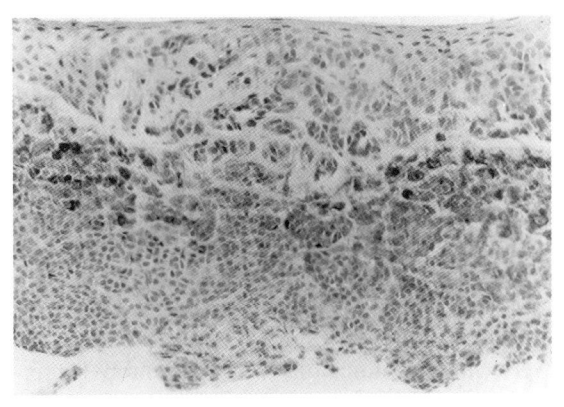

Abb. 3.18 Histologie eines Compound Naevus. Während die Mehrzahl der Nävuszellnester im Stroma liegt finden sich einige Nester im basalen Teil des Epithels. In diesem Fall erkennt man eine Reifung der Nävuszellen in Richtung unterer Rand der Veränderung (Originalvergr. 40×).

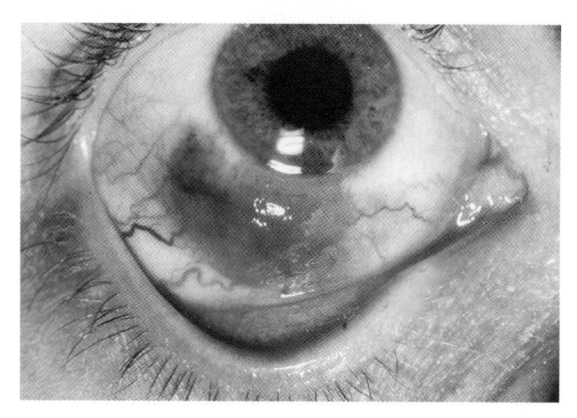

Abb. 3.19 27jähriger Mann. Rechtes Auge. Ein pigmentierter Bindehauttumor bestand seit Geburt. In den letzten 2 Jahren wurde ein Wachstum bemerkt. Dieser irregulär pigmentierte Tumor mit verstärkter Vaskularisation erregte den Verdacht auf ein Melanom entstanden aus einem kongenitalen Nävus.

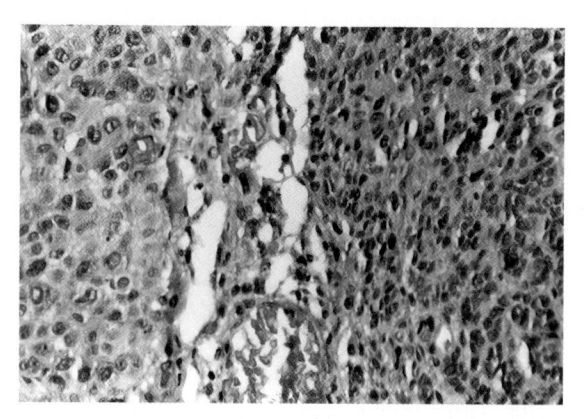

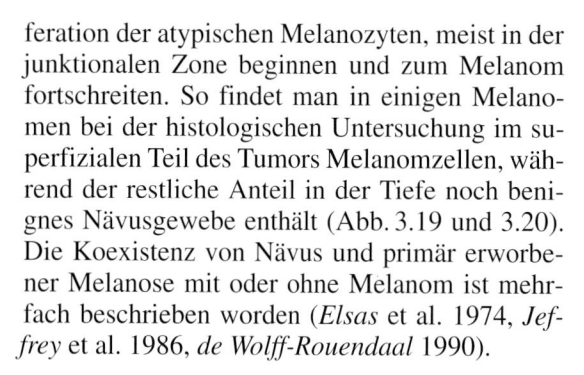

Abb. 3.20 Histologie des Tumors von Abb. 3.19: Melanomgewebe (M) im oberen Teil des Tumors (auf der linken Seite des Bildes), Nävusgewebe ist im unteren Teil Teil des Tumors zu erkennen (auf der rechten Seite des Bildes) (Originalvergr. 100 ×).

feration der atypischen Melanozyten, meist in der junktionalen Zone beginnen und zum Melanom fortschreiten. So findet man in einigen Melanomen bei der histologischen Untersuchung im superfizialen Teil des Tumors Melanomzellen, während der restliche Anteil in der Tiefe noch benignes Nävusgewebe enthält (Abb. 3.19 und 3.20). Die Koexistenz von Nävus und primär erworbener Melanose mit oder ohne Melanom ist mehrfach beschrieben worden (*Elsas* et al. 1974, *Jeffrey* et al. 1986, *de Wolff-Rouendaal* 1990).

Therapie: Solange ein konjunktivaler Nävus nicht wächst und das Auge nicht irritiert, ist keine Therapie notwendig. Wenn er zu wachsen beginnt oder Pigmentierungsveränderungen zeigt, sollte er besser exzidiert werden. Eine vorherige exfoliative oder Impressionszytologie kann zur Differenzierung des Nävus von einer PAM mit Atypien oder einem Melanom genutzt werden. Ein Nävus mit ungewöhnlichem Sitz im Fornix oder an der tarsalen Konjunktiva sollte immer exzidiert werden. Wenn der Patient beispielsweise Irritationen durch eine Kontaktlinse erfährt oder der Nävus aus kosmetischen Gründen stört, genügt eine einfache Exzision in Lokalanästhesie. Wenn die exzidierte Läsion größer und als benigne nachgewiesen ist, kann man mit einer konjunktivalen Plastik das offenliegende Areal decken und damit einem Symblepharon vorbeugen. Alle exzidierten Gewebe müssen durch die Histopathologie untersucht werden (*Gerner* et al. 1996).

3.2.3 Konjunktivales Melanom

Das konjunktivale Melanom ist eine seltene Erkrankung mit einer Inzidenz von 0,03–0,08 pro 100.000 Einwohner pro Jahr in Ländern mit vorwiegend kaukasischen Einwohnern weißer Hautfarbe (*Seregard*, 1995a, *Paridaens* et al. 1994b, *de Potter* et al. 1993, *de Wolff-Rouendaal* 1990, *Fuchs* et al. 1989). Das konjunktivale Melanom kann entweder in vorher normaler unpigmentierter konjunktivaler Schleimhaut „de novo" (Abb. 3.21), in einer primär erworbenen Melanose oder in einem Nävus (Abb. 3.19) entstehen. Die jeweiligen Prozentzahlen dieser Entstehungsursachen differieren in verschiedenen Publikationen. Die Anamnese des Patienten kann auf eine vorher bestehende Läsion hinweisen. Melanome können

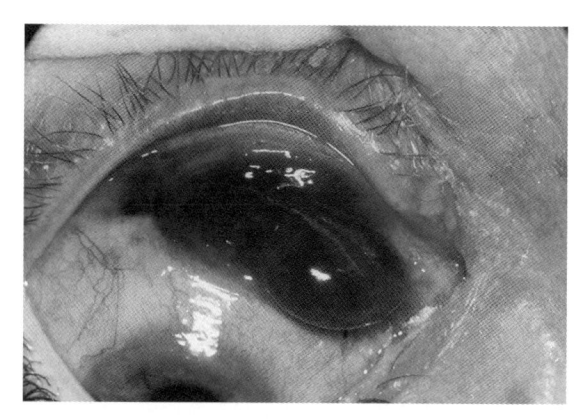

Abb. 3.21 56jährige Frau. Der Tumor war hinter dem Oberlid versteckt. Die Exzision war unvollständig. Die Histologie ergab ein de novo-Melanom. Eine Exenteratio orbitae wurde durchgeführt. Die Patientin verstarb drei Jahre nach der ersten Operation an Metastasen.

3.2 Melanozytäre Tumoren der Bindehaut | 89

in jedem Teil der Bindehaut wachsen, pigmentierte Läsionen im Fornix oder in der palpebralen Konjunktiva sind jedoch besonders verdächtig auf ein Melanom. Das Alter der Patienten liegt häufig zwischen 49 und 55 Jahren. Bei Kindern kommt das Bindehautmelanom sehr selten vor (*McDonnell* 1989); der jüngste Fall wurde bei einem 11jährigen Jungen beobachtet (*Croxatto* et al. 1987). Beim Bindehautmelanom sind alle Nuancen der Pigmentierung variierend von völlig unpigmentierten, lachsfarbenen oder gelblichen bis dunkelbraun-schwarzen Tumoren beobachtet worden. Oft ist die Pigmentierung ungleichmäßig verteilt. Typisch sind am Limbus, in der bulbären Konjunktiva oder Plica semilunaris dicke konjunktivale ernährende zum Tumor führende erweiterte Gefäße. Bei Melanomen der Karunkel, im Fornix und in der tarsalen Konjunktiva ist dieses Phänomen weniger auffällig. Kleine, auf die bulbäre Konjunktiva beschränkte Tumoren lassen sich über der darunterliegenden Sklera verschieben. Adhärenz zur Sklera deutet auf Tumorinvasion in die Episklera hin, auch die Sklera kann oberflächlich durch das Melanom befallen sein. Eine Invasion ins Auge ist sehr selten (*Gow* und *Spencer* et al. 1973).

Die Prädilektionsstelle der konjunktivalen Melanome ist der Limbus corneae, von wo sie teilweise auf die Hornhaut wachsen. Oft entsteht das Melanom in einem limbusparallelen Feld einer primär erworbenen Melanose, wobei es sich von dieser durch geringere Pigmentierung unterscheiden kann (Abb. 3.21). Wenn der Tumor über die Kornea wächst, so bietet die Bowman-Membran der Melanominvasion ins Stroma einen Widerstand. UV-B- Licht scheint im Gegensatz zu den konjunktivalen Karzinomen keinen Einfluß auf die Tumorentstehung zu haben (*Sun* et al. 1997).

Einige Autoren erwähnen die Beziehung zwischen dem dysplastischen Nävussyndrom (DNS) oder dem familiären atypischen multiplen Muttermal-Melanom-(FAMMM-)Syndrom der Haut und okulären konjunktivalen als auch uvealen Melanomen (*Friedman* et al. 1987). Deshalb ist es empfehlenswert, sich nach früheren Hautläsionen, die bei dem Patient oder einem Familienmitglied exzidiert wurden, zu erkundigen. In einer Populationsstudie in Schweden bei DNS-Patienten wurde allerdings weder eine primär erworbene Melanose mit Atypien noch ein konjunktivales Melanom gefunden. Daher erscheint bei einem DNS ein ophthalmologisches Screening auf ein okuläres Melanom nicht erforderlich zu sein (*Seregard* et al. 1995 a,b). Eine dermatologische Untersuchung wird nur gefordert, wenn die klinische Untersuchung oder die Familienanamnese suspekte pigmentierte Tumoren ergeben.

Wenn ein konjunktivales Melanom diagnostiziert wird, ist die Beurteilung der gesamten Konjunktiva notwendig, weil ein sekundäres Melanom irgendwo in der Bindehaut des gleichen Auges, im Fornix oder tarsal verborgen, vorhanden sein kann. Kleine Tumoren werden in toto exzidiert, bei großen oder weitgestreuten Melanomen ist eine Biopsie für die histologische Diagnose notwendig. Eine zytologische Diagnostik vor jedem chirurgischen Eingriff kann hilfreich sein, das Ausmaß der Exzision zu planen (Abb. 3.22 und 3.23). Sowohl Exfoliationszytologie (*Lopes Car-*

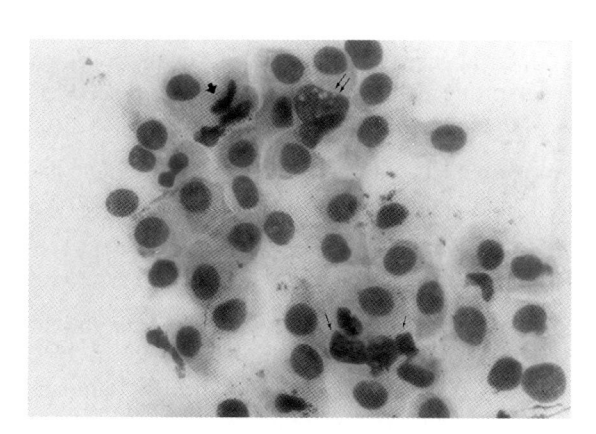

Abb. 3.22 Exfoliative Zytologie. Eine Gruppe von Bindehautzellen gemischt mit verschiedenen atypischen Zellen mit irregulären Kernen (dünne Pfeile), einige von ihnen enthalten Melaningranula (dicke Pfeile). Die histologische Untersuchung ergab eine erworbene Melanose mit Atypien (Originalvergr. 160 ×).

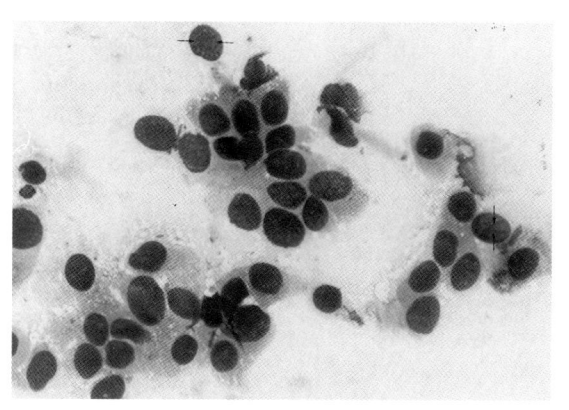

Abb. 3.23 Exfoliative Zytologie. Atypische Zellen mit hyperchromatischen Kernen und großen irregulären Nukleoli (zwischen den Pfeilen). Die histologische Diagnose bestätigte ein Melanom (Originalvergr. 160 ×).

dozo et al. 1981, *Gelender* und *Forster* 1980) als auch Impressionszytologie (*Paridaens* et al. 1992) haben sich zwar als nützlich, aber als nicht hundertprozentig zuverlässig erwiesen. Nur die histologische Untersuchung kann zwischen einer primär erworbenen Melanose mit Atypien und einem invasiven Melanom klar differenzieren, die Tiefe der Invasion abschätzen und die Radikalität der chirurgischen Exzision nachweisen. Gelegentlich ist selbst die Beurteilung eines histologischen Präparates bei der Differenzierung eines Melanoms mit wenigen malignen Charakteristika von einem Nävus mit atypischen Eigenschaften recht schwierig. Die Erfahrung der ophthalmologischen Pathologen kann entscheidend sein, um das maligne Potential mancher Tumoren zu beurteilen.

Histologie

Maligne melanozytäre Zellen sind durch Atypien und Pleomorphismus der Zellen, Zellkerne und Nukleoli gekennzeichnet. Mitosen können vorhanden sein, sind aber meist selten zu finden. Die Neststruktur der Tumorzellen, die in vielen Nävi vorhanden ist, kann auch in Melanomen auftreten, ist aber häufig verlorengegangen. Eine Invasion der Tumorzellen in Lymphkanäle oder Blutgefäße kann sichtbar sein (Abb. 3.24). Eine regelmäßige Begleiterscheinung ist eine lymphozytäre, plasmazelluläre reaktive Entzündung, oft gemischt mit Melanophagen. In seltenen Fällen findet sich Nävusgewebe im unteren Teil des Tumors, da der maligne Übergang vorwiegend in dem junktionalen Gebiet stattfindet. Das Epithel um das Melanom herum kann ein Melanoma in situ oder eine primär erworbene Melanose mit Atypien unterschiedlichen Grades enthalten, wenn die PAM eine Vorläuferläsion gewesen ist. Eine PAM wird übrigens häufiger erst bei der histologischen Untersuchung gefunden als klinisch entdeckt (*de Wolff-Rouendaal* 1990, *de Potter* et al. 1993).

Rezidive

Trotz sorgfältigen Vorgehens ist die lokale Rezidivrate nach Exzision mit 55–60% sehr hoch (*Jeffrey* et al. 1986, *de Potter* et al. 1993). Oft entwickeln sich im Verlauf von vielen Jahren eine Serie von Rezidiven, die innerhalb von wenigen Monaten bis zu mehreren Jahren nach der Exzision erscheinen (*Zografos* et al. 1990). Die folgenden Faktoren können für Rezidive verantwortlich sein:

- Die inkomplette Exzision des Melanoms meist bei einer intraepithelial lokalisierten primär erworbenen Melanose um das Melanom herum.
- Die Pigmentstörung erfaßt die gesamte Konjunktiva des befallenen Auges, wodurch auch de novo-Melanome, sogar nach histologisch gesicherter vollständiger Exzision, an der gleichen Stelle oder anderswo in der Bindehaut des selben Auges entstehen können.
- Die Aussaat während der Operation, wobei besonders subepitheliale und intraorbitale Rezidive entstehen, die schwerer zu behandeln sind als superfiziale Rezidive (*Oosterhuis* und *de Wolff-Rouendaal* 1983).
- Die primär erworbene Melanose, die sich bis in die Tränendrüsengänge, Gänge der tarsalen Talg- und Schleimdrüsen und ableitenden Tränenwege erstrecken kann, von wo aus ein neues tiefer abgesiedeltes invasives Melanom seinen Ursprung nehmen kann (*Jakobiec* et al. 1989, *McNab* und *McKelvie* 1997).

Adjuvante Kryotherapie und Strahlentherapie haben beide die Rezidivrate beachtlich reduziert.

Prognose

Die tumorbezogene durchschnittliche Sterblichkeit wird in publizierten Studien zwischen 25% und 49% (*Crawford* 1980; *Seregard* 1995), mit einer Überlebenswahrscheinlichkeit von 80% nach 5 Jahren und 73% nach 10 Jahren (*Norregaard* et al. 1996) angegeben. Ein beträchtlicher Teil dieser Patienten war am Ende des Beobachtungszeitraumes nicht frei von lokalen Rezidiven, sodaß darin eine potentielle Quelle für Spätmetastasen zu se-

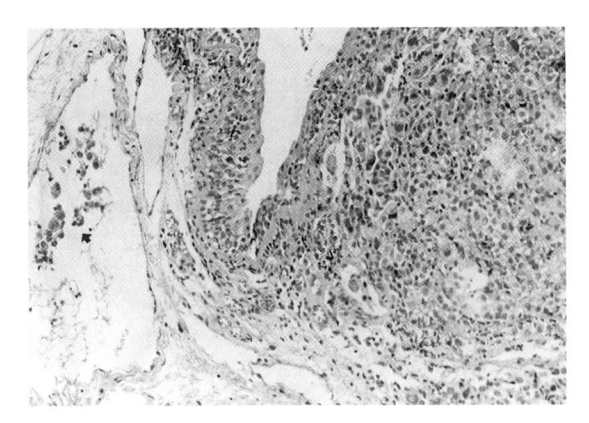

Abb. 3.24 Melanomzellen in einem Lymphkanal in der Nähe eines Melanoms der Cunjunctiva bulbi. Bei diesem Patienten entwickelten sich präaurikulare Lymphknotenmetastasen, dennoch überlebte der Patient mehr als 10 Jahre nach radikaler „Neck dissection" (Originalvergr. 40×).

hen ist. Viele Studien sind über das Bindehautmelanom nicht verfügbar; einige Autoren nutzten statistische Regressionsmodelle, die aber in älteren Publikationen nicht verwendet wurden. Einige Artikel beinhalten mittlere Überlebensraten von 5 Jahren, variierend zwischen wenigen Monaten bis mehr als 10 Jahren, andere geben nur Überlebensraten nach mehr als 5 Jahren Beobachtungszeit an. Durch die zwangsläufig relativ kleinen Patientenzahlen dieser Studien sind diese Publikationen für Vergleiche nicht sehr wertvoll, da sie meist auf retrospektivem Material basieren. Wegen der Seltenheit des konjunktivalen Melanoms ist es jedoch schwer, prospektive randomisierte Populationsbasisstudien zu planen. Dies wäre aber wissenschaftlich betrachtet der einzige Weg, eine wirksame Behandlung mit niedrigstem Risiko für Metastasierung und/oder Lokalrezidivierung zu finden.

Folgende Faktoren können für die Prognose bedeutsam sein:

- **Herkunft:** Die Herkunft des malignen Melanoms scheint die Prognose nicht zu beeinflussen. Eine PAM an ungünstiger Stelle ist mit einem höheren Risiko der Metastasierung verbunden (*Paridaens* et al. 1994 b).

- **Lokalisation:** Mehrere Studien haben ergeben, daß die von der bulbären Konjunktiva ausgehenden Melanome eine bessere Prognose als die der Karunkel, des Fornix und der tarsalen Konjunktiva haben (*Folberg* et al. 1984; *de Wolff-Rouendaal* 1990; *Paridaens* et al. 1994 a). Bei Patienten mit rezidivierenden Melanomen können dann neue Tumoren an einer dieser prognostisch ungünstigen Stellen entstehen. In solchen Fällen gibt es keine direkte Korrelation zwischen der Lokalisation des ersten Melanoms und dem Überleben; wenn sich beispielsweise bei einem Patient mit einem Melanom am Limbus später ein Rezidiv im Fornix entwickelt, verschlechtert sich dadurch die Prognose. So war nach eigenen Betrachtungen die Sterblichkeit an Metastasen in einer Gruppe von 34 Melanompatienten mit auf die epibulbäre Konjunktiva beschränkten Melanomen nur 6%. Bei 47 Patienten, die eines oder mehrere ihrer Melanome im nicht-epibulbären Gebiet hatten, betrug die Sterblichkeit an Metastasen bereits 45%; bei 18 vollständig oder partiell auf der Karunkel lokalisierten Melanomen war die Mortalität mit 67% am größten (*de Wolff* 1990). In 256 Fällen des Institute of Ophthalmology in London war die ungünstige Lokalisation im Vergleich zu epibulbären Melanomen mit einer 2,2fach höheren Mortalitätsrate verbunden (*Paridaens* et al. 1994 a). Die epibulbäre Konjunktiva, obwohl sie von einem Netzwerk aus Lymphdrainagekanälen und erweiterten Venen versorgt wird, muß dennoch ein vergleichbar sicheres Gebiet sein. Eine Tumorinvasion in diese Kanäle oder in die Episklera kann zusammen mit dem Tumor exzidiert und bestrahlt werden. Melanome in anderen Gebieten sind zu darunterliegenden Strukturen adhärenter und gewinnen somit leichteren Zugang zum Bindegewebe, dem Drainagesystem und den Adnexen (*Jakobiec* et al. 1989).

- **Ausbreitung:** Es gibt nicht viele Berichte über die prognostische Rolle der Ausbreitung des Tumors. Bekannt ist, daß die Mortalitätsrate beim multifokalen höher als beim unifokalen Melanom ist (*Jakobiec* et al. 1988, *Paridaens* et al. 1994 a). Für die Ophthalmochirurgen kann ein weitgestreutes konjunktivales Melanom problematisch für die Durchführung wirksamer therapeutischer Maßnahmen sein. Wenn große Felder der Konjunktiva exzidiert, bestrahlt oder vereist werden müssen, dann folgt aufgrund des Becherzellverlustes meist ein trockenes Auge. Auch die Bildung eines Symblepharons, Entropiums oder Ektropiums sind mögliche Nebeneffekte für den Patienten, wenn radikale therapeutische Maßnahmen mit dem Versuch, das Auge zu erhalten, ergriffen werden.

- **Rezidivrate:** In Rezidivfällen verschlechtert sich die Prognose beträchtlich (*de Potter* et al. 1993, *Paridaens* et al. 1994 a). Eine hohe Rezidivrate wird allgemein mit dem Vorliegen einer PAM in Verbindung gebracht. Deshalb würde man erwarten, daß das Vorhandensein einer PAM ein prognostisch schlechtes Zeichen für das Bindehautmelanom ist. Jedoch haben andere Studien gezeigt, daß de novo-Melanome eine noch schlechtere Prognose haben. Dies kann damit zusammenhängen, daß Rezidive häufig in weitstreuenden primär erworbener Melanosen entstehen, wobei die invasive Komponente relativ oberflächlich bleibt. Das veranlaßte *Silvers* et al. (1978) das PAM assoziierte Melanom mit dem dermatologisch analogen sich oberflächlich ausbreitenden Melanom (superficial spreading melanoma = SSM) und das de novo-Melanom mit dem kutanen nodulären Melanom (NM) zu vergleichen. Bei einer Überprüfung dieser Klassifikation an Patienten mit konjunktivalen Melanomen konnte er jedoch keine überzeugende Relation zwischen Prognose und der dermatopathologischen Klassifikation herstellen.

- **Tumordicke:** Tumoren flacher als 1,5 mm haben eine sehr gute Prognose, wie dies auch bei Hautmelanomen flacher als 2 mm zutrifft (*Breslow* 1970). Diese Tumoren werden meist leicht auf der weißen Sklera gesehen und daher frühzeitig bemerkt, während Melanome der Karunkel, des Fornix und der tarsalen Konjunktiva bis zu einer bestimmten Größe verborgen bleiben können (s. Abb. 3.21). Melanome dicker als 2 mm haben eine deutlich schlechtere Prognose. Solch ein Tumor kann einer von mehreren rezidivierenden flachen Melanomen sein und ist möglicherweise für die regionalen und Fernmetastasen verantwortlich. Die Tumordicke spielt besonders bei Melanomen mit ungünstiger Lokalisation eine prognostische Rolle (*Paridaens* et al. 1994a).

- **Zelltyp:** Einige Autoren beobachteten bei spindelzelligen Melanomen eine bessere Prognose als bei epitheloidzelligen. Oft bestehen erhebliche zelluläre Unterschiede innerhalb eines Tumors (*Jeffrey* et al. 1986). Das Auftreten von epitheloiden Zellen muß als Zeichen einer Atypie interpretiert werden und ist somit als malignes Tumorpotential zu deuten. Rezidivierende konjunktivale Tumoren neigen dazu, allmählich immer atypischer zu werden (*Seregard* 1995), was einen negativen Einfluß auf die Prognose haben kann. In *Paridaens* Studien erwies sich das Vorhandensein von Zellen des epitheloiden Zelltyps als ein signifikanter Hinweis für Metastasen.

- **Mitose-Index:** Einige betrachten ihn als bedeutenden Faktor (*Stefani* 1986a,b), aber andere bestreiten seinen prediktiven Wert (*Jeffrey* et al. 1986). Die meisten Probeexzisionen sind zu klein, um die Mitoserate sehr genau festlegen zu können.

- **Immunhistochemie:** S100 und die neurospezifische Enolase (NSC), die mögliche prognostische Indikatoren bei Hautmelanomen sind, haben keine gesicherte Korrelation zur Melanomrezidivrate oder Metastasierung (*Fuchs* et al. 1989). S100 ist in der Mehrzahl der melanozytischen Zellen, sowohl in benignen Proliferationen als auch in malignen Melanomen vorhanden. HMB45 färbt ein zytoplasmatisches Antigen fetaler Melanozyten an, welches exprimiert werden kann. HMB45 kann nicht zwischen benignen und malignen melanozytären Tumoren differenzieren, aber es färbt proliferierende Melanozyten in malignen Zellen intensiver als in benignen an (*Glasgow* et al. 1990, *Steuhl* et al. 1991). PC-10 zur Bewertung eines proliferenden Zellkernantigens wird mit einer niedrigen Überlebenswahrscheinlichkeit verbunden (*Seregard* 1993). Ki 67 färbt melanozytäre Läsionen mit Atypien stärker an und kann genutzt werden, um zwischen (prä-)malignen Läsionen mit und ohne Atypien zu differenzieren (*Chower* et al. 1997).

In einer großen Studie des Londoner Institute of Ophthalmology zeigte eine sorgfältige Analyse von 256 konjunktivalen Melanomfällen, daß die prognostischen Faktoren in Wechselbeziehung stehen oder bei verschiedenen Tumorlokalisationen unterschiedlich sein können (*Paridaens* et al. 1994a). Es gilt inzwischen als bewiesen, daß simultane oder echte Multifokalität, eine Lokalisation in der Karunkel, der palpebralen Konjunktiva oder im Fornix mit einem höheren Risiko für Metastasen verbunden sind als dies bei unifokalen, am Limbus oder in der epibulbären Konjunktiva lokalisierten Melanomen der Fall ist.

Therapie

Die Therapie der konjunktivalen Melanome sollte den Tumor vollständig zerstören, das Leben des Patienten nicht gefährden und das Auge und seine Funktion weitgehend erhalten. Die Behandlung sollte so früh wie möglich beginnen, wenn die Diagnose Melanom sicher gestellt worden ist.

- **Exzision:** Da die Rezidivrate nach einfacher Exzision sehr hoch ist, müssen adjuvante Verfahren genutzt werden, um mögliche mikroskopisch kleine Tumorreste noch abzutöten. Die Exzision sollte mit umgebender klinisch gesunder Konjunktiva erfolgen, denn die Resektionsränder müssen tumorfrei sein. Da das exidierte Stück der konjunktivalen Schleimhaut dazu neigt, sich an den Rändern einzurollen, ist es für die exakte histo-pathologische Aufarbeitung des Exzisionsmaterials und dessen topographische Beschreibung erforderlich, das flache Präparat an ein Stück festes Material oder an ein Material, das mit dem Melanomgewebe zusammen die Formalinfixierung durchlaufen kann, vorsichtig anzunähen oder anzustecken. Als zusätzliche Sicherheitsmaßnahme kann man mehrere kleine „staging"-Biopsien – etwa wie bei der Mohs-Technik in der Lidchirurgie – um den Originaltumor entnehmen. Wenn eine oder mehrere Biopsien noch Melanom oder Melanosegewebe enthalten, sollte an der Stelle dieser Biopsie nachexidiert werden. Das Wundbett sollte nach der Exzision offengelassen und nicht durch irgendeine konjunktivale plastische Chirurgie gedeckt werden. Um der zellulären Aussaat vorzubeugen, wird der Tumor vor seiner Exzision durch Betupfen der Oberfläche mit 4%igem Formalin oder reinem Alkohol, wenn notwendig auch weit auf die korneale Oberfläche, gleichsam „sterilisiert" (*Shields* 1997). Der Tumor läßt sich durch subkonjunktivale Injektion von Ringerlösung oder neutraler Pufferlösung gut von der episkleralen Unterlage trennen und anheben und kann dann mit minimaler Manipulation am Tumor selbst durch erfahrene Hand exzidiert werden. Ist das korneale Stroma mitbefallen, so muß eine lamelläre Exzision der Hornhautoberfläche, eventuell auch mit lamellärer Keratoplastik in Betracht gezogen werden (*Zografos* et al. 1990). Nach Entfernung des Tumors wird die Konjunktiva mit zytotoxischer Lösung, zum Beispiel mit Natriumhypochlorid 0,5%, gespült (*van Delft* et al. 1983 a,b). Eine postoperative Kryotherapie des Wundbettes und der chirurgischen Ränder oder die Brachytherapie mit Sr-90/Y-90 können die lokale Rezidivrate nach Exzision beachtlich reduzieren.

- **Kryotherapie:** In histologischen und ultrastrukturellen Studien konnte die selektive Sensitivität von atypischen melanozytären Zellen bei Temperaturen von < −20 °C gegenüber normalen konjunktivalen Epithelzellen, die bis −40 °C aushalten, nachgewiesen werden (*Jakobiec* et al. 1980, 1982 a,b, 1983, 1984 b). Trotz individuell schwerer Nebenwirkungen, wie anteriore Segmentischämie, Wimpernverlust, Symblepharon, Trichiasis, Makulaödem, kann ein gebrauchsfähiges Auge in der Mehrzahl der Fälle erhalten werden (*Brownstein* et al. 1981, *Jakobiec* et al. 1988). Heute wird diese postoperative Kryotherapie in ophthalmogischen onkologischen Zentren häufig erfolgreich durchgeführt. *Shields* (1997) bevorzugt auch Kryotherapie von der Unterseite der umgebenden bulbären Konjunktiva in einer Gefrier-Auftau-Doppeltechnik durchzuführen. Die Kryotherapie kann auch nach einer Exzision von im Fornix lokalisierten Melanomen durchgeführt werden, vorausgesetzt, das CT und MRT zeigen keinen orbitalen Befall.

- **Bestrahlungstherapie:** Die primäre Strahlentherapie, vorzugsweise mit Sr-90/Y-90-Applikatoren, geht auf ermutigende Erfahrungen von *Notter* (1955) und *Lederman* (1958) zurück. *Lommatzsch* (1977, 1978) bestrahlte konjunktivale Melanome ohne vorherige Exzision. Die Rückbildung nach Bestrahlung war sehr langsam und erstreckte sich über viele Monate. Es blieben häufig einige Pigmentierungen, bedingt durch verstreutes, möglicherweise extrazelluläres Pigment, in einer flachen benignen fibrotischen Narbe zurück (Abb. 3.24 und 3.25). Später wechselte er zu einer Kombination von Exzision und Bestrahlung (*Lommatzsch* et al. 1990). Er nutzte die Betastrahlung von Sr-90/Y-90 wegen der geringen Eindringtiefe ins Gewebe bei täglichen Fraktionen von 10 Gy bis zur Gesamtdosis von 100–200 Gy. Die radiogenen Nebenwirkungen sind gering: lokale Katarakt, Telcangiektasien, Sekundärglaukom und Hornhauttrübungen sind meist nicht behindernd. Die Gefahr der Skleraverdünnung und mögliche Skleraeinschmelzung wird bei Bestrahlungstherapien nur für Pterygien erwähnt und könnte auf die zu starke Koagulation der episkleralen Gefäße während der Operation zurückgeführt werden. Andere Bestrahlungsmethoden wie Brachytherapie mit Ru-106/Rh-106 (*Steinkogler* et al. 1986) und Protonen (*Zografos* et al. 1990) sind nur in ausgewählten Fällen genutzt worden. Neuerdings sind radioaktive I-125-Plaques für die Behandlung von Melanomen an ungünstigen Stellen von *Stannard* et al. (1997) in Kapstadt, Südafrika durchgeführt worden. Die Brachytherapie mit Ir-192 wird experimentell in ausgewählten Fällen von *de Keizer* in Leiden, Holland genutzt.

- Die **totale Konjunktivektomie** wird von einigen mit unterschiedlichen Ergebnissen durchgeführt. Die Wangen- und Lippenschleimhaut kann dabei als Ersatz benutzt werden (*Balestrazzi* 1971, 1993). Durch postoperative Schrumpfung mit Problemen der Benetzung der Schleimhaut erscheint diese Behandlung nicht sehr attraktiv und wird daher nicht häufig angewandt.

- Die **Exenteration** ist sehr selten die erste Behandlung des Tumors. Sie ist durch ihre Radikalität ein verstümmelnder Eingriff mit erheblichen sozialen Folgen für den betroffenen Patienten. Dieser Eingriff ist für Melanome vorbehalten, die bereits Lider und Orbita befallen haben und damit zu ausgedehnt sind, um sie durch irgendeine andere verfügbare Methode oder deren Kombination wirksam beeinflussen zu können. Trotz vielfacher Bemühungen, das Auge zu erhalten, kann die Exenteration nach einem oder mehreren Rezidiven schließlich unvermeidlich werden. Dennoch sterben nach diesem radikalen Eingriff 50% an Metastasen (*de Potter* et al. 1993). In einer Studie von 95 Patienten wurde nach Exenteratio orbitae kein Unterschied der Mortalität zwischen den Patienten mit Primär- oder Sekundärbehandlung gefunden (*Paridaens* et al. 1994 b).

Im Brennpunkt der gegenwärtigen Diskussion steht die vorbeugende Behandlung von PAM mit Atypien, da möglicherweise 50% davon im Laufe der Zeit in ein invasives Melanom übergehen und multiple Melanome entstehen können. Es scheint

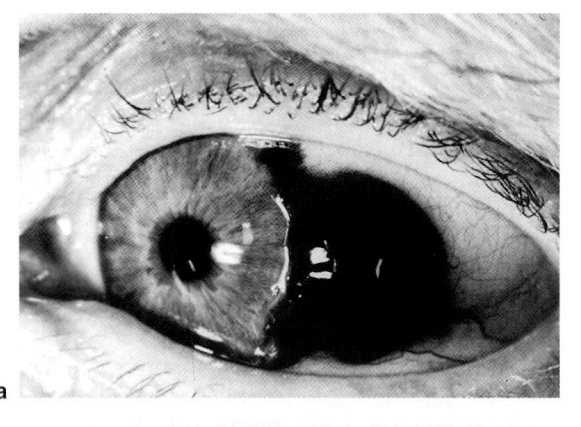

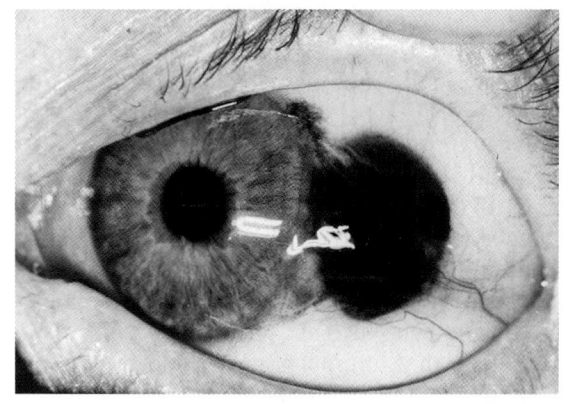

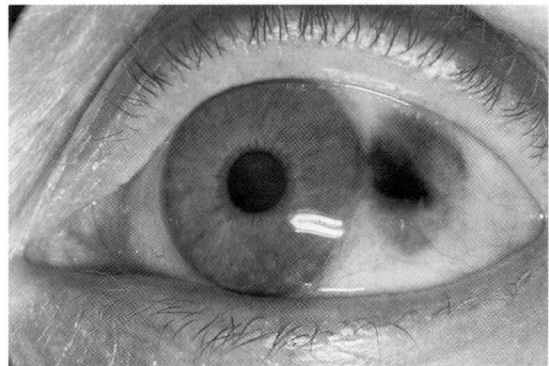

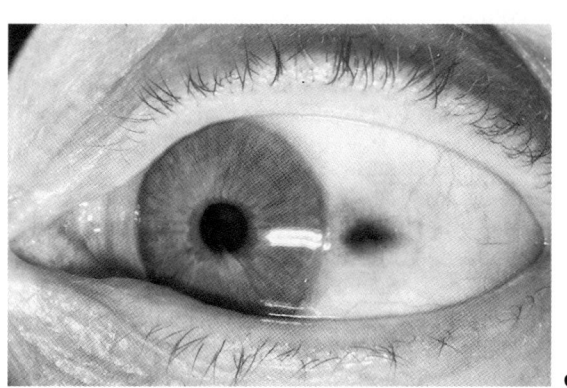

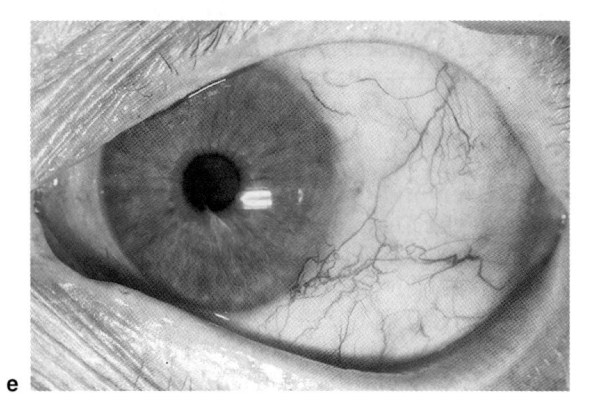

Abb. 3.25 a–e
a Melanom der Conjunctiva bulbi des einzigen Auges einer 62jährigen Frau (Patientin von *P. K. Lommatzsch*).
b 6 Monate nach Brachytherapie mit Sr-90/Y-90 (Dosis 150 Gy, tägliche Fraktion 10 Gy).
c 2 Jahre nach der Bestrahlung.
d 3 Jahre nach Bestrahlung.
e 11 Jahre nach der Bestrahlung, Visus 1,0.

daher empfehlenswert, eine Behandlung der PAM- Areale in Verbindung mit der Therapie des eigentlichen Melanoms entweder mit Kryotherapie oder zytostatischen Augentropfen durchzuführen (*Frucht-Pery* et al. 1996, *Lommatzsch* und *Werschnik* 1997, *Werschnik* und *Lommatzsch* 1998), um Rezidiven, ausgehend von diesen Stellen, vorzubeugen.

Metastasierung

Die Metastasierung erfolgt bevorzugt über die lokalen regionalen Lymphknoten des präaurikulären und submandibulären Gebietes. Das Zeitintervall zwischen der ersten Diagnose eines konjunktivalen Melanoms und seiner Metastasierung kann von einem bis zu 13 Jahren variieren (*Jeffrey* et al. 1986, *Fuchs* et al. 1989). Besteht nur ein solitärer tumoröser Lymphknoten, so kann eine selektive Exzision mit radikaler Neck dissection das Weiterschreiten der Erkrankung erheblich verzögern und in einem kleinen Prozentsatz auch die Heilung ermöglichen. Die hämatogene Metastasierung tritt in der Lunge, Leber, in Wirbeln und der Haut auf. Die Überlebenszeit bei Metastasierung in einer Gruppe von 25 Patienten mit Melanommetastasen schwankte zwischen 9 Monaten und 3,1 Jahren (*de Wolff-Rouendaal* 1990). Ein seltener, aber nicht ungewöhnlicher Weg der Metastasierung sind die ableitenden Tränenwege.

Die Tumoren siedeln sich im Tränensack, in der Nasenhöhle und im Nasen-Rachenraum an und führen dort zu unerwarteten Komplikationen (*McNab* und *Mackenzi* 1997). Es kann unter Umständen sinnvoll sein, in bestimmten Situationen die Tränenpünktchen zu veröden oder bei chirurgischen Maßnahmen diese vorübergehend zu verschließen.

Die **TNM- Klassifikation** der UICC wird selten in Publikationen der Bindehautmelanome benutzt. Sie könnte jedoch für die Zukunft in prospektiven Studien an neuen Therapien hilfreich sein (Tab. 3.2).

Tabelle 3.2 TNM-Klassifikation der Bindehautmelanome.

Klinische Ausdehnung	
T1	Conjunctiva bulbaris bis maximal zu einem Quadranten befallen
T2	Conjunctiva bulbaris mehr als ein Quadrant vom Tumor befallen
T3	Fornix, Conjunctiva palpebralis und/oder Karunkel befallen
T4	Ausbreitung in Lider, Hornhaut und /oder Orbita
Histopathologische Untersuchung	
pT1	T1 mit einer Tumordicke bis zu 2 mm
pT2	T2 mit einer Tumordicke bis zu 2 mm
pT3	T1 oder T2 mit einer Tumordicke mehr als 2 mm und/oder T3
pT4	T4

3.3 Tumoren und tumorähnliche Veränderungen des Bindegewebes der Bindehaut

P. K. LOMMATZSCH

3.3.1 Fibröse Veränderungen

Pinguecula

Als Pinguecula bezeichnet man gelblichgraue leicht erhabene Veränderungen der Bindehaut nahe am Limbus nasal oder temporal oder auch beiderseits gelegen. Sie entwickeln sich meist bei älteren Menschen und sind offenbar die Folge längerer Sonneneinstrahlung. Histologisch findet man unter dem Bindehautepithel eine Anreicherung von amorphem, eosinophilem, hyalinisiertem oder granularem Material mit aufgerollten degenerierten Fasern, die an elastische Fibrillen erinnern. Daher bezeichnet man die Veränderung als elastoide Degeneration (*Cogan* et al. 1959). Das Material stammt von degeneriertem Kollagen, elastischen Fasern, abnormalen Fibroblasten und veränderter Grundsubstanz. Das darüberliegende Epithel kann im Laufe der Zeit eine Reihe von Veränderungen durchlaufen, von aktinischer Keratose bis schließlich hin zum invasiv wachsenden Plattenepithelkarzinom. Erst dann ist eine Behandlung erforderlich.

Pterygium

Das Pterygium entwickelt sich am nasalen oder temporalen Limbus in der Regel als Ausbreitung einer bereits bestehenden Pinguecula. Die Entwicklung des Pterygiums wird wahrscheinlich durch intensive und verlängerte Sonnenbestrahlung ausgelöst und kommt daher beispielsweise in Australien viel häufiger vor als in unseren Breiten. Das Epithel erscheint akanthotisch und unter ihm liegt amorphes basophiles Material, was die fibrösen eosinophilen Fasern weitgehend ersetzt hat. Diese Veränderung wird wie bei der Pinguecula als elastoide Degeneration bezeichnet, da es ähnliche Färbungseigenschaften wie die elastischen Fasern zeigt. Diese als Elastodysplasie und Elastodystrophie bezeichneten Veränderungen sind möglicherweise Vorläufer elastischer Fasern, wie elektronenmikroskopische Untersuchungen gezeigt haben (*Austin* et al. 1983). Im Laufe der Zeit unterliegt das Epithel Veränderungen wie Atrophie, Akanthosis, Dysplasie bis hin zum CIN oder Plattenepithelkarzinom. Es kann schwierig sein, ein beginnendes Karzinom bei einem länger bestehendem Pterygium rechtzeitig zu erkennen.

Das Pterygium geht von veränderten Vimentinexprimierenden limbalen epithelialen basalen Zellen aus, die auch als Pterygiumzellen bezeichnet werden. In diesen Zellen konnte vermehrt das Gen p53 immunhistochemisch nachgewiesen werden, das auch in Tumoren am Limbus und in den meisten Pinguculae nachweisbar ist. In normalen Bindehautepithelien fehlt das Gen p53 (*Dushku* und *Reid* 1997).

Die Behandlung der Wahl ist daher die chirurgische Entfernung (*Sundmacher* und *Mackensen* 1988). Leider entwickelt sich postoperativ sehr häufig eine vaskularisierte Narbe, die fälschlicherweise als Pterygiumrezidiv bezeichnet wird. Diese Bezeichnung ist deshalb nicht korrekt, weil in dieser Narbe das für ein Pterygium typische basophile amorphe Material nicht mehr zu finden ist. Diese Narbe ist aus Fibroblasten und Gefäßen zusammengesetzt und erinnert eher an die Veränderungen bei überschießender Narbenbildung der Haut, die als „Keloid" bezeichnet wird.

Neuere Untersuchungen deuten darauf hin, daß ein Pterygium tumorähnliche Eigenschaften besitzt. Im Epithel von primären und rezidivierenden Pterygien konnte eine abnormale Expression des Tumorsupressorgens p53 durch Immunfärbung mit monoklonalen Antikörpern nachgewiesen werden. Dieses Gen ist auch in einer Reihe menschlicher Karzinome nachweisbar (*Tan* et al. 1997).

Um die Entwicklung dieser Narbenbildung dem sog. Pterygiumrezidiv vorzubeugen, wird die Brachytherapie mit Sr-90/Y-90 empfohlen. Dazu wird unmittelbar nach der chirurgischen Entfernung das Operationsgebiet mit einer Dosis von 60 Gy bei täglichen Einzeldosen von 10 Gy bestrahlt (*Lommatzsch* et al. 1977). Das Bestrahlungsgebiet sollte so klein wie möglich gehalten werden. *Lederman* (1972) empfahl eine einzige Dosis von 24 Gy nach der Operation zu applizieren. Thiel (1979) erreichte die Verhinderung der postoperativen Narbenbildung nach 25–30 Gy, mit Einzeldosen von 5 × 5 Gy pro Woche.

Trotz zahlreicher Varianten der chirurgischen Pterygiumbehandlung erweist sich keine Methode eindeutig überlegen. In etwa 20–30 % ist mit überschießenden Narbenbildungen zu rechnen (*Farell* und *Smith*, 1989). Die zusätzliche postoperative Beta-Bestrahlung oder die lokale Verabfolgung von Thio-TEPA hat die Rezidivrate erfreulicherweise auf 10 % gesenkt (*Hilgers* 1960, *Cameron* 1972, *Kleis* und *Pico* 1973). Auch eine lokale intra- oder postoperative Instillation von Mitomycin-C kann durch Hemmung der Fibroblastenproliferation die Ausbildung von Narben verhindern (*Hayasaka* et al. 1988, *Singh* et al. 1988, *Caliskan* et al. 1996).

Bemühungen, durch Betastrahlen die postoperative überschüssige Vernarbung zu verhindern, verursachen in einigen Fällen radiogene Komplikationen. *Tarr* und *Constable* (1980) warnen daher vor einer postoperativen Beta-Bestrahlung beim Pterygium, da sie schwere Spätkomplikationen wie Skleranekrose, sektorenförmige Linsentrübungen, Ptosis, Symblepharon und Irisatrophie nach 7,5–52 Gy (Mittelwert 34,75 ± 9,16 Gy) bei einer Nachkontrollzeit von 3–20 Jahren beobachtet haben. Geringere Strahlendosen verringern zwar die Komplikationsrate, sind aber auch weniger effektiv zur Vermeidung der sog. „Rezidive".

Nach eigener Erfahrung wird eine Dosis von 22 Gy als ausreichend und genügend sicher zur Vermeidung ernster Komplikationen angesehen, selbst wenn sie bei einem späteren Rezidiv wiederholt werden muß.

3.3.2 Xanthomatöse und histiozytäre Tumoren

Juveniles Xanthogranulom

Das juvenile Xanthogranulom ist eine gutartige Hautveränderung bei Säuglingen und Kleinkindern. Typisch sind kleine erhabene orangefarbene Hautveränderungen, die einzeln oder in Gruppen entstehen und später auch spontan verschwinden können. Beteiligungen des Auges können gleichzeitig oder den Hauterscheinungen voraus entstehen oder auch erst danach in Erscheinung treten (*Yanoff* und *Fine* 1996).

Typisch sind einseitige stark vaskularisierte Irisläsionen, die zu Blutungen neigen und bei Kindern meist unter 6 Monaten zu beobachten sind. Gelegentlich sind Ziliarkörper, vordere Uvea, Bindehaut, Lider und die Orbtia ebenfalls beteiligt.

Epibulbär und am Limbus kann das Xanthogranulom eine orangefarbene Masse entwickeln. Histologisch findet man in der Substantia propria conjunctivae Histiozyten und Touton-Riesenzellen (Abb. 3.26 a–c). Das periphere Zytoplasma der Touton-Riesenzellen zeigt eine positive Fettfärbung (*Yanoff* und *Perry* 1995).

Fibröses Histiozytom

Dieser Begriff umfaßt eine heterogene Gruppe von Geschwülsten, die aus Histiozyten und Fibroblasten zusammengesetzt sind (Fibroxanthom). Klinisch können diese Veränderungen leicht mit lymphatischen Tumoren verwechselt werden. Diese besitzen eine rosa lachsfarbene Beschaffenheit, während fibröse Histiozytome durch ihre gelblichweiße Farbe gekennzeichnet sind. Es fehlt ihnen ein tumoreigenes Gefäßsystem, ebenso zum Tumor hinziehende ernährende Bindehautgefäße (*Iwamoto* et al. 1981, *Jakobiec*, 1974, *Faludi* et al. 1975, *Litricin* 1983).

Das fibröse Histiozytom auch als Langerhans-Zell-Histiozytosis, Langerhans-Zell-Granulomatosis oder Histiozytosis X bezeichnet, gehört im Gegensatz zum Xanthogranulom zu den nichtlipidspeichernden Retikuloendotheliosen.

3.3 Tumoren und tumorähnliche Veränderungen des Bindegewebes der Bindehaut

Abb. 3.27 a, b
a Fibröses Histiozytom am Limbus.
b Histologie.
(Mit freundlicher Genehmigung von *H. Mietz* 1997.)

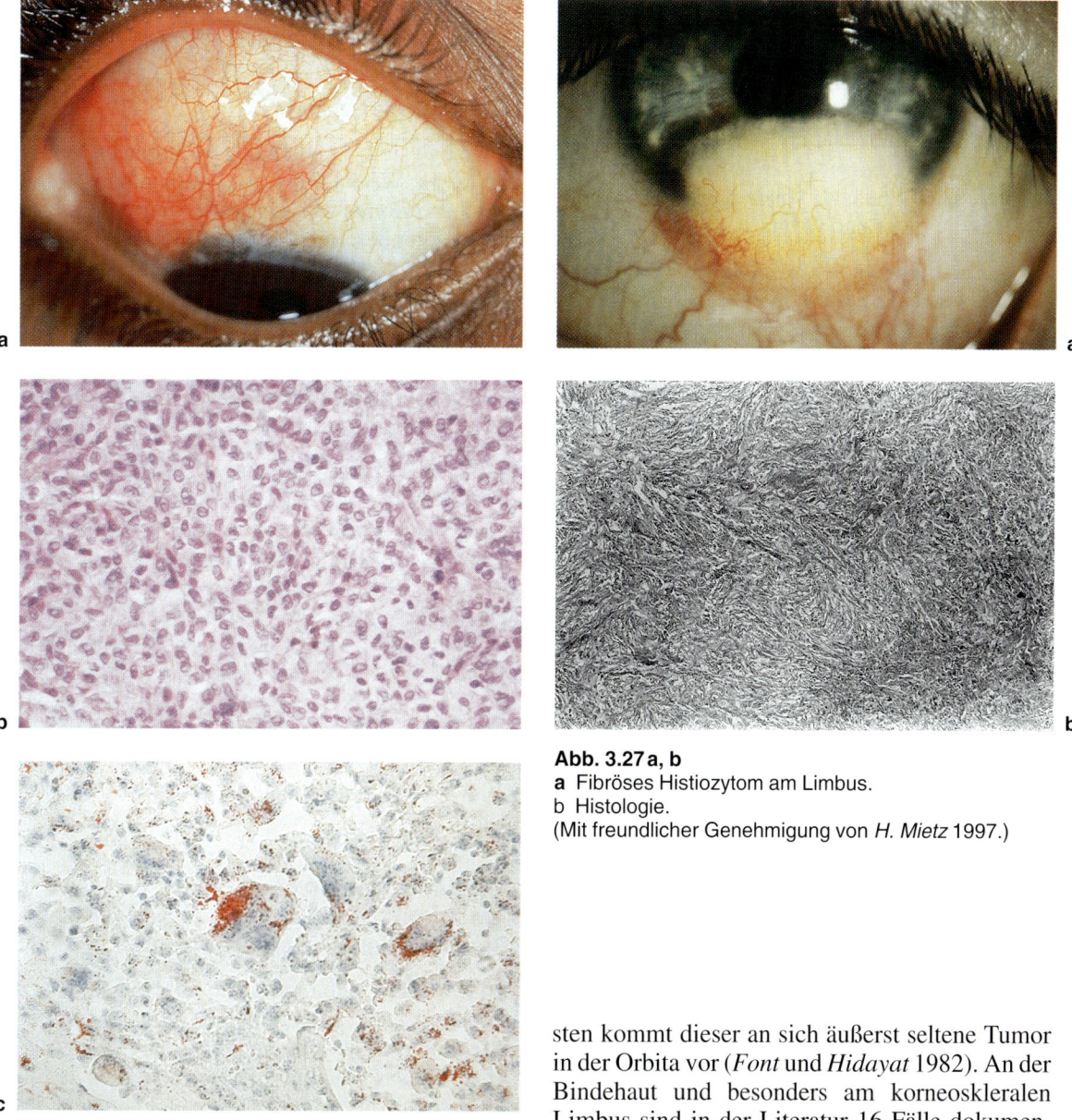

Abb. 3.26 a–c
a Epibulbäre orangefarbene Gewebsmasse eines juvenile Xanthogranuloms (JXG).
b Histologie: diffuse Durchsetzung der Substantia propria conjunctivae mit Histiozyten.
c Fettfärbung, im Zentrum Touton-Riesenzellen.
(Mit freundlicher Genehmigung von *M. Yanoff* 1997.)

Die Erkrankung entsteht vorzugsweise im Kindesalter und befällt in 80% das Knochensystem. Auch andere Organe wie Haut, Leber, Lymphknoten, Milz, Knochenmark, Lungen können beteiligt sein. Der gutartige Verlauf hat dazu geführt, den Geschwulstcharakter anzuzweifeln und eher eine reaktive Proliferation von Fibroblasten anzunehmen (*Klaus* und *Winkelmann* 1966). Am häufigsten kommt dieser an sich äußerst seltene Tumor in der Orbita vor (*Font* und *Hidayat* 1982). An der Bindehaut und besonders am korneoskleralen Limbus sind in der Literatur 16 Fälle dokumentiert, davon 10 benigne und 6 maligne Tumoren (*Mietz* et al. 1997). Histologisch besteht dieser Tumor aus Fibroblasten und Histiozyten mit reichlich interstitiellem Kollagen. Immunhistochemische Färbungen auf Histiozyten und Fibroblasten fallen positiv aus. Da die Tumoren langsam und infiltrierend wachsen, obwohl ein benignes Zellbild im allgemeinen vorliegt, sollte die Behandlung durch vollständige Exzision erfolgen (Abb. 3.27 a,b).

Die Langerhans-Zell-Histiozytose hat enge klinische und pathologische Beziehungen zum eosinophilen Knochengranulom, der Hand-Schüller-Christian-Erkrankung und dem Letterer-Siwe-Syndrom (diffuse Histiozytose).

3.3.3 Tumoren des embryonalen Mesenchyms, des Muskel- und Fettgewebes

Tumoren der Bindehaut aus diesen Gewebsanteilen der Konjunktiva beschränken sich meist nicht nur auf die Bindehaut, sondern befallen hauptsächlich die Lider und Orbita.

An dieser Stelle muß das **Rhabdomyosarkom** genannt werden, da eine konjunktivale Manifestation zunächst das erste Zeichen sein kann (*Schworm* et al. 1995). Es entsteht bei Kindern meist im ersten Lebensjahrzehnt als Orbitatumor, wobei die ersten Anzeichen nicht selten durch die veränderte Bindehaut sichtbar werden, oft vor der Entwicklung einer Protrusio bulbi. Klinisch kann die verdickte und gerötete Bindehaut eine Entzündung vortäuschen, die jedoch jeder antientzündlichen Behandlung trotzt. Die Biopsie zeigt dann die subepitheliale Tumorzellinfiltration. Bei stärkerer Vergrößerung findet man die typischen Zellen mit eosinophilen „Fähnchen", in denen bei einigen die typische Querstreifung erkennbar ist (*Spencer* und *Zimmerman* 1985).

Die ausführliche Beschreibung der Klinik und Therapie findet sich im Kapitel der Orbitatumoren.

Über ein **Leiomyosarkom** der Bindehaut gibt es bisher nur eine Dokumentation von *White* et al. (1991).

Ein **Liposarkom** der bulbären Bindehaut wurde von *Miyashita* et al. (1991) beobachtet.

3.3.4 Tumoren des Gefäßsystems

3.3.4.1 Benigne Tumoren

Abnormale vaskuläre Strukturen können unilateral oder bilateral auf die Bindehaut begrenzt vorkommen und werden dann als Hamartome bezeichnet. Es gibt aber auch Erkrankungen, bei denen ähnliche Gefäßveränderungen auch andere Körperstellen befallen und eine familiäre Häufung bemerkenswert ist. Diese Veränderungen gehören zu den Phakomatosen.

Hämangiome

Sie kommen sehr selten isoliert an der Bindehaut vor und können Anlaß für spontane Blutungen sein. Es sind nur wenige Fälle von gestielten Hämangiomen beschrieben worden (*Nirankari* und *Singh* 1962, *Prasad* und *Verma* 1971).

Hämangioperizytom

Es handelt sich um einen ungewöhnlichen Tumor des tiefen Weichteilgewebes. Epibulbäre Hämangioperizytome wurden bisher nur viermal in der Literatur beschrieben (*Lee* et al. 1997). Es kam dabei nach der operativen Entfernung weder zu Rezidiven, noch wurde eine maligne Entartung beobachtet.

Ataxia teleangiectatica (Louis-Barr-Syndrom)

Bei dieser Phakomatose entwickelt sich meist in den ersten zehn Lebensjahren okulokutane Teleangiektasien kombiniert mit einer progressiven zerebellaren Dysfunktion. Die konjunktivalen Gefäße erscheinen verdickt, vermehrt geschlängelt und erweitert. Die Patienten neigen zu Entzündungen der Atemwege und 15% entwickeln im Laufe der Zeit maligne Tumoren wie Hodgkin-Erkrankung, maligne Lymphome, Leukämie oder Tumoren des Magen-Darm-Traktes. Möglicherweise ist dies Folge einer Störung des Immunsystems bei chromosomaler Instabilität (*Peterson* et al. 1964).

Hereditäre hämorrhagische Teleangiektasie (Rendu-Osler-Weber-Syndrom)

Umschriebene konjunktivale Teleangiektasien bevorzugt an der palpebralen Konjunktiva neigen zu rezidivierenden Blutungen, oft schon bei geringen Traumen. Ähnliche Gefäßanomalien befinden sich an der Haut, den Schleimhäuten des Mund- und Rachenraumes, im Magen-Darm-Kanal und im Gehirn. Die Krankheit wird meist durch schmerzlose Blutungen im Magen-Darm-Bereich bemerkt, die mit der Zeit zu chronischem Eisenmangel führen können (*Schulze* und *Tost*, 1966, *Witmer* 1951).

Enzephalotrigeminale Angiomatose (Sturge-Weber-Syndrom)

Angiomatöse Veränderungen der Bindehaut können bei dieser Phakomatose Angiome der Aderhaut, der Meningen sowie der Haut des Schädels und Gesichtsbereichs begleiten. Die Veränderungen befinden sich meist im Bereich des Trigeminusverlaufes. Selten befindet sich das Aderhauthämangiom auf der kontralateralen Seite des Naevus flammeus (*Althaus* und *Sundmacher* 1996).

Hämorrhagische Lymphangiektasie (Lymphangiectasia haemorrhagica conjunctivae Leber)

Die Lymphgefäße der bulbären Konjunktiva sind erweitert und mit Blut gefüllt als Folge ihrer Kommunikation mit den konjunktivalen Venen. Diese Veränderung kann spontan entstehen und wurde erstmalig 1880 von *Leber* beschrieben. Spätere kasuistische Mitteilungen über dieses seltene Krankheitsbild stammen von *Awdry* (1969), *Chelsky* und *Magnus* (1988), *Emödy* (1972), *Grüntzig* und *Huth* (1975) und *Scott* et al. (1991).

Einfache konjunktivale Lymphangiektasie

Die erste Beschreibung erweiterter konjunktivaler Lymphgefäße geht auf *Schreger* (1793) zurück. Über die Ursache der spontan entstehenden zystenartig erweiterten Lymphgefäße ist noch nichts bekannt (*Spraul* et al. 1997). Histologisch lassen sich dilatierte Lymph- und Blutgefäße nachweisen (Abb. 3.28).

Lymphangiom

Lymphangiome können sich diffus über die gesamte Bindehaut erstrecken. Eine teilweise Regression nach Sr-90-Brachytherapie mit 30 Gy konnte beobachtet werden (*Behrendt* et al. 1991).

3.3.4.2 Maligne Tumoren

Hämangiosarkom (Kaposi-Sarkom)

In der Vergangenheit war das Kaposi-Sarkom ein seltener Tumor, der gelegentlich an den Extremitäten bei älteren Patienten beobachtet wurde. In der Ophthalmologie spielte die Geschwulst kaum eine Rolle. Die Erstbeschreibung stammt aus dem Jahre 1872 (*Kaposi* 1872). Der Tumor wurde bei alten Menschen an Lidern und Konjunktiva beobachtet. Bis 1980 gab es nur etwa 30 Fallberichte mit Augenbeteiligung (*Lieberman* und *Llovera* 1972, *Kalinske* und *Leone* 1982). In Afrika wurde die Beziehung dieses Tumors bei Schädigung des Immunsystems durch Malaria beobachtet. Auch bei anderen Erkrankungen mit Einflüssen auf das Immunsystem wie beispielsweise der Myasthenie wurde das Hämangiosarkom beschrieben (*Bedrick* et al. 1981). Einige Hinweise deuten auch auf Herpesviren als Verursacher des Kaposi-Sarkom (*Chang* et al. 1994).

Erst zu Beginn der achtziger Jahre stellte man fest, daß das Kaposi-Sarkom in enger Beziehung zur AIDS-Erkrankung steht (*Holland* et al. 1983, *Reich* et al. 1985).

Die charakteristisch bisweilen multifokal entstehenden rötlich bis bläulichen Tumoren mit diffuser Vaskularisation sind fast pathognomonisch für AIDS (Abb. 3.29). Sie kommen an der Haut, Schleimhaut, in Lymphknoten und in inneren Organen vor. In zwei Drittel der Fälle konjunktivaler Tumoren finden sich gleichartige Tumoren auch in der Mundhöhle (*Macher* et al. 1983). *Char* (1997) hat niemals ein Kaposi-Sarkom ohne Nachweis von AIDS beobachtet. Es gibt auch Fälle, bei denen zuerst ein Kaposi-Sarkom diagnosti-

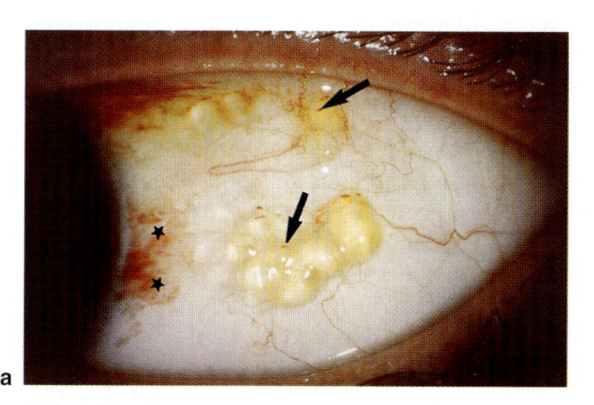

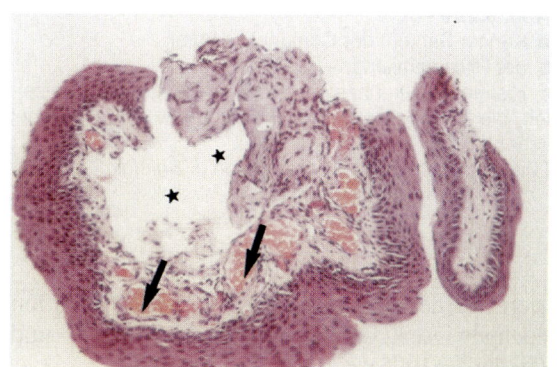

Abb. 3.28 a, b
a Lymphangiektasie der Bindehaut.
b Erweiterte Lymphgefäße.
(Aus: Klin. Mbl. Augenheilk. 210 (1997) 398–399. Mit freundlicher Genehmigung von *W. Spraul* und *G. K. Lang*.)

3 Tumoren der Bindehaut

Abb. 3.29 a–c
a Kaposi-Sarkom der Conjunctiva bulbi,
b der Plica semilunaris und Karunkel.
c Histologisch kennzeichnend sind maligne Spindelzellen, die zwischen zahlreichen Herden kapillarer Bündel liegen.
(Mit freundlicher Genehmigung von *J. Shields*.)

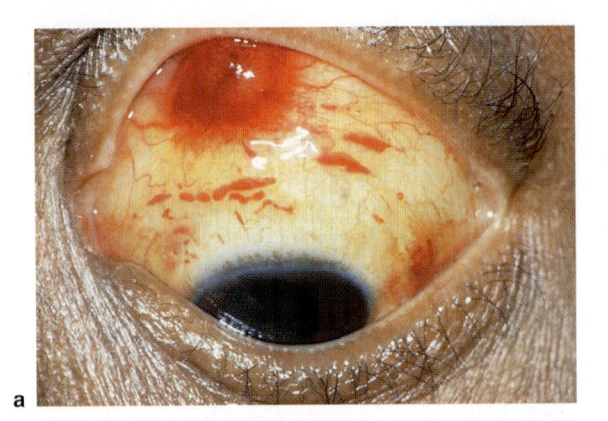

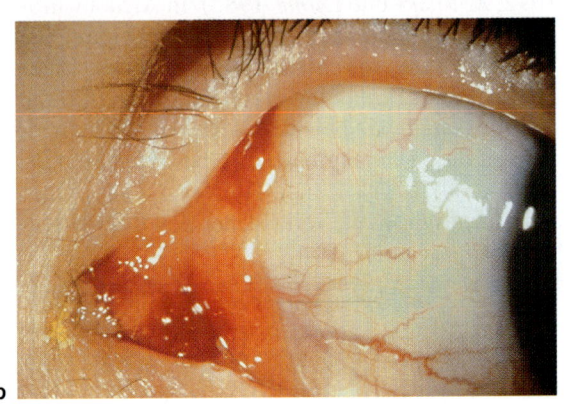

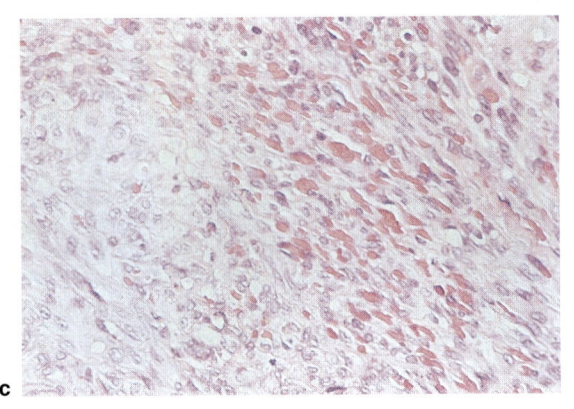

Mikroskopisch besteht der Tumor aus spindelförmigen Zellen mit länglich ovalen Kernen, sowohl gut geformten kapillären Kanälen als auch gefäßähnlich blutgefüllten Spalten ohne Endothelauskleidung. Dazwischen befinden sich Aggregate von Endothelzellen und extravasale Blutzellen (*Spencer* und *Zimmerman*, 1985). Histopathologisch werden 3 Stadien unterschieden (*Dugel* et al. 1992):

Stadium 1: Dünne erweiterte Gefäßkanälchen werden von Endothelien ausgekleidet, keine Mitosen.

Stadium 2: Fusiforme Endothelien kleiden erweiterte leere Gefäßkanäle aus. Es finden sich einige Herde unreifer Spindelzellen.

Stadium 3: Es ist durch ausgedehnte Aggregate dicht gepackter Spindelzellen mit hyperchromatischen Kernen und Mitosefiguren gekennzeichnet.

Der Tumor hat seinen Ursprung in den endothelialen Zellen. Die konjunktivalen Tumorknoten des Kaposi-Sarkom sind relativ problemlos zu behandeln. Chirurgische Exzision, Strahlentherapie und Kryotherapie wurden dabei erfolgreich angewandt (*Dugel* et al. 1992). *Howard* et al. (1975) beschrieben eine völlige Regression des Tumors nach 41 Gy. *Cooper* und *Fried* (1988) erreichten bei einem aggressiven erbsgroßen Tumor unter dem Oberlid eine völlige Rückbildung innerhalb von 6 Wochen nach Bestrahlung mit 30 Gy unter Röntgen-Nahbestrahlungsbedingungen mit 94 KV. Auch mit einer 6 MeV-Elektronenbestrahlung gelingt die gewünschte Tumorrückbildung ohne Nebenwirkungen, die nach Kryotherapie oder intratumoraler Chemotherapie entstehen.

Eine Strahlentherapie mit 800 cGy verabfolgt als einmalige Dosis erscheint als eine effektive palliative Maßnahme beim Kaposi-Sarkom und AIDS. Die Erfolge waren die gleichen wie bei einer fraktionierten Bestrahlung mit einer Gesamtdosis zwischen 1500 cGy und 3600 cGy. In etwa einem Drittel der Fälle kann mit einer vollständigen, in zwei Drittel der Fälle mit einer teilweisen Regression gerechnet werden. (*Ghabrial* et al. 1992). Das Kaposi-Sarkom gilt als ausgesprochen strahlensensibler Tumor; dennoch muß gelegentlich mit Rezidiven nach zunächst erfolgreicher Bestrahlung gerechnet werden. Als Standardprotokoll empfehlen *Shuler* et al. (1989) 200–300 cGy Einzeldosen bis 2000–3000 cGy Gesamtdosis. Die Bestrahlung erfolgt entweder mit dem 6 MeV-Linearbeschleuniger unter Augenschutz mit einem 2 cm Bleiblock oder mit dem

ziert wurde und später erst die HIV-Infektion nachgewiesen werden konnte (*Kurumety* und *Lustbader* 1995).

Bei AIDS-Patienten entwickelt sich das Kaposi-Sarkom in der Regel erst nach einer Reihe anderer multipler opportunistischer Infektionen.

100 KV-Röntgengerät unter Oberflächentherapiebedingungen. Die Wahrscheinlichkeit einer vollständigen Tumorregression nach Strahlentherapie (30 Gy in 10 Fraktionen über 2 Wochen verabfolgt) kann in 68 % erwartet werden. In 20 % bleibt eine purpurfarbene Pigmentierung, in 9 % entstehen Rezidive (*Cooper* et al. 1991).

3.3.5 Granularzelltumor

Granularzelltumoren sind langsam wachsende schmerzlose benigne Tumoren, deren zellulärer Ursprung noch kontrovers diskutiert wird. Sie kommen vorzugsweise an der Haut, Subkutis, Submukosa und in glatter und quergestreifter Muskulatur vor. Histologisch findet man Anhäufungen von polygonalen Zellen mit runden bis ovalen Kernen, variablen Nukleoli und reichlich eosinophiles grob granuläres Zytoplasma. Die Erstbeschreibung eines solchen Tumors in der epibulbären Bindehaut eines 5jährigen Kindes stammt von *Charles* et al. (1997). Die Behandlung bestand in einer problemlosen lokalen Exzision. Immunhistochemische Untersuchungen weisen auf einen Ursprung aus mesenchymalen Zellen.

3.4 Neurale Tumoren der Bindehaut

P. K. LOMMATZSCH

3.4.1 Benigne Tumoren

Neurofibrome

Diese selten beschriebenen Tumoren imponieren als gelblichweiße Erhebungen und wachsen episkleral (Abb. 3.30 a,b). Sie sind mit der Neurofibromatosis Recklinghausen Typ I und Typ II verbunden (*Kalina* et al. 1991). Bei unvollständiger Exzision neigen sie zu Rezidiven (*Perry* 1982, *Dabezies* und *Penner* 1961).

Neurinome (Neurilemmoma, Schwannome)

Es handelt sich um gutartige eingekapselte Tumoren, die aus proliferierenden Schwann-Zellen zusammengesetzt sind. Diese seltenen Veränderungen entstehen gewöhnlich in der Aderhaut oder im Ziliarkörper, wurden aber auch an Karunkel und Sklera beobachtet. An der Konjunktiva wurden bisher nur wenige Beobachtungen veröffentlicht

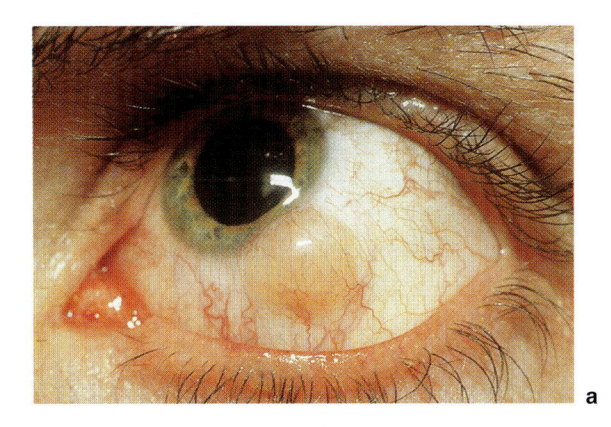

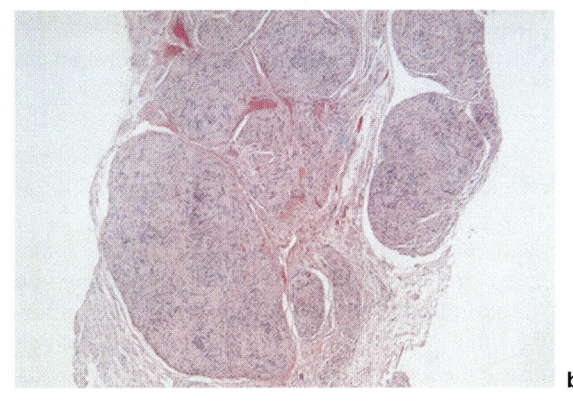

Abb. 3.30 a, b
a Konjunktivales Neurofibrom. Das klinische Bild gleicht dem eines Dermoids.
b Plexiformes Neurofibrom mit organoidem Muster durch Proliferation peripherer Nervenäste.
(Mit freundlicher Genehmigung von *P. H. Kalina.*)

(*Grossniklaus* et al. 1987, *Vincent* und *Cleasby* 1968, *Marc'hadour* et al. 1996, *Charles* et al. 1997).

Klinisch stellt sich der Tumor als gelbliche, gelappte, erhabene, derbe Geschwulst an der bulbären Bindehaut dar, die mit der Sklera fest verwachsen sein kann. Der Tumor wächst sehr langsam und läßt sich problemlos operativ entfernen (Abb. 3.31).

Die Tumorzellen liegen in einem fibrösen Stroma, die Kerne erscheinen fischzug-ähnlich oder pallisadenförmig angeordnet (Typ A nach *Antoni*). Die Neigung zu regressiven Veränderungen führt zur Ausbildung von Schaumzellnestern (Typ B nach *Antoni*). Die an den Zellpolen befindlichen zytoplasmatischen Fortsätze sind dachziegelförmig aneinandergepackt und von Zellkernen begrenzt. Dieses Muster bezeichnet man als „Verocay bodies". Alle Zellen reagieren positiv auf das zytoplasmatische S-100-Protein. Elektronenmikroskopisch läßt sich die Herkunft aus den Schwann-

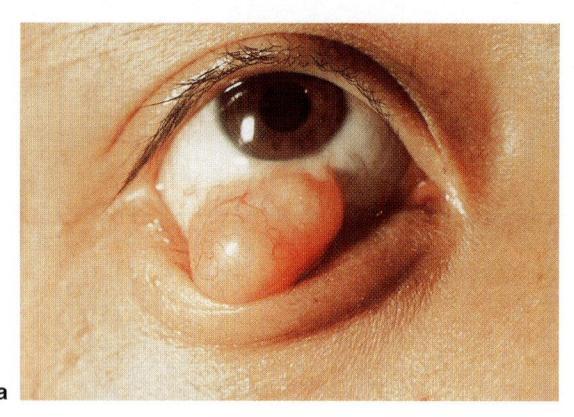

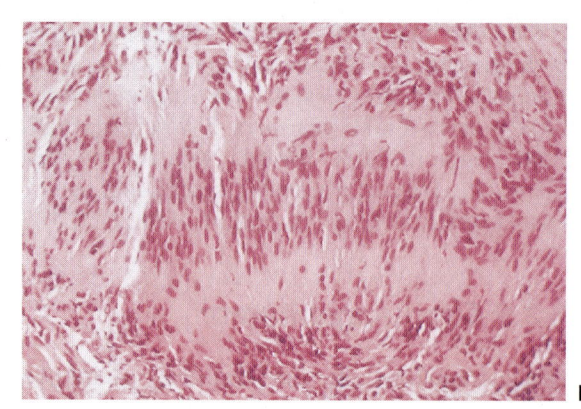

Abb. 3.31 a, b
a Konjunktivales Neurilemmom.
b Im histologischen Bild benigne Zellen, fischzugartige Anordnung der Zellkerne, pallisadenförmig.
(Mit freundlicher Genehmigung von *N. C. Charles*.)

Zellen eindeutig beweisen: Elektronendurchlässiges Zytoplasma mit kärglichen Organellen, zytoplasmatische Filamente und Mikrotubuli, lange zarte zytoplasmatische Fortsätze, Ausbildung von Mesaxon und Pseudomesaxon, gradlinige, amorphe und gebündelte Basalmembranmaterialien („Luse bodies"). In 18% aller peripheren Schwannome besteht eine Verbindung mit der Recklinghausen-Erkrankung (*Stout* 1935).

3.4.2 Maligne Tumoren

Malignes Neurinom (Neurilemmom, Schwannom)

An der Bindehaut gibt es noch keinen Beweis für das Vorkommen dieses Tumors. In der Orbita wurden nur selten derartige Tumoren beschrieben. *Jakobiec*, *Font* und *Zimmerman* (1985) fanden bis 1975 nur acht dokumentierte Fälle von maligner Entartung orbitaler Tumoren der peripheren Nervenscheiden. Zwei davon litten an einer Neurofibromatosis Recklinghausen.

3.5 Hamartome und Choristome der Bindehaut

P. K. LOMMATZSCH

Dermoid

Im Dermoid findet man versprengte Epidermisinseln mit verhornendem Plattenepithel, Talgdrüsen und Haarfollikeln.

Das limbale Dermoid kommt typischerweise angeboren am Limbus vor und bevorzugt den Limbus inferior temporal. Es ist ein gut umschriebener fester erhabener weißlichgelber Tumor, der gelegentlich an andere Tumoren wie Lipome, fibröse Histiozytome und depigmentierte Nävi erinnern kann. Die meisten Dermoide befinden sich oberflächlich und erstrecken sich nur bis zur Mitte des korneoskleralen Stromas. Dermoide wachsen nicht und es besteht kein Grund, sie zu entfernen. Bei ausgedehnteren Dermoiden besonders wenn diese den lateralen Fornix erreichen, ist nach der Exzision unter Umständen mit einer Reihe von Komplikationen wie Fistelbildung, Staphyloma, Ulcera corneae zu rechnen (*Crawford* 1979).

In einigen Fällen sind neben dem Dermoid noch andere Zeichen choristomatöser Fehlbildungen erkennbar wie mangelhafter Verschluß fetaler Fissuren mit Fehlbildungen der Vorderkammer, Kolobomen der Iris und des Ziliarkörpers. Kommt es neben einem limbalen Dermoid auch zu Mißbildungen am Ohr, so bezeichnet man dies als **Dysplasia oculo-auricularis sive oculo-auricularis-vertebralis (Goldenhar-Syndrom).**

Dermolipom, Dermofibrolipom

Dermolipome sind gelblich helle, weiche Tumoren, die sich meist im temporalen Bindehautbereich nahe am lateralen Lidwinkel befinden und kaum bis zum Limbus heranreichen. Sie entwickeln sich in unmittelbarer Nähe zur Tränendrüse. Histologisch bestehen sie aus fibroadipösem Gewebe. Manchmal kann das Stroma Knorpel und Drüsenelemente enthalten, Haare und Talgdrüsen fehlen.

Dermolipome und limbale Dermoide können in Verbindung mit einem bandförmigen Nävus der Haut (linearer Naevus sebaceus Jadassohn) und Störungen des Zentralnervensystems (Hydrozephalus, Arachnoidalzysten, geistige Rückentwicklung) vorkommen. Dann bezeichnet man diese Kombination von Dermoiden und dem neurokutanen Syndrom als **Solomon-Syndrom** (*Solomon* und *Fretzin* 1967, *Brihaye-van Geertruyden* 1981). Bei der enzephalokraniokutanen Lipomatose – nur 11 Fälle sind in der Literatur beschrieben – kann es zu fibrolipomatösen Bindehauttumoren kommen (*Grimalt* et al. 1993).

Epibulbäre ossäre Choristome (Osteome)

Es sind isolierte Tumoren der Episklera meist im temporal oberen Quadranten, Die Größe kann variieren. Histologisch findet man reifen kompakten Knochen umgeben von Bindegewebe (*Boniuk* und *Zimmerman* 1961).

Komplexe Choristome

Diese Fehlbildung ist durch eine vielseitige Variation von ektopischem Gewebe gekennzeichnet. So findet man in dem Tumor bei der histologischen Untersuchung Knorpel, Tränendrüse, Fettgewebe und glatte Muskulatur. Klinisch ähnelt dieser Tumor einem limbalen Dermoid, einem Dermolipom oder einem Pterygium. Komplexe Choristome enthalten in der Regel überwiegend Anteile der Tränendrüse, so daß sie auch als ektopische Tränendrüse bezeichnet wurden (*Lucarelli* et al. 1996). *Pe èr* et al. (1995) beobachteten ein komplexes Choristom epibulbär in Verbindung mit Aderhautkolobomen und einem Naevus sebaceus Jadassohn der Haut.

3.6 Metastatische Tumoren der Bindehaut

P. K. LOMMATZSCH

Die Bindehaut ist ein ungewöhnlicher Sitz für Tumormetastasen. Sie wurden bisher nur bei weit fortgeschrittenen Stadien der Tumorerkrankung beobachtet und es gibt nur wenige Einzelfallbeschreibungen (*Radnot* 1977). *Kiratli* et al. (1996) beschrieben 10 Fälle, bei denen als Primärtumoren Mammakarzinom, Bronchialkarzinom und Hautmelanom vorkamen. Meist waren auch intraokulare Strukturen bei diesen Patienten von Metastasen befallen. Ein seltener Fall eines in die Bindehaut metastasierenden Zervixkarzinoms wurde von *Ortiz* et al. (1995) dokumentiert.

Multiple konjunktivale pigmentierte Metastasen an einem Auge mit Aderhautmelanom sind nicht nur Zeichen extraokularer Ausbreitung, sondern bereits Hinweis auf allgemeine Metastasierung (*Blumenthal* et al. 1997). Im Finalstadium mancher Hautmelanome können sich Metastasen auch in der Bindehaut entwickeln.

3.7 Tumoren der Karunkel

C. L. SHIELDS, J. A. SHIELDS

Die Karunkel liegt am inneren Lidwinkel der Bindehaut dicht nasal der Plica semilunaris. Sie ist ähnlich wie die Bindehaut mit einer nicht verhornenden Epithelschicht bedeckt. Jedoch beherbergt die Karunkel anders als die übrige Bindehaut Hautelemente wie Haarfollikel, Talgdrüsen, Schweißdrüsen und akzessorische Tränendrüsen. Demzufolge können sich in der Karunkel Tumoren und Zysten entwickeln, die denen der Haut, der Konjunktiva oder der Tränendrüse ähneln. Das erklärt die breite Mannigfaltigkeit von Veränderungen, die in dieser Region entstehen (*Ash* 1950, *Duke-Elder* und *MacFaul* 1974, *Evans* 1940, *Luthra* et al. 1978, *Serra* 1928, *Shields* und *Shields* 1993, *Shields* et al. 1986b, *Wilson* 1959).

Tumoren der Karunkel sind relativ selten. Im Jahre 1854 beschrieb *A. von Graefe* zuerst diese Veränderungen. Seit dieser Zeit von 140 Jahren sind nur sechs Berichte über Tumoren der Karunkel erschienen (*Serra* 1928, *Evans* 1940, *Ash* 1950, *Wilson* 1959, *Luthra* et al. 1978, *Shields* et al. 1986b). Die meisten Karunkeltumoren sind gutartige lokalisiert wachsende Veränderungen, die sich vom Papillom, Nävus und Talgdrüsenhyperplasie bis hin zu malignen aggressiven Tumoren wie dem Melanom, Talgdrüsenkarzinom oder Plattenepithelkarzinom erstrecken. Wir haben darüber berichtet, daß 95% aller Biopsien von Karunkeltumoren gutartige Veränderungen waren und wenn man die Läsionen, die nicht durch Biopsie geklärt wurden, mit einschließt, so ist die Häufigkeit der gutartigen Veränderungen noch viel höher (*Shields* et al. 1986b). Nur 5% der durch Biopsie diagnostizierten Tumoren sind maligne, die aber aggressiv behandelt werden müssen, da die Invasion in tiefere Gewebsschichten in dieser Region zu einem früheren Zeitpunkt entstehen kann als bei vergleichbaren Tumoren der bulbären Konjunktiva.

In unserer Studie waren 32 (56%) Veränderungen an der Karunkel, die bei der Biopsie entfernt wurden, entweder Papillome oder Nävi. Die Biopsien dieser gutartigen Veränderungen wurden vorgenommen, um symptomatische Klarheit, kosmetische Verbesserung zu erreichen oder um Malignität auszuschließen.

Papillome

Das benigne Papillom erscheint als eine farnblattartige Masse mit feinen Gefäßbüscheln, die man klinisch im Zentrum jedes Blättchen erkennen kann (Abb. 3.32). Die Behandlung besteht im Beobachten oder man führt eine Exzisionsbiopsie durch (mit zusätzlicher Kryotherapie), um eine maligne Veränderung auszuschließen. Im Karunkelgebiet sind auch invertierte Papillome beschrieben worden, sie haben eine größere Neigung lokal invasiv zu wachsen (*Streeten* et al. 1979).

Naevus

Der Karunkelnaevus ist dem typischen Bindehautnaevus ähnlich (Abb. 3.33). In unserem Patientengut kam er in 24% aller Fälle vor, in anderen Gruppen bis zu 43% (*Luthra* et al. 1978). Er erscheint in der Regel um die Zeit der Pubertät und kann sich im Laufe der Zeit geringfügig in seiner Farbe und Größe verändern. In den meisten Fällen genügt es, die pigmentierte Karunkelläsion nur gelegentlich zu kontrollieren, es sei denn, aus kosmetischen Gründen wird eine operative Entfernung gewünscht. Wenn eine Änderung von Größe und Farbe oder eine Zunahme der Vaskularisation bemerkt wird, dann wird die Exzision empfohlen (und die zusätzliche Kryotherapie), um eine maligne Transformation auszuschließen.

Melanom

In unserer ursprünglichen Serie über Karunkeltumoren sahen wir keinen Fall eines malignen Melanoms der Karunkel, aber seit dieser Zeit haben wir fünf Patienten mit malignem Melanom der Karunkel behandelt. Karunkelmelanome wurden in 1% bis zu 17,5% in unterschiedlichen Serien von exzidierten Karunkelveränderungen beobachtet (*Evans* 1940, *Wilson* 1959, *Luthra* et al. 1978). Es erscheint als eine variabel pigmentierte Masse am inneren Lidwinkel (Abb. 3.34). Die endgültige Behandlung des Karunkelmelanoms variiert von weitreichender Exzision mit zusätzlicher Kryotherapie bei lokalisierten Tumoren bis hin zur Exenteratio bei Melanomen mit Beteiligung der Bindehaut, Haut und Orbita (*Hamilton*

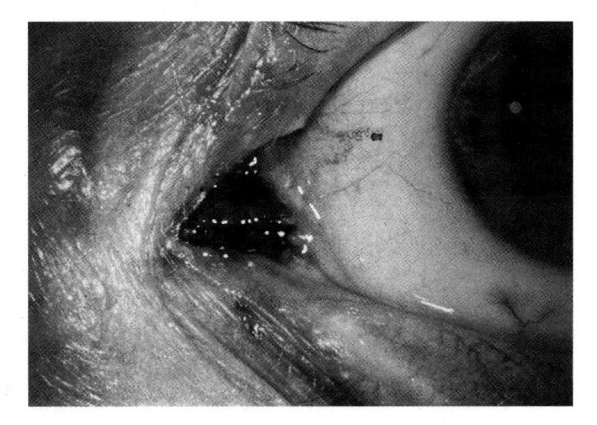

Abb. 3.33 Unterschiedlich pigmentierter Naevus der Karunkel.

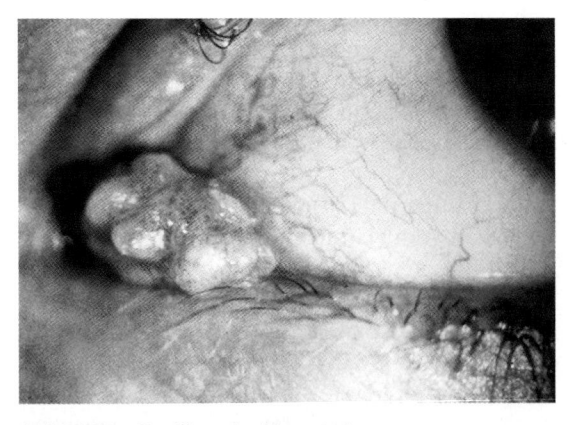

Abb. 3.32 Papillom der Karunkel.

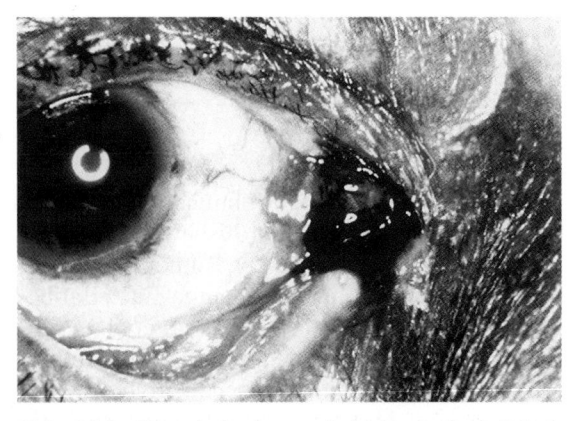

Abb. 3.34 Karunkelmelanom bei einem dunkelhäutigen Patienten. (Mit freundlicher Genehmigung von Dr. *Mark Levine*.)

1968). Rassisch bedingte Melanose (*Norn* 1984) und die primär erworbene Melanosis können ebenfalls die Karunkel befallen, die letztere hat ein signifikantes Risiko für die Entwicklung eines malignen Melanoms.

Pyogenes Granulom

Pyogene Granulome der Karunkel erscheinen als fleischige vaskuläre Gewebsmasse und entwickeln sich gewöhnlich nach chirurgischen oder unfallbedingten Traumen an der Karunkel oder deren Nachbarschaft. Sie können sich spontan oder nach Applikation von kortikosteroidhaltigen Augentropfen zurückbilden. Nach unserer Erfahrung wird das pyogene Granulom gewöhnlich bei jungen Patienten gefunden, besonders wenn in der Anamnese über eine Schieloperation am inneren Augenmuskel berichtet wird. Chirurgie am Musculus rectus medialis kann deshalb zu Granulationen in der Karunkel führen, weil Fasern der Muskelscheide dieses Muskels tief in die Struktur der Karunkel penetrieren (*Wolff* 1968). Die Wirkung der festen Verbindung zwischen Karunkel und M. rectus medialis wird besonders deutlich beim Blick nach innen (die Karunkel zieht sich zurück) und beim Blick nach außen (die Karunkel liegt frei und ist leicht prominent).

Talgdrüsentumoren und verwandte Veränderungen

Sowohl benigne als auch maligne Tumoren können sich aus den Talgdrüsen der Karunkel entwickeln. Klinisch sind sie durch ihre gelbliche knötchenförmige Erscheinung charakterisiert (Abb. 3.35). Die klinische und histologische Untersuchung eines Lipogranuloms kann an ein gewöhnliches Lidrandchalazion erinnern (*Boniuk* und *Zimmerman* 1968). Talgdrüsenhyperplasie und Talgdrüsenadenom können sich klinisch ähneln, aber histopathologisch sind sie durch normale Zellreifung bei der Hyperplasie der Talgdrüsen und durch den Verlust dieser Reifungsfolge beim Talgdrüsenadenom voneinder zu unterscheiden (*Ash* 1950). Es gab in unserer Serie keinen Fall eines Talgdrüsenkarzinoms, das auf die Karunkel begrenzt war, aber in anderen Studien über Tumoren der Augenlider wurden diese Karzinome beschrieben. In der Regel entwickeln sich die Talgdrüsenkarzinome aus den Talgdrüsen des Tarsus (Meibom-Drüsen) oder der Zilien (Zeis-Drüsen) und nur zu einem kleinen Teil entstehen sie aus den Talgdrüsen der Karunkel (*Boniuk* und *Zimmerman* 1968, *Kielar* 1975).

Onkozytom

Das Onkozytom ist ein interessanter Tumor, von dem man annimmt, daß er von transformierten Drüsenepithelzellen besonders in der Tränendrüse, den Speicheldrüsen und in anderen Organen entsteht (*Lamping* et al. 1984, *Hamperl* 1962). Mikroskopisch ist er aus benignen epithelialen Zellen mit reichlich eosinophilem granulärem Zytoplasma zusammengesetzt. Elektronenmikroskopisch findet man eine große Zahl abnormaler Mitochondrien (*Radnot* und *Lapis* 1970). Wenn sich ein Onkozytom in der Karunkel entwickelt, dann imponiert es als ein asymptomatisch langsam wachsender rötlich-blauer solider oder zystischer Tumor (Abb. 3.36). Meistens erscheint er bei älteren Patienten (*Radnot* und *Lapis* 1970, *Noguchi* und *Lonser* 1960, *Biggs* und *Font* 1977, *Deutsch* und *Duckworth* 1967). Mehrere Fälle von Onkozytomen der Karunkel wurden publi-

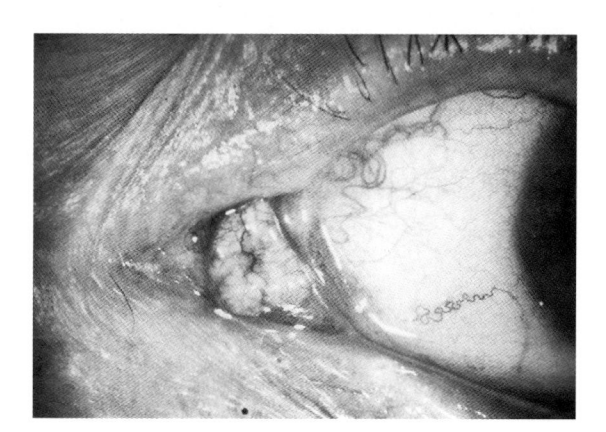

Abb. 3.35 Gelber blumenkohlförmiger Tumor einer Talgdrüsenhyperplasie.

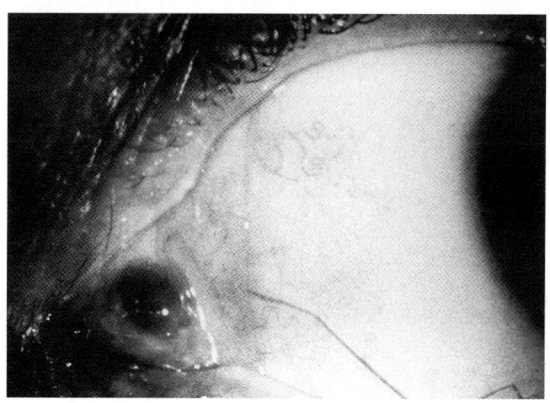

Abb. 3.36 Fleischig bräunliches zystisches Onkozytom der Karunkel.

ziert (*Luthra* et al. 1978, *Shields* et al. 1986a, 1986b, *Lamping* et al. 1984, *Noguchi* und *Lonser* 1960, *Radnot* und *Lapis* 1970, *Biggs* und *Font* 1977, *Deutsch* und *Duckworth* 1967, *Riedel* et al. 1983, *Greer* 1969, *Bujara* und *von Domarus* 1978, *Rennie* 1980). Wir selbst haben einige Fälle des benignen Onkozytoms der Karunkel durch lokale Exzision behandelt und bei keinem einzigen Fall ein Rezidiv gesehen.

Basalzellkarzinome

Primäre Basaliome der Karunkel werden äußerst selten beschrieben (*Poon* et al. 1997), meist wachsen sie aus der Umgebung der Lider dort ein.

Zusammenfassung zu Kap. 3
Tumoren der Bindehaut

Maligne epitheliale Tumoren der Bindehaut sind selten und werden meist bei älteren Patienten beobachtet, bei jüngeren ist an AIDS zu denken. Die Diagnose kann nur histopathologisch sicher gestellt werden. Exzision, Brachytherapie oder Kryotherapie, gegebenenfalls ihre Kombination, sind wirksame therapeutische Maßnahmen.

Zu den Tumoren und tumorähnlichen Veränderungen des Bindegewebes gehören die Pinguecula, das Pterygium, Xanthomatosen und histiozytäre Tumoren. Aus dem embryonalen Mesenchym entwickelt sich das Rhabdomyosarkom, das meist nicht nur auf die Bindehaut beschränkt vorkommt, sondern auch in der Orbita wächst. Das Hämangiosarkom (Kaposi-Sarkom) ist ein sicherer Hinweis auf eine HIV-Infektion.

Hamartome und Choristome sind örtliche Fehlleistungen der Entwicklung. Sie kommen vorzugsweise am Limbus vor und können auch mit weiteren Fehlbildungen kombiniert sein (z. B. Goldenhar-Syndrom).

Tumoren des melanozytären Systems erfordern besondere Aufmerksamkeit. In jedem Fall ist die histopathologische Diagnose erforderlich. Während PAM ohne Atypien und Nävi harmlose Veränderungen darstellen, besteht bei einer PAM mit Atypien immer die Möglichkeit der Entartung zu einem Bindehautmelanom. Außerdem können sich Melanome auch aus einem Nävus entwickeln oder „de novo" entstehen. Trotz scheinbar radikaler Entfernung neigen diese Tumoren zu Rezidiven sowohl am Rande der Exzisionsstelle als auch an anderen Regionen der Bindehaut. Die Gefahr besteht in der Metastasierung über die regionären Lymphwege präaurikulär und zervikal oder auch über die ableitenden Tränenwege in den Nasenrachenraum. Ungünstige prognostische Faktoren sind Befall von Fornix conjunctivae, Karunkel, Conjunctiva tarsi und des Lidrandes, diffuses Wachstum über die gesamte Bindehaut, sowie eine Tumordicke von mehr als 2 mm. Nach größeren Untersuchungsserien muß mit einer Letalität von 27% gerechnet werden. Die kumulative Überlebensrate des eigenen Patientengutes betrug nach 5 Jahren 75% und 60% nach 10 Jahren. Rezidive können sich auch noch nach 20 Jahren entwickeln. Chronische lokale Rezidive zunächst noch ohne Metastasen sind nicht ungewöhnlich.

Die wirksamste Behandlung lokalisierter Tumoren ist die Exzision gefolgt von Brachytherapie oder Kryotherapie. Die adjuvante Tropftherapie mit Mitomycin C wird diskutiert.

Tumoren der Karunkel sind meist gutartig. Nur etwa 5% aller Tumoren sind maligne, es handelt sich dabei vor allem um Melanome und Talgdrüsenkarzinome.

4 Lymphoproliferative Läsionen der okulären Adnexe

S. E. COUPLAND, H. STEIN

4.1 Klassifikation der lymphoproliferativen Läsionen

Die „okulären Adnexe" setzen sich aus der Bindehaut, den Lidern und der Orbita zusammen. Da die in diesen drei Lokalisationen vorkommenden lymphoproliferativen Läsionen viele morphologische Ähnlichkeiten aufweisen und nicht selten mehr als eine okuläre Adnexe befallen, werden die lymphoproliferativen Läsionen der Bindehaut, der Lider und der Orbita unter dem Begriff „lymphoproliferative Läsionen der okulären Adnexe" zusammengefaßt. Diese Läsionen sind nicht homogen sondern umfassen eine Reihe von Veränderungen, die von der reaktiven lymphatischen Hyperplasie (RLH) – Synonyme: „Benignes Lymphom" (*Morgan* 1975), „Pseudolymphom" (*Knowles* und *Jakobiec* 1980, *McNally* et al. 1987, *Neri* et al. 1987) und „inflammatorischer Pseudotumor" (*Blodi* und *Gass* 1968) – über sogenannte „Borderline"-Läsionen bis zum Lymphom reichen. Synonyme für die „Borderline"-Läsionen sind: „Atypische lymphoide Hyperplasie" (*Henderson* et al. 1989, *Knowles* und *Jakobiec* 1980, *Lukes* und *Collins* 1974), „lymphocytic infiltrates of indeterminate nature" (*Medeiros* et al. 1989, *Medeiros* und *Harris* 1989) oder „histologically indeterminate" (*Evans* 1982, *Harris* et al. 1984, *Medeiros* et al. 1989, *Medeiros* und *Harris* 1989, *White* et al. 1995, 1996). Die „Borderline"-Läsionen sind lymphoproliferative Veränderungen, die dem morphologischen Bild eines Lymphoms ähneln, jedoch die immunhistologischen und molekularbiologischen Kriterien eines Lymphoms (s.u.) nicht erfüllen. Die „Borderline"-Läsionen machen 3% bis 11,5% aller okulären lymphoproliferativen Adnexläsionen aus. Aus einem Teil dieser Fälle können sich Lymphome entwickeln (*Blodi* und *Gass* 1967, *Jakobiec* et al. 1979, *Knowles* und *Jakobiec* 1980, 1982, *Morgan* und *Harry* 1978).

Ältere Studien der okulären Adnexe litten an dem Problem, daß nur wenig über die Differenzierung und zelluläre Zusammensetzung des lymphatischen Gewebes bekannt war. Darüber hinaus standen keine Methoden zur selektiven Erkennung der verschiedenen im lymphatischen Gewebe vorkommenden Zellarten zur Verfügung. Aus diesen Gründen war die Unterscheidung zwischen gutartigen und bösartigen lymphatischen Adnexproliferationen wenig zuverlässig. Auch die Hinzuziehung des klinischen Verlaufs war wegen der äußerst langsamen Progression der niedrig-malignen echten Lymphome wenig hilfreich. Verwirrend war auch die heterogene Terminologie, die Ausdruck des Fehlens eines einheitlichen Konzeptes war. In den letzten 15 Jahren wurden sowohl methodologisch als auch erkenntnistheoretisch enorme Fortschritte gemacht. Für die Unterscheidung von gutartigen und bösartigen lymphoproliferativen Adnexläsionen des Auges stellte die immunphänotypische Analyse mit Zellart- und proliferationsspezifischen Antikörpern einen Durchbruch dar. In Tabelle 4.1 sind die histologischen Kriterien zusammengefaßt, die sich bei der Beurteilung der Dignität von proliferativen Adnexläsionen bewährt haben. Wie der Tabelle zu entnehmen ist, stellt das wichtigste Kriterium für die Diagnose von Malignität die Expansion von Zellen eines bestimmten Immunphänotyps dar. Zeigen die expandierten Zellen darüber hinaus noch ein atypisches Antigenprofil, findet die Diagnose malignes Lymphom eine weitere Unterstützung. Die genaueste Methode, mit der sich die Expansion von identischen, d.h. von monoklonalen lymphatischen Zellen ausfindig machen läßt, ist die Antigenrezeptor-Gen-Analyse mittels Polymerase-Kettenreaktion (PCR). Dieser diagnostische Ansatz beruht auf dem Befund, daß sich in reaktiven lymphatischen Läsionen sowohl die B-Zellen als auch die T-Zellen voneinander durch unterschiedlich umgelagerte Immunglobulin-(Ig) bzw. T-Zell-Rezeptorgene unterscheiden. Bei B-Zell- und T-Zell-Lymphomen sieht es anders aus. Hier weisen sämtliche neoplastischen Zellen ein

4 Lymphoproliferative Läsionen der okulären Adnexe

Tabelle 4.1 Gewebesdiagnostische Kriterien, die bei der Differenzierung zwischen RLH und Lymphomen hilfreich sein können.

	RLH	Lymphom
Histologische Kriterien		
• Gemischte Population von T- und B-Zellen	ja	weniger ausgeprägt
• Organoide Zusammensetzung	ja	nein oder partiell
• Sekundärfollikel	ja	häufig
• Zerstörung der präexistenten Gewebarchitektur	nein, allenfalls partiell	ja: partiell oder komplett
• Morphologisch atypische Zellen	nein	ja[1]
• Expansion von „isomorphen" Zellen	nein	häufig
• Ausgeprägte lymphoepitheliale Läsionen	nein	ja[2]
• „Dutcher Bodies"	sehr selten	ja[2]
• Kolonisierung von Keimzentren	nein	ja[2]
Immunhistologische Kriterien		
• Expansion von B-Zellen mit identischem Antigen-Profil	nein	ja
• Atypisches Antigen-Profil z.B. CD20+, CD43+	nein	häufig
• Atypisch verteilte Zellproliferation	nein/selten	ja
• Immunglobulin-Leichtketten-Restriktion	nein	ja[3]
Molekularpathologische Kriterien		
• Klonale Umlagerung des Ig-Schwerketten-Gens	nein	ja
• Nachweis von Translokationen z.B. t(11;18); t(14;18)	nein	häufig

[1] bei großzelligen NHL
[2] abhängig vom Lymphomtyp
[3] oft nur in Gefrierschnitt nachweisbar

identisches Umlagerungsmuster auf. Da in normalen B- und T-Zellen die Diversität in der Umlagerung ca. zwischen 10^{10} oder 10^{23} beträgt und somit jede B- und T-Zelle eine individuelle Umlagerung enthält, die so spezifisch für eine individuelle B- oder T-Zelle wie ein Fingerabdruck für einen Menschen ist, ist die Gefahr, daß man in einer reaktiven Läsion fälschlicherweise identische Umlagerungen der Antigenrezeptoren detektiert, gleich Null.

Für die Diagnostik von Tumoren ist eine präzise Beschreibung ihrer Merkmale Voraussetzung. Da es eine große Zahl von unterschiedlichen Lymphomerkrankungen gibt, war für die präzise Beschreibung dieser Neoplasien die Entwicklung eines Ordnungssystems (Klassifikation) notwendig. Das erste umfassende Klassifikationssystem der malignen Lymphome wurde von *Rappaport* 1966 vorgestellt (*Nathwani* et al. 1978). Es berücksichtigte drei morphologische Kriterien, nämlich das Wachstumsbild (diffus versus nodulär), die Zellgröße (klein versus groß) und das zytologische Erscheinungsbild (gut differenziert versus schlecht differenziert). Diese morphologischen Merkmale wurden mit den Überlebenszeiten korreliert. Die Klassifikation zeigte, daß die großzelligen, schlecht differenzierten und diffus wachsenden Lymphome eine schlechtere Prognose haben als die übrigen Neoplasien. Aufgrund dieser Korrelation breitete sich die Rappaport-Klassifikation in den Vereinigten Staaten und einigen Ländern Europas schnell aus. Allerdings ignorierte *Rappaport* in seiner Klassifikation sämtliche Errungenschaften der Immunologie. So berücksichtigte er weder die Entdeckung der Blastentransformation von Lymphozyten noch die Zweiteilung des lymphatischen Systems in B- und T-Zellen. Da das Rappaport-System nur pragmatisch aufgebaut war und eine wissenschaftliche Basis fehlte, war es keine Überraschung, daß schon bald die Mängel der Rappaport-Klassifikation deutlich wurden. Um diese zu überwinden, formulierten mehrere Lymphom-Expertengruppen 1974 eigene Klassifikationsvorschläge. Unter diesen nimmt die **Kiel-Klassifikation** (*Gerard-Marchant* et al. 1974, *Lennert* und *Feller* 1992, *Stansfeld* et al. 1988) eine Sonderstellung ein, weil in dieser Klassifikation zum ersten Mal systematisch die Morphologie mit immunologischen Kriterien korreliert wurde, um die Lymphomtypen entsprechend ihrer nicht-neoplastischen Vorläuferzellen zu klassifizieren. Das dem Kiel-Klassifikationsvorschlag am nächsten kommende Klassifikationskonzept wurde von *Lukes* und *Collins* vorgestellt (1974). Diese Autoren gaben der Zellkernform großes Gewicht und unterschieden u. a. zwischen runden („non-cleaved") und eingebuchteten („cleaved") Kernen.

1976 wurde von *Mathe* und *Rappaport* eine WHO-Klassifikation erarbeitet (1976). Damit standen sich 1976 sechs unterschiedliche Klassifikationen gegenüber. Um diesen unhaltbaren verwirrenden Zustand zu überwinden, versuchten die Pathologen, die diese Klassifikationsvorschläge gemacht hatten, sich in mehreren Konferenzen auf einen Klassifikationsvorschlag zu einigen, leider ohne Erfolg. Daraufhin übernahmen amerikanische Onkologen die Initiative und verglichen die verschiedenen Klassifikationsvorschläge bezüglich ihrer Reproduzierbarkeit und klinischen Brauchbarkeit. Diese vergleichende Studie zeigte, daß keine der Klassifikationen der anderen überlegen war. Daraufhin formulierten die beteiligten amerikanischen Onkologen und Pathologen einen neuen Klassifikationsvorschlag, der im Unterschied zum Rappaport-System das Kriterium „Zellkernform", d. h. „cleaved" versus „non-cleaved", zusätzlich aufnam. Die drei morphologischen Kriterien Wachstumsbild, Zellgröße und Kernform wurden mit den klinischen Verläufen von Lymphompatienten, die in den 70iger Jahren therapiert wurden, korreliert. Dies führte zur Unterscheidung von drei prognostischen Gruppen: „low", „intermediate" und „high". Dieser Klassifikationsvorschlag wurde unter der Bezeichnung **„International Working Formulation"** vorgestellt (Project N-HsLPC, 1982). Aus dem Erwähnten wird deutlich, daß es sich bei der Working Formulation letztlich nur um eine geringfügig modifizierte Rappaport-Klassifikation handelt. Auch in diesem Klassifikationsvorschlag wurden die wichtigen Entdeckungen der Immunologie völlig ignoriert. Trotzdem setzte sich die Working Formulation auf dem amerikanischen Kontinent und einigen europäischen Ländern schnell durch. Von den übrigen Klassifikationsvorschlägen konnte sich nur die Kiel-Klassifikation halten und zwar vornehmlich in Europa. Da die Working Formulation und die Kiel-Klassifikation auf unterschiedlichen Konzepten aufbauten und eine völlig unterschiedliche Terminologie verwendeten, standen sich damit in der zweiten Hälfte der 80er Jahre zwei inkompatible Klassifikationssysteme gegenüber. Dies führte zu einer tiefen Spaltung zwischen der alten und neuen Welt auf dem Gebiet der malignen Lymphome. Die Folge war Unvergleichbarkeit der Daten von klinischen Studien und grundlagenwissenschaftlichen Ergebnissen auf dem Gebiet der Lymphome von diesseits und jenseits des Atlantik. 1990 wurde von europäischer Seite ein erneuter Versuch unternommen, die beschriebene tiefe Spaltung zwischen der neuen und alten Welt auf dem Gebiet der malignen Lymphome zu überwinden. Es wurde die „International Lymphoma Study Group" aus Lymphom-Experten der Vereinigten Staaten, Europa und Hongkong gebildet. Diese Gruppe erarbeitete in zweieinhalb Jahren einen neuen Klassifikationsvorschlag in dem die in Tabelle 4.2 aufgeführten Kriterien berücksichtigt wurden. Da die-

Tabelle 4.2 Entitäten der REAL-Klassifikation und deren Äquivalente im Kiel-System und in der Working Formulation.

Updated Kiel Classification 1998	Revised European American Lymphoma Classification 1994	Working Formulation 1982
• B-lymphoblastisch	• B-lymphoblastische(s) Lymphom/ Leukämie vom Vorläuferzell-Typ	• Lymphoblastisch
• B-lymphozytisch, B-CLL • B-prolymphozytische Leukämie	• Chronische lymphatische B-Zell-Leukämie (B-CLL)/Prolymphozytenleukämie vom B-Zelltyp/kleinzelliges lymphozytisches B-Zell-Lymphom (SLL)	• Klein lymphozytisch (CLL)
• Lymphoplasmozytoides Lymphom (Immunozytom)	• Variante: B-CLL/SLL mit plasmazellulärer Differenzierung	• Klein lymphozytisch, plasmazytoid
• Lymphoplasmozytisches Lymphom (Immunozytom)	• Lymphoplasmozytisches Lymphom	• Klein lymphozytisch, plasmazytoid • Diffuses, gemischt klein- und großzellig

Fortsetzung ▶

Tabelle 4.2 (Fortsetzung).

Updated Kiel Classification 1998	Revised European American Lymphoma Classification 1994	Working Formulation 1982
• Zentrozytisch • Zentroblastischer, zentrozytoider Subtyp	• Mantelzell-Lymphom • Mantelzell-Lymphom, blastische Variante	• Klein lymphozytisch • Diffus, klein eingebuchtete Zellkerne • Follikulär, klein eingebuchtete Zellkerne • Diffus, gemischt klein- und großzellig • Diffus, groß eingebuchtete Zellkerne
• Zentroblastisch-zentrozytisch, follikulär • Zentroblastisch, follikulär • Zentroblastisch-zentrozytisch, diffus	• Follikuläres Follikelzentrums-Lymphom Grad I Grad II Grad III • Diffuses Follikelzentrum-Lymphom, überwiegend kleinzellig [vorläufig]	• Follikulär, klein eingebuchtete Zellkerne • Follikulär, gemischt klein- und großzellig • Follikulär, groß eingebuchtete Zellkerne • Diffus, klein eingebuchtete Zellkerne • Diffus, gemischt klein- und großzellig
• Zentrozytisch • Immunozytom • Zentroblastisch-zentrozytisch	• Extranodales Marginalzonen B-Zell-Lymphom	• Klein lymphozytisch • Diffus, klein eingebuchtete Zellkerne • Follikulär, klein eingebuchtete Zellkerne • Diffus, gemischt klein- und großzellig • Klein lymphozytisch, plasmazytoid
• Monozytoid, einschließlich Marginalzone	• Nodales Marginalzonen B-Zell-Lymphom [vorläufig]	• Klein lymphozytisch • Diffus, klein eingebuchtete Zellkerne • Diffus, gemischt klein- und großzellig • Klein lymphozytisch, plasmazytoid
• Zentrozytisch B-lymphozytisch, B-CLL Immunozytom	• Marginalzonen B-Zell-Lymphom der Milz [vorläufig]	• Klein lymphozytisch • Diffus, klein eingebuchtete Zellkerne
• Haarzell-Leukämie	• Haarzell-Leukämie	–
• Plasmozytisch	• Plasmozytom/Myelom	• Extramedulläres Plasmozytom
• Zentroblastisch (monomorph, polymorph und „multilobated" Subtypen) • B-immunoblastisch • B-Zell, großzellig anaplastisch (Ki-1 +)	Diffuses großzelliges B-Zell-Lymphom	• Diffus-großzellig • Diffus, gemischt klein- und großzellig • Großzellig-immunoblastisch • Großzellig immunoblastisch oder „non-lymphoid tumor"

Tabelle 4.2 (Fortsetzung).

Updated Kiel Classification 1998	Revised European American Lymphoma Classification 1994	Working Formulation 1982
• Zentroblastisch	• Primäres mediastinales großzelliges B-Zell-Lymphom	• Diffus-großzellig • Großzellig-immunoblastisch
• Burkitt-Lymphom	• Burkitt-Lymphom	• Klein und rundzellig, Burkitt
• Zentroblastisch • Burkitt	• Hochmalignes Lymphom vom Burkitt-Typ [vorläufig]	• Klein und rundzellig, „non-Burkitt" • Diffus-großzellig • Großzellig-immunoblastisch
• T-lymphoblastisch	• Vorläufer T-Lymphoblastische(s) Lymphom/Leukämie	• Lymphoblastisch
• T-lymphozytisch, CLL-Typ • T-prolymphozytisch Leukämie	• T-Zell chronische lymphozytische Leukämie /Prolymphozytische Leukämie	• Klein lymphozytisch • Diffus klein, eingebuchtete Zellkerne
• T-lymphozytisch, CLL-Typ	• Lymphatische Leukämie von azurgranuliertem Typ T-Zell type NK-Zell type	• Klein lymphozytisch • Diffus klein eingebuchtete Zellkerne
• Kleinzellig zerebriform (Mycosis fungoides, Sézary syndrome)	• Mycosis fungoides/Sezary Syndrom	• Mycosis fungoides
• Pleomorphes, kleinzelliges T-Zell-Lymphom • T-Zone • Lymphoepitheloid • Pleomorphes, mittelgroßzelliges und großzelliges T-Zell • T-immunoblastisch	• Periphäre T-Zell Lymphome, nicht weiter spezifiziert [Einschließlich provisorischer Subtyp: subkutanes pannikulitisches T-Zell-Lymphom]	• Diffus, klein eingebuchtete Zellkerne • Diffus, gemischt klein- und großzellig • Diffus, gemischt klein- und großzellig • Diffus-großzellig • Großzellig- immunoblastisch
–	• Hepatosplenisches Gamma-delta T-Zell-Lymphom [vorläufig]	–
• Angioimmunoblastisch (AILD, LgX)	• Angioimmunoblastisches T-Zell-Lymphom	• Diffus, gemischt klein- und großzellig • Diffus-großzellig • Großzellig-immunoblastisch
• Pleomorphes, kleinzelliges T-Zell-Lymphom • Pleomorphes, mittelgroßzelliges und großzelliges T-Zell-Lymphom • T-immunoblastisch	• Angiozentrisches Lymphom	• Diffus, klein eingebuchtete Zellkerne • Diffus, gemischt klein- und großzellig • Diffus-großzellig • Großzellig- immunoblastisch
• Pleomorphes, kleinzelliges T-Zell-Lymphom • Pleomorphes, mittelgroßzelliges und großzelliges T-Zell-Lymphom • T-immunoblastisch • T-großzellige anaplastisch	• Intestinales T-Zell-Lymphom	• Diffus, klein eingebuchtete Zellkerne • Diffus, gemischt klein- und großzellig • Diffus, großzellig • Großzellig-immunoblastisch

Fortsetzung ▶

Tabelle 4.2 (Fortsetzung).

Updated Kiel Classification 1998	Revised European American Lymphoma Classification 1994	Working Formulation 1982
• Pleomorph kleinzelliges T-Zell, HTLVI+ • Pleomorph mittelgroßzelliges und großzelliges T-Zell, HTLV1+ • T-immunoblastisch, HTLVI+	• Adult T-Zell Lymphom/Leukämie, HTLVI+	• Diffus, klein eingebuchtete Zellkerne • Diffus, gemischt klein- und großzellig • Diffus, großzellig • Großzellig-immunoblastisch
• T-großzelliges anaplastisch (Ki-1 +)	• Anaplastisches großzelliges Lymphom, zwei T- und Null-Zell-Subtypen: Primäres systemisches anaplastisches großzelliges Lymphom Primäres anaplastisches großzelliges Lymphom der Haut	Großzellig-immunoblastisch • „Non-Lymphoid tumors"

ser Klassifikationsvorschlag sowohl Elemente der europäischen Kiel-Klassifikation und Elemente der amerikanischen Working Formulation enthielt, erhielt der neue Klassifikationsvorschlag die Bezeichnung: **„Revised European-American Lymphoma (R.E.A.L.)-Classification"** (*Harris* et al. 1994). Die Lymphome der okulären Adnexe werden in diesem Kapitel nach der R.E.A.L.-Klassifikation eingeteilt.

4.2 Lymphatisches Gewebe der normalen okulären Adnexe

Das periphere lymphatische Gewebe kommt in drei Organisationsformen vor: als Milz, als Lymphknoten und als *nicht-eingekapseltes* lymphatisches Gewebe hauptsächlich in Schleimhäuten. Das letztere wurde als „mukosa-assoziiertes-lymphatisches-Gewebe" (MALT) bezeichnet und wehrt die Antigene ab, die im Bereich der Schleimhäute, hauptsächlich im Respirationstrakt und dem Magen-Darm-Trakt, auftreten. Funktionelle und morphologische Untersuchungen an Tieren haben gezeigt, daß organisiertes MALT in unterschiedlichem Ausmaß in der normalen Konjunktiva des Truthahns, des Kaninchens, der Maus, der Ratte und des Meerschweinchens vorhanden ist (*Fix* und *Arp* 1989, *Franklin* und *Remus* 1984, *Khatami* et al. 1989, *Latkovic* 1989, *McMaster* et al. 1967). Ob MALT in der „normalen" menschlichen Konjunktiva vorkommt, ist umstritten. Während manche Autoren MALT in der menschlichen Bindehaut beschrieben haben (*Chandler* und *Gilette* 1983, *Jakobiec* et al. 1984, *Scroggs* und *Klintworth* 1992), konnten andere Autoren organisiertes MALT nur sehr selten nachweisen (*Hingorani* et al. 1997, *Wotherspoon* et al. 1994). Letztere Forschergruppen postulieren, daß MALT erworben ist und eine Reaktion auf eine lokale Antigenstimulation darstellt (*Hingorani* et al. 1997, *Wotherspoon* et al. 1994).

Das in der „normalen" Konjunktiva anzutreffende lymphatische Gewebe umfaßt intraepitheliale CD8+ T-Lymphozyten und eine bunt gemischte Zellpopulation von Plasmazellen, Mastzellen, CD4+ T-Lymphozyten und vereinzelte B-Lymphozyten, die in der Substantia propria liegen (*Allansmith* et al. 1978, *Hingorani* 1997, *Sacks* et al. 1986).

Während beim Menschen lymphatische Zellen regelmäßig in den Azini der Tränendrüse vorkommen, sind weder Lymphozyten noch organisiertes lymphatisches Gewebe im normalen orbitalen Weichgewebe nachweisbar (*Jacobiec* et al. 1984). Lymphoproliferative Läsionen in der Orbita sind daher immer pathologisch.

4.3 Reaktive lymphatische Hyperplasie der okulären Adnexe

Eine reaktive lymphatische Hyperplasie (RLH) der okulären Adnexe ist nach heutiger Vorstellung Folge einer Antigen-Hyperstimulation. Sie geht in einigen Fällen mit einem Sjögren-Syndrom oder einem Morbus Wegener einher; in den meisten Fällen ist die Ätiologie der RLH der okulären Adnexe völlig unklar. Die RLH kommt in jedem Alter ohne Geschlechtspräferenz vor.

Typisches klinisches Bild der RLH der Bindehaut ist das Auftreten diskreter und oft multipler „fleischiger" oder „Getreidekorn"-artiger konjunktivaler „Follikel". Bei einer RLH der Lider kann eine Ptosis auftreten. Die RLH der Orbita kommt am häufigsten im anterioren Anteil der Orbita, manchmal mit Einbeziehung der Tränendrüse als derbe, oft gummiartige Läsion, vor. Dies kann zu einer Proptose und evtl. zum Auftreten von Doppelbildern führen. Reaktive lymphoproliferative Läsionen der Orbita treten nur selten in den posterioren Abschnitten und auch nur selten bilateral auf. Einige Autoren berichten, daß die RLH häufiger die Bindehaut als die Orbita oder die Lider befällt (Knowles und Jakobiec 1980, 1982). Andere Arbeitsgruppen konnten dies jedoch nicht bestätigen (*Coupland* et al. 1998, *Medeiros* und *Harris* 1989).

Histologisch besteht die RLH in der Regel aus einem dichten gemischt lymphozytären Infiltrat mit der Ausbildung von Sekundärfollikeln und ähnelt somit der normalen follikulären Hyperplasie eines aktivierten Lymphknotens (Abb. 4.1a). In manchen Fällen tritt das lymphozytäre Infiltrat in benachbartem Weichteilgewebe (z. B. der Tränendrüse oder Skelettmuskulatur) auf, jedoch ohne Zeichen einer Gewebedestruktion. Die Keimzentren zeigen meist eine „zonale" Differenzierung in eine dunkle zentroblastenreiche Zone mit Sternhimmelmakrophagen und eine helle zentrozytenreiche Zone (Abb. 4.1a). Das gesamte Keimzentrum enthält ein scharf begrenztes Maschenwerk von follikulären dendritischen Zellen (FDC), an

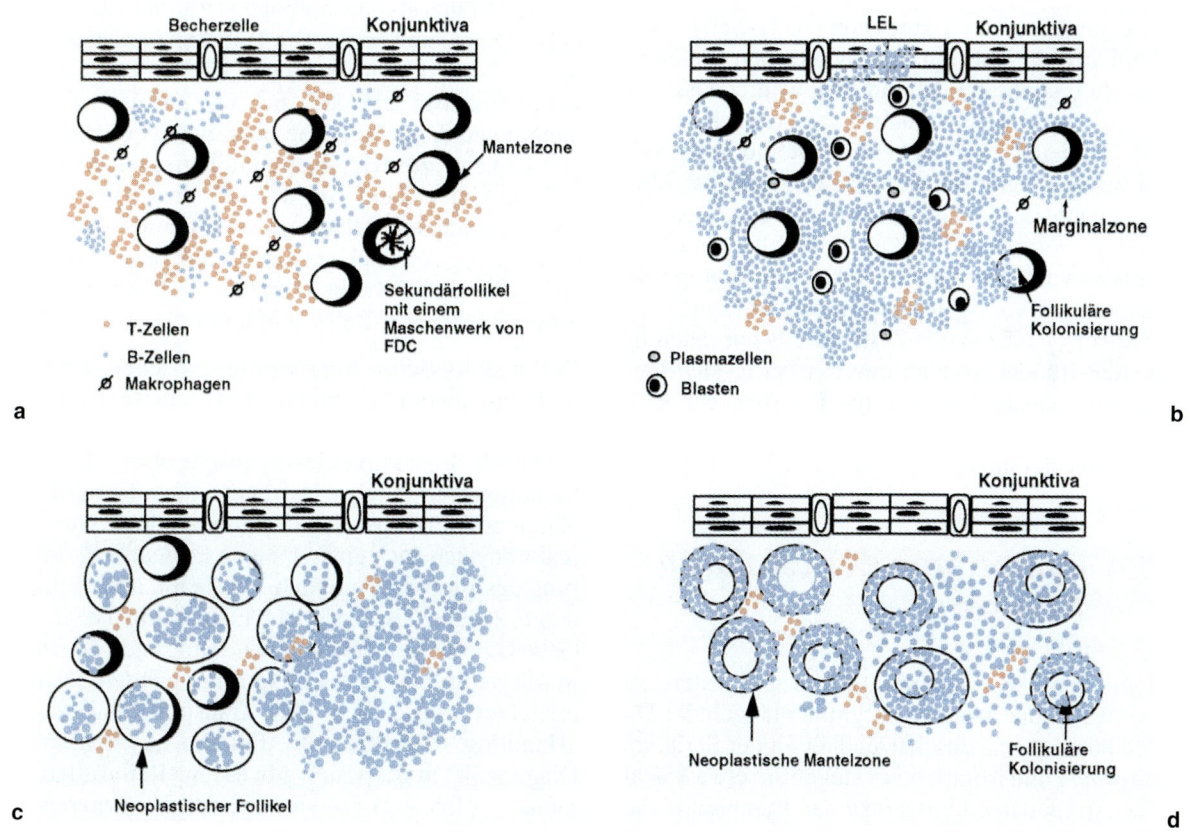

Abb. 4.1 a–d
a Reaktive lymphatische Hyperplasie (RLH) mit einem aus B-Zellen und T-Zellen bestehenden lymphozytären Mischinfiltrat und Vermehrung von Sekundärfollikeln. FDC = follikuläre dendritische Zellen.
b Extranodales Marginalzonen-Lymphom (EMZL) mit Besiedlung der Marginalzone durch kleine bis mittelgroße neoplastische B-Zellen und Blasten, sekundäre Infiltration oder „Kolonisierung" von zwei Keimzentren durch neoplastische Marginalzonenzellen sowie Ausbildung von lymphoepithelialen Läsionen (LEL).
c Follikuläres Follikelzentrum-Lymphom (links) mit Übergang in diffuses Wachstum (rechts).
d Mantelzell-Lymphom mit bevorzugtem Wachstum in Follikelmantelzonen (links) sowie und einer interfollikulären Ausbreitung und Kolonisierung von Keimzentren (rechts).

deren zarten „tentakel-artigen" Zellausläufern Antigene in Form von Antigen-Antikörper-Komplementkomplexen (sogenanntes „Antigen-Trapping") gebunden sind. Die follikulären dendritischen Zellen lassen sich mit dem Antikörper CD21, der gegen den Komplementrezeptor von C3d-Typ gerichtet ist, sichtbar machen. Außerdem kommen in den Keimzentren regelmäßig CD4-positive T-Lymphozyten vor. Die Zentroblasten in der dunklen Zone befinden sich sämtlich in Proliferation. Apoptosen sind häufig. Spezifische Marker für Keimzentrumszellen sind CD10 und BCL-6. Wie in reaktiven Keimzentren anderer Lokalisation ist die Mehrzahl der Keimzentrumszellen der RLH negativ für Immunglobulinketten und für das Anti-Apoptose-Genprodukt BCL-2. Im Gegensatz dazu sind sämtliche naive und langlebige B-Lymphozyten, das sind die Zellen der Follikelmäntel und Marginalzonen, positiv für Ig-Ketten und BCL-positiv. Die Follikelmantelzellen und Marginalzonenzellen unterscheiden sich voneinander in der Expression von Ig-Schwerketten-Isotypen. Die Follikelmantelzellen tragen an der Zellmembran IgM **und** IgD, während auf den Marginalzonenzellen meist nur IgM nachweisbar ist. Die leichten Ig-Ketten der Membran-Ig sind bisher aus technischen Gründen nur in der Minderzahl der Fälle darstellbar. Wenn der Nachweis gelingt, zeigen die Follikelmantelzellen und Marginalzonenzellen eine mosaikartige polytypische Expression von Ig-Kappa ($\varkappa$) und Ig-Lamda (λ), wobei jede einzelne B-Zelle jeweils nur einen Ig-Leicht-Ketten-Typ exprimiert. In der Ig-Gen-Umlagerungsanalyse weisen die B-Zellen der RLH ein „polyklonales" oder „oligoklonales" Umlagerungsmuster auf.

4.4 Lymphome der okulären Adnexe

Lymphome der okulären Adnexe sind selten, obwohl sich die Inzidenz aufgrund mangelnder Daten nur ungenau abschätzen läßt; in der Serie von *Freeman* und Mitarbeitern stellen sie etwa 8% aller extranodalen Lymphome dar. Lymphome dieser Lokalisation kommen, im Gegensatz zu den meisten Non-Hodgkin-B-Zell-Lymphomen anderer Lokalisationen, häufiger bei Frauen als bei Männern vor (1.8:1) (*Knowles* und *Jakobiec* 1980, 1982, *Knowles* et al. 1990, *Medeiros* et al. 1989, *White* et al. 1995). Das durchschnittliche Alter liegt zwischen 60 und 70 Jahren. Unterhalb von 30 Jahren sind Lymphome der okulären Adnexe eine Rarität. Die Symptome entwickeln sich schleichend und treten durchschnittlich 7–8 Monate vor der Diagnose auf (*Knowles* et al. 1990, *Medeiros* et al. 1989, *White* et al. 1995). Die Symptomatik besteht in abnehmender Häufigkeit in einer periorbitalen oder konjunktivalen Schwellung, konjunktivalen Injektion, Diplopie, Ptosis, Proptosis, Epiphora und Schmerzen. Die Angaben zur Inzidenz dieser Symptome variiert von Studie zu Studie. Ungewöhnliche Symptome sind Glaukom oder Epistaxis. Konjunktivale Lymphome imponieren meist als eine kleine leicht rosa gefärbte Erhebung und werden daher in der englischen Literatur als „salmon patches" bezeichnet (Abb. 4.2a).

Kernspintomographie und Computertomographie sind sensitive Untersuchungsmethoden zur Bestimmung der Lokalisation und Ausbreitung lymphoproliferativer Läsionen der okulären Adnexe, insbesondere der Orbita. Orbitale Lymphome stellen sich als eine homogene Raumforderung hoher Dichte im CT dar. Die Tumoren passen sich oft der Form der Orbita an und können entweder gut abgrenzbar sein oder sich als „diffuse" Verdichtungen darstellen. Wie oben bereits erwähnt, gibt es keine zuverlässigen radiologischen Kriterien zur Unterscheidung zwischen einer RLH und einem Lymphom. Allerdings sind Schmerzen mit röntgenologisch nachweisbarer Knochenarrosion ein starkes Indiz für ein Lymphom (z.B. ein diffuses großzelliges B-Zell-Lymphom).

Die histologische Abgrenzung zwischen einer RLH und einem Lymphom ist oft sehr schwierig und erfordert deshalb ein Biopsat von ausreichender Größe. Eine immunhistologische und molekularbiologische Analyse ist heute dank paraffingängiger Antikörper und der Polymerase-Kettenreaktion auch nach einer 4%igen Formalin-Fixierung des Biopsates möglich. Das heißt, daß es für diagnostische Zwecke nicht mehr nötig ist, die Gewebsproben einzufrieren. Die Biopsate können in 4% gepufferten Formol versandt werden. Dies erleichtert wesentlich den Transport und das „Handling" der Präparate. Für die „Lymphom-Diagnostik" in Biopsaten gibt es eine Reihe allgemeiner (Tab. 4.2) sowie spezieller Kriterien (Tab. 4.3). Die speziellen Kriterien ergeben sich aus den Charakteristika der in der okulären Adnexe vorkommenden Lymphomformen. In Tabelle 4.3 sind die häufigsten Lymphom-Typen und deren Charakteristika zusammengefaßt. Die Lokalisationen der verschiedenen Lymphom-Typen unserer Studie sind in Tabelle 4.4 dargestellt (*Coupland* et al. 1998).

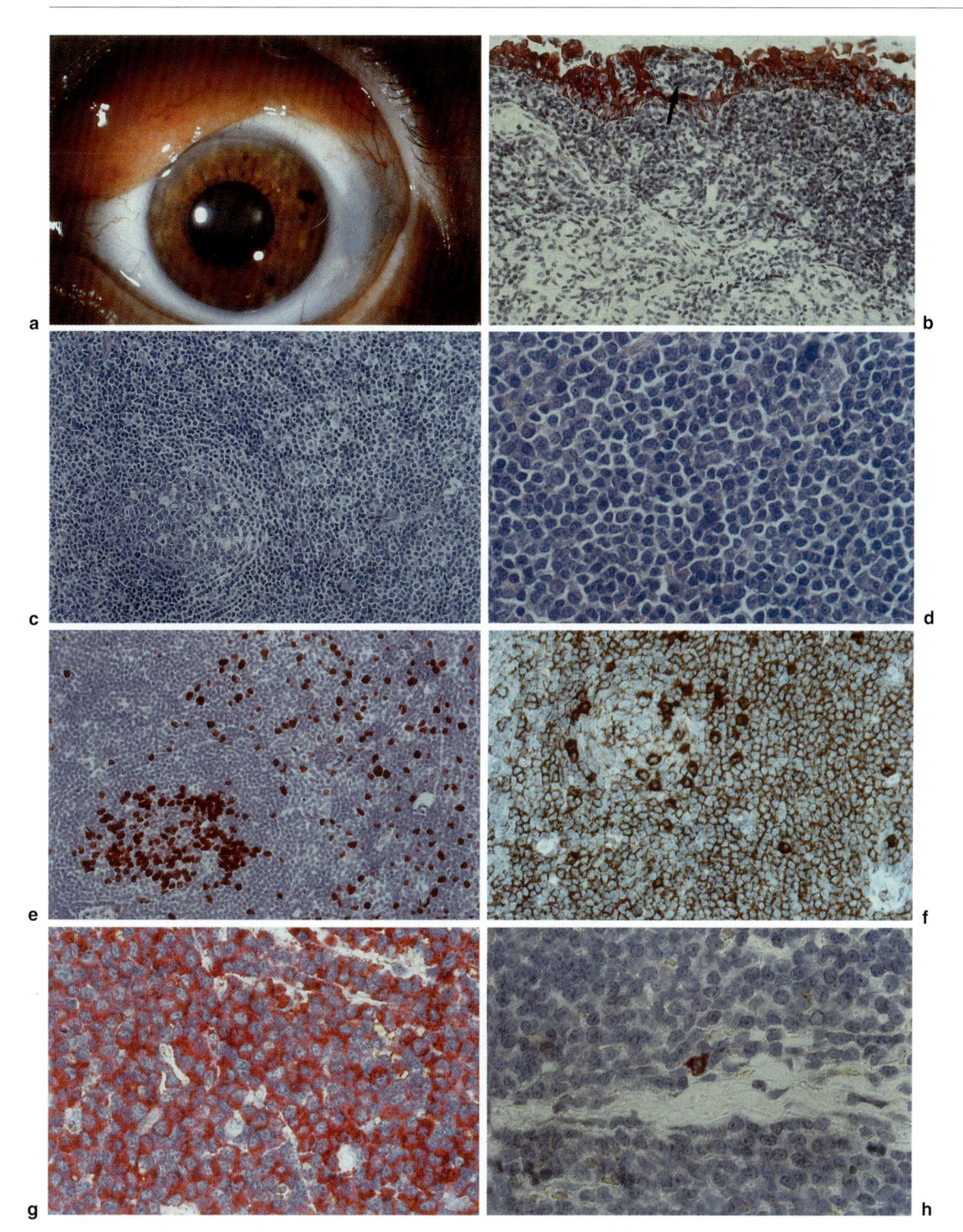

4.4 Lymphome der okulären Adnexe | 115

Abb. 4.2 a–h
a Lachsfarbene Erhebung („salmon patch") der Conjunctiva bulbi durch ein extranodales Marginalzonen-B-Zell-Lymphom.
b Lymphoepitheliale Läsionen (LEL) der Konjunktiva durch neoplastische Marginalzonenzellen.
c, d Extranodales Marginalzonen-Lymphom (EMZL) mit Verbreiterung der Marginalzone durch zentrozytenartige Zellen, monozytoide B-Zellen, kleine B-Lymphozyten und einigen Blasten.
e Proliferation der Tumorzellen in der Marginalzone (Ki-67 Antigen) und nicht-neoplastische Keimzentrumszellen (derselbe Fall wie in **c** und **d**). Beachte die hohe proliferative Aktivität des reaktiven Keimzentrums.
f IgM-Färbung der Tumorzellen. Die Mehrzahl der Tumorzellen exprimiert das IgM an der Oberfläche (ringförmige Positivität) sowie einige plasmazellulär differenzierte Tumorzellen im Zytoplasma (derselbe Fall wie in **c**, **d** und **e**).
g, h Ig-Leichtketten-Restriktion: **g** alle Tumorzellen exprimieren Igϰ-Ketten; **h** die Tumorzellen sind Igϰ negativ. Nur eine reaktive Zelle ist für Igλ angefärbt.

Tabelle 4.3 Morphologische, immunphänotypische und molekular-biologische Merkmale der wichtigsten Lymphome der okulären Adnexe.

Lymphom-Subtyp	Morphologie	Immunprofil der Tumorzellen	Molekular-Biologische Veränderungen*
Extranodales Marginalzonen-B-Zell-Lymphom	• Zentrozytenartige Zellen • Variable Anzahl von Blasten • Lymphoepitheliale Läsionen • Oft plasmazelluläre Differenzierung • Reaktive Sekundärfollikel • „Follikuläre Kolonisierung"	• CD20+, BCL-2+ • IgM+, IgD- • CD10-, CD23- • Herdförmiges FDC-MW • Monotypisches zytoplasmatisches Ig in 10%	• Klonale Ig-H und Ig-L Umlagerung • Mutationen im IgV-Gen • t(11;18) in ca. 50% • Trisomie 3 in ca. 50%
Follikelzentrum-Lymphom	• I. d. R. folliküläres Wachstum • Gemisch von Zentroblasten und Zentrozyten • Monomorphe Keimzentren • Fehlende Zonierung • Keine Sternhimmelmakrophagen • Bisweilen diffuse Areale • Selten rein diffuses Wachstum	• CD20+, BCL-2+, CD10+, BCL-6+ • CD43-, CD23-, CD5- • Dichtes folliküläres FDC-MW • Meist geringere Proliferation als in reaktiven Keimzentren	• Klonale Ig-H- und Ig-L-Umlagerung • Mutationen im IgV-Gen • Intraklonale Diversität im IgV-Gen • t(14;18)
Diffuses großzelliges B-Zell Lymphom	• Diffuses Wachstumsmuster • Große lymphatische Zellen mit hellem Kernchromatin • Prominente Nukleolen • Bisweilen atypische Mitosen	• CD20+, BCL-6+/- • CD10+/- • Keine FDC-MW	• Klonale Ig-H- und Ig-L-Umlagerung • Zahlreiche Mutationen im IgV-Gen • Keine diagnostischen Translokationen
Plasmozytom	• Plasmazellen und Proplasmazellen	• Vs38c+, CD79a+/- • CD45-, CD20- • Monotypisches zytoplasmatisches Ig: IgG>IgA>IgD>IgE • Ig-L-Kettenrestriktion	• Klonale Ig-H- und Ig-L-Umlagerung • Mutationen im IgV-Gen
Immunozytom	• Diffuses Wachstumsmuster • Gemisch von B-Zellen und monotypischen plasmazellulär differenzierten B-Zellen	• CD45+, CD20+, CD79a+ • CD5-, CD10-, CD23- • Monotypisches zytoplasmatisches Ig • Ig-Kettenrestriktion	• Klonale Ig-H und Ig-L Umlagerung • Mutationen im IgV-Gen
Mantelzell-Lymphom	• Kleine bis mittelgroße monomorphe Zellen • Mäßig kondensiertes Kernchromatin, schmales Zytoplasma und wenig prominente Nukleoli • Gebuchtete Zellkerne • Zu Beginn Wachstum bevorzugt in Follikelmantelzonen, „nackte Keimzentren"	• CD20+, CD43+, CD5+ • Cyclin D1+ • IgM+, IgD+ • CD23- • Lockere FDC-MW in 80%	• t(11;14) • Keine Mutationen im IgV-Gen
Chronische lymphatische Leukämie vom B-Zell Typ	• „Pseudofolliculäres Wachstum" • Prolymphozyten und Paraimmunoblasten in den Pseudofollikeln • Kleine Lymphozyten zwischen den Pseudofollikeln	• CD20+, CD43+, CD23+, CD5+ • selten FDC-MW	• Trisomie 12 in ca. 25% • Chromosom 11 Anomalien • Keine Mutationen im IgV-Gen

* Diese Ergebnisse stammen von Untersuchungen NHL anderer Lokalisationen
FDC-MW = d. h. Maschenwerk follikulärer dendritischer Zellen.
Ig-L = Immunglobulin-Leichtkette; Ig-H = Immunglobulin-Schwerkette; Ig-V = „variable" Region des Immunglobulin-Gens

Extranodales Marginalzonen-B-Zell-Lymphom

Die häufigste lymphatische Neoplasie in unserer Serie (*Coupland* et al. 1998) ist das **extranodale Marginalzonen-B-Zell-Lymphom** (EMZL) (Abb. 4.1b und 4.2a-f) (Tab. 4.3 und 4.5). Wenn das EMZL mit einem Epithel (z. B. der Bindehaut oder den Azini der Tränendrüse) assoziiert ist, erhält es wegen der Ähnlichkeit zu klassischen MALT-Lymphomen des Magens und Speicheldrüsen das Präfix „vom MALT-Typ". Das morphologische Spektrum der Tumorzellen reicht von zentrozytenartigen Zellen über monozytoide B-Zellen bis kleinen B-Lymphozyten (Tab. 4.3). Einige blastäre lymphatische Zellformen sind regelmäßig beigemischt. Nicht selten zeigen die Tumorzellen eine plasmazelluläre Differenzierung. Gewöhnlich enthält der Tumor reaktive Sekundärfollikel, die vom Tumor marginalzonenartig umwachsen werden. Das Lymphom kann sekundär die Keimzentren infiltrieren („Follikel Colonisation") (*Isaacson* et al. 1991). In epithelhaltigem Gewebe infiltrieren die neoplastischen Marginalzonenzellen typischerweise die epithelialen Strukturen unter dem Bild lymphoepithelialer Läsionen (LEL) (Abb. 4.1b) (Tab. 4.3).

Das Antigenprofil der EMZL entspricht weitgehend dem nicht-neoplastischen Marginalzonenzellen. Die Tumorzellen sind positiv für CD45, für den B-Zell Marker CD20 und für BCL-2 (Tab. 4.3). Die fehlende Expression von CD5, CD10 und CD23 hilft bei der Abgrenzung des EMZL von der B-CLL, vom Mantelzell-Lymphom und vom Follikelzentrumslymphom (s. u.) (Tab. 4.3). Die EMZL weisen eine Proliferationsrate von etwa 5% bis 25%, durchschnittlich von 15%, auf. Vereinzelte Blasten sind oft p53 positiv. Eine Ig-Leichtketten-Restriktion (nahezu ausschließliche Expression einer leichten Immunglobulinkette in den B-Zellen) läßt sich meist nur in den Lymphomen mit plasmazellullärer Differenzierung nachweisen. Dieser Nachweis hilft bei der Abgrenzung gegenüber der RLH. Die Translokation t(11;18) läßt sich nach einer kürzlichen Studie von *Ott* et al. (1998) in ca. 50% der gastralen EMZL nachweisen. Diese Translokation wurde auch in einem Fall von orbitalem EMZL berichtet (*Auer* et al.). Wie bei EMZL anderer Lokalisatio-

Tabelle 4.4   Anatomische Lokalisation und Stadium der okulären Adnex-Lymphome*.

Anatomische Lokalisation	Anzahl	Stadium I (n=58)	Stadium II (n=21)	Stadium III (n=10)	Stadium IV (n=9)
Lid	21	13	2	5	1
Konjunktiva	29	19	5	2	3
Orbita	44	24	9	4	5
Karunkel	5	2	2	1	–

* Ref. 10 (*Coupland* et al. 1998)

Tabelle 4.5   Stadium der okulären Adnex-Lymphome bei Erstdiagnose*.

Lymphom-Entität	Anzahl	Stadium I (n=58)	Stadium II (n=18)	Stadium III (n=13)	Stadium IV (n=10)
Extranodales Marginalzonen-Lymphom	(n=63)	45	9	7	2
Follikelzentrum-Lymphom	(n=10)	7	2	1	-
Diffuses großzelliges B-Zell-Lymphom	(n=9)	-	2	4	3
Plasmozytom	(n=6)	2	3	-	1
Lymphoplasmozytisches Lymphom /Immunozytom	(n=5)	3	1	1	-
Mantelzell-Lymphom	(n=2)	1	1	-	-
Haarzell-Leukämie	(n=1)	-	-	-	1
T-Zell-Lymphom	(n=3)	-	-	-	3

* Ref. 10 (*Coupland* et al. 1998)

nen konnten auch bei den EMZL der okulären Adnexe weder die t(8;14), noch die t(11;14) und t(14;18) nachgewiesen werden (*Wotherspoon* et al. 1993). Diese Befunde unterstützen die These, daß das EMZL eine eigene distinkte Lymphomentität darstellt.

Follikelzentrum-Lymphom (FZL)

Der zweithäufigste Lymphom-Subtyp ist das Follikelzentrum-Lymphom (FZL) (Abb. 4.1c, 4.3a-c) (Tab. 4.3 und 4.5) (*Coupland* et al. 1998). Das FZL besteht aus einem Gemisch von großen (Zentroblasten) und kleinen (Zentrozyten) Keimzentrumszellen, wobei die Zentrozyten meist überwiegen. Das Wachstum ist in klassischen Fällen follikulär, diffuse Areale und rein diffuse FZL können vorkommen (Abb. 4.1c). Rein diffuse FZL sind nur mit Hilfe der Immunhistologie zu diagnostizieren. Die Tumorzellen sind positiv für CD45, CD20, CD10, BCL-6 und Membran-Ig-Schwerketten ($\mu>\delta>\gamma$) (Tab. 4.3). Im Gegensatz zu reaktiven Keimzentren exprimieren die neoplastischen Keimzentrumszellen in den meisten, aber nicht in allen Fällen, BCL-2. Die neoplastischen Follikel enthalten regelmäßig ein dichtes Maschenwerk von follikulären dendritischen Zellen, das sich mit Anti-CD21-Antikörpern darstellen läßt. Die Proliferationsrate der Zellen variiert zwischen 20% und 50%; sie liegt damit i.d.R. deutlich unter der Proliferationsrate reaktiver Keimzentren. Die Positivität für p53 bewegt sich zwischen 10% und 40% (*Coupland* et al. 1998).

Diffuses großzelliges B-Zell-Lymphom

Das dritthäufigste Lymphom der okulären Adnexe ist das **diffuse großzellige B-Zell Lymphom** (DG-L) (Abb. 4.4) (Tab. 4.3 und 4.5) (*Coupland* et al. 1998), das oft zu einer Verdrängung des Bulbus, einer knöchernen Destruktion und/oder einer Hautinfiltration führt. Bei diesem Lymphom besteht eine diffuse Proliferation von großen lymphatischen Zellen (Abb. 4.4). Die Mitosespindeln sind oft mißgestaltet, die Tumorzellkerne im Durchmesser wenigstens doppelt so groß wie die Kerne normaler Lymphozyten. Das Kernchromatin ist hell und enthält prominente Nukleolen (Tab. 4.3). Je nachdem, ob die Nukleolen mehr randständig und multipel oder mehr zentral und singulär-prominent sind, ähneln die Tumorzellen Zentroblasten oder Immunoblasten. Eine Subtypisierung nach der morphologischen Ähnlichkeit der Tumorzellen mit Zentroblasten und Immunoblasten ist nicht allgemein akzeptiert, weil die Re-

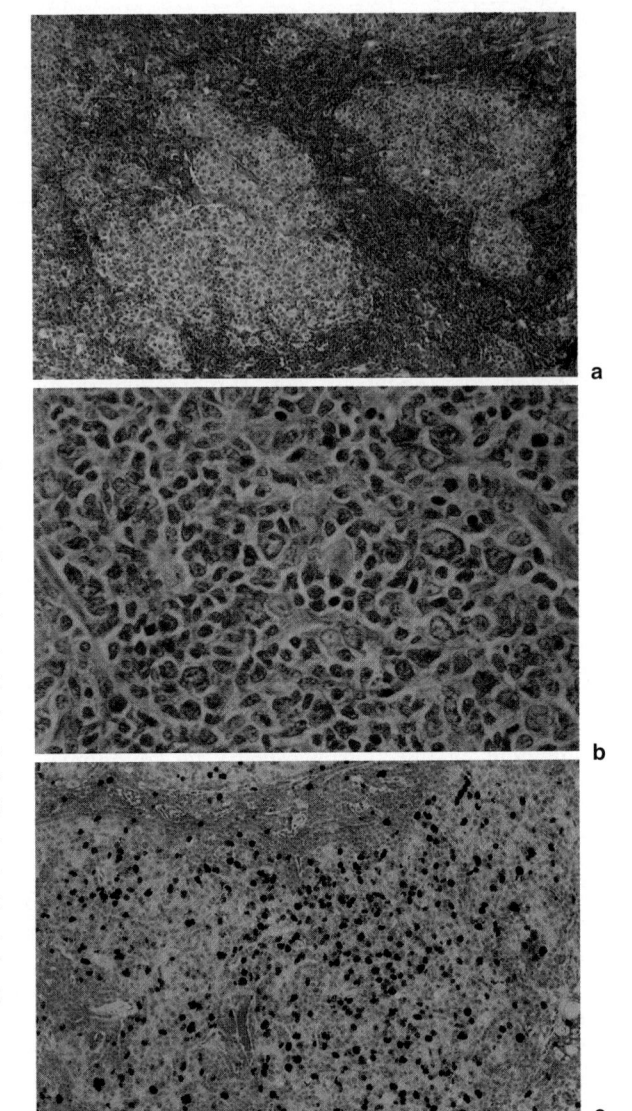

Abb. 4.3 a–c
a Folliculäres Follikelzentrum-Lymphom mit „Follikeln" ohne Zonierung und ohne Sternhimmelzellen.
b Stärkere Vergrößerung des „Follikel" desselben Falles: man sieht ein Gemisch von Zentroblasten und Zentrozyten.
c Darstellung der Wachstumsfraktion derselben Falles: im Vergleich zu reaktiven Keimzentren stark reduzierte proliferative Aktivität in den neoplastischen Follikeln (vergleiche mit Abb. 4.2e).

produzierbarkeit dieser Subtypisierung relativ schlecht ist und die meisten Fälle Mischformen repräsentieren, in denen sowohl zentroblastenartige als auch immunoblastenartige Tumorzellen nebeneinander vorkommen. Die Tumorzellen exprimieren in den meisten Fällen die Marker CD45 und CD20 (Tab. 4.3). Die DG-L weisen gewöhnlich eine sehr große Wachstumsfraktion (zwi-

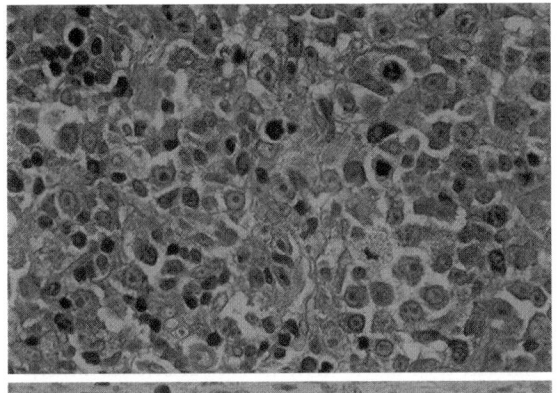

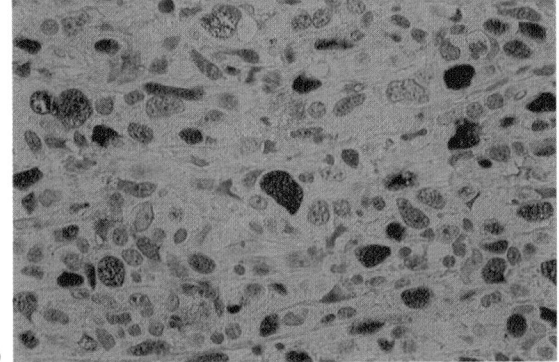

4.4 Lymphome der okulären Adnexe

Abb. 4.4 a, b
a Diffuses großzelliges B-Zell-Lymphom mit diffuser Proliferation von großen lymphatischen Zellen, die einen großen Zellkern mit prominenten Nukleolen besitzen.
b p-53 Färbung desselben Falles: viele Tumorzellen zeigen eine starke Expression der p53-Proteins.

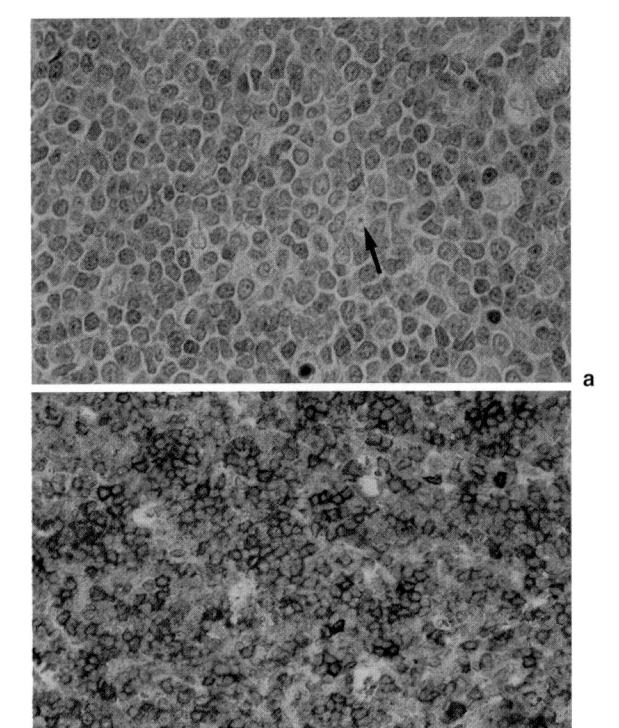

Abb. 4.5 a, b
a Mantelzell-Lymphom mit kleinen bis mittelgroßen B-Zellen, die ein mäßig kondensiertes Zytoplasma und einen unregelmäßig konfigurierten („cleaved") Zellkern besitzen. Dazwischen (Pfeile) Kerne von follikulären dendritischen Zellen.
b Immunfärbung desselben Falles wie in a für IgD. Die Lymphomzellen zeigen eine Expression von IgD an der Zellmembran. Die IgM-Färbung zeigt eine ähnliche Expression für diesen Isotyp.

schen 50% und 80%) auf; die hohe Proliferationsrate geht oft mit einer erhöhten Expression von p53 einher (Abb. 4.4). Membran-Ig ist nur in etwa der Hälfte der Fälle und zytoplasmatisches-Ig nur in der Minderzahl nachweisbar.

Weitere Lymphom-Subtypen

Andere Lymphom-Subtypen, die in der okulären Adnexe vorkommen können, sind das Plasmozytom, das Immunozytom, das Mantelzell-Lymphom und die chronische lymphatische Leukämie vom B-Zell-Typ (Tab. 4.3 und 4.5). Das **Plasmozytom** (PC-L) besteht aus Plasmazellen oder dessen direkten Vorläuferzellen, den Pro-Plasmazellen. Die Tumorzellen zeigen ein diffuses Wachstum, sind positiv für den Plasmazellmarker Vs38c und zytoplasmatisches Immunglobulin ($\gamma > \alpha > \delta$) und negativ für CD45 und CD20 (Tab. 4.3). Die Analyse der leichten Immunglobulinketten zeigt Restriktion auf eine leichte Kette. Das **lymphoplasmozytische Lymphom/Immunozytom** (IC-L) ist durch eine diffuse Proliferation von B-Zellen, die zum Teil eine plasmazelluläre Differenzierung aufweisen, charakterisiert. Die Mehrheit der Tumorzellen sind positiv für CD45 und CD20, aber negativ für CD5, CD10 und CD23 (Tab. 4.3). Zu den Diagnosekriterien gehört der Nachweis von zytoplasmatischen Immunglobulinen mit Leichtkettenrestriktion in den plasmazellulär differenzierten Zellen. Beim **Mantelzell-Lymphom** proliferieren kleine bis mittelgroße B-Zellen. Die Zellkerne sind mäßig kondensiert und in klassischen Fällen unregelmäßig („cleaved") konfiguriert. Nukleolen sind wenig prominent. Das Zytoplasma ist schmal und meist schwer erkennbar. Das Wachstum beginnt bevorzugt in Follikelmantelzonen. Die präexistenten Keimzentren werden, wenn vorhanden, überwachsen, so daß schließlich ein völlig diffuses Wachstumsbild entstehen kann. Die Tumorzellen sind CD45, CD20, CD43 und CD5 positiv. Infolge der bei diesen Lymphomen vorkommenden Translokation t(11; 14) ist Cyclin D1 in den meisten, wenn nicht in allen Fällen, exprimiert (Tab. 4.3). Die Cyclin D1-Expression ist tumorspezifisch, weil normale lymphatische Zellen Cyclin D1 nicht enthalten. Darüber hinaus ist die Cyclin D1-Expression fast spezifisch für das Mantelzell-Lymphom, weil die t(11; 14) in anderen Tumoren nicht oder nur äußerst selten vorkommt. Maschenwerke follikulärer dendritischer Zellen sind oft nachweisbar. Das Maschenwerk ist im Gegensatz zu reaktiven Keimzentren und Follikelzentrum-Lymphomen immer unscharf begrenzt und ähnelt dem Maschenwerk von Primärfollikeln bzw. Follikelmänteln. Die **chronische lymphatische Leukämie vom B-Zell-Typ** (B-CLL) zeigt ein „pseudofolliküläres" Wachstumsmuster mit Prolymphozyten und Paraimmunoblasten in den Pseudofollikeln sowie Proliferation von kleinen Lymphozyten in deren Umgebung. Die Tumorzellen sind positiv für CD20, CD43, CD23 und CD5. Maschenwerke von follikulären dendritischen Zellen sind bei dieser Erkrankung meist nicht nachweisbar.

Zu den ganz seltenen Lymphomarten der okulären Adnexe zählen das Burkitt-Lymphom (*Wegner* et al. 1993, *Weisenthal* et al. 1995), die Haarzellen-Leukämie (HZL) (*Coupland* et al. 1998), der Morbus Hodgkin (*Fratkin* et al. 1978, *Park* und *Goins* 1993, *Patel* und *Rootman* 1983), systemische T-Zell-Lymphome (*Coupland* et al. 1998, *Henderson* et al. 1989, *Kirsch* et al. 1990, *Laroche* et al. 1983) (Tab. 4.5) oder Absiedlungen einer im Tumorstadium befindlichen Mycosis fungoides (*Kohno* et al. 1993, *Meekins* et al. 1985, *Sherman* et al. 1990, *Zucker* und *Doyle* 1991). In der Literatur existieren nur vier Fallberichte über primäre orbitale T-Zell-Lymphome (*Henderson* et al. 1989, *Kirsch* et al. 1990, *Laroche* et al. 1983, *Leidenix* et al. 1993). In den letzten Jahren wurde über eine zunehmende Anzahl von orbitalen Lymphomen, die mit einer HIV-Infektion assoziiert waren, berichtet; diese Tumoren sind sehr aggressiv und gehen oft mit einer schlechteren Prognose einher (*Antle* et al. 1990, *Brooks* et al. 1984, *Font* et al. 1993, *Jabs* et al. 1989, *Mansour* 1993, *Reifler* et al. 1994, *Tien* 1991).

4.5 Differentialdiagnose: Inflammatorischer Pseudotumor

Eine in der Differentialdiagnose der lymphoproliferativen Läsionen der Orbita in Frage kommende Veränderung ist die „idiopathische orbitale Entzündung" bzw. der sogenannte „inflammatorische Pseudotumor". Der „inflammatorische Pseudotumor" ist eine hypozelluläre, infiltrative Läsion mit ödematösem oder stark fibrotischem Stroma sowie einem gering bis mäßig dichten, gemischtzelligen Infiltrat aus Plasmazellen, Makrophagen, Eosinophilen und vereinzelten Lymphozyten. Inflammatorische Pseudotumoren zeigen häufig einen foudroyanten Verlauf, sind oft schmerzhaft und kommen in jedem Alter vor. Die sklerosierende Form dieser Läsionen kann zur einer starken Beeinträchtigung der okulären Motilität und zum Auftreten von Doppelbildern führen.

Diese Veränderungen sprechen therapeutisch auf Steroide oder eine Radiotherapie an, neigen jedoch zu Rezidiven. Allerdings entwickelt sich aus diesen Veränderungen nur höchst selten ein Lymphom (*Morgan* und *Harry* 1978).

4.6 Therapie der lymphoproliferativen Läsionen der okulären Adnexe

4.6.1 Reaktive lymphatische Hyperplasie

Die Behandlung von RLH besteht grundsätzlich in einer Kortikoidsteroidtherapie. Klinisch sind regelmäßige Nachuntersuchungen zum Ausschluß eines malignen Lymphoms zu empfehlen.

4.6.2 Lymphome

Behandlung und Prognose von malignen Lymphomen der okulären Adnexe sind abhängig vom klinischen Stadium und Typ des Lymphoms bei Erstdiagnose (*White* et al. 1995). Das „Ann Arbor Staging"-System wurde für die genaue und einheitliche Definition der Ausbreitung von Lymphomen entwickelt (Tab. 4.5) (*Carbone* et al. 1971). Zur Zeit der Erstdiagnose befindet sich die Mehrheit der Patienten mit Lymphomen der oku-

4.6 Therapie der lymphoproliferativen Läsionen der okulären Adnexe

Tabelle 4.6 Behandlung der okulären Adnex-Lymphome*.

Behandlung	Stadium I (n = 58)	Stadium II (n = 18)	Stadium III (n = 13)	Stadium IV (n = 10)
Exzision	2	-	-	-
Radiatio	54	-	-	-
Radiatio und Chemotherapie	2	16	12	4
Chemotherapie	-	2	1	6

* Ref. 10 (*Coupland* et al. 1998)

lären Adnexe im Stadium IE (E für extranodal) (Tab. 4.5). Wichtig ist, daß ein bilateraler Befall der okulären Adnexe ohne Nachweis systemischer Manifestationen – 17 % der Fälle (*McNally* et al. 1987) – auch ein Stadium IE darstellt. Die meisten Stadium-IE-Lymphome sind wahrscheinlich primäre Lymphome der Bindehaut, überwiegend vom Typ EMZL und FZL. Diffus großzellige Lymphome in Stadium IE sind eine Seltenheit. Stadium-IE-Lymphome eignen sich wegen ihrer umschriebenen Ausbreitung für die Strahlentherapie (Gesamtdosis üblicherweise zwischen 20 Gy und 40 Gy) (*Bessell* et al. 1988, *Coupland* et al. 1998, *White* et al. 1995) (Tab. 4.6, Abb. 4.6). Obwohl eine chirurgische Entfernung von Tumoren auch im Stadium IE durchgeführt wird, ist eine zusätzliche Radiotherapie wegen des oft fingerförmig-infiltrativen Wachstums in die benachbarte Muskulatur oder Tränendrüse zu empfehlen. Die Erfolgsrate, mit der komplette Remissionen durch eine perkutane Strahlentherapie bei Stadium-IE-Lymphomen erreicht werden, bewegt sich zwischen 80 % (*Coupland* et al. 1998) und 86 % (*White* et al. 1995). Bei einigen dieser Patienten sind mehrere Bestrahlungsbehandlungen notwendig. Eine systemische Ausbreitung von Adnex-Lymphomen des Stadiums IE wurde nur in 14 % der Fälle beobachtet. Wenn diese Streuung auftritt, geschieht dies in der Regel innerhalb von 5 Jahren nach der Erstdiagnose (*Knowles* et al. 1990, *White* et al. 1995). Dies sollte Anlaß für eine regelmäßige Kontrolle in diesem Zeitraum sein.

Die Angaben zur Inzidenz der primären Adnex-Lymphome im Stadium II oder höherer Stadien variieren zwischen 11 % und 24 % (*Knowles* et al. 1990, *Medeiros* et al. 1989). Die „Stadium II oder höher-Lymphome" setzen sich vornehmlich aus EMZL mit einer Wachstumsfraktion über 25 % (*Coupland* et al. 1998), FZL (Grad II oder III) und DG-L zusammen (*Coupland* et al. 1998, *White* et al. 1995) (Tab. 4.5). Die Behandlung dieser Patientengruppe war uneinheitlich. Das am häufigsten verwendete Polychemotherapie-Schema enthielt: Cyclophosphamid, Doxorubicin, Vincristin und Prednison. Oft waren mehrere Behandlungszyklen nötig, um eine partielle Remission zu erreichen; eine vollständige Remission konnte leider nur bei wenigen Patienten induziert werden.

Lymphome extraorbitaler Lokalisation, die sekundär die okuläre Adnexe (secondary lympho-

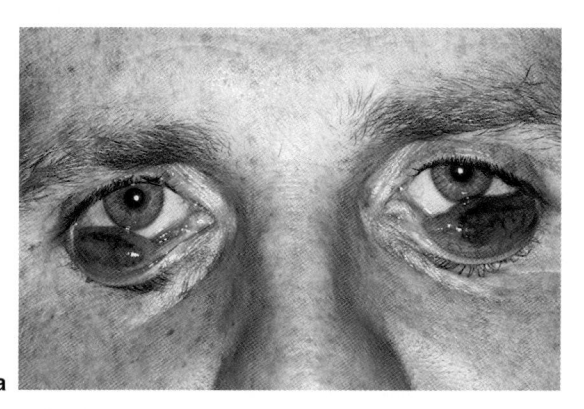

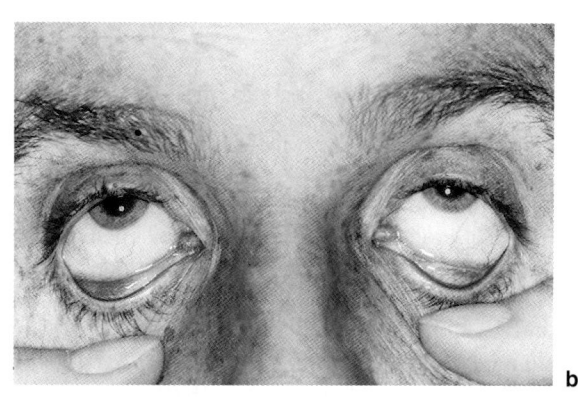

Abb. 4.6 a, b
a 36jähriger Patient mit doppelseitigem Non-Hodgin-Lymphom der Conjunctiva tarsi des Unterlides.
b Völlige Rückbildung nach doppelseitiger Bestrahlung mit je 30 Gy (täglich 2 Gy) am 16 MeV Betatron unter Verwendung eines Spezialtubus zum Schutze der Linse. Foto 2 Jahre nach der Bestrahlung.
(Aus: Lommatzsch, Klin. Mbl. Augenheilk. 80 [1982] 198–202.)

matous disease) befallen, sind im Vergleich zu primären okuläre Adnex-Lymphomen selten (*Coupland* et al. 1998, *White* et al. 1995). Die Lymphome, die sekundär in der okulären Adnexe auftreten können, sind heterogen und wurden nach dem Lymphom-Subtyp mit Chemotherapie bzw. kombinierter Chemotherapie und Radiotherapie behandelt. Patienten mit einer derartigen Erkrankung weisen oft Knochenmarksbefall auf und haben eine schlechte Prognose (*Coupland* et al. 1998, *White* et al. 1995).

Bei allen Arten der lymphoiden Bindehauttumoren ist die Strahlentherapie sehr wirksam, da diese Tumoren unabhängig ihrer histologischen Klassifikation strahlenempfindlich sind.

Sie wird daher sowohl bei lokalisierten als auch bei generalisierten Tumoren erfolgreich angewandt und erreicht in der Regel in allen Fällen eine völlige Regression der lokalen Infiltrate in der Bindehaut nach 30–40 Gy ohne ernste Nebenwirkungen. Die anzuwendende Bestrahlungstechnik hängt entscheidend von der Tiefenausdehnung des lymphatischen Prozesses und seine Infitration in das Orbitagewebe ab. Durch Abschirmung der empfindlichen Partien des Auges, die nicht vom Tumor befallen sind, lassen sich radiogene Komplikationen weitgehend vermeiden (*Lommatzsch* et al. 1982, *Dunbar* et al. 1990, *Alberti* et al. 1993).

Bei benignen lymphoiden Infiltraten genügt eine niedrig dosierte Strahlentherapie mit 10–20 Gy unter Abschirmung von Kornea und Linse.

Isolierte Bindehautlymphome reagieren rasch auf die Bestrahlung und in weniger als 10% ist mit einer Generalisierung bei Langzeitbeobachtung zu rechnen (*Jakobiec* et al. 1986).

4.7 Prognostische Faktoren

Die Erfolgsrate der Therapie bei RLH-Patienten ist anhand der vorliegenden Literatur schwierig zu interpretieren, weil die Grenze zwischen Lymphom und RLH oft nicht zuverlässig gezogen werden konnte. Die Grenzfälle zwischen RLH und Lymphom werden z.T als „Borderline"-Läsionen bezeichnet (*Harris* et al. 1984, *Medeiros* et al. 1989, *Medeiros* und *Harris* 1989, *White* et al. 1995, 1996). Nach Literaturangaben entwickeln 15%-25% der Patienten mit einer RLH ein Lymphom (*Knowles* et al. 1990, *Knowles* und *Jakobiec* 1980, 1982). Die ensprechende Mortalität soll 5 Jahre nach Diagnosestellung der RLH bei 6% liegen (*Liesegang* 1993). Bei „Borderline"-Läsionen sollen sich nach 5 Jahren Lymphome in 40% der Fälle entwickeln; die Mortalität wird mit 19% angegeben (*Liesegang* 1993). Die Ergebnisse dieser „älteren" Studien sind jedoch mit Zurückhaltung zu bewerten, da die extranodalen Marginalzonen-Lymphome zur damaligen Zeit noch nicht bekannt waren und seiner Zeit meist als RLH bzw. „Pseudolymphom" diagnostiziert wurden. In unserer Studie (n = 11) wurde nach einer durchschnittlichen Untersuchungszeit von 4 Jahren in keinem einzigen Fall die Entwicklung eines Lymphoms aus einer RLH beobachtet (*Coupland* et al. 1998). Dies zeigt, daß die diagnostischen Kriterien für die Unterscheidung von RLH und Lymphom eine erhebliche Ergänzung und Präzision erfahren haben.

Der in der letzten 3 Jahren formulierte „International Prognostic Index", der Parameter wie z. B. das Alter der Patienten bei Erstdiagnose, den Serum-LDH-Spiegel, die Größe des Tumors, die Anzahl der befallenen nodalen und extranodalen Lokalisationen, das Ann-Arbor-Stadium sowie den Allgemeinzustand der Patienten einbezieht, hat sich bei der Therapieplanung und der Prognosebestimmung von Lymphomen bewährt (*Martin* et al. 1995, *Shipp* 1994, *Yan* et al. 1995, 1993). Seine Bedeutung für maligne Lymphome der okulären Adnexe ist allerdings noch unklar, da zu dieser Fragestellung keine Studien vorliegen. Anderseits soll laut einiger Autoren die anatomische Lokalisation eines Lymphoms von prognostischer Bedeutung sein. Beispielsweise sollen die konjunktivalen Lymphome eine bessere Prognose als die Lymphome der Orbita haben (*Jakobiec* und *Knowles* 1989, *Knowles* et al. 1990, *Siglman* und *Jakobiec* 1978); allerdings konnte dies von anderen Forschungsgruppen nicht bestätigt werden (*Coupland* et al. 1998, *Ellis* et al. 1985, *Medeiros* und *Harris* 1989). Die meisten Studien stimmen darin überein, daß die beiden wichtigsten prognostischen Faktoren für okuläre Adnex-Lymphome das **Stadium** des Tumors bei der Erstdiagnose und der **Lymphom-Subtyp** sind. Im Gegensatz dazu spielen Faktoren wie Geschlecht, Alter des Patienten und die Lokalisation des Tumors keine signifikante prognostische Rolle. Neuere Untersuchungen lassen vermuten, daß die Größe der Wachstumsfraktion und die Expression von p53 eine prognostische Aussagekraft besitzen (*Coupland* et al. 1998).

Zusammenfassung zu Kap. 4
Lymphoproliferative Läsionen der okulären Adnexe

Die lymphoproliferativen Läsionen der okulären Adnexe sind heterogen und umfassen ein breites Spektrum von Erkrankungen, das von der benignen reaktiven lymphatischen Hyperplasie (RLH) über „Borderline"-Läsionen bis hin zu malignen Lymphomen reicht. Die Abgrenzung zwischen einer RLH und einem Lymphom ist oft sehr schwierig und erfordert meist neben histologischen Untersuchungen auch immunhistologische und molekularbiologische (PCR) Analysen.

Klinisch imponieren die lymphoproliferativen Läsionen als rosa oder lachsfarbene weiche subkonjunktivale Gewebemassen mit vorwiegend peribulbärer Ausbreitung. Eine Allgemeinuntersuchung mit Blutbild und Knochenmarkbiopsie ist erforderlich, um möglichst weitere Lokalisationen im Körper zu finden.

Die REAL-Klassifikation ist für die Typisierung der Lymphome der okulären Adnexe gut geeignet. Extranodale Marginalzonen-B-Zell-Lymphome (vorwiegend Stadium IE) sind die am häufigsten diagnostizierten Lymphome in dieser Region. Diese Tumoren sprechen gut auf eine Strahlentherapie an.

Hochmaligne Lymphome (z.B. diffuses großzelliges B-Zell-Lymphom) weisen in der Regel mindestens ein Stadium II bei Erstdiagnose auf und gehen mit einer schlechteren Prognose als die EMZL gleichen Stadiums einher. Obwohl bestimmte Parameter –beispielsweise das klinische Stadium bei Erstdiagnose, der Typ des malignen Lymphoms und immunhistologische Merkmale wie Wachstumsfraktion und p53-Positivität der Tumorzellen – sich als prognostisch signifikant erwiesen haben, ist die Wertigkeit dieser Parameter durch eine größere multizentrische Studie und eine Evaluation des „International Index Factor" bei den Lymphomen der okulären Adnexe notwendig.

Teil III: Tumoren der Orbita und der ableitenden Tränenwege

5 Tumoren der Orbita

R. Guthoff

unter Mitarbeit von V. Hingst und M. Schittkowski

5.1 Vorbemerkung

Erkrankungen der Orbita nehmen weniger als 1 % des ophthalmologischen Krankenguts ein. Sie stellen jedoch bei jedem einzelnen Patienten eine besondere Herausforderung an das Fachwissen und den zielgerichteten Einsatz diagnostischer und therapeutischer Möglichkeiten dar.

Durch die Einführung einer differenzierten bildgebenden Diagnostik ist eine morphologische Einteilung der Orbitaraumforderungen wesentlich vereinfacht worden. Die im Vorfeld entscheidende Frage, inwieweit Symptome mit einer Orbitaerkrankung in Verbindung gebracht werden können und ob der Einsatz aufwendiger, auch kostenintensiver, fachfremder Diagnostik notwendig ist, bleibt den differentialdiagnostischen Qualitäten des betreuenden Augenarztes überlassen.

5.2 Häufigkeitsverteilung der Orbitaerkrankungen

Da die Symptomatik eines Orbitapatienten mit Ausnahme der „typischen" endokrinen Orbitopathie sich recht unspezifisch darstellt, soll in der Systematik kurz auf die Häufigkeitsverteilung aller Orbitaerkrankungen eingegangen werden. *Rootman* und Mitarbeiter (1988) fanden in einer lückenlosen Dokumentation der Jahre 1976 bis 1986 bei 1409 Patienten ihrer Orbitasprechstunde die in Tabelle 5.1 dargestellte Differenzierung.

Tabelle 5.1 Häufigkeitsverteilung der Orbitaerkrankungen des Erwachsenenalters.

Endokrine Orbitopathie	47,1 %
Neoplasien	22,3 %
Strukturelle Veränderungen	15,8 %
Entzündliche Erkrankungen	10,2 % (infektiös: 3,5 %, nicht-infektiös: 6,7 %)
Vaskulär	2,8 %
Degenerativ	1,7 %

Für unsere Fragestellung ist von Bedeutung, daß Neoplasien besonders in den ersten beiden Lebensdekaden und in der 6./7. Lebensdekade gefunden werden und daß das mittlere Lebensalter ganz wesentlich vom Vorliegen einer endokrinen Orbitopathie dominiert wird.

5.3 Untersuchung des Orbitapatienten

Die Anamnese und die sorgfältige ophthalmologische Untersuchung bilden die Grundlage jeder Beurteilung eines Patienten mit Verdacht auf eine Orbitaerkrankung. Ein gedankliches Gerüst aus ophthalmologischer Sicht ist in Abb. 5.1 aufgezeichnet.

Nahezu das gesamte diagnostische Spektrum in der Augenheilkunde ist notwendig, insbesondere neuroophthalmologische Untersuchungsmethoden, um das Krankheitsbild eines Orbitapatienten zu erfassen.

Das angegliederte Flußdiagramm versucht eine handlungsorientierte Einteilung aufgrund ophthalmologisch-klinischer, sonographischer, computertomographischer und kernspintomographischer Befunde. Die Erläuterungen geben Anregungen für den gezielten Einsatz der allen Ophthalmologen vertrauten Untersuchungsmethoden, die im Hinblick auf die spezifische Fragestellung des Orbitapatienten eine besondere Bedeutung gewinnen. Von der gründlichen ophthalmologischen Untersuchung hängt die Qualität der Frage an den möglicherweise nachdiagnostizierenden Radiologen ab.

Im Spannungsfeld zwischen Sorgfältigkeitsmaßstab, Ausschöpfung der genuinen ophthalmologischen und neuroophthalmologischen Untersuchungsmethoden und dem Wirtschaftlichkeitsgebot ist zu erwarten, daß sich die Anzahl der kostenintensiven bildgebenden diagnostischen Leistungen durch eine gründliche augenärztliche Un-

Ausführliche Anamnese und ophthalmologische Untersuchung

Kein meßbarer Exophthalmus oder keine zusätzlichen pathologischen Befunde
→ Pseudoexophthalmus
→ Nutzung von Zusatzbefunden:
- Oberlidretraktion → Endokrine Orbitopathie
- Bulbusvergrößerung → hohe Myopie, Buphthalmus
- kontralateraler Enophthalmus

Exophthalmus mit Zusatzbefunden
→ Orbitasonographie (falls nicht verfügbar CT, in Ausnahmefällen MRT)

pathologischer Befund:

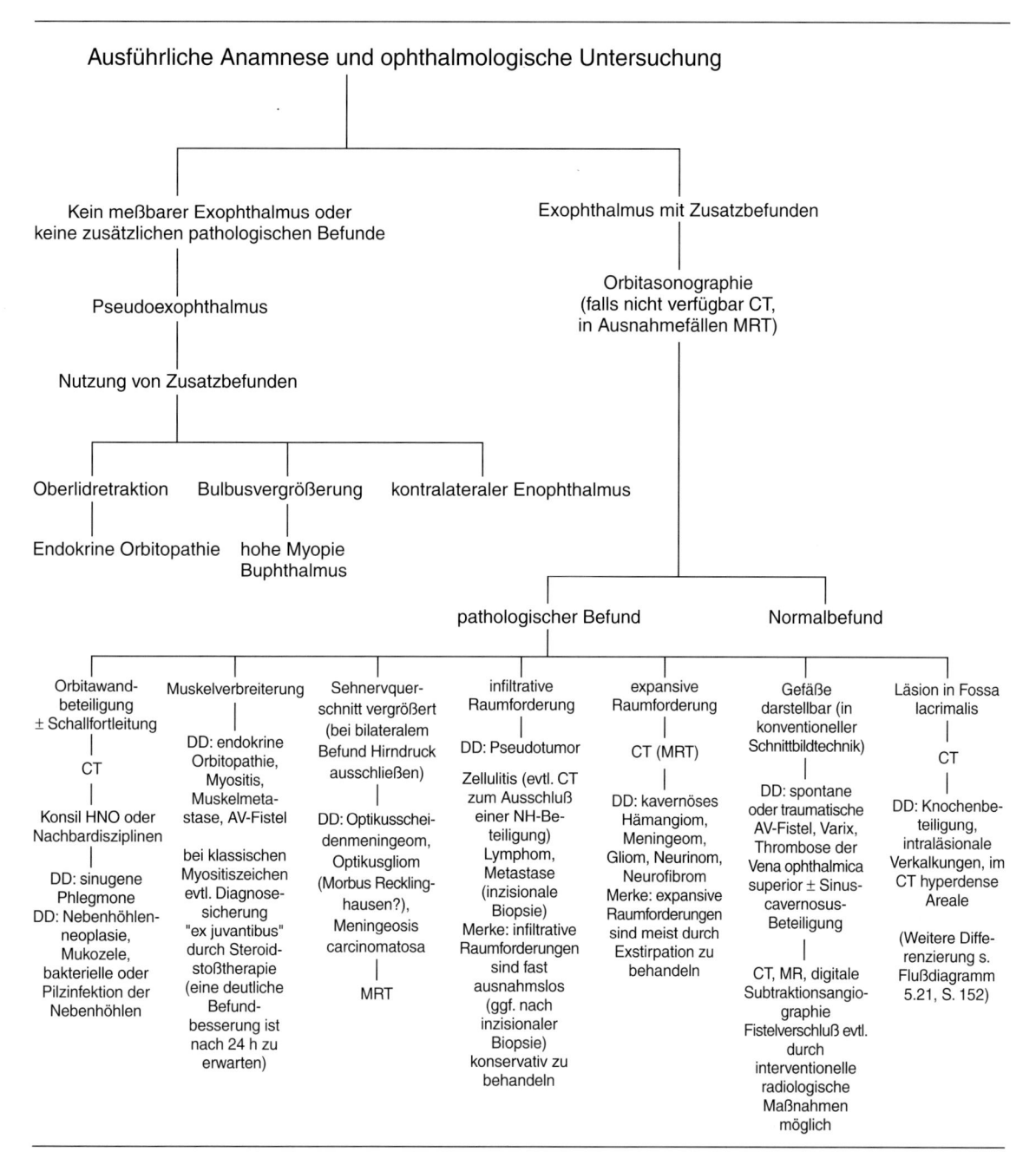

- **Orbitawandbeteiligung ± Schallfortleitung** → CT → Konsil HNO oder Nachbardisziplinen
  - DD: sinugene Phlegmone
  - DD: Nebenhöhlenneoplasie, Mukozele, bakterielle oder Pilzinfektion der Nebenhöhlen

- **Muskelverbreiterung**
  - DD: endokrine Orbitopathie, Myositis, Muskelmetastase, AV-Fistel
  - bei klassischen Myositiszeichen evtl. Diagnosesicherung "ex juvantibus" durch Steroidstoßtherapie (eine deutliche Befundbesserung ist nach 24 h zu erwarten)

- **Sehnervquerschnitt vergrößert** (bei bilateralem Befund Hirndruck ausschließen)
  - DD: Optikusscheidenmeningeom, Optikusgliom (Morbus Recklinghausen?), Meningeosis carcinomatosa
  - MRT

- **infiltrative Raumforderung**
  - DD: Pseudotumor Zellulitis (evtl. CT zum Ausschluß einer NH-Beteiligung) Lymphom, Metastase (inzisionale Biopsie)
  - Merke: infiltrative Raumforderungen sind fast ausnahmslos (ggf. nach inzisionaler Biopsie) konservativ zu behandeln

- **expansive Raumforderung** → CT (MRT)
  - DD: kavernöses Hämangiom, Meningeom, Gliom, Neurinom, Neurofibrom
  - Merke: expansive Raumforderungen sind meist durch Exstirpation zu behandeln

- **Gefäße darstellbar** (in konventioneller Schnittbildtechnik)
  - DD: spontane oder traumatische AV-Fistel, Varix, Thrombose der Vena ophthalmica superior ± Sinuscavernosus-Beteiligung
  - CT, MR, digitale Subtraktionsangiographie Fistelverschluß evtl. durch interventionelle radiologische Maßnahmen möglich

Normalbefund:
- **Läsion in Fossa lacrimalis** → CT
  - DD: Knochenbeteiligung, intraläsionale Verkalkungen, im CT hyperdense Areale
  - (Weitere Differenzierung s. Flußdiagramm 5.21, S. 152)

Abb. 5.1 Flußdiagramm aus den „Praxisorientierten Handlungsleitlinien bei Verdacht auf Orbitaerkrankungen" entsprechend der Empfehlungen des Berufsverbandes der Augenärzte Deutschlands und der Deutschen Ophthalmologischen Gesellschaft.

tersuchung auch ohne Verlust an diagnostischer Sicherheit vertretbar reduzieren lassen.

„Es gibt keine radiologische Leistung, die die klinische Untersuchung überflüssig macht, wohl aber das Gegenteil" (*Rüdiger* 1992).

5.3.1 Basisuntersuchung

Bei der **Visusprüfung** und **Refraktionsbestimmung** ist zu berücksichtigen, daß Refraktionsänderungen, insbesondere Hyperopisierungen, Änderung der Achsenlage beim Astigmatismus, wie impressionsbedingte Falten am hinteren Bulbuspol, durch Orbitaraumforderungen hervorgerufen werden können. Bei der Prüfung der **Pupillomotorik** ist insbesondere auf einen möglichen afferenten Pupillendefekt zu achten, der immer als Anzeichen einer unbedingt abklärungswürdigen Konduktionsstörung anzusehen ist. (Selbst dichte Medientrübungen führen in der Regel nicht zu dieser Pupillenstörung!)

Die **Motilitätsanalyse** sollte die Dokumentation der Bulbusbewegungsstrecken nach *Kestenbaum* (*Haase* 1976) beinhalten. Der Einsatz der Kestenbaumbrille eignet sich ebenfalls gut zur reproduzierbaren Vermessung der Lidspaltenweite in unterschiedlichen Blickrichtungen und damit zur Bestimmung der Levatorfunktion.

Eine seitendifferente Farbsinnesprüfung (der Einsatz pseudoisochromatischer Tafeln ist in der Regel ausreichend) ist in der Lage, bereits frühzeitig Störungen der **Farbsättigungsempfindung**, z. B. als Ausdruck einer Kompressionsneuropathie, zu erfassen.

Die Prüfung der **Sensibilität** der Hornhaut sowie der Haut des Lides und der Periorbitaregion erlauben eine Funktionsprüfung des ersten Trigeminusastes.

Der **Palpationsbefund** – die Beurteilung der Rückdrängbarkeit des Bulbus, die direkte Palpation des Orbitarandes sowie die Prüfung auf Druckdolenz, insbesondere der Nervenaustrittspunkte, ergänzen die neuroophthalmologische Untersuchung.

Eine beidseitige Messung des **intraokularen Druckes** sollte unter Beachtung von möglichen seitendifferent auftretenden pulssynchronen Druckschwankungen erfolgen; ebenso ist die Druckmessung in unterschiedlichen Blickrichtungen zur Einschätzung von Dehnungsverlusten einzelner Augenmuskeln eine wichtige Ergänzung **(Blickrichtungstonometrie)**. Die Vermessung des Bulbus sollte sich nicht auf die Exophthalmometrie nach Hertel beschränken, sondern eine Definition der Lage des Bulbus in allen Raumkoordinaten durch die Kombination der Exophthalmometerwerte mit der Projektion des Hornhautzentrums auf die Kestenbaumbrille einschließen.

Die **Spaltlampenmikroskopie** des konjunktivalen und episkleralen Gefäßnetzes ist unter dem Gesichtspunkt möglicher sektorieller Gefäßerweiterungen unter Ausbildung korkenzieherähnlicher Dilatationen, wie sie im Rahmen arteriovenöser Fisteln vorkommen, vorzunehmen.

Bei der **Fundusuntersuchung**, speziell bei der Papillenbeurteilung, ist neben der Einschätzung der Randschärfe und des Niveaus auf die Ausbildung zilioretinaler Umgehungskreisläufe zu achten. Die Beurteilung der intraokularen Gefäßsituation (Iris-/Kammerwinkelregion/Netzhautgefäße) sollte eine seitengetrennte Betrachtung der Kaliberrelation Arterie/Vene beinhalten. Netzhaut-/Aderhautfalten können ein Hinweis auf eine expansiv wachsende Raumforderung, meist im Muskeltrichter gelegen, darstellen.

5.3.2 Bildgebende Diagnostik

Mehr noch als neuen therapeutischen Konzepten ist es den Fortschritten der bildgebenden Diagnostik zu verdanken, daß Orbitaraumforderungen heute mit einer besseren Aussicht auf Heilung und darüber hinaus auf einen Funktionserhalt behandelt werden können.

Erst die präzise Lokalisation und die präoperative Abgrenzung von nicht beteiligten Nachbarstrukturen erlaubt die Wahl des geeignetsten, minimal traumatisierenden chirurgischen Zugangs. Dies gilt sowohl für die inzisionale oder exzisionale Biopsie als auch für die Planung einer Radikaloperation mit Entfernung von Umgebungsstrukturen.

Die Information über die feingewebliche Zusammensetzung einer Raumforderung oder auch nur den sicheren Ausschluß des malignen Charakters einer Veränderung ist nur äußerst selten durch bildgebende Verfahren mit der notwendigen Sicherheit möglich.

5.3.2.1 Sonographie

Die in der älteren Literatur empfohlenen Untersuchungsabläufe, die durch den Einsatz der sog. standardisierten A-Bild-Echographie geprägt waren, wurden für die Orbitadiagnostik weitgehend verlassen. Erst der Einsatz der Kontakt-B-Bild-Sonographie hat die Möglichkeit eröffnet, anhand topographischer Kriterien Krankheitsprozesse innerhalb der Orbita zu beschreiben. Geräte mit gutem zeitlichen und räumlichen Auflösungsvermögen und die digitale Bildverarbeitung erlauben es, alle Bewegungsphänomene der Orbitaweichteile mit in den Untersuchungsvorgang einzubeziehen und bei Bedarf das A-Bild-Signal definierter Regionen isoliert zu bewerten. Für den Untersucher eines Orbitapatienten hat sich folgender Untersuchungsablauf als sinnvoll herausgestellt:

Empfehlung für die rationelle Orbitasonographie

1. Aufsuchen der normalen Orbitaanatomie mit der Kontakt-B-Bild-Technik.
2. Topographische Einordnung des pathologischen Befundes; Versuch, die Lagebeziehung zu den orbitalen Hauptstrukturen möglichst genau zu beschreiben.
3. Beurteilung des Schallbildes der Läsion.
4. Vermessung von Schallaufzeiten (Distanzmessungen) bei Erkrankungen des Sehnervs und der äußeren Augenmuskeln.

Die räumliche Orientierung erfolgt an den in Abb. 5.2 schematisch dargestellten sonographischen Leitstrukturen.

5.3.2.2 Röntgendiagnostik

Die schlechte Weichteildifferenzierung der Nativ-Röntgendiagnostik hat diese Maßnahme zur Erkennung von Raumforderungen der Orbita überflüssig gemacht. Die Computertomographie (CT) und in Sonderfällen die Magnetresonanztomographie (MRT) haben diese vollständig ersetzt.

5.3.2.3 Computertomographie

Die Computertomographie ist ein Schnittbildverfahren, das auf der rechnergestützten Aufbereitung der Meßwerte vieler durch ein rotierendes Röntgenröhren-Detektorsystem ermittelten Daten beruht. Da die per Spektrum rechnerisch ermittelten Absorptionswerte die für das menschliche Auge differenzierbare Grauwertskala bei weitem überschreiten, wird eine für die jeweilige Fragestellung sinnvolle „Fenstereinstellung" gewählt, mit der beispielsweise Knochen- oder Weichteilstrukturen besonders differenziert hervorgehoben werden können. Die intravenöse Applikation von Kontrastmitteln liefert bei schnellen Bildfolgesequenzen Informationen über Durchblutungsparameter und Permeabilitätseigenschaften der Gewebe auch ohne den Einsatz aufwendiger Kathetertechniken.

5.3.2.4 Magnetresonanztomographie

Das Prinzip der Magnetresonanztomographie beruht auf einer Beeinflussung der im Gewebe vorhandenen Protonen, die als Elementarmagnete betrachtet werden können. Sie können durch das permanente Magnetfeld des Untersuchungsgerätes feldparallel ausgerichtet werden. Durch einen Hochfrequenzimpuls nehmen die Elementarmagnete Energie auf, wobei die Nettomagnetisierung senkrecht zur Hauptmagnetfeldachse gedreht wird. In dieser Situation präzedieren die Elementarmagnete gleichphasig. Nach Abschalten des Hochfrequenzimpulses wird durch die Präzession der Elementarmagnete senkrecht zur Magnetfeldachse in der Empfängerspule eine Wechselspannung induziert: das MR-Signal.

Die so entstehenden Schnittbilder haben zwar Ähnlichkeit mit Röntgencomputertomogrammen, die Ursachen der Bildentstehung sind aber völlig andere und bis heute nicht in allen Einzelheiten bekannt. Die vielfältigen Differenzierungsmöglichkeiten sind erst zum Teil genutzt. So gelingt es beispielsweise durch schnelle Aufnahmesequenzen, fließendes Blut und andere Bewegungsphä-

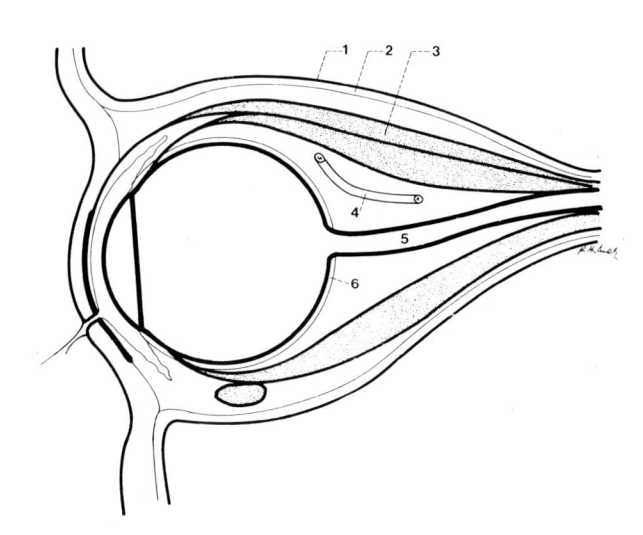

Abb. 5.2 Sonographisch erfaßbare Leitstrukturen der Orbita unter physiologischen und pathologischen Bedingungen.
1 Knöcherne Orbitabegrenzung, 2 Periorbita, 3 äußere Augenmuskeln, Levator palpebrae, 4 venöse Gefäße der Orbita, 5 Nervus opticus, 6 Tenonscher Raum.

nomene auch ohne Kontrastmitteleinsatz darzustellen und so angiographieähnliche Bilder zu erhalten. Die Einführung von Oberflächenspulen hat die Bildgebung für den ophthalmologischen Bereich wesentlich verbessert, wenn auch die Signalintensität zur Tiefe des Gewebes hin abnimmt.

5.4 Von Blut- und Lymphgefäßen ausgehende Tumoren

5.4.1 Kavernöses Hämangiom

Das kavernöse Hämangiom stellt etwa $1/3$ aller gutartigen Orbitatumoren des Erwachsenenalters dar. Sie werden meist zwischen dem 40. und 60. Lebensjahr symptomatisch. Sie haben ihre Ursache wahrscheinlich in anfangs symptomlosen Gefäßfehlbildungen, die im Laufe des Lebens ektatisch werden und im Wechselspiel von Thrombosierung und Wachstum an Größe zunehmen.

Klinisches Bild

Die Entwicklung ist von einem meist lange Zeit symptomlosen axialen Exophthalmus geprägt, der im Gegensatz zu arteriovenösen Malformationen durch ein Valsalva-Manöver nicht verstärkt werden kann. Bei etwa einem Viertel der Patienten treten Netzhaut-/Aderhautfalten im Bereich des hinteren Bulbus und eine diskrete Hyperopisierung auf. Nur selten kommt es zu einer Optikuskompression und/oder zum Auftreten von Motilitätsstörungen.

Diagnostik

Sonographisch liefert das kavernöse Hämangiom ein relativ charakteristisches Bild, das durch klar definierte Begrenzungssignale und starke Binnendämpfung charakterisiert ist. Die Computertomographie zeigt einen meist ovalären intrakonal gelegenen Tumor mit glatten Rändern und geringer Kontrastmittelanreicherung. Im MRT findet sich im T_1-gewichteten Bild ein hypodenses Signal, in der T_2-Aufnahme eine hohe Signalintensität. Größere Koagel führen zu inhomogenem Signalverhalten, so daß nicht von einem pathognomonischen Muster gesprochen werden kann.

Differentialdiagnostisch kommen alle glatt begrenzten, expressiv wachsenden Raumforderungen, wie Neurofibrome, Schwannome und fibröse Histiozytome in Betracht.

Histopathologie

Histopathologisch stellt sich eine dünne Kapsel dar, die einen Tumor umgibt, der große lakunäre, von Gefäßendothel ausgekleidete Gefäßräume enthält. Die Durchmesser der Kavernen betragen ca. 0,5 mm. In Abhängigkeit vom Alter des Prozesses finden sich intravaskuläre Koagel unterschiedlichen Organisationsgrades.

Therapie

Kleine Tumoren, die nach der bildgebenden Diagnostik ausreichend sicher klassifiziert werden können, erlauben eine Beobachtung mit Intervallen von anfangs sechs, später 12 Monaten. Bei nachgewiesenem Wachstum oder Kompressionszeichen bietet sich die In-toto-Exstirpation über einen transkonjunktivalen, meist jedoch einen lateralen (Krönlein-)Zugang an. Das chirurgische Vorgehen gestaltet sich in aller Regel komplikationslos, da der Tumor nur von kleinen Gefäßen versorgt wird und intraoperativ an Volumen verliert.

5.4.2 Lymphangiom

Lymphangiome können als vaskuläre Hamartome betrachtet werden, die von Gefäßanlagen ausgehen und sich in der Orbita atypisch als lymphatische Gefäßstrukturen ausbilden, obwohl in den Orbitaweichteilen keine Lymphgefäße nachgewiesen werden konnten. Sie treten bevorzugt im Kindes- und Jugendalter auf.

Klinisches Bild

Lymphangiome imponieren in der Regel durch eine periorbitale Schwellung, die gelegentlich durch spontan auftretende Blutungen ein akutes Krankheitsbild hervorrufen können. Übergänge zu arteriovenösen Fehlbildungen sind fließend.

Von *Rootman* (1986) wurde eine Einteilung in:

- oberflächliche
- tiefe und
- kombinierte Lymphangiome

vorgeschlagen.

Oberflächliche Formen, die u. U. konjunktivale Anteile aufweisen, führen zu teigigen Schwellungen der Periorbitalregion und bluten selten ein. Tiefer gelegene Tumoren können zu den oben beschriebenen spontanen, zum Teil visusbedrohenden Blutungen in die zystischen Hohlräume führen. Mischbilder sind möglich.

Diagnostik

Oberflächliche Veränderungen sind durch ihr klassisches Bild mit konjunktival sichtbaren, zystischen, flüssigkeitsgefüllten Hohlräumen charakterisiert. Tiefe Hämangiome weisen im Sonogramm zystische, akustisch leere Hohlräume mit wohl definierter Septenstruktur auf. Im Computertomogramm sind sie in der Regel durch wasserisodense, homogene, glatt begrenzte oder läppchenförmige Schnittbilder charakterisiert. Werden Phlebolithen nachgewiesen, handelt es sich um kombinierte Formen mit venösen Anteilen.

Histologie

Morphologisch sind Lymphangiome charakterisiert durch zystische Gefäßlumina ohne Perizyten oder glatte Muskelzellen. Maligne Entartungen sind nicht bekannt.

Therapie

Das oft infiltrierende Wachstum macht eine chirurgische Behandlung extrem schwierig; Palliativmaßnahmen sind bei akuten Blutungen mit intraoperativer Drucksteigerung notwendig. Selten gelingt eine vollständige Exstirpation. Die Prognose wird durch die Wachstumsgeschwindigkeiten und das Ausmaß der Infiltration orbitaler Weichteile bestimmt.

5.5 Tumoren des Sehnervs und der Hirnhäute

Die klinische Symptomatik von Tumoren des Sehnervs und seiner Hirnhäute wird durch ein Wachstumsverhalten bedingt, das in der Regel frühzeitig und nachhaltig zu Visusminderungen führt (*Borit* und *Richardson jr.* 1982, *MacCarty* et al. 1970, *Spencer* 1972). Die Zugehörigkeit des Nervus opticus zum zentralen Nervensystem erklärt die Tatsache, daß der histopathologische Aufbau dem von Hirntumoren entspricht. Metastasierungsfähige primäre maligne Astrozytome des Sehnervs sind nicht beschrieben worden; lokal destruierendes und andere Strukturen komprimierendes Wachstumsverhalten sind jedoch in der Lage, in seltenen Fällen die Vitalfunktionen zu bedrohen.

5.5.1 Juveniles pilozytisches Astrozytom

(frühere Bezeichnung: Optikusgliom)

Das juvenile pilozytische Astrozytom (JPA) stellt etwa 5% aller kindlichen orbitalen Raumforderungen dar (*Rootman* 1988).

Definition und Häufigkeit

Das juvenile pilozytische Astrozytom (frühere Bezeichnung: Optikusgliom) stellt eine Proliferation der Mikrogliazellen des Sehnervs dar. Die neue Bezeichnung wurde im Hinblick auf die Tatsache gewählt, daß es sich meist um Kinder handelt und die Astrozyten mit langen haarähnlichen (piloiden) Ausläufern versehen sind. 50% aller beschriebenen Patienten waren zum Zeitpunkt der ersten Diagnose jünger als 5 Jahre (*Chutorian* und *Carter* 1997, *Yanoff* et al. 1978). Es wird eine 3:2-Bevorzugung des weiblichen Geschlechts beobachtet. Es besteht, mit Ausnahme des unten näher charakterisierten Vorkommens bei der Neurofibromatose, keine familiäre Häufung.

Klinisches Bild

Die Symptome werden wesentlich von der Lage des Tumors, insbesondere seiner Beziehung zum Canalis opticus bestimmt. Typischerweise kommt es zu einer fortschreitenden Visusminderung und der Entwicklung einer axialen Protrusio. Wegen der langsamen Funktionsminderung wird das Wachstum von den betroffenen Kindern und den Eltern oft erst sehr spät bemerkt und der meist einseitige Exophthalmus, der als Spätsymptom betrachtet werden muß, ist bereits Ausdruck einer hochgradigen Funktionsminderung. Ein bilaterales Auftreten ist nahezu pathognomonisch für einen Morbus Recklinghausen (*Jacobiec* und *Font* 1986, *Stern* et al. 1980).

Eine plötzliche Zunahme des Exophthalmus mit Funktionsverlust kann im Zusammenhang mit Einblutungen oder zystischen Transformationen innerhalb des Tumors mit einsetzenden osmotischen Wirkungen entstehen. Trotz der dann rasch progredienten Symptomatik sollte diese Entwicklung nicht als Ausdruck einer malignen Transformation mißverstanden werden. Auf die Orbita begrenzte JPA gelten ausnahmslos als benigne Tumoren.

Entsteht ein Wachstumsdruck innerhalb des Canalis opticus, treten typischerweise früh eine Visusminderung und eine einfache Optikusatrophie auf. Ist der direkt dem Bulbus benachbarte Anteil des Sehnervs betroffen, entwickeln sich, meist allerdings erst bei fortgeschrittener Visusminderung, optikoziliare Shuntgefäße, die als träubchenähnliche Gefäßerweiterungen auf der Papille sichtbar werden. Hierbei handelt es sich um die Erweiterung vorbestehender Anastomosen zwischen Netz- und Aderhautkreislauf, die im Rahmen der über Monate und Jahre fortschreitenden Kompression auf die Netzhautzentralgefäße das Blut des retinalen Kreislaufs in die Aderhaut drainieren. In seltenen Fällen kommt es zu Zentralvenenverschlüssen mit allen Nachfolgekomplikationen, einschließlich einer Rubeosis iridis und einem Neovaskularisationsglaukom (*Buchanan* und *Hoydt* 1982). In Ausnahmefällen kann der Tumor in die Papille einwachsen und ophthalmoskopisch sichtbar werden (*Wilson* und *Farmer* 1940).

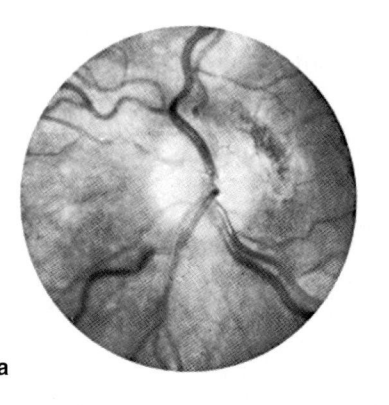

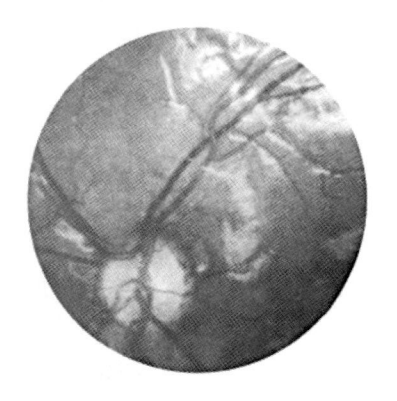

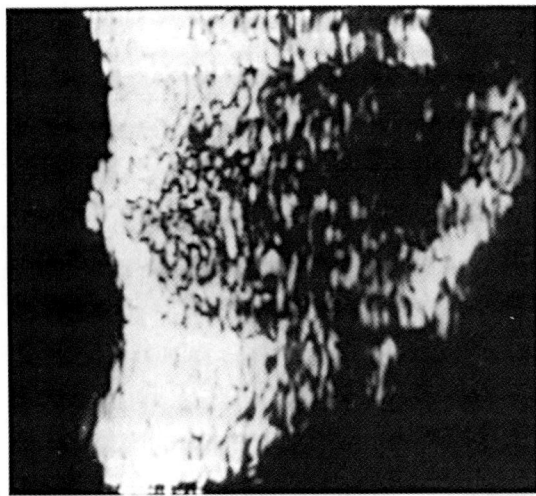

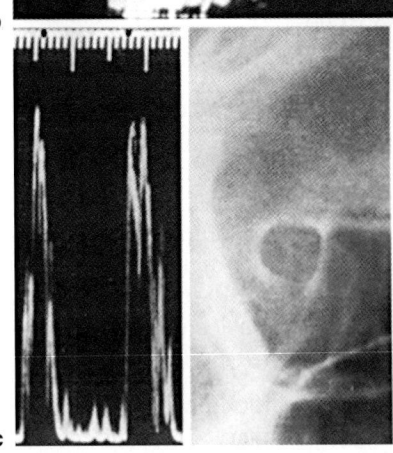

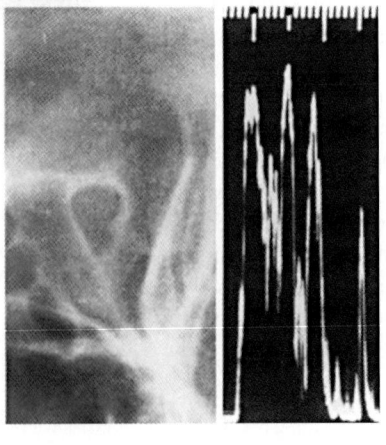

Abb. 5.3 a–c 5jähriges Mädchen.
R: zufällig entdeckte Amaurose, Exophthalmus 3 mm, L: volle Funktion, R/L: Motilität frei.
a R: Papille farbarm, randunscharf, ca. 3 dpt prominent. L: regelrechter Fundusbefund.
b Schnittbildsonogramm der Orbita rechts. Papillenprominenz und Bulbusimpression sind erkennbar. Im Anschluß an die Papillenregion stellt sich eine im Schnittbild ovale Auftreibung des Sehnervs dar. Eine Abgrenzung zu den Durahüllen ist nicht möglich.
c Gegenüberstellung der A-Bild-Echographie und der röntgenologischen Darstellung des Canalis opticus nach *Rhese*. Sonographisch ist der Duradurchmesser rechts auf ca. 12 µs (9,6 mm) verbreitert. Röntgenologisch zeigt sich der rechte Canalis opticus aufgeweitet bei randständiger Hyperostose.
Links röntgenologisch und sonographisch Normalbefund.
Histologie: **pilozytisches Astrozytom**.
(Aus: *Buschmann, W., H. G. Trier* (Hrsg.): Ophthalmologische Ultraschalldiagnostik. Springer, Berlin–Heidelberg 1989, S. 268)

Nimmt der Tumor von rein intrakraniellen Optikusanteilen seinen Ursprung, können neben der Visusminderung Kopfschmerzen und alle Zeichen des Hydrocephalus internus, einschließlich bilateraler Stauungspapillen, Erstzeichen eines JPA sein.

Ca. 50% aller Patienten mit JPA weisen Zeichen einer Neurofibromatose auf (*Lewis* et al. 1984). Für die ophthalmologische Betreuung bedeutet dieser Zusammenhang die Notwendigkeit, bei jedem Patienten, meist in Zusammenarbeit mit dem Kinderarzt, weitere Zeichen der Neurofibromatose zu suchen. Nach Diagnosesicherung sollten die Patienten regelmäßig neurologisch und neuroradiologisch betreut werden, um andere Manifestationen, bevor sie irreversible Schäden erzeugen, erkennen und behandeln zu können. Dies ist besonders im Zusammenhang mit dem Akustikusneurinom von Bedeutung, das nur in Frühstadien funktionserhaltend operiert werden kann.

Diagnostik

Das vorbeschriebene klinische Bild liefert bereits recht konkrete Anhalte. Sollte eine Neurofibromatose in der Familie bekannt sein, kann bereits vor dem Einsatz bildgebender diagnostischer Maßnahmen mit großer Wahrscheinlichkeit die Diagnose gestellt werden. Zur Entscheidung über das weitere Vorgehen ist jedoch die bildgebende Diagnostik unverzichtbar. Konventionelle Röntgentechniken werden heute den Anforderungen nicht mehr umfassend gerecht; es kann grundsätzlich darauf verzichtet werden.

Die Sonographie ist in der Lage, zuverlässig Verbreiterungen des distalen Nervus opticus zu erfassen und sowohl spindelförmige als auch konzentrische Auftreibungen in ihren distalen Anteilen zu vermessen. Sie liefert jedoch nur einen weiteren Mosaikstein, ohne daraus therapeutische Konsequenzen ableiten zu können (Abb. 5.3 und 5.4).

Die Computertomographie charakterisiert das JPA in seiner Ausdehnung, insbesondere auch in seiner Beziehung zum Sehnervenkanal in ausreichender Weise (Abb. 5.5 a).

Heute muß jedoch die MRT als bildgebende Methode der Wahl auch im Hinblick auf die gesamte Beurteilung des Krankheitsbildes im Rahmen der Neurofibromatose angesehen werden (Abb. 5.5 b,c und 5.6).

Histopathologie

Im Bereich des Sehnervs finden sich überwiegend pilozytische Astrozytome Grad I und Grad II (WHO-Klassifikation). Die spindelförmigen, teils wirbelartig angeordneten Zellen zeigen keine atypischen Wachstumsformen oder Mitosen. Mukopolysaccharid-haltige Mikrozysten und reaktive Proliferationen arachnoidaler Zellen stellen den größten Teil des Tumorvolumens dar. Plötzliche Volumenzunahmen mit raschem Funktionsverlust können durch Einblutungen hervorgerufen werden (Abb. 5.7 und 5.8).

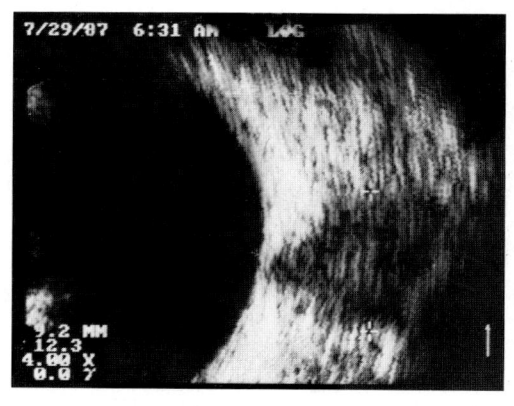

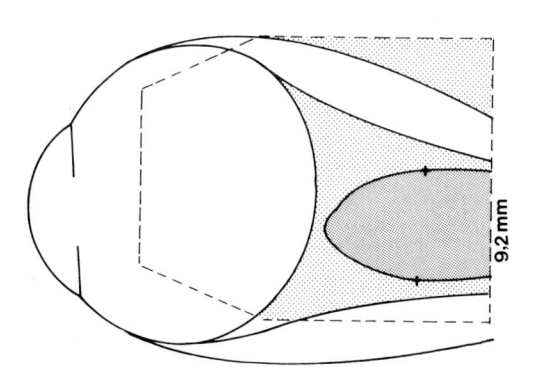

Abb. 5.4 a, b   22jähriger Patient mit bekanntem Morbus Recklinghausen.
Visus rechts: 0,1, links 1,0. Papillenbefund rechts: partielle, einfache Optikusatrophie, links: regelrecht.
a Schnittbildsonographie in sagittaler Untersuchungsrichtung zeigt die spindelförmige Auftreibung des bulbusnahen Nervus opticus (Abstand der Meßmarken: 9,2 mm).
b Schemazeichnung.
Typischer sonographischer Befund bei **pilozytischem Astrozytom** im Rahmen eines Morbus Recklinghausen.
Beurteilung: Bei der relativ guten Restfunktion sind MR-Befundkontrollen zur Beurteilung der intrakraniellen Ausdehnung angezeigt.

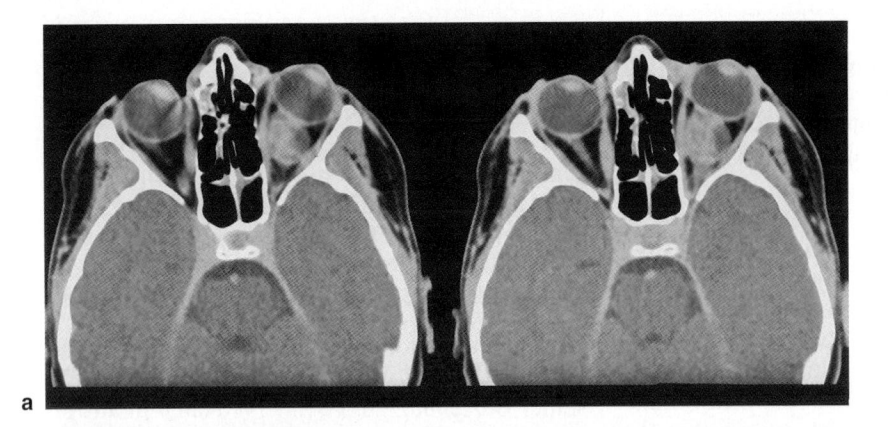

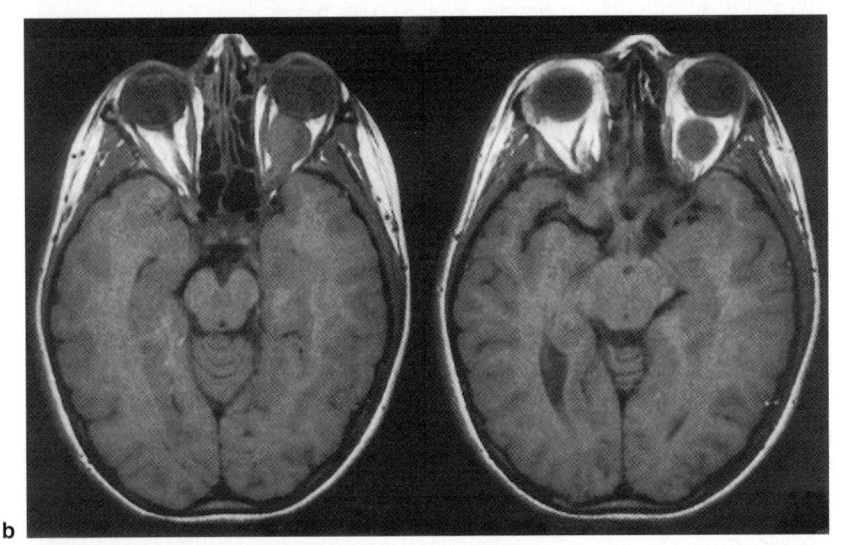

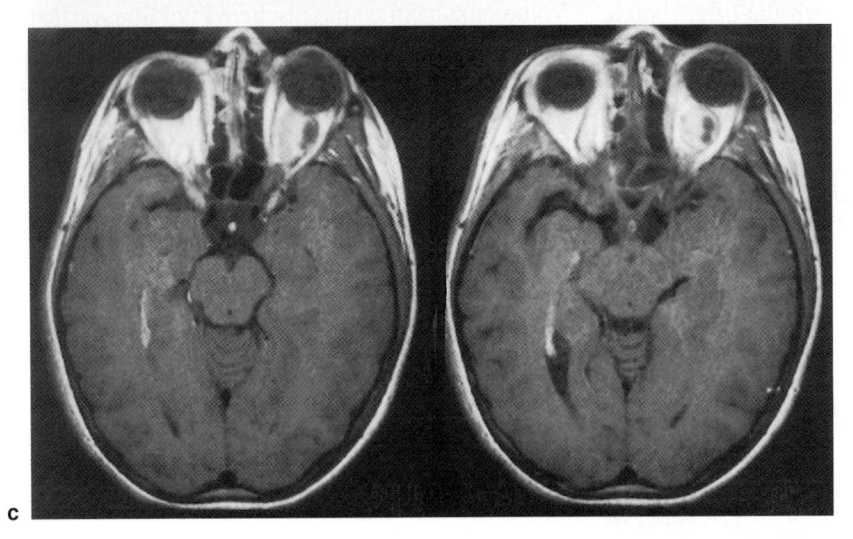

Abb. 5.5 a–c 25jährige Patientin mit einseitigem Visusverlust seit 3 Monaten, Exophthalmus 4 mm, keine Zeichen einer Neurofibromatose.
a CT, transversal, nach KM-Gabe. Spindelförmig tumoröse, inhomogen mäßig KM-anreichernde Auftreibung des intraorbitalen Sehnervs links ohne Hinweise auf Aufweitung des Optikuskanals.
b,c MRT, transversal, **b** T_1-gewichtet und **c** nach KM-Gabe. Auch im MRT Sehnerv von der Raumforderung nicht abgesetzt, inhomogene KM-Anreicherung mit lateral flüssigkeitsintensen Aussparungen. Bildmorphologisch typisches, spindelförmiges, rein intraorbitales (isoliertes), zystisch/nekrotisches **pilozytisches Astrozytom** (histologisch bestätigt).

5.5 Tumoren des Sehnervs und der Hirnhäute

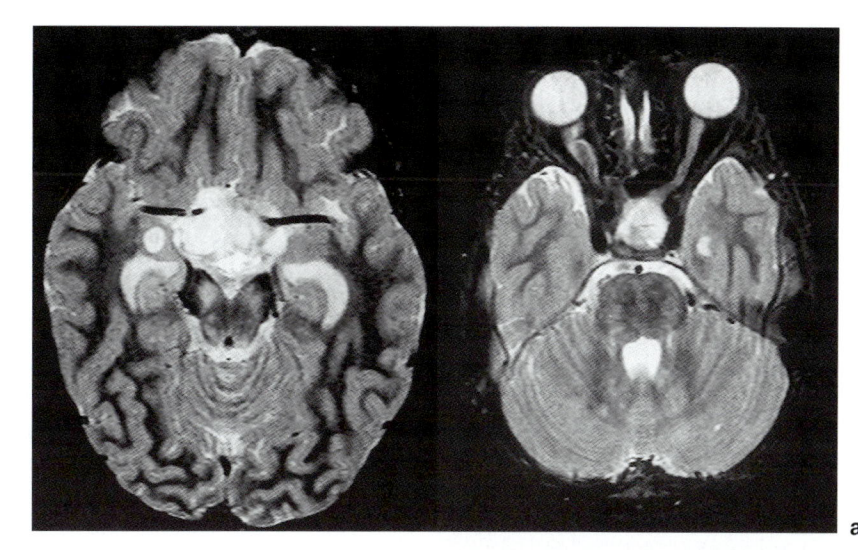

Abb. 5.6 a, b 6jähriger Junge mit Visusverlust rechts (fraglich Lichtschein), Visusminderung links auf 0,3 p, Gesichtsfeld rechts nicht zu erheben, links temporaler Gesichtsfeldausfall, Papille rechts atrophisch, links temporale Abblassung. Orbitasonographie: R/L unauffällig.

a MRT, transversal, T_2-gewichtet. Tubuläre, intraorbitale Optikusauftreibung links bei guter Differenzierung zum Subarachnoidalraum, der sich T_2-gewichtet signalreich darstellt. Der Orbitaprozeß geht in eine chiasmale, signalreiche Raumforderung über, die insbesondere suprasellär liquorintense (zystische) Anteile aufweist. Nebenbefund: kleiner, signalreicher Herd rechts temporal.
b MRT, koronar, T_1-gewichtet nach KM-Gabe. Erhebliche diffuse suprachiasmale Ausdehnung der inhomogen KM-anreichernden Raumforderung mit Kompression des III. Ventrikels, parasellär Gefäßabschnitte regelrecht, kleiner KM-anreichernder Herd rechts temporal. Beurteilung: Der linksseitige Optikusbefund ist typisch für ein **pilozytisches Astrozytom**, das sich in die Chiasmaregion erstreckt und die Funktionsminderung rechts ebenfalls erklärt. Der in der Chiasmaregion gelegene Tumorbereich enthält zystische und solide Anteile. Eine stereotaktische Biopsie mit Zystenpunktion bestätigte die Diagnose. Postoperativ kam es zu einer Visusbesserung rechts. Eine Seedimplantation wurde angeschlossen.
Bildmorphologie typisch für einen Morbus Recklinghausen, ergänzender Nachweis von multiplen Café-au-lait-Flecken.

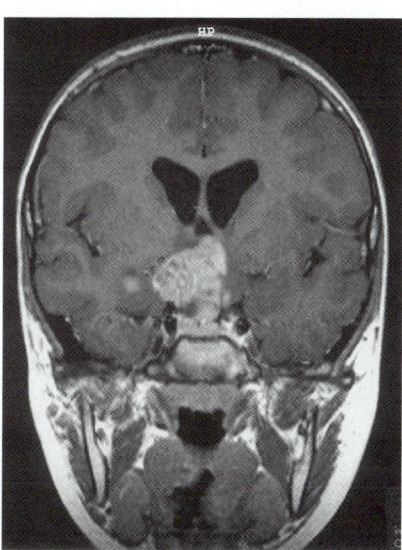

Abb. 5.7 Pilozytisches Astrozytom des Nervus opticus, Grad I (WHO-Klassifikation). Relativ isomorphe Tumorzellen, mikrozystische Areale und Auftreten von Rosenthal-Fasern (HE 32fach).
(Wir danken Herrn Dr. med. *G. Stropahl*, Institut für Pathologie der Universität Rostock, für die Überlassung des Befundes.)

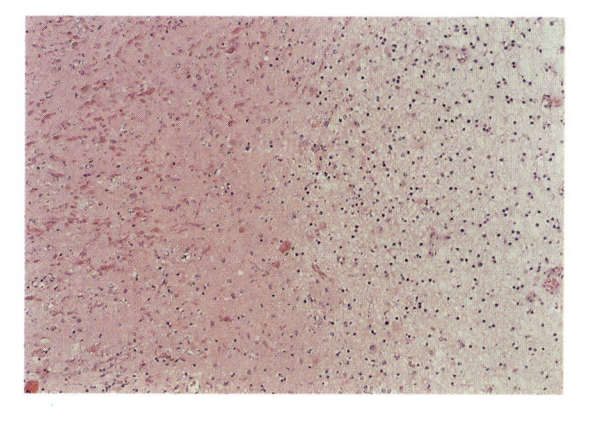

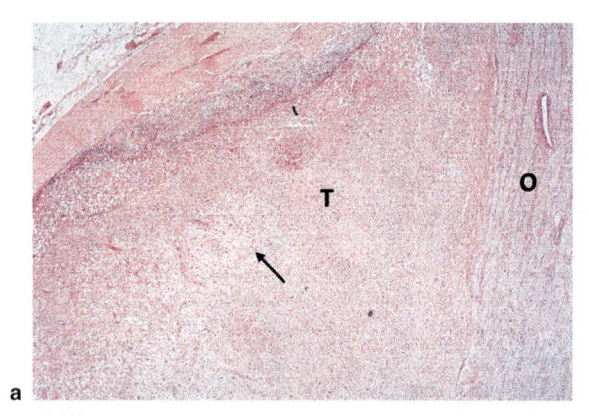

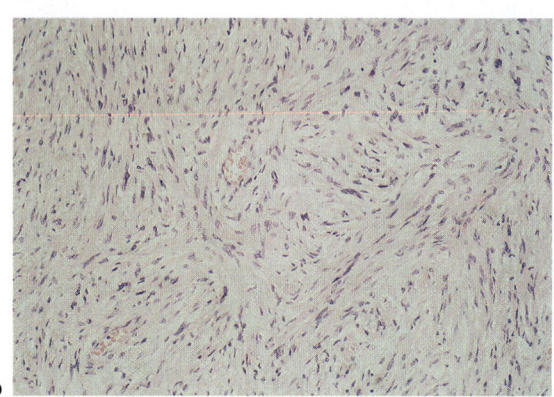

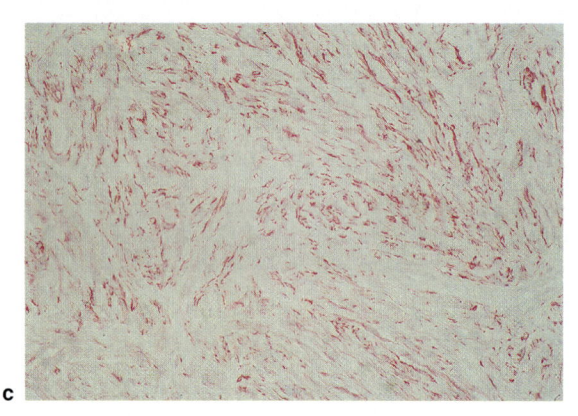

Abb. 5.8 a–c Orbitale Raumforderung durch ein pilozytisches Astrozytom des Optikus bei einem 6jährigen Jungen mit Morbus Recklinghausen.
a Hochgradige knotige Auftreibung des Optikus durch den Tumor (T). Im Tumor myxoide Auflockerungsbezirke (Pfeil). Am rechten Bildrand erhaltene Nervenfaserbündel des Optikus (O) (HE-Färbung 6 ×).
b Tumor spindelzellig, ohne Zellatypien. Tumorzellen mit lang ausgezogenen Zellfortsätzen in geflechtartiger Anordnung (HE-Färbung 50 ×).
c Kräftig rote Markierung der Tumorzellen in der Färbung auf das saure Gliafaserprotein (GFAP) als Zeichen einer gliösen Tumor-Differenzierung (immunhistochemischer Nachweis von GFAP, 50 ×).
(Wir danken Herrn Prof. Dr. *H.-J. Schäfer*, Institut für Pathologie der Universität Hamburg, für die Überlassung der Befunde.)

Therapiekonzepte

Trotz seines wohl definierten histopathologischen Aufbaus und der guten diagnostischen Möglichkeiten durch die MRT werden die Kriterien für die Behandlung dieser Tumoren noch immer kontrovers diskutiert.

Tumorausdehnung auf die Orbita begrenzt

Die meisten publizierten Studien gehen davon aus, daß dieses Erscheinungsbild eine sehr gute Prognose quo ad vitam, jedoch eine sehr schlechte Prognose, was die Visusentwicklung angeht, aufweist. In aller Regel kommt es mit zunehmendem Lebensalter zur Wachstumsverlangsamung, und es bleibt die Aufgabe des Augenarztes, diese Entwicklung durch klinische und MRT-Untersuchungen zu begleiten. Interventionen sind nur notwendig, wenn der Exophthalmus entstellende Ausmaße annimmt oder ein rasches Wachstum in Richtung auf das Chiasma opticum nachgewiesen wird. Die Wahl des chirurgischen Zugangs sollte die Möglichkeit offenlassen, auch innerhalb des Canalis opticus tätig zu werden, da präoperativ vor allem die zentrale Ausdehnung nicht eindeutig bestimmt werden kann. Der Zugang über eine laterale Orbitotomie ist deshalb in der Regel im Hinblick auf die Radikalität nicht ausreichend und ein erweiterter temporofrontaler Zugang liefert bei ausgezeichneten kosmetischen Ergebnissen die beste intraoperative Übersicht. Einschränkend ist festzustellen, daß auch inkomplett exzidierte Tumoren häufig postoperativ keine weitere Wachstumstendenz aufweisen.

Intrakranielles, aber prächiasmales Tumorwachstum

Die Frage nach der Chiasmabeteiligung stellt eine wesentliche Landmarke bei der Entscheidung über das weitere Vorgehen dar. Präzise Gesichtsfeld- und MRT-Untersuchungen mit und ohne Kontrastmittel sind die wichtigsten Entscheidungshilfen. Ist ein intrakranielles Wachstum ohne Chiasmabeteiligung nachgewiesen, sollte eine chirurgische Exzision auch bei einer Restfunktion des betroffenen Sehnervs erwogen werden.

Chiasmabeteiligung

Etwa $^2/_3$ aller Astrozytome des Sehnervs beziehen das Chiasma opticum mit ein. Bei diesen Patienten ist eine chirurgische Intervention, es sei denn, um eine anderweitig nicht zu sichernde Diagnose zu bestätigen, kontraindiziert. Die Gefahr der Zerstörung einer Restfunktion ist zu groß; intraoperative Todesfälle wurden beschrieben, und der Beweis, daß ein Tumorwachstum gestoppt werden kann, steht aus. Strahlentherapie und Chemotherapie werden weiterhin kontrovers diskutiert; Spontanverläufe variieren stark; kontrollierte prospektive Studien sind gegenwärtig nicht verfügbar. Die Mehrheit der Autoren empfiehlt bei nachgewiesener Progression eine Bestrahlung eventuell unter Einsatz stereotaktischer Möglichkeiten.

5.5.2 Malignes Gliom des Sehnervs

1973 beschrieb *Hoyt* (*Hoyt* et al. 1973) den ersten Patienten mit einem Glioblastom des Sehnervs. Es entwickelte sich unter den Symptomen einer akuten Neuritis nervi optici, führte aber schließlich zur Erblindung und zum Tod des Patienten durch allgemeine Metastasierung. *Rootman* faßt die bis 1988 erschienenen Kasuistiken zusammen (*Rootman* 1988). Demnach tritt bei 50% der Fälle früh ein Papillenödem auf, das gelegentlich mit einem hämorrhagischen Glaukom und einem rasch zunehmenden Exophthalmus vergesellschaftet ist. Bei Diagnosestellung war bereits in 75% eine Chiasmabeteiligung nachweisbar. Die Diagnose ist ausschließlich durch eine offene Biopsie zu stellen, wobei die Histologie durch einen Mitosereichtum und ausgeprägte Endothelzellproliferationen charakterisiert ist und damit an ein Glioblastoma multiforme erinnert. Hier muß von einer De-novo-Entstehung ausgegangen werden. Ganz vereinzelt (*Mullaney* et al. 1976, *Wilson* et al. 1976) kam es nach inkompletter chirurgischer Exzision oder Vorbestrahlung eines pilozytischen Astrozytoms zu einer malignen Entartung.

Eine wirkungsvolle Therapie dieser Tumoren ist nicht bekannt. Eine palliative Strahlentherapie wird diskutiert. Inzwischen sind einige andere Einzelveröffentlichungen erschienen, wobei fast immer die Diagnose erst im Rahmen der Kraniotomie oder der Autopsie gestellt werden konnte (*Wright* et al. 1980).

5.5.3 Meningeome

Meningeome sind typischerweise langsam wachsende Tumoren, die Orbitawandstrukturen und Orbitainhalt in Mitleidenschaft ziehen können.

Sie entstehen intrakraniell, intrakanalikulär, innerhalb des orbitalen Nervus opticus und selten innerhalb der Orbitaweichteile. Die Symptomatik wird in aller Regel durch Kompressionsschäden erzeugt; in Abhängigkeit von der Lage treten ein- oder beidseitige Visusminderungen in Erscheinung. Das Wachstum in beengter Umgebung, wie der Orbitaspitze und dem Canalis opticus führt frühzeitig zur Visusminderung. Tumoren des großen Keilbeinflügels können durch Bulbusverlagerung und Exophthalmus in Erscheinung treten, bevor sensible und sensorische Ausfälle nachweisbar werden.

Histopathologie und Wachstumsverhalten

Meningotheliale Zellen der pachionischen Granulationen gelten als die Stammzellen der Meningeome. Das Wachstum erfolgt in kompakten Zellgruppen (Cluster) mit oder ohne Kapselbildung. Kommt es zu einer Weichteilinfiltration entsteht eine reaktive Desmoplasie. Bei Knocheninfiltration entsteht in der Regel eine reaktive Hyperostose, die eine Abgrenzung von primären Knochentumoren gelegentlich erschwert. Allgemein gilt: Meningeome wachsen durch Verdrängung meist entlang vorbestehender potentieller Spalträume, oder sie führen durch reaktive Knochenneubildung zu Symptomen.

Histopathologisch sind verschiedene Wachstumsmuster beschrieben. Als Stammzelle wird eine runde oder polygonale, selten spindelzellige Form betrachtet. Der Anteil von Blutgefäßen, Fibroblasten und Psammomkörpern variiert und läßt eine Subdifferenzierung zu. Aggressivere Wachstumsmuster finden sich bei angioblastischen Typen (kapilläre Hämangioblastome oder Hämangioperizytome, 3% aller meningealen Tumoren).

Klinische Symptomatik und ihr Zusammenhang mit der Tumortopographie

Trotz der vorbeschriebenen differenzierten Histopathologie ist von einem mehrjährigen Wachstum bis zum Auslösen erster klinischer Symptome auszugehen. Dieser Zeitraum wird wesentlich bestimmt durch die Lage des Tumors – Wachstum innerhalb des Canalis opticus wird früh Visusminderungen hervorrufen; große Tumoren im Bereich des lateralen Keilbeinflügels imponieren klinisch durch Gesichtsasymmetrie und Exophthalmus, oft bevor Visusminderungen, Gesichtsfeldausfälle oder Farbsättigungsstörungen auftreten.

Diagnostik

Das Ergebnis einer exakten neuroophthalmologischen Untersuchung wird im Verdachtsfall die möglichst präzise Formulierung der Frage an den Neuroradiologen beinhalten.

Notwendige Ergebnisse der bildgebenden Diagnostik sind:

- exakte Erfassung der Lage des Tumors (Optikusscheide, Optikuskanal, Chiasmaregion, mediales bzw. laterales Keilbein)
- Beurteilung des Wachstumsmusters, der Ausbreitungstendenz und der Dynamik
- Dignitätshinweise.

Konventionelle Röntgentechniken sind aufgrund ihrer geringen Sensitivität heute entbehrlich. Die Sonographie der Orbita ist in der Lage, die Volumenzunahme des distalen Sehnervs zu erfassen und bei fortgeschrittenem, vom Keilbein ausgehenden Tumorwachstum eine Veränderung der Orbitawandkontur oder eine Bulbusimpression

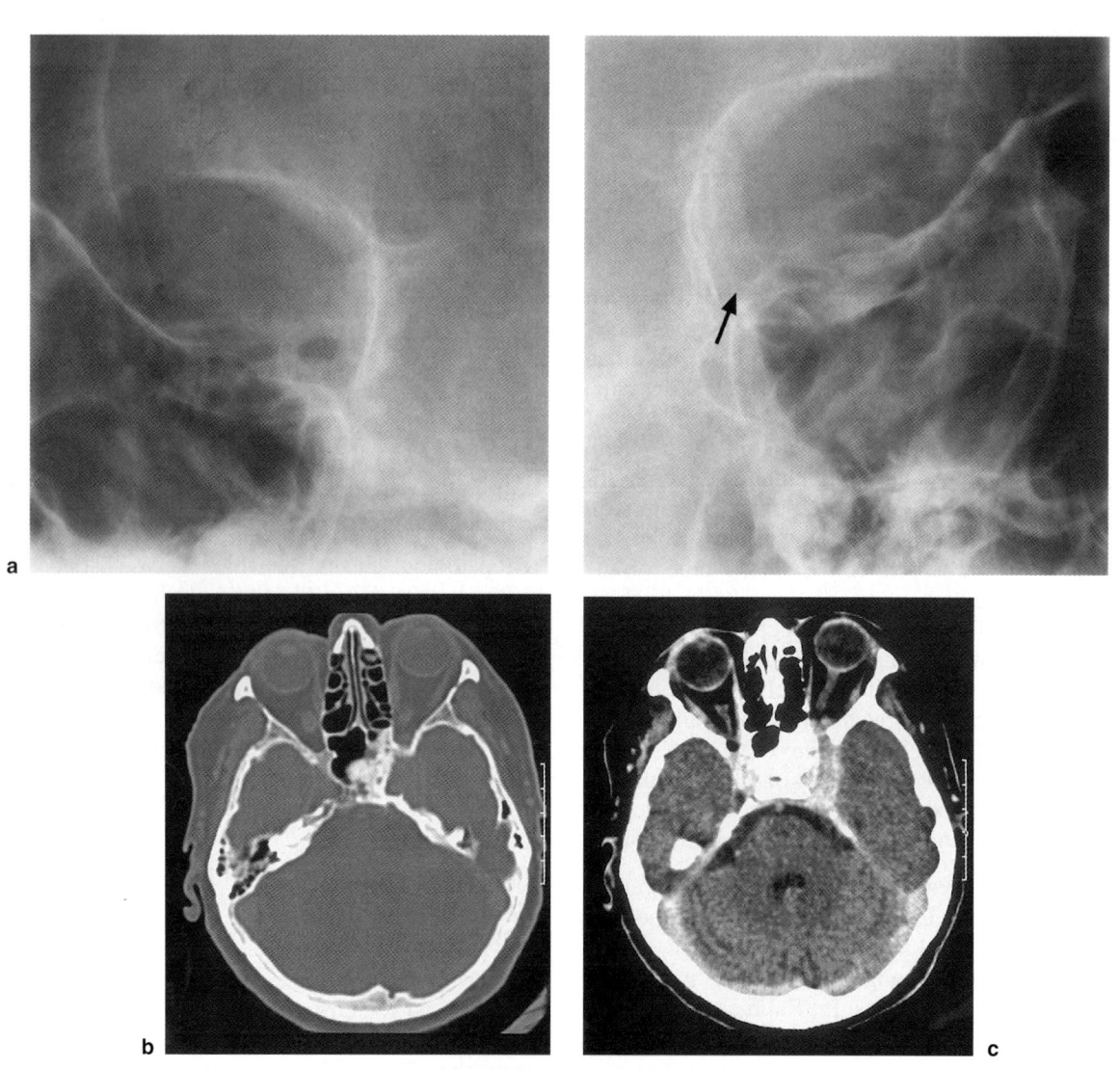

Abb. 5.9 a–c 65jährige Patientin, Visusminderung links auf 0,3, Exophthalmus 4 mm, Ptosis, Elevationseinschränkung, partielle, einfache Optikusatrophie.
Frage nach Orbitaspitzenprozeß – Einbeziehung des Sinus cavernosus.
a Optikuskanaldarstellung nach *Rhese*. Linksseitig deutliche parakanalikuläre Knochenverdichtung mit unscharf aufgeweiteter Lumenbegrenzung des Canalis opticus; rechts regelrechte Darstellung des Kanalquerschnittes (Pfeil).
b CT, transversal, Knochenfenstereinstellung, nativ. Hyperostose im Bereich der Orbitaspitze und des Keilbeins links.
c CT, transversal, Weichteilfenstereinstellung, nach KM-Gabe. Seitendifferente KM-Anreicherung neben der Clivuskante mit aufgeweiteter Orbitaspitze. Typischer Befund eines **Keilbeinmeningeoms** mit hyperostotischen und stark vaskularisierten Tumoranteilen; OP-Indikation vom weiteren Visusverlauf abhängig, Kontrollen durch ophthalmologischen und bildgebenden Befund.

nachzuweisen. Zur Ausschlußdiagnostik ist sie jedoch ungeeignet.

Mit der Computertomographie läßt sich im Falle der begrenzten Infiltration der Optikusscheiden das sog. „Schienenstrang-Phänomen" nachweisen. Dabei handelt es sich um eine vorzugsweise im transversalen Schnittbild zu erfassende Dichteanhebung der Optikusscheiden, die durch bereits früh auftretende, fein verteilte Verkalkungen im Tumorgewebe hervorgerufen wird. Sie wird durch die veränderte Blut-Hirn-Schranke und die starke Tumorvaskularisation gelegentlich nach Kontrastmittelgabe noch verstärkt. Bei ausgedehnten orbitalen und paraorbitalen Formen (Keilbeinflügelmeningeom) ist der Nachweis von Knochenveränderungen als Destruktion bzw. Reduktion der Kompakta oder inhomogene Dichte- und Volumenzunahme typisch. Auch hier findet sich eine kräftige Kontrastmittelanreicherung (Abb. 5.9).

Die Magnetresonanztomographie ist in der Lage, bei Optikausscheidenmeningeomen auch das Epiphänomen einer Erweiterung des Subarachnoidalraums durch umschriebene Mikrozirkulationsstörungen in der T_2-Wichtung zu erfassen. Diskrete, rasenartig wachsende Meningeome erfordern den Einsatz von Kontrastmitteln (Abb. 5.10 bis 5.12). Knochenumbauvorgänge in Keilbeinflügelmeningeomen erscheinen in beiden Wichtungen signalarm. Aufgrund der starken Vaskularisation der Meningeome bietet sich nach subselektiver Angiographie (unter Einsatz der digitalen Subtraktionsangiographie-Technik) gelegentlich die präoperative Embolisation der Tumoren an. Die Fortschritte der Neuroradiologie demonstrieren in eindrucksvoller Weise die enge interdisziplinäre

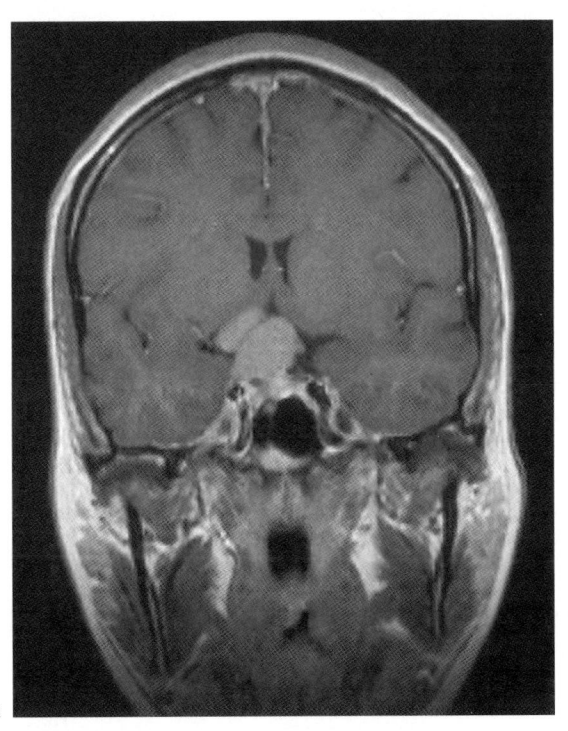

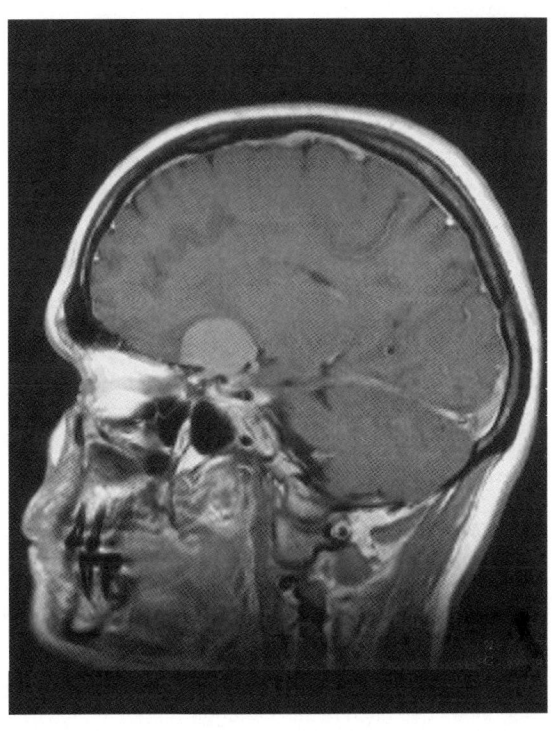

Abb. 5.10a, b 31jährige Patientin mit seit drei Jahren kontinuierlichem Visusverlust und zunehmenden Gesichtsfeldausfällen rechts.
Primär unter der Verdachtsdiagnose Neuritis nervi optici Prednisolon-Stoßbehandlung. Bei Aufnahme rechts Amaurose, links Visus 1,0, keine Gesichtsfeldeinschränkungen, kein Exophthalmus.
a MRT, koronar, T_1-gewichtet, nach KM-Gabe.
b MRT, sagittal, T_1-gewichtet, nach KM-Gabe.
Nativ hirnisointense, kräftig kontrastmittelanreichernde Raumforderung auf dem Planum sphenoidale mit zapfenförmigen Ausläufern nach intrasellär und zum Canalis opticus rechts, unter völligem Einschluß des rechten Nervus opticus vom Kanalausgang bis zum Chiasma, das selbst nicht abgrenzbar ist.
Verlagerung der rechten Arteria cerebri anterior, A1-Abschnitt und Anteile des M1-Abschnittes der Arteria cerebri media vom Tumor umschlossen.
MR-tomographisch typische Darstellung eines medialen **Keilbeinflügelmeningeoms**; der weit über die Mittellinie nach links expandierende Tumor bedroht die Funktion des letzten verbleibenden Auges. Daraus ergibt sich eine Indikation zum neurochirurgischen Vorgehen.

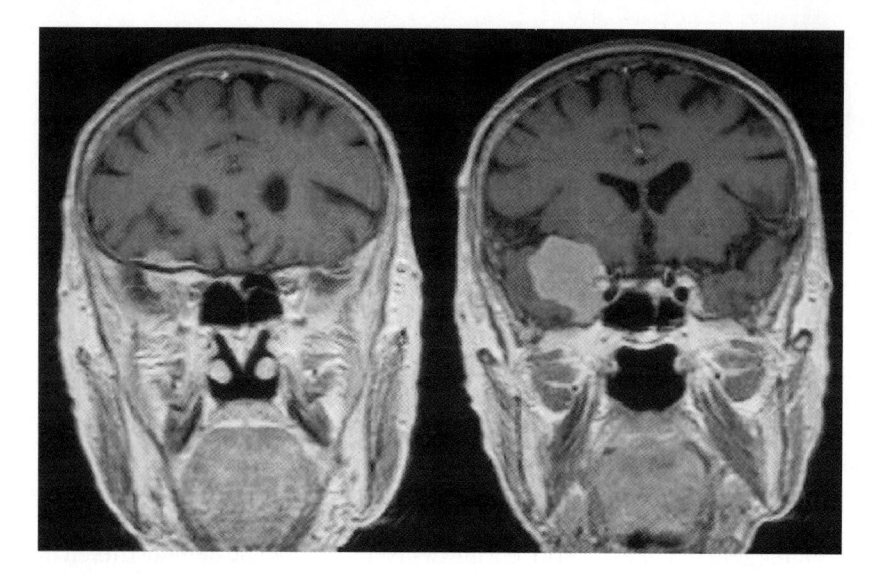

Abb. 5.11 88jährige Patientin mit rechtsseitiger Visusminderung auf 0,1 innerhalb weniger Monate. MRT, koronar, T_1-gewichtet, nach KM-Gabe.
Kräftig KM-anreichernder Tumor rechts am Keilbein mit flächiger Anlagerung an den Sinus cavernosus und partiell auch an den Carotissiphon bei rasenförmiger Ausbreitung entlang der Dura temporopolar.
Bewertung: Keilbeinmeningeom (En-masse-Typ) mit zusätzlicher en-plaque-Ausbreitung.

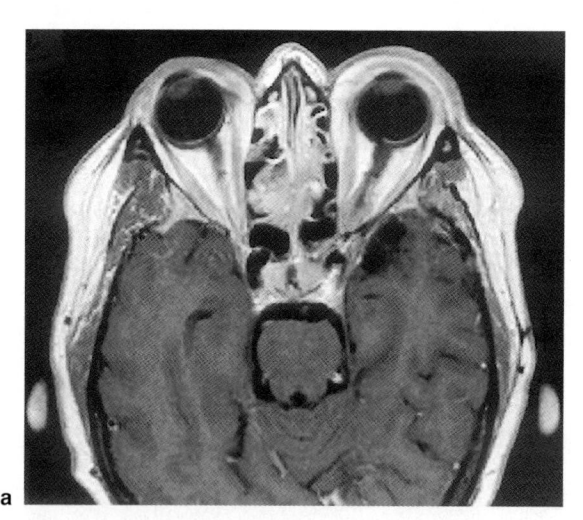

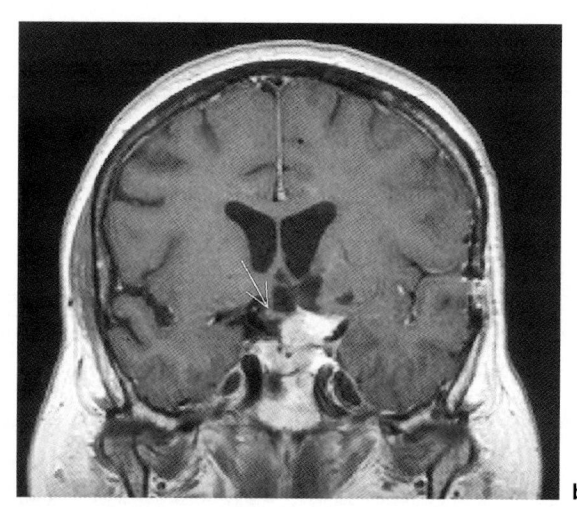

Abb. 5.12 a, b 55jährige Patientin. Seit drei Jahren Erblindung links, rechts Visusminderung auf 0,3 bei kleinem parazentralen Gesichtsfeldrest. Links vollständige, rechts partielle Optikusatrophie. Bulbusmotilität frei, kein Exophthalmus. **Zustand nach subtotaler Exzision eines Keilbeinmeningeoms** vor zwei Jahren.
a MRT, transversal, T_1-gewichtet, nach KM-Gabe.
b MRT, koronar, T_1-gewichtet, nach KM-Gabe.
Ausgedehnter, kontrastmittelanreichernder Tumor in Höhe der Lamina cribrosa mit fusiformtubulärer Infiltration der Optikusscheiden links.
Kompression des prächiasmalen Nervus opticus rechts.
Das koronare Bild zeigt die linksseitige Chiasmaummauerung; der rechte Chiasmaanteil (Pfeilmarkierung) erscheint angehoben und nach rechts verlagert.
Die Bildgebung beschreibt den großvolumigen, inoperablen Tumor. Bei weiterer Visusminderung ist auf der Grundlage der MR-Diagnostik eine Präzisionsbestrahlung als Palliativmaßnahme geplant.

Zusammenarbeit bei Diagnostik, Therapieplanung und Therapie der Meningeome unterschiedlicher Lokalisation.

Intrakraniell gelegene Meningeome

Bevorzugtes Wachstum der Meningeome, die zu ophthalmologischen Symptomen führen, sind das Tuberculum sellae, die Keilbeinflügel, die suprasellare Dura und die Olfaktoriusrinne. *Rootman* (1988) geht davon aus, daß ca. 40 % aller intrakraniellen Meningeome zu ophthalmologischen Symptomen führen. Beginnt das Wachstum im Bereich des kleinen Keilbeinflügels und im Bereich der Klinuidfortsätze, werden frühzeitig Strukturen des Canalis opticus und der Fissura orbitalis superior in Mitleidenschaft gezogen. Das gleiche gilt für paraselläre Meningeome, die den Sinus cavernosus komprimieren und bereits vor Visusminderungen sensorische Ausfälle und okulomotorische Störungen hervorrufen. In der Olfaktoriusrinne wachsende Meningeome erreichen in der Regel eine Ausdehnung von mehreren Zentimetern, bevor sie dann, wenn auch selten gleichzeitig, beide Sehnerven schädigen. En plaque wachsende Tumoren, die besonders im Bereich des großen Keilbeinflügels auftreten, wachsen langsam, infiltrierend, induzieren sekundäres Knochenwachstum, sind gelegentlich, trotz Einsatzes modernster bildgebender Methoden, in ihrer Ausdehnung schwer zu erfassen. Entsprechend schwierig gestaltet sich die chirurgische Therapie, und mit hohen Rezidivquoten ist zu rechnen. Im lateralen Anteil des großen Keilbeinflügels wachsende Prozesse können zu Bulbusverlagerung, zu Exophthalmus und zu einer Vorwölbung der Fossa temporalis führen. Dieses Symptom wird vor allem bei Brillenträgern bemerkt.

Frauen sind dreimal so häufig betroffen wie Männer. Multifokales Wachstum tritt gelegentlich auf und ist dann immer verdächtig im Hinblick auf das Vorliegen einer Neurofibromatose.

Bei suprasellärer Lage des Meningeoms können alle Zeichen des Chiasmasyndroms entstehen. Die Art des Gesichtsfeldausfalls ist abhängig von der Lage des Tumors; die Papillen können bei Diagnosestellung ein- oder beidseitig atrophisch verändert sein. Das Foster-Kennedy-Syndrom mit einer atrophischen und einer ödematösen Papille in Kombination mit Anosmie und Demenz gilt als eine seltene Erscheinung und hat seine Ursache in einem tumorbedingten Verschluß des Foramen Monroi zu einem Zeitpunkt, in dem bereits eine einseitige Optikusatrophie eingetreten ist, die kontralateralen Sehnervenfasern jedoch noch schwellfähig erhalten sind (*Kennedy* 1911).

Differentialdiagnostische Überlegungen

Aufgrund der Bildmorphologie müssen den Knochen mit einbeziehende Tumoren, wie die fibröse Dysplasie, Metastasen und das Hämangioblastom, in die Differentialdiagnose einbezogen werden. Auch die Unterscheidung zwischen Optikusscheidenmeningeom und Optikusgliom ist gelegentlich allein aufgrund der Bildmorphologie nicht zu stellen. Eine Gegenüberstellung von Gliom und Meningeom nach klinischen und bildgebenden Befunden ist in Tabelle 5.2 zu finden.

Tabelle 5.2 Differentialdiagnostische Erwägungen zum Gliom und Meningeom des Nervus opticus (modifiziert nach *Jakobiec* et al. 1986).

		Optikusgliom	Optikusscheidenmeningeom
Epidemiologie	Manifestationsalter	5 Jahre (Mittelwert), selten über das 20. Lebensjahr hinaus	42 Jahre (Mittelwert), 4% unter 20. Lebensjahr
	Geschlechtsverteilung	weibliche Patienten etwas häufiger	weibliche Patienten etwas häufiger
Klinische Befunde	Visus im Vergleich zu anderen orbitalen Raumforderungen	erhebliche Visusminderung Visus schlechter als bei Meningeom	erhebliche Visusminderung Visus besser als bei Gliom
	Exophthalmus	gering	mäßig
	optikoziliare Shuntgefäße	selten	häufig
	Papilleninfiltration	selten	gelegentlich
Sonographie	Nervus opticus	spindelförmige Auftreibung des distalen Nervus opticus typisch	konzentrische Verbreiterung des distalen Nervus opticus, Subarachnoidalraum u. U. darstellbar
MRT-/CT-Befunde	Dura	intakt, glatt begrenzt	infiltriert, unregelmäßig begrenzt
	Wachstum	spindelförmig	diffuse Orbitainfiltration mit Betonung der Orbitaspitze
	Nervus opticus	axiale Anteile u. U. erhalten	Schienenstrangphänomen
	Verlauf	abgeknickter Verlauf (kinking)	gerader oder aufgespaltener Verlauf
	Veränderungen des Tumors	zystische Veränderungen, Verkalkungen selten	Verkalkungen typisch
	Knochenveränderungen	selten	häufig orbitaspitzennah

Therapie

Die Behandlung intrakranieller Meningeome liegt im Aufgabenbereich der Neurochirurgie. Neben konventionellen neurochirurgischen Techniken kommen bei ungünstiger Lokalisation oder als Palliativmaßnahme auch minimal invasive Verfahren, zum Teil mit Implantation radioaktiver Seeds, zur Anwendung.

Meningeome innerhalb des Canalis opticus

Typischerweise kommt es bei dieser Wachstumsform frühzeitig zu einem Visusverlust. Die Diagnose auf den Kanal beschränkter Tumoren ist selbst durch Dünnschicht-CT und durch die Magnetresonanztomographie schwer zu stellen. Die Tumoren haben eine Tendenz, über das Planum sphenoidale en plaque in den kontralateralen Canalis opticus einzuwachsen und dann auch den Visus des zweiten Auges zu bedrohen (*Rootman* 1988).

Optikusscheidenmeningeome

Wachstumscharakteristika und Histopathologie

Drei Wachstumsmuster können bei primär intraorbitalem Auftreten unterschieden werden:

1. extradural
2. subdural
3. die Kombination der vorgenannten.

Die Tumoren sind in der Lage, die Durahöhle zu durchwachsen und gelegentlich in den Orbitaweichteilen weiter zu wachsen, noch bevor es zu einer Sehnervenkompression mit Visusminderung gekommen ist. In der Regel handelt es sich um meningotheliomatöse Tumoren; bei ausschließlich subduralem Wachstum treten früh Psammomkörper auf, die verkalken (Abb. 5.13) und das typische „Schienenstrang-Phänomen" bereits bei nativen CT-Aufnahmen sichtbar werden lassen.

Klinisches Bild

Die meisten Optikusscheidenmeningeome werden zwischen dem 3. und 6. Lebensjahrzehnt manifest. Im früheren Lebensalter gelten sie als möglicherweise rascher wachsend; sie sind häufiger mit dem Morbus Recklinghausen vergesellschaftet.

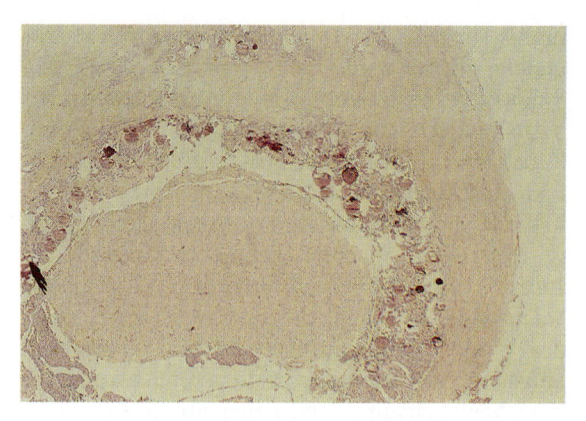

Abb. 5.13 Optikusscheidenmeningeom. Konzentrische Ausbreitung des Tumorgewebes mit zwiebelschalenartig gelagerten Zellen und reichlich Psammomkörpern. Klinisch war es zu einer fortgeschrittenen einfachen Optikusatrophie und Amaurose gekommen.
(Wir danken Herrn Dr. med. *G. Stropahl*, Institut für Pathologie der Universität Rostock, für die Überlassung des Befundes.)

Das klassische Bild des Optikusscheidenmeningeoms entspricht dem einer sich sehr langsam entwickelnden Kompressionsneuropathie. Eine wechselnde, u. U. blickrichtungsabhängige Sehschärfe wird beschrieben (Obskurationen). Patienten geben gelegentlich eine verminderte Farbsättigung noch vor dem Auftreten von Gesichtsfeldausfällen an. Die Papille kann gering prominent und gestaut erscheinen und dann Schwierigkeiten mit der Abgrenzung gegenüber frühen diabetischen Veränderungen einer Papillophlebitis oder tief liegender Drusen bereiten. Im Verlauf der Erkrankung kommt es zu Nervenfaserausfällen, manchmal konzentrischen Gesichtsfeldeinengungen und einem zunehmenden Papillenödem. Im Rahmen der Kompression der Zentralvene können sich zilioretinale Shuntgefäße entwickeln. Je nach Wachstumsform kann es zum Auftreten eines mäßigen Exophthalmus kommen.

Therapiekonzepte

Der Zeitpunkt des aktiven Vorgehens bei orbitalen Meningeomen wird weiterhin kontrovers diskutiert. Erfolgreiche mikrochirurgische Tumorentfernungen unter Visuserhalt wurden berichtet, sind aber als Ausnahme zu betrachten, da der Versuch, das Meningeom vom Nervus opticus abzuschälen, fast unweigerlich zu einer Zerstörung der Gefäßversorgung des verbleibenden Nervus opticus führt (*Mark* et al. 1978, *Wright* et al. 1980).

Trotz aller Kontroversen scheint es gerechtfertigt, unter regelmäßiger, etwa halbjährlicher CT- oder

MRT-Kontrolle so lange abzuwarten, wie ein brauchbares Sehvermögen erhalten ist und keine Hinweise auf eine intrakranielle Ausbreitung vorliegen. Eine Biopsie sollte erwogen werden, wenn eine Raumforderung, die meningeomverdächtig erscheint, nach bildgebenden Untersuchungsmethoden ein rasch progredientes Wachstum zeigt. Über die Wirksamkeit einer Strahlentherapie, die von *Smith* 1981 (*Smith* et al. 1981) und von *Kennerdell* 1988 (*Kennerdell* et al. 1988) vorgeschlagen wurde, besteht ebenfalls keine einheitliche Meinung. Die von den Autoren beschriebene reine Strahlentherapie scheint, wenn überhaupt, nur für rein orbitale Tumoren geeignet. Bei intrakranieller Tumorprogression wird von *Wilhelm* (1989) eine Resektion des betroffenen Nervus opticus in seinem intrakraniellen Anteil empfohlen, um einen Befall von Chiasma und kontralateralen Sehnerven zu verhindern (*Burde* et al. 1989).

5.5.4 Weitere Raumforderungen des Nervus opticus

Eine Volumenzunahme des orbitalen Nervus opticus kann durch umschriebene Metastasen oder Zellabsiedlungen im Rahmen einer Meningeosis carcinomatosa entstehen. Gelegentlich führt eine Neuritis retrobulbaris zu einer sonographisch und computertomographisch nachweisbaren deutlichen Verbreiterung, die ebenfalls differentialdiagnostisch bei typischem klinischem Verlauf einbezogen werden muß.

Volumenzunahme des orbitalen Sehnervs durch extraokulares Wachstum intraokularer Tumoren

Das extraokulare Wachstum von Retinoblastomen entsteht bevorzugt unter Einbeziehung des distalen Nervus opticus. Nur selten läßt sich dieses prognostisch ungünstige Zeichen präoperativ durch bildgebende diagnostische Maßnahmen erfassen. Bei Retinoblastomen, die den Papillenrand überschreiten oder ihn auch nur ophthalmoskopisch verdecken, muß grundsätzlich von einer Optikusinvasion ausgegangen werden, so daß die Forderung nach einem möglichst lang belassenen Optikusstumpf im Rahmen der Enukleation auch bei negativem Befund in den bildgebenden diagnostischen Methoden als Forderung bestehen bleibt. Das extraokulare Wachstum des malignen Melanoms der Aderhaut orientiert sich typischerweise an Gefäß- oder Nervendurchtritten, kann jedoch in Ausnahmefällen auch den distalen Nervus opticus mit einbeziehen. Besteht der Verdacht auf eine leukämische Infiltration oder eine generalisierte Meningeosis carcinomatosa, bietet sich differentialdiagnostisch die Lumbalpunktion mit nachfolgender zytologischer Untersuchung des Sedimentes an.

5.6 Von peripheren Nerven ausgehende Tumoren

Von allen von peripheren Nerven und deren Scheiden ausgehenden Tumoren spielen für die Orbita Neurofibrome und Schwannome eine Rolle. Beide entstehen aus den Schwannsche Zellen, unterscheiden sich jedoch histopathologisch und prognostisch, so daß die nachfolgenden getrennt beschrieben werden sollen.

5.6.1 Neurofibrome

Neurofibrome sind in drei Erscheinungsformen bekannt: als isolierte, meist auf die Haut begrenzte Tumoren, als diffuse Infiltrationen und als plexiforme, meist weiche, verschiebliche subkutane Raumforderungen. Alle können Ausdruck einer generalisierten Neurofibromatose (Morbus Recklinghausen) sein. Ihre Diagnose sollte Anlaß zur Screening-Untersuchung geben, um ggf. frühzeitig vor allem intrakranielle Tumoren stadiengerecht behandeln zu können.

Plexiforme Neurofibrome

Plexiforme Neurofibrome stellen die häufigsten Tumoren der peripheren Nerven der Orbita dar. Sie können als pathognomonisch für die Neurofibromatose angesehen werden. Histopathologisch bestehen sie aus einem Geflecht von Schwannsche Zellen, Axonen und Fibroblasten, die ohne scharfe Begrenzung von den betroffenen Nerven zentripetal in die umgebenden Weichteile einwachsen. Als Ursprung kommen Hirnnerven, sympathische und parasympathische Äste in gleicher Weise in Betracht. Die darüber liegende Haut kann verdickt sein; das strangförmige Wachstum einiger Tumoren imponiert als Palpationsbefund und wird in der englischsprachigen Literatur als „bag of worms" beschrieben. Das meist lebenslang anhaltende, infiltrative Wachstum und die Einbeziehung von Weichteil- und Knochenstrukturen gleichermaßen führt häufig zu ausgeprägten

Gesichtsdeformitäten und läßt sich chirurgisch oft nur unbefriedigend behandeln.

Isolierte Neurofibrome

Isolierte Neurofibrome stellen weniger als 1% aller Orbitatumoren dar (*Coleman* und *Franzen* 1972, *Kuo* et al. 1982). Sie treten typischerweise in den oberen Orbitaquadranten auf und sind, falls sie in der Tränendrüsenregion entstehen, klinisch und radiologisch nicht eindeutig vom pleomorphen Adenom der Tränendrüse zu unterscheiden. Die chirurgische Exstirpation ist in der Regel bei geeignetem Zugang problemlos möglich. Rezidive können bei unvollständiger Exzision auftreten, maligne Entartungen sind nicht bekannt.

5.6.2 Schwannom (Neurilemmom)

Schwannome wachsen als scharf begrenzte, von einer Kapsel umschlossene Tumoren und stellen ca. 2% aller Orbitatumoren dar (Abb. 5.14). Gelegentlich kommen zystische Degenerationen und Verkalkungen innerhalb des gering gefäßversorgten Tumorgewebes vor. 10% aller Patienten weisen Zeichen eines Morbus Recklinghausen auf. Aufgrund des langsamen Wachstums kommt es in der Regel zu einer Verdrängung, einschließlich einer Ausweitung der Orbitawand ohne Knocheninvasion.

Die bildgebende Diagnostik beschreibt diese Läsion als eine gering durchblutete expansive Raumforderung, die in aller Regel, falls notwendig, chirurgisch mit geringem Risiko entfernt werden kann.

Maligne Entartungen von Tumoren der peripheren Nerven werden zwischen 3% und 13% bei Patienten mit Neurofibromatose angegeben. Für die Lokalisation in der Orbita stellt die maligne Transformation eine extreme Ausnahme dar.

5.7 Mesenchymale Tumoren

5.7.1 Rhabdomyosarkom

Das Rhabdomyosarkom ist der wichtigste bösartige Orbitatumor des Kindesalters; in unterschiedlicher Differenzierung kommt er jedoch gelegentlich auch bis ins hohe Lebensalter vor. Rhabdomyosarkome stellen 3,4% aller kindlichen malignen Tumoren und 19% aller Sarkome dar. Die häufigste Lokalisation ist die Orbita (*Rootman* 1988).

Klinisches Bild

Die Mehrzahl aller Rhabdomyosarkome imponieren als sich sehr rasch entwickelnde, gelegentlich schmerzhafte, meist mit Entzündungszeichen einhergehende Raumforderungen. *Jones* (1966) beschreibt 50% als retrobulbär gelegen, 25% in der oberen und 12% in der unteren Orbitaregion lokalisiert (Abb. 5.15). Etwa ein Viertel der Tumoren ist palpabel. Wegen des raschen Krankheitsverlaufs und der Entzündungszeichen kommen differentialdiagnostisch entzündliche und pseudotumoröse Erkrankungen in Betracht. Gelegentlich verzögern diese Überlegungen ein frühzeitiges therapeutisches Vorgehen.

Histopathologische Einteilung

Die Erstbeschreibung eines klinischen und histopathologischen Befundes stammt von *Weber* (1894). Histopathologische Stadieneinteilungen wurden von *Stout* (1946) und *Palmer* (*Palmer* und *Foulkes* 1983) vorgenommen.

Die klassische Einteilung geht vom embryonalen, alveolären und pleomorphen Typ des Rhabdomyosarkoms aus, wobei das letztgenannte Erscheinungsbild nur selten und bei erwachsenen Patienten auftritt. Die neue Klassifikation (*Palmer*) trennt zwischen anaplastischen, monomorphen, rundzelligen und gemischtzelligen Rhabdomyosarkomen. Insgesamt fallen 80% der in den

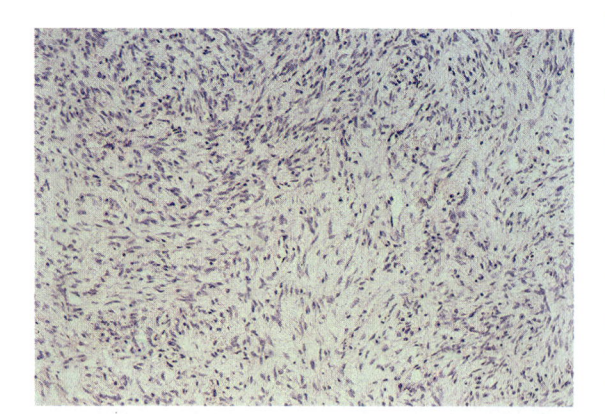

Abb. 5.14 Neurinom. Zellreiche Variante mit Vorherrschen fast sekulärer Formationen (HE, 40fach).
(Wir danken Herrn Dr. med. *G. Stropahl*, Institut für Pathologie der Universität Rostock, für die Überlassung des Befundes.)

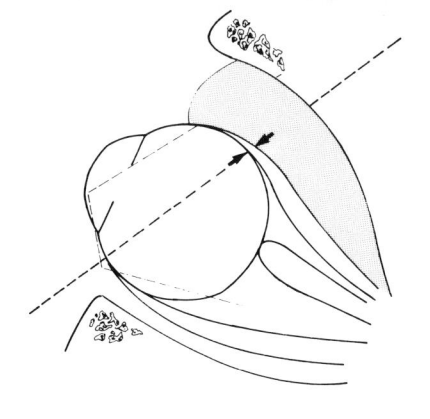

Abb. 5.15a–e Rhabdomyosarkom des äußeren Orbitaraums.
a Im Schnittbildsonogramm läßt sich die niedrig reflektierende Tumorregion deutlich vom nicht infiltrierten M. rectus superior abgrenzen.
b Der Muskel weist in seinem ansatznahen Anteil einen Durchmesser von 1,5 mm auf.
c,d Bei Verstärkung bis auf die Gewebsempfindlichkeit ist die Läsion charakterisiert durch niedrige Binnenechos von ca. 20% der Sklerazackenhöhe.
e Schemazeichnung.

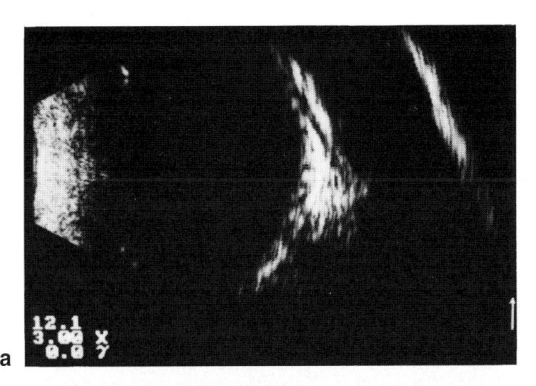

letzten Jahren publizierten histopathologischen Befunde in die letzte Subgruppe, die als prognostisch günstiger angesehen wird (Abb. 5.16).

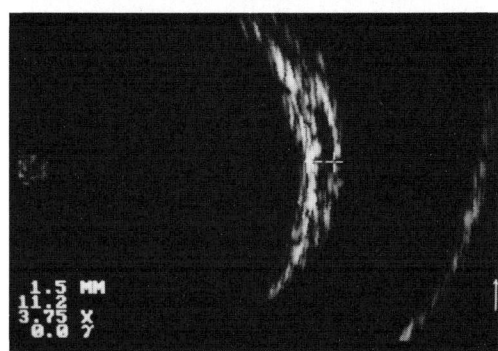

5.7.1.1 Therapie des Rhabdomyosarkoms der Orbita bei Kindern

R. H. SAGERMAN

Die Prognose für ein Kind, bei dem die Diagnose Rhabdomyosarkom der Orbita gestellt wurde, hat sich von zunächst praktisch stets tödlicher Bedrohung nach chirurgischer Therapie auf weniger als 25% Überlebende, nach Strahlentherapie mit etwa 75% Überlebende bis gegenwärtig mehr als 90% Überlebende, nach kombinierter Behandlung mit Kombinationschemotherapie, Bestrahlung und zielgerichteter Chirurgie auf über 90% verbessert.

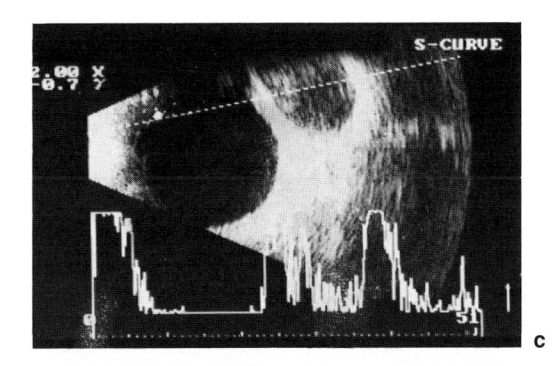

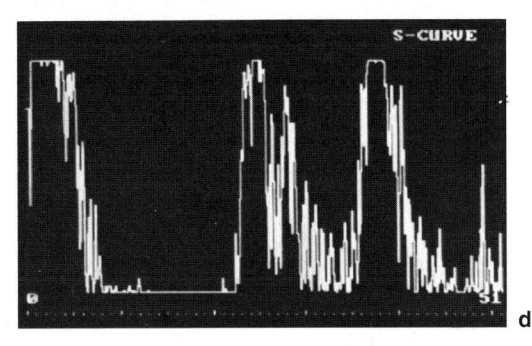

Die Entwicklung der Behandlung eines orbitalen Rhabdomyosarkoms war durch zwei Faktoren erschwert, erstens die Furcht, das Auge zu verlieren und zweitens, dem Kind einen zu großen Schaden zuzufügen. Dies stand dem Ziel entgegen, eine wirksame Behandlung dieser Erkrankung zu finden und dabei sowohl die anatomische Form als auch die physiologische Funktion zu erhalten.

Die geschichtliche Entwicklung der Behandlung des orbitalen Rhabdomyosarkoms zeigt uns eine der klarsten Beschreibungen der gegenseitigen Abhängigkeit von mehreren Disziplinen und der ständig anhaltenden Entwicklung des Umgangs mit dieser Erkrankung.

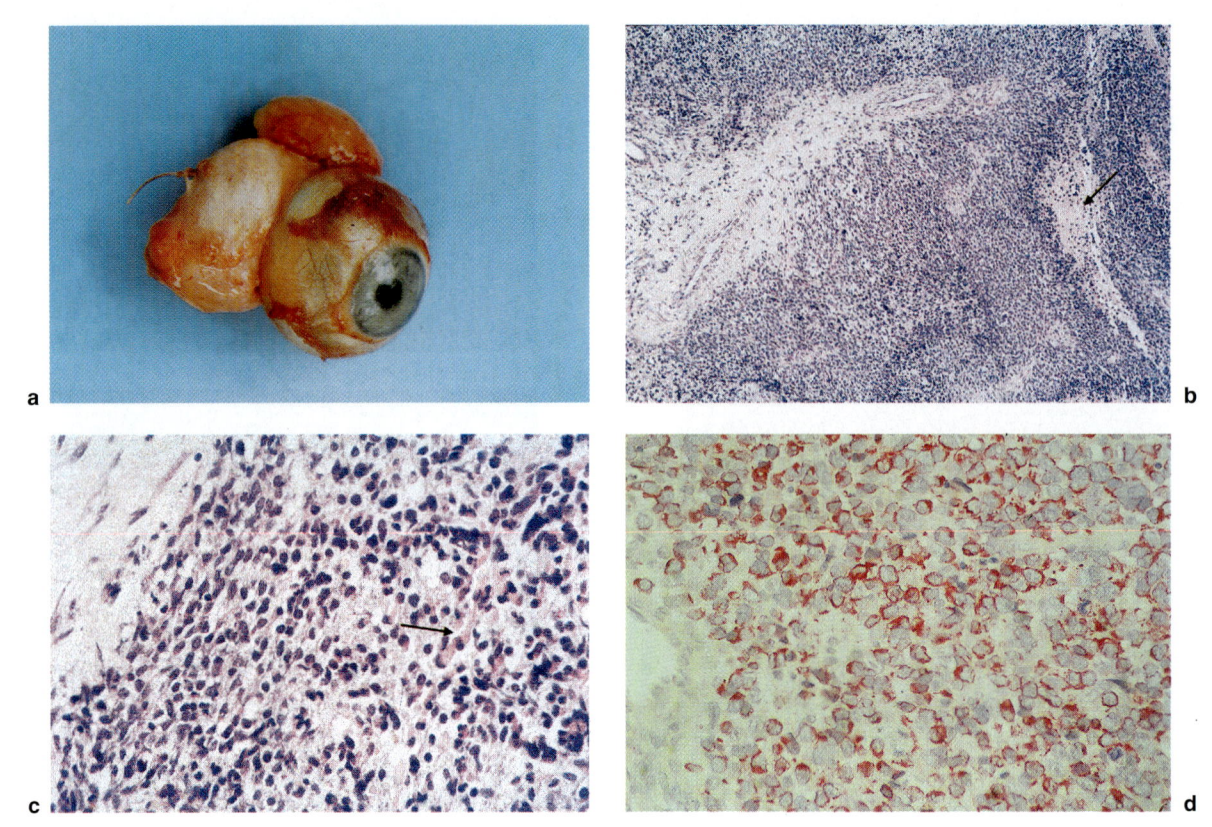

Abb. 5.16 a–d Embryonales **Rhabdomyosarkom** der Orbita bei einem 4jährigen Mädchen.
a Großer, knotiger, retrobulbärer Tumor.
b Zellreicher Tumor mit herdförmigen Nekrosen (Pfeil) (HE-Färbung, 25×).
c Sog. klein-, rund- und blauzelliges Bild. Rhabdomyoblastische Tumorzellen, teilweies mit exzentrischem, elongiertem, mäßig eosinophilem Zytoplasma (Pfeil) (HE-Färbung, 100×).
d Rote Markierung der Tumorzellen in der Färbung auf den muskulären Marker Desmin (immunhistochemische Färbung auf Desmin, 100×).
(Wir danken Herrn Prof. Dr. *H.-J. Schäfer*, Institut für Pathologie der Universität Hamburg, für die Überlassung der Befunde.)

In den Jahren 1959–1960 lag der Schwerpunkt der Erkrankung auf der Chirurgie. Viele europäische Chirurgen neigten zu einer umschriebenen Resektion, während in den USA die Exenteratio orbitae bevorzugt wurde.

Über die Ergebnisse der chirurgischen Behandlungen haben *Poterfield* und *Zimmerman* 1962 berichtet und *Jones* et al. stellten 1966 die Resultate aus der größten einzelnen Einrichtung mit 62 Patienten vor.

Knowless et al. faßten die Berichte der vier größten Serien mit insgesamt 161 Patienten zusammen, von denen zum Zeitpunkt der Diagnose 75 % jünger als 10 Jahre waren. Die 3-Jahres-Überlebensrate betrug etwa 25 % (*Knowless* et al. 1978).

Die Strahlentherapie wurde aus Furcht vor Augenschäden und wegen der Auswirkung bei Kindern sehr sparsam angewandt. Da sich die Geschwulst oft schnell zurückbildete, wurden in der Hoffnung, radiogene Schäden vermeiden zu können, niedrige Dosen angewandt. Leider entwickelten sich sehr schnell Rezidive, so daß dieses Verhalten der orbitalen Rhabdomyosarkome wie folgt charakterisiert wurde: „hoch empfindlich, aber kaum heilbar wegen rascher Rezidive" (*Lederman* 1956).

Gelegentliche Erfahrungen mit höheren Tumordosen, die mit größerer Sicherheit an anderen Körperstellen verabreicht werden konnten, zeigten jedoch, daß eine langfristige Tumorkontrolle im Zielvolumen möglich ist (*Sagerman* 1963). Außerdem ergaben Bestrahlungen mit 50–60 Gy von Orbitarezidiven, daß bei Kindern mit Exenteratio orbitae eine langanhaltende lokale Tumorkontrolle erreichbar und daß durch Ausbleiben von Fernmetastasen ein Überleben über lange Zeit und frei vom Tumor möglich war (*Cassady* et al.

1968). Dies führte zu einem zwischen den Abteilungen des Columbia-Presbyterian-Medical-Center in New York abgestimmten Verfahren, bei dem nach der Sicherung der histologischen Diagnose durch eine begrenzte Biopsie ohne das Bestreben einer totalen Resektion eine Tumordosis von etwa 60 Gy verabfolgt werden sollte. Außerdem wurden des öfteren einzelne Zytostatika-Medikamente verabreicht, die damals erhältlich waren, sogar in solchen Fällen, bei denen diese Chemotherapie nicht angebracht erschien.

Der Anfangserfolg bei den ersten 5 Patienten, die in dieser Weise behandelt worden waren, wurde 1968 mitgeteilt. Bei allen konnte der Tumor lokal unter Kontrolle gebracht werden, und sie überlebten mehr als drei Jahre. *Sagerman* et al. konnten 1972 bei 31 nacheinander folgenden Patienten über eine lokale Tumorkontrollrate von 90% und eine krankheitsfreie Überlebensrate von 68% berichten. Zehn dieser Patienten verstarben an Fernmetastasen, offenbar eine Folge der damals begrenzten diagnostischen Fähigkeiten bei der anfänglichen Beurteilung, bei der weder Computertomographie noch Kernspintomographie zur Verfügung standen und wegen der Unzulänglichkeit der Chemotherapie nur mit einer Substanz, die damals zur Beherrschung von Mikrometastasen verwendet wurde.

Der nächste große Fortschritt war die Einführung der polychemotherapeutischen Verfahren in verschiedenen Kombinationen, Dosierungen und Häufigkeiten der Verabfolgung sowohl in den USA unter der Schirmherrschaft der „Intergroup Rhabdomyosarkoma Study" (IRS) als auch in Europa unter der Schirmherrschaft der „International Society of Pediatric Oncology" (SIOP) und in verschiedenen nationalen europäischen Einrichtungen (*Wharam* et al. 1987).

Die dritte interdisziplinäre Rhabdomyosarkomstudie konnte über 107 Patienten mit orbitalem Rhabdomyosarkom berichten, von denen 80% eine Überlebenszeit von 3–5 Jahren ohne Tumorrezidiv aufwiesen und insgesamt 95% eine 5-Jahres-Überlebenszeit besaßen (*Crist* et al. 1995).

Dies bewies die Vorteile der Chemotherapie im Behandlungsregime des orbitalen Rhabdomyosarkoms durch ihre Beherrschung der Mikrometastasen, obwohl die lokale Tumorkontrollrate sich nicht signifikant geändert hatte.

Folgerichtig bestand nun das Vorgehen beim orbitalen Rhabdomyosarkom zu Beginn der neunziger Jahre in einer chirurgisch ausgeführten Biopsie, gefolgt von einem integrierten Programm mit einer kombinierten Chemotherapie und Strahlentherapie mit ungefähr 50–60 Gy. Jedoch muß die Radikalität der Entscheidung, die vor drei Jahrzehnten getroffen wurde, jetzt neu durchdacht werden, denn für die Verbesserung der Lebensaussicht wurde ein hoher physiologisch-anatomischer Preis bezahlt. Es stellte sich allerdings heraus, daß die Folgen des therapeutischen Vorgehens weniger verheerend waren als ursprünglich gedacht. Man nahm an, daß jedes so hochdosiert bestrahlte Auge wegen radiogener Spätfolgen wie Retinopathie, Optikusneuropathie und dem Syndrom des trockenen Auges geopfert werden müßte.

Das unerwartet erfreuliche Ergebnis war, daß das Syndrom des trockenen Auges nicht auftrat, wenn die Hornhaut peinlich genau aus dem Megavolt-Strahl herausgehalten wurde, da die sekundäre Tränenbildung damit erhalten wird, obwohl 50–60 Gy an der Tränendrüse verabfolgt werden. Des weiteren kam es nicht zu den erwarteten Visusverlusten, obwohl die Angiographie merkliche Veränderungen der Netzhaut nachwies. Im Laufe der Zeit und mit der Entwicklung von gewogeneren chirurgischen Techniken kann der Verlust des Sehens als Folge der Kataraktbildung mit entsprechender Kataraktchirurgie wirksam behandelt werden. Trotzdem veranlaßt der Wunsch, die Strahlenwirkung bei Kindern zu reduzieren, einige Untersucher, die kombinierte Chemotherapie ohne Strahlentherapie als Primärtherapie beim Rhabdomyosarkom durchzuführen. Es wurden zunächst gute klinische komplette Remissionsraten erzielt, aber sie dauerten meist nicht lange Zeit, so daß zur Rettung Strahlentherapie oder Chirurgie notwendig wurden. Die Gesamtresultate ergaben eine höhere Lokalrezidivrate und eine geringere gesamte Überlebensrate (*Voute* et al. 1981, *Flamant* et al. 1985).

Zwei Jahrzehnte nach der Revolution in der Behandlung des orbitalen Rhabdomyosarkoms erwies sich eine hochdosierte Strahlentherapie als Grundstein der Therapie; die Chirurgie beschränkte sich lediglich auf die Biopsie, und die Chemotherapie verkleinerte das Risiko der Metastasierung. In den letzten Jahren wurde nun untersucht, ob die späten Nebenwirkungen durch die Therapie verringert werden könnten, ohne damit die erzielte gute Prognose zu beeinträchtigen. Das konnte durch eine verbesserte Stadieneinteilung, durch eine Verringerung der Strahlendosis bei sehr umfangreichen Tumoren, Begrenzung der hohen Volumendosis bei einem Tumor mit kleinerer Umrandung als die der gesamten Orbita, Vermeidung der Behandlung bei günstigen Bedingungen durch Überdenken der Rolle von chirurgischen Maßnahmen sowohl für die Diagnose als auch zur Therapie (*Mannor* et al. 1997) und durch die Anwendung wirksamerer chemotherapeutischer Regime erreicht werden. Wir sollten festhalten, daß sogar in den ursprünglichen Berichten mit Dosen von 30–60 Gy Tumorkontrollen erzielt werden konnten (*Cassady* et al. 1968), aber Spätnebenwirkungen Sorge bereiteten (*Sagerman* et al. 1972, *Heyn* et al. 1986).

Mit einer retrospektiven Analyse konnten Mandell et al. nachweisen, daß mikroskopisch zurückgebliebene Rhabdomyosarkome bei 12 von 15 Patienten mit weniger als 40 Gy und bei 13 von 17 Patienten mit 40 Gy oder mehr in Verbindung mit Chirurgie und Chemotherapie beherrschbar waren (*Mandell* et al. 1990). Ähnliche Ergebnisse konnten am St. Jude Children's Research Hospital erzielt werden (*Regine* et al. 1995). Außerdem wurde bei ausgewählten Patienten mit nur minimaler Tumorbelastung bei verbesserter Chemotherapie über bessere und länger anhaltende lokale Tumorkontrollen und Überlebenschancen berichtet (*Rousseau* et al. 1994, *Silvan* et al. 1996, *van Manen* et al. 1991).

In den sechziger Jahren hatten wir uns entschlossen, aus anatomischen und histologischen Gründen die gesamte Orbita zu bestrahlen und möglichst nichts an Tumorgewebe zu verfehlen, wobei ziemlich enge Ränder benutzt wurden.

Andere definierten orbitale Rhabdomyosarkome als parameningeale Tumoren und verwandten viel größere Felder (*Jereb* et al. 1985, *Haik* et al. 1986). Wir haben niemals ein meningeales Rezidiv erlebt, und glücklicherweise wird die Orbita nicht mehr wie bei einem parameningealen Primärtumor behandelt. In der Tat behandeln wir jetzt einige ausgewählte Patienten mit einem begrenzten Feld oder einem „Boast"-Feld nach sparsamer Bestrahlung der gesamten Orbita bei limitierter Dosis (*Sagerman* 1991).

Der gegenwärtige Wissensstand und die Behandlung beim Rhabdomyosarkom der Orbita ist im IRS-V-Protokoll (1997) aufgezeigt, in dem zwischen Niedrigrisiko- und Hochrisiko-Patienten auf der Grundlage der Histologie, des Stadiums, der Gruppe und der primären Lage unterschieden wird. Die Behandlung ist darauf abgestellt, hohe Raten der lokalen Tumorkontrolle und des Überlebens zu erreichen und dabei schädliche Nebenwirkungen durch klugen Einsatz von chirurgischen Maßnahmen und Chemotherapie sowie durch niedrige Bestrahlungsdosen zu erzielen (Abb. 5.17 und 5.18). Die Kategorie mit geringem Risiko enthält orbitale Primärtumoren im Stadium I, Gruppen I und II sowie Stadium I, Gruppe III, die ein rezidivfreies Überleben von 89% bzw. 79% und eine 5-Jahres-Überlebensrate von 96% oder 97% erreichen (IRS-III Daten in IRS-V). Diejenigen im Stadium I, Gruppe I (kein restlicher lokaler Tumor) erhalten Actinomycin-D (AMD) und Vincristin (VCR), aber keine Bestrahlung. Die Strahlentherapie wird bei Stadium I, Gruppe II (mikroskopisch zurückgebliebene Tumorantei-

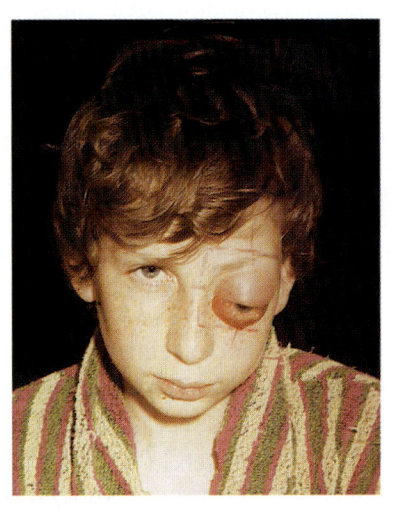

Abb. 5.17 8jähriger Junge mit einem **Rhabdomyosarkom der linken Orbita.**

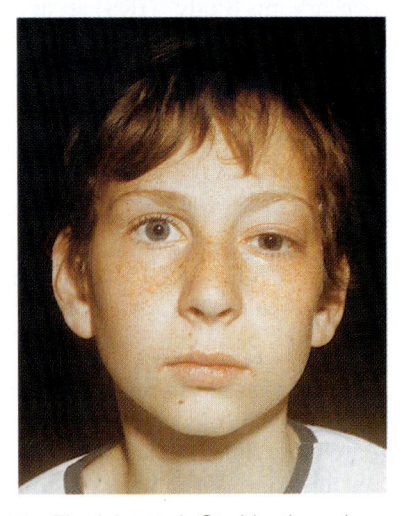

Abb. 5.18 Ein Jahr nach Strahlentherapie am Linearbeschleuniger (50 Gy) und Kombination mit Chemotherapie. Inzwischen rezidivfrei nach 10 Jahren Nachkontrolle. Strahlenkatarakt und Keratopathie als radiogene Nebenwirkungen (Patient von *P. K. Lommatzsch*).

le) von 41,4 Gy auf 36 Gy reduziert und von 50,4 Gy auf 45 Gy bei Gruppe III (makroskopischer Tumor). Cyclophosphamid wird bei alveolärer Histologie der Chemotherapie zugefügt, da alveoläre Rhabdomyosarkome eine schlechtere Prognose als embryonale Rhabdomyosarkome haben, 74% v. 94%, $p < 0.001$ (*Kodet* et al. 1997).

5.7.2 Fibröses Histiozytom

R. GUTHOFF

Das fibröse Histiozytom, das erst 1960 beschrieben wurde, gilt inzwischen, nachdem *Zimmerman* 1967 die Orbita als eine Prädilektionsstelle identifiziert hat, als der häufigste mesenchymale Orbitatumor des Erwachsenenalters. Klinisch handelt es sich um eine expansive Raumforderung, die in Abhängigkeit von der Lage eine Sehnervkompression, gelegentlich mit Motilitätsstörung, Schmerzen und Lidschwellung hervorrufen kann. Es sind einige maligne Varianten dieses Tumors beschrieben. Sie wurden auch bei Patienten nach Strahlentherapie eines Retinoblastoms in der gleichseitigen Orbita beobachtet.

Font und *Hidayat* publizierten 1982 150 Krankengeschichten und histopathologische Befunde, davon waren 94 gutartig, 39 lokal zerstörend und 17 zeigten malignes Wachstumsverhalten. Die Diagnose ist endgültig nur histologisch zu stellen; es ist eine vollständige chirurgische Exstirpation anzustreben. Anderenfalls ist mit einer hohen Rezidivrate zu rechnen. Die Histopathologie ist von langgestreckten Fibroblasten, die zeitweilig knäuelförmig und konzentrisch um einen Fokus angeordnet sind, geprägt. Maligne Spielarten sind von zunehmenden Kernpolymorphien und einer vermehrten mitotischen Aktivität gekennzeichnet.

5.7.3 Seltene mesenchymale Weichteiltumoren

Weitere, aus dem Mesenchym hervorgehende Tumoren, die jedoch sämtlich als Raritäten gelten können, entstehen aus der glatten Muskulatur (Leiomyom, Leiomyosarkom), aus dem Fettgewebe (Lipom, Liposarkom), aus dem fibrösen Bindegewebe (Fibrom, Fibrosarkom) oder aus embryonalen Nervenzellen (alveoläres Weichteilsarkom) (Abb. 5.19).

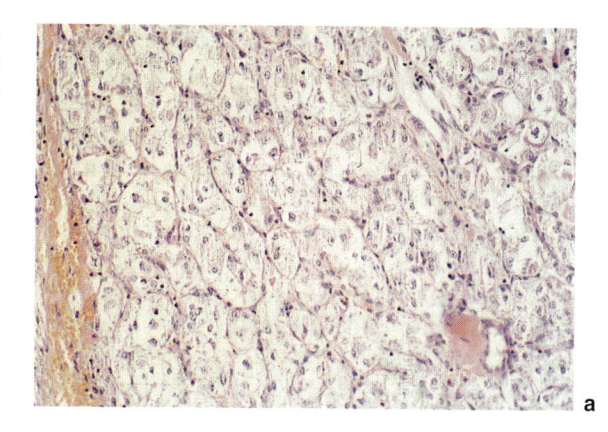

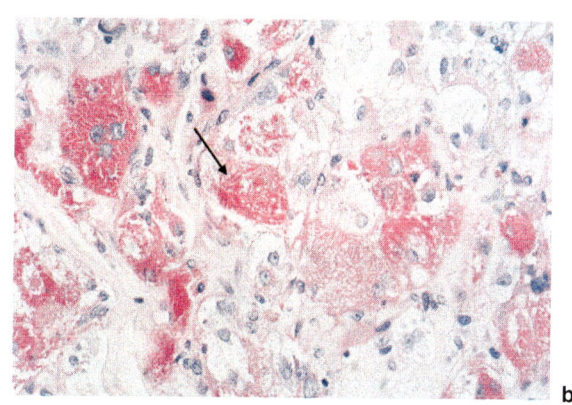

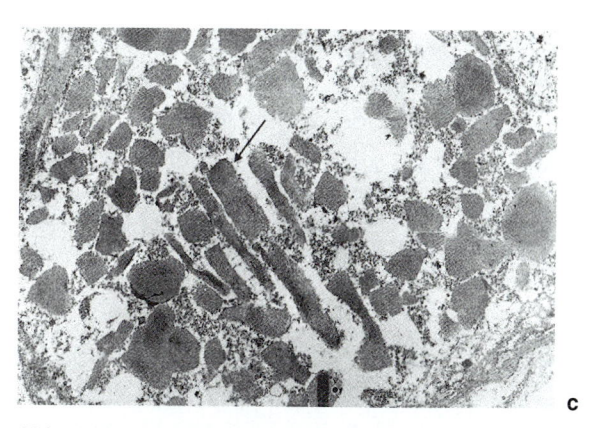

Abb. 5.19 a–c Alveoläres Weichteilsarkom der Orbita bei einer 39jährigen Patientin.
a Alveoläre Anordnung der relativ großen Tumorzellen mit breitem, hellen, unscharf begrenzten Zytoplasma. Zwischen den alveolären Strukturen ein feines Bindegewebsgerüst mit Blutgefäßen (He-Färbung, 50×).
b Im Zytoplasma einiger Tumorzellen Glykogen und charakteristische längliche, PAS-positive, Diastase-resistente Körper (Pfeil) (PAS-Färbung, 100×).
c Elektronenmikroskopisch im Zytoplasma parakristalline Körper. Diese bei Längsanschnitt rhomboid bzw. stäbchenförmig (Pfeil) (1800×).
(Wir danken Herrn Prof. Dr. *H.-J. Schäfer*, Institut für Pathologie der Universität Hamburg, für die Überlassung der Befunde.)

5.7.4 Vom Knochen ausgehende Tumoren

Obwohl nur 0,6 % bis 2 % aller orbitalen Raumforderungen vom Knochen ausgehen, kommt es doch bei ca. 10 % primär oder sekundär zu knöchernen Veränderungen, die besonders durch die Dünnschicht-Computertomographie und eine sorgfältige Auswahl des Knochenfensters frühzeitig erkannt und differentialdiagnostisch abgeklärt werden müssen. Dies gilt insbesondere für Fernmetastasen, adenoide und adenoidzystische Karzinome der Tränendrüse und Meningeome der Keilbeinregion.

Fibröse Dysplasie

Bei dieser Erkrankung werden monostotische und polyostotische Formen unterschieden, die als hamartöse Fehlbildungen des Knochens aufgefaßt werden können. Sie werden fast ausschließlich in den beiden ersten Lebensjahrzehnten manifest; im frühen Erwachsenenalter tritt in der Regel ein Wachstumsstillstand ein. Der klinische Befund kann leicht übersehen werden, was bei fehlender Symptomatik auch ohne Konsequenzen für den Patienten bleibt. Häufig ist das Os frontale betroffen, nur selten, meist bei Beteiligung des Os sphenoidale, kann es zu Sehnervkompression und Visusminderung kommen.

Diagnostisch dürfte hier als Ausnahme von der Regel eine Nativ-Röntgenaufnahme richtungsweisend sein; die genaue Erfassung des Befundes, auch zur Beurteilung der Progredienz, erfordert die Durchführung einer Röntgencomputertomographie. Eine chirurgische Intervention ist nur angezeigt bei entstellendem Aussehen oder einer Sehnervenkompression, die durch eine neurochir-

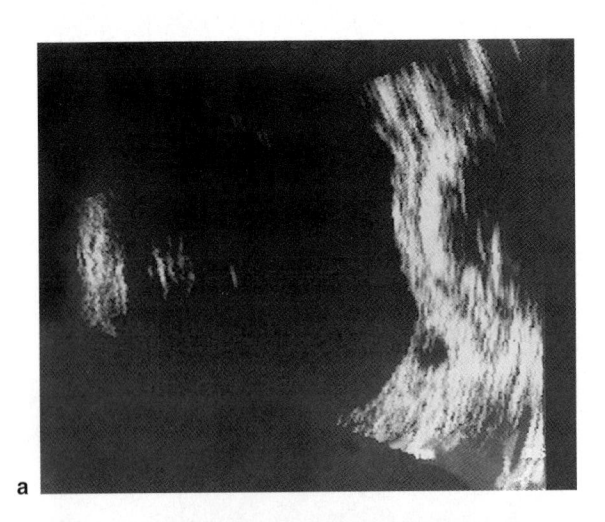

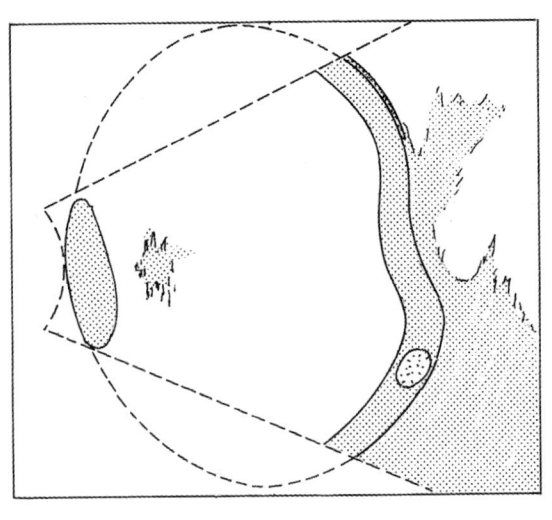

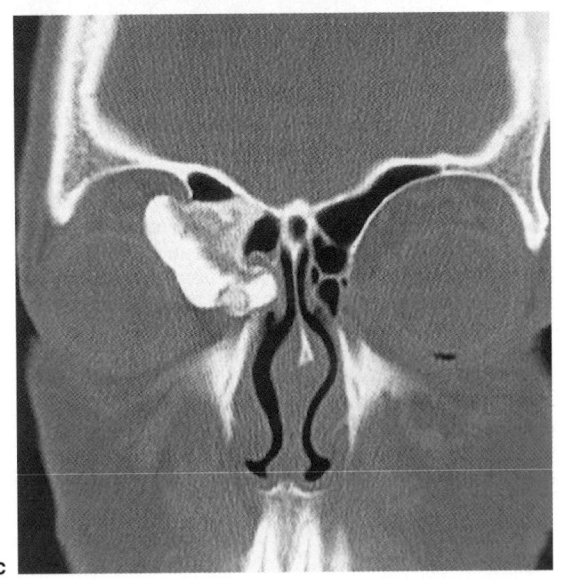

Abb. 5.20 a–c 35jähriger Patient. Mäßige Protrusio rechts (Hertel-Differenz: 3 mm), Doppelbilder bei Linksblick. Visus: R/L: 1,0.
a Sonographie rechts.
b Schemazeichnung. Bulbusimpression von medial durch hoch reflektierende, nicht schallfortleitende Raumforderung der medialen Orbitawand.
c CT, koronar, nativ. Knochendichte, glatt begrenzte Raumforderung, die sich vom rechten Siebbein in die Orbita vorwölbt, bei zusätzlicher Belüftungseinschränkung auch des linken Siebbeinzellbereiches.
Beurteilung: Sonographisch Nachweis einer expansiven Raumforderung, deren hohe Oberflächenreflektivität für einen Knochenprozeß spricht. Befundbestätigung durch das CT. Operative Entfernung eines **Osteoms** unter Erhalt der Periorbita.

urgische oder transsinusale Entdachung des Canalis opticus beherrschbar sein kann.

Osteom

Osteome entstehen typischerweise im Bereich des Sinus frontalis oder ethmoidalis und werden meist im mittleren Lebensalter, häufiger bei Männern manifest. Die Klinik wird bestimmt durch die Lage der Raumforderung; selten kann sie Ausdruck eines Gardner-Syndroms (familiäre adenomatöse Polyposis) sein, was auch wegen der Entartungsneigung der Darmpolypen immer ausgeschlossen werden muß.

Osteome sind in der Regel auf konventionellen Röntgenaufnahmen sichtbar und können aus Knochenstrukturen unterschiedlichen Reifungsgrades, teilweise mit fibrösen Anteilen, zusammengesetzt sein. Kleinere, im Stirnbein oder in den Siebbeinzellen wachsende Osteome ohne Kompressionszeichen des Nervus oticus und ohne entstellende Konfiguration können belassen werden. Anderenfalls ist eine Exstirpation angezeigt. Dies erfolgt sinnvollerweise gemeinsam mit Nachbardisziplinen, die über die nötige Erfahrung in der Bearbeitung des zum Teil extrem harten Knochens verfügen (Abb. 5.20).

5.8 Tumoren der Tränendrüsenregion

Auch wenn es im folgenden um maligne Raumforderungen der Tränendrüse geht, ist es von besonderer Bedeutung, bei Raumforderungen dieser Region die ganze Bandbreite möglicher Pathologien bei der Betreuung von Orbitapatienten frühzeitig zu bedenken. Mit breiter Überlappung in der klinischen Symptomatik kommen hier entzündliche, neoplastische und strukturelle Veränderungen vor. Die exakte Analyse der Vorgeschichte des Befundes und sinnvoller bildgebender Techniken lassen eine Weichenstellung zu, die auch langfristig für den Patienten das optimale Ergebnis gewährleistet. Grundsätzlich ist eine inzisionale Biopsie zur Diagnosesicherung anzustreben. Die entscheidende Ausnahme stellt jedoch das pleomorphe Adenom dar, das ohne vorherige Biopsie mit erhaltener Kapsel in toto zu exzidieren ist. Vieles zu differentialdiagnostischen Überlegungen rankt sich um diese für den Patienten so folgenschwere Weichenstellung. Ein bewährtes Flußdiagramm, das klinische und radiologische Parameter verbindet, ist in Abb. 5.21 dargestellt.

Häufigkeit und pathophysiologische Gemeinsamkeiten

In den großen Statistiken nehmen Raumforderungen der Tränendrüsenregion ca. 10% aller Orbitaraumforderungen ein. Klinisch lassen sie sich gut in solche mit und solche ohne lokale Entzündungszeichen einteilen. Als akute und subakute Entzündungszeichen gilt die Entwicklung innerhalb weniger Tage bis maximal zwei Wochen, verbunden mit spontanem und Druckschmerz, Hautrötung in der Paragraphenform des Oberlides, häufig mit sektorieller Chemose und einem Palpationsbefund. Chronische Entzündungsprozesse treten meist durch ihren Raumforderungscharakter in Erscheinung und sind dann gelegentlich schlecht von neoplastischen Raumforderungen oder strukturellen Veränderungen wie Dermoidzysten abzugrenzen.

5.8.1 Entzündliche Veränderungen

Erregerbedingte Entzündungen

Erregerbedingte Entzündungen der Tränendrüse sind meist akut, schmerzhaft und beziehen die Umgebung, einschließlich präaurikulärer oder zervikaler Lymphknoten in den Entzündungsprozeß ein. Im Ultraschallbild und im Computertomogramm stellen sie sich als infiltrative Orbitaläsionen der Fossa lacrimalis dar. Sie können im Zusammenhang mit der infektiösen Mononukleose, einem Herpes ophthalmicus oder Mumps auftreten. Spezifische Erreger, Spirochäten und Tuberkuloserreger kommen selten vor und führen meist zu chronischen Entzündungen.

Nicht erregerbedingte entzündliche Veränderungen

Unspezifische Entzündungen der Orbita im Rahmen des Pseudotumor orbitae beziehen relativ häufig die Tränendrüsenregion mit ein. Sie verlaufen in aller Regel subakut mit infiltrativem Charakter. Spezifische Entzündungen treten im Rahmen des Sjögren-Syndroms meist beidseitig auf, wobei hier die Differentialdiagnose zum Lymphom klinisch oft nicht zu stellen ist, so daß eine inzisionale Biopsie notwendig wird. Auch eine Wegnersche Granulomatose kann mit ausgeprägten Entzündungszeichen verlaufen.

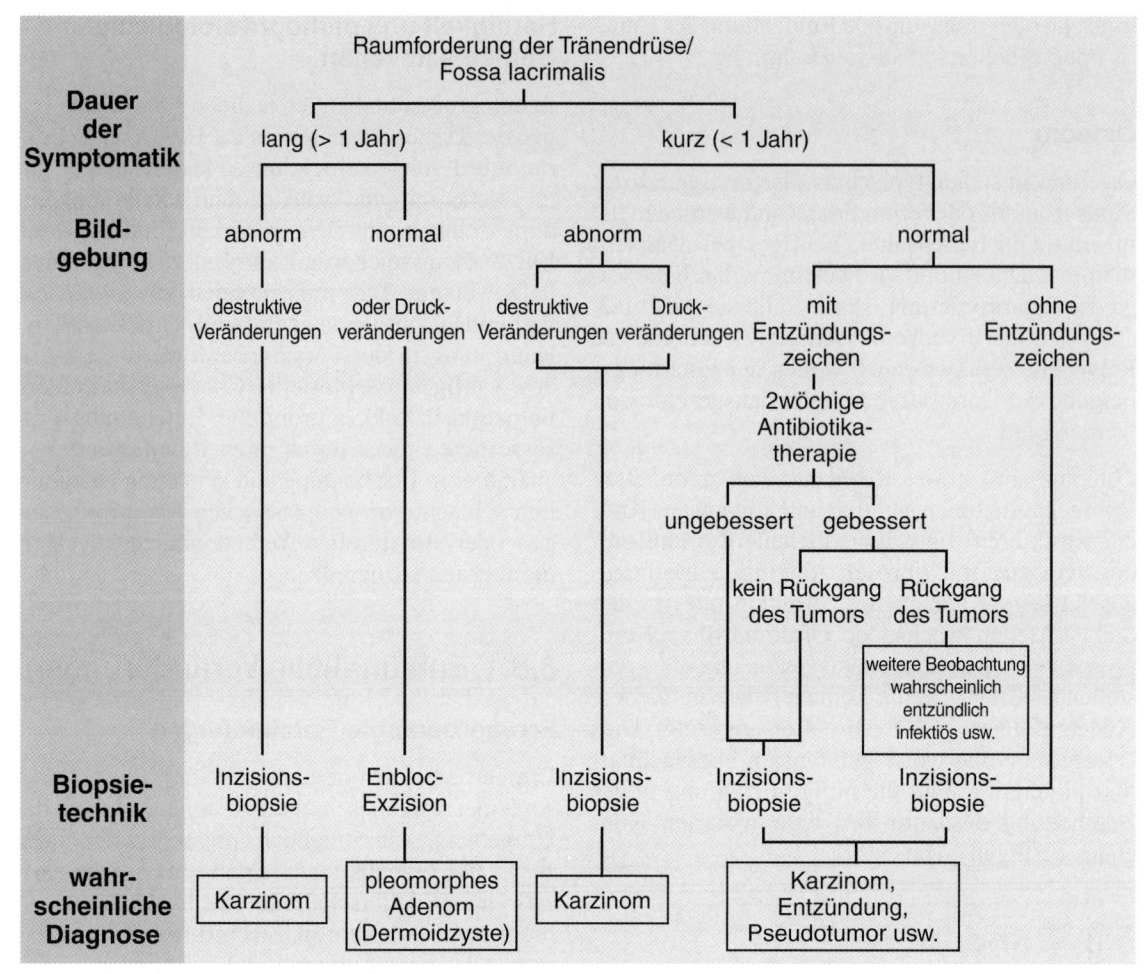

Abb. 5.21 Raumforderung der Tränendrüse. (Aus: *Spalton, D. J., J. E. Wright:* Orbita und Tränenwege. In: *Spalton, D. J., R. A. Hitchings, P. A. Hunter:* Atlas der Augenkrankheiten. Thieme, Stuttgart–New York 1996.)

Strukturelle Veränderungen der Fossa lacrimalis

Anlagebedingte Fehlbildungen beinhalten Tränendrüsenzysten, Dermoide, die besonders im Bereich der Sutura zygomatico-frontalis auftreten und seltener Mukozelen der Stirnhöhle.

5.8.2 Neoplasien der Tränendrüse

5.8.2.1 Epitheliale Tumoren

Epitheliale Neubildungen wurden von *Forrest* 1954 entsprechend der bei Speicheldrüsen verwendeten Einteilung in gutartige Mischtumoren (heutige Terminologie: pleomorphe Adenome) und Karzinome unterteilt. Beide Gruppen bilden jeweils ca. 50% der epithelialen Neubildungen, wobei die Karzinome sich unterscheiden lassen in adenoidzystische, gemischtzellige und einige Sonderformen. Meist entstehen die Neubildungen im Lobus orbitalis der Tränendrüse, so daß sie erst nach Monaten bis Jahren durch ihren Verdrängungseffekt in Erscheinung treten. Zu diesem Zeitpunkt ist meist auch ein Palpationsbefund zu erheben.

Das pleomorphe Adenom

(alte Nomenklatur: gutartiger Tränendrüsenmischtumor)

Pleomorphe Adenome treten im mittleren Lebensalter (2. bis 5. Dekade) auf. Sie wachsen langsam, schmerzlos und führen typischerweise zu einer Verlagerung des Bulbus nach medial unten. Häufig sind bereits bei Diagnosestellung Impressionsfalten am Fundus sichtbar.

Im Sonogramm stellen sie sich als scharf begrenzte, gering bis mittelgradig reflektierende Struktur dar. Gelegentlich lassen sich Septen und signalfreie Räume im Tumorinneren darstellen (Abb. 5.22 a).

5.8 Tumoren der Tränendrüsenregion

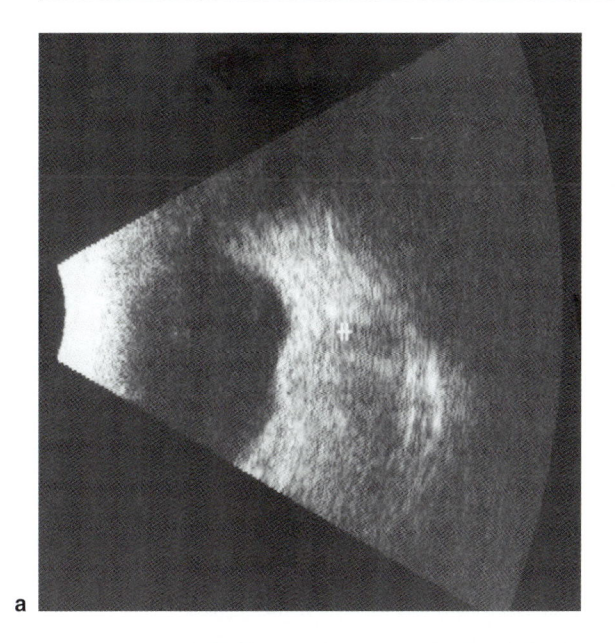

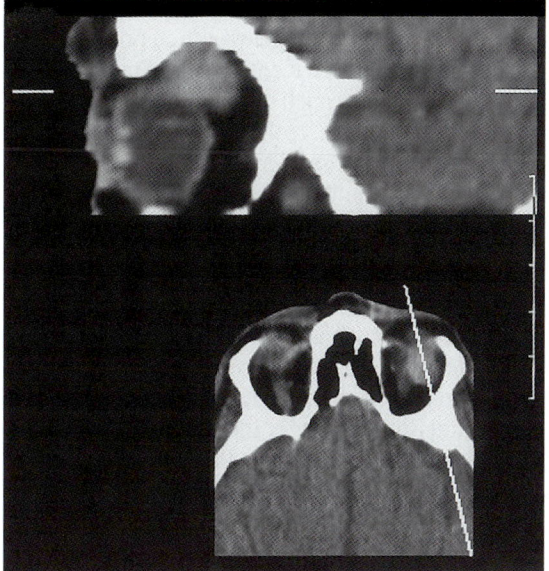

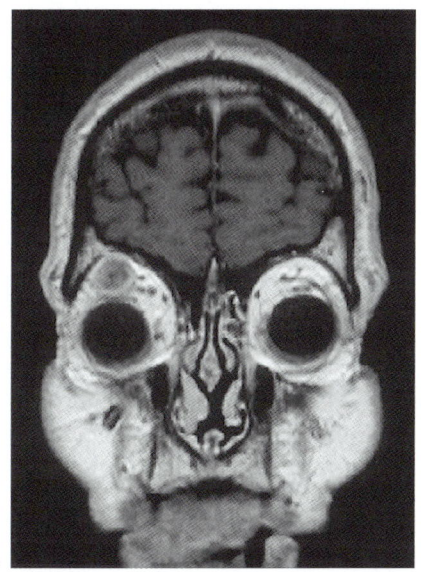

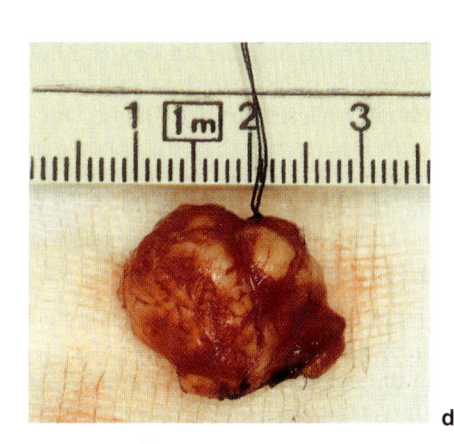

Abb. 5.22 a–d 70jähriger Patient. Seit vier Jahren Protrusio rechts (fraglich langsam progredient) bekannt. Bei Aufnahme Visus R/L: 1,0, Motilität frei, Exophthalmus R: 3 mm, Bulbusverlagerung nach nasal unten.
a Schnittbildsonogramm nach temporal oben. Inhomogene, vom Orbitafettgewebe nur schlecht abgrenzbare Raumforderung mit Bulbusimpression, zentral Bezirk mit geringer Reflektivität erkennbar.
b CT, koronare Rekonstruktion, nativ. Ovaläre, glatt begrenzte expansiv wachsende Raumforderung im temporal oberen Orbitaquadranten ohne Knochenbezug.
c MRT, koronar, T_1-gewichtet, nach KM-Gabe.
d Operationspräparat. Kräftige Rand-KM-Anreicherung, zentral eher hypointens-liquider Bereich, keine Infiltrationsanzeichen.
Aufgrund der langen Vorgeschichte, der inhomogenen Binnenstruktur, der fehlenden Knochenbeteiligung und der Schmerzfreiheit des Patienten ist mit einem pleomorphen Adenom der Tränendrüse zu rechnen.
Die Exstirpation des Tumors über eine laterale Orbitotomie ergab ein von einer Kapsel umgebenes **pleomorphes Adenom der Tränendrüse**.

Computertomographisch stellt sich der Tumor ebenfalls glatt begrenzt, gelegentlich polyzyklisch dar. Er nimmt deutlich Kontrastmittel auf; die Binnenstruktur variiert nach vorhandenen Gewebsanteilen; sekretgefüllte Hohlräume stellen sich als hypodense Einschlüsse dar. Bei jüngeren Patienten kann der langsame Wachstumsdruck zu einer Ausweitung der knöchernen Fossa lacrimalis führen; eine Knocheninfiltration spricht grundsätzlich gegen die oben genannte Diagnose (Abb. 5.22b).

In der Magnetresonanztomographie erscheint der Tumor in der T_1-Wichtung muskelisoden, T_2-gewichtet hyperintens. Die adenomtypische Pseudokapsel und flüssigkeitsgefüllte Hohlräume sind im MRT besser als im CT darstellbar (Abb. 5.22c).

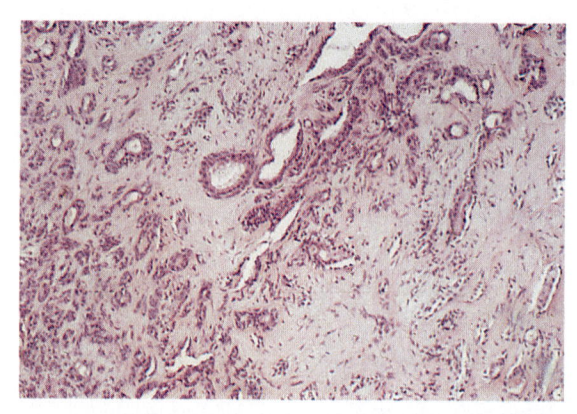

Abb. 5.23 Pleomorphes Adenom der Tränendrüse. Tubuläre und strangförmige Epithelformationen, Myoepithelien sowie mukoide und hyaline Stromaanteile (HE 32fach).
(Wir danken Herrn Dr. med. *G. Stropahl*, Institut für Pathologie der Universität Rostock, für die Überlassung der Befunde.)

Histologie

Der Tumor wird von einer Pseudokapsel umgeben, die von knotigen Ausläufern des Tumorgewebes infiltriert, aber nicht durchbrochen wird. Diese Tatsache erklärt die Forderung einer In-toto-Exstirpation ohne Verletzung der Kapsel und das Verbot einer vorherigen bioptischen Sicherung. Im Inneren des Tumors finden sich verschiedene Gewebsmuster: Zellen, die an das Epithel der Ausführungsgänge grenzen und sich gelegentlich zu unregelmäßig begrenzten Tubuli und Ductuli anordnen. Im Inneren dieser Zellgruppen treten myxoide und pseudoknorpelige Degenerationen auf, die für das inhomogene Signalmuster im MRT verantwortlich sind. Spindelige Zellen sind von lockerem Stroma umgeben.

Immunhistochemische Untersuchungen konnten nachweisen, daß sich das Epithel der Ausführungsgänge in die epithelialen Elemente des Tumors weiterentwickelt und die myoepithelialen und stromalen Anteile den großen Teil des Stromas eines pleomorphen Adenoms darstellen (Abb. 5.23).

Therapeutisches Vorgehen und Prognose

Wird ein pleomorphes Adenom der Tränendrüse durch eine modifizierte laterale Orbitotomie in toto ohne Verletzung der Kapsel entfernt, kann mit großer Sicherheit eine vollständige Heilung und Rezidivfreiheit erzielt werden (*Stewart* et al. 1979, *Wright* 1982). Voraussetzung für diesen Erfolg ist die weitgehende Sicherung der Diagnose präoperativ und die Bereitschaft, eine Fehldiagnose in Kauf zu nehmen, und eine expansiv wachsende Raumforderung, welcher Genese auch immer, ohne Schnellschnittdiagnostik und ohne Probeexzision zu entfernen. Die von *Wright* und anderen erhobene Forderung nach In-toto-Exzision beinhaltet eine Mitnahme des umgebenden Periosts und nach medial eines Saums von Orbitafettgewebe.

Die Häufigkeit der Entartung verbleibender Anteile eines pleomorphen Adenoms wird von verschiedenen Autoren mit ca. 12% angegeben. Offenbar genügt eine intraoperative Läsion der Kapsel zur Entstehung eines Rezidivs mit möglicher Entartung. Unter diesen Bedingungen scheint eine Biopsie gerechtfertigt. Bei Bestätigung der Diagnose ist eine En-bloque-Resektion der Orbita als interdisziplinäres Vorgehen empfohlen worden (*Ossoff* 1981).

Adenoid-zystisches Karzinom

Das adenoid-zystische Karzinom ist der häufigste bösartige epitheliale Tumor der Tränendrüse. *Wright* (1982) beschreibt Häufigkeitsgipfel in der zweiten und vierten Lebensdekade. Als erstes Symptom tritt in der Regel auch hier die verdrängend wachsende Raumforderung in Erscheinung; die Anamnese reicht jedoch in der Regel nur 6 bis 12 Monate zurück, und in ca. 40% geben die Patienten gelegentliche in die Tumorregion projizierte Schmerzen an.

Sonographisch stellen sich diese Tumoren inhomogen mit Zeichen eines infiltrativen Wachstums dar (Abb. 5.24a–d).

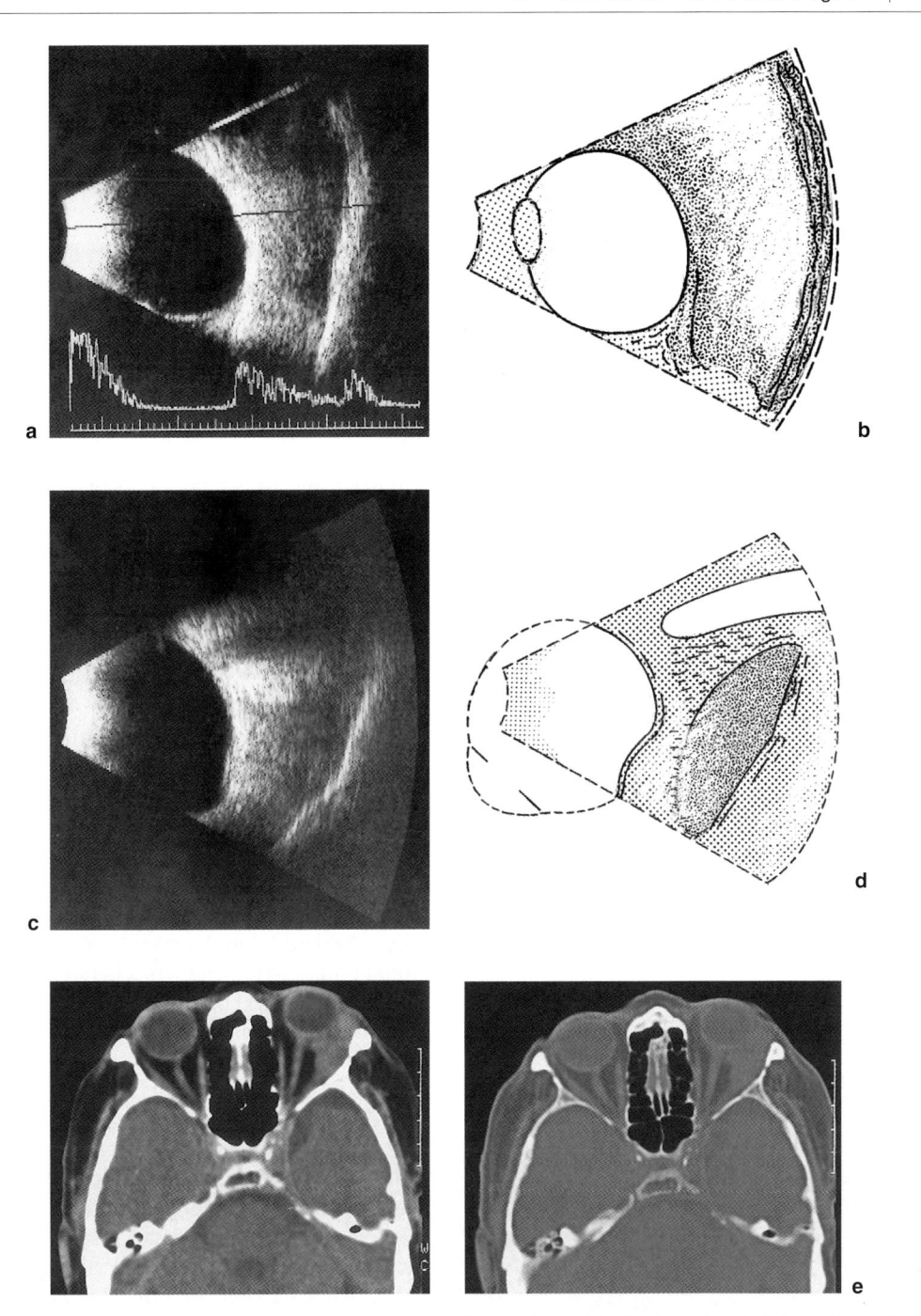

Abb. 5.24 a–e 62jähriger Patient, links seit zwei Monaten Protrusio und Adduktionseinschränkung bemerkt. Visus: R/L: 1,0, Exophthalmus links 3 mm, links Netzhaut-, Aderhautfalten am hinteren Pol.
a Schnittbildsonogramm nach temporal oben (frontal).
b Schemazeichnung.
c Schnittbildsonogramm nach temporal oben (meridionale Schnittrichtung).
d Schemazeichnung.
Die temporal obere Orbitaregion wird von einem inhomogenen, unscharf begrenzten Prozeß ausgefüllt, der andeutungsweise den Tenonschen Raum erweitert und sich gegenüber dem Orbitafettgewebe nicht scharf abgrenzen läßt. Angedeutete Bulbuswandimpression im meridionalen Schnitt (Schemazeichnungen).
e CT, transversal in Knochen- und Weichteileinstellung.
Weichteildichte Raumforderung in der temporalen Orbitaregion mit Kontakt zum Bulbus und der knöchernen Orbitawand, zum Muskeltrichter hin unregelmäßig begrenzt. Kein Anhalt für Knochendestruktion.
Nach Biopsie **adenoides Karzinom der Tränendrüse**, weitere Therapie: Exenteratio orbitae und Radiatio nach Brachytherapie.

Computertomographisch sind sie gegenüber dem pleomorphen Adenom durch eine unregelmäßige Außenkontur und den gelegentlichen Nachweis von Knochenarrosionen und intratumoralen Verkalkungen gekennzeichnet (Abb. 5.24 e).

Histologie

Die Malignität dieser Tumorart ist durch ein Wachstumsverhalten entlang der Nervenscheiden gekennzeichnet, das häufig über mehrere Zentimeter weit in die scheinbar unbetroffene Umgebung hineinreicht (Abb. 5.25).

Therapiekonzepte und Prognose

Alle bisher versuchten Therapieformen, einschließlich einer chirurgischen Maximaltherapie (Hemifaciektomie), haben die hohe Mortalität nicht sicher senken können. Versuche mit Afterloading-Brachytherapie-Formen wurden unternommen (*Bacskulin* und *Guthoff* 1997). Gegenwärtig muß jedoch von einer 5-Jahres-Überlebensrate von weniger als 10 % ausgegangen werden.

Adenokarzinom der Tränendrüse

Prognostisch unterscheidet sich dieses durch seinen hohen Anteil an glandulären Strukturen histologisch klar abgrenzbare Karzinom kaum vom vorbeschriebenen. In der Regel betrifft es Patienten jenseits des 50. Lebensjahres. Die 5-Jahres-Überlebensrate wird mit 25 % angegeben.

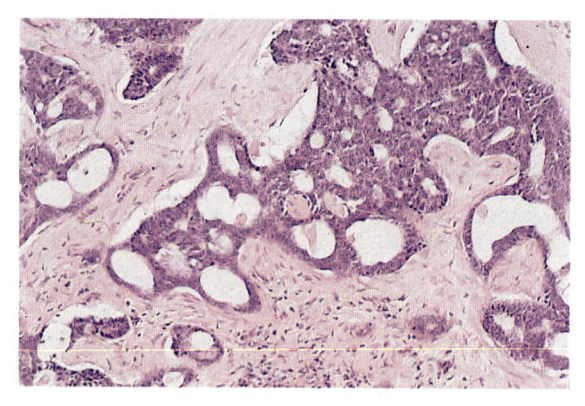

Abb. 5.25 Adenoid-zystisches Karzinom der Tränendrüse. Teils alveolär kribriform, teils solide strukturierte epitheliale Tumorzellverbände (HE, 40fach).
(Wir danken Herrn Dr. med. *G. Stropahl*, Institut für Pathologie der Universität Rostock, für die Überlassung der Befunde.)

Bei Tumorwachstum über einen längeren Zeitraum nimmt die oben beschriebene Differenzierung ab; ein Übergang in die adenoidzystische Form ist möglich.

5.8.2.2 Nicht-epitheliale Raumforderungen der Tränendrüsenregion

Neben den unter 5.8.1 besprochenen entzündlichen Veränderungen können auch neoplastische Infiltrationen der Tränendrüse bei einer Leukose oder bei malignen Lymphomen vorkommen. Früher wurden diese Erkrankungen als Mikulicz-Syndrom zusammengefaßt; wegen der Vieldeutigkeit der Erstbeschreibung ist der Begriff jedoch heute ungebräuchlich.

5.8.3 Abschließende Betrachtungen zu Raumforderungen im Tränendrüsenbereich

Das klinische Vorgehen bei Patienten mit Raumforderungen im Bereich der Fossa lacrimalis wird durch die Unterscheidung in entzündliche, strukturelle und neoplastische Prozesse geprägt. Akute entzündliche Erkrankungen sind durch ihren typischen Verlauf charakterisiert. Wenn erregerbedingte und systemische Ursachen ausgeschlossen sind, scheint ein Therapieversuch mit Steroiden gerechtfertigt. Kommt es innerhalb von Tagen bis maximal 2 Wochen nicht zu einer deutlichen Besserung, ist eine inzisionale Biopsie zur Diagnosensicherung notwendig. Subakute oder chronische Veränderungen mit Entzündungszeichen sollten ohne Vorbehandlung biopsiert werden. Infiltrative Raumforderungen ohne Entzündungszeichen sind ebenfalls eine absolute Indikation zur Biopsie. Das Problem der Patientenbetreuung konzentriert sich auf die Frage, ob eine Raumforderung mit der Diagnose eines pleomorphen Adenoms vereinbar ist oder nicht. Sollte dieser Verdacht bestehen, ist eine Totalexstirpation unter absoluter Schonung der Kapsel die Therapie der Wahl. Das therapeutische Vorgehen wurde bereits in Abb. 5.21 in Anlehnung an die von *Wright* (1982) publizierte Systematik zusammengefaßt.

5.9 Metastasen

Absiedlungen maligner Tumoren stellen ca. 10% aller neoplastischen Raumforderungen der Orbita dar. Bei etwa einem Drittel der Patienten mit Orbitametastasen treten ophthalmologische Symptome vor Bekanntwerden des Primärtumors auf (*Kennedy* 1984).

Da keine Lymphgefäße hinter dem Septum orbitale vorhanden sind, handelt es sich bei Orbitametastasen ausschließlich um hämatogene Absiedlungen. Die Systematik unterscheidet sich damit grundsätzlich von lymphomatösen Neubildungen, die von einigen Autoren grundsätzlich als Systemerkrankung betrachtet werden, auch wenn die erste und einzige Manifestation in der Orbita auftreten kann. Verglichen mit Aderhautmetastasen treten Absiedlungen in den Orbitaweichteilen seltener auf; in einer Autopsiestudie mit 230 Patienten kam es 24mal zu Aderhautmetastasen und 4mal zu Orbitametastasen (*Bloch* und *Gärtner* 1971). Vergleicht man Kinder und Erwachsene, unterscheiden sich die Primärtumoren deutlich. Bei Kindern stehen Neuroblastom, Ewing-Sarkom und der Wilms-Tumor an erster Stelle, bei Erwachsenen mit deutlichem Abstand das Mammakarzinom, gefolgt von Tumoren der Prostata, der Lunge und des Gastrointestinaltraktes.

Klinisches Bild

Die klinische Symptomatik wird im wesentlichen durch die Lage des Tumors in der Orbita bestimmt, weniger durch die Charakteristika des Primärtumors, der häufig auch im histologischen Präparat nur noch schwer zurückverfolgt werden kann. Die Prozesse breiten sich infiltrierend, seltener umschrieben raumfordernd aus. Gut vaskularisierte Strukturen, wie die Augenmuskeln, sind häufig betroffen. Wegen der hämatogenen Aussaat ist den Tumorzellen vor einer Absiedlung in die Orbita immer eine Lungenpassage vorgeschaltet, so daß der bildgebenden Diagnostik der Lunge bei diesen Patienten eine besondere differentialdiagnostische Bedeutung zukommt.

In den Tabellen 5.3 und 5.4 sind Symptome und Befunde, wie sie von *Shields* et al. 1988 auf der Grundlage von 35 Patienten veröffentlicht wurden, zusammengestellt.

In einer kumulativen Statistik aus 195 Patienten mit Orbitametastasen ergibt sich das nachfolgend dargestellte Verteilungsmuster (Tab. 5.5).

Tabelle 5.3 Symptome bei 35 Patienten mit Orbitametastasen.

Symptom*	Anzahl	Prozent
Diplopie	18	51
Exophthalmus	15	49
Palpable Raumforderung	7	20
Schmerzen	7	20
Ptosis	6	17
Bindehaut-Hyperämie/Chemose	6	17
Visusminderung	6	17
Lidödem	2	6
Tränenträufeln	2	6

* Viele Patienten wiesen mehr als ein Symptom auf.
Aus: *Shields, C. L.* et al.: Tumors metastatic to the orbit. Ophthalm. Reconstr. Plast. Surg. 4 (1988) 73–80.

Tabelle 5.4 Ophthalmologische Befunde bei 35 Patienten mit Orbitametastasen.

Befund	Anzahl	Prozent
Strabismus incomitans	21	60
Exophthalmus (>2 mm)	19	54
Tastbare Raumforderung	15	43
Visusminderung	9	26
Exophthalmus	7	20
Afferenter Pupillendefekt	5	14
Netzhaut-/Aderhautfalten	5	14
Verminderte Rückdrängbarkeit des Bulbus	5	14
Lidödem	3	9
Hyposphagma	2	6
Verschluß des Tränen-/Nasengangs	2	6
Enophthalmus	1	3
Optikusatrophie	1	3

Aus: *Shields, C. L.* et al.: Tumors metastatic to the orbit. Ophthalm. Reconstr. Plast. Surg. 4 (1988) 73–80.

Tabelle 5.5 Sitz des Primärtumors bei 195 Patienten mit Orbitametastasen.

Sitz des Primärtumors	Häufigkeit absolut	Prozent
Brustdrüse	82	42
Lunge	25	13
Prostata	13	7
Gastrointestinaltrakt	8	4
unbekannt	22	11
sonstige	45	23

Tabelle modifiziert nach *Shields, C. L.* et al.: Tumors metastatic to the orbit. Ophthalm. Reconstr. Plast. Surg. 4 (1988) 73–80.

Diagnostik

Zur Diagnosesicherung kann bei bekanntem Primärtumor, neben einer offenen Biopsie zur Vermeidung größerer chirurgischer Eingriffe, die Feinnadel-Aspirations-Biopsie eingesetzt werden.

Im nachfolgenden sollen einige Charakteristika der häufigsten Metastasen beschrieben werden.

5.9.1 Metastatische Orbitatumoren des Erwachsenenalters

Mammakarzinom

Bei der Mehrzahl der Frauen ist der Primärtumor zum Zeitpunkt von Orbitasymptomen bekannt und behandelt. Das Intervall zwischen der klinischen Diagnose und den Orbitametastasen wird in der Literatur zwischen 2 und 5 Jahren angegeben. Die seltene scirrhöse Verlaufsform kann frühzeitig zu einer Immobilisation des Bulbus und, aufgrund der Narbenkontraktur, zu einem Enophthalmus mit Entzündungszeichen führen (*Mottow-Lippa* et al. 1981).

Zur bildgebenden Diagnostik bietet sich, wie bei allen metastatischen Prozessen, die Computertomographie an, die in der Lage ist, bei vertretbarem Aufwand die Weichteil- und Knochenbeteiligung präzise zu dokumentieren.

Bronchialkarzinom

Das Bronchialkarzinom führt die Tumorstatistik bei männlichen Patienten an. 70% bis 80% aller Bronchialkarzinome treten bei Männern zwischen dem 45. und 60. Lebensjahr auf. Von den histologischen Subtypen, dem Plattenepithelkarzinom, dem kleinzelligen Karzinom (Oat cell carcinoma) und dem Adenokarzinom tritt die letztgenannte Form, die besonders häufig hämatogen metastasiert, bevorzugt in der Orbita auf. Häufiger als beim Mammakarzinom stellt eine Orbitametastase das Erstsymptom des Tumorleidens dar, so daß einer Orbitabiopsie besondere differentialdiagnostische Bedeutung zukommt (Abb. 5.26).

Prostatakarzinom

Das Prostatakarzinom als dritthäufigste Ursache des Orbitabefalls ist bei der Mehrzahl der Patienten durch ein osteoblastisches Wachstum gekennzeichnet. In diesem Zusammenhang ist auch die höhere Inzidenz von Schmerzen zu verstehen (Abb. 5.27).

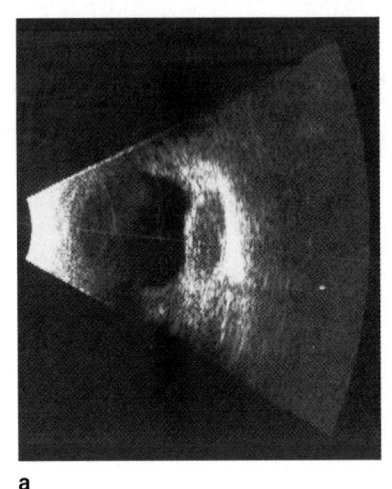

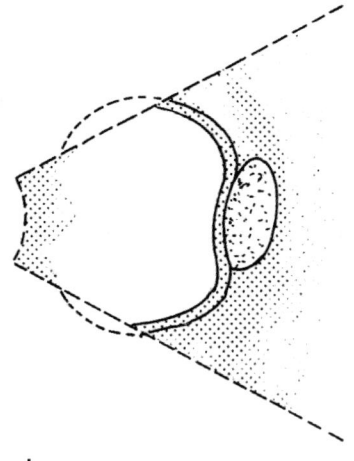

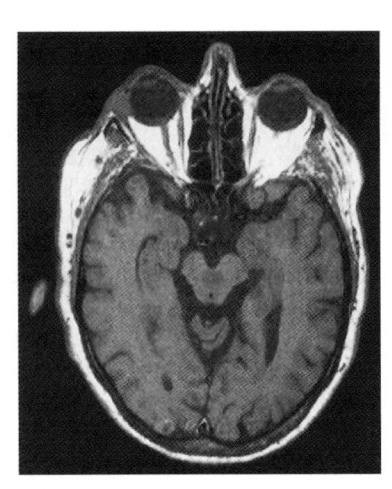

Abb. 5.26a–c 70jähriger Patient. Seit drei Wochen indolente Rötung und derber Tastbefund im Bereich der temporal oberen Orbita rechts, kein Exophthalmus, keine Motilitätsstörung, Bulbusmorphologie und Funktion R/L regelrecht.
a Schnittbildsonographie, sagittal (nach temporal oben). Gering reflektierende, bei Schallkopfkompression den Bulbus imprimierende Raumforderung im Bereich der Fossa lacrimalis.
b Schemazeichnung.
c MRT, transversal, T_1-gewichtet, nativ. Muskelintense, glatt abgesetzte, knollige Raumforderung in der Tränendrüsenregion, retrobulbäres Fettgewebe und knöcherne Orbitawand unbeteiligt.
Beurteilung: Solider raumfordernder Prozeß im Tränendrüsenbereich, der bereits sonographisch sicher zu lokalisieren ist. Die Ausdehnung des Befundes wird im MRT bestätigt. Hinweise auf eine Knochenbeteiligung (die u. U. noch präziser im CT möglich gewesen wären) ergeben sich nicht. Nach Biopsie: Adenokarzinommetastase, nach Primärtumorsuche: **Bronchialkarzinom**.

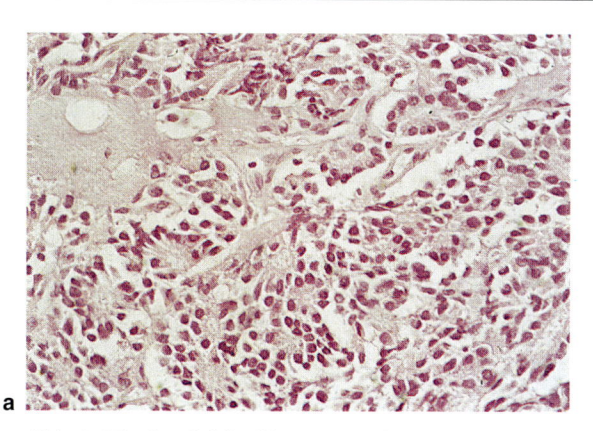

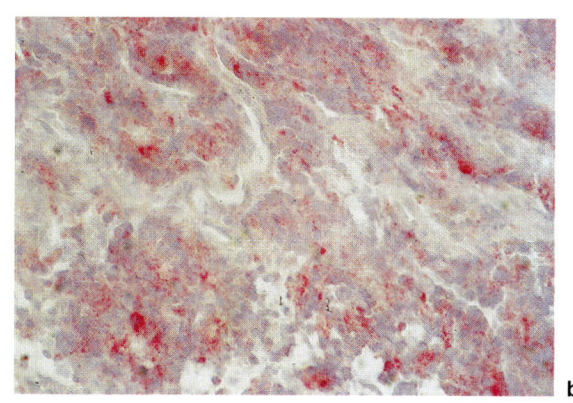

Abb. 5.27 a, b   Orbita-Metastase eines Prostatakarzinoms bei einem 72jährigen Patienten.
a Drüsige Tumorzell-Komplexe (HE-Färbung, 100×).
b Rote Markierung des prostata-spezifischen Antigens (PSA) in den Tumorzellen (immunhistochemischer Nachweis von PSA, 100×).
(Wir danken Herrn Prof. Dr. *H.-J. Schäfer*, Institut für Pathologie der Universität Hamburg, für die Überlassung der Befunde.)

Karzinom des Gastrointestinaltraktes

Karzinome des Gastrointestinaltraktes treten meist als undifferenzierte Wachstumsform in Erscheinung und erfordern bei unbekanntem Primärtumor ein breites Spektrum histopathologischer Techniken zur Unterstützung der Primärtumorsuche (Abb. 5.28).

Weitere seltenere Primärtumoren stellen das Nierenkarzinom, der Karzinoidtumor, das maligne Melanom der Haut, das Hodenkarzinom, das Schilddrüsen- und das Blasenkarzinom dar.

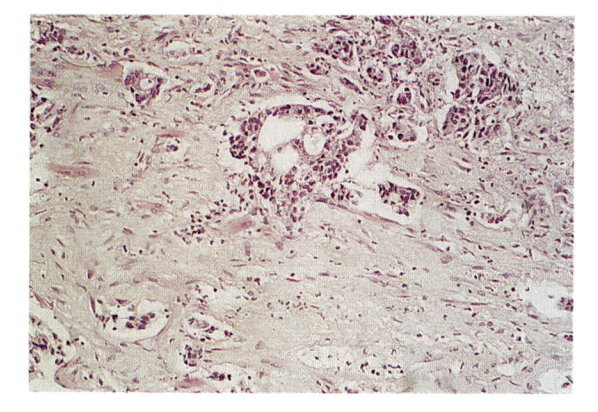

Abb. 5.28   Orbita-Metastase eines Adenokarzinoms des Magens bei einem 69jährigen Patienten (HE-Färbung, 50×).
(Wir danken Herrn Prof. Dr. *H.-J. Schäfer*, Institut für Pathologie der Universität Hamburg, für die Überlassung der Aufnahme.)

5.9.2 Metastatische Orbitatumoren des Kindesalters

Das Spektrum der Primärtumoren im Kindesalter wird durch Embryonaltumoren und Sarkome bestimmt. Am häufigsten kommt das Neuroblastom vor, dann mit deutlichem Abstand das Ewing-Sarkom und der Wilms-Tumor. Leukämische Infiltrate können ebenfalls eine orbitale Raumforderung hervorrufen und werden in Abschnitt 5.10 besprochen.

Neuroblastom

Der Tumor entsteht aus primitiven Neuroblasten des sympathischen Nervensystems (Abb. 5.29) und wird dem Retinoblastom als Ausdruck der malignen Transformation der Neuroblasten des peripheren Nervensystems gegenübergestellt. Meist tritt er in den ersten beiden Lebensjahren auf, häufig im Bereich des Retroperitonealraums, des Mediastinums oder des zervikalen Grenzstranges. Hinter dem orbitalen Rhabdomyosarkom stellt die Neuroblastom-Metastase die zweithäufigste Ursache einer malignen Raumforderung der kindlichen Orbita dar. In einer Serie der Mayo-Klinik (*Henderson* et al. 1980) fanden sich 11 Neuroblastome unter 764 Orbitatumoren entsprechend einer Häufigkeit von 1,4%. In über 95% war die Diagnose zum Zeitpunkt der Orbitamanifestation bekannt und meist Zeichen einer allgemeinen Metastasierung. Bei Einbeziehung der zervikalen Grenzstrangganglien können auch ohne direkte Orbitabeteiligung ein Horner-Syndrom und ein Opsoklonus auftreten.

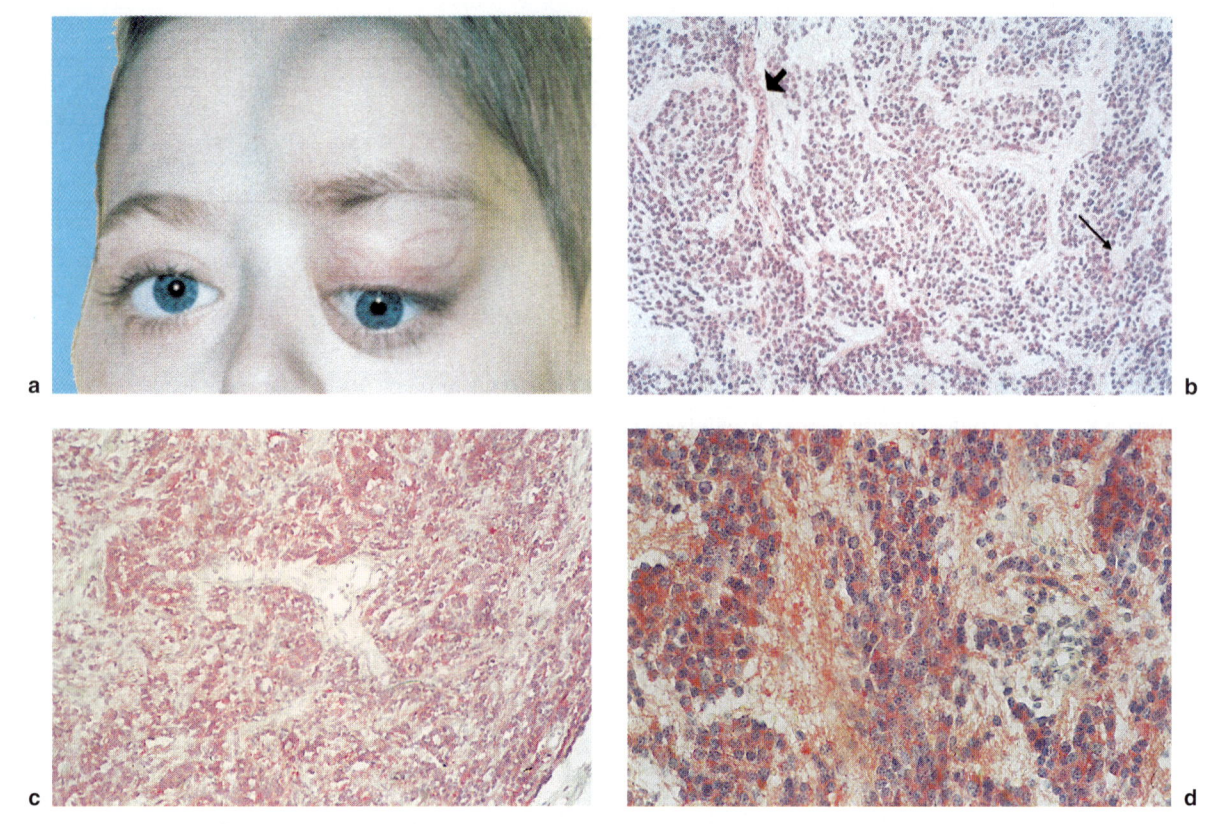

Abb. 5.29 a–d Orbita-Metastase eines Neuroblastoms bei einem 8jährigen Mädchen.
a Durch die Orbita-Metastase bedingte einseitige Protrusio bulbi und Schwellung der Stirn.
b Histologie des Neuroblastoms (Grad 3 n. *Hughes*) mit niedrig differenzierten Neuroblasten; dazwischen kernarme Areale aus Neuropil mit Ausbildung von Tumorzell-Rosetten (langer Pfeil). Tumor durchzogen von schmalen fibrovaskulären Septen (kurzer Pfeil) (HE-Färbung, 50×).
c Entsprechend der neuralen Differenzierung rote Markierung der Tumorzellen in der Färbung auf präsynaptische Vesikel (immunhistochemischer Nachweis von Synaptophysin, 50×).
d Rote Anfärbung der neuronspezifischen Enolase (NSE) in den Tumorzellen und im Neuropil (immunhistochemischer Nachweis der NSE, 100×).
(Wir danken Herrn Prof. Dr. *H.-J. Schäfer*, Institut für Pathologie der Universität Hamburg, für die Überlassung der Befunde.)

Ewing-Sarkom

Das Ewing-Sarkom – ein primärer Knochentumor – tritt meist im Alter zwischen 10 und 25 Jahren auf, metastasiert früh meist in andere Knochen unter Einschluß der Orbitawand. Eine Orbitabeteiligung wurde von *Albert* bei 5 von 12 Patienten, von *Coley* bei 9 von 80 Patienten gefunden (*Coley* et al. 1948, *Albert* et al. 1967).

Wilms-Tumor

Seltene Orbitametastasen treten beim Wilms-Tumor, der ca. 20% aller kindlichen Krebserkrankungen ausmacht, auf (*Apple* 1968).

Maligne Zweittumoren nach erfolgreicher Retinoblastombehandlung

Überlebende, am Auge geheilte Kinder mit erblichen Retinoblastomen entwickeln in einem mit zunehmendem Lebensalter höheren Prozentsatz maligne Zweittumoren, besonders Sarkome im Bereich des Bestrahlungsfeldes der Orbita (*Abramson* et al. 1979). Mit etwa gleicher Häufigkeit konnten jedoch auch bei Patienten ohne Bestrahlung maligne Zweittumoren (zu 80% osteogene Sarkome) nachgewiesen werden, wenn auch die Wahrscheinlichkeit besonders bei höheren Bestrahlungsdosen steigt (*Lommatzsch* und *Werner* 1975).

Siehe Kapitel 11 (Retinoblastom).

Zusammenfassung zu Kap. 5.9 Metastasen

Orbitametastasen stellen ca. 10% aller Raumforderungen dar (ohne Berücksichtigung der endokrinen Orbitopathie). Im Erwachsenenalter liegt der Primärtumor mit Abstand am häufigsten in der weiblichen Brustdrüse, gefolgt von der Lunge und von Tumoren des Gastrointestinaltraktes. Bei Kindern stellt das Neuroblastom die häufigste Ursache dar. Im Gegensatz zu primären Orbitatumoren wachsen Metastasen rasch, sind häufiger schmerzhaft und früh mit Funktionsstörungen (Visusminderungen, Motilitätsstörung) vergesellschaftet. In der Bildgebung erscheinen sie meist als diffuse, zum Teil den Knochen mit einbeziehende infiltrative Raumforderungen.

Zur Diagnosesicherung bietet sich bei einfachem Zugang die direkte inzisionale Biopsie an; gelegentlich kann eine Feinnadel-Zytologie die Diagnose sichern. Meist ist das Auftreten von Orbitametastasen ein schlechtes prognostisches Zeichen, eine lokale Strahlentherapie kann, neben der systemischen Chemotherapie, gelegentlich symptomatisch wirken.

5.10 Lymphoproliferative und leukämische Erkrankungen

Kein anderes Gebiet der Orbitaerkrankungen wurde in den letzten Jahrzehnten so häufig klassifiziert wie das der lymphoproliferativen Erkrankungen. Gründe für wechselnde Betrachtungsweisen liegen vor allem in der Verfeinerung der immunhistochemischen Diagnostik, die dazu geführt hat, daß Lymphome der Orbita grundsätzlich als Neubildungen des Immunsystems betrachtet werden können. Es erfolgte die Unterteilung in B- und T-Zellen sowie der inzwischen sicher mögliche Nachweis mono- oder polyklonalen Charakters auch in der konventionellen Histologie uniform erscheinender Zellpopulationen.

Die Subklassifizierungen führten nicht immer zu klinisch eindeutigen Entscheidungshilfen. Inzwischen ist jedoch ein Stand erreicht worden, in dem neue Erkenntnisse und klinische Pragmasie zu einem gut nachvollziehbaren System geführt haben, das im Kapitel 4.1 (S. 107) ausführlich dargestellt ist.

5.10.1 Das klinische Spektrum lymphoproliferativer Orbitaerkrankungen

Trotz der Verschiedenheit der Histopathologie ist nach Erfahrungen der Arbeitsgruppen um *Rootman*, Vancouver, und um *Wright*, London, eine klinische Einteilung der Erscheinungsformen sinnvoll und hilfreich. Dies ist in Tabelle 5.6 zusammengefaßt und wird im nachfolgenden Text erläutert.

Tabelle 5.6 Klinische Erscheinungsformen lymphoproliferativer und leukämischer Orbitaerkrankungen (modifziert nach *Rootman* 1988).

Klinische Erscheinungsform	Histopathologische Grundlage
Typ I Umschriebene orbitale Raumforderung	– B-Zell-Lymphome – atypische und reaktive Lymphoproliferationen – Weichteilplasmozytome
Typ II Rasch progrediente, infiltrative und diffuse Raumforderungen	– Leukämien (besonders akute lymphoblastische Leukämie) – Superinfektionen (besonders bei immundeprivierten Patienten) – späte Formen des Hodgkin-Lymphoms – maligne Histiozytose
Typ III Per continuitatem die Orbita einbeziehende Raumforderung: – vom Knochen ausgehend – von der Haut ausgehend	– Plasmazelltumoren Histiocytosis X Burkitt-Lymphom myeloische Leukämien T-Zell-Lymphome
Typ IV Neuroophthalmologische Symptomatik	Endstadium lymphoproliferativer und histiozytärer Systemerkrankungen

Die zahlenmäßig häufigste Manifestation stellt der unter Typ I charakterisierte Krankheitsverlauf dar, der durch eine schleichende, schmerzlose Raumforderung gekennzeichnet ist, die meist im vorderen Orbitabereich oder subkonjunktival lokalisiert ist und keine oder minimale Funktionsstörungen (meist geringe Motilitätsstörungen) hervorruft. Histopathologisch liegen in der Regel niedrig maligne Prozesse zugrunde. Die Symptomatik läßt differentialdiagnostisch alle anderen Raumforderungen, die sich schmerzlos entwickeln und sowohl expansiven als auch infiltrativen Charakter haben können, zu. Hierzu gehören umschriebene granulomatöse Entzündungen als auch kleinere expansiv wachsende Tumoren, wie Neurofibrome, Schwannome und zystische Veränderungen (Dermoide, Mukozelen).

Die zweite Verlaufsform ist durch eine rasch zunehmende Symptomatik (innerhalb von wenigen Wochen) und ein vorherrschend infiltratives Wachstum charakterisiert. In der Regel kommt es frühzeitig zu myogenen Motilitätsstörungen, Zeichen einer orbitalen Abflußstörung und gelegentlich zu Bulbusimpressionen. Histopathologisch liegen dieser Verlaufsform gering differenzierte Lymphome oder Systemerkrankungen des hämatologischen Formenkreises zugrunde.

Die dritte und vierte Verlaufsform treten seltener auf und sind durch eine die reinen Orbitasymptome überschreitende Problematik gekennzeichnet.

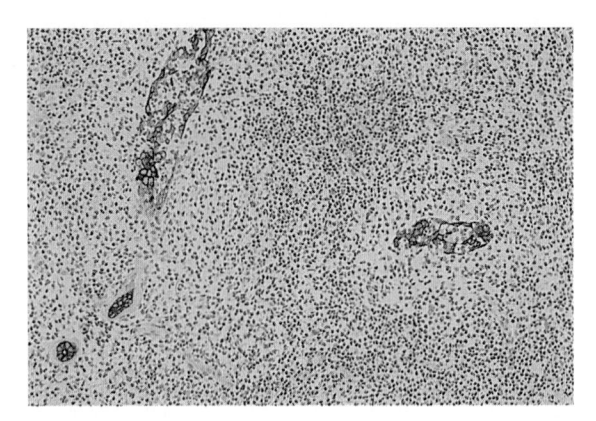

Abb. 5.30 Niedrig malignes B-Zell-Lymphom vom MALT-Typ. Lymphoidzellige Infiltration mit lymphoepithelialen Läsionen im Bereich der Tränendrüse. Immunhistologische Zytokeratin-Darstellung (APAAP-Reaktion, 32fach).
(Wir danken Herrn Dr. med. *G. Stropahl*, Institut für Pathologie der Universität Rostock, für die Überlassung der Befunde.)

5.10.2 Lymphozytische Tumoren

Bei weitgehenden klinischen Überlappungen mit entzündlichen Pseudotumoren sind die lymphozytischen Tumoren durch ihren ausschließlich lympoproliferativen Charakter ohne entzündliche Komponente charakterisiert, die in jeder Form als lokale oder systemische Erkrankungen in Erscheinung treten können. Ähnliche multilokuläre Entstehungsmechanismen werden auch für die maligne Entartung im Bereich des Bronchialepithels diskutiert, wo simultan an mehreren Stellen teilweise unterschiedliche maligne transformierte Zellen am gleichen Patienten auftreten können. Es ist davon auszugehen, daß die grundlegende Pathophysiologie in einer gestörten Immunregulation besteht und Erscheinungsformen häufig eine gewisse Nähe zu Schleimhautoberflächen aufweisen. Möglicherweise spielt die dort besonders intensive Auseinandersetzung mit Allergenen eine Rolle. Wegen histologischer Ähnlichkeiten werden deshalb die Gruppe der Lymphome mit Bindehautkontakt unter die Gruppe der sog. „MALT-Lymphome (Mucosa Associated Lymphoid Tissue)" subsummiert (*Wotherspoon* et al. 1994, *Petrella* et al. 1991) (Abb. 5.30).

Reaktive lymphoide Hyperplasie

Diese Verlaufsform ist durch Bildung von Lymphfollikeln, die naturgemäß polyklonalen Charakter tragen, gekennzeichnet. Es kommt typischerweise zu Hämosiderin-Ablagerungen und Endothelzellproliferationen. Häufiger treten in den gleichen Infiltraten auch reife Lymphozyten, Plasmazellen und Histiozyten auf. Klinisch finden sich schmerzlose knotige Veränderungen, die, sobald sie den sichtbaren Tenonschen Raum betreffen, lachsfarben in Erscheinung treten. Trotz des histologisch eindeutig benignen Charakters können solche reaktiven Veränderungen Ausdruck einer Systemerkrankung darstellen, die ähnliche Veränderungen, z. B. in Speicheldrüsen, im Gastrointestinaltrakt oder in den Atemwegen aufweisen. In Serien aus der Orbitaklinik des Moorfields Eye Hospital in London wurden bei einigen solchen Patienten noch nach mehr als zehn Jahren maligne Transformationen nachgewiesen.

Reaktive lymphoide Hyperplasien sind in der Regel steroidsensibel und sprechen ebenso auf eine niedrig dosierte Strahlentherapie gut an. Im Einzelfall ist zu entscheiden, ob bei fehlender Symptomatik auch eine abwartende Haltung eingenommen werden kann.

Atypische lymphoide Hyperplasie

Diese Verlaufsform ist durch das Fehlen von Keimzentren gekennzeichnet, ohne daß bereits eindeutige Zeichen maligner Entartung vorliegen. Im Patientengut der Arbeitsgruppe von *Rootman* (1988) konnten bei 15 % Manifestationen außerhalb der Orbita nachgewiesen werden. Im Gegensatz zu den klassischen reaktiven lymphoiden Hyperplasien sprechen diese Läsionen kaum oder gar nicht auf eine Steroidbehandlung an, so daß in aller Regel in Absprache mit dem Onkologen im Einzelfall über eine zytostatische Therapie ± Strahlentherapie entschieden werden muß.

Non-Hodgkin-Lymphome

Intensive Bemühungen um eine Vereinheitlichung der Klassifikation der Lymphome mündeten in einer klaren Trennung zwischen den Spielarten der Lymphogranulomatose (M. Hodgkin) und der großen Gruppe der sog. Non-Hodgkin-Lymphome. In letzterer Gruppe sind Varianten von geringgradig malignen bis hoch malignen möglich. Alle diese Formen können die Orbita betreffen (Abb. 5.31).

Klinisches Bild

Klinisch stellen die Lymphome die größte Gruppe der lymphoproliferativen Erkrankungen der Orbita dar. Typischerweise treten sie im 6. und 7. Lebensjahrzehnt auf, nur sehr selten bei Kindern. Sie sind klinisch keinesfalls von lymphoiden Hyperplasien zu unterscheiden, auch wenn sie statistisch in höherem Maße infiltratives Wachstum aufweisen. Allein aus diesen starken Überlappungen ergibt sich die Notwendigkeit einer histopathologischen Diagnostik bei allen Spielarten lymphozytärer Raumforderungen der Orbita. In der Regel sind die vordere, obere oder laterale Orbitaregion betroffen; nahezu immer liegt der größte, wenn nicht einzige Tumoranteil außerhalb des Muskelkonus. Eine bevorzugte Lokalisation stellt die Fossa lacrimalis dar, gelegentlich mit infiltrativem Charakter im Bereich der Tränendrüse. Knochen werden selten arrodiert; bei 25 % der in der Literatur publizierten Patienten ist primär ein bilateraler Befall feststellbar. In der Vancouver-Serie konnte bei 15 % aller Patienten zusätzlich eine Manifestation außerhalb der Orbita bei den am stärksten entdifferenzierten Lymphomen bei jedem zweiten Patienten bereits eine systemische Manifestation nachgewiesen werden. Lymphomatöse Absiedlungen können auch gelegentlich als Ausdruck eines paraneoplastischen Syndroms aufgefaßt werden, oder sie treten im Rahmen des Sjögren-Syndroms, des Morbus Waldenström oder chronischer lymphatischer Leukämien auf.

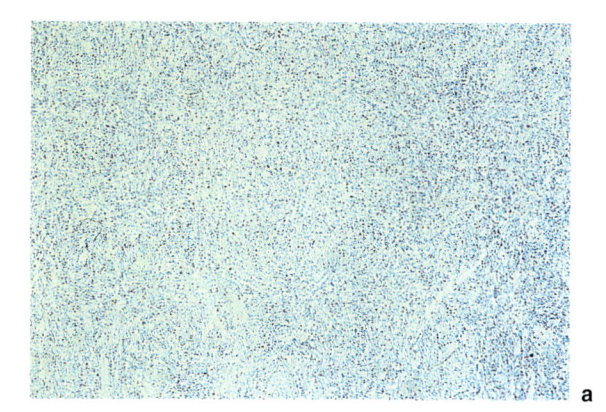

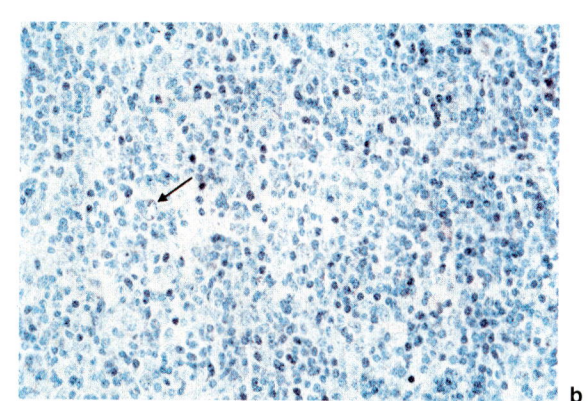

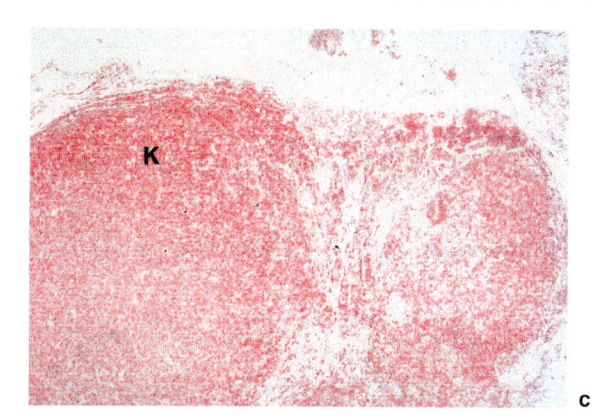

Abb. 5.31 a–c Infiltration der Orbita durch ein **niedrigmalignes follikuläres Keimzentrumslymphom** lt. REAL-Klassifikation (= follikuläres zentroblastisch-zentrozytisches Lymphom lt. KIEL-Klassifikation) bei einem 73jährigen Patienten.
a Dichtes, verwaschen follikulär aufgebautes Lymphom-Infiltrat (Giemsa-Färbung, 25 ×).
b In den neoplastischen Follikeln kleine atypische Zentrozyten und einige eingestreute größere atypische Zentroblasten (Pfeil) (Giemsa-Färbung, 100 ×).
c In der Färbung auf bcl-2 kräftige rote Markierung der malignen Keimzentrumszellen (K) im Gegensatz zum negativen Reaktionsausfall in nicht-tumorösen Keimzentren (immunhistochemischer Nachweis von bcl-2, 25 ×).
(Wir danken Herrn Prof. Dr. *H.-J. Schäfer*, Institut für Pathologie der Universität Hamburg, für die Überlassung der Befunde.)

Zusammenfassende diagnostische und therapeutische Überlegungen

Lymphoproliferative Raumforderungen der Orbita betreffen in der Regel Patienten höheren Lebensalters. Das klinische Bild wird von schleichendem Beginn, chronischem Verlauf und geringer Funktionseinschränkung geprägt.

Die Sonographie charakterisiert die Läsionen als gering reflektierende, meist infiltrativ, seltener expansiv wachsende Raumforderungen. In der Regel reicht diese Information zur bioptischen Sicherung der Diagnose aus. Im Computertomogramm erscheinen die Raumforderungen muskelisodens; die Magnetresonanztomographie liefert keine zusätzlichen Informationen. Grundsätzlich muß die Erkrankung als eine potentiell multilokuläre oder als eine Systemerkrankung betrachtet werden. Der Malignitätsgrad ist nur durch histopathologische, einschließlich immunzytochemischer Untersuchungen möglich. Selbst ein differenzierter histopathologischer Befund stellt nur eine Momentaufnahme des Erkrankungsgeschehens dar. Späte maligne Transformationen (nach Jahren und Jahrzehnten) sind möglich.

Behandlungskonzepte reichen von einer Verlaufskontrolle über eine systemische Steroidtherapie bis zu zytostatischer Therapie unter Einschluß einer niedrig dosierten Bestrahlung der Orbitaregion.

Die Kriterien stellen dabei:

1. das Vorliegen einer Funktionsbeeinträchtigung orbitaler Strukturen,
2. der Malignitätsgrad und
3. das Vorhandensein und das Verteilungsmuster extraorbitaler Manifestationen dar.

Ziel ist es, bei der Biopsie soviel Tumorgewebe wie möglich, ohne dabei Risiken für die Nachbarstrukturen einzugehen, zu entnehmen, was gelegentlich bereits zu einer Verbesserung der Motilität oder einer begrenzten Dekompression der Orbita führt.

Findet sich keine extraorbitale Manifestation, wird in Abhängigkeit vom Malignitätsgrad vom Onkologen die Entscheidung getroffen, ob eine lokale Strahlentherapie ausreicht oder eine Chemotherapie angeschlossen werden muß. Ist eine Tumorvolumenreduktion durch die Probeentnahme nur unzureichend möglich und handelt es sich um Lymphome höheren Malignitätsgrades (Stadium II bis V), erscheint es sinnvoll, die Wirkung der dann immer indizierten Chemotherapie auf den Orbitabefund abzuwarten. Bei verbleibendem Tumorrest (ggf. nach Second-look-Operation) ist über eine lokale Bestrahlung zu entscheiden.

Die Therapiekontrollen sind bisher nicht vereinheitlicht; als Zytostatika kommen in der Regel Cyclophosphamid, Vincristin, Doxorubicin in aller Regel in Kombination mit Prednisolon in Frage. Die lokale Strahlentherapie richtet sich nach dem computertomographischen Befund, wobei in der Regel ein vorderes mit einem lateralen Feld kombiniert wird und Strahlendosen in Abhängigkeit vom Malignitätsgrad zwischen 20 und 50 Gray notwendig werden.

Die Prognose der Orbitalymphome ist wesentlich vom Differenzierungsgrad abhängig. Primäre, auf die Orbita begrenzte Infiltrationen entwickeln zu ca. 50% nach fünf Jahren eine Systemerkrankung, und selbst als lymphoide Hyperplasien eingeordnete Befunde führen in ca. 5% nach fünf Jahren zu einer Systemerkrankung des lymphoproliferativen Systems. Aus dieser Erkenntnis heraus sollten Patienten grundsätzlich ophthalmoonkologisch und allgemein onkologisch in regelmäßigen Abständen nachuntersucht werden; es empfehlen sich Halbjahresintervalle.

5.10.3 Plasmazelltumoren der Orbita

Verglichen mit den lymphoproliferativen Erkrankungen aus dem Spektrum der Non-Hodgkin-Lymphome sind plasmazelluläre Infiltrationen der Orbita eher selten. Sie treten grundsätzlich in den gleichen Spielarten wie in Tabelle 5.6 beschrieben auf und reichen von polyklonalen reaktiven Veränderungen, die auf die Orbita begrenzt sind, über solitäre Plasmozytome bis hin zur Einbeziehung der Orbita in das Erkrankungsbild des multiplen Myeloms. Besonders bei dieser Manifestation sind häufig knöcherne Veränderungen nachweisbar, was den Einsatz der Computertomographie als bildgebende Methode der Wahl erscheinen läßt (Abb. 5.32).

Die Therapie richtet sich nach dem Malignitätsgrad und dem Verteilungsmuster und ist grundsätzlich eine interdisziplinäre Aufgabe, in der Regel unter Federführung des Onkologen.

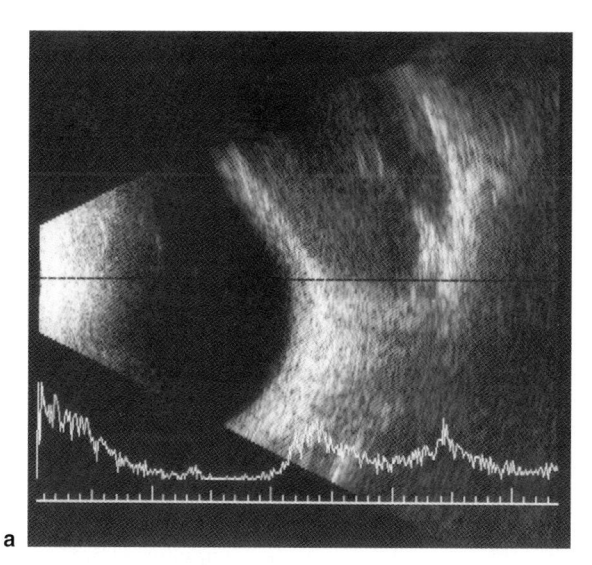

5.10 Lymphoproliferative und leukämische Erkrankungen

Abb. 5.32 a–d 45jährige Patientin mit seit drei Wochen progredienter Oberlidschwellung, seit zwei Wochen langsam zunehmender Exophthalmus links, seit drei Tagen Doppelbildwahrnehmung, vor allem in Abduktion. Exophthalmometer nach *Hertel*: Seitendifferenz 4 mm.
a Schnittbildsonogramm durch die temporal obere Orbitaregion. Die Orbitaweichteile sind durch eine expansiv wachsende, gering reflektierende Struktur verdrängt: der Bulbus ist geringfügig imprimiert. Im Tumorinneren entsteht der Eindruck, als ob der palpebrale vom orbitalen Anteil der Tränendrüse zu trennen ist und beide Anteile pathologisch vergrößert sind.
b CT, koronar, nativ. Destruktionen an der linken oberen lateralen Orbita (Facies orbitalis/Margo supraorbitalis) mit Kontinuitätsunterbrechung zur mittleren Schädelgrube.
c MRT, koronar, T_2-gewichtet/IR-Sequenz, nativ.
d MRT, koronar, T_1-gewichtet, nach KM-Gabe.
Im linken oberen äußeren Quadranten relativ homogene, KM-anreichernde Raumforderung, die sich vom Markraum des orbitalen Os frontale verdrängend nach bulbär vorwölbt; zusätzlich enge Anlagerung an die zerebralen Strukturen (Dura).
Beurteilung: Der homogene, vom Knochen ausgehende Befund spricht für ein **Plasmozytom** (Histologie: plasmozytisch-plasmoblastischer Typ) mit intrakraniellem Durchbruch. Allein bildmorphologisch sind eine Metastase bzw. ein hochmalignes Lymphom (z. B. der Tränendrüse) nicht auszuschließen.

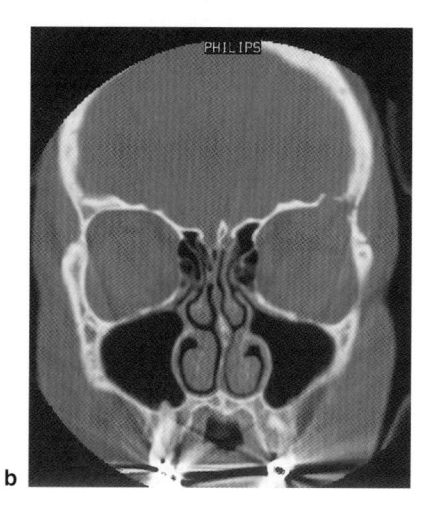

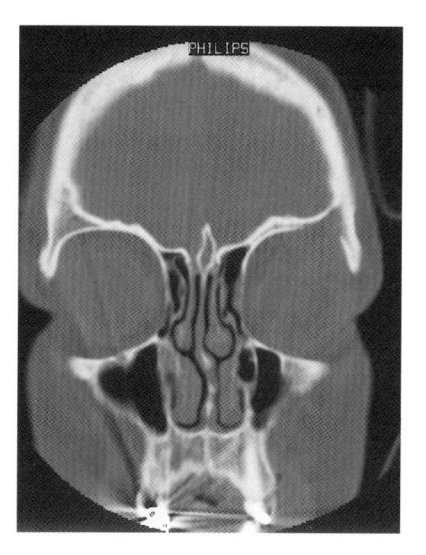

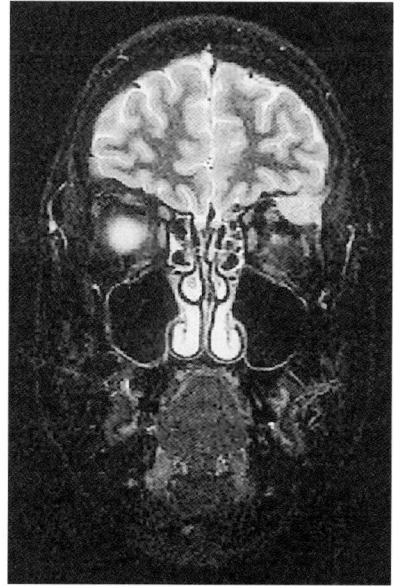

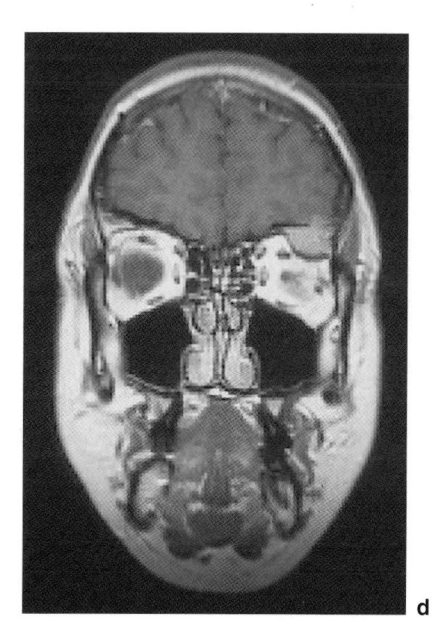

5.10.4 Andere lymphoproliferative und leukämische Erkrankungen

Undifferenzierte Lymphome vom Burkitt-Typ

Beim Burkitt-Lymphom handelt es sich um ein hoch malignes, undifferenziertes Lymphom, das in Zentralafrika endemisch vorkommt und bei uns extrem selten auftritt. Es hat pathogenetisch Modellcharakter, weil davon ausgegangen werden kann, daß das Epstein-Barr-Virus an seiner Entstehung beteiligt ist und als Kofaktor eine Immunstimulation durch Malaria von Bedeutung ist. 60% aller Lymphome treten primär im Gesichtsbereich auf, meist im Kindes- und jungen Erwachsenenalter. Die Prognose ist schlecht, konnte jedoch durch den Einsatz moderner Chemotherapeutika verbessert werden.

Leukämien

In Spätstadien meist lymphoblastischer Leukämien kommt es bei ca. 2% zu infiltrativen Raumforderungen der Orbita, die klinisch dem Typ III in Tabelle 5.6 zuzuordnen sind. Die Behandlung entspricht der der Grunderkrankung (Abb. 5.33).

Morbus Hodgkin

Die Lymphogranulomatose betrifft nur selten die Orbita; *Rootman* geht von 10 zitierten Fällen in der Weltliteratur aus, und auch dann tritt es im Endstadium der Erkrankung auf, so daß therapeutisch und differentialdiagnostisch aus der Sicht des Augenarztes wenig beizutragen ist.

5.10.5 Histiozytosen

Histiocytosis X

Die Erkrankung Morbus Hand-Schüller-Christian, Morbus Letterer-Siwe und das eosinophile Granulom werden unter dem Oberbegriff Histiocytosis X zusammengefaßt, ohne daß eine kausale Pathogenese bekannt ist. Die Erkrankungen verbindet das histologische Bild der an der Infiltration beteiligten Histiozyten. Bevorzugt werden Kinder betroffen, wobei bei 10% aller Patienten primär die Orbita beteiligt ist. Gemeinsam ist den Erkrankungen die frühzeitige knöcherne Beteiligung und das nach bioptischer Sicherung hochgradig verzögerte Wundheilungsverhalten.

5.11 Raumforderungen der Tränensackregion

Die mit Abstand häufigsten Raumforderungen im Bereich der ableitenden Tränenwege entstehen durch den Aufstau von Sekret aus den Becherzellen der ableitenden Tränenwege. Neoplasien stellen Raritäten dar, die in der Regel nach histologischer Aufarbeitung zu Einzelpublikationen Anlaß geben. *Font* berichtet in seinem 1986 erschienenen Übersichtsreferat über 300 Fälle von primären Raumforderungen der Tränendrüsenregion in

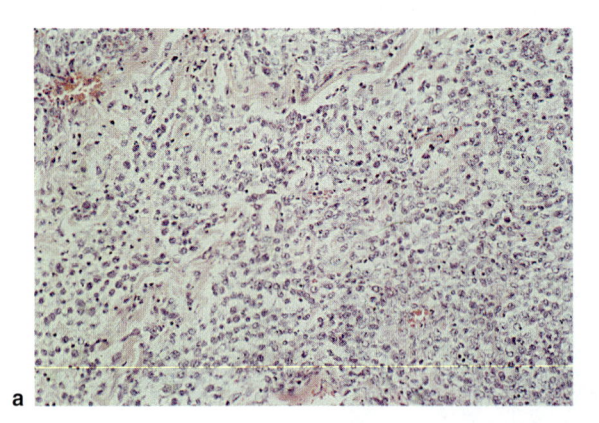

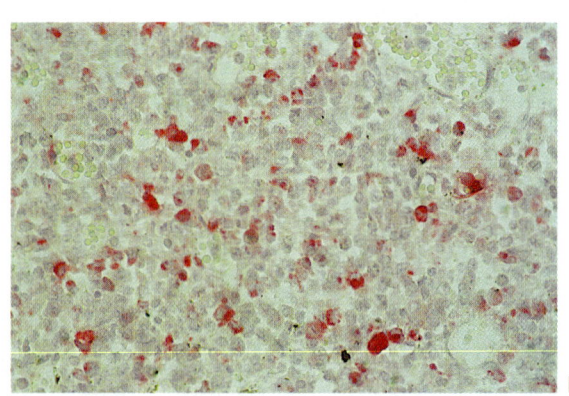

Abb. 5.33 a, b Orbita-Infiltrat einer akuten myeloischen Leukämie (AML) bei einem 11jährigen Jungen.
a Dichte Infiltration des Bindegewebes durch leukämische Blasten (HE-Färbung, 50×).
b Identifikation der Tumorzellen als atypische Myeloblasten durch rote Markierung der Myeloperoxidase (immunhistochemischer Nachweis der Myeloperoxidase, 100×).
(Wir danken Herrn Prof. Dr. *H.-J. Schäfer*, Institut für Pathologie der Universität Hamburg, für die Überlassung der Befunde.)

der Weltliteratur. Etwa ¼ dieser Fälle kann als Pseudotumoren oder Granulome eingestuft werden, 75% als echte maligne Raumforderungen. Hier überwiegen Karzinome. An nicht epithelialen Tränensacktumoren wurden fibröse Histiozytome, Angiosarkome und pyogene Granulome beschrieben. Einzelne Berichte über Melanome des Tränensacks gehen davon aus, daß diese Lokalisation durch Einwachsen eines Hautmelanoms entsteht oder Tumorzellen kanalikulär bei konjunktivalen oder Lidmelanomen im Tränensack angesiedelt wurden. Selten wird die Tränensackregion von Basaliomen der Haut und sekundären Tränenwegsstenosen oder durch Malignome von den Nebenhöhlen ausgehend infiltriert und stenosiert.

Klinisches Bild

In der Regel führen Epiphora und/oder palpable Resistenzen der Tränensackregion zum Arztbesuch. Bei einem Viertel der Patienten zeigte sich das Bild einer chronischen Dakryozystitis (*Rayan* und *Font* 1973). Als charakteristisch wird die Kombination von blutigen Tränen und einer mäßig schmerzhaften Schwellung betrachtet (*Rayan* und *Font* 1973). Bei jüngeren Patienten finden sich häufiger gutartige Papillome; der jüngste Patient mit einem Karzinom war in der zitierten Serie 41 Jahre alt, der älteste 75 Jahre.

5.11.1 Karzinome des Tränensacks

Die Diagnose wird in der Regel bei der histologischen Untersuchung im Rahmen einer Dakryozystorhinostomie gestellt; klinisch gibt es keine verläßlichen Kriterien für das Vorliegen eines Tränensackkarzinoms, so daß alle intraoperativ verdächtigen Befunde im Rahmen der Tränenwegschirurgie einer histologischen Untersuchung zugeführt werden sollten.

Therapie: Falls nicht durch eine gezielte Biopsie gesichert, wird entsprechend der im Rahmen der Reanastomosierung durchgeführten Probeentnahme die Exstirpation des Tränensacks, einschließlich einer Resektion der umgebenden knöchernen Strukturen erfolgen. Die Rezidivneigung wird in der Literatur zwischen 15% und 50% angegeben. Die Angaben über die Letalität schwanken zwischen 7% und 38% (*Lieb* 1988).

5.12 Therapeutische Aspekte

5.12.1 Chirurgisches Vorgehen

Die Planung einer chirurgischen Intervention und ihr Zeitpunkt werden von der Verdachtsdiagnose und der Lokalisation der Raumforderung bestimmt. Insbesondere moderne bildgebende Verfahren gestatten es, den Prozeß sehr gezielt aufzusuchen und das chirurgische Risiko sowie die Morbidität zu minimieren. Vor der Einführung weichteildiagnostischer Verfahren spielte der große neurochirurgische Zugang und das intraoperative Suchen nach der Läsion eine wesentliche Rolle; beides konnte heute zugunsten minimal invasiver Techniken verlassen werden.

An chirurgischen Konzepten stehen

- die inzisionale Biopsie,
- die Exzision einer Raumforderung innerhalb einer vorgegebenen Kapsel oder Pseudokapsel,
- die Exenteratio orbitae

zur Verfügung.

Rekonstruktive Maßnahmen können rein weichteilchirurgisch, wie das Auffüllen einer Exenterationshöhle durch den Musculus temporalis oder in Verbindung mit epithetischen Versorgungen zum Teil über knochenverankerte Haftmagnete erfolgen.

Folgende chirurgische Zugänge zur Exploration der Orbita stehen zur Verfügung:

Vordere Orbitotomie

Prinzip: Zugang über einen Haut- oder Bindehautschnitt ohne Eröffnung des Periosts oder knöcherner Strukturen. Dieser Zugang wird in der Regel zur inzisionalen Biopsie, zur Exstirpation von kleineren Dermoiden oder Zysten, gelegentlich auch zur Entbindung kleiner und mittelgroßer kavernöser Hämangiome eingesetzt.

Laterale Orbitotomie

(Operation nach *Krönlein*, modifiziert nach *Wright*)

Prinzip: Entfernung der lateralen knöchernen Orbitawand, deren vordere Begrenzung nach Beendigung der Orbitaexploration wieder eingesetzt wird. Die früher übliche Verdrahtung wird heute meist durch stärkeres, resorbierbares Nahtmaterial ersetzt, um spätere kernspintomographische Untersuchungen nicht zu behindern.

Der Zugang zur knöchernen Orbita kann über eine Hautinzision direkt über dem zu exstirpierenden Knochen bogenförmig oder über eine koronare Schnittführung hinter dem Haaransatz erfolgen. Auf letztgenannte Weise wird eine sichtbare Narbe bei entsprechendem Haaransatz vollständig vermieden (Abb. 5.34).

Mediale Orbitotomie

Der chirurgische Zugang zur Orbita von medial wurde besonders in der Zeit vor der Computertomographie von Hals-Nasen-Ohren-Ärzten bevorzugt (*Mennig* 1970). Er erleichtert den intraoperativen Tastbefund der zur Tumorlokalisation damals von großer Bedeutung war. Auch wegen der gelegentlich auftretenden postoperativen Motilitätsstörungen im Sinne eines Strabismus convergens durch Verlagerung der Abrollstrecke des Musculus medialis wird dieser Zugang nur noch selten eingesetzt.

Obere Orbitotomie

Dieser interdisziplinär durchgeführte Zugang erlaubt eine Entdachung der Orbita und bezieht als Manipulationsraum den Sinus frontalis ein.

Exenteratio orbitae

Die Entfernung des gesamten Orbitainhalts unter Mitnahme des Periosts stellt die Ultimo ratio bei malignen Prozessen, die die Orbitawand erreicht haben und gelegentlich bei bakteriellen, nicht beherrschbaren Orbitaaffektionen zur Vermeidung einer aufsteigenden Sinusthrombose dar. Sie kann in Einzelfällen unter Erhalt der Lider durchgeführt werden; in der Regel bezieht die Schnittführung alle Lidstrukturen und den gesamten Periostschlauch bis zur Orbitabasis ein. In Abhängigkeit von der Tiefenausdehnung des Prozesses kann ein unterschiedlich ausgeprägter Weichgewebestumpf in der Orbitaspitze belassen werden, der

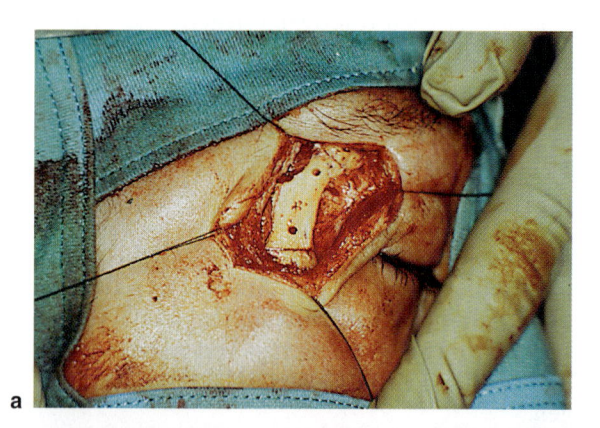

Abb. 5.34 a–d Laterale Orbitotomie.
a Freigelegter temporaler Orbitarand am Jochbeinfortsatz, durch Sägeschnitte und Bohrlöcher für die temporäre Entnahme vorbereitet.
b Entferntes Knochensegment mit Blick auf den Tumor.
c Refixation der Knochenspange durch kräftige monofile Nähte.
d Zustand nach lateraler Orbitotomie mit liegender Saugdrainage.

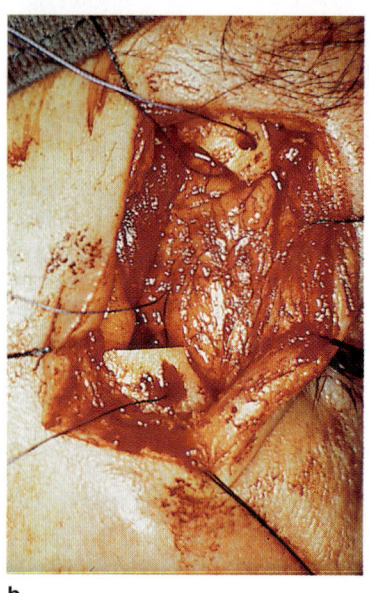

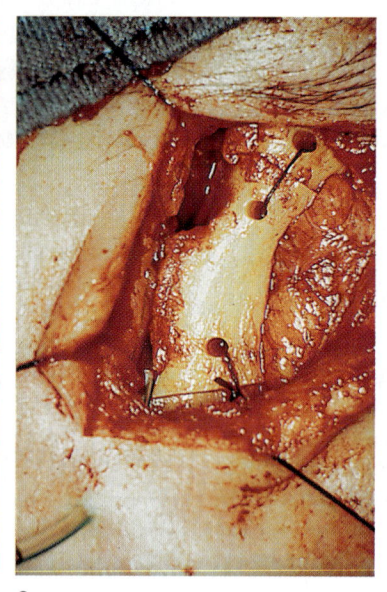

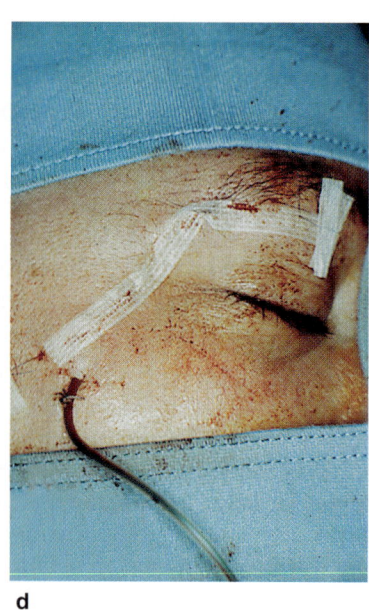

als Ausgangspunkt des Granulationsprozesses dient. Die langwierige Nachbehandlung (feuchte Verbände über mehrere Monate) erfordert einen hohen pflegerischen Aufwand; das kosmetische Endergebnis ist in aller Regel befriedigend und führt zu einer eher flach ausgeprägten Mulde, die durch eine brillengetragene oder knochenverankerte Epithese abgedeckt wird.

Die Exenteratio orbitae kann je nach Ausdehnung des Befundes erweitert werden bis hin zur Hemifaciektomie. Wegen der bisher nicht sicher nachgewiesenen Verbesserung der Prognose quo ad vitam bei ausgedehnten malignen Prozessen wird jedoch meist auf eine ultraradikale Chirurgie zugunsten der Kombination mit einer nachfolgenden palliativen Strahlentherapie verzichtet.

5.12.2 Strahlentherapeutische Prinzipien

Die Strahlentherapie kann als Teletherapie mit unterschiedlichen, möglichst die Linse aussparenden Stehfeldern durchgeführt werden. In Einzelfällen wurden die Implantation von Jod-125-Seeds zur Brachytherapie eingesetzt oder Afterloading-Therapieverfahren versucht (Abb. 5.35).

5.12.3 Zytostatika-Therapie

Besteht Verdacht auf eine Systemerkrankung des proliferativen oder hämatopoetischen Systems, wird im Rahmen eines Konsils unter Beteiligung des Onkologen, Strahlentherapeuten und Orbitachirurgen das Therapiekonzept festgelegt, das individuell ausgearbeitet wird, wobei besonders bei einem kindlichen Rhabdomyosarkom inzwischen etablierte Therapieprotokolle zur Verfügung stehen.

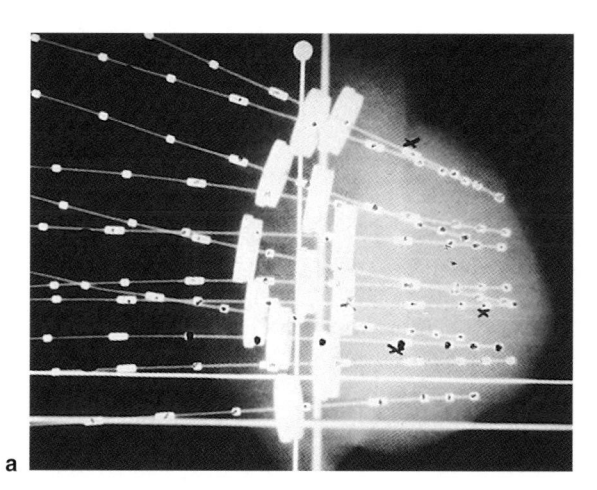

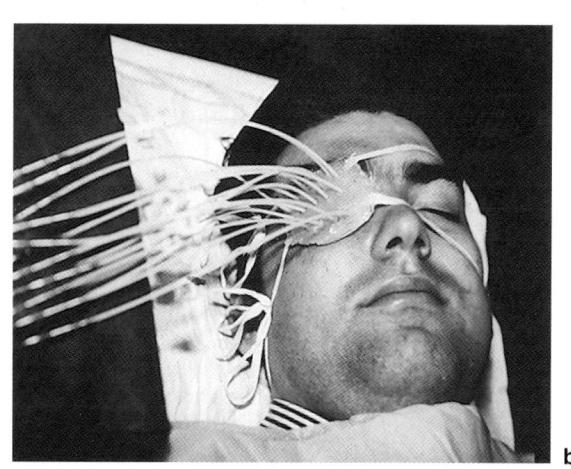

Abb. 5.35a, b 26jähriger Patient; Visus R/L: 1,2; seit drei Monaten rechts temporal Lidschwellung und zunehmend Doppelbildwahrnehmung.
Im CT (ohne Abbildung) Raumforderung in der Tränendrüsenregion. Durch inzisionale Biopsie **adenoid-zystisches Karzinom der Tränendrüse** gesichert. Nach Exenteratio orbitae kombinierte Strahlentherapie (47 Gy Teletherapie, 20 Gy Brachytherapie).
a Röntgenbild der Moulage zur Bestrahlungsplanung.
b Bestrahlungssituation drei Wochen nach Exenteratio orbitae, Moulage in situ.
Verlauf: Ein Jahr nach Bestrahlung Lebermetastasen, aber kein lokales Rezidiv.
(Aus: *Bacskulin, A., M. Ehrhardt, M. Strietzel* et al.: An adjuvant afterloading brachytherapy device for use after orbital exenteration in patients with orbital malignancies. German J. Ophthalmol. 5 (1997) 484–488.)

Zusammenfassung zu Kap. 5
Tumoren der Orbita

Primäre und metastatische Tumoren der Orbita erfordern in besonderem Maße die Zusammenarbeit zwischen Ophthalmologen, Otorhinologen, Neurochirurgen, Kieferchirurgen, Onkologen, Radiologen und bei Tumoren im Kindesalter auch mit Pädiatern, damit zielgerichtet ein optimaler Behandlungsweg für den betroffenen Patienten beschritten werden kann.

Moderne bildgebende Verfahren wie Ultrasonographie, Computertomographie und die Kernspintomographie liefern ausreichende Daten über die Tumorgröße, seine Lokalisation sowie seine Abgrenzung zum Nachbargewebe. Die histologische Diagnose, wozu Material durch eine Probeexzision gewonnen werden kann, bestimmt das weitere therapeutische Verfahren. Abgesehen von seltenen Geschwulstformen können folgende Tumorarten klinisch bedeutungsvoll werden: Tumoren der Blut- und Lymphgefäße (Hämangiome, Lymphangiome), Tumoren des Sehnervs und der Hirnhäute (juveniles pilozytisches Astrozytom, Optikusscheidenmeningeom), mesenchymale Tumoren (Rhabdomyosarkom im Kindesalter), Tumoren der Tränendrüse (pleomorphes Adenom, Adenokarzinom, metastatische Tumoren, lymphoproliferative Tumoren sowie raumfordernde Neoplasien der tränenableitenden Wege (Karzinom des Tränensackes).

Mit Hilfe der Orbitotomie unter Benutzung verschiedener Zugangswege (mediale, laterale oder transkraniale Orbitotomie) gelingt die Tumorexstirpation unter Erhaltung des Auges und weitgehend auch seiner Funktion. Bei ausgedehnten Prozessen muß die Exenteratio orbitae ausgeführt werden, wobei heutzutage eine kosmetisch befriedigende epithetische Versorgung möglich ist. Die Strahlentherapie unter Schonung des Bulbus ist besonders bei lymphoproliferativen Läsionen erfolgreich. Auch bei anderen malignen Tumoren, die nicht vollständig chirurgisch entfernt werden können (z. B. Tränendrüsenkarzinome) oder inoperabel erscheinen, sollte die Strahlentherapie erwogen werden.

Besonders beim kindlichen Rhabdomyosarkom der Orbita konnte durch eine sinnvolle Kombination von Chemotherapie, Strahlentherapie und schonender Chirurgie die Heilungs- und Überlebensrate bedeutend verbessert werden. Nach *Sagermann* (1993) diente das orbitale Rhabdomyosarkom als Paradigma für die Bestrahlungsbehandlung und dient immer noch als Paradigma für die Krebsbehandlung im allgemeinen. Die Wichtung von Chirurgie, Bestrahlung und Chemotherapie bei den einzelnen Krankheitsbildern und insbesondere beim Rhabdomyosarkom erfordert eine kontinuierliche Überprüfung und wird durch physikalische (d. h. Computertomographie, Kernspintomographie) und biologische (d. h. genetische) Entwicklungen vorangetrieben. Ein optimales Zusammenspiel der therapeutischen Möglichkeiten ergibt beim orbitalen Rhabdomyosarkom des Kindesalters Überlebensraten von mehr als 90%, so daß unsere Aufmerksamkeit jetzt auf die Verringerung nachteiliger Folgen der therapeutischen Bemühungen gerichtet werden kann (*Donaldson* und *Anderson* 1997).

Danksagung
Der Autor bedankt sich bei Herrn Prof. Dr. *H.-J. Schäfer*, Institut für Pathologie der Universität Hamburg und Herrn Dr. *G. Stropahl*, Institut für Pathologie der Universität Rostock für die anregenden Diskussionen und die Bereitstellung der histopathologischen Befunde sowie bei Frau Dipl.-Päd. *C. Große* für die redaktionelle Unterstützung bei der Erstellung des Manuskripts.

Teil IV: Intraokulare Tumoren

6 Tumoren der Iris und des Ziliarkörpers

P. K. LOMMATZSCH

6.1 Tumoren der Iris

Die Geschwülste der Iris sind selten und entwickeln sich vorwiegend aus den pigmentierten Zellen des Irisgewebes. Nach *Green* (1986) lassen sich folgende maligne und benigne Tumorarten der Iris unterscheiden: Irisnävi, Irismelanome, Iriszysten, juvenile Xanthogranulome, Leiomyome, Leiomyosarkome, Hämangiome, Varixknoten, Rhabdomyosarkome, Neurofibrome, Granularzelltumoren (Granularzellmyoblastom), Xanthome, Tumoren des Pigmentepithels und metastatische Tumoren. Choristome der Iris werden sehr selten beobachtet, sie erstrecken sich in der Regel auch auf den Ziliarkörper.

6.1.1 Nävus der Iris

Nävi der Iris sind durch eine Anreicherung von abnormalen melanozytischen, das normale Irisstroma verdrängende Zellen gekennzeichnet. Sie entwickeln sich besonders während der Pubertät oder frühen Jugend und finden sich bevorzugt im unteren Irisbereich. Nävi stellen die häufigsten Tumoren der Iris dar. Lokalisierte Nävi sind in der Regel rund, auch manchmal von irregulärer Struktur. Ihre Pigmentierung variiert beträchtlich. Bei stark pigmentierten Nävi erkennt man an der Spaltlampe keine Gefäße, während die pigmentarmen Nävi eine transparente glasige Struktur aufweisen, durch die man das tumoreigene Gefäßsystem erkennen kann. Nävi besitzen keine progressiven Wachstumseigenschaften. Pupille, Linse oder der Kammerwinkel können sekundäre Veränderungen aufweisen, ohne daß in solchen Fällen Rückschlüsse auf eine Umwandlung in ein Melanom gezogen werden dürfen. Eine entrundete Pupille oder ein Ectropium iridis sind bei Nävi in Pupillennähe häufig anzutreffen. Selten kann man sehr langsam über Jahrzehnte hin wachsende Nävi beobachten, die auch die Sklera durchwachsen und sich unter der Bindehaut ausbreiten (Abb. 6.1 a–e). Auch eine lokale, nicht fortschreitende Linsentrübung an der Stelle des Nävus ist nicht immer ein Zeichen von Malignität. Abgeschilferte Zellen oder Pigment können vom Nävus in das Kammerwasser gelangen und im Trabekelwerk eine intensive Pigmentierung erzeugen, was Anlaß zu einem Sekundärglaukom sein kann. Auch durch eine spontane Nekrose kann dieser Vorgang ausgelöst werden (*Shields* et al. 1977).

Beim **Iris-Nävus-Syndrom** (*Cogan* und *Reese* 1969), auch **Cogan-Reese-Syndrom** genannt, bestehen multiple einseitige Nävi der Iris mit ektopischer Descemet-Membran, wobei Endothelzellen der Hornhaut den Kammerwinkel überwachsen und dadurch ein Sekundärglaukom hervorrufen.

Auch bei der **Neurofibromatosis (Morbus von Recklinghausen)** kann es zu dichten Ansammlungen von melanozytären Nävi in der Iris kommen, die das Bild der tigroiden oder Warzeniris hervorrufen (Abb. 6.1 d). Diese multiplen Nävi bei dieser Phakomatose werden auch als **Lisch-Knötchen** bezeichnet (*Yanoff* und *Fine* 1996).

Der Irisnävus muß von den harmlosen Irisflecken, den „Iris freckles" oder auch Sommersprossen der Iris unterschieden werden. Dabei handelt es sich um flache oberflächlich liegende Anhäufungen von überpigmentierten normalen Melanozyten, die das Irisstroma selbst nicht verdrängen oder verändern. Im Gegensatz zum echten Nävus haben diese Irisflecken kein Potential zu einer malignen Entartung.

Histopathologie

Bei der histologischen Untersuchung findet man die gleichen Zellen wie beim Nävus der Aderhaut, nämlich schlanke oder auch etwas plumpere dicht gepackte Spindelzellen mit kleinen, uniformen Kernen, die eine gleichmäßige Chromatinverteilung aufweisen. Der Pigmentgehalt schwankt erheblich, so daß manche Nävi nur aus plumpen, mit Pigment beladenen Zellen bestehen, ähnlich dem Bild eines Melanozytoms. Eine seltenere histopathologische Variante ist der Epitheloidzellnävus

6.1 Tumoren der Iris | 173

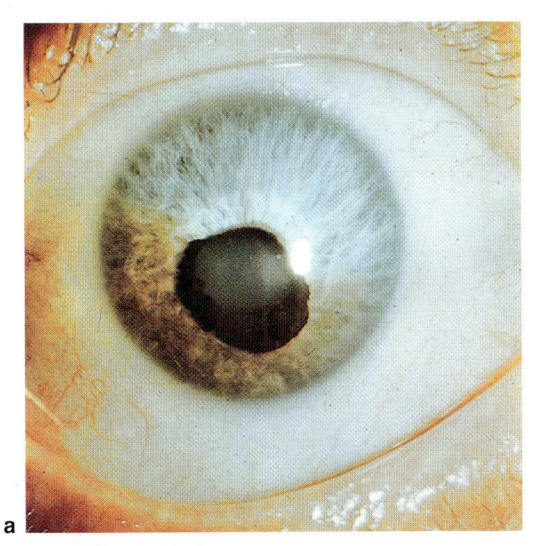

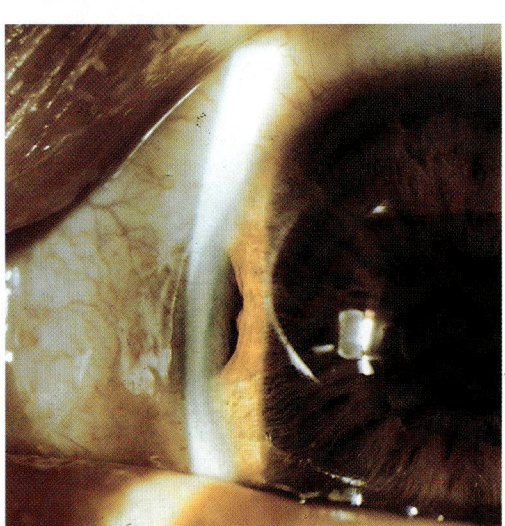

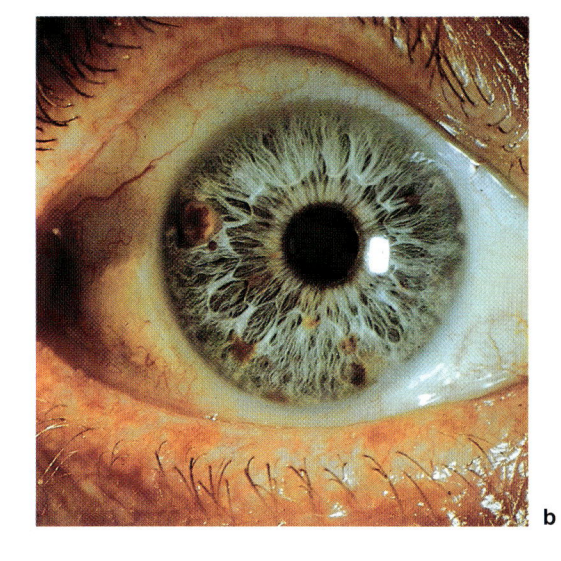

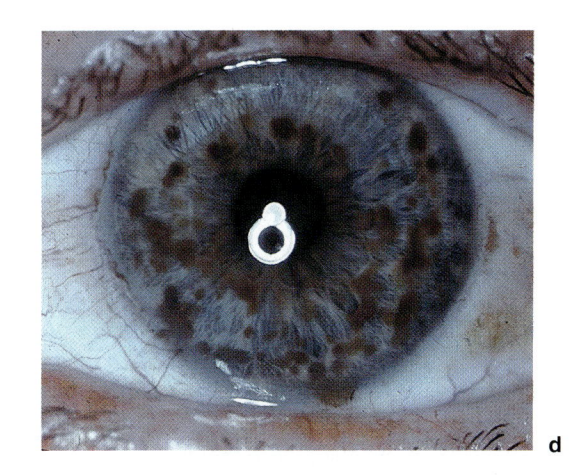

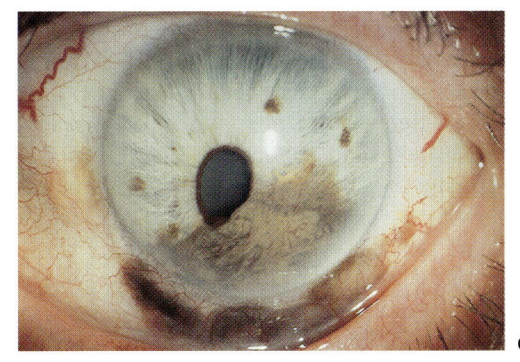

Abb. 6.1 a–e Verschiedene Formen des Irisnävus.
a Diffuser Nävus mit Ektropium des Pigmentepithels im unteren Pupillenbereich.
b Lokalisierter Nävus.
c Irisnävus der Irisbasis mit Ausbreitung in den Kammerwinkel.
d Multiple Nävi (Lisch-Knötchen) bei Morbus Recklinghausen.
e Seit 30 Jahren unveränderter Nävus mit subkonjunktivaler Ausdehnung, Sekundärglaukom.

(*Jakobiec* et al. 1977), der aus runden und ovoiden Zellen im Irisstroma besteht. Auch ballonartige Nävuszellen wurden beschrieben (*Margo* und *Groden* 1986). Periphere Synechien und Endothelwucherungen auf die Iris können gelegentlich einen Nävus begleiten (*Jakobiec* et al. 1977).

Das **Melanozytom** oder auch **magnozellulärer Nävus** genannt kommt vorwiegend an der Papille vor, weniger häufig im Iris-Ziliarkörperbereich und sehr selten an der Sklera, Bindehaut oder Aderhaut. Über ein isoliertes Melanozytom der Iris gibt es wahrscheinlich nur einen gesicherten

Nachweis, wobei der Tumor durch Iridektomie wegen Sekundärglaukom entfernt worden war (*Teichmann* und *Kargcioglu* 1995).

Wachstum und begründetem Verdacht auf Malignität genügt die lokale Exzision durch eine Sektoriridektomie (Abb. 6.2 a – c).

Prognose

Sie ist sehr günstig, denn nur in wenigen Fällen entsteht bei ausgedehnten Nävi ein Sekundärglaukom mit Minderung der Sehschärfe und Gesichtsfeldausfällen. Es sind benigne Tumoren ohne Tendenz der Metastasierung und mit einer sehr geringen Wahrscheinlichkeit der malignen Entartung zu echten Melanomen.

Gelegentlich haben Nävi eine knötchenförmige Struktur und werden als „Tapioca-Tumoren" bezeichnet. Diese Veränderungen sind nicht immer ein Zeichen für ein „Tapioca-Melanom" und kein Grund für eine übereilte Operation (*Shields* und *Shields* 1992).

Ein weiteres Zeichen für eine mögliche Malignität ist die transsklerale Ausdehnung. Jedoch haben inzwischen eine Reihe eigener Beobachtungen ergeben, daß selbst eine ausgedehnte extrasklerale Ausbreitung über Jahrzehnte bestehen bleiben kann und nicht in jedem Fall der Beweis einer malignen Umwandlung ist (Abb. 6.1 e). *Shields* (*Shields* und *Shields* 1992) ist der Ansicht, daß diese transskleralen Nävusanteile Folge der embryonalen Entwicklung sind, bei der einige der wandernden Melanozyten im Ziliarkörper und in den skleralen Emissarien hängen geblieben sind und ähnlich wie bei der Axenfeld-Schleife einen episkleralen Nävusanteil formieren.

Ein fotografisch dokumentiertes Wachstum eines Irisnävus gilt als das sicherste Zeichen einer möglichen malignen Entartung. Doch gibt es auch Beobachtungen, wo trotz langsamen Wachstums und schließlich operativer Behandlung die Geschwulst histologisch nur ein harmloser Nävus war (*Margo* und *Groden* 1986, *Territo* et al. 1988).

Behandlung

Eine aktive Therapie ist aus den genannten Gründen beim Irisnävus nicht erforderlich.

In der Regel genügt eine jährliche Beobachtung mit fotografischer Dokumentation. Bei einem nekrotischen Nävus oder wenn sich aus anderen Gründen ein Sekundärglaukom entwickelt hat, kann eine fistulierende Operation erforderlich werden.. Bei fotografisch dokumentiertem

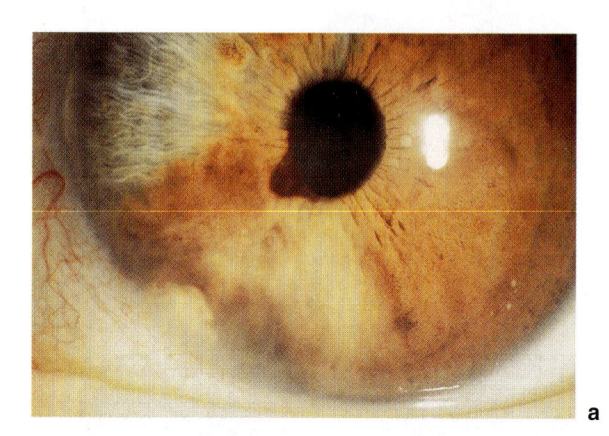

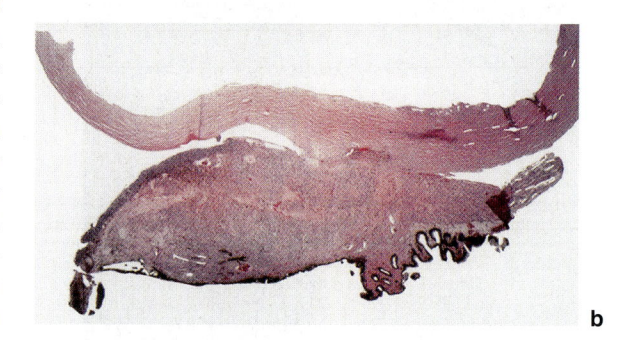

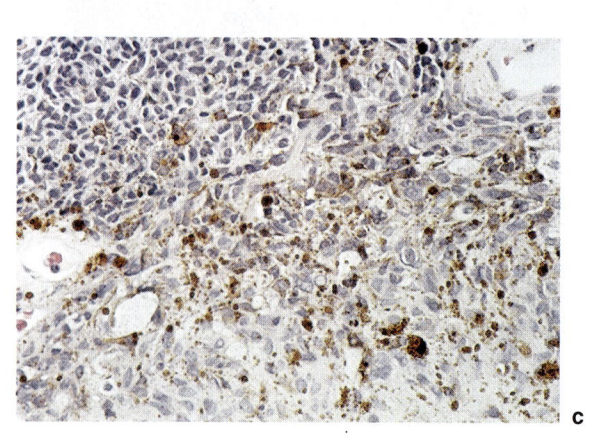

Abb. 6.2 a – c
a Irisnävus und Irismelanom, klinisches Bild.
b Das Blockexzisat dieses Tumors zeigt eine breite Infiltration in die gesamte Iris und des angrenzenden Ziliarkörpers. Die Vorderfläche wird von einer Zone dicht gepackter Nävuszellen gekennzeichnet. Über dem Ziliarkörper zeigt sich ein umschriebener Einbruch in die inneren Skleralamellen.
c Übergangszone im anterioren Bereich des Tumors mit maligner Transformation der Nävuszellen zu einem Spindelzellmelanom. (Dr. *Schilling*)

6.1.2 Malignes Melanom der Iris

Wegen der oft klinisch sehr ähnlichen Morphologie und Ausdehnung kann es anfangs große Schwierigkeiten bereiten, eine Entscheidung zwischen einem Nävus und einem Irismelanom sicher zu treffen.

Klinisches Bild

Das maligne Melanom der Iris ist ein seltener Tumor. In der Literatur wird berichtet, daß von allen Uveamelanomen zwischen 3,3% (*Jensen* 1963), 5,2% (*Raivio* 1977), 6,6% (*Rones* und *Zimmerman* 1958) bis 16,6% (*Holland* 1967) Irismelanome diagnostiziert wurden. Da sie bereits im Anfangsstadium viel früher als Aderhautmelanome entdeckt werden können, ist es nicht verwunderlich, daß das durchschnittliche Erkrankungsalter mit 40–47 Jahren deutlich niedriger als beim Aderhautmelanom liegt (*Shields* und *Shields* 1992).

Nach der **TNM-Klassifikation** werden die Irismelanome wie folgt eingeteilt:

T1 Der Tumor ist ausschließlich auf das Irisgewebe begrenzt.

T2 Der Tumor erreicht den Kammerwinkel in der Ausdehnung eines Quadranten.

T3 Der Tumor hat bereits mehr als einen Quadranten des Kammerwinkels befallen.

T4 Der Tumor breitet sich bereits extraokular aus.

Das Melanom ist vorzugsweise in der unteren Hälfte der Iris zu finden. Klinisch unterscheidet man eine umschriebene lokalisierte Wachstumsform von dem weniger häufig diffus wachsenden Melanom der Iris. Das letztere fällt durch eine zunehmend verstärkte Irispigmentierung auf und ist durch die Ausbildung eines Sekundärglaukoms gekennzeichnet.

Eine weitere besondere Wuchsform des Irismelanoms ist durch kleine kugelige, fischlaich-ähnliche Knötchen charakterisiert und wurde daher von *Reese* et al. (1972) als „Tapioca-Melanom" bezeichnet. Diffus wachsende Irismelanome werden selten beschrieben. Sie müssen von der kongenitalen Heterochromie, vom Irisnävussyndrom und von der okulären Siderosis und Hämosiderosis unterschieden werden. Gelegentlich bringt eine Feinnadelbiopsie erst die sichere Diagnose (*Greven* et al. 1997).

Der Pigmentgehalt der Irismelanome kann erheblich variieren, so daß amelanotische Tumoren an der Spaltlampe an ein Hämangiom, Leiomyom oder auch an metastatische Tumoren sowie an granulomatöse Iritisformen erinnern können.

Während die okuläre Melanozytose als Risikofaktor für die Entwicklung maligner Aderhautmelanome angesehen werden muß, gibt es im Gegensatz dazu bisher nur vereinzelte Beobachtungen über Irismelanome (*Cu-Unjieng* et al. 1995). Die Korrelation zwischen Tumorhistologie und Überlebenschance ist bei Irismelanomen nicht so klar erkennbar wie beim Aderhautmelanom. Die Mehrzahl der epitheloidzelligen Irismelanome metastasieren nicht in dem Ausmaß wie es für Aderhautmelanome gleicher Histologie bekannt ist.

Das mittlere Intervall zwischen Behandlung und dem Auftreten von Metastasen ist mit 8,5 Jahren viel länger als das bei Aderhautmelanomen (*Kersten* et al. 1985).

Histopathogie (H. Schilling)

Chirurgisch exzidierte Irismelanome bestehen in der großen Mehrheit der Fälle aus kleinen bis mittelgroßen Spindelzellen (Spindel A und B) mit uniformen Kernen. Nukleoli werden seltener gesehen und sind – sofern vorhanden – nicht als auffallend „prominent" zu bezeichnen (s. Kap. 8.2 „Histopathologie der Aderhautmelanome"). Zeichen für Mitosen sind in der Regel selten ausgeprägt oder können völlig fehlen, so daß die Einordnung dieser Tumoren bezüglich ihrer Malignität schwierig sein kann.

Diagnostische Maßnahmen

Spaltlampenbiomikroskopie und Fotodokumentation sind die wichtigsten diagnostischen Maßnahmen. Mit der Fluoreszenzangiographie läßt sich die Vaskularisation des Tumors darstellen (Abb. 6.3). Durch Transillumination erkennt man eine mögliche Ausdehnung in Richtung Ziliarkörper. Neuerdings kann dies mit dem Ultraschallbiomikroskop noch genauer erfolgen. Bei Tumoren der Irisbasis, die als Kreisausschnitt in der Vorderkammer sichtbar sind, kann die wahre Ausdehnung der Geschwulst und deren Ausbreitung in den Ziliarkörper abgeschätzt werden, wenn man sich den Tumor als vollständigen Kreis vorstellt (*Reese* 1976). Wie Erfahrungen besonders bei der operativen Behandlung des Sekundärglaukoms mit Biopsie der melanozytären Irisverände-

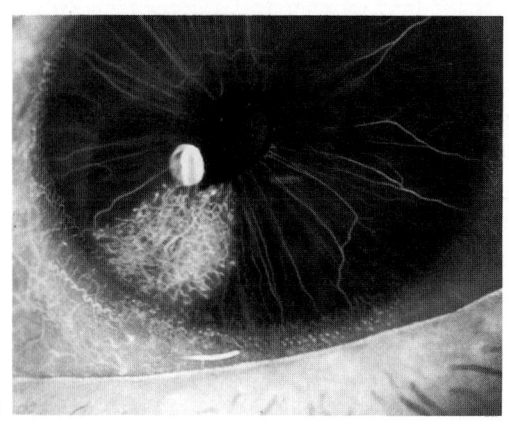

Abb. 6.3 a, b Fluoreszenzangiogramm von Irismelanomen.
a Flacher Tumor mit ausgeprägter Vaskularisation.
b Prominenter vaskularisierter Tumor.
(*J. Oosterhuis*, Leiden.)

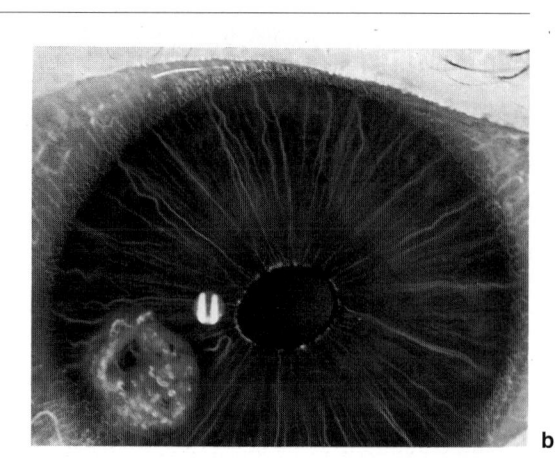

rungen gezeigt haben, erwiesen sich sowohl die Feinnadelbiopsie als auch die Gewebsentnahme bei eröffneter Vorderkammer als nicht immer diagnostisch zuverlässig, da möglicherweise versehentlich pigmentierte Areale der Iris in unmittelbarer Nachbarschaft des Tumors entnommen wurden, die noch keine Umwandlung in malignes Gewebe vollzogen hatten (*Char* et al. 1996). Diese Situation ist beispielsweise durch Abb. 6.2 a – c einleuchtend dargestellt.

Differentialdiagnose

Die Erfahrung an ophthalmo-onkologischen Zentren lehrt, daß nur bei etwa 25% aller wegen Irismelanom überwiesenen Patienten die Diagnose schließlich bestätigt werden kann.

Bei einem lokalisierten Melanom ist die Unterscheidung von einem harmlosen **Nävus** nicht einfach. Jede Pigmentierung größer als 3 mm und höher als 1 mm sollte zunächst den Verdacht auf ein Melanom erwecken. Weiteres Zeichen für ein Melanom sind atypische Vaskularisation des Tumors und die Entwicklung eines Sekundärglaukoms. Der wichtigste Hinweis ist jedoch die fotografische Dokumentation der Größenzunahme des pigmentierten Iristumors.

Das **Leiomyom** läßt sich an der Spaltlampe nicht vom amelanotischen Irismelanom unterscheiden. Es macht etwa 10% aller Iristumoren aus und ist selbst histologisch im HE-Routineschnitt ohne Elektronenmikroskop kaum von einem Spindelzellmelanom zu trennen (*Yanoff* und *Fine* 1996).

Auch **metastatische Tumoren** der Iris von extraokularen Primärtumoren, wie z. B. Mamma- oder Bronchialkarzinom, erinnern an amelanotische Melanome. Metastasen des Hautmelanoms sind dagegen stärker pigmentiert und von primären Irismelanomen nicht zu unterscheiden.

Iriszysten wurden an unsere Tumorabteilung regelmäßig unter dem Verdacht eines Irismelanoms überwiesen. Dabei erkennt man eine Vorwölbung des intakten, gelegentlich etwas verdünnten Irisstromas, meist im Bereich zwischen 3 und 9 Uhr. Die diasklerale Durchleuchtung ergibt keinerlei Verschattung und bei maximaler Mydriasis sieht man mit dem Dreispiegel-Kontaktglas die oft wasserklare runde Form der Zyste, die sich im Raum zwischen Iris und Linse befindet. Gelegentlich können sich solche Zysten auch lösen und frei als runde Kugel im Kammerwasser umherschwimmen (*Shields* 1981).

Auch **Epitheleinwucherungen** nach Kataraktoperation können in einem aphaken Auge zu ausgedehnten Zysten führen, die beim flüchtigen Anblick an ein Melanom erinnern. Bei moderner Schnittechnik und Phakoemulsifikation wird diese Komplikation kaum noch beobachtet (*Finger* et al. 1995).

Zurückgebliebenes **Linsenmaterial** nach Kataraktextraktion und Implantation einer Kunstlinse kann gelegentlich einen wachsenden Iristumor vortäuschen (*Olsen* et al. 1996).

Fremdkörper der Iris sind meist durch die Anamnese oder durch eine begleitende Verletzung an Hornhaut und Linse zu erkennen. In Zweifelsfällen sollte eine skelettfreie Röntgenaufnahme nach Vogt angefertigt werden, um mögliche Fremdkörper zu erkennen.

Bei der **essentiellen Irisatrophie** entwickeln sich im Irisstroma zu Beginn dunkle Stellen, die entfernt an ein Melanom erinnern.

Das **Hämangiom** der Iris ist extrem selten und nach einer Studie von *Ferry* (1972a) scheint es fraglich, ob es überhaupt vorkommt.

Folgende Veränderungen können auf den ersten Blick ein diffus wachsendes Irismelanom vortäuschen:

1. **Kongenitale Heterochromie**, oft Bestandteil einer okularen kongenitalen Melanozytose. Bei ihr können sich häufiger Uveamelanome entwickeln als in normal pigmentierten Augen.
2. **Iris-Nävus-Syndrom.** Es kann schwierig sein, diese Veränderung von einem diffus wachsenden Melanom abzugrenzen
3. **Siderosis iridis** nach intraokularen Fremdkörpern, oder
4. **Hämosiderosis** nach intraokularen Blutungen.
5. **Juveniles Xanthogranulom** und
6. **Rhabdomyosarkom**, beides sehr seltene Iristumoren im Kindesalter, die rezidivierende Vorderkammereinblutungen hervorrufen können (*Naumann* et al. 1972).

Behandlung des Irismelanoms

Der erste Bericht über die erfolgreiche chirurgische Entfernung von „Sarkomen" der Iris unter Erhaltung des Auges stammt von *H. Knapp* aus dem Jahr 1879. Er wies bereits darauf hin, daß die Iris soweit peripher wie möglich durchtrennt werden soll, um Rezidive zu vermeiden.

Die Erfahrung hat gezeigt, daß Patienten mit einem umschriebenen Irismelanom nach einer Iridektomie als geheilt angesehen werden können, die Enukleation ist äußerst selten erforderlich. Regelmäßige Beobachtung aller verdächtiger Pigmentläsionen der Iris mit zuverlässiger Dokumentation ist die wichtigste therapeutische Maßnahme.

Erst wenn zweifelsfrei ein Wachstum des vermuteten Irismelanoms nachgewiesen ist, besteht die Indikation zum chirurgischen Eingriff, der entsprechend der Ausdehnung der Geschwulst unterschiedlich gestaltet werden muß:

- Iridektomie bei Tumoren, die auf die Iris begrenzt sind (Abb 6.4 a,b).
- Irido-Trabekelektomie, wenn der Tumor bis zum Kammerwinkel reicht.
- Iridozyklektomie, wenn der Tumor bereits in den Ziliarmuskel eingewachsen ist (Abb. 6.5 a–c).

Eine Enukleation ist beim Irismelanom nur in seltenen Fällen indiziert:

1. Bei einem wachsenden Melanom, das bereits mehr als die Hälfte der Iris erfaßt hat.
2. Wenn bei einem Irismelanom ein nicht regulierbares Sekundärglaukom besteht.
3. Bei jedem Melanom in einem erblindeten Auge.

Konservative Behandlungsmethoden wie ionisierende Strahlen, Laser oder Chemotherapie haben bisher nicht zu überzeugenden Erfolgen geführt, da sie in der erforderlich selektiven Weise kaum applizierbar sind und daher eine Reihe von Komplikationen hervorrufen. Wenige Beobachtungen nach erfolgreicher Xenon-Lichtkoagulation wurden von *Meyer-Schwickerath* (1960) und später von *Cleasby* und *Westenbrugge* (1987) publiziert.

In jüngster Zeit sind jedoch Erfolge mit der Protonentherapie bei einigen ausgewählten Fällen von Iris-Ziliarkörpertumoren beschrieben worden

Abb. 6.4 a, b Iridektomie zur Behandlung des Irismelanoms.
a Sektorförmige Umschneidung des Tumors bei eröffneter Vorderkammer.
b Durchtrennung der Irisbasis weit peripher.

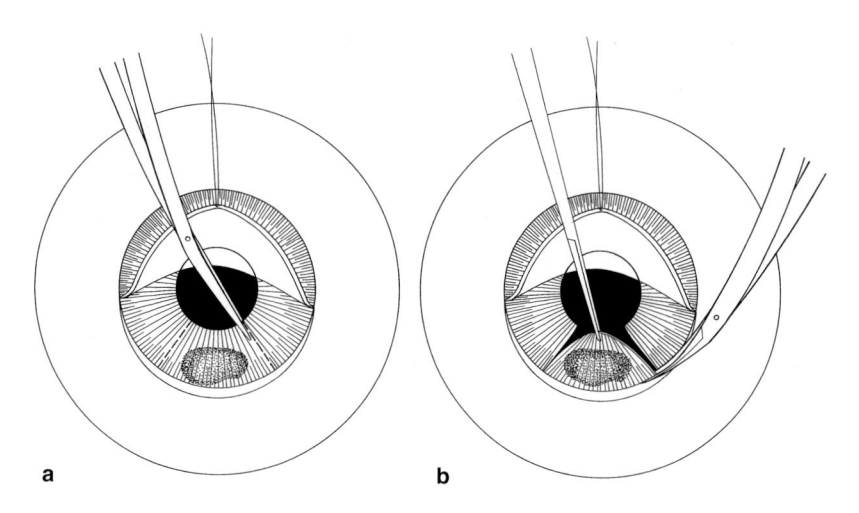

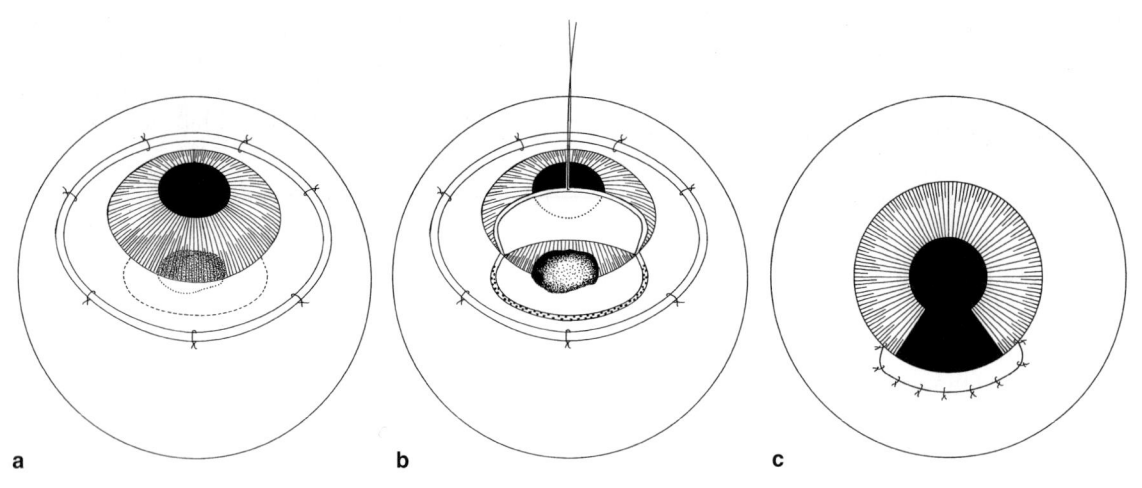

Abb. 6.5a–c Iridozyklektomie zur Entfernung eines Iris-Ziliarkörpermelanoms.
a Stabilisierung durch Aufnähen eines Flieringa-Ringes.
b Bildung eines limbusständigen Skleralappens, Eröffnung der Vorderkammer, Diathermie am dorsalen Tumorrand, Exzision des Tumors mit umgebender gesunder Iris, Ziliarkörper und tiefer Skleraschicht. Blutstillung mit Diathermie.
c Endzustand nach Annähung des Skleralappens.

(*Hoppe* et al. 1997). Auch nach Behandlung mit radioaktiven Plaques sind Regressionen von Irismelanomen beobachtet worden. Es handelte sich dabei um Tumoren, die für die lokale Resektion zu ausgedehnt waren und bei denen die Patienten eine Enukleation zunächst abgelehnt hatten (*Shields* et al. 1995c).

Prognose

Die Prognose des Irismelanoms ist allgemein günstig einzuschätzen. Irismelanome wachsen lokal infiltrierend und die Strukturen des Auges zerstörend, jedoch neigen sie nicht in dem Maße zur Metastasierung wie Melanome der Aderhaut. Bei einigen Berichten über relativ große Serien von Irismelanomen, z. B. 145 Fälle von *Ashton* (1964) wurden niemals Metastasen beobachtet. Dennoch sind Metastasen möglich und auch beschrieben. Nach einer Übersicht von *Arentsen* und *Green* (1975) starben von 350 Patienten mit Irismelanom, über die in der Literatur berichtet wurde, nur 11 Patienten an Metastasen, was einer Letalität von 3% entspricht. Von 783 Fällen mit Irismelanom wurden aus Berichten mehrerer Autoren insgesamt 18 Todesfälle an Metastasen (2,29%) dokumentiert, jedoch sind nicht alle histologisch bestätigt worden (*Green* 1986). Patienten mit diffusen malignen Melanomen der Iris haben eine gute Prognose quoad vitam, solange sie auf die Iris begrenzt bleiben. Mittels „Biozytologie" mit 40facher Vergrößerung an der Spaltlampe lassen sich die malignen Melanozyten auf der Irisoberfläche erkennen. Die Prognose verschlechtert sich, sobald das Melanom in den Ziliarkörper dringt (*Braun* et al. 1998).

6.1.3 Metastatische Tumoren der Iris

Metastatische Iristumoren besitzen eine erhebliche Variationsbreite ihrer klinischen Erscheinung. Während Melanome meist im unteren Irisabschnitt vorkommen, wachsen metastatische Irisgeschwülste vorzugsweise häufiger im oberen Abschnitt der Iris und kommen auch als multiple Irisknötchen meist im Kammerwinkelbereich vor. Metastasen wachsen erheblich schneller als Melanome und führen in ihrer Entwicklung bald zu einem schmerzhaften Sekundärglaukom. An der Spaltlampe stellen sie sich als eine meist fleischig rosige oft höckrige Tumormasse dar. Durch den lockeren Zellverband lösen sich Zellen in die Vorderkammer und bilden gelegentlich im unteren Kammerwinkel ein Pseudohypopyon.

Irismetastasen beim Hautmelanom können pigmentiert sein und sind biomikroskopisch kaum von einem primären Melanom zu unterscheiden. Bei metastatischen melanotischen Tumoren entwickeln sich jedoch oft multiple Tumorknoten auch im Bereich der dorsalen Uvea und der Bindehaut. *Shields* et al. (1995b, 1997) fand unter 512 beobachteten Metastasen in die Uvea in 40 Fällen (7,8%) eine Irisbeteiligung. Die primären Tumoren, die diese Irismetastasen verursachten, waren:

Mammakarzinom 16, Bronchialkarzinom 11, Karzinoid Tumor 3, Hautmelanom 3 und Kolonkarzinom 2 sowie Ösophagus-, Larynx-, Prostata- und Nierenkarzinom je ein Fall. In jüngster Zeit wurde die Irismetastase eines Endometriumkarzinoms beschrieben (*Capeáns* et al. 1998). In der Literatur sind einige sehr seltene Fälle von Irismetastasen beim Schilddrüsenkarzinom beschrieben worden (*Ainsworth* et al. 1992, *Daicker* und *Gysin* 1980, *Lommatzsch* 1994). Eine isolierte Irismetastase eines malignen Müller-Mischtumors des Uterus wurde bisher einmal beschrieben (*Spraul* et al. 1997). Die Irismetastase eines Ewing-Sarkoms konnte histologisch durch Nadelbiopsie bestätigt werden. Der Iristumor bildete sich nach Brachytherapie mit I-125 gut zurück, der Patient verstarb jedoch an allgemeiner Metastasierung des Sarkoms (*Gündüz* et al. 1997).

Die visuelle Prognose bei Irismetastasen ist durch lokale Strahlentherapie oder allgemeine Chemotherapie in der Regel gut, die Prognose quoad vitam jedoch schlecht; denn die Irismetastase ist meist ein Zeichen der generalisierten Metastasierung, die mittlere Überlebenszeit wird etwa mit 13 Monaten angegeben. In den wenigen Fällen eines primären Schilddrüsenkarzinoms sind längere Überlebenszeiten beschrieben, da der Tumor einer allgemeinen Behandlung mit I-131 besser zugänglich ist.

Differentialdiagnostisch muß bei Verdacht auf Metastasen noch an folgende Irisveränderungen gedacht werden: amelanotisches Melanom, Leiomyom, granulomatöse Iritis, Endophthalmitis, histiozytäre Tumoren der Iris (juveniles Xanthogranulom), Neurofibrome bei einer generalisierten Neurofibromatose. Bei Kindern wurde zweimal ein primäres Rhabdomyosarkom der Iris beschrieben, was man eigentlich nur als atavistisches Phänomen verstehen kann, da bekanntlich quergestreifte Muskulatur an der Iris nicht vorkommt (*Naumann* und *Ruprecht* 1972, *Woyke* und *Chwirot* 1972). Fremdkörper und seltene Hamartome und Choristome (ektopische Tränendrüse) können ebenfalls an Metastasen erinnern.

6.1.4 Weitere Iristumoren

Choristome der Iris

Intraokular ektopisches Tränendrüsengewebe ist eine sehr seltene Beobachtung. In der Literatur sind gegenwärtig nur 11 Fälle eines intraokularen Tränendrüsenchoristoms beschrieben (*Shields* et al. 1995a). Sie befallen fast alle sowohl die Iris als auch den Ziliarkörper, einige erstreckten sich auch auf die Aderhaut und besaßen epibulbäre Anteile. Die klinische Diagnose ist charakteristisch: Der Tumor in der Vorderkammer hat eine fleischig rötliche Gestalt mit zystischen Elementen und fein höckriger Oberfläche (Abb. 6.6 a,b). Das Choristom ist bereits bei der Geburt vorhanden. Differentialdiagnostisch muß ein Medulloepitheliom, Irisrhabdomyosarkom, Xanthogranulom und ein Irismelanom in Betracht gezogen werden.

Wenn der Tumor sekundäre Komplikationen verursacht, kann eine lokale Exzision durch Iridozyklektomie indiziert sein.

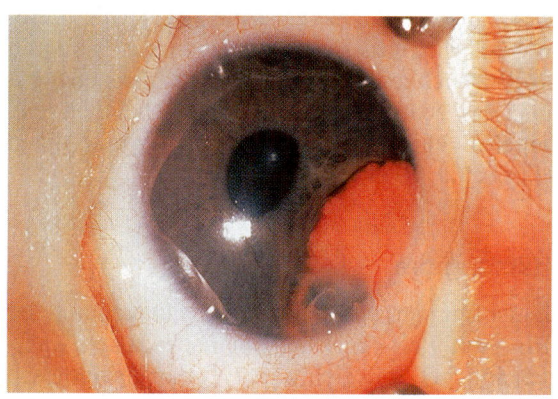

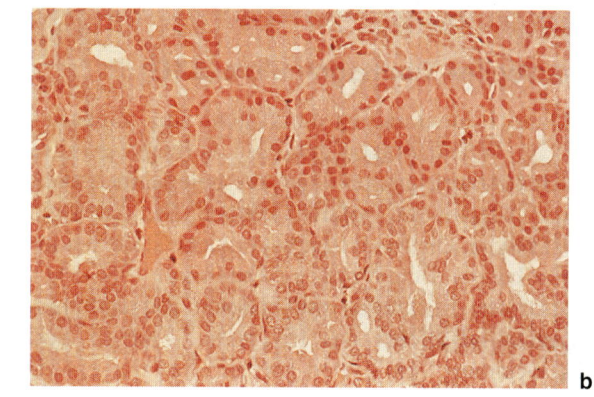

Abb. 6.6 a, b Tränendrüsenchoristom der Iris.
a Tumor in der Vorderkammer bei einem 7 Wochen alten Patienten.
b Die Histologie des exzidierten Tumors zeigt normales Tränendrüsengewebe.
(Für die Abbildung danke ich *J. Shields*, Philadelphia)

Adenom und Adenokarzinom des Pigmentepithels der Iris

Die Erstbeschreibung eines Adenoms des Pigmentepithels der Iris stammt von *Ernst Fuchs* 1882, obwohl er den Tumor noch als „Melanoma iridis" bezeichnete. Danach sind bis 1996 noch etwa 17 Fälle publiziert worden (*Spraul* et al. 1996). *Reese* (1976) bezeichnete den Tumor als benignes Melanom des Pigmentepithels der Iris. Eine typische Erscheinung bei der Entwicklung des Adenoms veranlaßte A.B.*Reese* (1976), die Bezeichnung „Eisbergmelanom" zu verwenden. Dieser Tumor ist jedoch benigne und ist kein Melanom, da die Ursprungszellen im Pigmentepithel der Iris liegen. Der größte Tumoranteil ist im Irisstroma eingebettet, nur einen kleinen dunkel pigmentierten Teil, gleichsam die Spitze eines Eisbergs, erkennt man an der Irisvorderfläche. Der größere Tumoranteil entwickelt sich, mit der Spaltlampe unsichtbar, an der Irishinterfläche. Die Adenome des Pigmentepithels entstehen vorwiegend an solchen Stellen der Iris, an denen bei der embryonalen Entwicklung Einstülpungen und Vorsprünge stattfanden also an der Peripherie des Musculus sphincter pupillae und am Pupillenrand. Dort könnten es atavistische Überreste der Corpora nigra sein, wie sie beispielsweise bei Huftieren besonders Pferden bekannt sind (*Daicker* et al. 1991).

Wenn der Tumor wächst und sekundäre Veränderungen am Auge wie Katarakt oder Sekundärglaukom hervorruft, dann ist die lokale Resektion, meist eine Iridozyklektomie, erforderlich. Bei außergewöhnlich stark pigmentierten Iristumoren oder bei einem „Eisbergmelanom" sollte man daher differentialdiagnostisch in erster Linie an ein Adenom oder Adenokarzinom des Pigmentepithels der Iris denken.

Juveniles Xanthogranulom (JXG)

Diese Erkrankung ist durch gutartige orangefarbene Veränderungen der Haut vorzugsweise im Kindesalter charakterisiert, die gelegentlich auch das Augeninnere befallen können. Die Ätiologie ist unklar. Die Iris ist die bevorzugte Stelle bei intraokularer Beteiligung (*Zimmerman* 1965). Histiozyten zusammen mit anderen Entzündungszellen infiltrieren das Irisstroma. Typisch sind Ausbildung von Touton-Riesenzellen und erweiterten dünnwandigen Kapillaren. Daher neigen diese Veränderungen auch zu rezidivierenden Vorderkammereinblutungen, ein wichtiges diagnostisches Zeichen.

Die Behandlung des JXG der Iris kann in der Regel erfolgreich verlaufen. Nach lokaler oder systemischer Gabe von Steroiden bilden sich die Infiltrate völlig zurück. Erst wenn damit kein Erfolg erzielt werden sollte, ist eine Strahlentherapie oder die Tumorexzision zu empfehlen (*Schwartz* et al. 1974).

Xanthom

Naumann und *Ruprecht* haben 1972 bei einem 47jährigen Mann ein isoliertes Xanthom der Iris klinisch, histopathologisch und elektronenmikroskopisch beschrieben. Es fanden sich ballonartige Zellen mit schaumigem Zytoplasma.

Leiomyom, Leiosarkom

Sowohl an der Spaltlampe als auch mit dem Mikroskop am üblichen histologischen Schnitt ist es schwierig, vielleicht sogar unmöglich, Leiomyom, Schwannom und melanozytäre Tumoren voneinander zu unterscheiden. Das Leiomyom kann von einem amelanotischen Spindelzellmelanom ohne Elektronenmikroskopie nicht sicher unterschieden werden (*Yanoff* und *Fine* 1996). Typisch für glatte Muskulatur sind längs angeordnete intrazytoplasmatische Myofilamente (*Eide* et al. 1997). Immunhistochemische Färbungen auf Actin der glatten Muskulatur und Vimentin fallen positiv aus. Die Häufigkeit der Leiomyome unter den Iristumoren, die wegen Melanomverdacht exzidiert wurden, variiert zwischen 2,3% und 9% (*Green* 1986). In der Literatur finden sich bis jetzt nur 5 **Leiosarkome** beschrieben, wobei sich die Diagnose auf das infiltrierende Wachstum dieser Tumoren stützt (*Dugmore* 1972, *Ashton* 1964). Eine immunhistochemische Studie hat ergeben, daß möglicherweise die meisten als „Leiomyom" diagnostizierten intraokularen Tumoren in Wirklichkeit melanozytische Läsionen sind und das echte Leiomyome wahrscheinlich viel seltener als bisher angenommen vorkommen (*Foss* et al. 1994).

Hämangiom

Es ist fraglich, ob es überhaupt Hämangiome der Iris gibt. Bei klinischem Verdacht ist es wahrscheinlicher, daß sich dieser Tumor histologisch als Irismelanom, juveniles Xanthogranulom oder eine organisierte Blutung herausstellt (*Ferry* 1972a). Bei einer kongenitalen Hämangiomatose wurde neben kutanen und visceralen Hämangiomen auch eine Irisbeteiligung beschrieben (*Naidoff* et al. 1971).

Varixknoten der Iris

Sie werden äußerst selten beobachtet und führen zu rezidivierenden Vorderkammereinblutungen. Nach der Erstbeschreibung von *Andersen* und *Other* (1975) findet man in der Literatur nur gelegentliche Mitteilungen (*Rohrbach* et al. 1995). Eine Spontan-Regression ist beobachtet worden (*Küchle* und *Naumann* 1992). Bei einem eigenen Fall konnte nach zweimaliger Laserkoagulation der Varixknoten zur Atrophie gebracht werden, so daß keine weiteren Vorderkammereinblutungen entstanden.

Granularzelltumor

Die Histogenese dieses benignen Tumors, der meist als Granularzellmyoblastom bezeichnet wird, ist noch unklar. Auffällig erscheint reichlich granuläres azidophiles Zytoplasma mit exzentrischen Kernen. Bisher wurde nur ein Fall der vorderen Uvea exakt beschrieben (*Cunha* und *Lobo* 1966).

Neurofibrom

Ein solitäres Neurofibrom der Iris bei einem 14jährigen Mädchen mit nur einem Café-au-lait-Fleck der Haut wurde von *Wolter* (1969) beschrieben. Ohne Elektronenmikroskopie oder Immunhistochemie ist die Unterscheidung sowohl biomikroskopisch als auch lichtmikroskopisch von einem Spindelzellmelanom, Leiomyom oder Schwannom nicht möglich.

**Zusammenfassung zu Kap. 6.1
Tumoren der Iris**

Melanozytäre Iristumoren können zwischen benignen Nävi und malignen Melanomen variieren. Sowohl klinisch biomikroskopisch als auch histopathologisch kann die Unterscheidung in bestimmten Fällen schwer fallen. Bei lokalisierten pigmentierten Tumoren müssen Nävi, Adenome des Irispigmentepithels, Iriszysten, Leiomyome (Elektronenmikroskopie), metastatische Tumoren, Fremdkörper und granulomatöse Entzündungen von echten Melanomen ausgeschlossen werden.

Nävi verändern im Laufe der Zeit ihre Ausdehnung kaum, es genügt die fotografische Dokumentation. Lokalisierte Melanome können benachbarte Strukturen infiltrieren. Die lokale Exzision ist die beste Therapie. Diffuse Irismelanome verbunden mit Sekundärglaukom erfordern eine Enukleation. Metastasen eines Irismelanoms kommen äußerst selten (1–4%) vor.

6.2 Tumoren des Ziliarkörpers

6.2.1 Nävus des Ziliarkörpers

In etwa 10% des mitteleuropäischen Sektionsgutes kann ein chorioidaler oder ziliarer Nävus pigmentosus gefunden werden (*Naumann* 1970). Nävi im Ziliarkörper sind ausgesprochen selten und werden durch ihre versteckte Lage begünstigt so gut wie nie klinisch bemerkt. Wegen ihrer meist geringen Ausdehnung sind sie auch diaphanoskopisch kaum darzustellen. Nur wenn die Iriswurzel mit befallen ist, können sie im Kammerwinkel erkannt werden. Histologisch erweisen sich die meisten Nävi des Ziliarkörpers als Melanozytome (*Naumann* et al. 1966).

Melanozytom des Ziliarkörpers

Das Melanozytom wird als magnozelluläre Variante des melanozytären Nävus angesehen und entsteht gewöhnlich im Bereich der Papille besonders bei Menschen mit pigmentierter Hautfarbe. Im Ziliarkörper kommt dieser Tumor selten vor (*Shields* et al. 1980, *Shammas* et al. 1981, *Adebis* et al. 1983, *Frangieh* et al. 1984). Weil das Melanozytom langsam wächst, sehr dunkel pigmentiert ist, das umgebende Gewebe allmählich durchwächst und schließlich zum Sekundärglaukom führen kann, wird dieser Tumor klinisch meist als malignes Melanom angesehen und entsprechend behandelt. *Rummelt* et al. (1994) berichteten über 4 Patienten, von denen 3 erfolgreich mit einer En-bloc-Resektion behandelt worden waren. In allen Fällen wurde eine transsklerale Ausbreitung des histologisch eindeutig benignen Tumors gefunden. Eigene Erfahrungen beziehen sich auf einen Fall, bei dem unter ursprünglicher Annahme eines Melanoms der Tumor durch Iridozyklektomie vollständig entfernt werden konnte. Erst die Histologie ergab ein benignes Melanozytom (Abb. 6.7 a–f und 6.8 a–c).

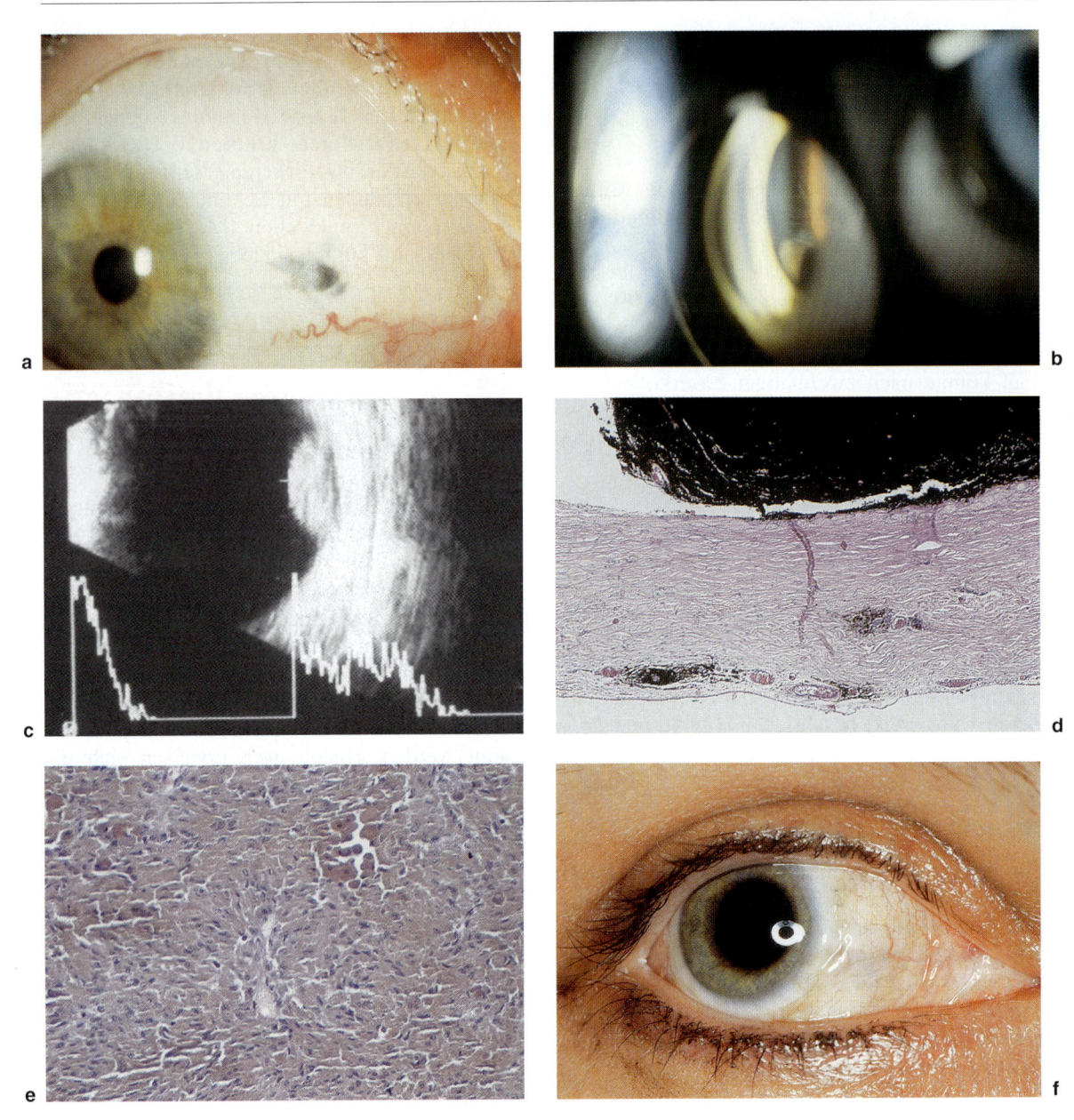

Abb. 6.7 a–f Melanozytom des Ziliarkörpers bei einer 30jährigen Patientin.
a Episklerale Pigmentierung, Visus 1,0.
b Kontaktglasuntersuchung, dunkelbrauner Tumor hinter der Iris mit Deformierung der klaren Linse.
c Sonographisch massiver Tumor mit mittlerer Reflektivität.
d Blockexzision wegen Melanomverdacht. Stark pigmentierter Tumor.
e Nach Pigmentbleichung erkennt man große plumpe polygonale Tumorzellen mit kleinem ebenmäßig gestalteten Zellkern. Melanozytom.
f 1 Jahr nach nach Blockexzision, inzwischen 6 Jahre ohne Rezidiv.

Ein anderer Patient ebenfalls mit einem gleichartigen Tumor und extraskleraler Ausbreitung wird inzwischen bei voller Sehschärfe auf diesem Auge mehrere Jahre beobachtet, ohne daß sich der Tumor verändert oder die Sehschärfe beeinträchtigt wird.

6.2.2 Malignes Melanom des Ziliarkörpers

Melanome dieser Region entwickeln sich unbemerkt außerhalb der optischen Achse und unsichtbar hinter der Iris, so daß sie lange Zeit unbe-

6.2 Tumoren des Ziliarkörpers | 183

gewebes durch den wachsenden Tumor entstanden sind.

Klinische Besonderheiten

Das Ziliarkörpermelanom wächst meist nodulär und kann bei ausreichender Mydriasis an der Spaltlampe mit dem Dreispiegel-Kontaktglas sichtbar gemacht werden. Seltener wächst das Melanom diffus über den gesamten Ring des Ziliarkörpers. Dieser als „Ringmelanom" bezeichnete Tumor kann so lange leicht übersehen werden, bis er schließlich durch infiltrierendes Wachstum das Trabeculum corneosclerale im Kammerwinkel erreicht und ein Sekundärglaukom hervorruft (*Goder* 1983, *Omulecki* et al. 1985). Der Pigmentgehalt kann wie beim Irismelanom erheblich variieren. Histopathologisch unterliegen die Melanome des Ziliarkörpers den gleichen Kriterien wie die der Aderhaut (s. Kap. 8.2 „Histopathologie des Aderhautmelanoms).

Aus der Mitbeteiligung benachbarter Augengewebe ergeben sich die klinischen Besonderheiten. Wenn die über dem Tumor liegenden Ziliarepithelien zerstört sind, sinkt der intraokulare Druck auf diesem Auge (*Draeger* und *Naumann* 1966). Durch Kompression der Linse kommt es zur Subluxation und später zur Katarakt. Bei jedem Patienten mit einer einseitigen Katarakt sollte man daher ein Melanom des Ziliarkörpers ausschließen. Mit Hilfe der **Transillumination** und der **Ultraschallechographie (Ultraschallbiomikroskop)** kann die wahre Ausdehnung der Geschwulst dargestellt und ihre Beziehung zu benachbarten Strukturen erkannt werden.

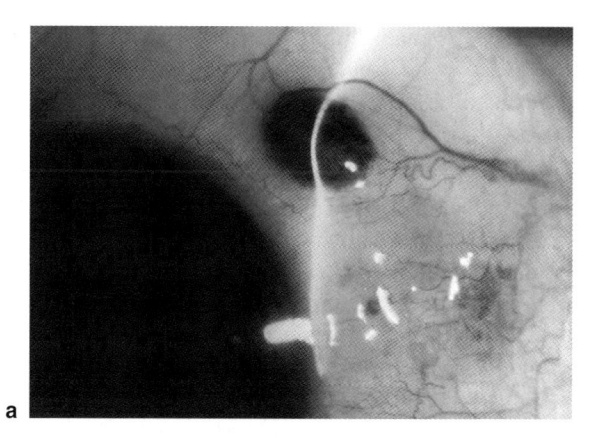

Insbesondere mit dem dreidimensionalen Ultraschallbiomikroskop bei einer Frequenz von 50 MHz lassen sich Ausdehnung und Infiltrationsgrad von Ziliarkörpermelanomen präzise darstellen (*Iezzi* et al. 1996). Innerhalb eines Ziliarkörpermelanoms können sich Hohlräume bilden, die an Zysten erinnern. Solider Tumor an der Basis und eine dickere Zystenwand sind dabei differentialdiagnostisch bei der Ultraschallbiomikroskopie bedeutsam (*Noemi* et al. 1998).

Glaskörpereinblutungen werden selten beobachtet, jedoch sieht man an der Spaltlampe des öfteren feine staubförmige Pigmentpunkte im Glaskörper schwimmen. Dabei handelt es sich sowohl um pigmentbeladene Makrophagen als auch um freie abgeschilferte Tumorzellen. Bevorzugt wachsen die Ziliarkörpermelanome durch die Iriswurzel in den Kammerwinkel ein und sind dann

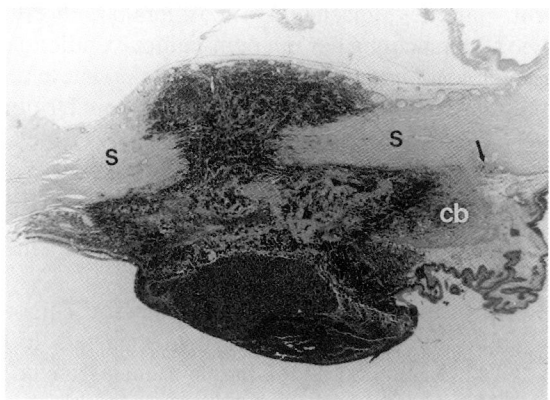

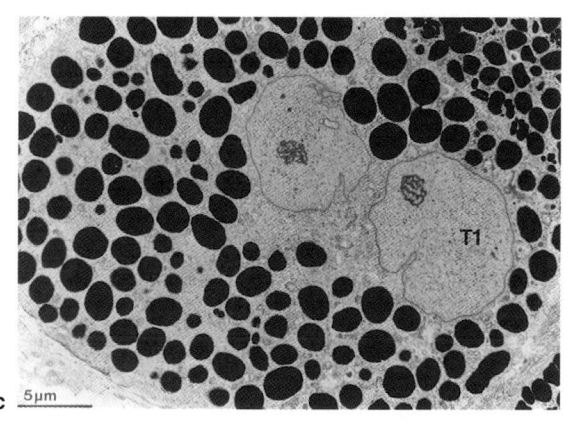

Abb. 6.8 a–c
a Melanozytom des Ziliarkörpers mit extraskleraler Ausbreitung.
b Histologisches Präparat der Blockexzision.
c Elektronenmikroskopisches Bild, reichlich Melanosomen im Zytoplasma.
(Für die Bilder danke ich Herrn *V. Rummelt*, Erlangen).

merkt bleiben können, bis schließlich eine beträchtliche Ausdehnung erreicht worden ist. Der Patient bemerkt Sehstörungen erst dann, wenn durch Linsenastigmatismus, Katarakt, Glaskörpereinblutungen oder Sekundärglaukom bereits Veränderungen oder Zerstörungen des Nachbar-

als kalottenförmige Tumormasse in der Vorderkammer zu erkennen. Wenn man den Kreisausschnitt des in der Vorderkammer sichtbaren Tumors gedanklich nach dorsal hin zum vollen Kreis vervollständigt, so erhält man eine ziemlich genaue Vorstellung von der wahren Größe der Basis des Tumors (Reese-Regel).Beim Ringmelanom sieht man im Kammerwinkel eine diffuse pigmentierte irreguläre Gewebsmasse. Dieses Auge entwickelt im allgemeinen ein therapieresistentes Sekundärglaukom.

Charakteristisch sind erweiterte episklerale Gefäße über der Tumorbasis. Bei extraskleraler Ausbreitung erkennt man episklerale Pigmentierungen oder kleine erhabene Tumorbildungen. Beim Ringmelanom kann dies an mehreren Stellen auftreten. Differentialdiagnostisch muß an eine Axenfeld-Schleife gedacht werden, die in der Regel druckempfindlich ist, niemals von Tumorbildungen begleitet wird und keine therapeutischen Konsequenzen nach sich zieht (*Lommatzsch* und *Bauke* 1985).

TNM-Klassifikation

Die UICC hat folgende Klassifikation empfohlen:

T1 Das Melanom ist ausschließlich auf den Ziliarkörper begrenzt.

T2 Das Melanom erreicht den Kammerwinkel oder die Iris.

T3 Das Melanom erreicht die Aderhaut.

T4 Das Melanom breitet sich extraokular aus.

Sicher wird diese Einteilung nicht ohne Kritik bleiben, und es wäre vermutlich besser, für das Ziliarkörpermelanom die gleiche Klassifikation anzuwenden, die sich für Aderhautmelanome durchgesetzt hat. Die Echographie gestattet eine exakte Messung der Tumorausdehnung.

Zytologisch gibt es keine Unterschiede zum malignen Melanom der Aderhaut.

Exzision

Nach dem ersten Bericht von *Schubert* (1925) über die erfolgreiche Operation eines „Leucosarkoms" der Chorioidea mit Erhaltung des Auges, haben sich besonders *H. K. Müller* (1968, 1969) und *Lund* (1966) mit der Weiterentwicklung der Operationsmethode befaßt.

In den achtziger Jahren wurden weitere ermutigende Erfolge bei der Exzision von Tumoren des vorderen Uveaabschnittes berichtet (*Kara* 1979, *Brovkina* 1983, *Foulds* 1983, *Linnic* 1983, *Peyman* et al. 1983, 1984, *Volkov* 1983, *Naumann* 1975, 1983).

Naumann hat besonders auf die Bedeutung der Blockexcision hingewiesen, da sich vor der Operation niemals abschätzen läßt, wie weit der Tumor bereits die Sklera infiltriert hat. Erfahrungen an 68 Patienten mit einer zum Teil zehnjährigen Beobachtungszeit nach der Operation (*Naumann* und *Rummelt* 1996) sprechen überzeugend für diese Technik der Entfernung der gesamten Skleradicke über der Tumorbasis und Deckung des Defektes mit einer tektonischen korneoskleralen Plastik. Die Untersuchung der mit dem Tumor exzidierten Augenwand ergab in 44,7% der Melanome eine sklerale Tumorzellinvasion in mehr als ein Drittel der Skleradicke. Die Indikation zur lokalen Blockexcision beschreibt *Naumann* wie folgt:

1. Der Tumor muß umschrieben wachsen.
2. Biozytologisch darf es keinen Hinweis auf eine Tumorzellaussaat geben.
3. Der in Iris und Ziliarkörper lokalisierte Tumor sollte den Kammerwinkel nicht mehr als 150 Grad (5 Stunden dem Uhrzeiger entsprechend) im Umfang befallen haben.
4. Es dürfen keine Hinweise auf Retinabeteiligung oder Glaskörperabsiedlungen bestehen.

Andere erfahrene Autoren (*Shields* et al. 1991, *Damato* und *Foulds* 1986, 1994) bevorzugen dagegen die lamelläre Präparation eines türflügelförmigen Skleralappens, um die Übertragung von fremdem Spendermaterial für die Deckung des Gewebsdefektes zu vermeiden. Damit lassen sich größere Tumoren besser entfernen, da der Skleralappen zur Deckung des Bulbuswanddefektes größer zu präparieren ist, als dies bei einer Blockexzision möglich ist. Nach ihrer Ansicht kommt es äußerst selten vor, daß in dem Skleralappen Tumorgewebe enthalten ist oder dort weiterwächst (*Shields* et al. 1992). Kleine pigmentierte Stellen im Skleralappen sind in der Regel gutartige pigmentierte Zellen, die keine Bedrohungen für den Patienten darstellen. Bei präoperativ eindeutig nachgewiesenem extrasklerealem Wachstum ist allerdings die Blockexzision indiziert (Abb. 6.9 a–d und 6.10 a–d).

Eine präoperative Strahlentherapie ist überflüssig. Dagegen wird die postoperative Brachytherapie mit einem Applikator unmittelbar nach der lokalen Exzision sehr empfohlen, sobald histologisch der Verdacht besteht, daß Tumorzellen den Exzisionsrand überschritten haben könnten.

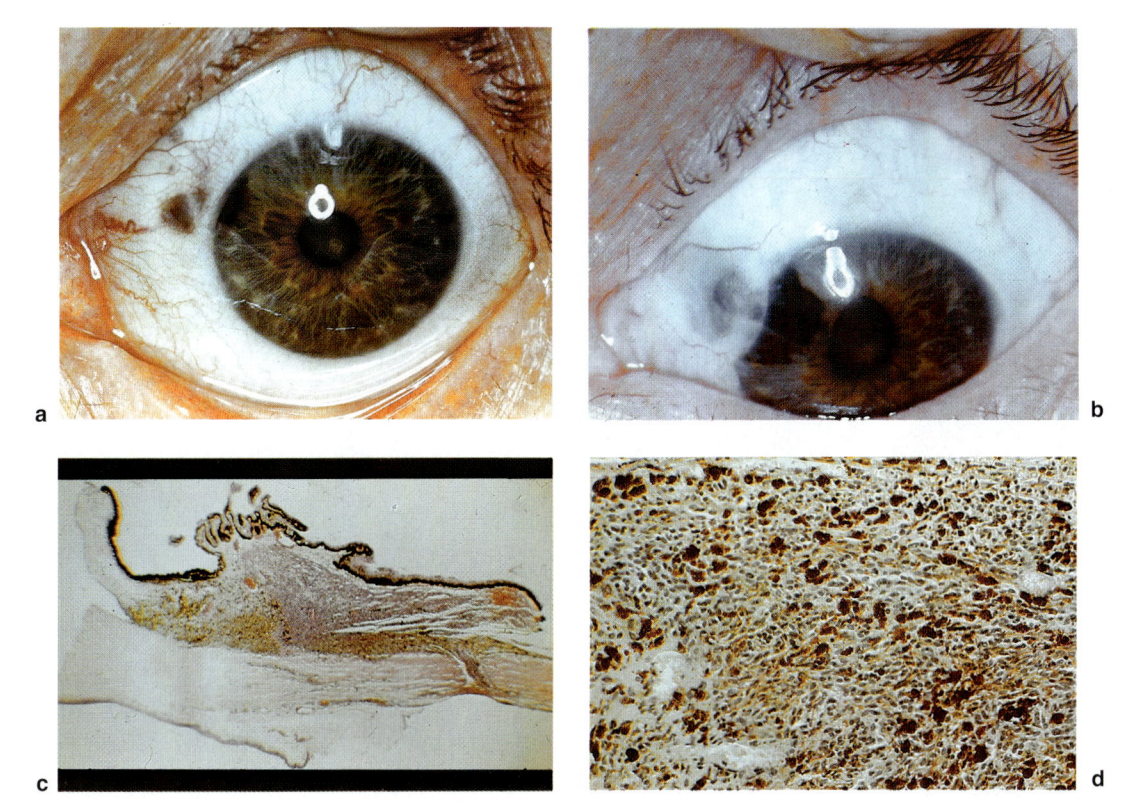

Abb. 6.9 a–d
a Iris-Ziliarkörpermelanom mit transskleraler subkonjunktivaler Ausbreitung.
b Das gleiche Auge 4 Jahre nach Blockexzision, plastische Deckung mit Leichenhornhaut, Durchmesser 7 mm.
c Exzisionspräparat bestehend aus Iris, Ziliarkörper mit Tumor, Kammerwinkel, Sklera, Bindehaut. Tumorzellen wachsen entlang eines Ziliarnerven durch die Bindehaut.
d Ausschnittvergrößerung aus einem gemischtzelligen vorwiegend spindelzelligen Melanom.

Eine wichtige Voraussetzung zum Gelingen der Operation ist eine wohlgeleitete Allgemeinnarkose mit künstlicher Blutdrucksenkung, um die Gefahr der massiven Blutung aus den eröffneten Aderhautgefäßen während des Eingriffs zu bannen.

Trotzdem muß mit Komplikationen gerechnet werden. Intraoperativ kann es zu Korpuseinblutungen kommen, die später ein erhöhtes Risiko zur Amotio retinae hervorrufen. Die Beurteilung der sicheren Exzision des Tumors im gesunden Gewebe ist schwierig, vor allem wenn der Tumor allmählich zur Chorioidea hin ausläuft. Bei einer zu umfangreichen Exzision des Ziliarkörpers kann eine postoperative Hypotonie entstehen, die meist in einer Phthisis bulbi endet. Die Ausbildung einer Cataracta complicata ist kaum zu verhindern. Sie läßt sich jedoch mühelos durch Implantation einer Hinterkammerlinse behandeln.

Gefürchtete Komplikationen nach einer Iridozyklektomie sind Glaskörpereinblutungen (40%), Amotio retinae (26%) und Verbleiben von restlichem Tumorgewebe (20%). Die Operation sollte nur dort ausgeführt werden, wo auch vitreoretinale Komplikationen operativ beherrscht werden können (*Damato* und *Foulds* 1986, 1994).

Strahlentherapie

Um die Strahlentherapie von Ziliarkörpertumoren zu ermöglichen, wurden speziell geformte Ru-106/Rh-106-Applikatoren empfohlen, mit denen Tumorregressionen unter Vermeidung schwerer radiogener Schäden am vorderen Augenabschnitt erreicht werden können (*Ballin* et al. 1985). Mit den zur Bestrahlung der Melanome der Aderhaut üblichen runden Applikatoren war eine teilweise Überlappung der Hornhaut nicht zu vermeiden, dennoch wurden auch damit erfolgreiche Behandlungsergebnisse publiziert (*Foerster* et al. 1983, 1984).

Protonen (*Gragoudas* et al. 1978) und Heliumionen (*Char* et al. 1983, *Char* 1986) wurden ebenfalls zur Behandlung von Ziliarkörpermelanomen

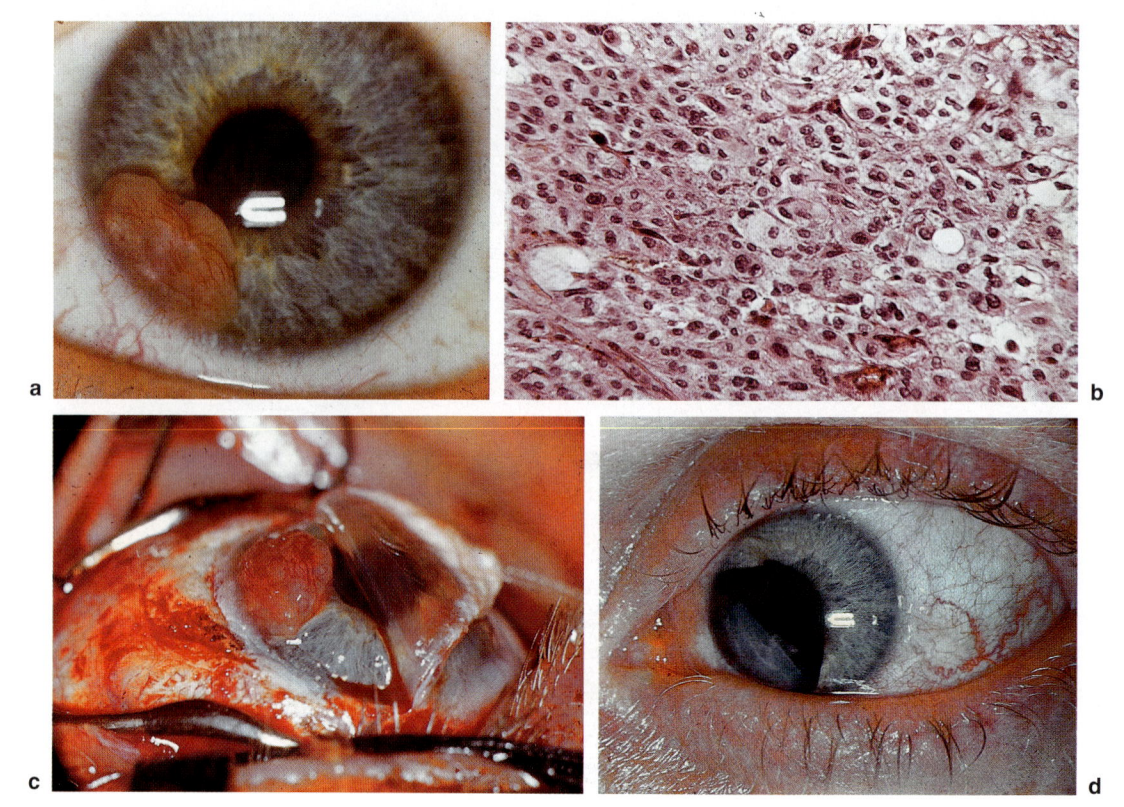

Abb. 6.10 a–d
a Gefäßreicher Tumor im Kammerwinkel, Iris und Ziliarkörper.
b Eröffnung der Vorderkammer.
c Histologie, gemischtzelliges Melanom.
d Zustand des Auges 10 Jahre später, periphere Linsentrübung, Visus 0,5.

eingesetzt, ohne die Gefahr einer radiogenen Bulbusperforation befürchten zu müssen. Dennoch sind ernste Spätfolgen besonders für die Hornhaut im Rahmen des „trockenen Auges" zu erwarten, da die Tränendrüse meist nicht aus dem Strahlenfeld herausgehalten werden kann.

6.2.3 Neuroepitheliale Tumoren des Ziliarkörpers

Das Epithel des Ziliarkörpers stellt die kontinuierliche Verbindung zum sensorischen Teil der Retina nach dorsal und zum Pigmentepithel der Iris nach vorn dar. Aufgrund der embryologischen Beziehung zwischen Retina, Pigmentepithel und Ziliarkörperepithel, sollten die neuroepithelialen Tumoren logischerweise zu den Geschwülsten der Retina gerechnet werden (*Green* 1986).

Das Ziliarkörperepithel bildet das Kammerwasser und die Hyaluronsäure für den Glaskörper, es erscheint daher von besonderer physiologischer Bedeutung. In diesem Augenabschnitt kommen sowohl angeborene als auch erworbene Tumoren vor (*Zimmerman* 1970, 1971). Ihre histopathologische Einteilung wurde von der WHO wie folgt empfohlen (*Zimmerman* und *Sobin* 1980):

1. **Angeborene Tumoren des nicht-pigmentierten Epithels des Ziliarkörpers**
A Glioneurom
B Nicht-teratoides Medulloepitheliom (Diktyom)
   1. benigne
   2. maligne
C Teratoides Medulloepitheliom (Teratoneurom)
   1. benigne
   2. maligne

2. **Erworbene Tumoren des nicht-pigmentierten Epithels des Ziliarkörpers**
A Pseudoadenomatöse Hyperplasie
   1. reaktive Hyperplasie
   2. senile Hyperplasie (Fuchs'-Adenom)
B Adenom
   1. solid
   2. papillär
   3. pleomorph

C Adenokarzinom (malignes Epitheliom)
1. solid
2. papillär
3. pleomorph

3. Erworbene Tumoren des pigmentierten Epithels des Ziliarkörpers
1. benigne
   a) Adenom
   b) vakuoliges Adenom
2. maligne
   a) Adenokarzinom

4. Gemischte Tumoren des pigmentierten und nicht-pigmentierten Epithels des Ziliarkörpers
1. benigne
2. maligne

Diese logische morphologische Einteilung nach *Zimmerman* ist die von Ophthalmologen und Pathologen allgemein akzeptierte Klassifikation der neuroepithelialen Tumoren des Ziliarkörpers. Biomikroskopisch ist es allerdings unmöglich, all diese genannten morphologischen Strukturen voneinander zu unterscheiden.

6.2.3.1 Angeborene Tumoren des nicht pigmentierten Epithels des Ziliarkörpers

Glioneurom

Von dieser choristomatösen Neubildung gibt es bisher nur sehr wenige Veröffentlichungen (*Kuhlenbeck* und *Haymaker* 1946, *Spencer* und *Jesberg* 1973).

Der Tumor existiert bereits bei der Geburt und ist meist mit einem Kolobom von Iris und Ziliarkörper verbunden. Obwohl es sich um einen gutartigen Tumor handelt, wurden die betroffenen Augen meist wegen Retinoblastomverdacht enukleiert.

Der Tumor besteht histologisch aus Gliazellen, Neurofibrillen und Ganglienzellen.

Durch langsames Wachstum der Gliazellen ist die Prognose hinsichtlich Erhaltung der Sehfähigkeit schlecht. In einem Fall wurde bei einem Erwachsenen von 21 Jahren eine partielle Tumorentfernung durchgeführt, wonach die Sehfähigkeit über viele Jahre erhalten werden konnte (*Addison* und *Font* 1984).

Medulloepitheliom

Das Medulloepitheliom stellt den häufigsten angeborenen neuroepithelialen Tumor des Ziliarkörpers dar. *E. Fuchs* (1908) gab ihm den Namen „Diktyom" wegen der netzartigen Anordnung der nur gering differenzierten neuroektodermalen Zellen. Der heutzutage gebräuchliche Name Medulloepitheliom (*Grinker* 1931) soll daran erinnern, daß sich die Tumorzellen vom primitiven Medullarepithel ableiten (Abb. 6.11 a,b). Histologisch enthalten Medulloepitheliome Elemente, die an das Epithel der Medullarinne erinnern. Man

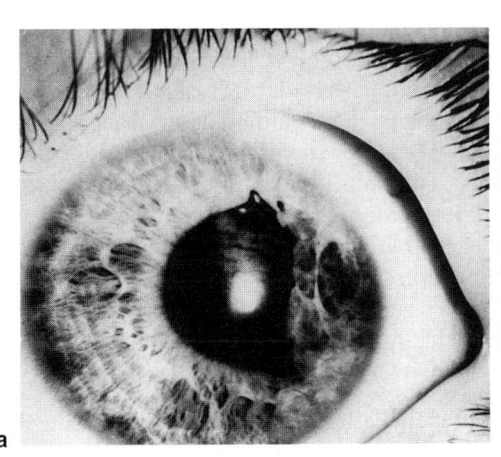

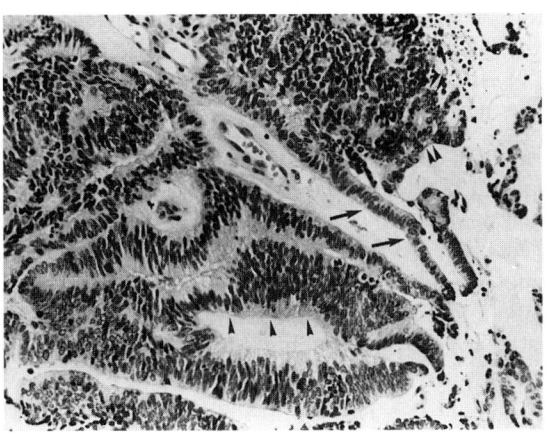

Abb. 6.11 a, b
a 8jähriges Mädchen, gelappter gefäßhaltiger Tumor des Ziliarkörpers, der durch die Pupille sichtbar ist und zur Atrophie der anliegenden Iris geführt hat. Keine Irisinfiltration.
b Der Tumor besteht aus regellos gelagerten Strängen von Zellen, die entweder aus mehreren Lagen (Pfeilspitzen), oder nur aus einer Zellschicht (Pfeile) bestehen. Sie erinnern an normale Ziliarepithelien und an embryonale Retina. An einigen Stellen erkennt man Rosetten ähnlich denen von *Flexner* und *Wintersteiner* beim Retinoblastom. Diagnose: Medulloepitheliom des Ziliarkörpers.
(Für die Abbildung danke ich *A. Tarkkanen*, Helsinki).

findet Strukturen, die an die Embryonalzeit des Augenbläschens und des Augenbechers denken lassen, sowie retinales Pigmentepithel, pigmentiertes und nicht-pigmentiertes Ziliarepithel, Glaskörperelemente und Neuroglia (*Andersen* 1962, 1971).

Die ersten Symptome treten gewöhnlich zwischen dem zweiten und vierten Lebensjahr auf, wobei die Kinder über Schmerzen und Sehstörungen klagen. Im vorderen Augenabschnitt wird eine weißliche Gewebsmasse im Sinne einer Leukokorie sichtbar, bis schließlich durch weiteres Tumorwachstum die Vorderkammer erreicht wird. Häufig ist das Medulloepitheliom noch mit anderen Mißbildungen, wie z.B. mit dem PHPV, verbunden. *Broughton* und *Zimmerman* (1978) haben in einer klinisch-pathologischen Studie die ersten Symptome an Hand von 56 Fällen entsprechend ihrer Häufigkeit wie folgt beobachtet:

Sehschärfenherabsetzung oder Blindheit, Schmerzen, Iris- oder Ziliarkörpertumor, Leukokorie, andere Pupillenstörungen, Exophthalmus, Buphthalmus, Strabismus, Epiphora, Heterochromie und Hyphaema.

Obwohl Medulloepitheliome niemals metastasieren, sind sie durch unterschiedliche Differenzierungsgrade gekennzeichnet und besitzen die Fähigkeit infiltrativ zu wachsen, so daß es auch einem geübten Morphologen oft Schwierigkeiten bereiten kann, diese Geschwulst als eindeutig benigne oder maligne zu klassifizieren.

Außer Spaltlampe und Ophthalmoskop gibt es keine speziellen diagnostischen Methoden. Meist wird die Diagnose erst nach der Enukleation gestellt, da die Enukleation wegen Retinoblastomverdacht ausgeführt wurde.

Differentialdiagnostisch sollten folgende Veränderungen in Betracht gezogen werden: PHPV, angeborenes Glaukom, periphere Uveoretinitis, Nematodenendophthalmitis, malignes Melanom, erworbenes Adenom des Ziliarkörpers, Nävoxanthoepitheliom und vor allem Retinoblastom (*Balmer* et al. 1996). Eine erhöhte Aktivität des Angiogenesefaktors spielt wahrscheinlich eine wichtige Rolle, da beim Medulloepitheliom häufig eine Rubeosis iridis beobachtet wird.

Manchmal wächst dieser Tumor vorwiegend in der Vorderkammer und täuscht einen Iristumor vor (*Morris* und *Garner* 1975). Es sind sogar Fälle bekannt, bei denen ein teratoides Medulloepitheliom Papille und Sehnerven befallen haben (*Green* et al. 1974, *Reese*, 1957). *O'Keefe* et al.(1997) beschrieben ein malignes Medulloepitheliom bei einem 2jährigen Jungen, das auf der Papille wuchs und in den N.opticus infiltrierte. Das Auge wurde unter Retinoblastomverdacht enukleiert. Der erste Fall eines angeborenen malignen teratoiden Medulloepithelioms der Orbita mit einem mißgestalteten Mikrophthalmus und intrakraniellen Abnormitäten im NMR wurde erst kürzlich beobachtet (*Steinkuller* und *Font* 1997). Das Kind lebt zur Zeit 2 Jahre nach der lokalen Tumorentfernung, leidet jedoch an schweren physischen und geistigen Störungen.

Histologisch zeigen diese Tumoren ein embryonales Erscheinungsbild und man kann zwei verschiedene Typen voneinander unterscheiden (*Zimmerman* 1970, 1971):

- Nicht-teratoides Medulloepitheliom (Diktyom).
- Teratoides Medulloepitheliom (Teratoneurom).

Beide können sowohl ein malignes als auch benignes Zellbild aufweisen. Die „teratoiden" Medulloepitheliome enthalten heteroplastische Elemente wie hyalinen Knorpel, quergestreifte Muskulatur oder sogar Hirngewebe. Es sind nur wenige Fälle bekannt, bei denen auf Dauer ein sehfähiges Auge erhalten werden konnte.

Therapie

Spezielle therapeutische Empfehlungen können beim Medulloepitheliom nicht gegeben werden. Die meisten Augen sind bisher wegen schmerzhaftem Sekundärglaukom oder Retinoblastomverdacht enukleiert worden. Wenn der Tumor auf eine Stelle der Iris oder des Ziliarkörpers lokalisiert bleibt, ist die regelmäßige Beobachtung ohne aktive Therapie sicher die beste Empfehlung. Kleine Tumoren können durch Iridozyklektomie entfernt werden, doch sollte man damit in Fällen voller Sehfähigkeit zurückhaltend sein, besonders wenn keinerlei Wachstumstendenz nachweisbar ist. Alle Versuche, mit Strahlentherapie erfolgreich eine Regression zu erzielen, sind fehlgeschlagen.

In seltenen Fällen hohen Malignitätsgrades und extrabulbärer Ausbreitung kann eine Exenteratio orbitae erforderlich sein. Die Wirkung der Chemotherapie beim Medulloepitheliom ist noch ungeklärt.

Rummelt und *Naumann* (1991) haben über eine erfolgreiche Blockexzision eines solchen malignen teratoiden Medulloepithelioms des Ziliarkörpers bei einem 4jährigen Jungen berichtet, bei dem 10 Jahre nach dem Eingriff noch ein Visus von 0,8 erhalten werden konnte.

Prognose: Etwa zwei Drittel aller Medulloepitheliome besitzen histologische Hinweise auf Malignität, dennoch beträgt die Mortalität nur 10% (*Broughton* und *Zimmerman* 1978). Fernmetastasen in Lymphknoten, Lungen und Parotisdrüse sind beschrieben worden (*Hennis* et al. 1990, *Carillo* und *Streeten* 1979, *Kivelä* et al. 1993).

Die negative Auswirkung auf die Sehkraft ist groß und die meisten Patienten verlieren im Laufe der Zeit das befallene Auge. Eine intrakranielle Tumorausbreitung bei Rezidiven in der Orbita ist als Todesursache beobachtet worden, daher ist die extraokulare Tumorausbreitung als prognostisch ernstes Zeichen zu werten. In jedem Fall einer lokalen Tumorexzision sind regelmäßige Kontrollen der Orbita mit bildgebenden Verfahren anzuraten, um eine Ausbreitung des Tumors dorthin so früh wie möglich zu erkennen.

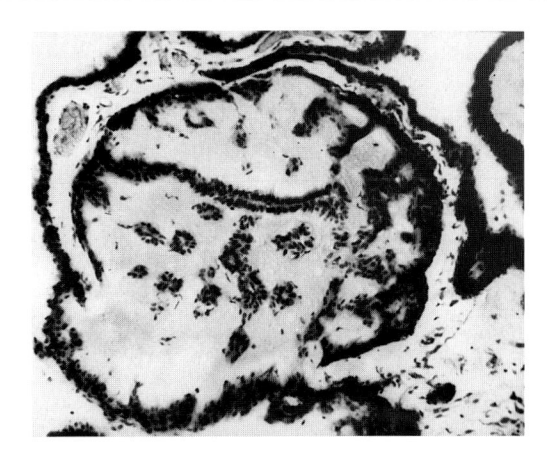

Abb. 6.12 Zufällig in einem wegen Aderhautmelanom enukleierten Auge gefundene **pseudoadenomatöse Hyperplasie (Fuchs'sches Adenom)** des Ziliarkörpers. Die Epithelproliferationen bilden zwischen sich reichlich amorphes PAS-positives Material.

6.2.3.2 Erworbene Tumoren des nicht-pigmentierten Epithels des Ziliarkörpers

Sie treten meist bei älteren Patienten auf und entwickeln sich aus dem nicht-pigmentierten Ziliarepithel.

Pseudoadenomatöse Hyperplasie

Nach Traumen kann eine reaktive Hyperplasie des Ziliarepithels ausgelöst werden, an der sich sowohl das pigmentierte als auch das nicht-pigmentierte Epithel beteiligen kann. Dadurch entwickelt sich eine dichte, weiße, vaskularisierte, retrolentale Masse, die als zyklitische Membran bekannt ist.

Die senile Hyperplasie des nicht-pigmentierten Ziliarepithels wird bei älteren Menschen recht häufig gefunden und ist klinisch bedeutungslos (Abb. 6.12). Meist wird sie zufällig als Fuchs-Adenom in Spenderaugen oder bei Enukleationen aus anderer Ursache entdeckt (*Iliff-Green* 1972).

Adenom und Adenokarzinom des nicht-pigmentierten Epithels des Ziliarkörpers

Die klinische Unterscheidung zwischen diesen beiden Tumoren ist unmöglich. Beide imponieren als solide Tumormasse des Ziliarkörpers mit langsamer Wachstumsneigung, Linsenverdrängung, Katarakt und möglichem Sekundärglaukom. In den meisten Fällen wird unter der Diagnose „Ziliarkörpermelanom" eine Iridozyklektomie durchgeführt und die endgültige Diagnose erst bei der histologischen Untersuchung des exzidierten Materials gestellt (Abb. 6.13).

Der knötchenförmige Tumor im Ziliarkörper besteht aus nicht-pigmentierten, rechteckigen, säulenartig angeordneten Zellen und weist stellenweise auch eine alveoläre drüsige Struktur auf. Das Adenokarzinom ist weniger differenziert und neigt zu infiltrativem Wachstum (*Lommatzsch* et al. 1979). Die Färbung auf saure Mukopolysaccharide fällt positiv aus. Ein papilläres Adenokarzinom kann äußerst selten im Kindesalter vorkommen und wird dann irrtümlich als Retinoblastom angesprochen (*Grünalp* et al. 1997). Eine epibulbäre Ausbreitung ist beschrieben worden (*Grossniklaus* et al. 1990, *Rodrigues* et al. 1988). In einer Serie von 16 Patienten mit Adenokarzinom starben 5 an Metastasen oder Tumorinfiltration ins Zentralnervensystem (*Croxatto* und *Zimmerman* 1985). Die Autoren unterscheiden glanduläre, papilläre, pleomorphe mit unterschiedlichem Ausbildungsgrad der Hyalinbildung im Stroma und anaplastische Adenokarzinome des nicht-pigmentierten Ziliarkörperepithels. Wenig differenzierte pleomorphe Adenokarinome entwickeln sich vorwiegend in solchen Augen, die früher einmal ein perforierendes Trauma erlitten hatten, gefolgt von länger anhaltenden chronischen intraokularen Entzündungen. Man nimmt

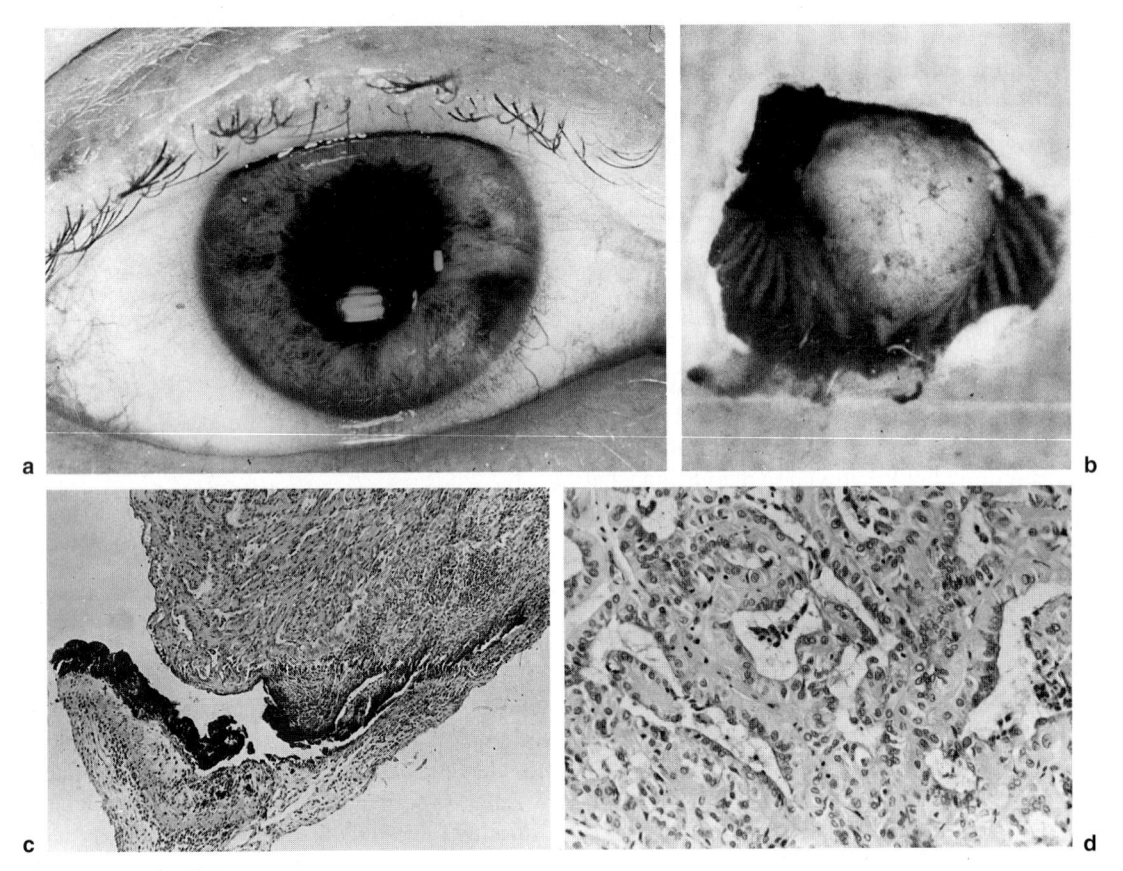

Abb. 6.13 a – d Adenom des nicht-pigmentierten Ziliarepithels.
a Pigmentierte Vorwölbung der Iris bei 4 – 5 Uhr, als Irismelanom bei einer 50jährigen Patientin fehlgedeutet.
b Durch Iridozyklektomie entferntes Gewebsstück von der Bulbusinnenseite gesehen.
c Drüsig gebauter Tumor, der im Ziliarkörper wächst und bis unmittelbar an die Iris heranreicht. Rundzellinfiltrate begrenzen ihn zur Nachbarschaft. Vergr. 100 ×, HE.
d Die Drüsenlumina werden von regelmäßig gebauten kubischen und zylindrischen Epithelien umgeben. Zwischen den Drüsen ein kernreiches kollagenes Bindegewebe mit Rundzellinfiltraten. Vergr. 370 ×, HE.

daher eine neoplastische Transformation einer reaktiven Hyperplasie des Ziliarkörperepithels an, wie es bei der Krebsentwicklung in einer chronisch entzündeten Narbe auch an anderen Körperstellen beobachtet wurde (*Hidayat* et al. 1998).

6.2.3.3 Erworbene Tumoren des pigmentierten Epithels des Ziliarkörpers

Adenom und Adenokarzinom des pigmentierten Epithels des Ziliarkörpers

Diese Tumoren entwickeln sich aus dem äußeren pigmentierten Blatt des embryonalen Augenbechers. Sie sind äußerst selten und *Dryja* et al. (1980) schätzen, daß beispielsweise in den USA nur ein Fall pro Jahr bekannt wird. Im Gegensatz zum Adenom findet man beim Adenokarzinom unterschiedliche Grade lokaler Tumorzellinvasion, mitotische Aktivität und zellulären Pleomorphismus. Es gibt bisher keine Beobachtung irgendeiner Metastasierung eines Adenokarzinoms der Iris, des Ziliarkörpers oder des retinalen Pigmentepithels. Einzelne Beobachtungen über extraokuläres Wachstum, Infiltration des benachbarten Gewebes einschließlich intrakranieller Ausbreitung liegen jedoch vor (*Bietti* 1931, *Griffith* 1894, *Timm* und *Fritsch* 1964, *Märtens* 1921). Bei fortgeschrittenen Fällen kann es nicht immer entschieden werden, ob der Tumor seinen Ausgang vom pigmentierten Epithel des Ziliarkörpers oder der Iris genommen hat.

Die meisten Tumoren sind Zufallsentdeckungen an der Spaltlampe, ehe die Patienten irgndwelche Behinderungen bemerken. Die starke Pigmentierung läßt in erster Linie an Melanom oder Melanozytom denken. Histologisch ist der Tumor durch Bänder stark pigmentierter Zellen gekennzeichnet, die an manchen Stellen drüsenähnliche Strukturen aufweisen.

Da sie klinisch nicht von malignen Melanomen des Ziliarkörpers zu unterscheiden sind, werden Adenome des pigmentierten Ziliarepithels in der Regel erst histopathologisch diagnostiziert (*Chang* et al. 1979). *Anderson* (1962) fand unter 30 Adenomen des Ziliarkörpers 7mal den Ursprung im pigmentierten und 21mal im nicht-pigmentierten Epithel. Alle Tumoren waren histologisch benigne, obwohl die meisten Zeichen lokaler Gewebsinfiltration aufwiesen. Diese lokale Invasion von Tumorzellen läßt die Entwicklung eines Adenokarzinoms vermuten (*Green* 1986). Von einem Karzinom zu sprechen, wird von *Naumann* et al. (1976) als fragwürdig angesehen, da bei derartigen Tumoren bisher nie Metastasen bekannt geworden sind.

Elektronenmikroskopische Untersuchungen ergaben mit zahlreichen Melaningranula vollgepackte Zellen. Auffällig waren große intrazelluläre von einer Membran ausgekleideten Vakuolen (*Naumann* et al. 1976). Echte Adenome können oft schwer von einer reaktiven Hyperplasie des pigmentierten Ziliarepithels unterschieden werden. Daher kann ein anamnestisch bekanntes Trauma gelegentlich zur Klärung der Diagnose beitragen.

6.2.3.4 Behandlung der neuroepithelialen Tumoren des Ziliarkörpers

Kleine asymptomatische Tumoren sollten zunächst regelmäßig beobachtet werden. Erst bei Wachstumsneigung empfiehlt sich die lokale Tumorexstirpation, da eine eindeutige Unterscheidung vom malignen Melanom klinisch nicht möglich ist.

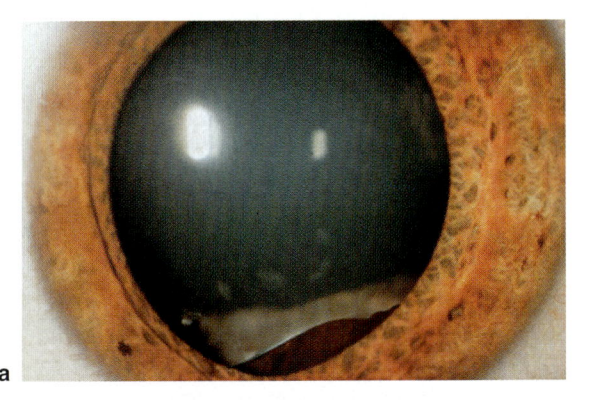

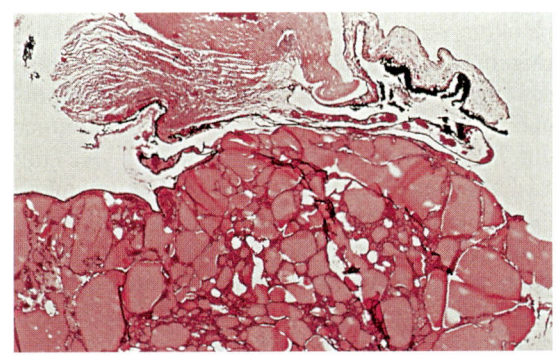

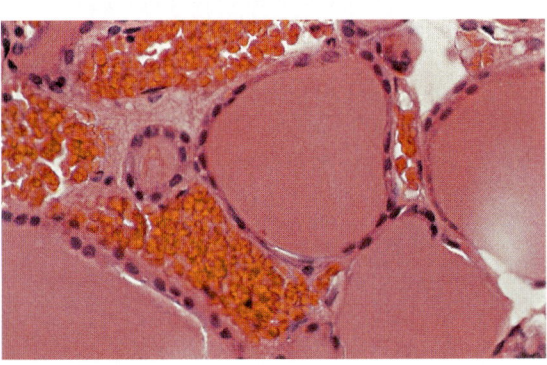

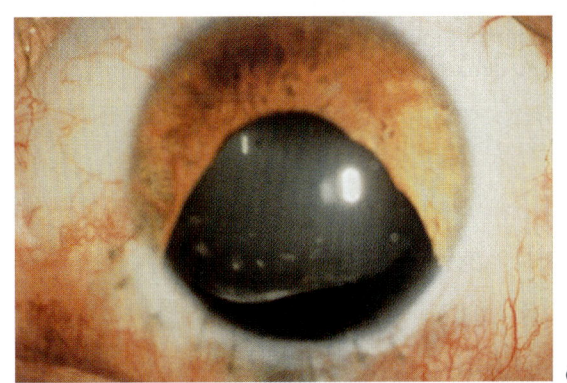

Abb. 6.14 a–d
a Brauner Ziliarkörpertumor von 5–7 Uhr mit Eindellung des Linsenäquators, 20jährige Patientin.
b Exzisionspräparat nach Iridozyklektomie bestehend aus innerer Skleraschicht, Kammerwinkel, peripherer innerer Aderhautschicht, Iris, Ziliarkörper bis in die Pars plana und einem zystischen Tumor, der auf den Ziliarkörper aufgelagert erscheint. Vergr. 8×, HE.
c Kubische Zellen umgrenzen unterschiedlich große Follikel, die mit eosinophilem Kolloid gefüllt sind. Reguläre Zellstruktur, keine Mitosen, kein infiltrierendes Wachstum. Diagnose: Metastase eines gut differenzierten **follikulären Schilddrüsenkarzinoms.** Der Primärtumor wurde im 4. Lebensjahr operativ entfernt (Vergr. 125×, HE).
d 1 Jahr nach lokaler Exzision, Visus 0,6.

6.2.4 Neurilemmom (Schwannom) des Ziliarkörpers

Neurilemmome sind Tumoren der peripheren Nervenscheiden und kommen extrem selten als intraokulare Geschwülste vor. Im Iris-Ziliarkörperbereich sind bisher nur einzelne Beobachtungen bekannt geworden (*Pineda* et al. 1995). Die typische Histologie (Antoni A-Muster, S-100-Immunfärbung) und Elektronenmikroskopie sichern die Diagnose dieses benignen Tumors.

6.2.5 Metastatische Tumoren des Ziliarkörpers

Die klinische Problematik in Verbindung mit den Primärtumoren bei Ziliarkörpermetastasen ist die gleiche wie bei Aderhautmetastasen. Metastasen in den Ziliarkörper rufen erheblich mehr entzündliche Erscheinungen am Auge hervor als primäre Tumoren in diesem Bereich. Sie werden daher zunächst als chronische Iridozyklitis mit Sekundärglaukom verkannt und lange mit Kortison bei geringem Erfolg behandelt. Auffällig sind die stark erweiterten episkleralen Gefäße über dem Tumorgebiet. Wenn der Tumor in die Vorderkammer durchgebrochen ist, erkennt man eine fleischig vaskularisierte Gewebsmasse im Kammerwinkel, die rasch an Größe zunimmt. Es ist nicht ungewöhnlich, daß zuerst die Metastase bei zunächst noch unbekanntem Primärtumor entdeckt wird. Die häufigsten Primärtumoren sind bei Frauen das Mammakarzinom und bei Männern das Bronchialkarzinom (s. Kap. „Aderhautmetastasen"). Man sollte auch an ungewöhnliche Primärtumoren denken (Abb. 6.14 a–d), wie Schilddrüsenkarzinom (*Daicker* und *Gysin* 1980, *Lommatzsch* 1994), Gallengangkarzinom und Karzinoid der Thymusdrüse (*Shields* 1992).

Therapie

Eine palliative Strahlentherapie erscheint als die Behandlung der Wahl. Die schnell wachsenden Tumoren bilden sich meist noch unter der Strahlenbehandlung rasch zurück. Die Wahl der Bestrahlungstechnik spielt eine untergeordnete Rolle. Bei den seltenen Metastasen des differenzierten follikulären Schilddrüsenkarzinoms kann die lokale Exzision mit anschließender Thyreoidektomie und I-131 Behandlung erfolgreich sein (*Lommatzsch* 1994).

Zusammenfassung zu Kap. 6.2 Tumoren des Ziliarkörpers

Tumoren des Ziliarkörpers bleiben zunächst asymptomatisch. Erst bei Beteiligung benachbarter Strukturen entwickeln sich Symptome wie erweiterte episklerale Gefäße, lokalisierte Linsentrübungen, Astigmatismus, Pupillenverziehung, Sekundärglaukom, Sehstörungen. Das Wachstum erfolgt meist nodulär, Melanome können sich aber auch diffus beilspielsweise als Ringmelanom ausbreiten. Nävi, neuroepitheliale Tumoren, Neurilemmome, metastatische Tumoren können einem echten Melanom klinisch ähnlich erscheinen. Wenn es die Tumorausdehnung noch gestattet, ist die lokale Exzision (Iridozyklektomie) eventuell gefolgt von Brachytherapie anzustreben.

7 Benigne Tumoren der Aderhaut

P. K. Lommatzsch

7.1 Nävus der Aderhaut

Der Aderhautnävus ist der häufigste gutartige intraokulare Tumor, der dem Augenarzt in seiner täglichen Praxis begegnet. Dank der Untersuchungen von *Naumann* (1970) wissen wir, daß etwa jeder 10. Patient irgendwo am Fundus einen Nävus besitzt, und daß im mitteleuropäischen Sektionsgut in etwa 11 % bei systematischer Suche ein Aderhautnävus zu finden wäre.

Die Bezeichnung „Nävus" (Muttermal) ist von wenigen Ausnahmen abgesehen – z. B. Nävus sebaceus, Naevus flammeus – angeborenen gutartigen Tumoren vorbehalten, die sich embryologisch von Zellen der Neuralleiste ableiten lassen. Sie bestehen aus Melanozyten, die sich aus Melanoblasten entwickeln. Nävuszellen sind modifizierte oder atypische Melanozyten. Man hat zunächst gezögert, typische Nävuszellen in der Uvea zu identifizieren und *Reese* (1976) schlug daher den Namen **benignes Melanom** der Uvea vor. *Zimmerman* (1965) wies auf morphologische Unterschiede von Nävuszellen der Haut und denen der Aderhaut hin. Dennoch empfahl er den Ausdruck Nävus für atypisch angehäufte Melanozyten in der Aderhaut zu verwenden und den verwirrenden Ausdruck benignes Melanom zu vermeiden. Mit dem Wort „Melanom" ist immer ein maligner Tumor und seine potentielle Metastasierung charakterisiert.

Aderhautnävi entwickeln sich zu 90 % dorsal vom Äquator (*Naumann* et al. 1966, 1971, *Naumann* 1970). Ihre ophthalmoskopische Sichtbarkeit kann bei sehr kleinen Nävi erst dann möglich werden, wenn die Prominenz zunimmt, der erhöhte Pigmentgehalt einen besseren Kontrast zur Umgebung sorgt oder Choriokapillaris und Pigmentepithel sekundäre meist atrophische Veränderungen aufweisen.

Neben dem typischen Aderhautnävus gibt es noch zwei Varianten, die sich wie folgt beschreiben lassen:

Melanozytom

Es setzt sich aus gleichförmigen dicht mit Pigment voll gepackten plumpen polygonalen Zellen zusammen, wodurch die Bezeichnung **magnozellulärer Nävus** entstanden ist (*Zimmerman* und *Sobin* 1980).

Okuläre Melanozytose

Hierbei handelt es sich um eine angeborene Anhäufung von Melanozyten im gesamten Uveabereich. Gelegentlich ist sie auch von einer vermehrten dermalen Melanozyteneinlagerung im 1. und 2. Trigeminusast begleitet (*Cowan* und *Balistocky* 1961). Dies bezeichnet man als **okulodermale Melanozytose** oder auch als **Nävus Ota (Nävus fuscocoeruleus ophthalmomaxillaris).**

Häufigkeit

Die Angaben klinischer und histopathologischer Untersuchungen über das Vorkommen von Aderhautnävi schwanken beträchtlich (*Sahel* und *Albert* 1994). Die höchsten Werte bei der Untersuchung von Autopsiematerial fanden *Naumann* (1970) mit 11 % und *Hale* et al. (1965) sogar mit 20 %.

Es ist nicht ungewöhnlich, wenn uveale Nävi in Kombination mit einer **Neurofibromatosis** Morbus Recklinghausen vorkommen (*Nordman* et al. 1970).

Auf die Kombination von Haut- und Aderhautnävi wurde erstmalig von *Reese* (1952) hingewiesen. Dysplastische Nävi der Haut bedeuten sowohl ein erhöhtes persönliches als auch familiäres Melanomrisiko für die Haut der Betroffenen (*Kraemer* et al. 1986). Ob dies auch mit einem erhöhten Risiko der malignen Entartung von Nävi der Aderhaut verbunden sein kann, muß auf Grund einzelner Beobachtungen leider befürchtet werden (*Albert* et al. 1985). Alle Patienten mit einem **dysplastischen Nävussyndrom** sollten daher gründlich ophthalmoskopiert werden.

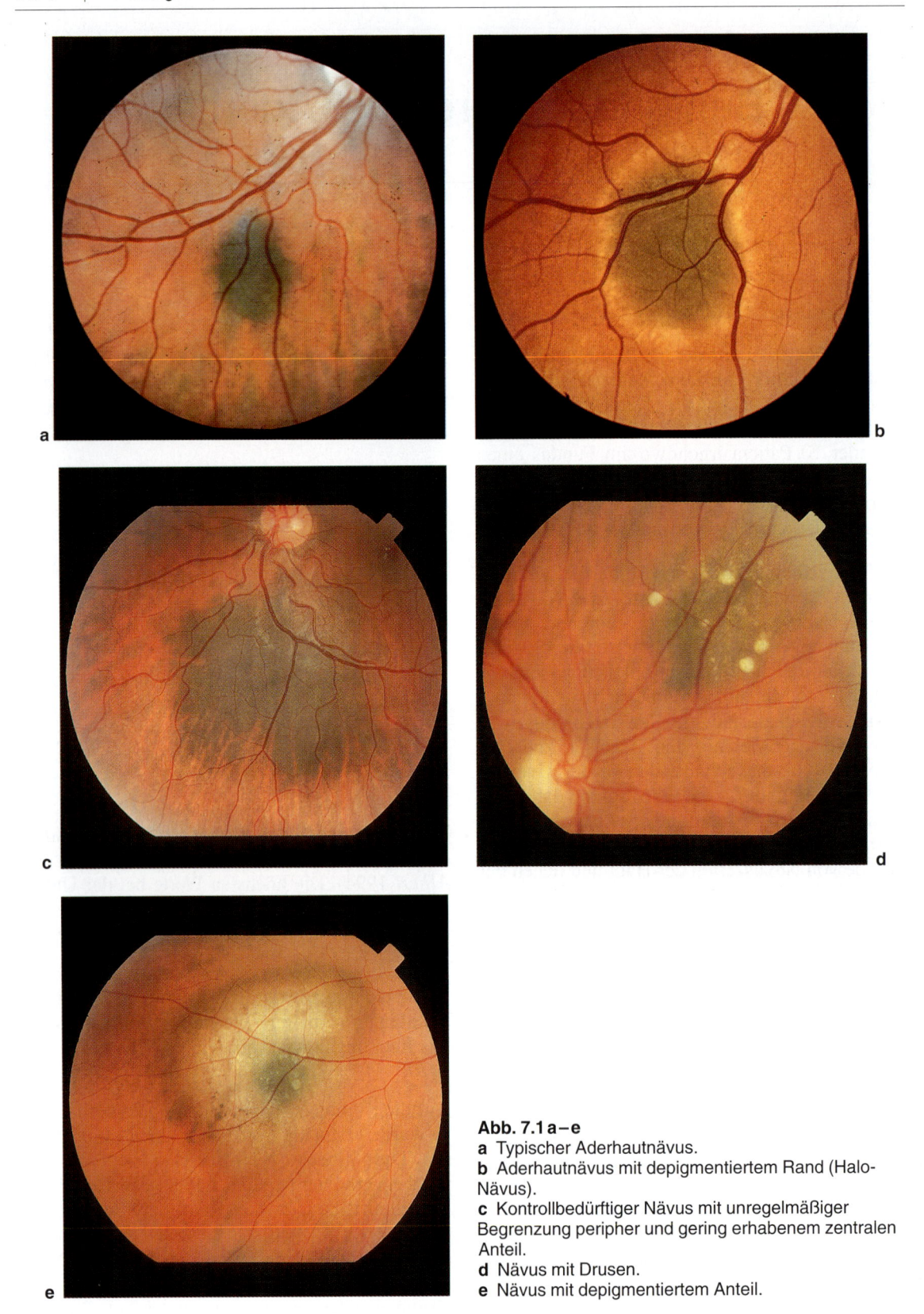

Abb. 7.1 a–e
a Typischer Aderhautnävus.
b Aderhautnävus mit depigmentiertem Rand (Halo-Nävus).
c Kontrollbedürftiger Nävus mit unregelmäßiger Begrenzung peripher und gering erhabenem zentralen Anteil.
d Nävus mit Drusen.
e Nävus mit depigmentiertem Anteil.

Ophthalmoskopisches Bild

Der Aderhautnävus ist durch seine flache oder nur gering erhabene Gestalt, seine schiefergraue Farbe und seine gute, aber unscharfe Grenze zur umgebenden Aderhaut gekennzeichnet (Abb. 7.1 a–e). Die Größe variiert zwischen 0,5 und 10 mm Durchmesser. Gewöhnlich ist der typische Nävus flach, es werden aber durchaus Prominenzen bis 2 mm beobachtet. Auf seiner Oberfläche unter dem Pigmentepithel bilden sich ophthalmoskopisch sichtbare gelblichweiße runde Ablagerungen, sog. Drusen, die gelegentlich die Neigung zum Konfluieren haben. Wird eine orangefarbene fleckige Pigmentierung auf der Oberfläche des Nävus bemerkt, so deutet dies auf eine mögliche Umwandlung in ein malignes Melanom hin.

Selbst bei kleinen Nävi kann sich eine seröse Amotio retinae in der Umgebung ausbilden, die der Schwerkraft folgend meist unterhalb des Nävus nachweisbar ist. Besonders bei zentral sitzenden Nävi kann dies störend sein, da der Patient Metamorphopsien oder Trübungen bemerkt. Es kann sich gelegentlich das klinische Bild einer Chorioretinopathia centralis serosa entwickeln, ohne daß dies als Zeichen für eine maligne Entartung zu deuten ist.

Meist ist der Nävus gleichmäßig dunkler pigmentiert als seine Umgebung, es gibt jedoch auch solche mit einer nur teilweisen Pigmentierung. Sogar vollkommen depigmentierte Nävi sind bekannt, die dann diagnostische Schwierigkeiten verursachen können. Gelegentlich kommen Nävi mit einem gelblichweißen Rand vor, die als „Halo-Nävus" bezeichnet werden (Abb. 7.1 b). Die Ursache ist möglicherweise eine Atrophie des Pigmentepithels in seiner Umgebung (*Shields* und *Shields* 1992). Erwähnt sei, daß dieser Halo-Nävus bei Patienten mit Vitiligo der Haut beschrieben wurde (*Fournier* al. 1984).

Mit diesem typischen Nävus sollte der Aderhautfleck, von *Shields* und *Shields* (1992) „choroidal freckle" benannt, nicht verwechselt werden. Dieser Fleck, ähnlich einer Sommersprosse, ist immer flach, hat eine irregulär ausgezogene Gestalt und die ihn durchziehenden größeren Aderhautgefäße sind deutlich zu erkennen. Im Gegensatz zum klassischen Nävus, der das Aderhautgewebe durch Nävuszellen ersetzt, kommt es beim Aderhautfleck nur zu einer lokalen Pigmentanhäufung in einer sonst normal strukturierten Aderhaut. Diese Veränderung ist niemals Ausgangspunkt einer malignen Umwandlung.

Histopathologie

Die uvealen Nävuszellen sind größer als die normalen Melanozyten und besitzen eine Reihe morphologischer Unterschiede zu ihnen. Die Klassifikation in 4 verschiedene Zelltypen nach einem Vorschlag von *Naumann* et al. (1966) ist international allgemein akzeptiert:

1. Plumpe polygonale Nävuszellen, die in der Regel stark pigmentiert sind. Sie unterscheiden sich mikroskopisch kaum von den Zellen eines Melanozytoms z. B. an der Papille oder von jenen bei kongenitaler okulärer Melanose.
2. Schlanke spindelförmige Nävuszellen.
3. Plumpe fusiforme und dentritische Nävuszellen.
4. Ballonförmige große Nävuszellen mit reichlich schaumförmigem Zytoplasma.

Obwohl der Nävus kein maligner Tumor ist, kommt es doch besonders bei erhabenen Nävi zu Degenerationen des darüberliegenden retinalen Pigmentepithels (RPE) und der Photorezeptoren, wodurch die Hyperfluoreszenz bei der Fluoreszeinangiographie oder die Skotome im Gesichtsfeld erklärt werden. Die Choriokapillaris kann über einem Nävus obliterieren und es lagern sich in der Bruch-Membran Drusen ein, die gelegentlich eine beträchtliche Größe erreichen können.

In seltenen Fällen entwickelt sich eine Abhebung des retinalen Pigmetepithels oder eine lokalisierte seröse Amotio retinae.

Diagnostische Verfahren

Mit Hilfe der **Ophthalmoskopie** kann ohne weitere Hilfsmittel die Diagnose korrekt gestellt werden. Bei Verwendung eines Kontaktglases lassen sich die sekundären Veränderungen wie beispielsweise eine flache seröse Amotio retinae noch besser darstellen. In einem hohen Prozentsatz können perimetrisch Skotome im Nävusbereich nachgewiesen werden, ohne daraus Schlüsse auf eine maligne Entartung ziehen zu dürfen (*Naumann* et al. 1971).

Mit der **Fluoreszenzangiographie** ergibt sich kein typisches Bild für einen Nävus, denn das angiographische Bild hängt entscheidend von vom Pigmentgehalt, der Lage des Nävus in der Aderhaut und von den Zerstörungen des RPE ab. In der Frühphase können die Gefäße der Choriokapillaris den pigmentierten Nävus völlig verdecken und vorübergehend unsichtbar machen (*Oosterhuis* 1979). Stark pigmentierte Nävi sind hypofluoreszent. Oberflächliche Drusen und Zerstörungen des RPE erzeugen eine fleckförmige Hyperfluoreszenz, da an diesen Stellen die Barriere für das Licht fehlt (Abb. 7.2 a–c).

Der heute nicht mehr durchgeführte **P-32 Test** ergibt beim Nävus keine Mehrspeicherung, da dies nur bei Geweben mit Zellteilungsvorgängen zu erwarten ist.

Die **Ultraschallechographie** ist bei flachen Nävi ohne diagnostischen Wert. Auch bei einigen Millimeter erhabenen Nävi ergibt das echographische Muster keinen Unterschied zu einem beginnenden Melanom.

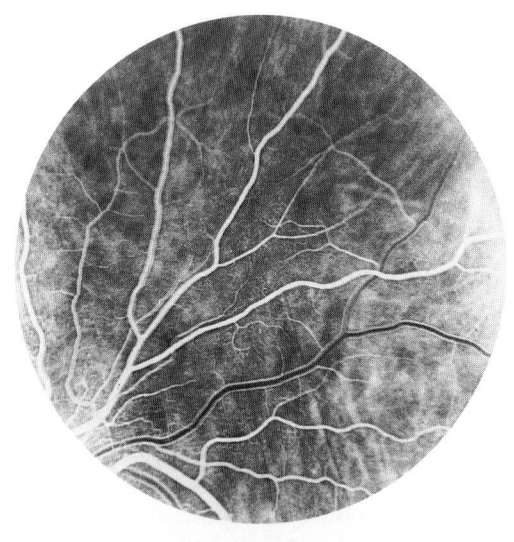

Mit Hilfe der **Infrarotphotographie** (*Sautter* et al. 1974) oder der **Falschfarbenphotographie** (*Jütte* et al. 1983) läßt sich die wahre Ausdehnung des Nävus durch den bei dieser Methode erzielbaren besseren Farbkontrast deutlicher darstellen.

Differentialdiagnose

Für den geübten und erfahrenen Untersucher ergeben sich kaum differentialdiagnostische Schwierigkeiten. Nicht selten werden eine Reihe anderer Veränderungen zunächst als Nävus oder Melanom fehlgedeutet und an ophthalmo-onkologische Zentren überwiesen. Dies ist am häufigsten bei einer kongenitalen Hyperplasie des retinalen Pigmentepithels der Fall, bei der eine tiefschwarze flache scharf begrenzte in der Regel kreisrunde Pigmentierung in der mittleren Peripherie typisch ist (s. Abb. 12.1 a – f, S. 364). Bei einer Hypertrophie des Pigmentepithels nach Trauma oder nach Entzündung kommt es im Unterschied zum Nävus ebenfalls zu tief schwarzen Pigmentierungen unregelmäßiger Struktur und Begrenzung. Auch subretinale Blutungen können gelegentlich an einen Nävus erinnern, besonders wenn das Blut unter dem Pigmentepithel ophthalmoskopisch sehr dunkel erscheint.

Ein klinisch noch ungelöstes Problem bleibt die sichere Unterscheidung zwischen einem Nävus und einem kleinen bereits malignen Melanom.

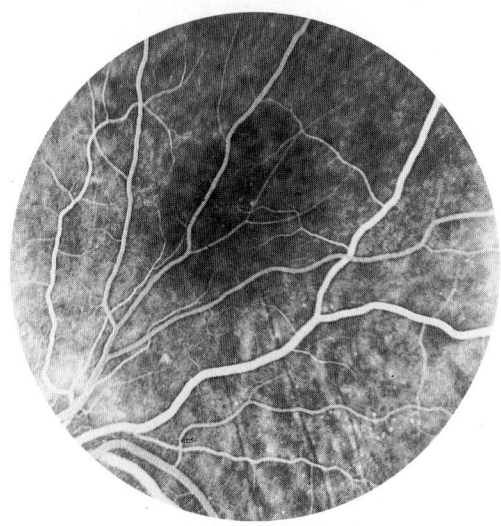

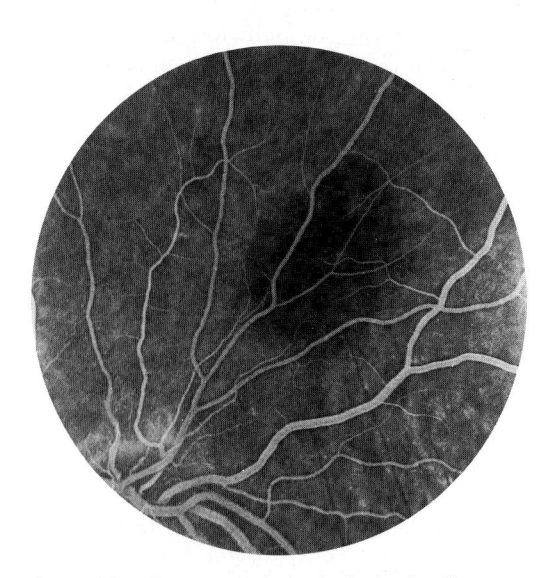

Abb. 7.2 a–c Fluoreszenzangiografie eines Aderhautnävus des rechten Auges nasal oberhalb der Papille.
a Frühe arteriovenöse Phase. Die Fluoreszenz der Choriokapillaris verdeckt den Nävus.
b Späte arteriovenöse Phase. Der Nävus wird sichtbar, sein Pigmentreichtum verdeckt nun die Hintergrundfluoreszenz aus der Aderhaut.
c Spätphase mit zunehmend deutlicher Darstellung des Nävus.
(*J. Oosterhuis*, Leiden).

Behandlung des Aderhautnävus

In der Literatur findet man genügend Hinweise, die jedoch nicht unwidersprochen bleiben, daß ebenso wie an der Haut oder Konjunktiva auch in der Aderhaut Melanome aus einem vorher bestehendem Nävus hervorgehen können.

Das Risiko für eine maligne Umwandlung eines Nävus ist sehr gering und wird während einer 10-Jahresperiode mit 21 Fällen auf 100.000 Nävi geschätzt (*Ganley* und *Comstock* 1973). *McLean* (1995) schätzt, daß sich jedes Jahr etwa einer von 15.000 Nävi in ein malignes Melanom umwandelt. Bisher gibt es noch keine Möglichkeit, einen derartigen „high-risk nevus" mit Sicherheit zu erkennen.

Eine klinische Studie hat gezeigt, daß flache Nävi innerhalb von 5 Jahren in 4% und größere suspekte Nävi in 14% Wachstumszeichen aufweisen (*Augsburger* et al. 1989).

Shields und *Shields* (1992) erwarten bei kontrollbedürftigen Nävi in ca 5–10% aller Fälle innerhalb von 5 Jahren die Entstehung eines malignen Melanoms.

Es gehört zu den schwierigsten Entscheidungen in der Ophthalmologie, einen verdächtig prominenten Aderhautnävus von einem beginnenden Melanom sicher zu unterscheiden. Das wichtigste Kriterium für die „Umwandlung in Malignität" ist das dokumentierte Wachstum eines Nävus. In zweifelhaften Fällen wird die Veränderung als „kontrollbedürftiger verdächtiger Nävus" bezeichnet und etwa alle halbe Jahre fotographisch und sonographisch vermessen (Abb. 7.3 a,b). Alle anderen Zeichen wie Skotome, seröse Chorioretinopathie, Drusen, orangefarbenes Pigment, Besonderheiten im fluoreszenzangiographischen Bild sind noch keine sicheren Zeichen für Malignität.

Ausschließlich die fotographisch dokumentierte und sonographisch gemessene Größenzunahme ist beweisend und zwingt zu aktiven Maßnahmen.

Bei einer serösen Amotio retinae und Beteiligung der Makula kann mit einer Abriegelung des Nävusrandes durch Koagulationen mit einem Argon-Laser das Nachsickern von Flüssigkeit verhindert werden (*Shields* und *Shields* 1992).

Zusammenfassung zu Kap. 7.1
Nävus der Aderhaut

Der Aderhautnävus ist der häufigste benigne Tumor der Aderhaut. Er stellt sich als unterschiedlich meist schiefergrau pigmentierte länglich ovale flache oder gering pigmentierte Läsion dar. Die Umwandlung in ein malignes Melanom erfolgt äußerst selten und wurde bisher nur gelegentlich dokumentiert. Eine Thera-

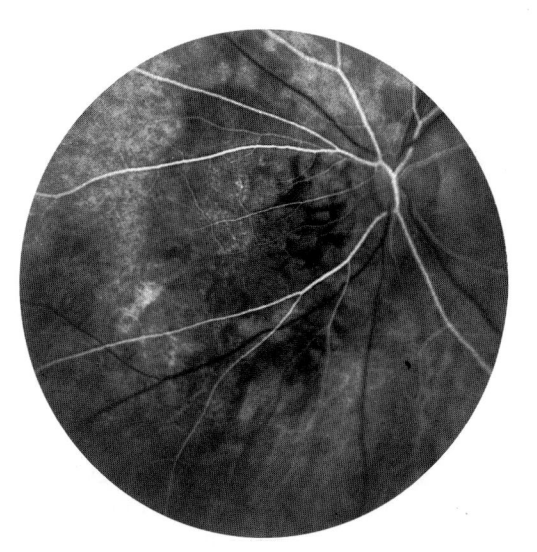

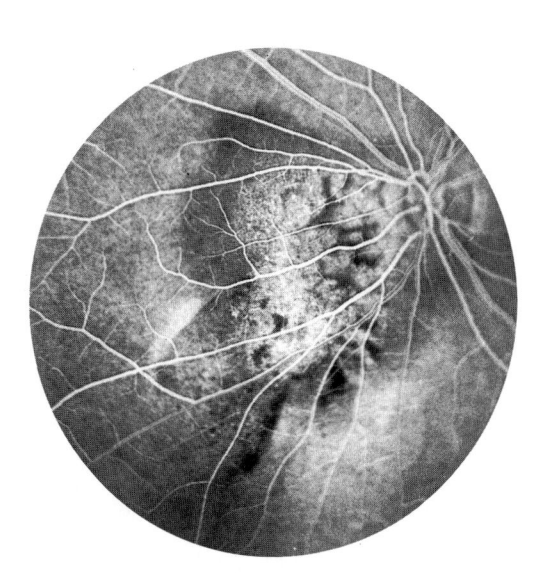

Abb. 7.3 a, b
a Das Pigment des Nävus verdeckt in der frühen arteriellen Phase die Fluoreszenz aus der Aderhaut.
b Fleckige Fluoreszenz des Nävus während der arteriovenösen Phase durch Defekte im darüberliegenden Pigmentepithel.
(*J. Oosterhuis*, Leiden).

pie ist nicht erforderlich. Sogenannte suspekte Nävi sollten fotographisch dokumentiert beobachtet werden. Bei einer begleitenden tumornahen exsudativen Amotio retinae bis hin zur Makula gelingt es mit Photokoagulationen die Quelle der subretinalen Flüssigkeit zu trocknen.

7.2 Hämangiom der Aderhaut

A. P. Lommatzsch

Hämangiome der Aderhaut gehören zu den seltenen intraokularen Tumoren. Man unterscheidet umschriebene von diffus wachsenden, das Verhältnis liegt beim Sturge-Weber Syndrom etwa bei 2,5 : 1 (*Augsburger* und *Anand* 1991). Umschriebene Hämangiome, auch als vaskuläre Hamartome bezeichnete benigne Tumoren, kommen wesentlich häufiger in der Chorioidea als in Iris oder Ziliarkörper vor (*Schilling* et al. 1997, *Shields* et al. 1992). Über die Inzidenz des umschriebenen Aderhauthämangioms gibt es in der Literatur keine sicheren Angaben. Eine Arbeitsgruppe fand unter ihren Patienten ein Hämangiom der Aderhaut auf 15 diagnostizierte Melanome der Aderhaut (*Shields* und *Shields* 1992). Da die meisten Hämangiome bei einer Augenuntersuchung zufällig gesehen werden und viele Patienten mit einem Angiom ohne Symptome bleiben, ist eine höhere Inzidenz wahrscheinlich.

Über Wachstum und Entstehung dieser Gefäßtumoren ist sehr wenig bekannt. *Badtke* (1956) beschrieb bei histopathologischen Untersuchungen ein dünnes mesenchymales Maschenwerk mit kavernösen Hohlräumen, die mit einem einschichtigen Endothel ausgekleidet sind (Abb. 7.4). Zwischen Netzhaut und Aderhaut sind Pigmentepithelproliferationen, mesenchymale Gewebeplatten und Verkalkungen mit ossären Metaplasien als sekundäre Umwandlungen beschrieben worden (*Badtke* 1956, *Bornfeld* 1995, *Sanborn* et al. 1982, *Schilling* et al. 1997, *Shields* et al. 1992, *Wessing* 1977). In den zystisch degenerierten Retinaräumen sind zahlreiche mit Pigment beladene Makrophagen gefunden worden, welche ophthalmoskopisch als Pigmentierungen zu sehen sind.

Es werden kavernöse von kapillären und den gemischten Angiomen unterschieden. Bei den solitären Aderhauthämangiomen überwiegen jedoch zu zwei Drittel die kavernösen Angiome (*Shields* und *Shields* 1992, *Shields* et al. 1992). Alle histologischen Untersuchungen stützen sich nur auf wenige Fälle, da nur Augen enukleiert werden, die ein schmerzhaftes therapieresistentes Sekundärglaukom haben oder wegen Verdacht auf malignes Melanom entfernt wurden.

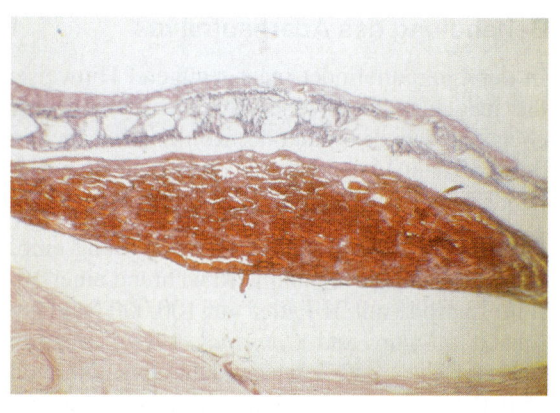

Abb. 7.4 Histologisches Bild eines kavernösen Hämangioms der Aderhaut mit zystischer Degeneration der darüberliegenden Retina. Das Auges des 40jährigen Patienten wurde vor 30 Jahren unter der Fehldiagnose Aderhautmelanom enukleiert (40 ×, Färbung HE).

Klinisches Bild

Das klinische Bild eines **solitären Aderhauthämangioms** ist relativ einheitlich gestaltet. In der Regel befindet sich der Tumor am hinteren Augenpol temporal der Papille. Es kommt fast ausschließlich unifokal und unilateral vor (*Shields* und *Shields* 1992, *Witschel* und *Font* 1976). Ophthalmoskopisch fällt ein rot-oranger prominenter Tumor mit „himbeerartigem" Aussehen auf (Abb. 7.5). Die Form des Hämangioms ist rund bis oval (*Badtke* 1956, *Bornfeld* 1995, *Shields* und *Shields* 1992, *Witschel* und *Font* 1976). Die Patienten bemerken in einigen Fällen eine Visusminderung und besonders störende Metamorphopsien. Diese Symptome treten in der 3. bis 4. Lebensdekade auf und werden durch eine beginnende subretinale Exsudation verursacht. Diese sekundären Umwandlungen der sensorischen Retina sind von prognostischer Bedeutung (*Badtke* 1956, *Bornfeld* 1995, *Shields* und *Shields* 1992, *Witschel* und *Font* 1976). Die angrenzenden Gewebe werden durch Kompressionsfolgen der erheblich dilatierten Tumorgefäße atrophisch (*Gass* 1987). Beim umschriebenen Aderhauthämangiom sind Katarakt und Sekundärglaukom weitere Komplikationen, die einen Einfluß auf die Prognose des Visus haben.

7.2 Hämangiom der Aderhaut

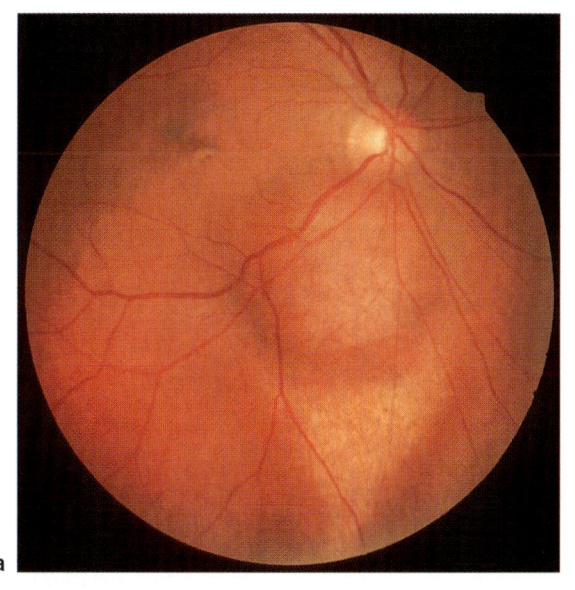

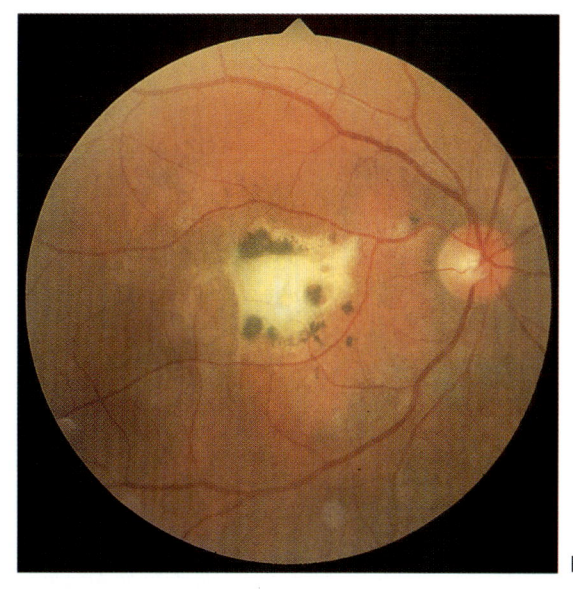

Abb. 7.5 a, b
a Klinisches Bild eines Aderhauthämangioms. Unterhalb des Hämangioms sind Veränderungen des retinalen Pigmentepithels erkennbar, die durch die retroretinale Flüssigkeit der Schwerkraft folgend hervorgerufen werden.
b Im späten Verlauf kommt es zu sekundären meist subretinalen Fibrosierungen, wobei sich feste subretinale fibröse Platten ausbilden können.

Diffuse Hämangiome der Aderhaut sind dagegen immer mit dem Sturge-Weber-Syndrom assoziiert. In diesen Fällen findet sich ein Naevus flammeus auf der ipsilateralen Seite. Das Alter bei der Diagnose dieser diffusen Hämangiome ist deutlich früher als bei den solitären. Histologisch findet man meist den kapillären Typ eines Hämangioms. Auf der betroffenen Seite können auch multifokale Gefäßtumoren gefunden werden. Die Lokalisation ist nicht auf den dorsalen Augenpol begrenzt (*Augsburger* und *Anand* 1991).

Diagnostik

Neben der Ophthalmoskopie sind die standardisierte Echographie und die Fluoreszenzangiographie wertvolle diagnostische Hilfsmittel. Das typische echographische Bild der Aderhauthämangiome ist durch ein hochreflektives homogenes Binnenecho gekennzeichnet. Eine chorioidale Exkavation findet man nicht (Abb. 7.6.a,b). Diagnostisch richtungsweisend ist auch das sog. „Gefäßschwirren" der Zacken im A-Bild, das durch

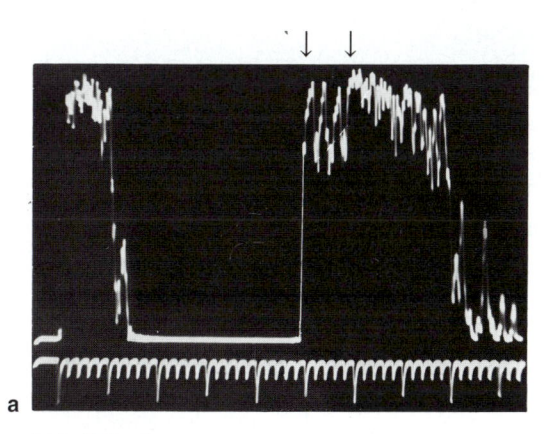

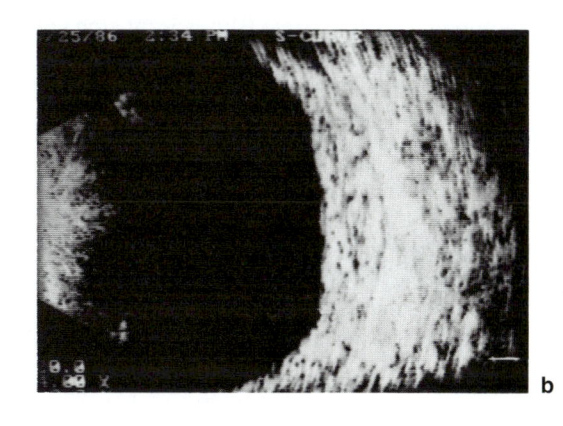

Abb. 7.6 a, b
a Sonographisches Bild eines Aderhauthämangioms im standardisierten A-Bild, hohes Anfangsecho mit hoher Reflektivität des Tumors.
b Typischer Befund eines Aderhauthämangioms im B-Bild. Nahezu konzentrische Verbreiterung der Bulbusrückwand auf ca. 4,5 mm. Keine sichere Abgrenzung zur Sklera auf Grund der hohen Reflektivität des Tumorgewebes.

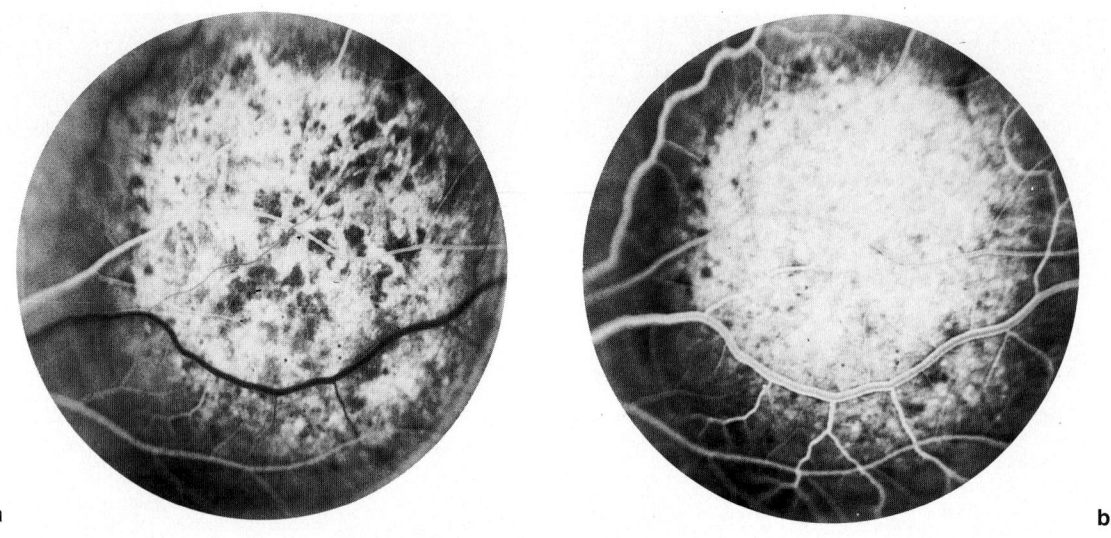

Abb. 7.7 a, b Fluoreszenzangiogramm eines Aderhauthämangioms.
a Arterielle Phase. Gleichmäßig tüpfelförmige Anfärbung entsprechend der chorioidalen Gefäßräume („multilake").
b Spätphase, Farbstoffaustritt aus den chorioidalen Tumorgefäßen.
(*J. Oosterhuis*, Leiden).

die pulsierenden Gefäße im Tumor hervorgerufen wird (*Ossoinig* und *Harrie* 1983). Mit Hilfe der echographisch zu messenden Tumorprominenz und Tumorbasis lassen sich Angaben über den zeitlichen Wachstumsverlauf ermitteln. Das fluoreszenzangiographische Bild läßt nur in der ganz frühen Phase des Angiogramms und besonders in der präarteriellen Phase sichere Unterschiede zum Aderhautmelanom erkennen. Zu diesem Zeitpunkt sind die einzelnen erweiterten Kavernen des Hämangioms sichtbar, die aber schon nach wenigen Sekunden zu einer homogenen hyperfluoreszenten Fläche verschmelzen (Abb. 7.7 a, b). Bei der Indozyaningrün-(ICG-)Angiographie kann man diese großen tumoreigenen Kavernen deutlicher und länger als hypofluoreszente Areale erkennen. Das ICG-freie Blut wäscht sich signifikant langsamer aus den Kavernen als aus den normalen angrenzenden Gefäßen der Aderhaut (Abb. 7.8). Erst im späten ICG-Angiogramm stellt sich das Hämangiom der Aderhaut als homogen hyperfluoreszente Fläche dar.

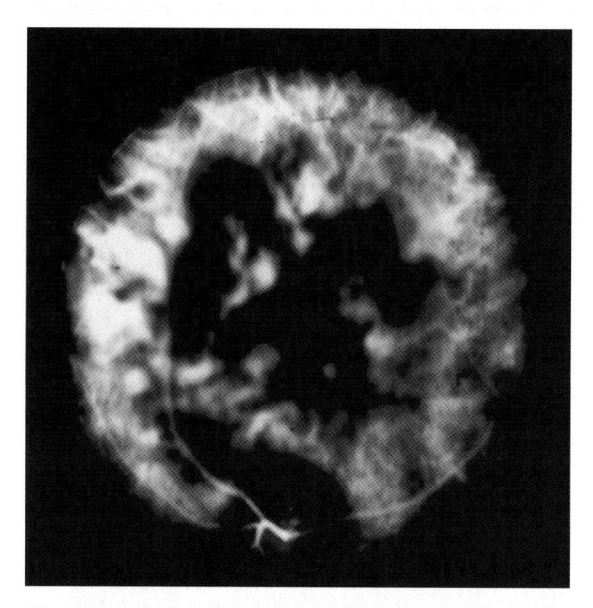

Abb. 7.8 Frühes Bild einer ICG-Angiographie mit jeweils gut erkennbaren ausgeweiteten hypofluoreszenten Kavernen, die noch längere Zeit frei von ICG-beladenem Blut sind. Später ist nur noch eine hyperfluoreszente Scheibe sichtbar.

Differentialdiagnose

Wesentlich bei der Diagnostik ist der sichere Ausschluß eines Aderhautmelanoms, da sich die therapeutischen Konsequenzen und die Prognose für den Patienten erheblich unterscheiden. Daneben sind differentialdiagnostisch die Aderhautmetastase, das Aderhautosteom, die Chorioretinopathia centralis serosa, entzündliche Prozesse anderer Art, das Retinoblastom, die disciforme Narbe oder eine Pigmentepithelabhebung bei der späten Form der altersbedingten Makuladegeneration zu nennen (*Sanborn* et al. 1982). Früher wurde der P-32 Test erfolgreich zur differentialdiagnostischen Abgrenzung zum Melanom benutzt (*Jarret* et al. 1976).

Therapie

Da es sich um einen gutartigen und wenig destruierenden intraokularen Tumor handelt, sollte man mit der Therapie bei stabilen Visusverhältnissen zurückhaltend sein. Das umschriebene Aderhauthämangiom findet sich in der Mehrzahl der Fälle am dorsalen Augenpol und wird somit auch in Abhängigkeit von sekundären Veränderungen die Sehschärfe beeinflussen. Besonders wenn es im Bereich der Tumoroberfläche zur vermehrten subretinalen Exsudation kommt, kann der Visus schnell abnehmen. In den sechziger und siebziger Jahren wurde in erster Linie die Licht- oder Laserkoagulation empfohlen (Abb. 7.9), bei der die gesamte Tumoroberfläche konfluierend koaguliert wurde (*Augsburger* und *Anand* 1991). Das Konzept einer morphologischen Zerstörung des Hämangioms mittels Laserkoagulation wurde von *Gass* (1987) verlassen. Vielmehr wurde die Resorption der subretinalen Flüssigkeit angestrebt.

In kleineren Kollektiven wurden positive Ergebnisse mit der Brachytherapie erzielt, bei der in erster Linie Ru-106/Rh-106 angewandt wurde. Heute wird als Therapie der Wahl eine perkutane Strahlentherapie angesehen. Bei dieser Behandlung wird über ein temporales Feld unter Schonung der Linse eine Gesamtdosis von 20 Gy fraktioniert appliziert. In einer Studie der Essener Arbeitsgruppe wurden 36 umschriebene Aderhauthämangiome perkutan in der beschrieben Weise bestrahlt. Bei 63,8% kam es nach der Strahlentherapie zur vollständigen Resorption der subretinalen Flüssigkeit und die Sehschärfe verbesserte sich bei 38,9% um durchschnittlich 2–3 Reihen auf der Visustafel (*Schilling* et al. 1996, 1997). Sollte es nach der hochenergetischen perkutanen Photonenbestrahlung zu keiner anhaltenden Resorption der subretinalen Flüssigkeit und damit nicht zu einer Visusstabilität kommen, dann kann eine adjuvante Laserkoagulation nach den Empfehlungen von Gass (1987) vorgenommen werden.

Ist der Patient symptomfrei und sein Visus stabil, dann erscheint eine klinische und echographische Beobachtung und Dokumentation ausreichend. Die Abnahme der Sehschärfe wird fast ausschließlich durch sekundäre Veränderungen und insbesondere durch subretinale Exsudationen mit langfristiger Fibrosierung hervorgerufen.

> **Zusammenfassung zu Kap. 7.2 Hämangiom der Aderhaut**
>
> Das Aderhauthämangiom ist ein seltener nichtmelanozytärer Tumor, der solitär oder im Rahmen des Sturge-Weber-Syndroms vorkommt. Von prognostischer Bedeutung sind neben Lokalisation, Größe und Form des Tumors die sekundären Veränderungen durch eine längere Zeit bestehende subretinale Flüssigkeitsansammlungen und den daraus resultierenden degenerativen Veränderungen im Bereich der sensorischen Retina.

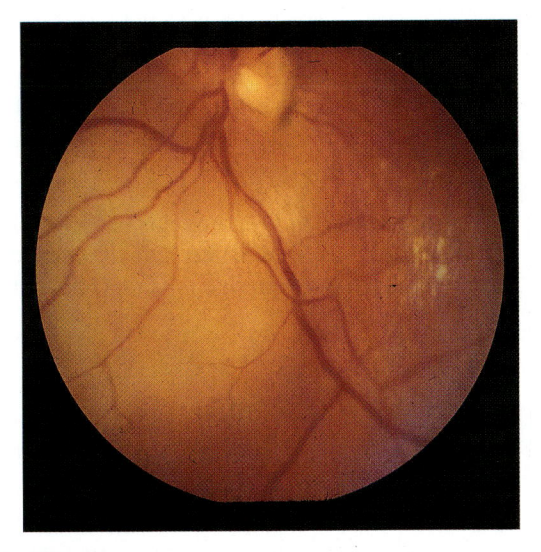

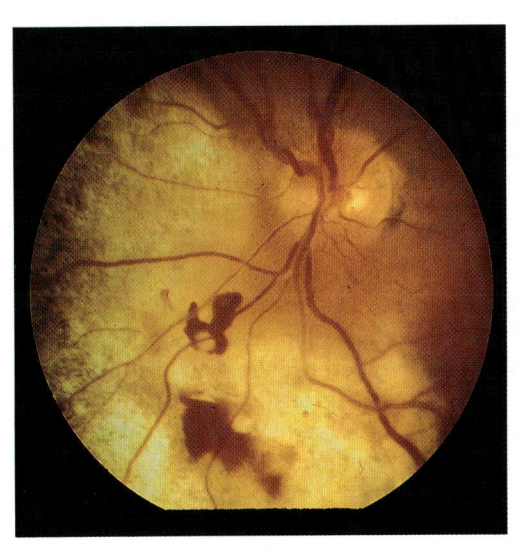

Abb. 7.9 a, b
a Parapilläres Hämangiom der Aderhaut nasal unterhalb der Papille des linken Auges.
b Der gleiche Fundus 5 Jahre nach Xenon-Lichtkoagulation. Visus 1,0.

> In jedem Fall ist die sichere differentialdiagnostische Abgrenzung zum Melanom und zur Metastase der Aderhaut von großer Bedeutung. Diagnostische Hilfsmittel dazu sind die Angiographie (Fluoreszein, ICG) und die Echographie. Sollte es zu einer fortschreitenden Visusabnahme kommen, so wird gegenwärtig die perkutane Strahlentherapie als Therapie der Wahl angesehen. Damit gelingt es in den meisten Fällen, die subretinale Exsudation zu verringern und die Sehschärfe langfristig zu stabilisieren.

7.3 Osteom der Aderhaut

Im Jahre 1975 stellte *H. van Dyk* bei einem Treffen der Verhoeff Society erstmalig einen ausgereiften Knochen in einem Auge vor, das wegen Melanomverdacht enukleiert worden war (*Brown* und *Shields* 1994). Später wurde dieser Tumor als ossäres Choristom der Aderhaut (Williams et al., 1978), und chorioidales Osteom (*Gass* et al. 1978, *Gass* 1979) beschrieben. In den folgenden Jahren sind mehrere dieser seltenen Tumoren beobachtet worden (*Buettner* 1983, *Brown* und *Shields* 1994).

Klinisches Bild

Ophthalmoskopisch stellt sich ein chorioidales Osteom als helle orange bis gelbfarbene, gering prominente Masse in der Umgebung der Papille dar, die sich bis in die Makula erstrecken kann. Das ophthalmoskopische Erscheinungsbild variiert durch sekundäre Verdünnung oder Hyperplasie des darüberliegenden Pigmentepithels erheblich. Der Tumor ist an seinen Rändern mehrfach gelappt und erstreckt sich nicht selten über beide Seiten der Papille. Irreguläre Erhebungen und Eindellungen der Tumoroberfläche werden regelmäßig gefunden (Abb. 7.10 und 7.12). Oft sieht man kleine vaskuläre Gefäßbüschel im Tumor, die sich zwischen den Knochenbälkchen ausbilden und keine Neovaskularisationsmembranen darstellen. Die darüberliegende Netzhaut mit ihren Gefäßen ist meist ungestört. In etwa 50 % aller Fälle kann man im Laufe der Zeit ein langsames Wachstum beobachten. Bei etwa einem Viertel der Patienten findet man bilaterale Osteome (*Augsburger* et al. 1979, *Grand* et al. 1984, *Shields* et al. 1988). In etwa einem Drittel der Osteome entwickeln sich im Laufe der Zeit durch allmähliche Zerstörung der Bruch-Membran neo-

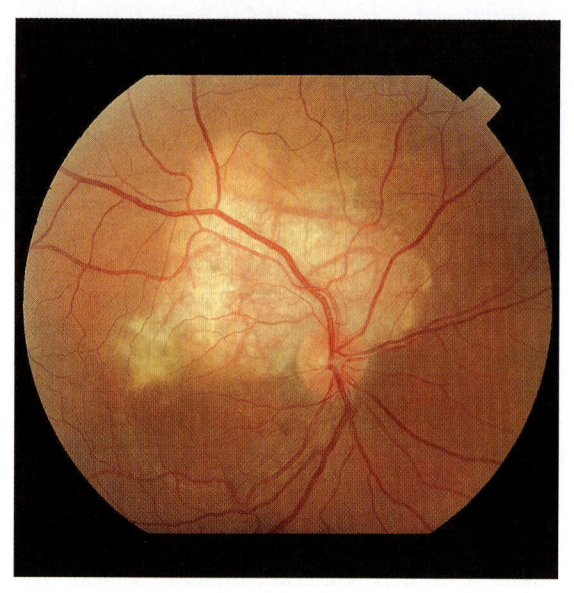

Abb. 7.10 Osteom der Aderhaut bei einer 30jährigen Patientin, zufällig entdeckt. Im Laufe von 3 Jahren Sehverschlechterung von 0,8 auf 1/60 durch Ausbildung einer subretinalen Membran in der Makula. Das Osteom selbst blieb unverändert.

vaskuläre subretinale Membranen. Dies geschieht vorwiegend im Bereich des makulanahen Tumoranteils und führt dadurch zur Beeinträchtigung der zentralen Sehschärfe (*Grand* et al. 1984, *Kayazawa* und *Shimamoto* 1981).

In der Regel verursachen Osteome keine Sehbeschwerden, selbst wenn das Makulagebiet mit einbezogen ist. Der Tumor wird meist zufällig bei einer Ophthalmoskopie aus anderen Gründen entdeckt. In etwa 10 % aller Fälle ist der Visus bei der ersten Untersuchung bereits schlechter als 1/10 (*Teich* und *Walsh* 1981). Wenn sich die Sehschärfe rasch verschlechtert, so muß an die Entwicklung subretinaler Membranen gedacht werden (*Augsburger* et al. 1979, *Avila* et al. 1984).

In der Regel werden Osteome nur bei Erwachsenen diagnostiziert, es existiert jedoch eine Beobachtung bei einem 6jährigen Kind (*Fava* et al. 1980).

Fluoreszein-Angiographie

Während der Frühphase stellt sich eine fleckige Hyperfluoreszenz des Osteoms dar. Diese geht allmählich in eine diffuse zunehmende Anfärbung durch Farbstoffaustritt aus den Tumorgefäßen über mit besonderer Intensität in der Spätphase. Die chorioidalen Gefäßbüschel im Tumor erkennt

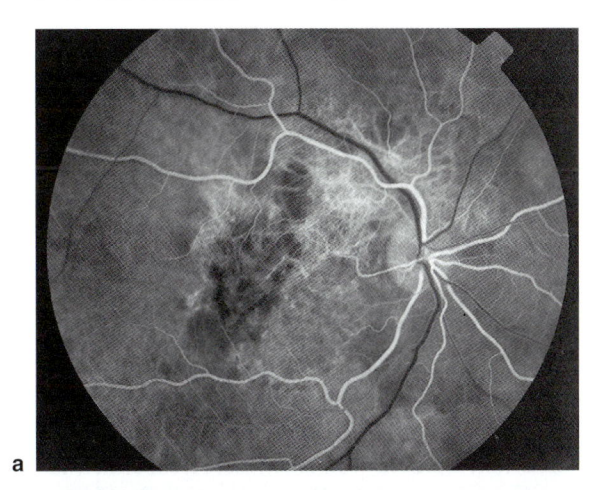

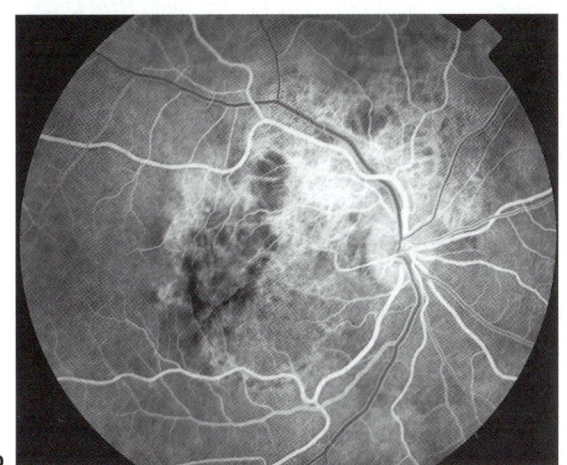

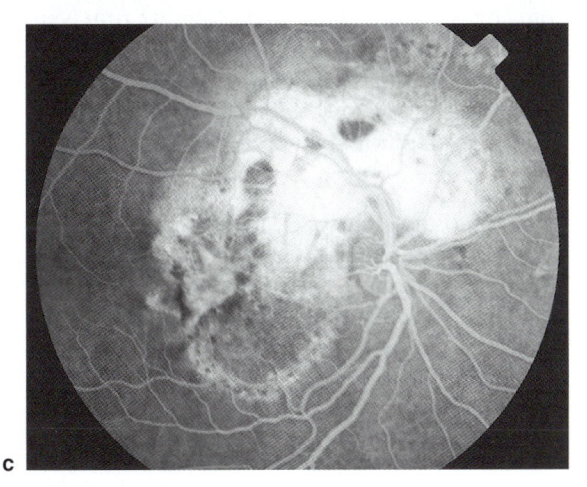

7.3 Osteom der Aderhaut

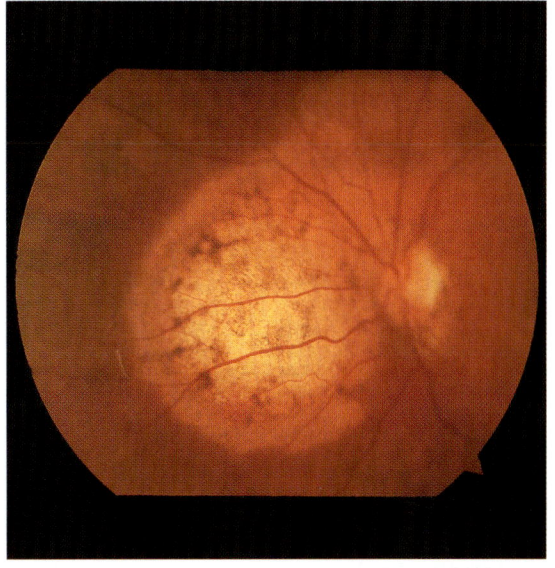

Abb. 7.12 Osteom nasal der Papille, Zufallsbefund bei einer 25jährigen Patientin.

Abb. 7.11 a–c
a, b Fluoreszeinangiographie des Osteoms. In der Frühphase Darstellung des chorioidalen Tumorgefäßsystems.
c In der Spätphase Hyperfluoreszenz des gesamten Tumorgebietes mit Darstellung einer retroretinalen Neovaskularisation im Makulagebiet.

man vorübergehend nur in der Frühphase recht gut, sie gehen dann in der allgemeinen Anfärbung des gesamten Tumorgebietes unter (Abb. 7.11).

Ultraschallechographie

Infolge des Kalkgehaltes läßt sich das Osteom mit Hilfe der Ultrasonographie recht gut von anderen ähnlichen Befunden, wie z. B. einer Aderhautmetastase, unterscheiden. Im A-Bild folgen dem hohen Anfangsecho eine hohe Echogruppe aus dem Tumor und eine geringe Reflektivität aus dem dahinterliegenden Orbitagewebe infolge der Schallabsorption im Knochengewebe des Osteoms. Im B-Bild präsentiert sich ein Osteom als hochreflektive gering erhabene schalldichte Masse mit deutlich akustischer Schattenwirkung nach dorsal ins Orbitagewebe.

CT und Kernspintomographie

Im CT stellt sich eine knochendichte Verschattung im Niveau der Aderhaut dar (Abb. 7.13).

Im Kernspinntomogramm zeigt sich nicht wie erwartet das für Knochen typisch negative Bild (*De Potter* et al. 1991). Der Tumor erscheint hell (hyperintens) bei der T_1-Wichtung und mit niedriger Intensität auf den T_2-gewichteten Bildern. Gadolinium DPTA läßt sich bei T_1-gewichteten Scans nachweisen.

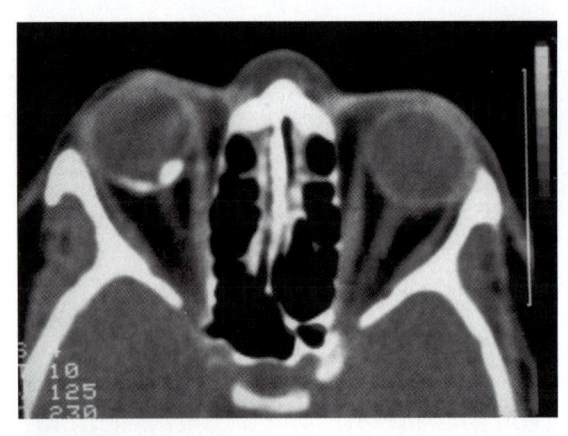

Abb. 7.13 Im Computertomogramm dichte Verkalkung des gleichen Tumors.

sen. Bei ihrem Patient bestanden sowohl im CT als auch im Ultraschallbild eine massive Schattenwirkung, obwohl das ophthalmoskopische Bild an dieser Stelle vollkommen unauffällig war. Es wird ein ossäres episklerales Choristom vermutet.

Behandlung

Als gutartiger Tumor ohne nennenswerte Wachstumsneigung ist keine Therapie erforderlich.

Lediglich in den Fällen mit Ausbildung von progressiven Neovaskularisationsmembranen kann eine Argon- oder Krypton-Laser-Koagulation erforderlich werden, wenn sich das Areal außerhalb der Fovea befindet (*Burke jr.* und *Brockhurst* 1983, *Morrison* et al. 1987).

7.4 Neurogene Tumoren der Uvea

7.4.1 Neurilemmom, Schwannom

Das Neurilemmom oder Schwannom ist ein selten in der Aderhaut zu beobachtender Tumor, der sich aus proliferierenden Zellen der Schwann-Scheide der Ziliarnerven zusammensetzt. Es handelt sich um eine gutartige eingekapselte Geschwulst, die ophthalmoskopisch zunächst als Aderhautmelanom angesprochen wird. Im Gegensatz zum Neurofibrom ist das Neurilemmom meist nicht mit einer Neurofibromatosis (Morbus Recklinghausen) verbunden. In einer Literaturübersicht über 18 Fälle war dies nur bei drei Patienten der Fall (*Shields* et al. 1981).

Ophthalmoskopisch ist es nicht möglich, diesen Tumor von einem Aderhautmelanom zu unterscheiden. Allerdings ist der für ein Melanom typische Durchbruch durch die Bruch-Membran beim Neurilemmom noch nie beobachtet worden. Obwohl der Tumor gutartig ist, zeichnet er sich durch langsam progressives Wachstum aus.

Die Fluoreszeinangiographie hilft differentialdiagnostisch nicht viel. Hyperfluoreszenz chorioidaler Gefäße in der präarteriellen Phase und fleckige Fluoreszenz des Tumors in der Spätphase finden sich auch beim Hämangiom oder Melanom.

Im Ultraschallbild zeichnet sich das Neurilemmom durch ein hohes Anfangsecho und durch niedrige innere Reflektivität aus. Damit ähnelt der Tumor echographisch einem Aderhautmelanom. Die Feinnadelbiopsie wird in ihrem Wert von

Histopathologie

Histologisch bildet das Osteom einen flachen Tumor, in dem die Aderhaut durch Knochengewebe ersetzt ist. Man erkennt innerhalb des Hamartoms ein knöchernes Trabekelwerk mit endothelial ausgekleideten kavernösen Hohlräumen. Außerdem enthält der Tumor Kapillaren, Osteozyten, Osteoblasten und Osteoklasten. In den Markräumen liegen vakuolige mesenchymale Zellen, Mastzellen und fibrovaskuläre Elemente (*Williams* et al. 1978).

Differentialdiagnose

Folgende Veränderungen müssen differentialdiagnostisch abgegrenzt werden: Amelanotisch flaches Aderhautmelanom, amelanotischer Aderhautnävus, Aderhauthämangiom, Aderhautmetastase, ausgeprägte markhaltige Nervenfasern und organisierte retroretinale Blutungen. Für gewöhnlich bleibt das Osteom flacher als ein Melanom und entwickelt niemals die pilzförmige Wuchsform in den Glaskörperraum. Ein Nävus besitzt keine so scharfen Ränder wie ein Osteom. Größere differentialdiagnostische Schwierigkeiten bereiten Aderhautmetastasen, die oft ähnliche Färbung und eine geringe Prominenz aufweisen. Hier hilft die Anamnese mit möglichen Hinweisen auf bestehende Primärtumoren. Im frühen Stadium können Hämangiome und Osteome schwer zu unterscheiden sein. Osteome entwickeln jedoch im Gegensatz zu den Hämangiomen niemals ausgedehnte subretinale Ergußbildungen bis hin zu einer serösen Amotio retinae.

Guthoff und *Abramo* (1991) haben auf die Möglichkeiten eines episkleralen Osteoms hingewie-

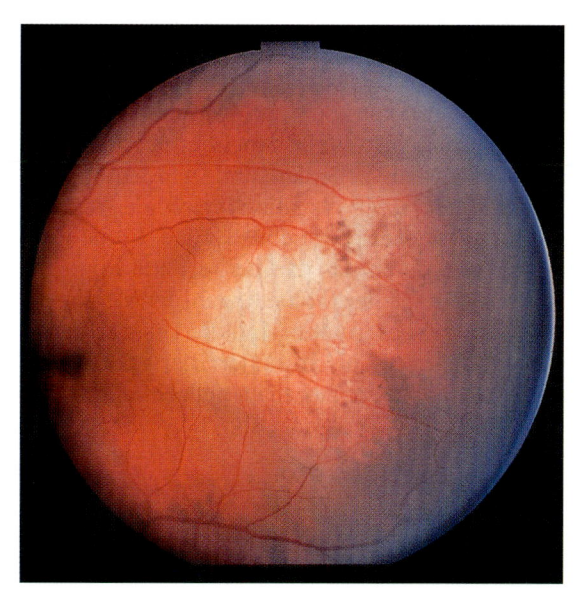

Abb. 7.14 Amelanotische Tumormasse temporal der Fovea, **Neurilemmom**. Enukleation wegen Melanomverdacht.

Elektronenmikroskopisch finden sich lange Zellfortsätze und Bündel von langen Kollagenfasern im extrazellulären Raum (Luse bodies). Die benignen Neurilemmome sind wie die malignen Aderhautmelanome neuroektodermaler Herkunft.

Behandlung

Die meisten Tumoren werden unter der Fehldiagnose Aderhautmelanom enukleiert. Als benigner Tumor erfordert er eigentlich keine Therapie. Es kann aber durch sein langsames Wachstum schließlich doch eine Behandlung erforderlich werden. Die Brachytherapie hat sich als nicht geeignet erwiesen, da die benigne Zellen keine Reaktion auf therapeutisch übliche Dosen gezeigt haben. Da die meisten Neurilemmome im vorderen Uveaabschnitt gelegen sind, scheint die lokale Exzision des Tumors die beste Therapie zu sein.

Die Prognose für den Visus hängt ausschließlich von der Lokalisation des Tumors ab. Neurilemmome metastasieren als benigner Tumor niemals.

Shields (1992) angezweifelt, weil man spindelige Zellen findet, die ein Spindelzellmelanom nicht sicher ausschließen lassen (Abb. 7.14, 7.15).

Histologie

Der umschrieben ovoide Tumor besteht aus spindelförmigen nicht pigmentierten Zellen, die mit reichlich interzellulärem Kollagen eingebettet sind. Die Zellen können eine Fischzug ähnliche Struktur bilden mit pallisadenförmig angeordneten Kernen (Antoni-A-Muster). An anderen Stellen des gleichen Tumors sind die Zellen rund oder sternförmig in einer myxoiden oder hyalinen Matrix unregelmäßig verteilt (Antoni-B-Muster).

7.4.2 Neurofibrom

Es handelt sich um einen gutartigen nicht von einer Kapsel umgebenden Tumor, der aus proliferierenden Schwann-Zellen, endoneuralen Fibrozyten und Axonen zusammengesetzt ist. Er kann als solitärer Tumor vorkommen, ist jedoch als diffuser Aderhauttumor meist mit der Phakomatose einer allgemeinen Neurofibromatose (Morbus Recklinghausen) verbunden. Die multiplen melanozytischen Hamartome der Iris sind als Lisch-Knötchen beim Morbus Recklinghausen bekannt. Neurofibrome der Aderhaut kommen dagegen seltener vor.

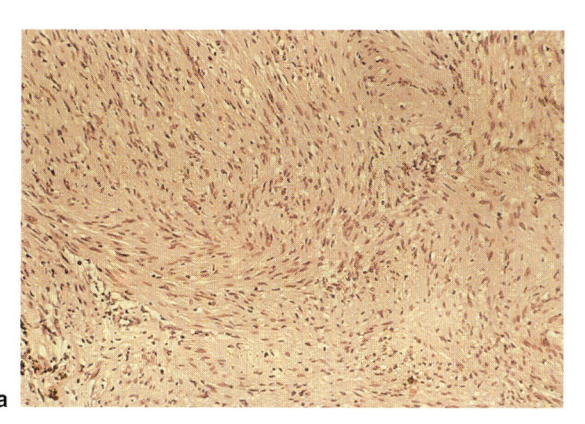

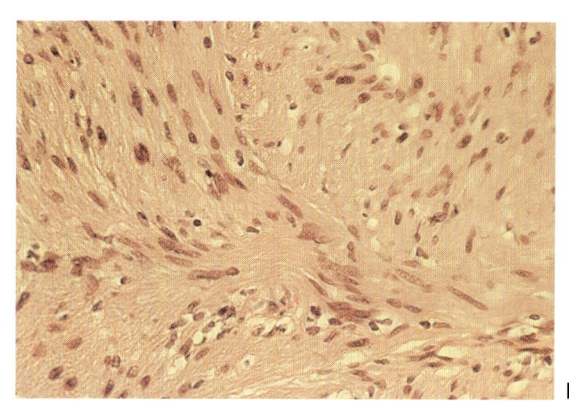

Abb. 7.15 a, b Die histologische Untersuchung zeigt ein **Neurilemmom** mit Antonin-A-Muster. (Für die Überlassung der Abb. 7.14 und 7.15 a, b seines Patienten danke ich *J. Shields*, Philadelphia.)

Histologisch stellt sich das Neurofibrom als diffus verdickte pigmentierte Aderhaut dar ohne typisch begrenzten Tumorknoten. Er ist aus in sich verwundenen Bündeln von Schwannschen Zellen, Axonen und Fibroplasten zusammengesetzt.

Klinisch ist es unmöglich, einen solchen Tumor von einem Neurilemmom, amelanotischen Melanom, Melanozytom, Leiomyom oder auch von einer Metastase sicher zu unterscheiden.

Eine Therapie kann nötig werden, wenn sekundäre Veränderungen wie Sekundärglaukom oder eine Amotio retinae entstehen. Bei einem diffusen Tumor ist sicher der beste Rat, keinerlei Therapie zu versuchen.

Da Neurilemmome und Neurofibrome sowohl klinisch als auch histologisch nicht immer klar voneinander zu unterscheiden sind, wurden sie von *Shields* et al. (1997) als **ziliochorioidale Nervenscheidentumoren** bezeichnet. Eine Pseudopigmentierung durch das darüberliegende Pigmentepithel, weniger die erhöhte Anzahl der Melanozyten innerhalb des Tumors sind die Ursache dafür, daß ophthalmoskopisch immer zuerst irrtümlich an ein Melanom der Aderhaut gedacht wird.

8 Malignes Melanom der Aderhaut

8.1 Epidemiologie und ätiologische Faktoren

P. K. LOMMATZSCH

Das maligne Melanom der Aderhaut ist die häufigste primäre bösartige intraokulare Geschwulst. Dieser durch seine hämatogene Metastasierungsneigung lebensbedrohende Tumor konfrontiert uns Augenärzte mit dem allgemeinen „Melanomproblem" und stellt somit besondere Herausforderungen an unser Fachgebiet und an die Zusammenarbeit mit Radiologen, Onkologen, Immunologen und in Zukunft auch Molekularbiologen.

Historische Entwicklung

Mit der Problematik der malignen pigmentierten Geschwülste haben sich die Mediziner seit fast 200 Jahren systematisch befaßt. *René Théophile Hyacinthe Laennec* (1781–1826), der Erfinder der Auskultation und berühmter Chirurg am Hôpital Necker in Paris zur Zeit der Napoleonischen Kriege, bezeichnete erstmalig 1819 diese pigmentierten Tumoren als „Melanoses". Der Engländer *Lawrence* wies 1845 besonders auf das ungewöhnlich maligne Verhalten dieser Tumoren hin.

Rudolf Virchow gab 1863 durch seine Studien über „Die krankhaften Geschwülste", bei denen auch Melanome des Auges aus der Albrecht v. Graefeschen Klinik in Berlin enthalten waren, dem Melanomproblem eine erste wissenschaftliche Basis. Ihn interessierte besonders die histologische Struktur dieser Tumoren und er unterschied zwischen benignen Melanomata und malignen Melano-Sarcomata und Melano-Carcinomata.

Unmittelbar danach erschienen Arbeiten von *Albrecht v. Graefe* (1868) und *Jacob Hermann Knapp* (1868) auf der Basis der Virchowschen Erkenntnisse. Sie gelten auch heutzutage noch als eine hervorragende klinische Beschreibung dieses Tumorleidens; denn abgesehen von den modernen therapeutischen Möglichkeiten wird darin bereits die gesamte klinische Problematik auch unserer Tage erörtert. *Knapp* unterschied damals folgende vier Stadien bei der Entwicklung des Aderhautmelanoms:

1. Entstehung des chorioidalen Geschwulstknotens ohne Reizerscheinung bis auf „hämorrhagische Flecke".
2. Auftreten von Entzündungszeichen unter dem Bild des Glaukoms mit Injektion der Bindehautgefäße.
3. Übergreifen der Afterbildungen auf die Umgebung des Augapfels, Aftergebilde breiten sich in die Orbita aus.
4. Generalisation auf entfernte Organe durch Metastasen.

Es folgten bedeutende Publikationen von *Hirschberg* (1868, 1876, 1881), *Hirschberg* und *Happe* (1870) und *Nettleship* (1872–1879) und schließlich die ausführliche Monographie von *E. Fuchs* (1882), in der 259 Fälle intraokularer Melanome einschließlich 22 eigener Beobachtungen zusammengetragen und diskutiert wurden.

Weitere nennenswerte wertvolle histopathologische Arbeiten über das Melanom der Aderhaut am Ende des vorigen Jahrhunderts stammen von *Lawford* und *Collins* (1891) mit 103 Fällen aus London, *Panas* und *Rochon-Duvigneaud* (1898) aus Frankreich, *Pawel* (1899) mit 100 Fällen aus Halle und von *Kerschbaumer* (1900) mit 67 Fällen aus Leipzig.

Bei den Diskussionen über den Ursprung der Melanomzellen nahm *von Recklinghausen* (1882) an, die Tumorzellen entstammen dem Endothel. *Ribbert* (1897) glaubte an mesoblastische Chromatophoren, während *Fuchs* (1882) und *Coppez* (1901) die Ansicht einer dualistischen Entstehung aus dem Endothel und Mesoderm annahmen. *Unna* (1893) und später auch noch andere (*Wolfrum* 1909) brachten weitere Verwirrungen in die Entstehungstheorie der Melanome, denn sie verbreiteten die Ansicht, die pigmentierten Zellen seien ektodermalen Ursprungs und von der Retina nach außen in die Uvea eingewandert.

Erst seit *Masson* (1926, 1931) für die Melanome der Haut auf den neurogenen Ursprung der Tumorzellen hingewiesen hat und dies *Dvorak-Theobald* (1937) auch für die Melanome der Aderhaut tat, hat sich die bis heute allgemein akzeptierte Meinung über die Herkunft dieser Tumoren durchgesetzt: Die primär malignen Melanome der Aderhaut, gleichgültig ob sie pigmentiert sind oder nicht, nehmen ihren Ausgangspunkt von den pluripotenten Melanozyten, die aus der Neuralleiste stammen. Die Melanomzellen sind somit neuroektodermaler Herkunft.

Mögliche ätiologische Faktoren

Die Ursache, die zur Ausbildung eines malignen Melanoms in der Uvea führt, ist bis heute nicht sicher bekannt. Zahlreiche klinische Beobachtungen deuten darauf hin, daß Melanome aus uvealen Nävi oder aus einer kongenitalen okulären Melanose hervorgehen könnten. Ob irgendwelche bis heute unbekannte Faktoren wie onkogene Viren, elektromagnetische Strahlen oder bestimmte Chemikalien diese Transformation bewirken, ist nicht bewiesen. Auch die in der Literatur gelegentlich als „de novo" charakterisierte Entstehung ist nur Ausdruck mangelnder Kenntnis ihrer wahren Genese. Als Risikofaktoren, die sowohl lokal oder allgemein wirken und eine Prädisposition für das Aderhautmelanom darstellen können, werden gegenwärtig folgende diskutiert:

- **Aderhautnävus:** Wahrscheinlich entwickeln sich die meisten Aderhautmelanome aus einem präexistierenden gutartigen Aderhautnävus. Es sind jedoch auch Beobachtungen bekannt geworden, wo eine De-novo-Entstehung in einem vorher normalen Fundusareal angenommen werden muß (*Sahel* et al. 1988).

- **Kongenitale okuläre Melanose:** Diese meist einseitige Pigmentvermehrung im Augenbereich und seiner Umgebung ist die bekannteste Prädisposition für die Entwicklung eines Aderhautmelanoms, stets auf der vermehrt pigmentierten Seite (*Gonder* et al. 1982). Auch multifokale Aderhautmelanome sind in diesen vermehrt pigmentierten Augen beschrieben worden (*Pomeranz* et al. 1981). Die Inzidenz von Aderhautmelanomen bei Patienten mit okulärer Melanozytose (Abb. 8.1 a–c) wird mit weniger als 5% eingeschätzt (*Shields* et al. 1992).

- **Dysplastisches Nävussyndrom:** Als „BK-mole syndrome" wurde von *Clark* et al. (1978) eine erbliche melanozytische Hautveränderung beschrieben, bei der eine größere Häufigkeit maligner Melanome der Haut bekannt geworden ist. Diese Hautveränderung bezeichnete man später auch als „dysplastic nevus syndrome" (DNS) (*Albert* et al. 1985). In der Literatur existieren widersprechende Berichte über das erhöhte Risiko von Aderhautmelanomen bei Patienten mit DNS. *Rodriguez-Sains* (1986) beobachtete vermehrt Nävi an Konjunktiva, Iris und Aderhaut bei DNS Patienten. Während einerseits eine regelmäßige Suche nach möglichen Aderhautmelanomen empfohlen wird, halten andere (*Seregard* et al. 1995) dies für überflüssig, da sie kein vermehrtes Vorkommen von PAM, Nävi der Bindehaut oder der Aderhaut bei Patienten mit DNS im Vergleich zu einer statistisch homogenen gesunden Patientengruppe finden konnten.

- **Neurofibromatose:** Patienten mit Neurofibromatose besitzen allgemein ein erhöhtes Krebsrisiko und damit auch eine erhöhte Wahrscheinlichkeit, ein Aderhautmelanom zu entwickeln. Obwohl die meisten intraokularen Melanome dabei in der Iris entstehen, wurden auch Aderhautmelanome beschrieben (*Wiznia* et al. 1978).

- **Familiäre Häufung:** Es besteht kein gesicherter Anhalt für eine familiäre Häufung beim Aderhautmelanom, obwohl in der Literatur einige Fälle bekannt sind (*Walker* et al. 1979, *Canning* und *Hungerford* 1988). Unter 4500 Patienten mit Aderhautmelanom fanden *Singh* et al. (1996a) nur 56 Patienten in 27 Familien (0,6%) mit Erkrankungen mehrerer Angehöriger. Die erkrankten Familienmitglieder besaßen interessanter Weise ein 4fach höheres Risiko noch an anderen primären malignen Tumoren zu erkranken als gesunde Familienmitglieder.

- **Vererbung:** Bisher gibt es keinen gesicherten Erbfaktor beim Aderhautmelanom, obwohl einige Hinweise auf Veränderungen wie Verlust von Allelen an unterschiedlichen Loci am Chromosom 2 diese Frage noch offenhalten (*Mukai* und *Dryja* 1986).

- **Chromosomenabnormitäten:** Mutationen im Zellgenom scheinen die Antwort auf die Frage nach der malignen Umwandlung zu geben. Bei der Leukämie wurden erstmalig Chromosomenabnormitäten gefunden, das einzige zusätzliche Chromosom erhielt den Namen Philadelphia-Chromosom. Weitere inzwischen klassische Chromosomenveränderungen finden sich am langen Arm von Chromosom 13 beim Retinoblastom, eine Deletion am langen Arm vom Chromosom 5 (5q) beim Kolonkarzinom, eine Deletion

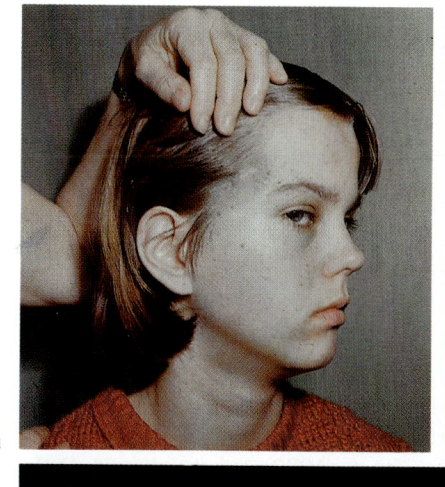

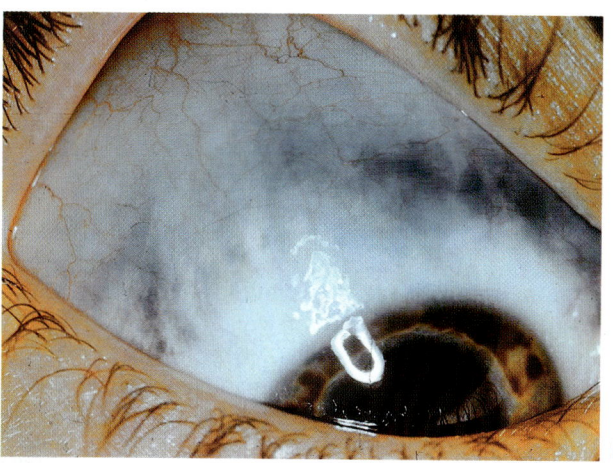

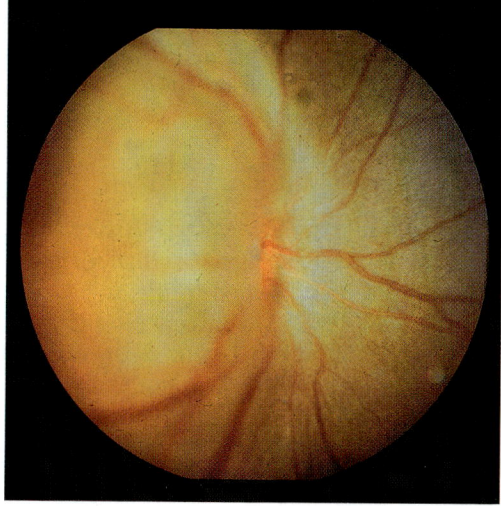

Abb. 8.1 a–c 18jähriges Mädchen mit Nävus Ota, skleraler Melanosis, verstärkter Irispigmentierung sowie einem malignen Melanom der Aderhaut auf der Seite des Nävus Ota.

am Chromosom 11 beim Wilms-Tumor und Verlust des kurzen Armes vom Chromosom 1 beim Neuroblastom (*Tannock* 1992). Beim Aderhautmelanom fanden sich durch zytokinetische Studien Abnormitäten an den Chromosomen 3, 6 und 8. Die Monosomie 3 erwies sich dabei als ein signifikanter Faktor im Einfluß auf die Überlebensrate (*Prescher* et al. 1996). Auch Patienten mit einer oder mehrerer Kopien des Chromosom 8 hatten eine signifikant schlechtere Prognose als andere. Es besteht daher heute kein Zweifel mehr, daß Chromosomenveränderungen beim Aderhautmelanom in enger Beziehung zur Prognose des Tumors stehen (*Rennie* 1997b). Diese Mutationen beeinflussen die Funktion der Gene, die für die Steuerung der Zellproliferation verantwortlich sind. Bei menschlichen Tumoren unterscheidet man zwei verschiedene Genklassen:

1. Dominant wirkende Onkogene, die für das Zellwachstum verantwortlich sind und 2. Suppressorgene (Anti-Onkogene), die normalerweise das Zellwachstum bremsen. Bei Verlust dieser Suppressorgene entwickelt sich ungebremstes Zellwachstum, also ein Tumor. Heute nimmt man an, daß im Laufe des Lebens etwa 5–7 Mutationen notwendig sind, um die maligne Transformation einer normalen Zelle auszulösen (*Ashley* 1969). Da eine Monosomie 3 in 50% aller untersuchten Aderhautmelanome gefunden werden konnte, wird der Sitz des Suppressorgens im Chromosom 3 angenommen (*Rennie* 1997). Mittels molekulargenetischer Methoden (RFLP = restriction fragment length polymorphism) fand man noch häufiger Verluste an genetischem Material am Chromosom 3, als dies bisher mit einfachen zytokinetischen Verfahren möglich war. Die Tumorgenese eines Aderhautmelanoms ist daher mit hoher Wahrscheinlichkeit an den Verlust des Suppressorgens am Chromosom 3 geknüpft. Am Chromosom 8 muß das Promotor-Onkogen sitzen, denn bei mehreren Kopien ist die Expression dieses Gens entsprechend erhöht. In der Tat fand man eine Beziehung zwischen der Anzahl der Extrako-

pien des Chromosom 8 und dem metastatischen Potential der untersuchten Aderhautmelanome. Messungen zur Verteilung und Höhe der DNS in einer Tumorzellpopulation haben eine Korrelation zum metastatischen Potential der betreffenden Zellen ergeben. Wie DNS-Ploidy-Studien von *Coleman* et al. (1993a) gezeigt haben, trifft dies auch für das Aderhautmelanom zu.

- **Hormonale Einflüsse:** Während der **Schwangerschaft** scheint das Wachstum von Hautmelanomen beschleunigt zu werden, wahrscheinlich spielt dabei die Abgabe des die Melanozyten stimulierenden Hormons eine Rolle. Auch beim Aderhautmelanom sind Beobachtungen einer Wachstumsanregung in der Schwangerschaft beschrieben worden (*Frenkel* und *Klein* 1966). Die Wirkung einer Schwangerschaft auf die Pathogenese und die Ausbreitung des Hautmelanoms ist in der dermatologischen Literatur vielfach mit unterschiedlichen Ergebnissen untersucht worden. Manche behaupten, daß Melanome, die in der Schwangerschaft entstehen, eine schlechtere Prognose haben (*Reintgen* et al. 1985), andere wiederum fanden, daß im Vergleich zu nicht schwangeren Frauen bei Berücksichtigung vergleichbarer Tumorparameter kein Unterschied der Überlebensraten besteht (*Houghton* et al. 1981). *Shields C. L.* et al. (1991) fanden bei 16 Patientinnen (0,4 % aller Patienten mit Aderhautmelanom), bei denen zum Zeitpunkt der Diagnose eine Schwangerschaft bestand, eine 5-Jahres-Überlebensrate von 71 %, also eine vergleichbare Größe zu nicht schwangeren Patienten. Eine Schwangerschaft scheint somit die Prognose beim Aderhautmelanom nicht ungünstig zu beeinflussen.

- **Irisfarbe:** Untersuchungen über den Zusammenhang von Irisfarbe und Melanomrisiko haben ergeben, daß Menschen mit heller Irisfarbe ein höheres Melanomrisiko besitzen als solche mit einer pigmentierten Iris (*Tucker* et al. 1985). Dies könnte auf einen Einfluß des Sonnenlichtes auf die Melanomgenese deuten. Allerdings ist bisher nur ein einziger Fall eines Aderhautmelanoms bei einem Albino beschrieben worden (*Casswell* et al. 1989).

- **Sonnenlicht:** Die erhöhte Melanomhäufigkeit der Haut bei Menschen, die ihren Körper schutzlos intensiver Sonnenbestrahlung ausgesetzt haben, ist beim Aderhautmelanom bisher nicht nachgewiesen worden (*Egan* et al. 1988). Bemerkenswert erscheint in diesem Zusammenhang, daß Irismelanome vorwiegend im unteren Bereich der Iris entstehen, dort wo auch eine höhere Lichtbelastung der Regenbogenhaut vorliegt, denn die obere Partie wird meist vom Oberlid bedeckt.

- **Umwelteinflüsse, berufliche Noxen:** Es gibt keine gesicherten Beweise über berufliche Einflüsse oder chemische Noxen, die in der Lage wären, Aderhautmelanome auszulösen. Für die Häufung einiger Melanomfälle unter den Beschäftigten einer Gummifabrik konnten keine spezifischen Chemikalien verantwortlich gemacht werden (*Albert* et al. 1980). Weiterhin wird bei Schweißern eine erhöhte Melanominzidenz vermutet (*Tucker* et al. 1985), es fehlt jedoch ein statistisch gesicherter Beweis, in diesen Fällen daraus eine Berufserkrankung anzuerkennen. *Ganley* und *Comstock* (1973) beschrieben 4 Fälle von Aderhautmelanom bei Angestellten einer Telefonfabrik, was einer Inzidenz von 16,5 im Vergleich zu 0,56 der nicht in dieser Fabrik Beschäftigten entspräche. Trotz eingehender Analyse konnten jedoch keine berufsbedingten Risikofaktoren gefunden werden.

- **Vorkommen bei Ehepaaren:** Bisher wurden in der Literatur 2 Fälle von Aderhautmelanom bei Ehepartnern beschrieben (*Shields, J. A.* und *Shields, C. L.* 1992). Ob dies nur ein zufälliges Zusammentreffen beider Tumoren ist, oder ob ein bisher noch unbekannter Zusammenhang besteht, bleibt unbeantwortet.

- **Perforierende Augenverletzung:** Es gibt einige Berichte über Melanome der Uvea in Augen, bei denen eine perforierende Verletzung vorausgegangen war (*Vicary* 1986). Ein kausaler Zusammenhang ist allerdings dabei nicht bewiesen. Die betroffenen Patienten neigen jedoch dazu, alle möglichen z. T. geringfügigen Traumen als Ursache des Melanoms anzunehmen, was gelegentlich Anlaß zu gutachterlichen Stellungnahmen sein kann.

- **Einfluß von Medikamenten:** Es gibt Beobachtungen über den Zusammenhang von Morbus Parkinson, der Levodopa-Behandlung und einem erhöhten Hautmelanomrisiko (*Robinson* et al. 1973), so daß der Hersteller von Levodopa davor warnt, dieses Mittel bei einem bekannten Melanom der Haut oder in Verdachtsfällen zur Parkinsontherapie zu verwenden. Inzwischen sind 2 Fälle von Aderhautmelanom und einem Ziliarkörpermelanom bei Patienten mit Morbus Parkinson und Levodopa bekannt geworden (*van Rens* et al. 1986). Ein signifikanter Zusammenhang zwischen einer Levodopa-Therapie und der Auslösung eines Aderhautmelanoms läßt sich daraus noch nicht ableiten.

- **Hautmelanom:** Primäre Aderhautmelanome bei Patienten mit primären Melanomen der Haut sind extrem selten beobachtet worden. In der Literatur finden sich 5 dokumentierte Fälle. Mit immunhistochemischen Methoden war eine sichere Unterscheidung beider Melanomarten nicht möglich (*Scull* et al. 1997).

Epidemiologie

Während die Häufigkeit von Aderhautnävi mit 1% bis 2% aller Augen in verschiedenen klinischen Studien angegeben wird und bei post mortem Untersuchungen sogar in 6,5% Nävi gefunden wurden (*Ganley* et al. 1973), kommt ein malignes Melanom der Aderhaut viel seltener vor (siehe Tab. 8.1).

Im mitteldeutschen Bereich zur Zeit der DDR wurden beispielsweise bei einer gleichbleibenden Bevölkerungszahl von etwa 17 Millionen Einwohner durch eine gesetzlich geregelte Meldepflicht für maligne Tumoren vom sog. Nationalen Krebsregister jährlich etwa 50.000 (1961) bis 58.000 (1980) Neuerkrankungen an malignen Tumoren im Lande erfaßt. An malignen intraokularen Tumoren (IKK-Nr. 190) wurden durchschnittlich 173 Fälle gemeldet. Dies entspricht einer durchschnittlichen Inzidenz (= neu erkrankte Patienten pro 10.000 Einwohner pro Jahr) des Aderhautmelanoms für den Zeitraum 1961–1980 von 0,87 für Männer und 0,82 für Frauen. Eine Zunahme der Inzidenz, wie sie für das Hautmelanom bekannt geworden ist, konnte an dem genannten Material nicht nachgewiesen werden (*Lommatzsch* et al. 1985). In den USA berechneten *Cutler* und *Young* (1975) die Inzidenz mit 0,56 und *Jensen* (1963) fand in Dänemark von 1945–1952 eine Inzidenz von 0,73. Für die Weltbevölkerung ergibt sich nach *Waterhouse* et al. (1982) eine geschätzte Inzidenz von 0,1–1,5 (männlich) und 0,1–1,2 (weiblich) für die Jahre 1973–1977.

Bemerkenswert erscheint die Seltenheit von malignen Melanomen der Aderhaut in Japan. *Kaneko* (1979) ermittelte dort eine Inzidenz von 0,025, d. h. die jährliche Anzahl von Neuerkrankungen beträgt nur etwa 1/36 im Vergleich zur Bevölkerung in Europa und den USA.

Die Wahrscheinlichkeit, daß bei einem Patienten mehr als ein Aderhautmelanom entsteht ist mit 1 zu 50 Millionen äußerst gering. Dennoch gibt es einige Beobachtungen sowohl über bilaterale Melanome (*Shammas* et al. 1977) als auch über multiple einseitige Melanome (*Völcker* und *Naumann* 1978, *Tappin* et al. 1996). *Singh* et al. (1996 b) fanden unter 4.500 Patienten mit Aderhautmelanom 8 (0,18%) mit primär bilateralen Tumoren.

Alter: Einige melanocytische Veränderungen wie die okuläre Melanozytose sind angeboren und besitzen die Tendenz im Laufe des Lebens maligne zu entarten. Nävi der Aderhaut entstehen möglicherweise nach der Geburt und erhalten ihre auffällige Pigmentierung erst während der Pubertät. Melanome der Aderhaut werden in der Regel meist nach dem 50. Lebensjahr diagnostiziert, Irismelanome dagegen etwas eher. Wie bei allen malignen Tumoren steigt die Inzidenz mit dem Lebensalter an und erreicht zwischen dem 60. und 70. Lebensjahr ihr Maximum (*Lommatzsch* et al. 1985). Infolge des anfangs sehr langsamen Wachstums ist der genaue Beginn der Tumorbildung nicht exakt bestimmbar. Melanome im Kindesalter sind höchst selten, werden aber hin und wieder beobachtet und als kasuistische Beiträge publiziert. Der klinische Verlauf ähnelt dem bei

Tabelle 8.1 Die Inzidenz des malignen Melanoms der Aderhaut in verschiedenen Ländern.

Inzidenz	Land	Zeitraum	Autor
0,73	Dänemark	1943–1952	Jensen (1963)
0,89	Schweden	1940–1963	Grönvall (1963)
0,9 (M) 0,7 (W)	Norwegen	1953–1960	Mork (1961)
0,5	Finnland	1953–1973	Raivio (1977)
0,72	Halland, Gothenburg (Schweden)	1956–1975	Abrahamsson (1983)
0,56	USA	1970	Cutler, Young (1975)
0,87 (M) 0,82 (W)	Deutschland (DDR)	1961–1980	Lommatzsch, Stanezek, Bernt (1985)
0,025	Japan	1972–1976	Kaneko (1979)
0,1–1,5 (M) 0,1–1,2 (W)	Weltbevölkerung	1973–1977	Waterhouse et al. (1982)

Erwachsenen, die Prognose ist möglicherweise etwas günstiger (*Leonard* al. 1975, *Shields, J. A.* und *Shields, C. L.* 1992).

Shields, C. L. et al. (1991b) fanden unter 3.706 Patienten mit Aderhautmelanom 40 Patienten (1,1%) jünger als 20 Jahre, der jüngste war 6 Jahre alt. Bei einer mittleren Beobachtungszeit verstarb nur ein Patient 33 Monate nach der Behandlung eines großen ziliochorioidalen Melanoms an Metastasen. Unser jüngster Patient mit einem Aderhautmelanom wurde im Alter von 4 Jahren enukleiert.

Bisher ist nur ein Fall eines angeborenen malignen Melanoms der Aderhaut veröffentlicht worden. Das befallene Auge wurde enukleiert, und dies erscheint bemerkenswert, obwohl multiple Lebermetastasen bereits vorhanden waren, überlebte das Kind durch Chemotherapie und war im Alter von fast 3 Jahren bei guter allgemeiner Gesundheit (*Broadway* et al. 1991).

Hautfarbe: Melanozytäre Tumoren kommen bei Weißen am häufigsten vor. Die farbige und die asiatische Bevölkerung entwickeln extrem selten Nävi und Melanome der Aderhaut. Melanozytome der Aderhaut werden dagegen häufiger bei der schwarzhäutigen Bevölkerung beobachtet (*Margo* und *McLean* 1984, *Kuo* et al. 1982). Bisher gibt es nur eine Beobachtung eines amelanotischen Aderhautmelanoms bei einem afrikanischen Amerikaner mit okulokutanem Albinismus (*Kheterpal* et al. 1996).

Geschlecht: Alle bisherigen Publikationen zeigen ein leichtes Überwiegen der männlichen Patienten. Bei den jüngeren Jahrgängen zwischen dem 20. und 40. Lebensjahr überwiegen dagegen Frauen mit malignem Melanom der Aderhaut (*Seddon* et al. 1989).

8.2 Histopathologie des Aderhautmelanoms

H. SCHILLING

Wachstumsformen

Das maligne Melanom der Aderhaut und des Ziliarkörpers imponiert in der Regel als eine umschriebene, prominente Raumforderung (Abb. 8.2a–d). Es weist eine erhebliche Variationsbreite seiner Wachstumsformen, Entwicklungseigenschaften und seines Pigmentierungsgrades auf.

Typischerweise entwickelt sich eine noduläre Geschwulst mit runder, elliptischer oder auch länglicher Tumorbasis. Der Tumor ragt zwischen Sklera und Bruchscher Membran kalottenförmig ins Bulbusinnere. Sobald die ersten Tumorzellen die Bruchsche Membran durchdrungen haben, entwickelt sich nun innerhalb der Netzhaut durch rascheres Wachstum in diesem Abschnitt die typische **pilzförmige Gestalt**, da aufgrund ihrer Elastizität die Bruchsche Membran einen einengenden Effekt auf den Durchbruchsort ausübt (Abb. 8.2c,d).

Dabei bilden sich gestaute Tumorgefäßkonvolute in dem Tumorabschnitt vor der Bruchschen Membran aus, die an angiomatöse Gebilde erinnern. Gelegentlich sieht man auch mehrere knotenförmige Gebilde an der Stelle des Durchbruchs durch die Bruchsche Membran mit feinen Tumorabsiedlungen in den Glaskörper, sobald das Gewebe der Netzhaut völlig zerstört worden ist.

Der Pigmentgehalt des Tumors schwankt beträchtlich, man findet tief schwarz pigmentierte, gering pigmentierte, teilweise und fleckig pigmentierte und nicht selten scheinbar völlig amelanotische Tumoren. Auch innerhalb desselben Tumors werden häufig mehrere Areale von unterschiedlichstem Pigmentierungsgrad gesehen (Abb. 8.2b–d). Das über dem Tumor liegende retinale Pigmentepithel wird frühzeitig angegriffen und stellenweise zerstört, wobei ophthalmoskopisch eine fleckige Oberflächenstruktur und im Fluoreszenzangiogramm die fleckförmige Anfärbung hervorgerufen wird.

Das Wachstum des Tumors kann grundsätzlich in drei Richtungen erfolgen: nach außen durch die Sklera, nach innen durch die Bruchsche Membran in Richtung Glaskörper und nach seitlich in die Leitschiene der Uvea. Eine diffuse Invasion in die innere Skleralamelle ist ein sehr häufiger Befund und wird auch in kleinen Tumoren und frühen Stadien gefunden. Ein Durchbruch nach extraskleral erfolgt in der Regel entlang skleraler Gefäßemissarien, kann ebenfalls schon früh eintreten und wurde in 3,8% der Fälle bei *Folberg* et al. (1993) und bis zu 14% und 17% in älteren Fallserien (*Starr* und *Zimmerman* 1962, *Affeldt* et al. 1980) gesehen. Präretinales Wachstum, als sog. „Knapp-Rönne-Typ" bezeichnet, wird seltener bei juxtapapillär gelegenen Melanomen gesehen (*Jensen* 1976). Eine Invasion in den N. opticus und in die Meningen ist selten (*Shammas* und *Blodi* 1977b).

Gelegentlich breitet sich das Melanom mit einer flachen Wachstumsform diffus in der Aderhaut

8.2 Histopathologie des Aderhautmelanoms

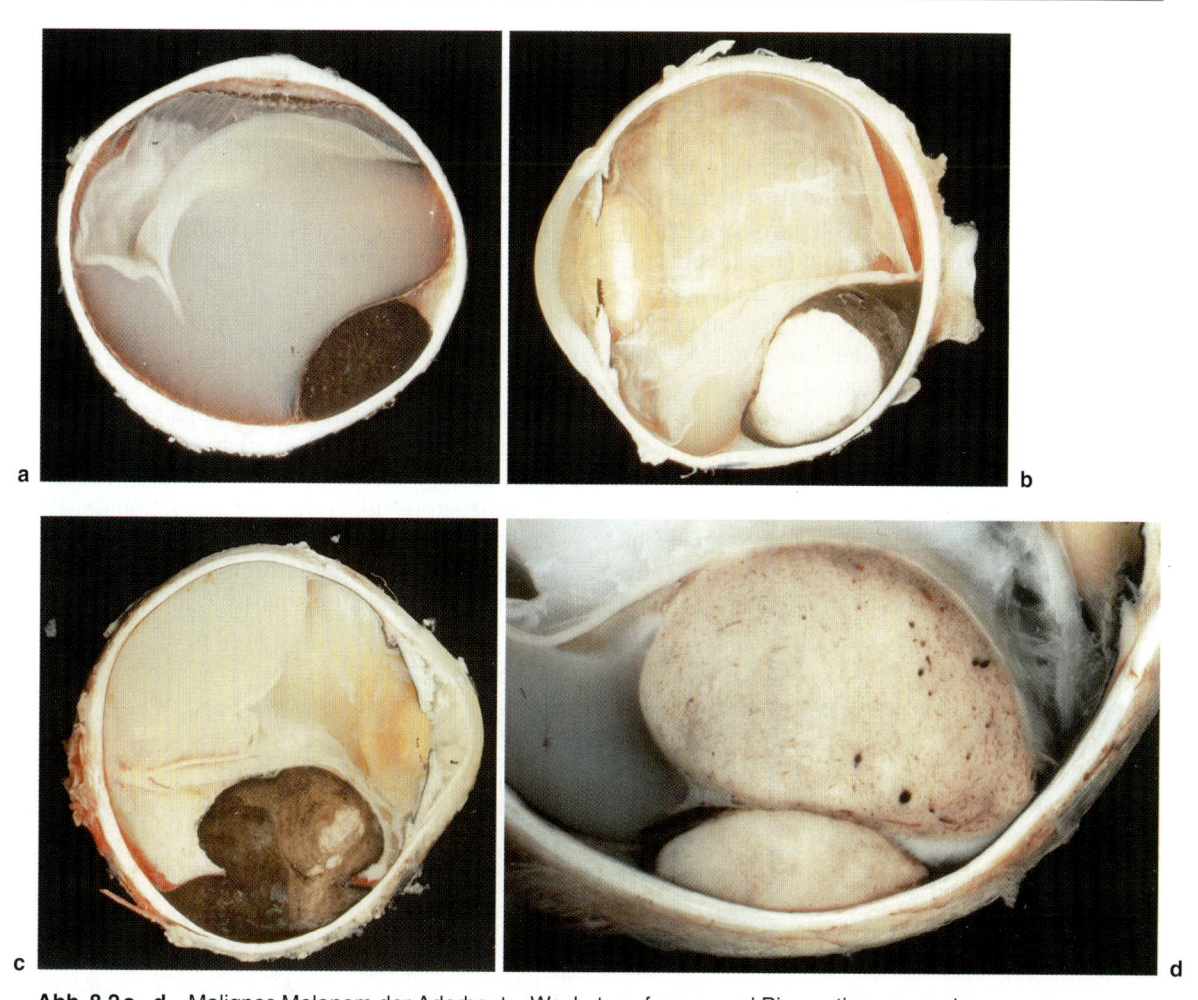

Abb. 8.2 a–d Malignes Melanom der Aderhaut – Wachstumsformen und Pigmentierungsgrad.
a Umschriebene Raumforderung mit starker Pigmentierung posterior des Äquators gelegen.
b Von der Papille bis zum Äquator reichendes Melanom mit großem, scharf demarkierten, amelanotischen Anteil.
c „Kragenknopfphänomen" bei Durchbruch durch die Bruchsche Membran mit hochprominentem Vorwachsen in den subretinalen Raum. Größtenteils stark pigmentierter Tumor; subretinale Blutung.
d Fast vollständig amelanotischer Tumor mit ausgeprägter „Einschnürung" an der Stelle des Einbruchs in den subretinalen Raum.

aus, ohne zunächst auffällige Tumorknoten zu entwickeln. Dabei ist die gesamte Aderhaut in diesem Bereich verdickt. Eine ausgedehnte Amotio retinae kann den eigentlichen Tumor vollkommen der Sicht entziehen. Das *diffuse Melanom* ist eine ungewöhnliche Variante und kommt in 4% bis 5% aller chorioidalen Melanome vor. Die mittlere Tumordicke wird von *Shields, C. L.* et al. (1996) mit 2,1 mm angegeben. Derartige diffus wachsende Tumoren haben erfahrungsgemäß im Gegensatz zum nodulären Wachstum eine schlechtere Prognose quoad vitam und besitzen die Neigung, auch in den Sehnerv bis in den retrolaminären Raum einzuwachsen (*Font* et al. 1968). Ungewöhnlich ist ein vollständig ringförmiges Wachstum nur innerhalb der Uvea, wie es von *Fitzpatrick* et al. (1996) beobachtet wurde. Der Begriff „Ringmelanom", gewöhnlich nur bei Iris- und Ziliarkörpermelanomen bekannt, kann also auch für Melanome zutreffen, die nur auf die Aderhaut begrenzt bleiben.

Differentialdiagnostisch muß in derartigen Fällen ein diffuses Melanozytom (*Haas* et al. 1986), eine chorioidale Melanozytose bei okulärer Melanozytose (*Teekhasaenee* et al. 1990), das Syndrom der bilateralen diffusen uvealen melanozytischen Proliferation bei systemischer Neoplasie oder okkultem Karzinom (*Gass* et al. 1990) sowie eine diffuse lymphozytische Infiltration des Uveatraktes (*Ryan* et al. 1972) ausgeschlossen werden.

Das Melanom des Ziliarkörpers kann wie das reine Aderhautmelanom ebenfalls in Richtung Sklera und entlang der uvealen Leitschiene nach posterior invasiv vordringen. Nach innen ist das Ziliarepithel häufig zystisch abgehoben oder auch vollständig vom Tumor infiltriert und zerstört. Die Iriswurzel kann bereits bei kleinen Melanomen schon vollständig infiltriert sein. In fortgeschrittenen Fällen kommt es zum Einbruch in den Kammerwinkel und den Schlemmschen Kanal und nachfolgend zu einem Sekundärglaukom aufgrund der Abflußbehinderung des Kammerwassers. Mit zunehmender Prominenz des Tumors resultiert eine Verdrängung der Linse mit Ausbildung einer segmentalen Katarakt.

Zytologie

Maligne Melanome weisen ein Spektrum verschiedener Zelltypen auf. Die erste systematische Beschreibung der Zytologie von *Callender* aus dem Jahre 1931 hat in ihren Grundzügen bis heute Gültigkeit. Die folgenden Zelltypen wurden in der **Callender-Klassifikation** unterschieden:

1. Spindel-A-Zellen sind langgestreckte, schlanke, spindelförmige Zellen, die relativ uniform angeordnet sind. Die kleinen, ebenfalls spindeligen Kerne weisen oft einen länglichen Streifen auf, der von der eingefalteten Kernmembran gebildet wird. In der Regel besitzen diese Zellen keinen Nukleolus. Morphologisch sind diese Zellen den spindelzelligen Nävuszellen gleichzusetzen.
2. Spindel-B-Zellen sind „plumpe" länglich-ovale Zellen, die einen im Vergleich zur Spindel-A-Zelle größeren ovalären Kern und einen deutlich abgrenzbaren Nukleolus aufweisen. Spindel-B-Zellen sind kompakt angeordnet und zeigen gelegentlich einen wellenförmiges oder „fischzugartiges" Wachstumsmuster (Abb. 8.3 a).

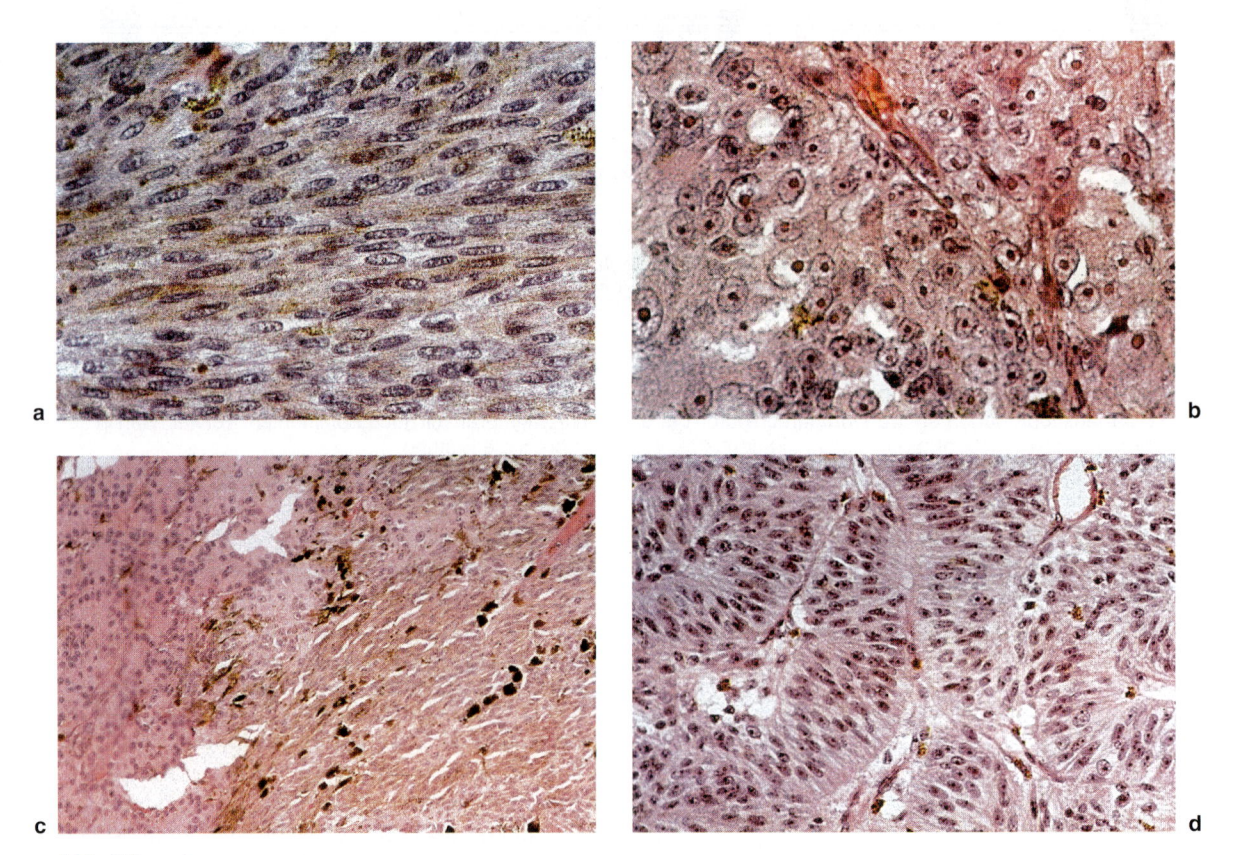

Abb. 8.3 a–d
a, b Zelltypen des malignen Melanoms der Uvea.
a Melanom vom Spindelzelltyp mit typischer fischzugartiger Anordnung. Im abgebildeten Ausschnitt finden sich fast ausschließlich plumpe Spindel-B-Zellen mit großen ovalären Kernen und deutlichen Nukleoli, (H&E, ×450).
b Epitheloider Zelltyp mit pleomorphen Zellformen und großem Zytoplasmaanteil. Große Kerne mit sehr prominenten Nukleoli. Wenig kohärentes Wachstumsmuster, (H&E, ×450).
c Melanom vom Mischzelltyp mit zwei scharf voneinander abgrenzbaren Spindelzell- und Epitheloidzell-Populationen, (H&E, ×100).
d Faszikulärer Spindelzelltyp mit bündel- oder pallisadenförmiger Anordnung der Zellen, (H&E, ×450).

3. Als faszikulären Typ definierte *Callender* eine zusätzliche Untergruppe bestehend aus pallisaden- oder bündelförmig angeordneten Spindel-B-Zellen, welche heute übergreifend den Spindelzelltumoren zugeordnet wird (s. u.) (Abb. 8.3 d).
4. Epitheloid-Zellen sind deutlich größer als Spindelzellen, polygonal bis rundlich geformt und weisen einen deutlich höheren Zytoplasmaanteil auf. Die großen, pleomorphen Zellkerne zeigen sehr große „prominente" Nukleoli. Auch mehrkernige Zellen und mehrere Nukleoli in den Kernen werden gesehen. Das Wachstum dieser Zellen erfolgt weniger kompakt, so daß der Zellverband insgesamt sehr locker und unregelmäßig erscheint (Abb. 8.3 b)
5. Als gemischtzellige Melanome werden solche Tumoren bezeichnet, die sowohl spindelförmige als auch epitheloide Tumorzellen aufweisen (Abb. 8.3 c).
6. Der nekrotische Typ sowie zwei weitere Zelltypen, der kleine epitheloide Typ (auch intermediärer Zelltyp) und der lipid- und/oder glykogenhaltige Typ wurden später noch in die Kategorisierung eingeführt.

Diese Einteilung erwies sich als recht sinnvoll, denn entsprechend der Callender-Klassifikation ergeben sich auch unterschiedliche Überlebenschancen für die betroffenen Patienten. *Paul* et al. (1962) fanden beispielsweise für Melanome des Spindelzelltyps A eine 15-Jahre-Überlebensrate nach der Enukleation von 81 %, für Spindelzelltyp B und faszikulärem Typ 37 %, für den gemischtzelligen und nekrotischen Typ 41 % und nur 28 % für den epitheloiden Zelltyp.

Die Subjektivität bei der Einteilung der Tumoren nach *Callender* wurde als ein Nachteil dieser Methode empfunden. Die Klassifizierung erwies sich in späteren Publikationen als nicht ausreichend reproduzierbar (*Gass* 1977). Grundsätzliche Kritik wurde auch an der Klassifizierung der Spindel-A-Zell-Tumoren geäußert: *McLean* et al. (1977) konnten zeigen, daß Spindelzellmelanome ein Spektrum sowohl benigner als auch maligner Zellen aufweisen. Melanomfälle, die nach der ursprünglichen Callender-Klassifikation als Spindel A-Zelltumoren diagnostiziert worden waren aber auch eine gewisse Anzahl an Spindel-B- oder Epitheloidzellen aufwiesen, hatten eine ähnliche tumorbedingte Mortalitätsrate wie reine Spindel-B-Zell oder Mischzellmelanome. Nur reine Spindel-A-Zelltumoren zeigten in der Nachbeobachtung keine Metastasierung. Die Autoren errechneten außerdem für alle Melanome, die epitheloide Zellen in einem signifikanten Ausmaß beinhalteten, eine über 50 %ige Wahrscheinlichkeit für spätere Metastasierung. Die Prognose war um so besser, je geringer der Epitheloidzellanteil war.

Es wurde daher die sog. **modifizierte Callender-Klassifikation** vorgeschlagen (Tab. 8.2), die sich an der prognostischen Relevanz dieser Daten orientiert und bis heute allgemeine Gültigkeit hat (*McLean* 1983). Reine Spindelzell-A-Zelltumoren werden seither als Spindelzellnävi bezeichnet. Eine Unterscheidung in Spindel A und Spindel B entfällt für alle Tumoren, die einen Anteil von Spindel B-Zellen enthalten. **Alle** Tumoren mit einem Anteil von Epitheloidzellen werden – unabhängig vom Ausmaß – als Mischtyp klassifiziert. Somit verbleiben nur noch **drei** zytologische Kategorien für die malignen Melanome der Uvea. Der entscheidende prognostische Faktor besteht im Nachweis epitheloider Tumorzellen (s. u.). In aktuellen Publikationen wird daher vermehrt dazu übergegangen, nur noch zwischen **zwei** zytologischen Gruppen zu unterscheiden: zwischen Melanomen mit oder ohne signifikantem Epitheloidzellanteil (*Gamel* 1992, *Folberg* 1993, *Coleman* 1993 b, *Mooy* 1995 b).

Es hat nicht an Versuchen gefehlt, diese Einteilung zu revidieren. Um ein objektives Maß zu erhalten, haben *Gamel* et al. (1978) ein computerisiertes morphometrisches Analysesystem ersonnen, welches die Standardabweichung der Ausdehnung des nukleolären Areals (SDNA) und dessen reziproken Wertes (ISDNA) berechnet. Dies beruht auf der Beobachtung, daß die besonders malignen epitheloiden Melanomzellen größere Zellkerne und Kernkörperchen besitzen. Mit dieser Methode ergab sich ein statistisch gesicherter Zusammenhang zwischen Lebenserwartung und niedrigem ISDNA-Wert (*Donoso* et al. 1986). Leider benötigt man zur Messung des nukleären Polymorphismus einen erheblichen technischen

Tabelle 8.2 Modifizierte Callender-Klassifikation für melanozytäre Tumoren der Uvea (*McLean* et al. 1983).

Spindelzellnävi	Nur Spindel A	benigne
Spindelzell-Melanome	Spindel B oder Spindel A + B	maligne
Gemischtzellige Melanome	Spindel B (+A) + Epitheloid	
Epitheloidzellhaltige Melanome	Epitheloid > 75 % + Spindel B (+A)	

Aufwand, so daß diese Methode wohl nur in wenigen Forschungslaboren durchführbar sein wird. Daher suchte man einfachere Wege wie z. B. die Bestimmung des maximalen Durchmessers der zehn größten Nukleoli (MTLN = mean of the ten largest nucleoli). Die damit erzielten Ergebnisse ergaben zunächst gute Übereinstimmung mit anderen histologischen Parametern wie z. B. des SDNA im Hinblick auf die Beurteilung der Tumormalignität. *Pe`er* und Mitarbeiter (1994) fanden jedoch keinen signifikanten Einfluß von MTLN auf die Überlebensrate.

Immunhistochemie

Verschiedene immunhistochemische Nachweismethoden sind in die Routinebefundung von paraffin-eingebetteten Melanomen eingeführt worden. Antikörper gegen das S-100-Protein reagieren in 90–97% mit primären chorioidalen Melanomen (*Kann-Mitchell* 1990; *Burnier* et al. 1991). Obwohl damit der Nachweis sehr sensitiv gelingt, sind die S-100-Antikörper allerdings nicht melanom-spezifisch. Unter den kommerziell erhältlichen Melanommarkern hat sich der monoklonale Antikörper HMB-45 weitgehend durchgesetzt. Er reagiert mit einem zytoplasmatischen Antigen, das von stimulierten Melanozyten exprimiert wird und ist in fetalen Melanozyten und Melanomzellen Erwachsener nachweisbar (*Gown* et al. 1986, *Smoller* et al. 1989). Die Sensitivität dieses Tumormarkers liegt in malignen chorioidalen Tumoren bei fast 100% (*Steuhl* 1993). Hohe Spezifität besteht aber nur für proliferierende Melanozyten im allgemeinen, d. h. benigne, proliferierende Zellen können nicht von malignen unterschieden werden (*Burnier* 1991, *Steuhl* et al. 1993). Für die Differentialdiagnose unter melanozytären Tumoren – insbesondere zwischen einem aktiven Nävus und einem Melanom – eignet sich dieser Marker daher nicht. Er ist aber eine wertvolle Ergänzung zur lichtmikroskopischen Diagnostik, wenn Zweifel an der Artdiagnose eines malignen Aderhauttumors bestehen.

Histopathologie in bestrahlten Melanomen der Uvea

Melanome der Uvea sind grundsätzlich wenig strahlensensibel. Die Reaktionen auf eine hochdosierte lokale Strahlentherapie können daher sehr unterschiedlich sein. Die Gründe für diese Variabilität sind auf histologischem Gebiet wenig erforscht (*Zinn* 1981, *Augsburger* 1987, *Shields, C. L.* et al. 1990a, *Uffer* 1991, *Gragoudas* et al. 1993). Die für pathologische Untersuchungen zur Verfügung stehenden Gewebe sind in der Regel solche, bei denen durch die Therapie keine Zerstörung des Tumors erreicht wurde oder aber sekundäre Komplikationen das histopathologische Bild beeinflussen. Als solche sind insbesondere eine Strahlenretino- und -optikopathie, eine ausgedehnte exsudative Netzhautabhebung, Glaskörperblutungen und als Folgekomplikation ein hämorrhagisches Sekundärglaukom zu nennen.

Zahlreiche histopathologische Veränderungen in malignen Melanomen der Uvea werden einer Bestrahlung zugeschrieben (*Seddon* et al. 1983a, *Grizzard* et al. 1984, *Ferry* et al. 1985, *Goodman* et al. 1985, *Crawford* und *Char* 1987, *Kincaid* et al. 1988, *Shields* et al. 1990b, *Klaus* et al. 1991, *Messmer* et al. 1992, *Saornil* et al. 1992).

Nekrotische Areale und Fibrosierungen – ausgedehnt und umschrieben oder fokal – werden in fast allen Fällen in unterschiedlichem Ausmaß gesehen. Die Aktivität von **Melano-Makrophagen** ist vor allem in Nachbarschaft der Nekrosen sehr ausgeprägt. Das bestrahlte Melanomgewebe zeigt in der Regel ausgedehnte Areale **lipoidaler Degeneration** mit Vakuolisation und sog. „Ballon-Zell"-Bildung (Abb. 8.4a–c).

Diese Zeichen eines Zellunterganges und der Degeneration sind unspezifisch und werden in einem – allerdings sehr viel geringeren Ausmaß – auch in unbestrahlten Tumoren gefunden. In einer konsekutiven Fallgruppe von 31 Augen, die ohne vorherige Therapie enukleiert worden waren, ließen sich lokalisierte Zellnekrosen in 58%, Nekrosen von mehr als einem Drittel der Tumormasse in 13% und lokalisierte lipoidale Degeneration mit Ballon-Zell-Formation in 52% der Fälle nachweisen (*Schilling* et al. 1994). Das Ausmaß dieser Veränderungen ist jedoch deutlich geringer als in den bestrahlten Fällen und in den meisten histologischen Präparaten nur minimal ausgeprägt.

Weitere strahlenassoziierte Veränderungen werden in den Tumorgefäßen gesehen, insbesondere in Form einer **vaskulären Sklerose** mit **Verdikkung der Endothelien**. Die verdickten Gefäßwände können eine ausgeprägte Hyalinisierung mit partieller oder vollständiger Okklusion aufweisen (*Char* et al. 1983a, *Seddon* et al. 1983a). In der Umgebung der obliterierten Gefäße können hämorrhagische Infiltrate oder ein proteinhaltiges Exsudat zu sehen sein. Kollabierte Gefäße, die möglicherweise einem verschlossenen größeren Gefäß nachgeschaltet sind, nehmen oft ein „sinusoidales" Aussehen an (*Seddon* et al. 1983a). Im

8.2 Histopathologie des Aderhautmelanoms

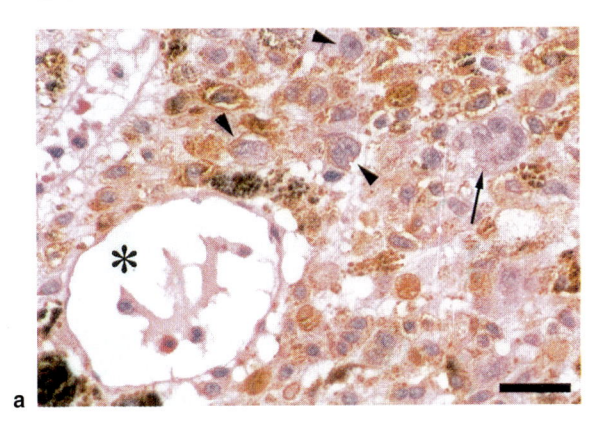

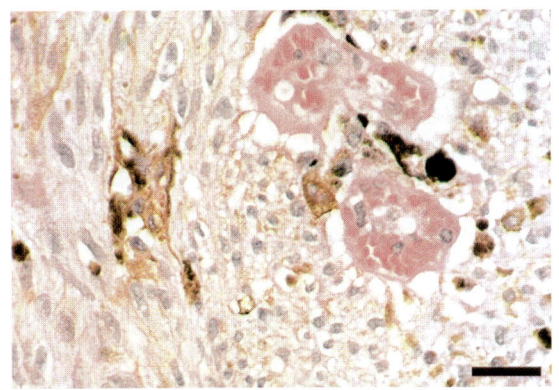

Abb. 8.4a–c Histologische Befunde in malignen Melanomen nach Brachytherapie mit Ruthenium-Applikatoren.
a Die Tumorzellkerne sind weit verteilt und locker angeordnet; es finden sich zahlreiche Melano-Makrophagen. Zellen mit prominenten Nukleoli (Pfeilspitzen) stellen histologisch vollkommen intakte Melanomzellen dar; daneben eine mehrkernige Zelle (Pfeil). Große vaskuläre Räume (✱) sind mit einem verdünnten Endothel ausgekleidet.
b Innerhalb des Tumorrestes zeigen die Gefäße eine intramurale Akkumulation von Fibrin und Erythrozyten. Die Tumorzellen sind größtenteils vakuolig verändert und in lockerer Anordnung weit verteilt.
c zeigt eine Strahlen-Vaskulopathie (✱), die sich als Hyalinisierung einer Gefäßwand (kleiner Pfeil) mit Ruptur darstellt und mit einer stromalen Hämorrhagie und entzündlichen Infiltration verbunden ist. Histologisch intakte Tumorzellen (große Pfeile) beinhalten vereinzelte Areale mit zystischer Degeneration (Balken = 30 µm).

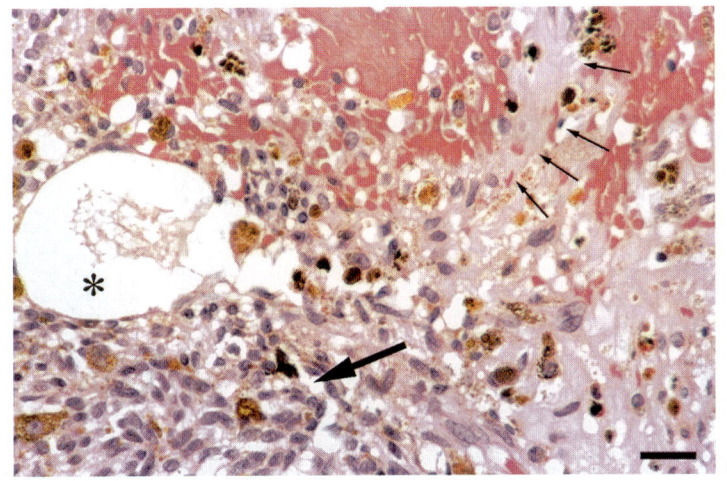

Gegensatz zu den oben beschriebenen degenerativen Veränderungen sind diese Gefäßbefunde – insbesondere die Verdickung und Hyalinisierung der Gefäßwände – spezifischer und weisen eindeutiger auf eine abgelaufene Strahlentherapie hin.

Ein chronisch-unspezifisches entzündliches Infiltrat kann vor allem in Fällen vorhanden sein, bei denen die Therapie nur wenige Monate zurückliegt. Rein lymphatische Infiltrate, wie sie bei unbehandelten Tumoren häufiger zu sehen sind, findet man in bestrahlten Tumoren selten.

Die strahlenbedingten Veränderungen sind unabhängig von der Art der Strahlenquelle. Sie wurden gleichermaßen in Tumoren nach einer Behandlung mit Beta-Bestrahlung (*Lommatzsch* und *Goder* 1965, *v. Domarus* und *Hallerman* 1979, *Bujara* 1982, *Klaus* et al. 1991, *Messmer* et al. 1992), mit Protonen (*Zinn* 1981, *Seddon* 1983, *Ferry* 1985, *Saornil* 1992) und mit Gammastrahlenquellen (*MacFaul* 1977a, *Cleasby* und *Kutzscher* 1985, *Schilling* et al. 1994) gefunden. Zwei histopathologische Fallserien haben gezeigt, daß Nekrosen und degenerative Zeichen stärker ausgeprägt sind, je länger das Zeitintervall zwischen Strahlentherapie und Enukleation beträgt (*Gragoudas* et al. 1993, *Schilling* et al. 1994).

In allen veröffentlichten Untersuchungsserien wurden jedoch eindeutig klassifizierbare Melanomzellen in der Mehrzahl der Präparate gefunden – in Einzelfällen sogar mit mitotischer Aktivität (*Ferry* et al. 1985, *Saornil* et al. 1992, *Gragoudas* et al. 1993, *Robertson* et al. 1997). Auch bei der klinischen Untersuchung wird nach lokaler Bestrahlung in vielen Fällen keine vollständige Rückbildung des Tumors gesehen. Nach anfänglicher Regression verbleibt eine Restprominenz, die mitunter eine erhebliche Höhe aufweisen kann. Diese Beobachtung wurde bereits in früheren Erfahrungsberichten über Co-60-Bestrahlung mitgeteilt (*Stallard* 1966, *Long* et al. 1971). Sofern diese „Resttumoren" von der Strahlendosis offensichtlich voll erfaßt waren und keine klinischen Zeichen eines erneuten Wachstums aufwiesen, wurde eine Inaktivierung des Tumors angenommen, die bei der klinischen Beschreibung mit dem Begriff der „lokalen Tumorkontrolle" versehen wurde (*MacFaul* und *Morgan* 1977b, *Rotman* et al. 1977, *Shields* et al. 1982) (Abb. 8.5a–c).

Die Annahme der Inaktivität solcher Tumorreste wurde durch statistische Untersuchungen unterstützt, die gezeigt haben, daß das Ausmaß der Tumorrückbildung nach Strahlentherapie keinen Einfluß auf die Überlebensrate der Patienten hat (*Cruess* et al. 1984), und daß eine extrem schnelle Rückbildung sogar ein prognostisch ungünstiges Zeichen darstellt (*Augsburger* 1987). Eine vollständige Tumorregression sei daher nicht als das unbedingt erforderliche Therapieziel anzusehen (*Rotman* et al. 1977, *Cruess* et al. 1984).

Die Tatsache aber, daß in histologischen Untersuchungen solcher Fälle intakte Tumorzellen und sogar mitotische Aktivität identifizierbar sind, ist äußerst verunsichernd. Nach *Lommatzsch* (1989) gilt daher für die Nachsorge solcher Fälle, daß derartig „vernarbte Tumoren mit größter Skepsis beobachtet werden müssen". Über die biologische Aktivität dieser histologisch intakten Melanom-

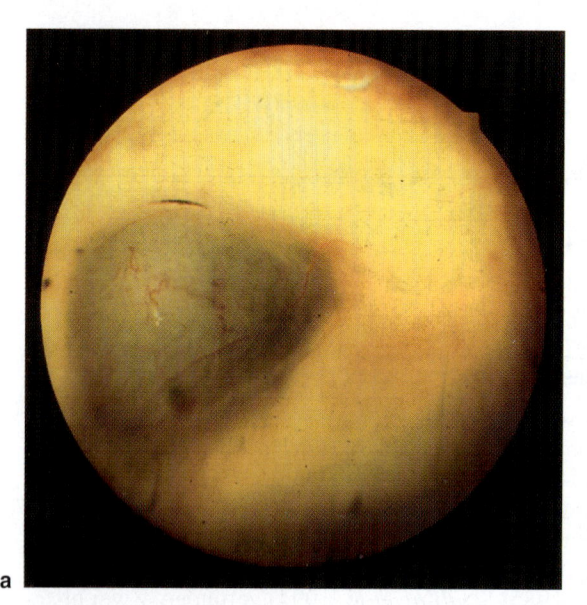

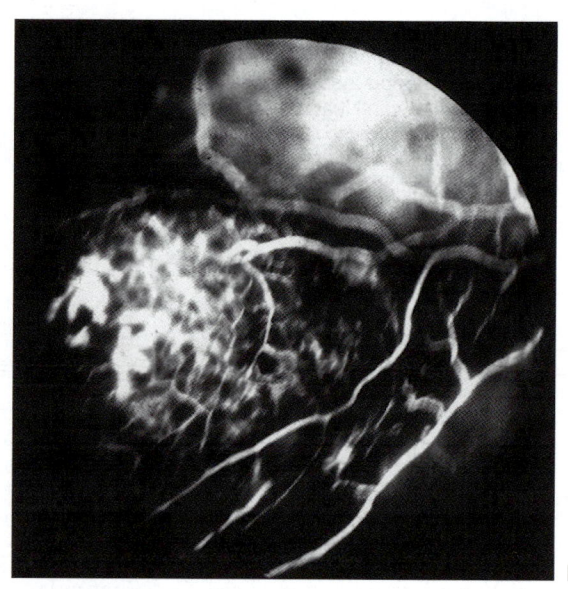

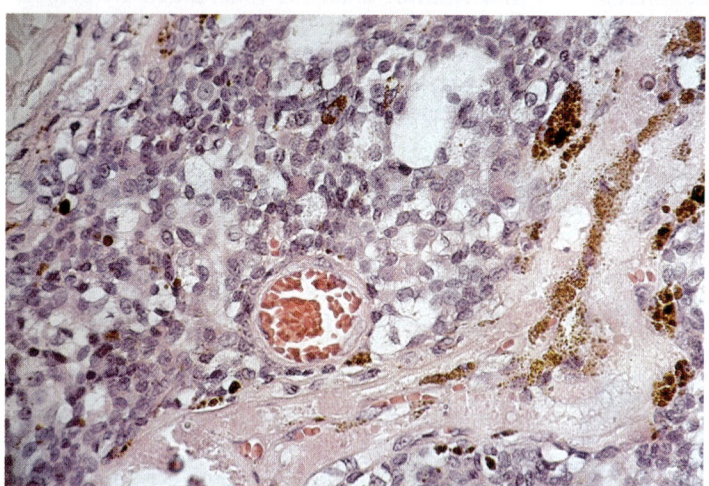

Abb. 8.5a–c
a Tumorrest in einer zirkulären Strahlennarbe nach Brachytherapie.
b Die Fluoreszeinangiographie zeigt ein eindeutiges, tumoreigenes Gefäßsystem.
c In der Histologie dieses Tumors zeigen sich Strahlenreaktionen mit lipoidalen Degenerationen und kollabierten Gefäßen, aber auch histologisch intakte Tumorzellen mit offenen, läsionsfreien Gefäßen (H&E, ×250).
An diesen intakten Tumorzellen wurde selektiv eine quantitative DNA-Analyse vorgenommen, die einen ausgeprägten DNA-Verlust im Sinne einer Hypoploidie zeigte. In unbestrahlten Melanomen der Uvea wird eine Hypoploidie hingegen nicht gesehen; die Tumorzellen sind mehrheitlich diploid (*Schilling* 1997). Die immunhistochemische Färbung für den Proliferationsmarker Ki-67 war in diesem Fall negativ. Die Befunde dieses Falles weisen auf einen weitreichenden, strahleninduzierten Verlust chromosomaler Substanz mit völligem Erliegen der reproduktiven Zellprozesse im Sinne einer „Sterilisation" des Tumors hin (s. Text).

zellen nach Strahlentherapie ist wenig bekannt. Lichtmikroskopisch unterscheiden sie sich in keiner Weise von unbehandelten Tumoren, so daß sie – auf Grundlage der Lichtmikroskopie allein – grundsätzlich als vital einzustufen sind.

Ultrastrukturelle Analysen zeigten jedoch schwere zelluläre Schäden in diesen Zellen, so daß im Hinblick auf die Reproduktionsfähigkeit eine therapiebedingte „Sterilisation" der Tumorzellen postuliert wurde (*Zinn* et al. 1981, *Uffer* et al. 1991, *Char* et al. 1989). Quantitative DNA-Analysen und immunhistochemische Untersuchungen von zellzyklus-steuernden Proteinen zeigten, daß diese histologisch intakten Melanomzellen zu einem großen Teil einen erheblichen DNA-Verlust im Sinne einer Hypoploidie und keine oder nur eine extrem geringe proliferative Aktivität aufwiesen, sofern eine zirkuläre Strahlennarbe histologisch nachweisbar war (*Schilling* et al. 1997). Ein strahleninduzierter Verlust der Reproduktionsfähigkeit dieser Zellen ist in einer solchen Konstellation sehr wahrscheinlich (Abb. 8.5 a–c).

Ultrastruktur

Detaillierte Beschreibungen mit Abbildungen elektronenmikroskopischer Untersuchungen des Aderhautmelanoms wurden von *Velhagen* (1962), *Kroll* und *Kuwabara* (1965) veröffentlicht. Die Melanomzellen besitzen große z. T. tief eingekerbte Kerne, reichlich Ergastoplasma, viele Mitochondrien und ein ausgeprägtes Golgi-Feld. Die Melaninproduktion beginnt mit feinkörnigen Vorstufen in der Peripherie des Golgi-Apparates. Man findet alle Vorstufen, angefangen mit den Prämelanosomen bis hin zu den dicht mit Melanin vollgepackten Melanosomen. Spindelzellen besitzen intrazytoplasmatische Filamente und verlängerte zylindrische z. T. parallel zur Zellachse orientierte Mitochondrien. Epitheloide Zellen zeichnen sich durch ein mehr wasserhaltiges Zytoplasma aus, es fehlen die zytoplasmatischen Filamente und die Zellorganellen erscheinen nur lose angeordnet. Die Anzahl von Ribosomen und Mitochondrien erscheint größer als bei den Spindelzellen. Die voll ausgereiften Melanosomen beider Zelltypen zeigen vorwiegend eine sphärische Gestalt (Abb. 8.6 a,b). Es besteht jedoch kein grundsätzlicher Unterschied im elektronenmikroskopischen Bild zwischen Spindel- und Epitheloidzellen (*Herrman* 1972).

Radiogene Effekte wie verstärkte Kernfaltung, bizarre Melanosomen, interzelluläres Ödem, geschwollene Mitochondrien, intrazytoplasmatische Vakuolen bis hin zu apoptotischen Zellen wurden von *Uffer* (1991) beschrieben.

Im Rasterelektronenmikroskop läßt sich nachweisen, daß die Spindelzellen an beiden Polen nur einen schlanken Zellfortsatz besitzen. Die größeren epitheloiden Zellen weisen dagegen mehrere dentritenförmige, an Fangarme erinnernde und oft in sich verschlungene Zellfortsätze auf (*Eagle* und *Yanoff* 1983, *Yanoff* 1996).

Prognostische Faktoren

Die Prognose des malignen Melanoms der Uvea ist nahezu identisch mit der Wahrscheinlichkeit des Auftretens von Metastasen vorzugsweise in die Leber, da derzeit noch keine effektive Therapie der Fernmetastasen bekannt ist. Die mittlere Überlebenszeit nach der Diagnose bei Lebermetastasen liegt zwischen 2 und 7 Monaten (*Seddon* et

Abb. 8.6 a, b Elektronenmikroskopische Aufnahme.
a Melanomzelle mit eingefalteter Zellkernmembran (N) und reichlich sphärischen Melanosomen im Zytoplasma. ×15.000.
b Zytoplasma einer Melanomzelle mit verschiedenen Entwicklungsstadien der Melanosomen und langen Mitochondrien (M). ×24.500.

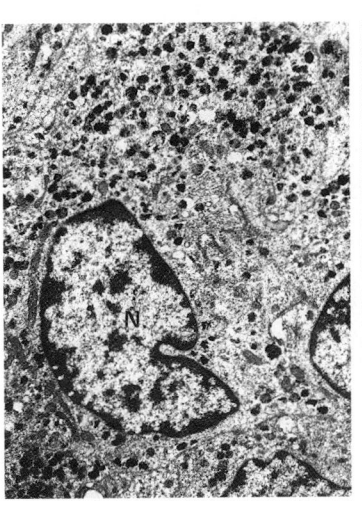

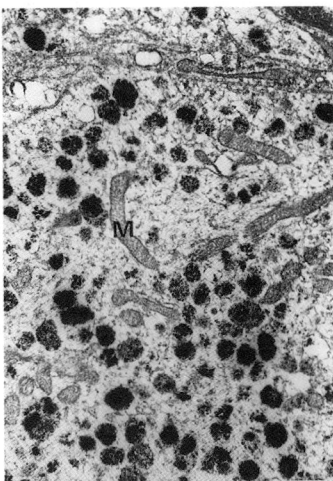

al. 1983a, *Kath* et al. 1993). Die 5-, 10- und 15-Jahres-Überlebensraten nach der Diagnose eines Melanoms der Uvea wurden basierend auf der tumorbedingten Mortalität mit jeweils 72%, 59% und 53% errechnet (*Mooy* und *DeJong* 1996). Die prognostischen Parameter, die mit der tumorbedingten Mortalität korreliert wurden, sind aus der Tabelle 8.3 zu entnehmen.

Da die Enukleation als Therapieoption immer weiter in den Hintergrund getreten ist, kommt den klinisch erhebbaren prognostischen Faktoren eine vorrangige Bedeutung zu. Als die wichtigsten Parameter sind dabei Lokalisation, Tumorgröße und das Vorhandensein extraskleralen Wachstums anzusehen (*McLean* et al. 1977, *Shammas* und *Blodi* 1977a). Melanome anterior des Äquators mit Ziliarkörperbeteiligung sind vermehrt mit zusätzlichen prognostisch ungünstigen Parametern verknüpft, insbesondere bei einem vorherrschend epitheloiden Zelltyp (*McLean* et al. 1982) und einem netzwerkartigen Vaskularisationsmuster (*Rummelt* 1995) (Abb. 8.7). Nach Daten von *Egan* et al. (1997) verringert sich der Einfluß der meisten klinischen Risikofaktoren mit dem Zeitabstand nach einer Strahlentherapie. Die Wahrscheinlichkeit einer späten Metastasierung länger als 5 Jahre nach Therapie scheint demnach von zusätzlichen, derzeit noch unbekannten Faktoren beeinflußt zu werden.

Unter den Faktoren, die aus dem Sektionsgut bestimmt werden können, sind vor allem der Nachweis eines epitheloiden Zelltyps und eine hohe Mitoserate prognostisch ungünstig (Tab. 8.3).

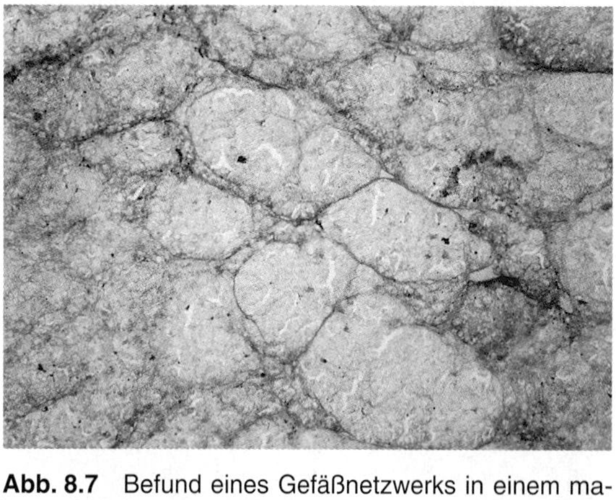

Abb. 8.7 Befund eines Gefäßnetzwerks in einem malignen Melanom der Aderhaut. Diese Art der Vaskularisation ist eines von 9 verschiedenen, erstmals von *Folberg* im Jahre 1993 beschriebenen Gefäßmustern und wurde als ein starker negativer prognostischer Parameter für die Überlebenswahrscheinlichkeit charakterisiert (PAS ohne Hämatoxylin-Gegenfärbung, ×280).

Auch die Angiogenese in malignen Primärtumoren steht maßgeblich in Zusammenhang mit dem Risiko einer Metastasierung (*Folkman* 1995, 1996, *Weidner* et al. 1991). Für das Aderhautmelanom wurden unterschiedliche Vaskularisationsmuster beschrieben, denen eine hohe prädiktive Bedeutung zugeordnet wird (Abb. 8.7). Bei *Folberg* (1993) haben die mit einer PAS-Färbung nachgewiesenen Gefäßnetze einen prognostischen Stellenwert, der in einem statistischen Regressionsmodell zusammen mit dem Faktor des größten Tumordurchmessers den höchsten Rang einnahm. An Querschnitten histologischer Präparate von enukleierten Aderhautmelanomen konnten quantitative Untersuchungen der Tumorgefäße zeigen, daß die An- oder Abwesenheit eines bestimmten mikrozirkulatorischen Musters (Netzwerke und parallele Gefäße mit Querverbindungen) einen starken Einfluß auf die Überlebensrate der betroffenen Patienten hat. *Folberg* et al. (1992, 1993) unterscheiden neun verschiedene morphologische Gefäßmuster in den histologischen Schnitten. Geschlossene Gefäßschleifen waren stets mit der geringsten Überlebenserwartung der Patienten verbunden (*Mehaffey* et al. 1997, *Folberg* et al. 1997a). Melanome mit nävusähnlichem Mikrozirkulationsmuster hatten im Vergleich zu Melanomen mit Gefäßschleifen um die Tumorzellnester eine signifikant bessere Überlebensrate (*Rummelt* et al. 1995).

Demgegenüber konnten Foss et al. (1996) mit immunhistochemischen Gefäßmarkern den hohen prädiktiven Stellenwert der gemessenen Dichte der Mikrovaskularisation zeigen. Beide Vaskularisationsmodelle stehen derzeit unter Diskussion (*Foss* et al. 1997; *Folberg* 1997b, *Gaudio* et al. 1997).

In Zukunft könnten die immunhistochemische Bestimmung von Proliferationsmarkern (Ki-67 und PCNA) sowie die Bestimmung genetischer Aberrationen im Tumorgewebe in den Vordergrund rücken.

Schwierig wird es allerdings, das maligne Potential eines Tumors zu bestimmen, wenn kein Tumorgewebe entnommen werden kann, wie es bei allen Patienten der Fall ist, die für die Strahlentherapie vorgesehen sind. Der einzige Weg Tumormaterial zu gewinnen, wäre die Feinnadelbiopsie (siehe 8.5.5 Nadelbiopsie intraokularer Tumoren) durchzuführen. Es hat sich aber herausgestellt, daß aus vielerlei Gründen die Ergebnisse der histologischen Analyse aus dem Material einer Feinnadelbiopsie nicht immer mit den aus enukleierten Bulbi gewonnenen übereinstimmen

Tabelle 8.3 Prognostische Faktoren für eine erhöhte tumorbedingte Mortalität bei malignem Melanom der Uvea.

Klinische Parameter:	
Tumorgröße	(McLean 1977, Seddon 1983, Diener-West 1992)
Lokalisation anterior des Äquators	(Shammas 1977a, Seddon 1983, McLean 1982)
Extrasklerales Wachstum	(Shammas 1977a und b, Affeld 1980)
Höheres Lebensalter	(McLean 1977, Folberg 1992)
Männliches Geschlecht	(Folberg 1992, 1993, Luyten 1995)
Tumorbedingtes Sekundärglaukom	(Coleman 1993)
Dokumentiertes Größenwachstum	(Shields 1995)
Histopathologische Parameter:	
Epitheloider Zelltyp	(McLean 1983, Seddon 1983, Zimmerman 1986, Gamel 1992, Coleman 1993)
Hohe Mitoserate	(McLean 1977, Folberg 1992, Lattman 1995, Mooy 1995)
Größter Tumordurchmesser	(Folberg 1992, Seddon 1983, Diener-West 1992, McLean 1977)
Optikusinvasion	(McLean 1977, Shammas 1977b)
Netzwerkartiges Gefäßmuster („vascular loops")	(Folberg 1992, 1993, Pe`er 1994b, Rummelt 1994, 1995)
Dichte der Mikrovaskularisation („microvessel density")	(Foss 1996)
Infiltration von Lymphozyten	(de la Cruz 1990, Folberg 1992, Whelchel 1993)
Morphometrische Analysen:	
Mittelwert der zehn größten Nukleoli	(Gamel 1985, Huntington 1989)
Größe und Anzahl der „nucleolar organizer regions" (AgNor)	(Marcus 1990)
Proliferationsanalysen:	
Proliferationsmarker Ki-67 (Mib-1)	(Mooy 1995a, Karlsson 1996)
Proliferationsmarker PCNA (PC-10)	(Seregard 1996a)
Bromodeoxyruidin-Inkorporation	(Lattman 1995)
Quantitative DNA/RNA-Analyse:	
Größe der Synthese-Phase	(Karlsson 1995)
Hoher nukleärer RNA-Gehalt	(Chen 1990)
Aneuploidie	(Char 1989, Karlsson 1995, Meecham 1986, Mooy 1995b)
Zytogenetik und Onkogen-Expression:	
Vorliegen einer Monosomie 3	(Prescher 1996)
Expression des Onkogens c-myc	(Mooy 1995a)

(*Augsburger* et al. 1985). *Coleman* et al (1990) konnten mit einer computerisierten Analyse des Ultraschallspektrums eine erstaunlich gute Übereinstimmung mit dem zytologischen Aufbau des Melanoms nachweisen. Leider hat diese komplizierte Untersuchungstechnik noch keine weite Verbreitung erfahren, um als sicheres prognostisches In-vivo-Verfahren angewandt zu werden.

8.3 Immunologie des Aderhautmelanoms

M. J. JAGER

Klinische Symptome, wie akuter Visusverlust und Gesichtsfelddefekte können zur Früherkennung von Aderhautmelanomen führen, so daß die meisten Tumoren bereits, wenn es noch keinen Hinweis auf Metastasen gibt, behandelt werden. Mindestens 50% der Patienten sterben jedoch an Metastasen (*Jensen* 1982). Eine Vielzahl von Parametern beeinflußt die Prognose (*Mooy* 1996) und es ist sehr wahrscheinlich, daß immunologische Faktoren bei der Metastasierung und Darstellung der Prognose eine Rolle spielen. Es ist bekannt, daß Uveamelanome relativ empfänglich für immunologische Einflüsse sind. Eine spontane Tumorremission ist von *Reese* et al. (1970) und *Jensen* und *Andersen* (1974) beobachtet worden; *Newton* (1965) und *Jensen* (1982) beschrieben Spätkomplikationen einer metastasierenden Erkrankung, bisweilen einige Dekaden nach Enukleation des Auges. Es gibt nur eine einzige Publikation über eine erfolgreiche Applikation einer Immuntherapie bei einem okulären Melanom:

durch wiederholte Verabreichung eines aus Melanomzellen gewonnenen experimentellen Melanomvakzins konnten *Mitchel* et al (1994) eine signifikante Rückbildung des Uveamelanoms erzielen. Die Applikation einer nicht-spezifischen Immunstimulans, wie BCG hat die Überlebensrate nach Enukleation nicht gebessert (*McLean* et al. 1990). Dies wirft die Frage auf, ob die Immuntherapie von okulären Metastasen aufgrund der Theorie ausführbar ist oder nicht. Induzieren Melanommetastasen Immunreaktionen? Sind solche Reaktionen funktionell aktiv und können sie mit Metastasen reagieren? Beeinflussen die Nachbarstrukturen des Auges die Immunreaktionen? Bis heute wird die Verschiedenheit von immunologischen Parametern studiert, die die Bewertung der systemischen Immunreaktionen und die Expression tumorspezifischer Antigene und HLA-Antigene auf primären Uveamelanomen und daraus abgeleiteten Zellinien einschließen. Verschiedene dieser Parameter werden hier beschrieben.

Systemische Immunreaktionen

Es kann eine große Vielzahl von Immunreaktionen gegen Tumorzellen, einschließlich der Zellyse durch zytotoxische T-Zellen, NK-Zellen und Antimelanomantikörper, gemessen werden. Fast alle Immunreaktionstypen werden von Aderhautmelanomen hervorgerufen. *Char* (1974) beobachtete, daß die meisten Patienten mit Aderhautmelanomen in einem Kutantest mit Melanomantigenextrakten eine positive verzögerte Hypersensitivitätsreaktion der Haut zeigten (26/27 positiv; 0/12 positiv in der Kontrollgruppe) (*Char* et al. 1974). Er beobachtete eine geringere Spezifität, als die Lymphozyten des Patienten mittels eines Leukozytenmigrationsassays mit Melanomextrakt in vitro getestet wurden (*Char* 1977). Ein Leukozytenhemmungsfaktortest mit Melanomantigenextrakten (*Cochran* 1985) war positiv in 73% der Patienten mit einem Intraokularmelanom (22/30 mit einem Aderhautmelanom, 3/4 mit einem Ziliarkörpermelanom und 5/5 mit einem Bindehautmelanom). In einer Studie der humoralen Immunität mittels Membranfluoreszenz von kutanen Melanomzellkulturen zeigten 73% (16/22) der Aderhautmelanom-Patienten Antikörper, die mit malignen Melanomzellen reagierten (*Cochran* 1985). Patienten mit einer extraokulären Tumorausschwemmung hatten eine höhere Reaktionshäufigkeit als Patienten ohne Tumorausschwemmung. Eine extraokuläre Aussaat bedeutet eine schlechte Prognose. Bei einer häufigen positiven Reaktion nach extraokulärem Tumorwachstum soll man bedenken, daß das Auge immunologisch gesehen bevorzugt ist und dieser Vorzug suggeriert, daß der immunstimulierende Einfluß eines okulären Melanoms verstärkt ist, wenn wie von *Noor* (1980) und *De la Cruz* et al. (1980) beschrieben, ein Skleradurchbruch vorliegt. Ein jüngster Beitrag von *Goslings* et al. (1996) könnte erklären, warum Antimelanomantikörper nicht gegen weiteres Tumorwachstum schützen. Das antikörpergesteuerte Abtöten von Zellen hängt von der Anwesenheit von Komplement und Komplementaktivierung, die zur Zellyse führt, ab. Verschiedene Moleküle sind jedoch fähig, die Aktivierung von Komplement zu verhindern und *Goslings* wies auf die Anwesenheit von mindestens drei verschiedenen „Regulatoren der Komplementaktivierung (m-RCA)" hin, die sich auf der Oberfläche der Melanomzellen befinden (*Goslings* et al. 1996). Tatsächlich zeigte eine In-vitro-Studie einer Melanomzellinie, daß die Entfernung der m-RCAs die Tumorzellen empfindlicher für die komplementgesteuerte Lyse macht.

Intratumorales Infiltrat

Das Vorhandensein infiltrierender Lymphozyten in Intraokulartumoren ist von verschiedenen Autoren beschrieben worden. *Meecham* untersuchte Tumorzellsuspensionen anhand einer Blutströmungsanalyse (*Meecham* et al. 1992) und hat gefunden, daß 0–23% der im Tumor vorkommenden Zellen Lymphozyten sind. *Jager* fand ein Infiltrat in 11/15 Melanomen mittels Lichtmikroskop (*Jager* et al. 1988). *Durie* verwendete eine Immunperoxidasefärbung auf Präparaten von Uveamelanomen (*Durie* et al. 1990) und stellte dar, daß 90% der Immunzellen T-Zellen (hauptsächlich zytotoxische Zellen oder Immunsuppressorzellen) und 10% B-Zellen waren. Die Ergebnisse von *de Waard-Siebinga* et al. (1996a) in einer gleichen Studie entsprachen denen von *Durie* et al. (1990). Sie fand ebenso, daß NK-Zellen in Uveamelanomen auffällig abwesend waren (*de Waard-Siebinga* 1996a). Eine Frage, die *De la Cruz* sich stellte, war: „Ist die Präsenz eines Infiltrates wichtig für die Diagnosestellung?" (*De la Cruz* et al. 1990). Er untersuchte insgesamt 1193 Melanome und fand in 12,4% der technisch akzeptierten Fälle ein lymphozytisches Infiltrat. Die Präsenz eines Infiltrates wurde mit einer geringeren Überlebenschance assoziiert. Zelltyp, Tumorgröße und Tumornekrose werden als Risikofaktoren genannt. *Vit* (1983) publizierte gleiche Ergebnisse, während *Davidorf* und *Lang* (1977) entgegengesetzte Erfolge hatten, die aber auf einem kleineren Patientengut basierten. *De la Cruz* suggerierte, daß die Immunaktivierung infolge zirkulierender Tumorzellen nur nach Sensibilisierung auftreten kann, da im Auge lymphatische Gefäße fehlen (*De la Cruz* et al. 1990). Diese Theorie wird durch die Beobachtungen von *Cochran* (1985) gestützt; er fand, daß Patienten mit einer extraokulären Tumorausschwemmung häufiger positive Immunreaktionen zeigten.

Kan-Mitchell wies nach, daß lymphozytische zytotoxische Uveamelanomzellen aus dem peripheren Blut von Uveamelanompatienten gewonnen werden können (*Kan-Mitchell* et al. 1991). *Ksander* zeigte, daß T-Zellen auch vom Uveamelanom selbst gewonnen werden können, aber derartige Zellen nicht funktionell aktiv sind, es sei denn, sie werden in vitro stimuliert (*Ksander* et al. 1991). Nach Stimulation mit IL2 werden die Zellen in zytolytische T-Zellen mit der Fähigkeit, autologe und allogene Tumorzellen zu lysieren, transformiert. Neuerliche Studien an Mäusen können vielleicht die verminderte Zytotoxizität dieser Zellen in vivo erklären.

Okuläres immunologisches Privileg: tierexperimentelle Studien

Das Auge zeigt ein spezifisches Verhalten in bezug auf immunologische Prozesse: Gewebe, das abgestoßen werden würde, wenn es auf die Haut gebracht wird, soll im Inneren des Auges überleben. Dieses „immunologische Privileg" – d. h. das immunologische Privileg der Vorderkammer des Auges – wird ACAID (anterior chamber associated immune deviation) genannt (*Streilein* 1987), obwohl dieses Phänomen sich nicht auf die Vorderkammer beschränkt und auch im Kammerwasser beobachtet werden kann (*Jiang* und *Streilein* 1991). Die Relevanz dieses Phänomens ist in einem Mausmodell (*Ksander* und *Streilein* 1989) demonstriert worden: P815-Tumorzellen wurden den Mäusen entweder intraokulär oder subkonjunktival implantiert. Aktive zytotoxische T-Zellen wurden nach Implantation des Tumors in die Bindehaut erzeugt und die Tumorzellen wurden zerstört. Intraokulär implantierte Tumoren lösten die Bildung von zytotoxischen T-Zell-Vorläufern aus, die im Auge nicht funktionell aktiv sind, so daß diese Tumoren nicht abgestoßen werden. Einer dieser Faktoren, der die Aktivität von intraokulären T-Zellen beeinflussen könnte, ist TGFb, ein Zytokin, das die Antigenpräsentation und Stimulation von T-Zellen hemmen kann. TGFb wird von Iris- und Ziliarkörperzellen gebildet und ist einer der Hauptfaktoren, die das Kammerwasser immunsuppressiv machen können (*Kaiser* et al. 1989, *Granstein* et al. 1990, *Streilein* und *Bradley* 1991, *Wilbanks* und *Streilein* 1992). Experimentelle Tiermodelle werden für Untersuchungen der okulären Tumorimmunologie verwendet. Unterschiede zwischen experimentellen Modellen können die Immunantwort gegen intraokuläre Tumoren beeinflussen (*Niederkorn* 1997). *Ma* und *Niederkorn* (1995) entwickelten ein Tumormodell unter Verwendung einer Zellinie mit SV40-Onkogenen. Sie waren damit in der Lage, Lymphozyten vom intraokulären Tumor zu erhalten, die fähig waren, Tumorzellen sowohl in vivo als auch in vitro aufzulösen. Außerdem verhinderte die intravenöse Injektion der Lymphozyten die Entwicklung von Lebermetastasen. Es ist wahrscheinlich, daß die Anzahl von immunogenetischen Unterschieden zwischen Tumor und Wirtsorganismus eine Rolle bei der Bereitstellung von zytotoxischen T-Zellen spielt.

Tumorspezifische Antigene und HLA-Expression

Verschiedene tumorspezifische Antigene wie MAGE-1,-2,-3 und Tyrosinase sind auf Hautmelanom- und Uveamelanomzellen identifiziert worden (*Van der Bruggen* et al. 1991, *Adema* et al. 1994, *Brichard* et al. 1993, *Luyten* 1996). *De Waard-Siebinga* hat neulich gezeigt, daß zytotoxische T-Zellen, die solche Antigene erkennen, Uveamelanomzellen lysieren können (*de Waard-Siebinga* 1996c). Tumorspezifische Antigene können nur durch zytotoxische T-Zellen erkannt werden, wenn sie richtig auf HLA Klasse I-Antigenen präsentiert werden. Während die HLA-Antigene der Wirbelsäule – durch monoklonale Antikörper W6/32 erkennbar – auf den meisten Uveamelanomzellen vorkommen, zeigen die polymorphen HLA-A- und HLA-B-Antigene eine viel geringere Expression (*Natali* et al. 1989, *de Waard-Siebinga* et al. 1995b, 1996c und 1996b). Niedrige HLA Klasse-I-Expressionswerte korrelieren mit der Abwesenheit von T-Zell-Infiltraten im Inneren des Melanoms. Nach Gabe von Zytokinen wie Interferon-α und Interferon-γ wurde in vitro eine Überregulation der HLA-A- und HLA-B-Antigen-Expression auf den Melanomzell-Linien induziert, die in Zukunft vielleicht eine relevante Rolle in der Applikation von Immuntherapie in vivo spielen könnte (*de Waard-Siebinga* et al. 1995c).

HLA-Expression und NK-Zell-Lyse

Wie oben bereits erwähnt, variiert die HLA-Expression unter Uveamelanomen sehr. In einer neuen Studie haben *Blom* et al. (1996) beobachtet, daß Patienten mit Tumoren mit einer hohen HLA-A- und HLA-B-Antigen-Expression häufiger an Metastasen sterben als Patienten mit Tumoren, die eine geringe Expression dieser Antigene zeigen. Während die HLA-Antigen-Expression wesentlich für eine wirksame Lyse durch zytotoxische T-Zellen ist, blockiert sie die Lyse durch NK-Zellen. NK-Zellen lysieren spezifisch die Zellen, die keine „Selbst"-HLA-Antigene exprimieren und demnach zerstören sie uveale Metastasen, die wenig HLA-A- und/oder HLA-B-Moleküle tragen. Eine ausgezeichnete Korrelation zwischen Expressionsabwesenheit der HLA-Antigene und NK-Zell-Lyse der Uveamelanomzellen in vitro wurde neulich von *Ma* (1995) nachgewiesen. Uveamelanommetastasen breiten sich spezifisch hämatogen aus, während NK-Zellen hier eine wichtigere Rolle als zytotoxische T-Zellen spielen. Diese Erfolge stimmen mit dem Befund überein, daß die HLA-Expression auf Uveamelanomen mit der Präsenz eines intratumoralen Infiltrates korreliert und die Prognose muß dann als schlecht eingeschätzt werden.

Schlußfolgerung

Die hier beschriebenen Befunde führen zu der Schlußfolgerung, daß Immunantworten in bezug auf intraokulare Tumoren sehr wichtig sein können, besonders dann, wenn eine systemische Tumorausschwemmung auftritt. Es lohnt sich, weitere Anstrengungen gegen die Aussaat von HLA-exprimierenden Metastasen zu unternehmen, auch wenn es klinisch noch keinen Hinweis auf Metastasen gibt. Obwohl schon viele immunbiologische Charakteristika uvealer Melanome bestimmt worden sind, ist es empfehlenswert, weitere Versuche zu prüfen, bevor eine wirksame immuntherapeutische Strategie entwickelt werden kann.

8.4 Symptome, Verlauf und Metastasierung des Aderhautmelanoms

P. K. Lommatzsch

Symptome

Das maligne Melanom der Aderhaut bleibt zunächst solange symptomlos, bis die Patienten später in Abhängigkeit von der Lokalisation des langsam wachsenden Tumors über Sehstörungen, Gesichtsfeldausfälle oder auch über Schmerzen klagen. Die begleitende seröse Amotio retinae kann zu Störungen des zentralen Visus führen, obwohl der Tumor selbst die Makularegion noch nicht erreicht hat. Schmerzen verursacht der Tumor erst im weit fortgeschrittenen Stadium, wenn sich ein Sekundärglaukom entwickelt hat oder eine Endophthalmitis infolge spontaner Tumornekrose entstanden ist. Zunehmend werden asymptomatische Aderhautmelanome diagnostiziert, die zufällig bei der Ophthalmoskopie in Mydriasis entdeckt werden.

Sekundäre Einflüsse auf benachbarte Strukturen

Die klinischen Charakteristika eines Aderhautmelanoms werden weitgehend durch das Ausmaß der Mitbeteiligung benachbarter Strukturen wie Bruchsche Membran, Pigmentepithel, Retina, Glaskörper, Sklera, N. opticus, angrenzende Aderhaut, Iris und Linse bestimmt.

- **Bruchsche Membran:** Wird sie durch das destruierende Tumorwachstum zerstört, dann entwickelt sich die typisch pilzförmige Tumorform, an der sich ein Aderhautmelanom ophthalmoskopisch zweifelsfrei erkennen läßt. Die gestauten Tumorgefäße innerhalb des Pilzkopfes können Ursache von Einblutungen in den Glaskörper sein.

- **Retinales Pigmentepithel (RPE):** Zerstörungen des RPE über dem Tumorgewebe verursacht die fleckförmige Struktur der Tumoroberfläche sowie die fleckförmige Hyperfluoreszenz bei der Fluoreszenzangiographie. Selten entstehen Risse in der Pigmentepithelschicht (*Leys* und *Shields* 1997). Die gleichen Veränderungen können auch bei Aderhautnävi vorkommen, so daß die differentialdiagnostische Bedeutung dieser Erscheinung nicht groß ist. Ebenso sind Drusen als cremefarbene runde Herde unterschiedlicher Größe des öfteren zu beobachten, doch leider auch bei harmlosen Aderhautnävi. Wahrscheinlich sind es ähnliche pathogenetische Vorgänge, die auch bei der senilen Makuladegeneration zu Drusen führen. Des weiteren sind Ablagerungen aus der Basalmembran und Resten der zerstörten Photorezeptoren als landkartenförmig strukturierte Felder von „orangefarbenem" Pigment auf der Tumoroberfläche zu beobachten, besonders charakteristisch bei kleinen und mittelgroßen Tumoren (Abb. 8.8 a,b). Möglicherweise wird diese Fär-

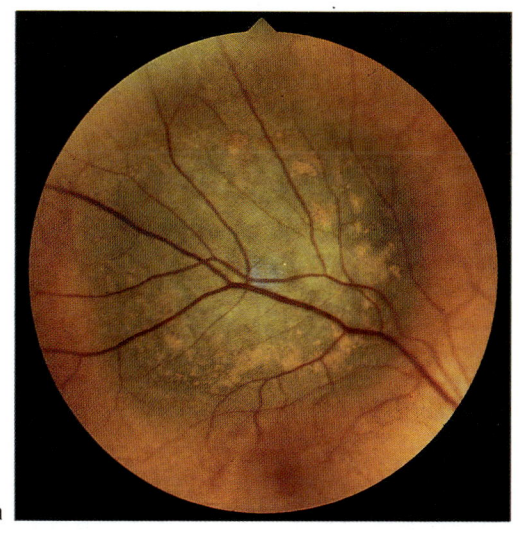

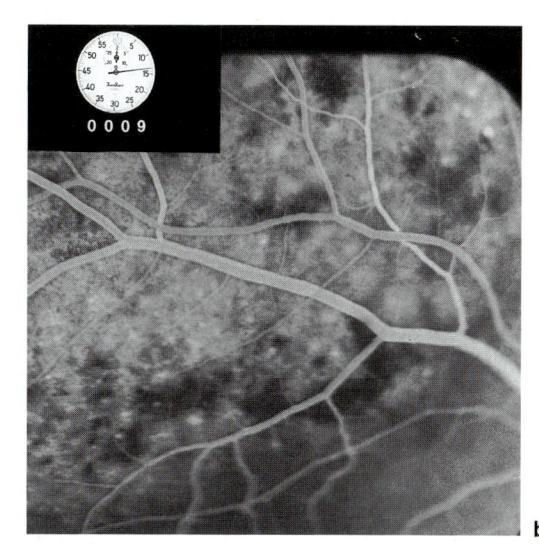

Abb. 8.8 a, b
a Kleines Melanom der Aderhaut, Orangepigment der Oberfläche.
b Fleckige Anfärbung im Fluoreszenzangiogramm.
(*A. Wessing*, Essen.)

bung durch lipofuszinhaltige Makrophagenansammlungen hervorgerufen (*Shields, C. L.* et al. 1976). Eine Abhebung des RPE über dem Tumor kann gelegentlich einen Durchbruch durch die Bruchsche Membran vortäuschen. Chorioidale neovaskuläre Membranen mit Blutungen erinnern an die Befunde bei einer fortgeschrittenen senilen exsudativen Makuladegeneration.

- **Retina:** Durch den Tumor wird die über ihm liegende Netzhaut allmählich durch Photorezeptordegeneration, zystoide retinale Degeneration, Retinoschisis und Amotio retinae bis hin zur Invasion der Netzhaut durch die Tumorzellen verändert (*Sautter* und *Naumann* 1966). Die Ursache sind wahrscheinlich ischämische Prozesse infolge Störung der Ernährung und Unterbrechung der Sauerstoffzufuhr der sensorischen Netzhaut durch das Tumorgewebe. Damit erklären sich auch die Skotome, die man perimetrisch über dem Tumor finden kann. Die Amotio retinae beginnt typischerweise am Rande des Tumors und kann sich über den gesamten Fundus ausdehnen, so daß der eigentliche Tumor vollkommen verdeckt wird.

Der Schwerkraft folgend findet sich die begleitende seröse Amotio retinae vorzugsweise in der unteren Fundushälfte. Diese tumorferne Amotio kann insbesondere bei kleinen Melanomen ein wichtiges differentialdiagnostisches Zeichen sein, da sie sich bei harmlosen Nävi niemals ausbildet. Gelegentlich entstehen Anastomosen zwischen retinalen Venen und den tumoreigenen Gefäßen. Diese verbreiterten Venen erinnern dann an retinale Hämangiome (*Shields, J. A.* et al. 1978).

Die rhegmatogene Amotio retinae beim Melanom vor oder nach Strahlentherapie kann erfolgreich durch konventionelle Netzhautchirurgie behandelt werden. Vorsicht ist jedoch geboten bei der Drainage der subretinalen Flüssigkeit, da theoretisch die Gefahr extraskleraler Melanomausbreitung nicht auszuschließen ist. (*Haimovici* et al. 1996). Ein seltener Phänotyp der uvealen Melanome ist das retinoinvasive Melanom (*Kivelä* und *Summanen* 1997), das sich aus einem Ringmelanom entwickeln kann und langsam in die Neuroretina eindringt. Durch ein frühzeitiges Kammerwinkelverschlußglaukom wird die Invasion von Tumorzellen in den N. opticus begünstigt.

- **Glaskörper:** Besonders bei Tumoren des vorderen Uveaabschnittes findet man eine feine staubförmige Pigmentaussaat in den Glaskörper, die aus Tumorzellen oder aus pigmentbeladenen Makrophagen bestehen kann. Kommt es zur Tumorausbreitung auf der Netzhautoberfläche, kann das Bild einer „Pseudoretinitis pigmentosa" hervorgerufen werden (*Eagle* und *Shields* 1982, *Lommatzsch* et al. 1988 a). Selbst mehrere Jahre nach zunächst erfolgreicher Brachytherapie ist eine intravitreale Invasion von Melanomzellen beschrieben worden (*Robertson* und *Campbell* 1997).

- **Aderhaut:** Gelegentlich kann eine begleitende Aderhautabhebung das Melanom vollständig verdecken. Erst die Echographie bringt das Melanom mit seinen charakteristischen Schalleigenschaften zur Darstellung. Auch bei metastatischen Tumoren kann eine Amotio chorioideae die Diagnostik erschweren (*Scott* et al. 1991). *Brown* und *Shields* (1983) haben auf eine pflastersteinartige Atrophie peripher des Melanoms hingewiesen, die gelegentlich beobachtet wird und die möglicherweise durch ischämische Areale infolge Unterbrechung der Aderhautzirkulation entsteht.

- **Sklera:** Die Tumorausbreitung entlang der Vortexvenen oder der Emissarien kann lange Zeit unbemerkt bleiben, ehe sich ein Exophthalmus oder Zeichen einer Panophthalmie bei dieser prognostisch ungünstigen Situation entwickeln. Extrasklerales Tumorwachstum beobachtet man insbesondere bei Melanomen vom prognostisch ungünstigen epitheloiden Zelltyp.

In einigen Fällen beobachtete *Stefani* (1997) bei der histologischen Untersuchung von enukleierten Augen mit Aderhautmelanom eine spongiöse Skleropathie über der Tumorbasis, die er „melanoma-associated spongiform scleropathy" (MASS) genannt hat.

- **Nervus opticus:** Im Gegensatz zum Retinoblastom steht die Invasion des N. opticus beim Aderhautmelanom nicht im Vordergrund der klinischen Entwicklung des Geschehens. Sogar juxtapapilläre Melanome werden in ihrem Wachstum in der Regel an der Papillengrenze abrupt gestoppt. Hin und wieder gibt es jedoch auch atypische Verläufe insbesondere bei diffus wachsenden peripapillären Formen. Vielleicht besteht in diesen Fällen eine besondere Neuroaffinität (*Kivelä* und *Summanen* 1997), wodurch die sonst ungewöhnliche Ausbreitung in die Retina und Infiltration in den N. opticus ausgelöst wird. Diese Eigenschaft ist stets von einer ungünstigen Prognose für den betroffenen Patienten begleitet.

- **Linse:** Erst weitfortgeschrittene Tumoren mit länger bestehender Amotio retinae führen zur Cataracta complicata bis hin zur totalen Linseneintrübung ohne Funduseinblick.

Ziliarkörpermelanome können den Linsenäquator eindellen und dadurch eine anfangs nur lokale periphere Linsentrübung bewirken.

- **Iris:** Irisveränderungen kommen nur im fortgeschrittenem Tumorstadium mit Ischämie des vorderen Bulbusabschnittes vor. Es entwickelt sich dabei eine Neovaskularisation, wie sie als Rubeosis iridis auch bei anderen Erkrankungen (Diabetes mellitus, Zentralvenenthrombose) bekannt ist.

- **Sekundärglaukom:** Im Anfangsstadium beeinflußt ein Aderhautmelanom nicht die intraokulare Druckregulierung. Erst bei großen Tumoren entwickelt sich das Sekundärglaukom durch Neovaskularisationen oder durch Verlagerung des Iris-Linsen-diaphragmas nach vorn. *Shields, J. A.* et al. (1987) fanden unter 1913 Patienten mit Aderhautmelanom nur in 2% ein Sekundärglaukom.

Metastatisches Potential

Während die lokale Tumorkontrolle in der Vergangenheit erheblich verbessert werden konnte, und die Enukleation als primäre Behandlung des Aderhautmelanoms immer öfters vermeidbar erscheint, bleibt die Metastasierung ein bis heute ungelöstes Problem. Etwa 50% unserer Patienten sterben an Lebermetastasen. Eine rückblickende Studie aus dem Material ausgewählter angelsächsischer Publikationen hat ergeben, daß die Tumorgröße zum Zeitpunkt der Enukleation einen bedeutenden Einfluß auf die Mortalität hat. Die 5-Jahres-Mortalität (alle Todesursachen) betrug: 16% für kleine, 32% für mittlere und 53% für große Aderhautmelanome (*Diener-West* et al. 1992).

Das metastatische Potential der Aderhautmelanome ist nicht gleichmäßig ausgebildet und führt daher bis heute zu unvorhersehbaren Situationen. Die hämatogene Metastasierung erreicht die verschiedensten Organe, manchmal ist ausschließlich die Leber befallen (*Zimmerman* 1986). In der Regel erlangen die Lebermetastasen erst 2–5 Jahre nach der Enukleation oder anderen konservativen Behandlungsmethoden klinische Bedeutung. Es sind jedoch auch Fälle bekannt, bei denen erst nach 20 Jahren, sogar erst nach 42 Jahren Lebermetastasen eines Aderhautmelanoms entstanden sind (*Shields, J. A.* et al. 1985). Ein brennendes Problem stellen subklinische Metastasen dar, die bereits zum Zeitpunkt der ersten Behandlung am Auge in der Leber oder anderen Organen vorhanden sind. Denkbar erscheint, daß diese Metastasen über viele Jahre ruhen können und unter einer Kontrolle der wirtseigenen Abwehrkräfte stehen. Es gibt Berichte, daß diese „schlafenden" Tumorzellen aktiviert werden können, beispielsweise durch chirurgische Eingriffe im Abdomen, Leberentzündungen, -toxine, oder durch Traumen (*Leff* et al. 1985, *Pascal* et al. 1985).

Während einige Melanome kein oder nur ein geringes metastatisches Potential besitzen, streuen andere ziemlich rasch Metastasen über fast alle Organe des Körpers. Dieses Verhalten spiegelt einen unterschiedlichen Phänotyp der Tumoren wieder (*Rennie* 1997).

Der Metastasierungsprozeß ist ein komplexer Vorgang, der sich in mehreren Schritten vollzieht. Zunächst muß die Tumorzelle beweglich werden und in die lokale extrazelluläre Matrix einwandern, um von dort aus die Blutgefäßwand und das Endothel zu durchbrechen. Während der Zirkulation im Blutgefäß muß die Tumorzelle fähig sein, den zellulären Abwehrkräften des Wirtes zu entkommen. Am Zielort muß die Tumorzelle dann ein zweites Mal das Endothel und dessen Basalmembran durchdringen, um in die extrazelluläre Matrix am Zielort zu gelangen. Schließlich muß die Zelle am Zielort ihr ungebremstes und infiltrierendes Wachstum entwickeln. Dieser komplizierte und höchst uneffektiv erscheinende Prozeß wird als die **„metastatische Kaskade"** (*Fidler* 1990) bezeichnet, bei der nur ein verschwindend kleiner Bruchteil der Tumorzellen die Fähigkeit zum Weiterwachstum am Zielort Leber beibehält. Spezifische Adhäsionsmoleküle und die Fähigkeit zum Abbau der interzellulären Matrix durch Proteasen spielen dabei eine große Rolle. Zeitrafferaufnahmen von isolierten Melanomzellen zeigen eine überraschend hohe Mobilität in der Zellkultur.

Leider sind unsere Kenntnisse noch lückenhaft, um die metastatische Kaskade hinreichend exakt steuern, bremsen oder unterbrechen zu können.

Aderhaut- und Hautmelanome weisen ein unterschiedliches Verhalten bei der Metastasierung auf. Während Aderhautmelanome in 90% aller Fälle die Leber befallen, trifft dies beim Hautmelanom nur in 24% der Fälle zu. Auch die Reaktion der Metastasen auf Chemotherapie erweist sich in beiden Gruppen recht unterschiedlich (*Albert* et al. 1996).

Leider gibt es bis heute kein erfolgreiches, klinisch erprobtes Programm zur **Chemotherapie** beim metastasierten Aderhautmelanom. Versucht wurden Interferon, Vincristin, Daunorubicin, Prednison, DTIC, Cisplatin, monoklonale Antikörper, Hydroxyurea, BCNu, meist aber eine Kombination dieser Substanzen. Bis jetzt konnte damit nur die mittlere Überlebenszeit etwas verlängert werden, nämlich von 2 ohne Chemotherapie auf 5,2 Monate mit irgendeiner Form der Chemotherapie (*Gragoudas* et al. 1991). Eine Screening-Untersuchung zum Auffinden von asymptomatischen Metastasen erscheint daher als eine wenig sinnvolle Maßnahme.

8.5 Diagnostische Verfahren beim Aderhautmelanom

P. K. LOMMATZSCH

Trotz zahlreicher z. T. technisch ausgefeilter Methoden ist das diagnostische Problem bis heute nicht vollkommen gelöst, denn immer noch findet man bei Enukleationen einerseits unerwartete intraokulare Melanome (falsch-negative Diagnose) und andererseits sogenannte Pseudomelanome (falsch-positive Diagnose). Unter 817 Enukleationen an der Leipziger Augenklinik fanden sich 2 Fälle vorher klinisch nicht diagnostizierter Aderhautmelanome und bei 8 Augen konnte die klinische Diagnose Aderhautmelanom histologisch nicht bestätigt werden (*Gaßler* und *Lommatzsch* 1995). Ältere Studien zu dieser Problematik ergaben, daß 10% aller Aderhautmelanome zunächst klinisch unauffällig waren, da andere Augenerkrankungen wie Katarakt, Glaskörpertrübungen, Hornhautödem, Hyphaema usw. vorgetäuscht wurden (*Zimmerman* 1972). Bei jedem Patienten mit unerklärbaren Trübungen der optischen Medien auf einem Auge sollte daher solange an ein Aderhautmelanom gedacht werden, bis durch alle diagnostische Hilfsmittel die Tumordiagnose ausgeschlossen worden ist.

In den sechziger Jahren war die diagnostische Irrtumsrate bei uvealen Melanomen noch sehr hoch (*Ferry* 1964). Durch neue Untersuchungsmethoden und vor allem durch die Konzentration der Verdachtsfälle an ophthalmo-onkologische Zentren hat sich die diagnostische Sicherheit jedoch beträchtlich erhöht (*Shields* und *McDonald* 1974).

Nach dem jüngsten Bericht Nr. 6 der COMS (1998) betrug die diagnostische Sicherheit 99,7% von 1527 enukleierten Augen; 4 metastatische Karzinome und ein Hämangiom wurden fehldiagnostiziert.

8.5.1 Anamnese und klinische Untersuchung

Anamnese

Familiäre Häufungen von Aderhautmelanomen sind extrem selten, man findet sie nur in etwa 1%

aller Fälle (*Shields* et al. 1992). Die Familienanamnese erscheint daher im Gegensatz zum Retinoblastom von nur geringer Bedeutung. Hinweise auf traumatische Einwirkungen am befallenen Auge lassen differentialdiagnostisch an eine Amotio retinae, intraokulare Blutungen oder an pigmentierte Narben denken. Immer wieder wird von den Patienten versucht, im Nachhinein Zusammenhänge zwischen einem Unfall und dem Aderhautmelanom zu konstruieren. Bisher ist dies jedoch niemals nachgewiesen worden. Vorausgegangene Operationen oder Strahlenbehandlungen wegen anderer Geschwulstleiden deuten auf eine mögliche Aderhautmetastase hin, besonders beim Mamma- und Bronchialkarzinom. Auch die Herkunft der Patienten kann wichtige Anhaltspunkte geben, denn beispielsweise bei Japanern und bei Patienten mit schwarzer Hautfarbe kommen Aderhautmelanome extrem selten vor.

Untersuchung an der Spaltlampe

Bei kongenitaler oder erworbener Melanose kann die Entwicklung des Aderhautmelanoms begünstigt werden (Abb. 8.1 a–c). Erweiterte episklerale Gefäße an der Stelle der Tumorbasis sind charakteristisch bei Melanomen der vorderen Uvea. Dislozierte Linsen, vorgewölbtes Irisstroma oder eine staubförmige Pigmentierung im Glaskörper können durch ein Melanom hervorgerufen werden. Bei Cataracta matura, besonders wenn sie einseitig entwickelt ist, muß als mögliche Ursache zunächst immer an ein Aderhautmelanom gedacht werden.

Transillumination

Man verwendet dazu eine intensive Lichtquelle, die mit Hilfe einer Glasfaserleitung an das Auge geführt wird. Bei der transpupillaren Technik setzt man die Lichtquelle unter Lokalanästhesie auf die Konjunktiva und richtet den Strahl in Richtung Sklera. Der Beobachter sieht dann einen gleichmäßig hellen roten Reflex aus der Pupille eines gesunden Auges, unabhängig davon, auf welchen Quadranten die Lichtquelle aufgesetzt wird. Bei pigmentierten Tumoren und Blutungen ist der rote Pupillarreflex vermindert oder gar fehlend, wenn die Lichtquelle über den Tumor auf der Sklera aufgesetzt wird. Bei der transskleralen Technik setzt man die Lichtquelle an den Fornix conjunctivae oder auch nach Bindehauteröffnung direkt auf die Sklera dem Tumor gegenüber. Dabei erkennt man deutlich den Schatten entsprechend der Ausdehnung der Tumorbasis. Man muß nur beachten, daß bei erhabenen Tumoren und schrägem Aufsatz der Lichtquelle der Schatten der Tumorspitze eine größere Tumorbasis als tatsächlich vorhanden vortäuschen kann. Diese Methode hat sich besonders bewährt, wenn Strahlenträger über der Tumorbasis befestigt werden sollen oder wenn eine lokale Resektion des Tumors geplant ist.

Die Kombination von Transillumination und indirekter Ophthalmoskopie wird besonders zur Beurteilung des dorsalen Randes der suspekten Veränderung geschätzt oder zur Beurteilung des korrekten Sitzes der Applikatoren während der Operation benutzt. Der mit der Transillumination gemessene basale Tumordurchmesser stimmt recht genau mit der tatsächlichen Ausdehnung am histologischen Schnitt überein (*Umlas* et al. 1997).

Ophthalmoskopie

Die indirekte binokulare Ophthalmoskopie bei maximal erweiterter Pupille ist die wichtigste Maßnahme, mit der in fast allen Fällen vom erfahrenen Untersucher die richtige Diagnose gestellt werden kann. Mit der Kontaktglasuntersuchung oder mit Hilfe von 60- oder 90-D-Linsen an der Spaltlampe lassen sich Feinheiten wie orangefarbenes Pigment, subretinale Exsudate oder zystoide Degenerationen der über dem Tumor liegenden Netzhaut oft besser erkennen. Mit dem Panfundusskop läßt sich der gesamte Fundus bis hin zur Ora serrata beurteilen, so daß damit selbst ein kleiner peripher sitzender Tumor kaum übersehen werden kann.

Fundusphotographie

Die photographische Dokumentation ist eine unverzichtbare Maßnahme zur Dokumentation aller Tumoren oder tumorverdächtiger Veränderungen am Augenhintergrund. Sie wird noch durch Handskizzen auf den „detachment charts" ergänzt, wie sie auch bei Netzhauterkrankungen unentbehrlich sind. Damit ist man in der Lage, während periodischer Kontrollen der Patienten sicher zu entscheiden, ob ein weiteres Wachstum oder eine Regression eines bestrahlten Tumors eingetreten ist. In der Regel genügen Fundusphotos von 30° oder 60°C, von denen man mosaikartig zusammensetzbare Aufnahmen eines größeren Fundusareals anfertigen kann. Mit der sog. Äquator-plus-Kamera lassen sich größere Tumoren sehr gut vollständig und mit nur geringem Verlust der Detailerkennbarkeit auf einer Aufnahme dokumentieren (*Ducrey* et al. 1977).

8.5.2 Fluoreszenzangiographie

Zur Methode der Fluoreszenzangiographie und ihrer Technik sei auf die Arbeiten von *Wessing* (1968) und *Richard* (1989) verwiesen. Während der verschiedenen Phasen des Farbstoffdurchlaufs durch die Gefäße der Aderhaut und Netzhaut liefert die Floureszenzangiographie kein absolut typisches Muster, woran ein Aderhautmelanom unverwechselbar erkennbar wäre. Dennoch hat sich diese Untersuchungsmethode als hilfreich erwiesen, um sog. „Pseudomelanome" von echten Tumoren abzugrenzen (*Federman* et al. 1979b, *Shields* und *McDonald* 1974, *Shields, J. A.* et al. 1980). Besonders nach konservativen Behandlungsmethoden benutzt man die Angiographie zur Beurteilung der Tumorregression und -vaskularisation. Das Angiographiemuster wird dabei von der Tumorgröße, vom Pigmentgehalt des Tumors und von tumorbedingten Veränderungen benachbarter Strukturen wie beispielsweise Veränderungen im Pigmentepithel beeinflußt. In der frühen arteriellen Phase erkennt man eine fleckige Anfärbung der Tumoroberfläche, deren Muster vom Grad der Zerstörung des Pigmentepithels beeinflußt wird. Später entwickeln sich während der Rezirkulationsphase zunehmend intensivierende Fluoreszenzen. Gelegentlich erkennt man ein doppeltes Vaskularisationsmuster, wenn sich gleichzeitig retinales und tumoreigenes chorioidales Gefäßsystem darstellen. Hat Tumorgewebe bereits die Bruchsche Membran durchdrungen, dann erkennt man das gestaute tumoreigene Gefäßsystem besonders deutlich (Abb. 8.9–8.11).

Indocyaningrün-Angiographie

Die Indocyaningrün-Angiographie mit modifizierten Funduskameras und der Scanning-Laser-Ophthalmoskopie hat die Erkennbarkeit der Aderhautgefäße entscheidend verbessert (*Patz* et al. 1976, *Bischoff* und *Flower* 1985). Etwa 98% des ICG wird an die Plasmaproteine gebunden, daher tritt im Normalfall kaum extravasaler Farbstoff aus. Die maximale Absorption und Emission von ICG liegt unter dem Infrarotbereich bei 790–

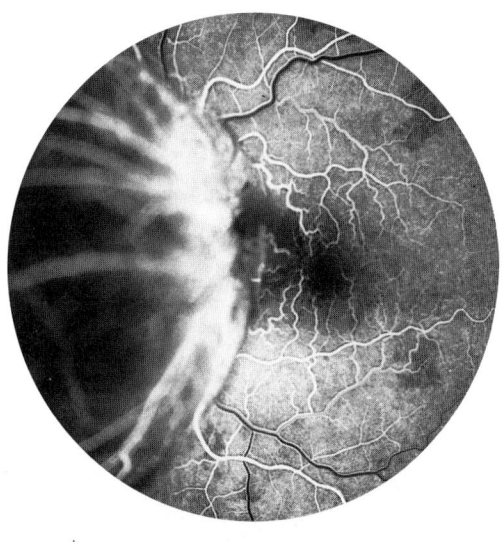

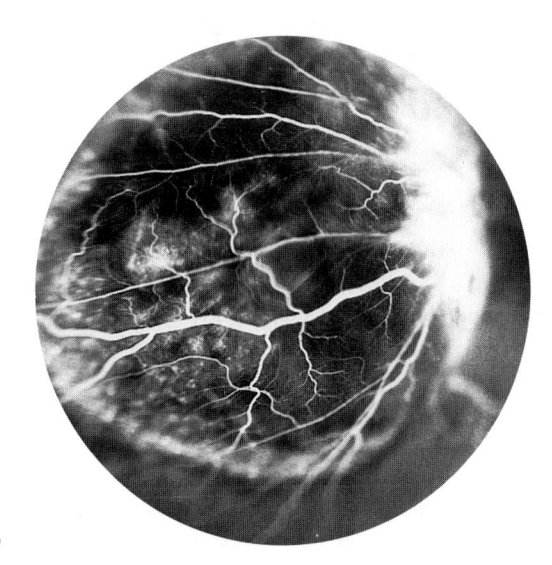

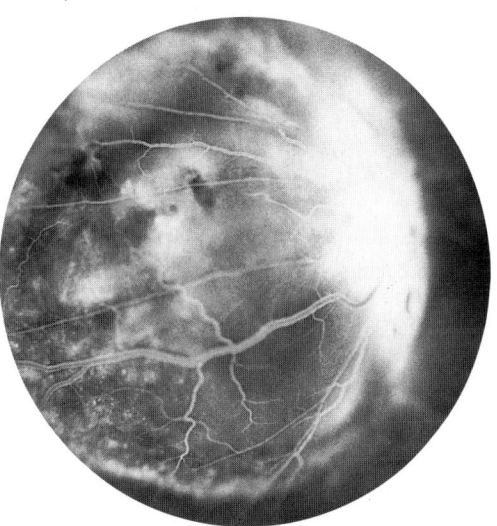

Abb. 8.9a–c Parapapilläres Melanom der Aderhaut, rechtes Auge.
a Frühe arterielle Phase der Fluoreszeinangiographie.
b Arteriovenöse Phase, Netzhautgefäße auf dem Tumor angefärbt, fleckige Hyperfluoreszenz der Tumoroberfläche.
c Spätphase, Farbstoffaustritt sowohl aus tiefliegenden Tumorgefäßen als auch aus retinalen Kapillaren auf dem Tumor besonders in Papillennähe.

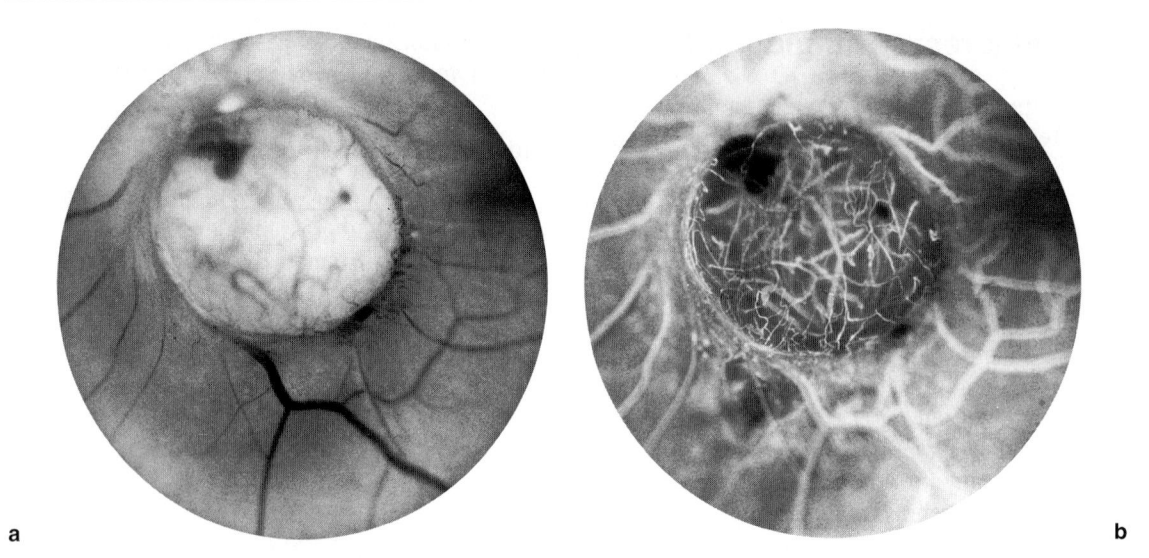

Abb. 8.10 a, b
a Parapapilläres Aderhautmelanom, Leerbild, Durchbruch der Bruchschen Membran.
b Arteriovenöse Phase der Fluoreszeinangiographie. Darstellung der Tumorgefäße und darüber der dünnen Netzhautkapillaren (sog. „Doppelvaskularisation").
(*J. Oosterhuis*, Leiden.)

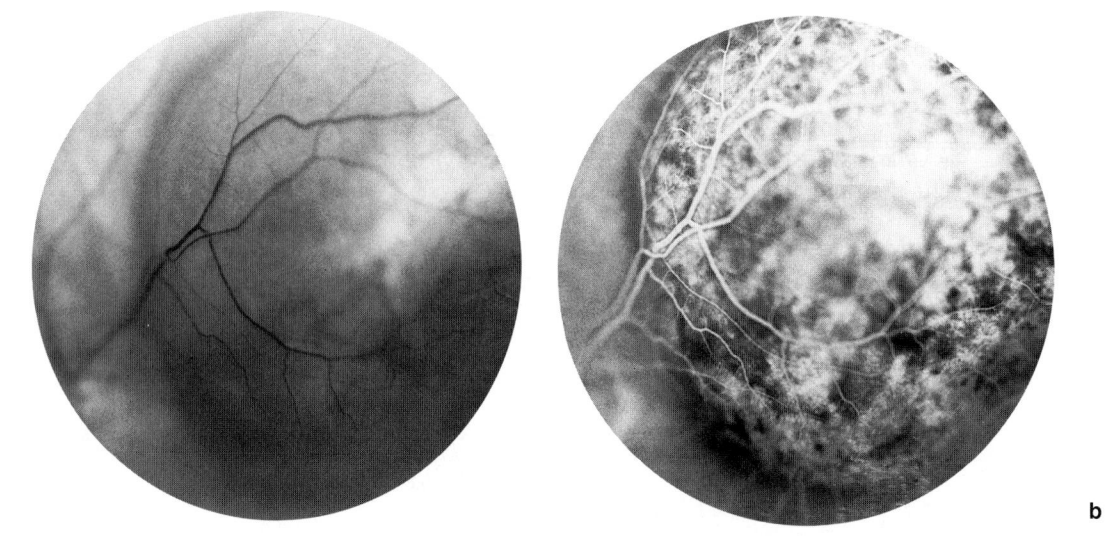

Abb. 8.11 a, b
a Aderhautmelanom, Leerbild.
b Tüpfelförmige Anfärbung des Tumors, darüber ziehen die angefärbten Netzhautgefäße, arteriovenöse Phase der Fluoreszeinangiographie.
(*J. Oosterhuis*, Leiden.)

835 nm, so daß Pigment und Blut die Transmission weniger hemmt als dies bei sichtbaren Licht der Fall ist.

Die Aderhautgefäße innerhalb eines Melanoms sind erweitert, zeigen eine ungleichmäßige Aufzweigung und haben eher einen parallelen Verlauf im Vergleich zur gesunden Aderhaut. Ein sicherer Unterschied zum Nävus ist auch mit der ICG-Angiographie nicht möglich, weil der starke Pigmentgehalt die Sichtbarkeit der Aderhautgefäße völlig blockieren kann (*Andersen* et al. 1995).

8.5.3 Sonographie

D. J. Coleman, R. H. Silverman,
S. M. Daly, H. O. Lloyd

8.5.3.1 Untersuchungstechnik

Die diagnostische Ultraschallsonographie des Auges begann in den 50er Jahren mit der Arbeit von *Mundt* und *Hughes* (1956), die das A-scan und von *Baum* und *Greenwood* (1958), die das B-scan entwickelten. Das A-scan besteht aus einer Gruppe von Echoamplituden als Funktion der Zeit, deren Möglichkeiten als diagnostisches Werkzeug von *Oksala* und *Lehtinen* (1957) Ende der 50er Jahre entwickelt wurden. Das B-scan stellt ein zweidimensionales Bild dar, in dem die lokale Helligkeit proportional der Echoamplitude ist; die Lage eines jeden Bildpunktes wird durch die Orientierung des Schallkopfes (Transducer) und die Zeitverzögerung für jedes Echo bestimmt. *Purnell* (1966) führte die Immersions-B-scan-Technik ein. Sowohl A- als auch B-scan haben sich als sehr wertvoll bei der Diagnostik okularer Tumoren erwiesen (*Bronson* 1972, *Coleman* et al. 1969).

Zu Beginn der 70er Jahre war allgemein anerkannt, daß intraokulare Tumoren verschiedener Natur sich auch in A- und B-scan-Eigenschaften unterscheiden. Dies führte zu zwei Denkschulen hinsichtlich der Diagnostik auf der Basis bildgebender Verfahren mit Ultraschall:

Die standardisierte Echographie wird mit dem Namen *Ossoinig* und seinen Mitarbeitern in Verbindung gebracht (*Ossoinig* 1973, *Byrne* 1992). Sie beruht auf einer Kombination von A- und B-scan-Bewertung, die unabhängig voneinander mit einem nicht fokussierten 8-MHz-Schallkopf (Transducer) für A-scan und einem fokussierten 10-MHz für B-scan durchgeführt wird. Instrumente mit einem Zertifikat für die standardisierte Echographie werden mit einer S-förmigen Verstärkungskurve zur Graduierung und Messung der A-scan-Amplituden kalibriert. Die Diagnose beruht in erster Linie auf diesen Messungen der Amplituden (*Ossoing* und *Patel* 1977).

Die zweite diagnostische Schule stammt weitgehend von *Coleman* und seinen Mitarbeitern (*Coleman* et al. 1977, 1979). Dieses System benutzt linear verstärkte A-scans in Verbindung mit B-scan-Bildern, die beide von einem einzigen fokussierten 10-MHz-Schallkopf geliefert werden. Tumoren werden auf der Grundlage ihres Schwächungsmusters (z.B. zeigen maligne Melanome im allgemeinen im A-scan einen exponentiellen Amplitudenabfall mit der Gewebetiefe) und ihrer Gestalt unterschieden. Dieser Vorgang wurde Mustererkennungsultrasonographie („pattern recognition ultrasonography") genannt.

Der fokussierte Schallkopf (Transducer) bei der Mustererkennungsultrasonographie liefert sowohl A- als auch B-scan-Bilder mit hoher Auflösung des Bereiches der Brennpunktebene. Bei Kontaktinstrumenten hat der Schallkopf gewöhnlich eine Fokuslänge von 20–25 mm, um den Brennpunkt in die Region des dorsalen Augenpols zu plazieren, eine Voraussetzung für die tadellose Abbildung der posterioren Anatomie und Pathologie. Das A-scan kann leicht von jedem Vektor einer digitalisierten Form des B-Bildes hergestellt werden, wodurch die Lage und Orientierung des A-scans in Beziehung zur Anatomie gewährleistet wird.

Das Aussehen des A-scans wird durch die Eigenschaften des Schallkopfes (Frequenz, Bandbreite, Fokus) und die Signalverarbeitung bestimmt. Schallköpfe mit großer Bandbreite besitzen eine höhere axiale Auflösung (Trennfähigkeit von Reflektoren als eine Funktion der Reichweite). Desgleichen ist das axiale Auflösungsvermögen eines fokussierten Schallkopfes höher als bei einem nicht fokussierten, da der letztere ein Durchschnittssignal über eine gesamte Strahlweite liefert.

Wie mit Abb. 8.12 gezeigt wird, enthalten die Radiofrequenz-Echodaten sowohl positive als auch negative Amplitudenwerte. Das A-scan entsteht durch die Hüllkurve der Größe der Radiofrequenzdaten. Wie die Abb. 8.12 weiterhin zeigt, variiert das Aussehen des A-scans signifikant in Abhängigkeit davon, wie die Amplitudenachse maßstäblich festgelegt ist, d.h. linear, logarithmisch oder unter Anwendung einer S-förmigen Kurve. Während die A-scans ein geeignetes Mittel zur Auswertung der Muster von Tumorechos sind, werden Informationen über Phasen geopfert, die in den Radiofrequenzdaten enthalten sind und die zusätzliche diagnostische Parameter bringen können. Aus diesem Grunde haben wir für die digitale Gewinnung von Radiofrequenzdaten ein System entwickelt, mit dem wir bequem A- und B-scan erzeugen und außerdem die kalibrierte Spektralanalyse als diagnostisches Werkzeug benutzen können.

Die meisten Ultraschalluntersuchungen verwenden 10–15 MHz für Tumoren des dorsalen Bulbusabschnittes. Neuerdings stehen sehr hohe Frequenzsysteme von 50 MHz (VHF oder UBM) zur

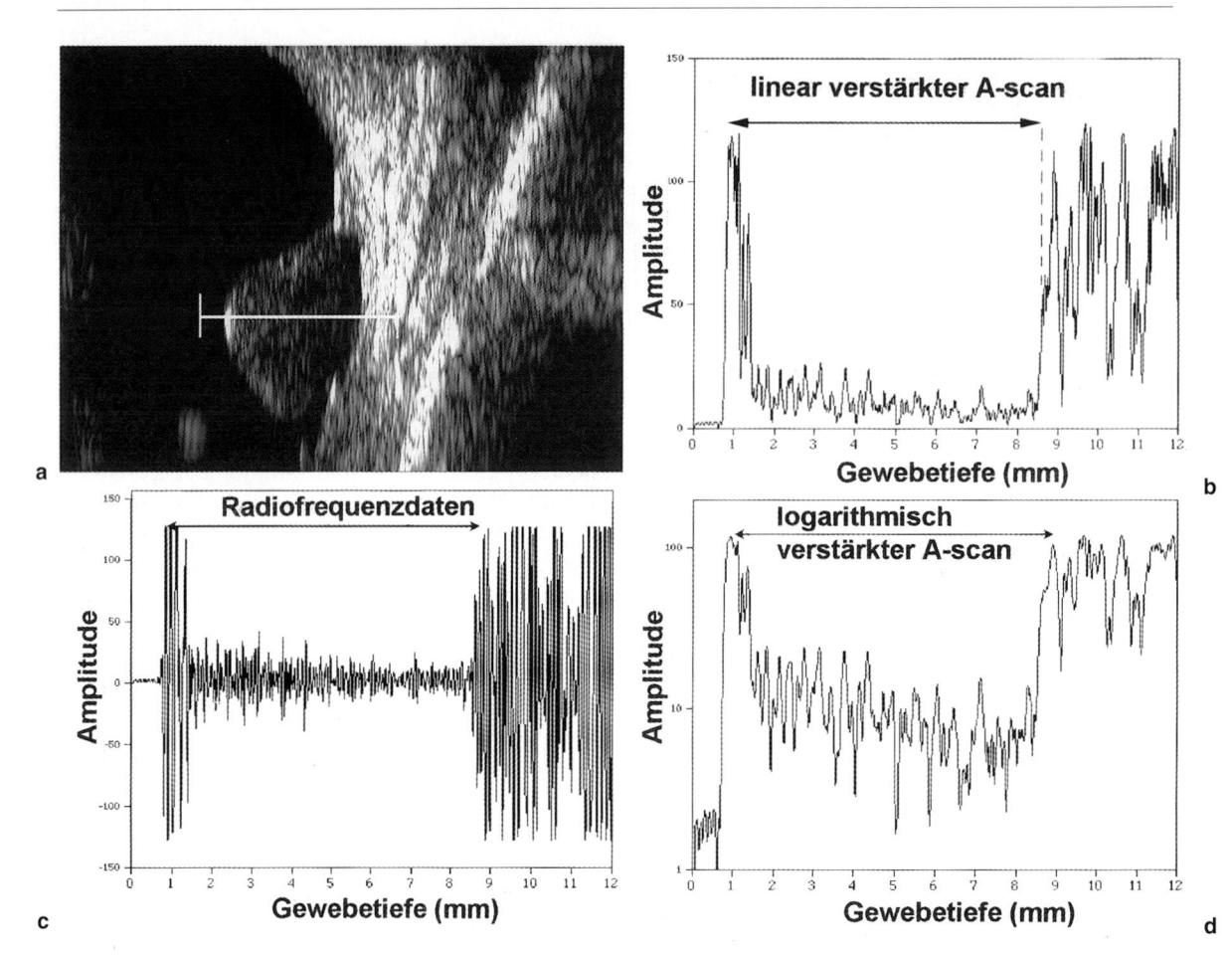

Abb. 8.12 a–d B-Bild (**a**) eines malignen Melanoms. Unbearbeitete Radiofrequenz-Echodaten (**b**), vom Vektorsegment im B-scan markiert, enthalten sowohl positive als auch negative Amplitudenwerte. A-scans können aus den Radiofrequenzdaten durch Gleichrichtung (alle Werte werden positiv) und Glättung gewonnen werden. Das Aussehen vom A-scan hängt von der Amplitudenskala ab. Ist diese linear (**c**), sieht man entsprechend der Tiefe einen exponentiellen Abfall. Ist sie logarithmisch (**d**), entsteht ein linearer Abfall mit der Tiefe. Der horizontale Pfeil kennzeichnet die Lage des Tumors im A-scan.

Untersuchung der Iris und Ziliarkörperregion zur Verfügung.

Die Analyse von okulären Tumoren umfaßt Nachweis, Lokalisation, Messung der Größe, zwei- oder sogar dreidimensionale Morphologie, Eigenschaften des inneren Gewebes (solid, zystisch, inhomogen oder homogen), Besonderheiten des Gewebeersatzes (Ersatz von Aderhaut oder Ziliarkörper) und die Beschreibung der Absorptionseigenschaften sowie die relative Amplitude der inneren Echos im Vergleich zu benachbarten Strukturen (Mustererkennung) oder zu einem Standard.

8.5.3.2 Ultraschalluntersuchung des Aderhautmelanoms

Die diagnostische Genauigkeit wird durch die Ultraschalluntersuchung erhöht, da sich mit ihr die differentialdiagnostischen Möglichkeiten begrenzen lassen. Beispielsweise ist die diagnostische Sicherheit von Tumoren bei trüben optischen Medien wie Glaskörpereinblutungen oder einer dichten Katarakt verringert. Die meisten Berichte befassen sich mit der diagnostischen Sicherheit bei der Unterscheidung eines malignen Melanoms von subretinaler Blutung, Hämangiom oder metastatischem Karzinom, wobei allgemein über Genauigkeiten von 90% bis 96% berichtet wird. Bei Fällen mit klaren Medien werden bis zu 99% Genauigkeit erreicht. Dennoch können einige ähnliche Veränderungen wie Medulloepitheliom oder Melanozytom falsch identifiziert werden.

Maligne Melanome der Uvea entstehen für gewöhnlich am hinteren Augenpol, können aber auch am Äquator, Ziliarkörper oder der Iris vorkommen. Im B-scan zeigen sie eine Reihe von Be-

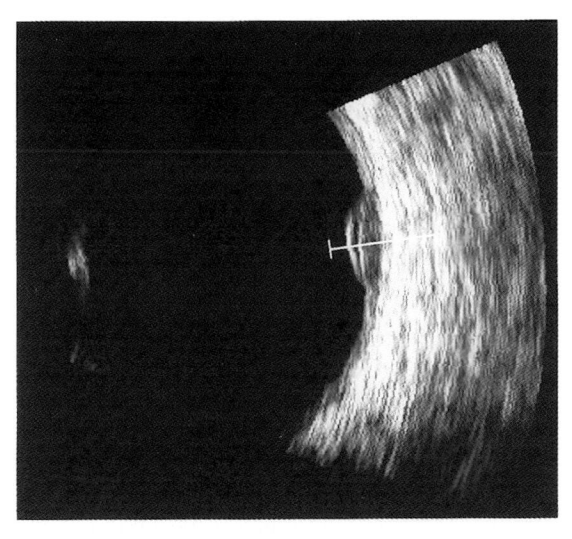

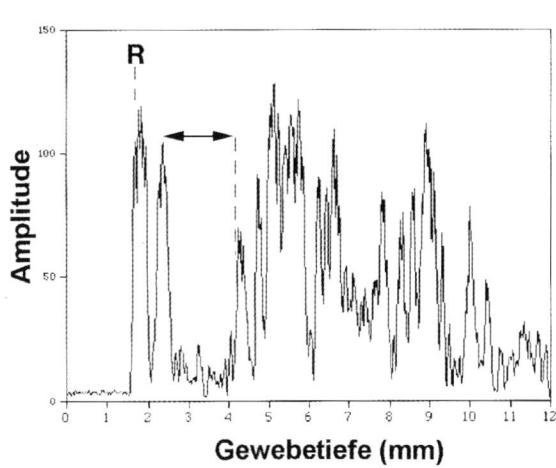

8.5 Diagnostische Verfahren beim Aderhautmelanom

Abb. 8.13 a, b
a B-scan eines kleinen, kuppelförmigen, malignen Melanoms mit darüberliegender seröser Amotio.
b Hochauflösendes A-scan mit typisch niedriger Amplitude des inneren Echomusters. Das R zeigt die darüberliegende seröse Amotio und der horizontale Pfeil die Tumorposition.

sonderheiten. Kleine Melanome (Abb. 8.13) erscheinen am häufigsten als kuppelförmige Erhebungen mit klarem vorderen Echo und niedriger bis mittlerer innerer Reflektivität. In vielen Fällen ist eine chorioidale Exkavation vorhanden. Im B-scan können erhabene Läsionen bis 1 mm Dicke leicht nachgewiesen werden. Größere Tumoren sind ebenfalls meist kuppelförmig gestaltet. Wenn aber die Bruchsche Membran durchbrochen wird, dann entsteht gewöhnlich die „Kragenknopfform", die für ein Melanom pathognomonisch ist. Kragenknopfähnlich geformte Melanome (Abb. 8.14) zeigen gewöhnlich eine hohe Echobildung im „Knopf", wo erweiterte geschlungene Blutgefäße als akustische Zerstreuer fungieren, während die Basis im allgemeinen eine geringe bis mittlere Reflektivität aufweist. Wenn auch eine kuppelförmige und kragenknopfähnliche Gestalt üblicherweise kennzeichnend sind, können maligne Melanome eine Vielzahl anderer Erscheinungen aufweisen, wie zweigelappte, irreguläre oder ringförmige Gestalt.

Nach Strahlentherapie schrumpft für gewöhnlich die Größe der Melanome, sie flachen ab und zeigen eine erhöhte innere Reflektivität. Eine wichtige Anwendung des Ultraschalls sind die regelmäßigen Beobachtungen von Tumoren, um Wachstum oder Rückbildung nach Brachytherapie oder Hyperthermie zu dokumentieren.

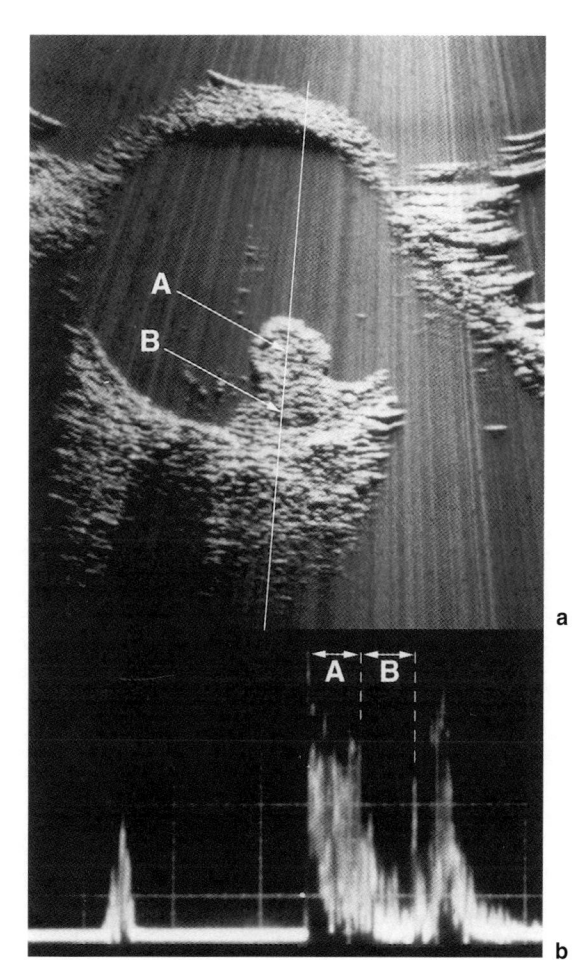

Abb. 8.14 a, b Immersions-A- (a) und B-scan (b) eines Kragenknopfmelanoms. Beachte die hohe Amplitude der Echos im „Knopf" (A), dagegen die niedrigeren Amplituden in der Basis (B).

Differentialdiagnose des Aderhautmelanoms

Veränderungen, die mit Melanomen verwechselt werden können, sind metastatische Karzinome, Aderhauthämangiome, hämorrhagisch disziforme Pseudotumoren und andere oder seltene ungewöhnliche Erkrankungen wie Melanozytome oder sogar eine dislozierte Linse.

Metastatische Karzinome können gewöhnlich wegen ihrer typischen diskusförmigen plaquoiden Gestalt, dem mittleren bis hohen internen Echoniveau, der geringen Abschwächung im A-scan und des Fehlens der chorioidalen Exkavation unterschieden werden. Melanome erscheinen typischerweise homogen und zeigen eine rasche Abnahme des Amplitudenmusters mit ansteigender Gewebetiefe.

Aderhauthämangiome sind wie die Melanome gewöhnlich kuppelförmig gestaltet, besitzen aber im Gegensatz zum Melanom ein hohes Niveau der inneren Echos vergleichbar mit dem des Orbitagewebes sowie eine vernachlässigbare Verminderung der Impulshöhe (Abb. 8.15).

Hämorrhagische Läsionen sind in ihrer Erscheinung unterschiedlich und können zuweilen schwierig vom Melanom unterschieden werden. Oft ist eine innere Schichtung durch nachfolgende Blutungen oder Zellablagerungen sichtbar. Das Vorhandensein von fließendem Blut in Gefäßen von Melanomen, wie es manchmal mit hochauflösendem A-scan, B-scan oder durch Farbenfluß-Doppler nachgewiesen werden kann, ist bei der Differentialdiagnose von einer Blutung hilfreich. Es sollte jedoch beachtet werden, daß Blutungen auch sekundär bei einem Melanom entstehen können und dadurch das innere Echo des Tumors verändern und verwirren.

Melanozytome treten gewöhnlich als hochreflektive kuppelförmige Veränderungen am Kopf des Sehnervs auf.

Eine dislozierte trübe Linse kann zunächst die kuppelförmige Gestalt und die inneren reflektiven Eigenschaften eines Melanoms vortäuschen, aber gewöhnlich ist die hintere Fläche sichtbar, die von einem akustischen Schatten in die Orbita begleitet wird. Bei Augenbewegungen während der dynamischen Untersuchung ändert die luxierte Linse im Auge ihre Lage.

8.5.3.3 Sonographische Prognosefaktoren des Aderhautmelanoms

Obwohl die Untersuchungsergebnisse der Risikofaktoren für den Tod an Metastasen im einzelnen recht unterschiedlich ausfallen, werden Tumorlokalisation (*Shammas* und *Blodi* 1977b, *McLean* et al. 1982, *Seddon* et al. 1985) (Zunahme des Risikos bei vorderer Lokalisation) einschließlich extraskleraler Ausbreitung (*Shammas* und *Blodi* 1977a), Tumorgröße (*Seddon* et al. 1983) und histologische Faktoren (solche wie Callender-Zell-

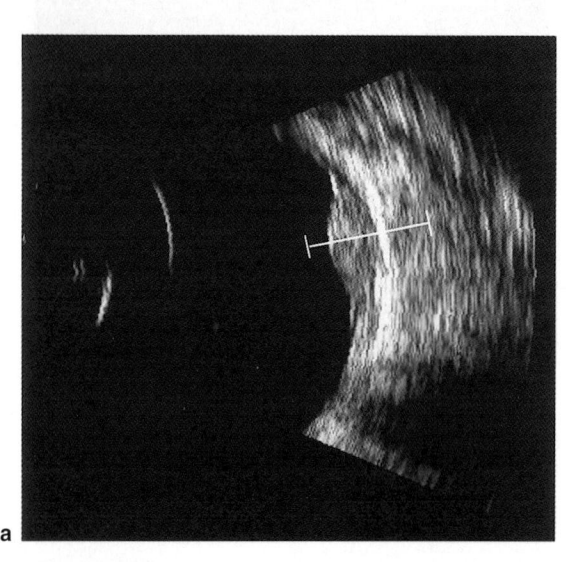

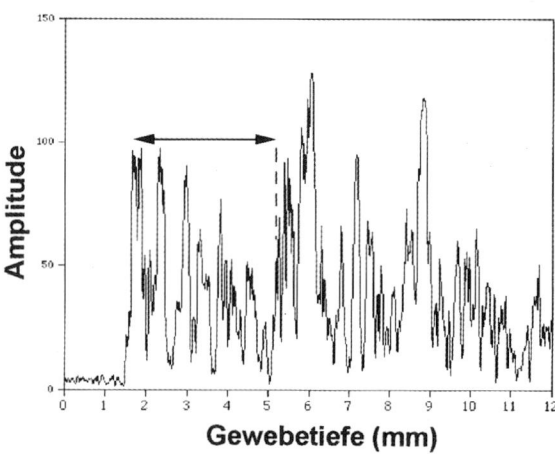

Abb. 8.15 a, b
a B-scan eines Aderhauthämangioms mit typischer Kuppelform und einem hohen Niveau innerer Echos.
b Hochauflösendes A-scan mit Echos hoher Amplitude vergleichbar den Amplituden des Orbitafettes. Der horizontale Pfeil zeigt die Tumorposition.

Klassifikation [*Gamel* et al. 1992], Nukleolusmorphologie [*Coleman* et al. 1996, *McLean* et al. 1997] und mikrovaskuläres Muster [*Rummelt* et al. 1994, *Folberg* et al. 1996]) als die hauptsächlichen Risikofaktoren angesehen. Die Ultraschalluntersuchung als nicht-invasives diagnostisches Verfahren erlaubt es uns, einige dieser charakteristischen Merkmale aufzuklären.

Eine kürzliche Arbeit hat gezeigt, daß die Ziliarkörperbeteiligung keinen unabhängigen Risikofaktor darstellt, wenn man andere Faktoren, wie Tumorgröße und -histologie mit in Rechnung stellt (*McLean* et al. 1995). Nichtsdestoweniger ist die Ziliarkörperbeteiligung ein wichtiges Merkmal, wenn histologische Befunde nicht zur Verfügung stehen. Die Tumorlokalisation kann meist ophthalmoskopisch bestimmt werden, eine Entscheidung über Ziliarkörperbeteiligung kann oft schwierig sein. Hierbei ist Ultraschall, besonders die Immersionsultrasonographie von großer Hilfe. Mit Hilfe eines Wasserbades (es besteht aus normaler Kochsalzlösung) kann das Brennpunktgebiet des Schallkopfes in die Region des Ziliarkörpers bewegt werden, um damit die Auflösung entscheidend zu verbessern, wodurch eine Ziliarkörperbeteiligung des Tumors erkannt werden kann.

Einen noch größeren Gewinn bei der Ultraschalluntersuchung von Tumoren des vorderen Augensegmentes erreicht man mit höheren Frequenzen. Das Ultraschall-Biomikroskop (UBM) arbeitet mit 50 MHz und wurde von *Pavlin* und Mitarbeitern (1991) zu Beginn der 90er Jahre entwickelt. Das UBM liefert eine zeitgleiche Abbildung des vorderen Augensegmentes, wobei ein Augentrichter benutzt wird, um eine Flüssigkeitsankopplung des Schallkopfes zu erreichen. In unserem Labor wurde auch ein 50 MHz-(VHF)Scanning-System entwickelt. Dieses System benutzt zwei computergesteuerte lineare Halterungen, um den Schallkopf zu bewegen, und es erlaubt eine Digitalisierung von Serien hochauflösender B-Bilder als eine Folge von sequentiellen parallelen Flächen. Die sich daraus ergebenden Sätze von Scans werden manipuliert und dreidimensional abgebildet, so daß eine Volumenbestimmung möglich wird (*Silverman* et al. 1995). Dieses bildgebende Verfahren mit Hochfrequenzultraschall ist besonders bei der Bewertung von Tumoren der Iris und des Ziliarkörpers nutzbringend (*Ursea* et al. 1998). Beispiele von Ziliarkörpertumoren sind in den Abb. 8.16 und 8.18 dargestellt. Vielleicht kann die wichtige Frage, ob sich ein Iristumor bereits bis in den Ziliarkörper oder noch nicht erstreckt, mit dieser Technik beantwortet werden. Man nimmt an, daß maligne Melanome der Iris ein geringeres Potential zur Metastasenbildung haben als jene, die sich bereits in den Ziliarkörper erstrecken. Der hochfrequente Ultraschall hilft außerdem bei der Differentialdiagnose der Iris- und Ziliarkörpertumoren, zu denen maligne Melanome, Medulloepitheliome, metastatische Karzinome und auch benigne zystische Tumoren gehören.

Der zweite Risikofaktor ist die Tumorgröße. Der Ultraschall wurde schon länger benutzt, die Tumorabmessungen zu bestimmen. Frühe Systeme benutzten die A-scan-Biometrie, um die Tumor-

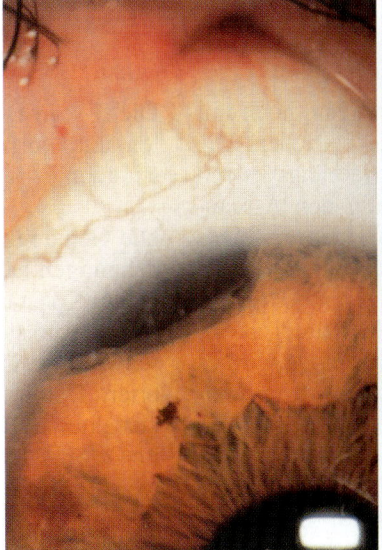

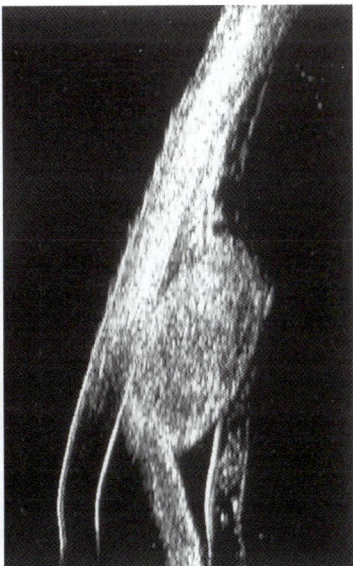

Abb. 8.16 a, b Fotographie (a) und ein sehr hochfrequentes Ultraschallbild (b) eines malignen Melanoms der Iris und des Ziliarkörpers. Der VHF-Ultraschall ist besonders zum Nachweis der Ziliarkörperbeteiligung nützlich.

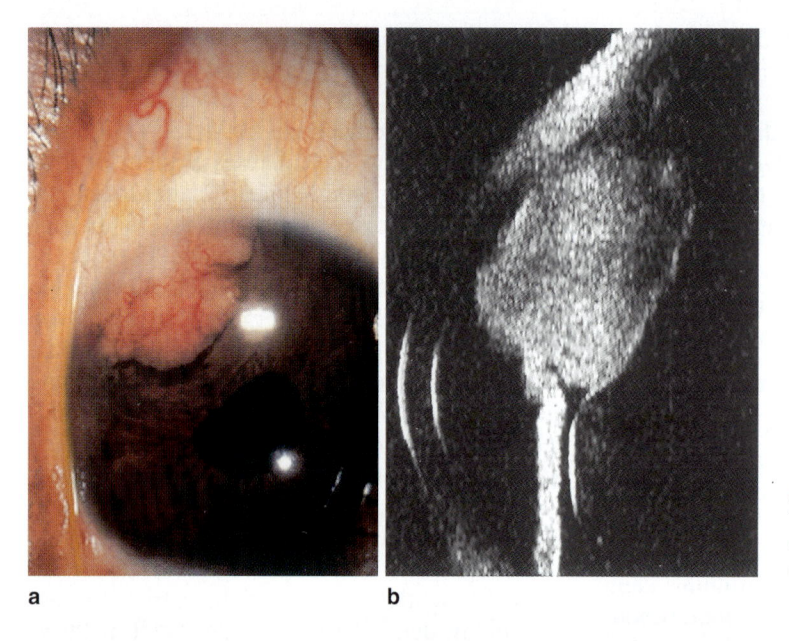

Abb. 8.17 a, b Fotographie (a) und VHF-Ultraschallbild (b) eines metastatischen Karzinoms der Iris und des Ziliarkörpers.

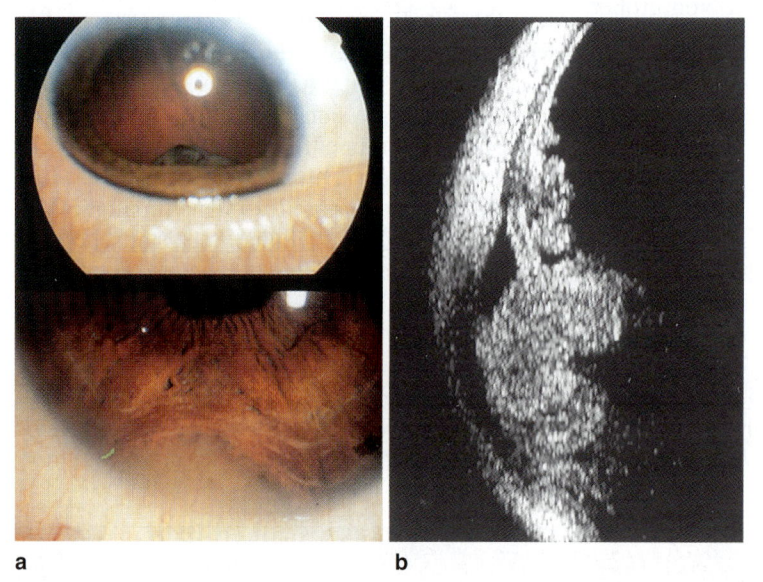

Abb. 8.18 a, b Fotographien (a) und VHF-Ultraschallbilder (b) von einem histologisch bestätigten Medulloepitheliom mit Iris- und Ziliarkörperbeteiligung.

dicke zu messen. Das wird auch heute noch mit der standardisierten Echographie betrieben. Die Genauigkeit der A-scan-Biometrie hängt jedoch von der Fähigkeit ab, gleichzeitig den A-scan-Vektor senkrecht sowohl auf den Tumorgipfel als auch auf die sklerale Basis zu halten. Das ist bei kuppelförmigen Tumoren des hinteren Pols leicht zu bewerkstelligen, wenn aber der Tumor asymmetrisch oder weiter vorn gewachsen ist, wird es schwieriger. B-scan-Biometrie mit elektronischer Dickenmessung liefert ein Koordinantensystem für Messungen, aber wie beim A-scan muß vorausgesetzt werden, daß die Sonde längs der Schallkopfachse ausgerichtet wird, damit die Messungen genau und reproduzierbar werden.

Die B-scan-Biometrie gestattet auch, die vertikalen und horizontalen Basisdurchmesser zu bestimmen.

Die Genauigkeit bei Messungen von Tumorausdehnungen hängt auch vom Gebrauch der geeigneten Konstante für die Schallgeschwindigkeit ab. Die meisten Scanner sind für eine Schallgeschwindigkeit im Glaskörper von 1532 m/s^{-1} kalibriert. Damit erhält man so lange ein geometrisch korrektes B-Bild, wie die Schallgeschwindigkeit im Gewebe nicht signifikant von diesem Wert abweicht. Im Melanom liegt die Schallgeschwindigkeit jedoch mit ungefähr 1650 m/s^{-1} deutlich höher.

Für A-scan-Messungen entlang eines einzelnen Scan-Vektors sollte diese Konstante benutzt werden. Für Messungen von einem B-scan-Bild mit elektronischer Dickenmessung muß eine anamorphe Korrektur (*Coleman* et al. 1987) durchgeführt werden, da eine seitliche Position durch die Orientierung des Schallkopfes (kalibiriert mit 1532 m/s^{-1}) diktiert und die axiale Dicke des Tumors durch seine Schallgeschwindigkeit von 1650 m/s^{-1} bestimmt wird (*Coleman* et al. 1987).

Eine Anzahl von Untersuchungen war bestrebt, den besten biometrisch entwickelten Wert zur Vorherbestimmung der Tumorletalität zu ermitteln. Zu diesen Faktoren gehören Tumorvolumen (geschätzt durch Multiplikation von Dicke und Basisdurchmesser oder mit anderen Modellen), die Fläche der Basis, Tumordicke, größter linearer Durchmesser und andere. Es wurde vermutet, daß das Tumorvolumen der empfindlichste biometrische Vorhersagewert des metastatischen Potentials sein könnte, aber es gab bis jetzt keine befriedigende Methode, das Volumen zuverlässig zu bestimmen. Dies war der Anlaß für entsprechende Studien in unserem Laboratorium, die gezeigt haben, daß das Tumorvolumen mit Hilfe einer Serie paralleler B-scans der Tumorfläche zuverlässig bestimmt werden kann (*Silverman* et al. 1993).

Dreidimensionale Daten führen von sich aus zur Herstellung von perspektivischen Bildern, die von einem Rechner manipuliert werden können, um die Tumormorphologie besser abschätzen zu können. Die Abb. 8.19 zeigt das Beispiel einer 3-D-Rekonstruktion eines großen intraokularen Melanoms. Dreidimensionale Daten lassen sich auch mit dem Kontaktverfahren erzielen, indem eine Serie von Scans gespeichert wird, während der Schallkopf um seine Achse rotiert (*Downey* et al. 1996, *Jensen* und *Hansen* 1991). Kürzlich erschien ein Instrument dieser Art auf dem Markt. Ein Vorteil der 3-D-Abbildung sowohl gegenüber A-scan- als auch B-scan-Biometrie besteht darin, daß die Genauigkeit nicht von der präzisen Ausrichtung der Schallachse mit der des Tumors abhängig ist, wodurch die Wiederholbarkeit von Messungen verbessert wird (*Rask* und *Jensen* 1995).

Schließlich dient bei irregulär gestalteten Geschwülsten das Tumorvolumen als bessere Beschreibung der Tumorgröße als die lineare Ausdehnung.

Der dritte Risikofaktor ist der histologische Tumorcharakter. Bei 10 MHz beträgt die Wellenlänge des Ultraschalls etwa 150 microns (10^{-1} mm),

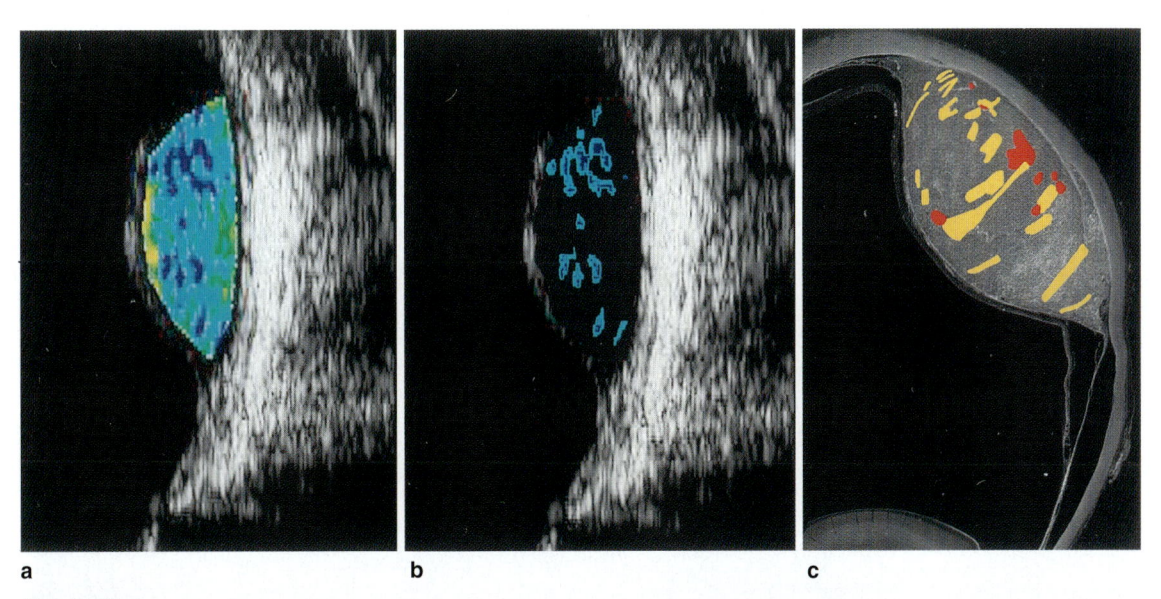

Abb. 8.19a–c
a Spektralparameter. Bild eines malignen Melanoms nahe am posterioren Pol. Radiofrequenzdaten werden analysiert, um ein kalibriertes Rückstreuspektrum zu erhalten, von dem der lokale Durchmesser der streuenden Partikel geschätzt wird. Die Pixel werden gefärbt und spiegeln die Größe der streuenden Partikel wider, dunkelblau repräsentiert kleine Größe, mit der Farbe zunehmend von grün, gelb zu rot nimmt auch die Größe der streuenden Partikel zu.
b Die Gebiete mit den kleinsten streuenden Partikeln.
c Histologische Kennzeichnung von Arealen mit mikrovaskulären Schlingen und Netzwerk (gelb) und parallelen Gefäßen mit Kreuzverbindungen (rot).

diese Größe bestimmt die Auflösung des Systems. Diese Größenordnung übersteigt die Ausdehnung einer einzelnen Zelle, so daß man zunächst denken könnte, es sei unwahrscheinlich, mit Ultraschall über Zelleigenschaften wie Zelltyp nach Callender, Zellbestandteile wie Nukleolus, die allgemein die Grundlage zur Veranschlagung des metastastischen Potentials sind, Informationen zu erhalten. Es gibt jedoch zwei Gründe, daß dies nicht ganz den Tatsachen entspricht. Der erste ist, daß das „Phänomen" bekannt als „Streuung" durch Gewebskomponenten kleiner als eine Wellenlänge hervorgerufen wird. Es kann gezeigt werden, daß bei der Spektralanalyse von akustischen Rückstreuungen Informationen hinsichtlich Größe und Anzahl von nicht auflösbaren streuenden Teilen bis unter eine halbe Wellenlänge (etwa 50 micron für einen 10-MHz-Breitband-Schallkopf) erhalten werden können (*Lizzi* et al. 1983). Weil dies immer noch viel größer als die Zellabmessungen ist, wurde es zweitens für möglich gehalten, daß vielleicht andere Aspekte der Tumorarchitektur, so wie das Muster von Zellanhäufungen, die Verteilung von Pigment oder die Struktur der Mikrogefäße mit dem Zelltyp korrelieren können. Frühere Arbeiten in unserem Labor ergaben statistische signifikante Unterschiede der Spektraleigenschaften zwischen spindelzell- und epitheloidzellförmigen Tumoren (*Coleman* und *Lizzi* 1983). Später fand man durch Langzeitstudien, daß das Risiko für Metastasenbildung ebenfalls mit akustischen Eigenschaften korrelierte (*Coleman* et al. 1990, 1991).

Der Nachweis von *Folberg* und seinen Mitarbeitern (1993), daß das Muster der Neovaskularisation einen bedeutenden histologischen Risikofaktor für die Überlebenszeit bei Ziliarkörper- und Aderhautmelanomen darstellt, lieferte eine mögliche Basis für diese Hypothese (*Folberg* et al. 1993). In einer gemeinsamen Studie wiesen wir nach, daß akustische Eigenschaften in der Tat mit solchen Mustern der Mikrozirkulation korrelieren, die mit erhöhtem Risiko für Metastasen verbunden waren (*Silverman* et al. 1997).

Abb. 8.20 bringt das Beispiel der spektralen Parameter eines Bildes vom Uveamelanom und die dazugehörige Histologie. Es zeigt die Beziehung zwischen der Verteilung streuender Partikel kleinen Durchmessers mit solchen Regionen, die Gefäßschlingen und -netzwerke enthalten. Diese Untersuchungen und andere mit Doppler-Techniken werden fortgesetzt, um unsere Fähigkeit zu verbessern, die nicht-invasive Charakterisierung von intraokularen malignen Melanomen zu verfeinern.

Technische Fortschritte zur weiteren Verbesserung der ophthalmologischen diagnostischen Ultraschallgeräte können erwartet werden. Die line-

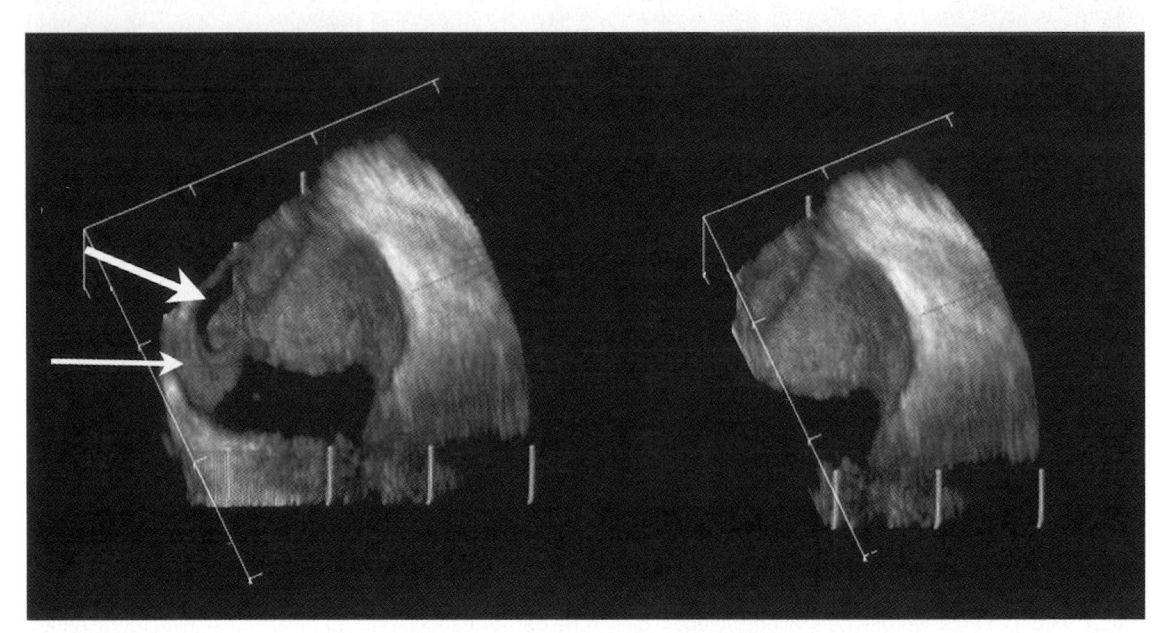

Abb. 8.20 Dreidimensionale Ultraschallbilder eines großen intraokularen Melanoms, hergestellt aus 60 parallelen Sektor-B-scan-Bildern zu 0,2 mm-Intervallen. Das Bild ist so ausgerichtet, daß die Iris (kleiner Pfeil) und die Pupille (großer Pfeil) gesehen werden können. Am Bild rechts außen wurden die vorderen Strukturen entfernt, um den Tumor besser darzustellen.

ar angeordnete Technologie, mit der bereits Ultraschallgeräte ausgestattet sind, die in der allgemeinen Radiologie Verwendung finden, wird wahrscheinlich die Sonden mit Einzelelement, Festfokus und mechanischer Sektorabtastung in Zukunft ersetzen.

Die phasengerechten linearen Anordnungen haben die vorteilhafte Fähigkeit einer synthetischen Fokussierung, die eine verbesserte seitliche Auflösung überall im Auge gestattet. Die systematische Anordnung besitzt außerdem eine höhere Abtastgeschwindigkeit, als dies mit mechanischen Sonden möglich wäre, da sie nicht durch die Zeit begrenzt wird, die benötigt wird, den Schallkopf physikalisch zu bewegen. Die hohe Abtastgeschwindigkeit ermöglicht eine verbesserte, in Echtzeit ablaufende bildliche Darstellung. Schließlich wird mit 2-D angeordneten Schallkopfsystemen eine synthetische Fokussierung in jeder Richtung möglich sein, die eine Hochgeschwindigkeitszusammensetzung von 3-D-Ultraschalldaten erlaubt. Der anhaltende Preisverfall von Computerspeichern und die steigende Geschwindigkeit der Rechner wird die Anwendung von 3-D-Ultraschalldaten sogar mit Instrumenten von erschwinglichen Kosten ermöglichen. Es ist durchaus möglich, sobald unser Verständnis von der Beziehung zwischen Ultraschall und Tumorgewebeeigenschaften vertieft wird, daß dies zur Verbesserung der Tumordifferentialdiagnostik und zur Veranschlagung des metastatischen Risikos bei Melanomen der Uvea Verwendung finden kann. Wir werden wahrscheinlich Zeuge neuer Entwicklungen bildgebender Verfahren mit Hochfrequenzultraschall einschließlich des Gebrauchs von ringförmiger Anordnung werden, um die gegenwärtig noch umschriebene fokale Zone auszudehnen, die von derzeitigen Einzelelement-Polymer-Proben mit fixiertem Fokus noch erzeugt wird.

Intraokulare Tumoren sind in dem Sinn einzigartig, da sie anders als praktisch alle übrigen Tumoren des Körpers aus Furcht, die Wahrscheinlichkeit der metastatischen Aussaat zu vergrößern und andere Komplikationen damit zu verursachen, selten exzidiert und vor der Behandlung dadurch nicht histologisch bewertet werden. Aus diesem Grunde ist die Fähigkeit, mit Hilfe des Ultraschalls intraokulare maligne Melanome zu erkennen und möglicherweise einzustufen, von besonderer Wichtigkeit.

8.5.4 Computertomographie und Kernspintomographie
N. Hosten

8.5.4.1 Indikation und Durchführung bei intraokularen Tumoren

Intraokulare Tumoren sind sowohl computer- als auch magnetresonanztomographisch darstellbar; die höhere Kontrastauflösung der MRT hat jedoch dazu geführt, daß der MRT, mit Ausnahme ganz weniger Indikationen, der Vorzug vor der CT gegeben wird (*Zwicker* et al. 1988). Typische Indikationen der CT sind auch heute noch die verkalkenden Raumforderungen wie das Osteom oder, ergänzend zur MRT, das Retinoblastom. Der differentialdiagnostische Beitrag der bildgebenden Verfahren ist für die Mehrzahl der Patienten eher zurückhaltend zu werten (*Guthoff* et al. 1987, 1989). Differentialdiagnostisch wertvolle Informationen (*Augsburger* 1991, *Wilms* 1991) sind besonders bei komplexen intraokulären Situationen wie stattgehabten Blutungen, Eingriffen etc. zu erwarten. Bedeutung erlangen die bildgebenden Verfahren durch ein verbessertes Staging. So kann heute bei technisch korrekt durchgeführten Untersuchungen (*Hosten* et al. 1996) das Volumen intraokularer Tumoren magnetresonanztomographisch sehr exakt quantifiziert werden. Ein extraokulares Tumorwachstum, etwa beim Aderhautmelanom, ist gut darstellbar, und auch die Infiltration des Sehnerven kann diagnostiziert werden (*Hosten* et al. 1997).

Für den computertomographischen Nachweis intraokularer Verkalkungen ist die native Darstellung ausreichend; die Tumoren selbst werden freilich erst nach Kontrastmittelgabe erkennbar. Eine Schichtdicke von 2 mm ist als Standard anzusehen. Die Gantryneigung sollte so gewählt werden, daß der Sehnerv an seiner Eintrittsstelle in den Bulbus längs zu seinem Verlauf getroffen wird. Es empfiehlt sich, die Schnittbilder im Weichteil- und im Knochenfester zu dokumentieren. Die gewählte Technik sollte eine optimale Bildqualität ermöglichen, etwa durch separate Berechnung der beiden Dokumentationsformen aus den Rohdaten.

Magnetresonanztomographisch werden die besten Ergebnisse bei Verwendung einer Oberflächenspule mit kleinem Durchmesser erzielt. In jedem Fall wird die Darstellung verbessert, wenn nur ein Auge abgebildet wird. Der Kopf des Patienten sollte dazu um 45° geneigt und die Oberflächenspule möglichst nah am Auge befestigt werden. Während der Untersuchung werden Artefakte vermieden, wenn der Patient die Augen beim eigentlichen Meßvorgang geschlossen hält und nur während der Bildberechnung die Augen öffnet und kurz zwinkert. Messung und Bildberechnung sind für den Patienten an der Geräuschentwicklung im Tomographen erkennbar. Der Einfluß der Patienteneinweisung auf die Bildqualität kann für die MRT des Auges gar nicht überschätzt werden. Zur Optimierung der Bildqualität steht für Sonderfälle darüber hinaus auch die Peri- oder Retrobulbäranästhesie zur Verfügung. Diese kann Bildartefakte durch Bulbusbewegungen über eine kurzzeitige Lähmung der das Auge bewegenden Muskeln unterdrücken. Voraussetzung für den Einsatz dieser Technik ist eine gute Kooperation zwischen Ophthalmologen und Radiologen.

Magnetresonanztomographisch sollte eine Darstellung mit T_2-betonten und nativen sowie kontrastmittelgestützten T_1-betonten Sequenzen erfolgen. Schnelle T_2-betonte Sequenzen sind konventionellen T_2-betonten Sequenzen überlegen, da sie in relativ kurzer Meßzeit die Aufnahme mit langen Repetitionszeiten ermöglichen (*Mihara* et al. 1991). Die Signalausbeute aus dem Glaskörper mit seiner langen T_2-Relaxationszeit wird so optimiert. Für eine hohe Auflösung in der Schichtebene sollte eine T_2-gewichtete Spinecho-Sequenz entsprechend eingestellt werden. Eine niedrige Bandbreite unterstützt die Signalausbeute, bei kooperativen Patienten kann zusätzlich noch die Anzahl der Meßmittlungen heraufgesetzt werden. Intraokulare Tumoren sollten, wenn immer das möglich ist, mit Gesichtsfeldern untersucht werden, die kleiner als 80 mm sind. Die Standardebene ist die transversale, die meist die beste Bildqualität liefert. Die Abgrenzbarkeit von Tumoren des hinteren Augenpols ist auf sagittalen Bildern am besten, die von Tumoren des Äquators auf koronaren. Fettsättigende Sequenzen, die das retrobulbäre Fett signallos (schwarz) abbilden, können in einzelnen Fällen mit Gewinn zur Artefaktunterdrückung (Bewegung, chemische Verschiebung) eingesetzt werden. Ein genereller Einsatz ist nicht erforderlich und wegen der Gradientenleistung, die diese Sequenzen verbrauchen, bei vielen Geräten eher nachteilig. Wie immer beim Einsatz von Oberflächenspulen sollte der Gradient des Signals (hohes Signal spulennah, Signalabfall spulenfern) bei der Bildinterpretation in Betracht gezogen werden. Ein oft nicht beachteter Parameter ist in diesem Zusammenhang der „image scale factor"; eine unterschiedliche Einstellung dieses Wertes für Tumoren des vorderen Augenabschnittes und des hinteren Augenpols kann bei Oberflächenspulen mit sehr kleinem Durchmesser von Vorteil sein.

Das MR-Bild des Auges ist vom hohen Wassergehalt des Glaskörpers geprägt (*Mafee* et al. 1987, 1988). Im T_2-betonten Bild findet sich entsprechend sehr hohes, im T_1-betonten Bild sehr niedriges Signal. Mit Ausnahme der Hämangiome sind die intraokularen Raumforderungen daher signalarm relativ zum Glaskörper im T_2-betonten Bild, signalintensiv oder annähernd isointens im T_1-betonten Bild. Die Schichten der Bulbuswand sind am normalen Auge kaum zu unterscheiden, nur die Aderhaut ist im T_1-betonten Bild relativ signalintensiv. Nach Kontrastmittelapplikation nimmt sie weiter an Signalintensität zu. Im T_2-betonten Bild ist die gesamte Bulbuswand signalarm. Die Abbildung der Bulbuswand wird durch die chemische Verschiebung beeinträchtigt. Bemerkbar macht sich dies durch eine Verbreiterung der signalarmen Bulbuswand, deren Lokalisation und Breite in Abhängigkeit von der Bandbreite der verwendeten Sequenz variiert. Ursache dieses Artefaktes sind die unterschiedlichen Resonanzfrequenzen der fett- und wassergebundenen Protonen, die zu einer unterschiedlichen räumlichen Zuordnung führen.

8.5.4.2 Kernspintomographische Befunde des Aderhautmelanoms

Unter den intraokularen Tumoren bestehen die meisten Erfahrungen mit dem Aderhautmelanom. Die MRT bildet die Aderhautmelanome teils als flache und teils als bikonvexe Auftreibungen der Aderhaut ab. Nach dem Durchbrechen der Bruchschen Membran wird eine Raumforderung von der Form einer „Halma-Figur" erkennbar (Abb. 8.21). Das Übergreifen der Tumoren auf die Ziliarkörper ist in der MRT gut sichtbar, und auch Tumoren der Iris können ab einer Größe von 1 mm abgegrenzt werden. Ringmelanome entgehen dagegen dem magnetresonanztomographischen Nachweis. Die Signalintensität der Aderhautmelanome variiert in Abhängigkeit von ihrem Melaningehalt. Ebenso wie die gebräuchlichen MR-Kontrastmittel ist Melanin paramagnetisch; im T_1-betonten Bild erscheinen melanotische Melanome daher signalintensiver als amelanotische. Aufgrund des geringen Melaningehaltes der meisten

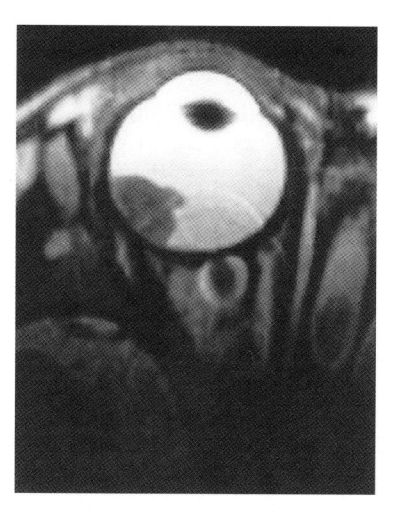

8.5 Diagnostische Verfahren beim Aderhautmelanom

Abb. 8.21 Aderhautmelanom, typische Morphologie. Im T_2-betonten Magnetresonanztomogramm erscheinen die Aderhautmelanome, wie andere intraokulare Läsionen auch, signalarm zum sehr signalintensiven Glaskörper. Nach dem Durchbruch durch die Bruchsche Membran bildet sich ein zweiter kleinerer Tumorknoten aus.

Melanome ist der Effekt visuell nicht sehr ausgeprägt, kann jedoch gut quantifiziert werden. Im T_2-betonten Bild sind die Unterschiede noch geringer. Bei Melanomen mit Arealen unterschiedlichen Melaningehaltes (Abb. 8.22) sind die einzelnen Abschnitte dagegen gut voneinander abzugrenzen (*Schilling* et al. 1989). Insbesondere wenn die Tumorränder einen anderen Melaningehalt besitzen als die Peripherie kann die MRT nachweisen, daß der Tumor beispielsweise weniger melanotisch ist, als die ophthalmoskopische Untersuchung es vermuten läßt.

Die Aderhautmelanome reichern Kontrastmittel an. Für die Abgrenzung von (subakuten) Blutungen ist der Signalanstieg nach Kontrastmittelgabe, sofern er denn nachweisbar ist, das einzige einigermaßen verläßliche Kriterium (*Adam* 1990, *Bond* 1991).

Die MRT ist gut geeignet, das extraokulare Wachstum nachzuweisen. Eigene Untersuchungen haben dabei gezeigt, daß die – scheinbare – Unterbrechung der Bulbuswand bzw. des begleitenden signalarmen Artefaktes kein zuverlässiges Kriterium ist. Ein extraokulares Tumorwachstum kann nur dann sicher diagnostiziert werden, wenn eine retrobulbäre Raumforderung in Tumornähe besteht. Signalintensität und Kontrastmittelanreicherung des retrobulbären Tumorknotens müssen nicht dem intraokularen Tumoranteil entsprechen.

Die Infiltration des N. opticus ist schwieriger zu diagnostizieren. Bei Raumforderungen am hinteren Augenpol ist die Gabe einer doppelten Dosis des MR-Kontrastmittels empfehlenswert. Eine postlaminare Optikusinfiltration ist bei einer Kontrastmittelanreicherung des Sehnervs zu vermuten. Die prälaminare Optikusinfiltration kann bei Tumoren angenommen werden, die der Papille ganz oder teilweise aufsitzen, wenn der Winkel zwischen Bulbuswand und Tumoroberfläche stumpf ist.

Der differentialdiagnostische Beitrag der MRT ist beim Aderhautmelanom begrenzt (*De Potter* 1993, *Brab* 1991, *Peyman* 1987, *Peyster* 1988, *Raymond* 1991). Immerhin soll darauf hingewiesen werden, daß das Erscheinungsbild des Aderhauthämangioms ein völlig anderes ist. Während das Aderhautmelanom, so wie andere Bulbuspathologien auch, im T_2-betonten Bild eine deutlich niedrigere Signalintensität als der Glaskörper aufweist, ist das Aderhauthämangiom iso- oder gering hyperintens zum Glaskörper. Dieser Befund im T_2-betonten Bild ist pathognomonisch, wäh-

Abb. 8.22 a, b Melanotisches Aderhautmelanom mit weniger melanotischem Anteil im nativen **(a)** und kontrastmittelgestützten **(b)** Magnetresonanztomogramm. Der Tumor ist im nativen Bild signalintensiv, etwas weniger signalintensiv imponiert der mehr okzipitale, weniger melanotische Anteil. Eine subretinale Effusion (rechts in **a**) zeigt mäßige Signalintensität. Nach Kontrastmittelgabe **(b)** nur geringe Signalvermehrung des bereits nativ eher hyperintensen Tumors.

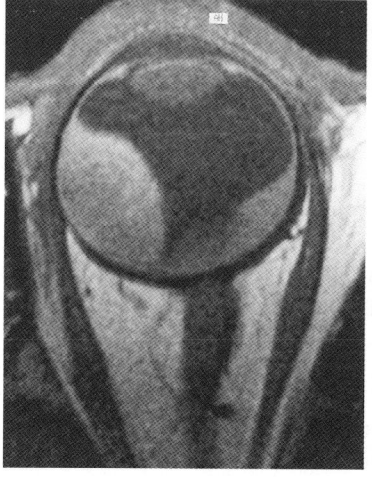

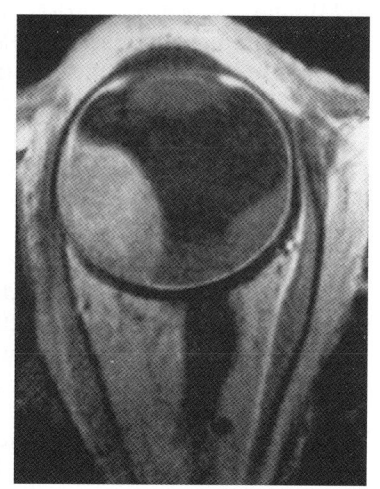

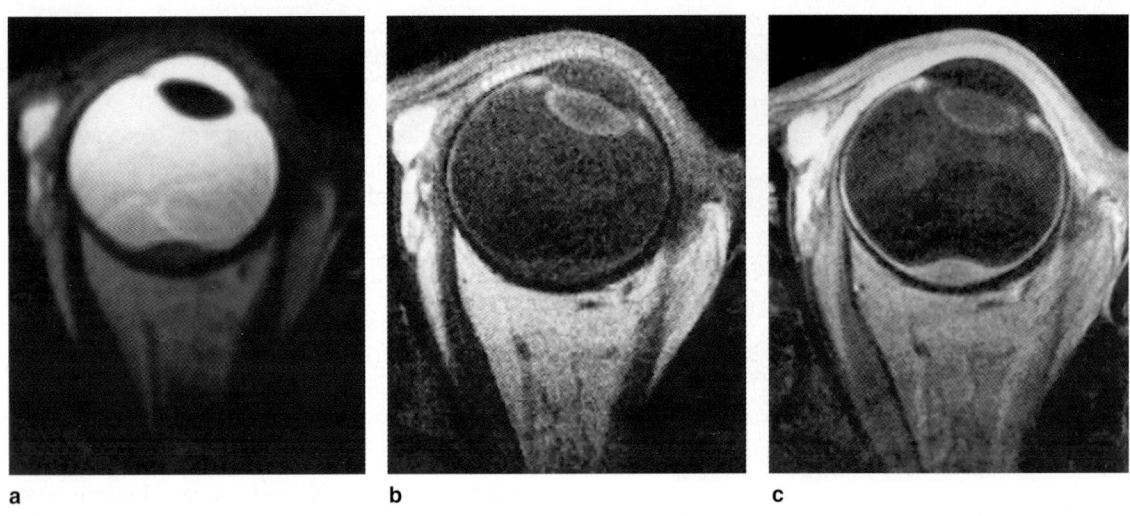

Abb. 8.23 a–c Aderhautmetastase.
Im T_2-betonten Bild **(a)** sind Metastasen, wie auch die Aderhautmelanome, deutlich signalarm gegenüber dem signalintensiven Glaskörper. Im nativen T_1-betonten Bild **(b)** ist die Metastase kaum vom Glaskörper zu differenzieren. Nach Kontrastmittelgabe **(c)** deutliches Enhancement der Metastase. Eine sichere Differenzierung von einem Melanom ist hier, wie in den meisten anderen Fällen auch, nicht möglich.

rend das Erscheinungsbild des Aderhauthämangioms im T_1-betonten Bild vor und nach Kontrastmittelgabe sich nicht von dem des Aderhautmelanoms unterscheidet. Allenfalls ist die Kontrastmittelanreicherung schneller. Morphologisch ist in der T_2-betonten MRT die dünne signallose Lamelle auffällig, die die Raumforderung vom Glaskörper trennt. Gelegentlich werden beim Aderhauthämangiom auch assoziierte Zysten gefunden, die ebenfalls diagnostisch wegweisend sind. Zysten werden beim Melanom nicht angetroffen und die Darstellung einer assoziierten Zyste bei einer als Melanom diagnostizierten Raumforderung sollte Zweifel an der Diagnose wecken.

Aderhautmetastasen (*Davidorf* 1992, *De Potter* 1992) sind magnetresonanztomographisch nicht sicher von amelanotischen Aderhautmelanomen abzugrenzen (Abb. 8.23). Sie sind signalarm im T_2-betonten, minimal signalintensiv zum Glaskörper im nativen T_1-betonten Bild und reichern Kontrastmittel an. Den Verdacht auf eine Aderhautmetastase müssen auch Raumforderungen wecken, die weniger bikonvexe Auftreibungen der Aderhaut darstellen als vielmehr sägezahnartige, multinoduläre Veränderungen. In diesem Zusammenhang sei darauf verwiesen, daß die Ringmelanome dem MRT-Nachweis in der Regel entgehen.

Zusammenfassend läßt sich feststellen, daß der Wert der MRT beim Aderhautmelanom im lokalen Staging und im Tumornachweis in komplexen Situationen (Glaskörperblutung etc.) liegt. Differentialdiagnostisch ist die Möglichkeit, das Aderhauthämangiom sicher zu differenzieren, von Interesse. Aderhautmetastasen sind dagegen von amelanotischen Melanomen nicht immer sicher abzugrenzen.

8.5.5 Nadelbiopsie intraokularer Tumoren

J. U. PRAUSE

Mit modernen diagnostischen Techniken wie Ultrasonographie, Fluoreszein- und Indocyaningrün Angiographie, CT und MR-Scanning hat sich die Genauigkeit bei der Diagnostik intraokularer Tumoren verbessert. In den meisten Zentren für Ophthalmo-Onkologie liegt der Prozentsatz falsch-positiver Tumordiagnostik unter 2% (*Char* et al. 1980, COMS No. 1, 1990). Seitdem jedoch die konservative Behandlung besonders der malignen Melanome der Aderhaut zunehmend an Bedeutung gewonnen hat, verstärkte sich auch die Forderung nach einer exakten Diagnose.

Ophthalmologen haben seit längerer Zeit ständig versucht, durch Anwendung verschiedener Biopsieverfahren die diagnostische Sicherheit zu verbessern (Andersen 1954, Sanders 1953). Anfangs überwog die transsklerale Technik (*Andersen* 1954, *Beisbarth* 1944, *Constable* et al. 1980,

Czerniak et al. 1983, *Long* et al. 1953, *Makley* 1967, *Shields* 1972, *Veasey* 1951). Diese transskleralen Verfahren, entweder mit einem Trepan oder durch eine feine Kanüle ausgeführt, schienen jedoch die Gefahr der extraskleralen Absiedlung von Tumorzellen zu erhöhen. Damit steigt auch die Wahrscheinlichkeit orbitaler Rezidive und folglich muß mit einer Verschlechterung der Prognose gerechnet werden (*Jensen* und *Andersen* 1959, *Karcioglu* et al. 1985, *Makley* 1967, *Sanders* 1953, *Shields* 1972).

Um dieses Risiko zu vermindern, wurde der transvitreale Weg zuerst 1975 experimentell versucht (*Griffin* et al. 1975) und später weiterentwickelt bis hin zur modernen funktionellen transvitrealen retinochorioidalen Biopsie, wie sie in diesem Kapitel beschrieben wird (*Augsburger* und *Shields* 1984, *Jakobiec* et al. 1979, *Midena* et al. 1985, *Scherfig* et al. 1987).

8.5.5.1 Durchführung

Instrumente

Zur Nadelbiopsie ist eine 18 bis 30 Gauge-Kanüle erforderlich, die mit einem Barrierefilter (Millex-GV4, 0,22 μm, Millipore) ausgerüstet ist, die das

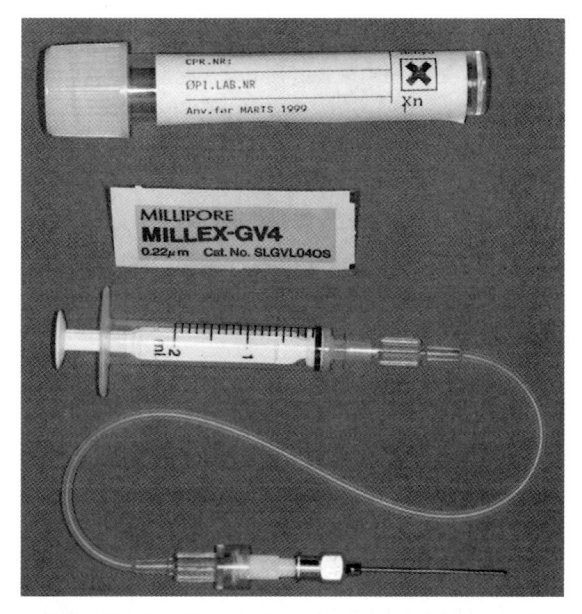

Abb. 8.24 Ausrüstung für intraokulare Nadelbiopsie. Die 23 Gauge-Nadel besitzt ein schneidendes Ende in einer Ebene senkrecht zur Nadelachse, wodurch eine gute Möglichkeit der Tumorentnahme erzielt und die Gefahr der Skleraperforation während der Biopsie verhindert wird. Das Barrierefilter (Millex-GV4, 0,22 μm, Millipore) verhindert, daß Biopsiematerial im Schlauchsystem verlorengeht.

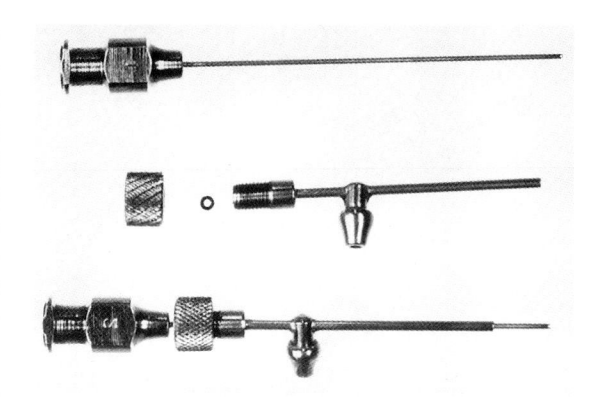

Abb. 8.25 Die koaxiale Kanüle zusammengesetzt und getrennt (×3) (Aus *Jensen, O. A., J. U. Prause, E. Scherfig*. In: *Bornfeld, N., E. S. Gragoudas, W. Höpping* et al. (eds.): Tumours of the eye. Kugler Publications, Amsterdam–New York 1991).

Biopsiematerial innerhalb der Kanüle zurückhält, ein Verbindungsschlauch mit Luerverschluß (Abb. 8.24), eine 2 ml Einmalspritze und ein 10 ml-Behälter mit 6 ml gepuffertem Formalin. Eine Kanüle zur Spinalpunktion oder eine intravenöse Nadel kann erfolgreich benutzt werden, ein Obturator ist dabei nicht erforderlich. Wir selbst verwenden eine speziell für die intraokulare Biopsie entwickelte Kanüle. Bei dieser Nadel (18 bis 23 Gauge) ist die schneidende Ebene senkrecht zur Längsachse der Kanüle angebracht. Weiterhin ist es möglich, diese Nadel mit einer äußeren koaxialen Kanüle zu umgeben, um damit die Gefahr der Tumorzellabsiedlung innerhalb des Glaskörperraumes zu umgehen (Abb. 8.25) (*Jensen* et al. 1991).

Technik der Biopsie

Die Biopsie kann unter retrobulbärer Anästhesie durchgeführt werden, wir bevorzugen jedoch die Allgemeinnarkose sowohl bei der Biopsie vorderer Läsionen der Iris und des Ziliarkörpers als auch bei der Materialgewinnung aus Aderhaut und Netzhaut. Die Allgemeinnarkose kann mit einer Hypotension verbunden werden, wodurch die Gefahr von Blutungen aus dem Biopsiekanal im Tumor verringert wird.

Beim Einführen der Kanüle in das Auge muß man prinzipiell sicher sein, daß man den Zugang durch den Hauptanteil des Tumors, also durch seine höchste Erhebung, findet. Dies gelingt am besten über den indirekten Weg, d. h. man führt die Kanüle durch die Hornhaut oder durch die Pars plana der gegenüberliegenden Seite in das Auge (Abb. 8.26). Läsionen in der Vorderkammer oder

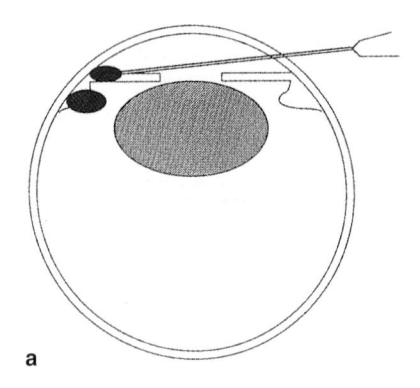

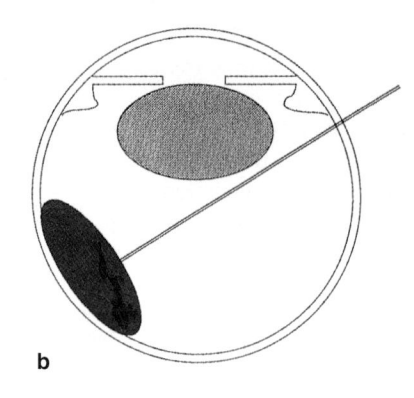

Abb. 8.26 a, b Schematische Darstellung der Einführung der Kanüle bei Biopsie vorderer Läsionen (a) und Läsionen weiter dorsal (b).

kleine Tumoren des Ziliarkörpers, an die man nur durch die Iris gelangt, können durch einen kornealen Einstich erreicht werden. Dabei bewährt sich die bimanuelle Technik. Die Biopsiekanüle wird durch eine Parazentese eingeführt und auf die Spitze des Tumors gerichtet, während man mit der anderen Hand eine Spritze mit BSS durch eine zweite Parazentese in die Vorderkammer führt, um damit das Auge zu stabilisieren und die Vorderkammer während der Manipulation gefüllt zu halten.

Intraokulare Läsionen, die weiter posterior liegen, erreicht man über einen Zugang durch die Pars plana (Abb. 8.26). Eine partielle Vitrektomie wird über den üblichen Weg mit drei Zugängen durchgeführt. Die mit Filter, Schlauch und Spritze ausgestattete Kanüle wird durch den Zugang gegenüber der Läsion in den Glaskörperraum eingeführt und mit der Spitze bis an die höchste Erhabenheit des Tumors gebracht. Danach drückt man die Kanüle durch den Tumor, bis man den Kontakt zur Sklera fühlen kann, während gleichzeitig eine milde Saugwirkung in der Spritze erzeugt wird. Sobald die Nadelspitze die Sklera erreicht hat, wird die Kanüle langsam zurückgezogen, wobei man sichern muß, daß die Sogwirkung der Spritze beendet wird noch ehe die Nadelspitze den Tumor wieder verlassen hat. Unmittelbar nachdem die Kanüle wieder aus dem Auge herausgezogen wurde, werden mit dem blaugrünen Argon Endolaser zwei Reihen Herde um die Einstichstelle der Biopsiekanüle gesetzt (Abb. 8.27).

Wenn zu wenig oder gar kein Material gewonnen werden konnte, so darf eine erneute Biopsie versucht werden. In solchen Fällen kann eine Aspirationsbiopsie mit einem Vitrektomiegerät durch die erste Biopsiestelle erfolgreich sein. Danach wird das Auge routinemäßig verschlossen, nachdem der Biopsieeingang sorgfältig gespült worden ist, um alle Tumorzellen zu beseitigen, die sich während des Verfahrens abgesiedelt haben könnten.

Präparation der zytologischen und histologischen Probeentnahmen

Unmittelbar nachdem die Kanüle aus dem Auge gezogen wurde, wird sie in Formalinlösung getaucht und eine kleine Menge Formalin (200 µl) in die Kanüle und in den ersten Teil des Schlauches angesaugt. Die Nadel samt Barrierefilter beläßt man im Formalinbehälter und bringt diesen unmittelbar innerhalb weniger Minuten in das pathologische Laboratorium. Dort werden dann Kanüle und Filter mit Formalinlösung durchgespült. Gewöhnlich lassen sich winzige Gewebsstückchen isolieren, von denen man ein oder zwei unmittelbar für einen Abstrich mit nachfolgender Zytodia-

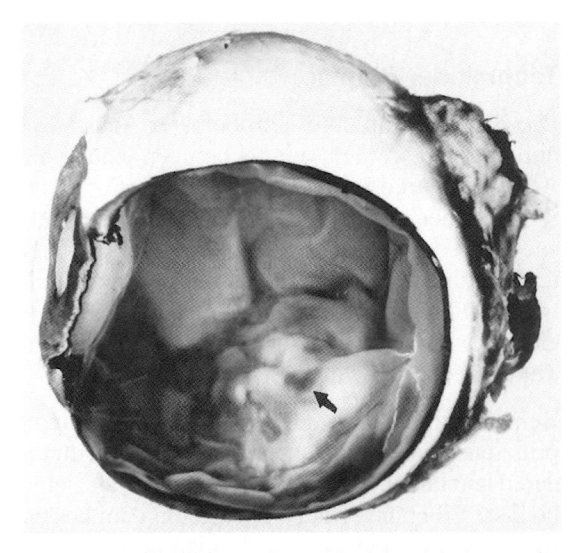

Abb. 8.27 Enukleiertes Auge mit einem Aderhautmelanom. Der Weg der Biopsie ist erkennbar (Pfeil) umgeben von konfluierenden weißen Narben nach blaugrünen Endolaser Applikationen.

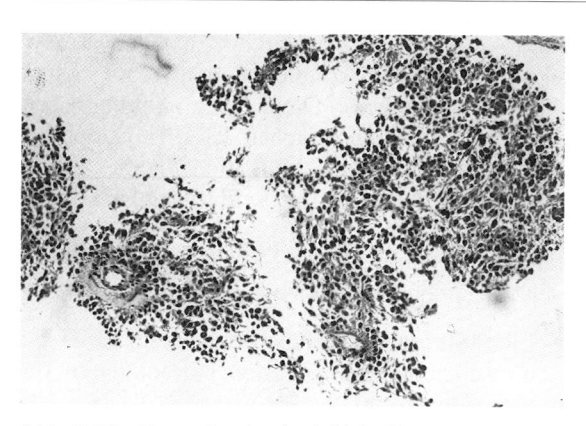

Abb. 8.28 Transvitreale chorioidale Biopsie eines malignen Aderhautmelanoms, überwiegend vom Spindel B Zelltyp. HE Färbung, Vergr. $\times$ 120.

gnostik verwenden kann. Der Rest wird routinemäßig mit Paraffin- und/oder Resin-Techniken zur Licht- und Transmissions-Elektronenmikroskopie weiter bearbeitet. Das durchgespülte Formalin, das einzelne Zellen und Zellzusammenballungen enthält, wird umgehend mit einer Zell-Zentrifuge bearbeitet. Representative Schnitte werden mit HE gefärbt. Ungefärbte Präparate des Zentrifugates (cyto-spin slides) können für zusätzliche Färbungen einschließlich der Immunhistochemie verwendet werden. Die Vitrektomieflüssigkeit wird für 3 Minuten zentrifugiert ($\times$ 200 g), so läßt sich der zusammengepreßte Rückstand in gleicher Weise wie die größeren Teilchen weiter verarbeiten. Eine zytologische Diagnose aus den Abstrichen und/oder den Zytospins erhält man innerhalb von 15–20 Minuten (Abb. 8.28), so daß der Patient in der gleichen Narkose anschließend weiter behandelt werden kann.

8.5.5.2 Komplikationen während der chirurgischen Maßnahme der Biopsie

Eine Blutung aus dem Biopsiekanal ist das häufigste Problem. Bei Tumoren der Iris und des Iris-Ziliarkörperbereiches bildet sich meist ein Hyphaema. Nach Biopsien aus Tumoren der dorsalen Uvea entstehen lokalisierte vitreale und subretinale Blutungen. Vorderkammereinblutungen resorbieren sich meist von selbst. Blutungen nach Biopsien aus dem dorsalen Uveabereich lösen sich ebenfalls meist von selbst auf. Während des chirurgischen Eingriffes können Blutungen durch Erhöhung des intraokularen Druckes unter Kontrolle gebracht werden. Mit Laserkoagulationen lassen sich in der Regel Blutungen aus den regionalen Kapillaren stoppen. Einer der Vorteile, wenn man die vollständige Vitrektomieausrüstung für die posteriore Biopsie zur Verfügung hat, ist die visuelle Führung der Kanülenspitze, wodurch das Biopsiematerial außerhalb der Region mit größeren retinalen Gefäßen entnommen werden kann.

Spätkomplikationen

Zwei Formen später oder anhaltender Komplikationen können bei dieser Art der Biopsie auftreten. Eine Amotio retinae, die oft eine charakteristische Begleiterscheinung bei primären Tumoren der Uvea ist, kann sich nach einer Biopsie in ihrer Ausdehnung vergrößern und verhindert dadurch die Möglichkeit der ophthalmoskopischen Kontrolle und Bewertung einer verabfolgten Therapie. Jedoch scheint die Häufigkeit einer Netzhautablösung nach Biopsie nicht erhöht zu sein (*Char* und *Miller* 1997, *Jensen* et al. 1997, *Scherfig* et al. 1989). Die Zunahme von Metastasen ist das andere Hauptproblem, wobei es zwei Aspekte gibt: lokale Tumorzellabsiedlungen und Fernmetastasen. Eine lokale Absiedlung von Tumorzellen entlang der Kanülenführung kann intraokulare oder peribulbäre Implantationen von Tumorzellen zur Folge haben. Diese Zellen werden von der lokalen Behandlung nicht erreicht und können dadurch die Ursache von lokalen Rezidiven sein. Experimentell konnte nachgewiesen werden, daß Absiedlungen von Tumorzellen häufig entlang des Biopsieweges auftreten, wenn die Biopsie am enukleierten Auge mit einem intraokularen Tumor durchgeführt wird (*Glasgow* et al. 1988, *Karcioglu* et al. 1985). Histologische Untersuchungen von Augen nach einer Biopsie wegen eines intraokularen Tumors, die vor der Enukleation ausgeführt worden war, zeigten zu verschiedenen Zeitpunkten jedoch keine Absiedlungen von Tumorzellen (*Jensen* et al. 1997). Große Serien von Patienten wiesen zudem keine erhöhte Häufigkeit lokaler Rezidive nach intraokularer Biopsie auf (*Char* und *Miller* 1997, *Shields* et al. 1993).

Fernmetastasen könnten ebenfalls durch die Biopsietechnik hervorgerufen werden. Die im Auge durch die Biopsietechnik verbreiteten Tumorzellen könnten das Auge durch den Kammerwinkel wieder verlassen oder direkt durch geöffnete Gefäße entlang des Biopsieweges in den Blutkreislauf gelangen. Dieses Problem mag nur von theoretischer Bedeutung sein, denn alle veröffentlichten Ergebnisse von Studien ergaben stets nur eine sehr geringe Morbidität in Verbindung mit der Biopsie (*Char* und *Miller* 1997). Dabei haben jedoch die meisten klinischen Untersuchungsserien nur eine Nachbeobachtungszeit von weniger als 10 Jahren aufzuweisen. Die Frage, ob die Biopsie die Mortalität infolge ausgelöster Fernmetastasen in der Tat erhöht, muß daher noch auf eine sichere Antwort warten.

8.5.5.3 Genauigkeit

Die Genauigkeit einer Biopsiediagnose ist in erster Linie von der Geschicklichkeit und technischen Ausstattung des damit betrauten Pathologen abhängig, obgleich auch über die Biopsie aus der falschen Läsion im Auge berichtet wurde, wenn gleichzeitig mehr als eine pathologische Veränderung im Auge vorhanden war (*Sekundo* et al. 1995). Die Anzahl der unvollständigen Proben kann verringert werden, wenn die Nadelbiopsie bereits analysiert werden kann, solange der Patient sich noch im Operationsraum befindet (*Char* und *Miller* 1997, *Jensen* et al. 1997, *Shields* et al. 1993). Die Zahl der falsch negativen Biopsien könnte ebenfalls verringert werden, kann aber niemals vollkommen vermieden werden, da mit der Biopsiekanüle nur ein sehr begrenztes Volumen von der gesamten Läsion gewonnen werden kann. Bei jüngsten Studien fanden sich weniger als 5% falsch-negative Ergebnisse und falsch-positive Resultate kamen nicht vor (*Char* und *Miller* 1997, *Jensen* et al. 1997).

Die Genaugkeit einer pathologischen Diagnose mittels Biopsie könnte etwa 95% betragen, jedoch erreicht die korrekte Klassifikation der Zelltypen durch die Irrtumsmöglichkeiten bei der Entnahme der Probe nicht diesen Wert.

8.5.5.4 Indikationen zur Nadelbiopsie

Durch vermehrte Anwendung konservativer therapeutischer Maßnahmen werden bereits auch kleinere Tumoren behandelt. Damit erhöht sich die Wahrscheinlichkeit einer möglicherweise falschen klinischen Diagnose auf 9% (*Char* und *Miller* 1997). Dies könnte dazu führen, daß Serien von konservativ behandelten kleinen Tumoren, die eine gleiche Überlebensrate im Vergleich mit Serien nach Enukleation aufweisen, tatsächlich eine etwas schlechtere Prognose besitzen könnten. Im Zeitraum von 1987 bis 1997 haben wir konsequent Biopsien bei allen Patienten mit intraokularen Tumoren durchgeführt. Die Analyse dieses Materials könnte innerhalb der nächsten 4 Jahre informative Daten über Fehldiagnosen und Überlebensraten ergeben. Es sollte jedoch betont werden, daß eine Indikation für die Nadelbiopsie bei Patienten mit Verdacht auf einen intraokularen Tumor recht begrenzt ist. Wir empfehlen eine intraokulare Nadelbiopsie nur unter den folgenden Umständen auszuführen:

- Eine solitäre uveale Läsion bei einem Patienten mit scheinbar kontrolliertem extraokularen Tumor.
- Metastatische intraokulare Läsion(en) bei einem Patienten, bei dem eine systemische Untersuchung kein extraokulares Krebsleiden ergeben hat.
- Tumorähnliche intraokulare Veränderungen, bei denen größere diagnostische Unsicherheiten bestehen.
- Wenn ein tumorähnliches Syndrom angenommen wird wie z. B. chorioidale leukämische Infiltrate oder Lymphome, die eine Uveitis posterior nachahmen (*Scherfig* et al. 1987).
- In Fällen, wenn der Patient mit einem Verdacht auf malignen intraokularen Tumor ohne extraokulare Beteiligung die Behandlung ablehnt, solange die Tumordiagnose nicht durch Biopsie gesichert wurde.
- Beim Retinoblastom darf keine intraokulare Biopsie durchgeführt werden, da die Gefahr der extraskleralen Tumorausbreitung heraufbeschworen werden kann, es sei denn, die Enukleation des Auges ist in der gleichen Narkose geplant.

Die Technik der intraokularen Nadelbiopsie ist wirkungsvoll, sicher und bestätigt, daß eine zu behandelnde intraokulare Veränderung wirklich malignes Gewebe enthält. Dadurch erhält man die Grundlage für eine rationale Therapie und für eine wahre statistische Analyse von bestrahlten malignen Tumoren des Auges.

8.5.6 Nuklearmedizinische Methoden

P. K. LOMMATZSCH

8.5.6.1 P-32 Test

Dieser 1952 von *Thomas* und Mitarbeiter eingeführte Test hat sich als äußerst zuverlässig erwiesen, um Melanome des dorsalen Bulbusabschnittes von Pseudotumoren zu unterscheiden (*Shields*,

J. A. 1978, *Lommatzsch* et al. 1984). Eine Mehrspeicherung von P-32 über dem fraglichen Bezirk von 40% deutet mit einer 95%igen Wahrscheinlichkeit auf malignes Tumorgewebe. Ein für Betastrahlen empfindlicher Detektor wird dabei so dicht wie möglich an die zu messende Stelle episkleral herangeführt. Die operative Eröffnung der Bindehaut und der Tenon-Kapsel ist dabei in der Regel unvermeidlich. Man vergleicht die Phosphorspeicherung an der Meßstelle über der fraglichen Tumorbasis mit der einer benachbarten oder gegenüberliegenden normalen Sklerastelle. Doch wegen der hohen Strahlenbelastung für den Patienten (750–900 mCi P-32 müssen oral verabreicht werden) und durch die inzwischen erhöhte Zuverlässigkeit nicht-invasiver Methoden wie Ultraschall und MRT ist dieser einst bewährte Test heutzutage überflüssig geworden, doch sollte man sich bei Zweifelsfällen an ihn erinnern.

8.5.6.2 Andere Radionuklide, Immunszintigraphie

Untersuchungen zum Nachweis intraokularer Tumoren mit J-125 und J-123 markiertem Chlorochin, Galliumzitrat und mit J-125 markiertem Jod-2-Thiouracil (eine Vorstufe des Melanins) haben sich bis heute nicht über ein experimentelles Stadium hinaus entwickelt (*Coderre* et al. 1986, *Franken* et al. 1985, 1986, *Safi* et al. 1983). Dazu wurde ein „double-pinhole-Kollimator" entwickelt, der eine Darstellung der Gammastrahlenquelle über beiden Augen gleichzeitig bei genügender Ausblendung der Umgebungsstrahlung ermöglicht.

Die Radioimmunszintigraphie mit 99 m Tc-markierten Antikörpern erschien zunächst für die Zukunft erfolgversprechend (*Bomanji* et al. 1987, *Kohlmann* et al. 1989, *Damato* et al. 1986, *Schaling* et al. 1994). Leider ist die diagnostische Sicherheit der Immunszintigraphie beispielsweise mit dem Antikörper MoAb 225.28 S bei kleinen Aderhautmelanomen zur Zeit noch unbefriedigend. Die Sensitivität dieser Untersuchungstechnik beträgt nach *Schaling* et al. (1994) nur 49% und liegt damit niedriger im Vergleich zu kutanen Melanomen. Die antigenen Unterschiede zwischen Haut- und Aderhautmelanomen machen es offenbar unmöglich, mit einem aus der Hautimmunologie gewonnenen Antikörper zuverlässige immunszintigraphische Aussagen beim Aderhautmelanom zu erhalten (*Löffler* et al. 1994, 1995).

8.5.6.3 Metabolische Darstellung des Melanoms der Aderhaut durch Positronen-Emissions-Tomographie (PET)

W. INHOFFEN, R. LIETZENMAYER, A. STANOWSKY, U. FEINE, R. BARES, I. KREISSIG

Erstmals 1990 wurde von *Brancato* und *Lucignani* berichtet, daß maligne Melanome der Aderhaut ggf. auch durch eine nicht-morphologische Untersuchung darstellbar sind, nämlich anhand des gesteigerten Glukoseverbrauchs des Tumorgewebes. Aufgrund meßtechnischer Limitation betrug die Mindesthöhe des Tumors zum Nachweis damals 8 mm. Bei dieser Untersuchungsmethode wurde die Aufnahme eines radioaktiv markierten Glukoseanalogons mit einem sog. PET-Scanner räumlich gemessen und dem bekannten Tumor zugeordnet, so daß eine „metabolische Darstellung" des Tumors erreicht wurde. Als Radiopharmakon wurde 18-FDG (Fluor-Desoxyglucose) benutzt, welches analog der natürlichen Glukose phosphoryliert, danach jedoch nicht weiter im Stoffwechsel abgebaut wird, so daß die gemessene FDG-Konzentration im Gewebe mit der neugebildeten phosphorylierten FDG als Stoffwechselparameter korreliert (*Strauss* et al. 1991, *Ostertag* 1992). Der Nachweis von 18-FDG beruht darauf, daß 18-F Positronen emittiert werden (daher die Bezeichnung PET), welche mit Elektronen in der unmittelbaren Nachbarschaft kollidieren und damit als Vernichtungsstrahlen 2 Gammaquanten in zueinander entgegengesetzter Richtung aussenden, welche in Koinzidenzschaltung detektiert werden (*Ostertag* 1992). Mittels eines in seiner Auflösung deutlich verbesserten PET-Scanners der neuesten Generation (GE Advance, axiales Gesichtsfeld 15 cm, 4,2 mm Schichtung, in-plane Auflösung nach Rekonstruktion 6,3 mm) wurden in der Abteilung für Nuklearmedizin der Universität Tübingen PET-Untersuchungen an Patienten mit malignen Melanomen der Aderhaut in folgender Technik durchgeführt (*Feine* et al. 1997, *Lietzenmayer* et al. 1996):

Dem nüchternen Patienten wird 18-FDG (s. u.) kubital injiziert und nach ca. 45 Minuten mit der Messung der Radioaktivitätsverteilung begonnen, an die sich Spätaufnahmen 2 Stunden nach Injektion anschließen. Besondere Bedeutung kommt dabei der stabilen Lagerung und einer stabilen Blickfixierung des Patienten zu, damit Bewegungsartefakte vermieden werden. Mit dem hiesigen Gerät konnten bei 18-FDG-Applikation von

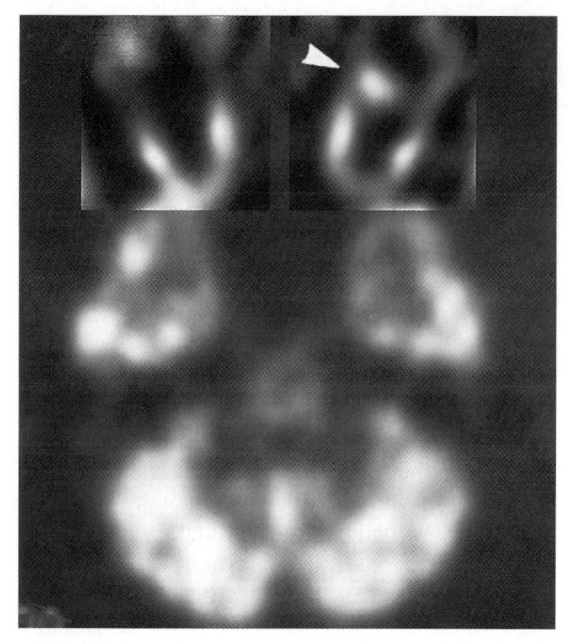

Abb. 8.29 18-FDG-PET-Schädeldarstellung bei einer Patientin mit einem 7,2 mm hohen malignen Melanom der Aderhaut: deutliche Darstellung insbesondere bei Seitenvergleich (s. Pfeil, Orbitabereiche nachträglich digital kontrastverstärkt und durch die horizontalen Augenmuskeln angedeutet).

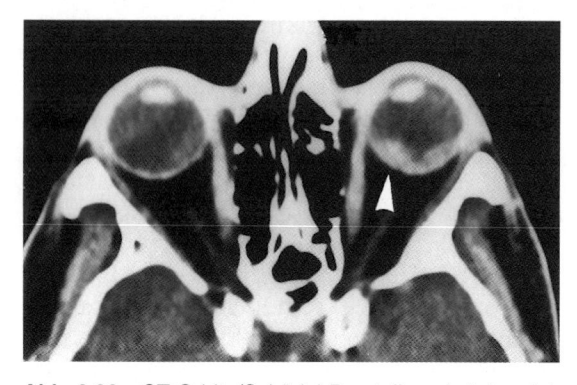

Abb. 8.30 CT Orbita/Schädel-Darstellung bei der gleichen Patientin zum Vergleich (Tumor nasal [s. Pfeil], exsudative Ablatio temporal).

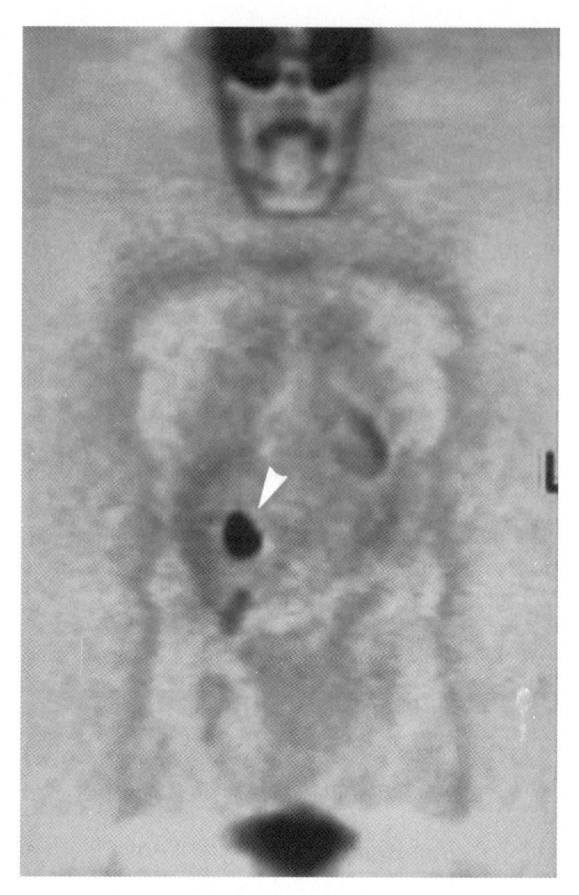

Abb. 8.31 18-FDG-PET-Ganzkörperaufnahme der gleichen Patientin zeigt Metastase im Bereich der Leber (s. Pfeil).

5 MB pro kg Körpergewicht die meisten Melanome mit einer Höhe von mehr als 5 mm (Abb. 8.29) detektiert werden. Die Tumordarstellung ist der in einem CT ähnlich (Abb. 8.30). Darüber hinaus waren in der gleichen Untersuchung auch 18-FDG-PET-Ganzkörper-Aufnahmen möglich, die der Metastasensuche dienten. Dadurch konnten Metastasen der malignen Melanome nachgewiesen werden (z. B. in der Leber, Abb. 8.31).

Die 18-FDG-PET-Untersuchung stellt somit einen zusätzlichen Baustein im Verständnis des Tumorverhaltens dar. Weitere Untersuchungen sind jedoch nötig, um die metabolischen Tumoreigenschaften, insbesondere nach Bestrahlung, vollständig zu deuten.

8.5.7 Weitere Verfahren

Perimetrie

Ausgedehnte Melanome rufen entsprechend ihrer Lokalisation und dem Zerstörungsgrad der Netzhaut Gesichtsfelddefekte hervor. Die Perimetrie hat jedoch keine differentialdiagnostische Bedeutung erlangt, da auch benigne Nävi Skotome erzeugen können (*Aulhorn* 1966, *Flindall* und *Drance* 1969). Insbesondere prominente Aderhautnävi sind durch absolute Skotome entsprechend ihrer Ausdehnung am Fundus gekennzeichnet (*Naumann* et al. 1966a).

Nach erfolgreicher Brachytherapie vergrößert sich erfahrungsgemäß der Gesichtsfelddefekt als Folge der begleitenden chorioretinalen Atrophie in der Tumorumgebung.

Infrarotthermometrie und -thermographie

Mit Hilfe der berührungsfreien Temperaturmessung oder -aufzeichnung mit einer Thermovisionskamera lassen sich Seitenunterschiede im Temperaturprofil beider Augen vergleichend nachweisen. Beim Aderhautmelanom entsteht eine signifikante jedoch nur sehr geringe Temperaturdifferenz von einigen Zehntel Grad Celsius zu Gunsten des tumortragenden Auges (*Bronner* et al. 1972, *Wittig* et al. 1992).

In der klinischen Routine hat sich diese Methode nicht durchgesetzt.

8.6 Differentialdiagnose des Aderhautmelanoms

P. K. LOMMATZSCH

Trotz der beschriebenen Palette von diagnostischen Möglichkeiten kann sich im Einzelfall die Differentialdiagnose „noch immer außerordentlich schwierig" erweisen (*Naumann* 1980).

Eine Biopsie aus einem Melanom am dorsalen Bulbusabschnitt war in der Vergangenheit äußerst problematisch, denn man mußte in solchen Fällen in 30% mit einer Aussaat von Tumorzellen in die Orbita rechnen. Diese Gefahr ließ es unverantwortlich erscheinen, die Methode routinemäßig anzuwenden (*Jensen* und *Anderson* 1959). Erst durch die Verbesserung dieser Technik unter Verwendung spezieller Nadeln und durch den Zugang über die Pars plana der Gegenseite konnte diese Gefahr überwunden werden (s. Kap. 8.5.5).

In der Vergangenheit wurde die Zahl der Fehldiagnosen bei ophthalmoskopischem Melanomverdacht unter den enukleierten Augen verhältnismäßig hoch angegeben. *Ferry* (1964) fand beispielsweise in einer großen Serie von 7877 Enukleationen, die am AFIP bearbeitet wurden, 529 Augen bei denen ophthalmoskopisch ein Melanom vor der Enukleation diagnostiziert worden war. Davon enthielten 100 Augen (19%) andere intraokulare Veränderungen, jedoch sicher kein Melanom. Mit der Einführung moderner diagnostischer Möglichkeiten, besonders aber durch eine Konzentration der Patienten an erfahrenen ophthalmoonkologischen Zentren konnte die Zahl der Fehldiagnosen heutzutage unter 1% gesenkt werden (*Shields, J. A.* et al. 1980, *Gaßler* und *Lommatzsch* 1995). Bei der COMS fanden sich bis September 1996 unter 1538 enukleierten Patienten mit Verdacht auf Aderhautmelanom, deren Diagnose histopathologisch gesichert werden konnte, nur 0,325% Fehldiagnosen (*Fine* 1997).

8.6.1 Pathologische Veränderungen, die ophthalmoskopisch ein Melanom vortäuschen können („Überdiagnose")

1. **Tumoren**
   – Nävus der Aderhaut (*MacIlwaine* et al. 1979)
   – Hämangiom der Aderhaut
   – Metastasen der Aderhaut (*Stephans* und *Shields* 1979, *Lommatzsch* und *Tost* 1979)
   – Malignes großzelliges Non-Hodgkin-Lymphom (Retikulumzellsarkom) (*Völcker* et al. 1977, *Vogel* et al. 1968)
   – Osteom der Aderhaut (*Shields, C. L.* et al. 1988)
   – Retinales kapilläres Hämangiom
   – Kavernöses retinales Hämangiom
   – Melanozytom (*Shields, J. A.* et al. 1981, *Shields* und *Font* et al. 1994)
   – Leiomyom (*Naumann* 1980)

2. **Pigmentepithelveränderungen**
   – Kongenitale Hypertrophie des retinalen Pigmentepithels (*Olea* et al. 1996, *Rossato* et al. 1996, *Gardner* und *Richards* 1953, *Shields, J. A.* et al. 1992)
   – Reaktive Hyperplasie des retinalen Pigmentepithels (*Völcker* und *Naumann* 1978)
   – Kombiniertes Hamartom des retinalen Pigmentepithels
   – Adenom und Adenokarzinom des retinalen Pigmentepithels
   – Adenom und Adenokarzinom des nicht-pigmentierten Ziliarepithels
   – Intraokulares Medulloepitheliom

3. **Erkrankungen des Gefäßsystems**
   – Altersbedingte Makuladegeneration
   – Altersbedingte extramakulare Netzhautdegeneration
   – Amotio chorioideae
   – Hämorrhagische Abhebung des Pigmentepithels (subretinale Blutung) (Abb. 8.32 a,b)
   – Varix der Vortexvenen-Ampulle (*Wolfensburger* et al. 1997)

4. **Entzündungen**
   – Scleritis posterior
   – Zilioretinale Effusion
   – Chorioretinale Granulome

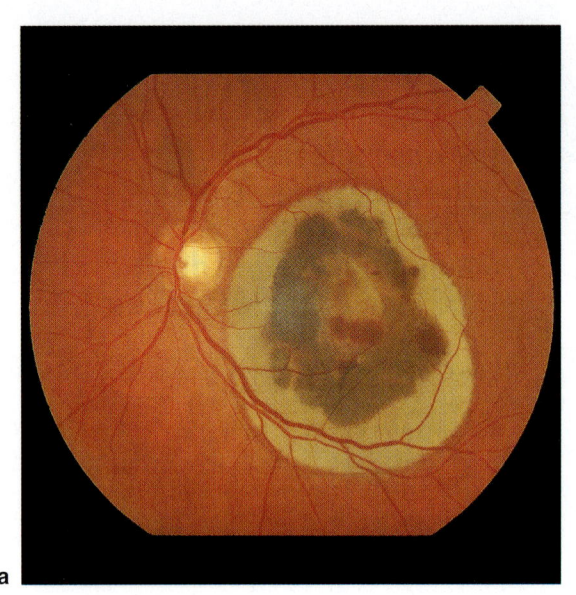

Abb. 8.32 a, b
a Ältere subretinale Blutung in der Makula.

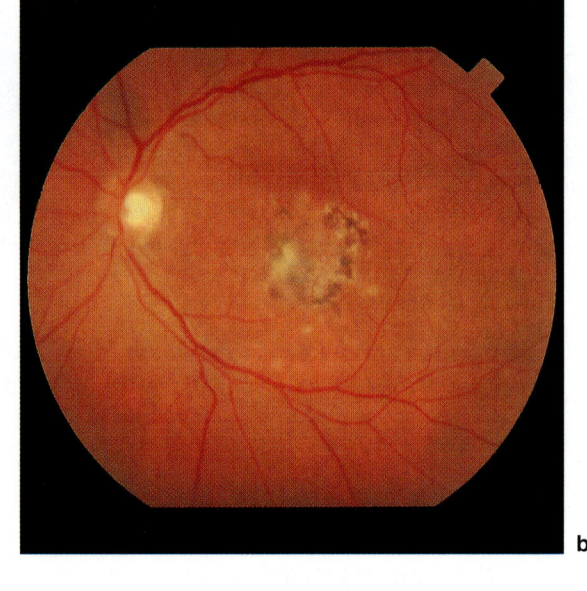

b Vier Jahre später nach Spontanresorption, Visus = 0,2.

5. **Zystische Veränderungen**
   – Degenerative Retinoschisis
   – Iridoziliare Zysten

6. **Bulbuskompression durch orbitale Raumforderung**

7. **Pigmentierte epibulbäre Veränderungen, die einen Skleradurchbruch eines Uveamelanoms vortäuschen können**
   – Malignes Melanom der Konjunktiva
   – Nävus der Bindehaut
   – Axenfeld-Schleife
   – Alkaptonurische Ochronose (*Daicker* und *Riede* 1974, *Kampik* et al. 1980)

Da die altersbedingten Netzhautdegenerationen erfahrungsgemäß am häufigsten Anlaß zu differentialdiagnostischen Erörterungen geben, soll hier noch zusätzlich auf einige Besonderheiten hingewiesen werden.

Die trockene atrophische Form unter dem Bild der Atrophia geographica blutet niemals und bietet daher auch keine Verwechslungsmöglichkeit mit einem Melanom. Dagegen werden Patienten mit einer proliferativen altersbedingten Makuladegeneration (disziforme Makuladegeneration, zentrale exsudative hämorrhagische Chorioretinopathie, retroretinale Neovaskularisation) öfters zum Tumorausschluß in Tumorabteilungen überwiesen (*Ryan* 1982, *Elman* und *Fine* 1994).

Da oft prominente Gewebsmasse in der Makula vorkommt, wird auch die Bezeichnung „Pseudotumor der Makula" (*Junius* und *Kuhnt* 1926) benutzt. Im Gegensatz zum Melanom sind ausgedehnte Blutungen und subretinale Exsudationen charakteristisch.

In der Regel zeigt das andere Auge ähnliche Veränderungen im Makulabereich, während Melanome fast ausschließlich einseitig entstehen. Die Echographie ist von geringer differentialdiagnostischer Bedeutung. Meist findet man im Pseudotumor eine hohe Reflektivität. Kommt es jedoch wie in den meisten Fällen zur Organisation der Blutungen, so resultiert eine geringe Reflektivität mit chorioidaler Exkavation, wie sie auch für Melanome typisch ist.

Im Fluoreszenzangiogramm beobachtet man besonders in der Spätphase eine Hypofluoreszenz im Bereich von Blutungen und eine Hyperfluoreszenz im Bereich neovaskulärer Membranen.

In Zweifelsfällen, wenn Ophthalmoskopie und Fluoreszenzangiographie keine eindeutigen Befunde liefern, sollte man sich an den P-32-Test erinnern, der beim Pseudotumor infolge fehlender Zellteilungsvorgänge stets negativ ausfällt, also keine Mehrspeicherung zeigt.

Die gleichen Veränderungen wie bei der zentralen Form können sich auch am peripheren Fundus oder peripapillär entwickeln. Dadurch kann die Differentialdiagnose zusätzlich erschwert werden. Gelegentlich beobachtet man multiple derartige Veränderungen in beiden Augen, was für ein Melanom atypisch ist.

8.6.2 Möglichkeiten von Fehldiagnosen beim Aderhautmelanom („Unterdiagnose")

Durch eine atypische Entwicklung des Tumorwachstums oder durch sekundäre Veränderungen, bedingt durch das Melanom, kann der Verdacht gelegentlich in eine andere Richtung gelenkt werden.

Ausgedehnte Nekrosen im Tumor

Dabei entwickeln sich entzündliche Veränderungen, die zunächst den Verdacht auf Chorioiditis, Endophthalmitis oder eine Panophthalmie lenken. Dies trifft besonders bei älteren indolenten Patienten zu.

Diffuses Tumorwachstum

Ein diffuses schnelles Tumorwachstum ohne ophthalmoskopisch erkennbare Prominenz kann die Diagnose erheblich erschweren. Typisch dafür ist das sog. **Ringmelanom** der vorderen Uvea, bei dem zunächst ohne sichtbaren Tumorverdacht ein einseitiges Glaukom diagnostiziert wird.

Bei recht kleinen Tumoren kann sich gelegentlich einmal eine ausgedehnte, seröse, nicht rhegmatogene Amotio retinae ausbilden, wodurch der Tumor ophthalmoskopisch nicht ohne weiteres erkennbar sein kann. Ein Netzhautloch findet sich bei einer tumorbedingten Amotio äußerst selten. In derartigen Fällen gelingt es sonographisch, den Aderhauttumor nachzuweisen.

Retinoblastom

In der Regel bereitet die Differentialdiagnose zwischen Aderhautmelanom und Retinoblastom keinerlei Schwierigkeiten. Seit der Erstbeschreibung eines primären malignen Melanoms der Retina bei einem 35 Monate alten Mädchen mit einer Leukokorie (*Freitag* et al. 1997), dessen Auge unter der Diagnose Retinoblastom enukleiert wurde, muß man jedoch auch in scheinbar so klaren Fällen differentialdiagnostische Gedanken hegen. Beide Tumoren gehen entwicklungsgeschichtlich von den Zellen der Neuralleiste aus und sind somit neuroektodermaler Herkunft, so daß es zwar ungewöhnlich, aber durchaus vorstellbar ist, wenn in einem retinalen Tumor Premelanosomen und das für Melanome spezifische Antigen HMB-45 gefunden wurde.

Es sollte stets bedacht werden, daß in etwa 10% aller enukleierter, blinder, schmerzhafter Augen mit trüben optischen Medien ein vorher unbekanntes malignes Melanom der Uvea vom Histologen gefunden wird (Völcker und Naumann 1976).

8.7 Behandlungsgrundsätze beim Aderhautmelanom

P. K. LOMMATZSCH

Seit Albrecht *v. Graefes* Zeiten galt die Enukleation als die einzig wirksame Behandlungsmöglichkeit beim Aderhautmelanom. Dabei war es nicht zu vermeiden, auch Augen mit noch brauchbarem Visus zu opfern. Trotz dieser scheinbar radikalen Entfernung des Tumors starben etwa ein Viertel dieser Patienten innerhalb der folgenden 5 Jahre an Melanommetastasen vor allem in die Leber. Wir unterliegen daher einer falschen Vorstellung, wenn wir annehmen, mit der Enukleation das Tumorleiden beherrschen zu wollen.

Nach *Stallard's* ermutigendem Bericht zur konservativen Therapie mit Co-60-Applikatoren (1966) und *Meyer-Schwickerath's* Demonstration der Tumorvernichtung mit Xenonlicht (1961), haben sich in vielen Teilen der Welt Zentren gebildet mit dem Ziel, die bulbuserhaltenden Behandlungsmöglichkeiten weiter zu entwickeln. Ein erster internationaler Erfahrungsaustausch zu diesem strittigen Thema fand auf einem internationalen Symposium 1980 in Schwerin statt (*Lommatzsch* und *Blodi* 1983). Einige kritische Stimmen warnen noch immer davor, Augen mit einem Melanom im Körper zu belassen, doch die Erfahrungen an den europäischen und nordamerikanischen Tumorzentren überzeugten allmählich immer mehr Augenärzte und Patienten, die konservativen Wege einzuschlagen und am Wert der Enukleation zu zweifeln. Insbesondere erregten Arbeiten von *Zimmerman* und *McLean* (1978, 1979, 1984) und *McLean* et al. (1982) großes Aufsehen und lösten heftige Diskussionen aus, da sie den Eindruck erweckten, die Handlung der Enukleation selbst löse eine Metastasierung aus. Diese Eigenschaft von Tumoren ist auch bei anderen Geschwülsten bekannt. Beispielsweise kann nach operativer Entfernung von bestimmten Tumoren wie Brustkarzinomen, Kolonkarzinomen und osteogenen Sarkomen ein rapides Wachstum von Metastasen auftreten. Bisher dienten drei Hypothesen zur Erklärung dieses Phänomens:

1. Der primäre Tumor induziert eine immunologische Antwort gegen Metastasen oder sekundäre Tumoren (Konkomittierende Immunität).
2. Der Abbau von wichtigen Substanzen, die zum Wachstum von Metastasen erforderlich sind, erfolgt durch den primären Tumor.
3. Die Produktion von antimitotischen Faktoren durch den Primärtumor, die direkt das Metastasenwachstum hemmen.

In jüngster Zeit ist eine 4. Erklärung dieses Phänomes entdeckt worden, die der Zimmermanschen Hypothese weitgehend entgegenkommt. *O`Reilly* et al. (1994) fanden tierexperimentell beim Lewis-Lungenkarzinom der Maus einen neuen Faktor der Angiogenesehemmung, der die Unterdrückung von Metastasen bewirkt. Es handelt sich um ein 38 kDa-Plasminogenfragment, das von den Autoren Angiostatin genannt wurde. Das vom Primärtumor produzierte Angiostatin blockt wirksam die Neovaskularisation und das Wachstum von Metastasen. Sollte dies auch für andere Tumoren gültig sein, so müßten alle bisher gültigen Therapiekonzepte geändert werden, die eine komplette Aussonderung des Primärtumors zum Ziel haben. Vielleicht gelingt es bald, Angiostatin auch therapeutisch zur Verhinderung des Metastasenwachstums einzusetzen.

Während einige Ophthalmologen aus verschiedenen Ländern zunehmend überzeugende Daten veröffentlichen, die eine konservative Behandlung von Aderhautmelanomen zu rechtfertigen scheinen (*Stallard* 1966, *Lommatzsch* und *Vollmar* 1966, *Meyer-Schwickerath* 1960, *Gragoudas* et al. 1978, *Zografos* und *Gailloud* 1983, *Char* et al. 1980, *Hallermann* und *Guthoff* 1983), finden sich auch Publikationen, in denen weiterhin leidenschaftlich und bedingungslos, unabhängig von der Ausdehnung des Tumors, die Enukleation als einzige akzeptable Behandlungsform gefordert wird (*Manschot* und *van Peperzeel* 1980). Da in den meisten Augen nach Strahlentherapie, wenn dennoch eine Enukleation nicht vermeidbar war, im histologischen Schnitt noch scheinbar vitale Tumorzellen gefunden werden konnten (*Lommatzsch* et al. 1993), wird die lokale Strahlenbehandlung von einigen Autoren als nicht gerechtfertigt strikt abgelehnt (*Manschot* und *van Strik* 1987, 1988).

Doch inzwischen haben die Behandlungsergebnisse nach konservativer Therapie in führenden ophthalmoonkologischen Zentren zahlreicher Länder wie z. B. Philadelphia (*Shields, Augsburger, Brady*), San Francisco (*Char*), Essen (*Meyer-Schwickerath, Wessing, Höpping*), Berlin (*Bornfeld, Förster*), Boston (*Gragoudas*), New York (*Elsworth, Abramson, Coleman, Packer, Finger*), Lausanne (*Zografos*), Glasgow (*Foulds*), Liverpool (*Damato*), London (*Hungerford*), Moskau (*Brovkina*), Paris (*Dejeuner*), Erlangen (*Naumann*), Helsinki (*Tarkkanen, Kivälä*), Jerusalem (*Zauberman, Pe`er*), Kopenhagen (*Prause, Scherfig*), Stockholm (*Kock*), Leipzig (*Lommatzsch*), Leiden (*Oosterhuis*), Lyon (*Grange*) und noch andere unabhängig voneinander und daher überzeugend bewiesen, daß die ernsten Warnungen *Manschot's* vor konservativen Behandlungsmethoden beim Aderhautmelanom offenbar unbegründet sind.

Die Frage nach der sichersten Behandlungsmethode beim Aderhautmelanom kann wissenschaftlich fundiert nur durch eine randomisierte vergleichende Studie beantwortet werden (*Fine* 1996), zu der man sich in den USA mit der Collaborative Ocular Melanoma Study Group (COMS) 1985 auf Initiative des National Eye Institute entschlossen hat. Die ersten Patienten wurden 1986 in diese Studie aufgenommen. COMS besteht aus zwei Prüfungsteilen. Die eine Prüfung vergleicht die Standardenukleation mit der Enukleation kombiniert mit einer Vorbestrahlung bei großen Melanomen von mehr als 16 mm Basisdurchmesser und mehr als 10 mm Tumorhöhe. Im COMS Bericht Nr. 10 (1998) wird an Hand von 1003 ausgewerteten Patienten gezeigt, daß bei großen Melanomen eine Vorbestrahlung keine besseren Überlebensraten liefert als die Enukleation allein.

Die zweite COMS Prüfung vergleicht die Enukleation mit der Brachytherapie unter Verwendung der J-125-Applikatoren bei mittelgroßen Tumoren zwischen 2,5 mm und 10 mm Tumorhöhe. In dieser Studie sind gegenwärtig bereits weit mehr als 2000 Patienten registriert, doch wird es noch einige Jahre dauern, bis eine genügend lange Nachbeobachtungszeit eine sichere Antwort auf die Frage gestattet, ob die Brachytherapie oder die Enukleation bezüglich der Überlebenschance die bessere Methode darstellt.

Bis dahin fehlen uns leider wissenschaftlich gesicherte Daten, um unseren Patienten zweifelsfrei die eine oder andere Behandlungsmethode hinsichtlich der Überlebenschance nach der Therapie zu empfehlen (COMS 1990, 1993). Inzwischen werden etwa die Hälfte aller Melanomfälle in den USA in der COMS erfaßt. Einige Kollegen haben jedoch ethische Bedenken geäußert, bei der COMS mitzuarbeiten und damit die Entscheidung zur Enukleation einem Zufallssystem zu überlassen.

8.7.1 Faktoren mit Einfluß auf den Behandlungsweg

Um einem Patienten den besten individuell angepaßten Ratschlag für die erforderliche Behandlung geben zu können, müssen Faktoren wie Sehschärfe des befallenen Auges, Größe und Ausdehnung des intraokularen Tumors, seine Lokalisation, die Wachstumsgeschwindigkeit, die Funktion des nicht befallenen Auges, der intraokulare Druck, das Alter des Patienten, der allgemeine Gesundheitszustand und nicht zuletzt die Psyche des Patienten berücksichtigt werden.

• **Sehschärfe:** Wenn das tumortragende Auge eine brauchbare Sehschärfe besitzt und die Chance besteht, daß diese auch nach der konservativen Therapie erhalten werden kann, so wird man sich zunächst für eine bulbuserhaltende Methode entscheiden. Besteht jedoch eine erhebliche Visusminderung, hervorgerufen durch ein wachsendes Melanom, so führt in der Regel nichts an der erforderlichen Enukleation vorbei.

• **Tumorgröße:** Sie bestimmt entscheidend die Wahl der geeignetsten Behandlungsmethode. Kleine Tumoren (T1 N0 M0) von 2–3 mm Prominenz sollten zunächst beobachtet werden. Sobald eine Wachstumstendenz nachgewiesen ist, beginnt die Behandlung mit Brachytherapie, lokaler Exzision oder Photokoagulation. Kleine Tumoren in Papillennähe oder dicht an der Makula eignen sich sehr gut für die Protonenbestrahlung. Mittelgroße Melanome (T2 N0 M0) mit einer Höhe von 3–5 mm und große Melanome (T3 N0 M0) 5–10 mm prominent erfordern stets eine aktive Behandlung, entweder mit Strahlentherapie (Brachytherapie, Protonen), lokaler Resektion oder Enukleation. Augen mit sehr großen Tumoren von mehr als 15 mm Durchmesser und höher als 10 mm bieten bis heute keine Chance für irgendeine konservative Maßnahme und müssen daher enukleiert werden. Nur in besonderen Fällen, z. B. hohes Alter, einziges Auge oder Ablehnung der Enukleation durch den Patienten, kann eine Bestrahlung versucht werden, um wenigstens das weitere Wachstum zu bremsen.

• **Tumorlokalisation:** Sie beeinflußt den Behandlungserfolg entscheidend. Während Tumoren im Äquatorbereich noch gut für die Strahlentherapie oder lokale Resektion erreichbar sein können, muß man bei parapapillärem Wachstum gleich großer Melanome mit schweren Schäden an Makula und N. opticus rechnen, wenn man eine Strahlentherapie durchführt. Daher wird man sich bei Tumoren in unmittelbarer Nähe von Makula oder Papille eher zur Enukleation entschließen.

• **Wachstumstendenz des Melanoms:** Jeder mit dem Melamomproblem am Auge Vertraute kennt das unterschiedliche, kaum vorher berechenbare Wachstums- und Metastasierungsverhalten. Durch einige klinische Anhaltspunkte versucht man, ruhende und aktive Aderhautmelanome voneinander zu unterscheiden. *Shields* (1992) unterscheidet beim Aderhautmelanom für die Beurteilung der Wachstumstendenz eine „dormant" und „active" Kategorie. Ruhende Tumoren zeigen einen allmählichen Übergang zur angrenzenden Chorioidea, während aktive Tumoren plötzlich kugelförmig hoch über das Fundusniveau aufsteigen, von einer serösen Amotio retinae umgeben sind und durch die Bruchsche Membran drängen. Aktive Tumoren erzeugen stets die typische tumorferne Amotio retinae bei 6 Uhr in der Fundusperipherie.

Um die Wachstumsgeschwindigkeit eines Tumors zu beschreiben, wurde der Begriff der „Verdopplungszeit" in die Onkologie eingeführt. Er beschreibt die Zeit, die für eine Verdopplung des Tumorvolumens notwendig ist. Von *Manschot* und *van Peperzeel* (1980) wurden für das aus vorwiegend epitheloiden Zellen zusammengesetzte Aderhautmelanom Werte zwischen 30 und 100 Tagen und für ein aus Spindelzellen bestehendes Melanom 100 bis 350 Tage angenommen. *Char* et al. (1997) fanden in einer retrospektiven Studie eine Normalverteilung der Verdopplungszeit bei einem Medianwert von 1,4 Jahren. *Augsburger* et al. (1984) geben für gemischtzellige Melanome eine durchschnittliche Verdopplungszeit von 128,2 Tagen und für spindelzellige eine wesentlich längere von 291,6 Tagen an. Die Wachstumsgeschwindigkeit eines Aderhautmelanoms wird also maßgeblich von seinem Zelltyp bestimmt.

Lange Zeit bestehende – also ruhende – Tumoren besitzen oft auf ihrer Oberfläche Drusen, während schnellwachsende aktive Tumoren niemals Drusen entwickeln. Auch das orangefarbene Pigment zeigt Unterschiede; bei ruhenden Tumoren weist es eine schärfer konturierte Zeichnung auf, bei aktiven Tumoren ist es mehr diffus und verwaschen.

• **Zustand des anderen Auges:** Hat ein Melanom das einzige Auge befallen, dann ist man entgegen mancher Regel gezwungen alles zu tun, unabhängig von der Tumorgröße und den genannten anderen Faktoren, die Sehfähigkeit möglichst lange zu erhalten und die Enukleation zu vermeiden.

- **Allgemeiner Gesundheitszustand des Patienten:** Besteht eine ernste andere Erkrankung mit geringer Lebenserwartung, so wird dieser Patient eher konservativ zu behandeln sein als ein junger oder gesunder Patient, bei dem man sich schneller zu aktiven Maßnahmen oder zur Enukleation entschließen wird.

- **Alter des Patienten:** Statistische Untersuchungen haben ergeben, daß durch die Enukleation die allgemeine Lebenserwartung bei Patienten älter als 65 Jahre nicht verbessert wird (*Westerveld-Brandon* und *Zeeman* 1979, *Kiehl* et al. 1984, *Zimmerman* 1986). Daher kann man sich bei älteren Patienten eher konservativ verhalten als bei jüngeren und wird die Enukleation erst bei subjektiven Beschwerden empfehlen.

- **Psychischer Zustand des Patienten:** Gelegentlich sind besonders mißtrauische Patienten mit Karzinophobie schwer davon zu überzeugen, daß nur periodische Beobachtungen eines tumorverdächtigen Befundes genügen sollen. Sie verlangen aktive Maßnahmen bis hin zur Enukleation selbst bei sehr kleinen Tumoren. Heutzutage sind Patienten in der Regel über die Melanomproblematik recht gut aufgeklärt, und es empfiehlt sich daher, alle Fragen offen mit ihnen zu besprechen. Dabei ist es nicht erforderlich, die gesamte Problematik bis hin zu statistischen Untersuchungen über ihre Lebenserwartung zu erörtern, sondern es genügt, auf Fragen der Patienten sachlich zu antworten. Damit erreicht man die psychische Bereitschaft für die regelmäßigen Kontrolluntersuchungen besonders bei allen bulbuserhaltenden Maßnahmen. In den letzten Jahren ist eine zunehmende Bereitschaft zur konservativen bulbuserhaltenden Behandlung unter den Patienten zu beobachten, um eine Enukleation möglichst zu vermeiden.

8.7.2 Prätherapeutische Einteilung der Melanome entsprechend ihrer Tumorgröße (Durchmesser der Tumorbasis, Tumorhöhe)

I. Einteilung auf Vorschlag der COMS

1. Kleine Melanome: Tumordicke zwischen 1–3 mm, 5–16 mm größter Durchmesser der Tumorbasis.
2. Mittelgroße Melanome: Tumordicke zwischen 3–8 mm, bis maximal 16 mm größter Durchmesser der Tumorbasis.
3. Große Melanome: Tumordicke größer als 8 mm, Durchmesser der Tumorbasis größer als 16 mm.

II. TNM-Klassifikation

T1 = Tumor nicht größer als 10 mm in der größten Breite an der Basis und einer Höhe bis maximal 3 mm.

T1a = Tumor nicht größer als 7 mm in der größten Breite an der Basis oder einer Höhe bis maximal 2 mm.

T1b = Tumor größer als 7 mm, aber nicht größer als 10 mm in seiner größten Breite an der Basis oder einer Höhe größer als 2 aber nicht größer als 3 mm.

T2 = Tumor größer als 10 mm, aber kleiner als 15 mm in der größten Breite seiner Basis oder einer Höhe größer als 3 mm, aber kleiner als 5 mm.

T3 = Tumor größer als 15 mm in der größten Breite seiner Basis oder mit einer Höhe mehr als 5 mm.

T4 = Tumor mit extraokularer Ausbreitung.

Stadiengruppierung des malignen Melanoms der Aderhaut gemäß TNM

Stadium Ia	T1a	N0	M0
Stadium Ib	T1b	N0	M0
Stadium II	T2	N0	M0
Stadium III	T3	N0	M0
Stadium IVa	T4	N0	M0
Stadium IVb	jedes T	N1	M0
	jedes T,	jedes N	M1

8.7.3 Behandlungsempfehlungen

Behandlungsempfehlungen dürfen nicht schematisch verstanden werden. Unsere Entscheidungen zu therapeutischen Maßnahmen beim Aderhautmelanom werden vom Allgemeinzustand des Patienten, von der Erfahrung des Therapeuten, von der Ausdehnung des Tumors und von der Chance, durch bulbuserhaltende Maßnahmen noch ein funktionsfähiges Auge zu erhalten, maßgebend beeinflußt.

Suspekte Nävi

Dokumentation, Therapie nur bei Wachstum oder bei Vorhandensein mehrere Risikozeichen wie Orangepigment, subretinale Flüssigkeit, Prominenz, fluoreszenzangiographische „hot spots".

Laserkoagulation, Brachytherapie mit Ru-106/Rh-106, eventuell kombiniert mit transpupillarer Thermoradiotherapie.

Bei zentraler Lage in Nachbarschaft zu Papille oder Makula sind auch Protonen indiziert.

Kleine Melanome (Prominenz 3 mm, Basis < 10 mm)

Brachytherapie mit radioaktiven Plaques (Ru-106/Rh-106), eventuell in Kombination mit Laserkoagulation oder transpupillarer Thermotherapie. Bei zentralem Sitz in unmittelbarer Nähe zur Papille und Makula sind Protonen indiziert.

Bei peripapillärem Wachstum wird die Enukleation unvermeidbar.

Mittelgroße Melanome (Prominenz 3–8 mm, Basis < 16 mm)

Brachytherapie mit radioaktiven Plaques (Ru-106/ Rh-106, J-125) eventuell in Kombination mit transpupillarer Thermotherapie. Bei umschriebener Lage – vorzugsweise nasal – auch lokale Resektion. Bei zentraler Lage in unmittelbarer Nähe von Makula eignen sich Protonen.

Bei peripapillärem Wachstum wird die Enukleation unvermeidbar.

Große Melanome (Prominenz (8 mm, Basis > 16 mm)

Protonen, Brachytherapie mit J-125 oder Co-60 Plaques. Bei umschriebener Lage besonders in der nasalen Funduspartie lokale Resektion.

Enukleation, wenn keine Aussicht auf die Erhaltung einer brauchbaren Funktion besteht.

8.8 Regelmäßige Beobachtung des Aderhautmelanoms – keine aktive Therapie

P. K. LOMMATZSCH

Auch für den Erfahrenen kann es bisweilen sehr schwer sein, eine kleine pigmentierte Veränderung am Fundus in ihrer klinischen Bedeutung richtig einzuschätzen. Bei kleinen und mittelgroßen melanotischen Veränderungen, die möglicherweise ein beginnendes Melanom sein könnten, wurden deshalb nur periodische Kontrollen empfohlen und für ausreichend empfunden (*Gass* 1980, *Curtin* und *Cavender* 1974). Es ist bekannt, daß die Melanome zunächst eine sehr langsame Wachstumsphase haben, *Davidorf, F. H.* (1983) bezeichnete solche Tumoren als „premalignant melanoma". Dieser Zustand kann oft nach Jahren plötzlich in die schnelle Wachstumsphase mit exponentieller Tumorvergrößerung übergehen (*Manschot* und *van Peperzeel* 1980). Nach einer Studie von *Augsburger* et al. (1987) kann man erwarten, daß ursprünglich als nicht suspekte Nävi diagnostizierte Veränderungen nur in 5% nach fünfjähriger Beobachtungszeit Wachstum zeigen. Suspekte Nävi lassen in 15% eine Größenzunahme erwarten. Bei Veränderungen, die man als ruhende Melanome diagnostiziert hat, muß in 50% der Fälle mit einer Größenzunahme nach 5 Jahren gerechnet werden. Veränderungen, die als kleine Melanome ophthalmoskopisch diagnostiziert wurden und nicht behandelt worden waren, zeigten in 86% innerhalb von 5 Jahren eine Größenzunahme.

Aus diesen Beobachtungen kann folgende Empfehlung gegeben werden: Harmlose Nävi und auch suspekte Nävi sollte man regelmäßig beobachten. Ruhende Melanome müssen kurzfristiger beobachtet werden und sollten bei geringstem Wachstumsnachweis aktiv behandelt werden. Aktive Melanome sollten unverzüglich einer Behandlung unmittelbar nach Feststellung der Diagnose unterzogen werden.

Bei suspekten Nävi und ruhenden Melanomen führen wir Kontrolluntersuchungen alle 3 Monate und wenn keinerlei Veränderungen nachweisbar sind alle 6 Monate durch. In der Regel ist dieses Vorgehen ausreichend, doch gibt es wie oben dargelegt auch Fälle, bei denen ein ruhender Tumor aus bisher noch nicht geklärten Gründen schnell zu wachsen beginnt. Daher ist die regelmäßige

Fundusfotographie am besten mit einer 60° Kamera unerläßlich.

Mit Ultraschallsonographie lassen sich zusätzlich Flächenausdehnung und vor allem die Tumorhöhe ausreichend exakt zu Vergleichszwecken dokumentieren.

Es muß jedoch davor gewarnt werden, prinzipiell jede Situation zurückhaltend zu beurteilen. Die Tendenz „abzuwarten" hat leider schon dazu geführt, daß zwar hervorragende Dokumentationen angefertigt worden sind, aber inzwischen aus einem kontrollbedürftigen Nävus ein allen konservativen Methoden unzugängliches ausgedehntes Melanom entstanden ist. Je früher bei kleinen Melanomen die Therapie einsetzt, desto größer sind unsere therapeutischen Erfolge sowohl quoad vitam als auch quoad visum.

Zu dieser Frage gibt eine Untersuchung von *Butler* et al. (1994) eine statistisch fundierte Antwort. In dieser retrospektiven Studie wurden 293 fragliche pigmentierte Veränderungen der Aderhaut kleiner als 3 mm Prominenz seit 1975 bewertet, bei 98 konnte ein Wachstum während dieser Zeit nachgewiesen werden. Die 5-Jahres-Rate für Wachstum betrug 36%. Signifikante Zeichen für eine in Zukunft zu erwartende Wachstumsneigung waren größere Tumordicke, klinische Symptome, Orangepigment, subretinale Flüssigkeit, interne Ruhezonen im B-scan, chorioidale Exkavation und „hot spots" im Fluoreszenzangiogramm. Je mehr dieser Risikofaktoren zusammen vorkamen, um so höher war auch die Wahrscheinlichkeit der Tumorvergrößerung, wie sich durch Multivarianzanalyse der Risikoreihen zeigen ließ. Wenn ein Wachstum dokumentiert ist („growers"), dann muß mit der Behandlung begonnen werden. Desgleichen sollte man mit der Behandlung auch bei scheinbar nicht wachsenden Tumoren („nongrowers") beginnen, wenn einige der beschriebenen Risikofaktoren registriert werden können. Bei den wachsenden Tumoren („growers") fanden die Autoren nach 5 Jahren bereits 5% an Metastasen Verstorbene, während bei den ruhenden Läsionen („nongrowers") keine Metastasentode zu beklagen waren.

Es ist daher nicht ratsam, als aktiv erkannte selbst noch kleine Melanome abwartend zu verfolgen, sondern hier ist frühzeitig die bulbuserhaltende Behandlung angezeigt. Diese Schlußfolgerung ergibt sich beispielsweise auch aus einer Studie über sehr kleine Melanome und Nävi (*Oosterhuis* und *de Wolff-Rouendaal* 1983), in der bei Aderhautmelanomen kleiner als 10 mm und flacher als 3 mm in 34% epitheloide Zellen und in 70% bereits eine Sklerainvasion nachgewiesen werden konnte.

Gegenwärtig sollten die folgenden Regeln für eine abwartende Beobachtung bei melanomverdächtigen Aderhauttumoren berücksichtigt werden (*Shields, J. A.* und *Shields, C. L.* 1992):

1. Alle ruhenden kleinen oder mittelgroßen pigmentierten Aderhautläsionen, bei denen sowohl fotographisch als auch mit Ultraschall kein Wachstum nachweisbar ist („nongrowers").
2. Alle kleinen oder mittelgroßen Melanome bei sehr alten oder schwer erkrankten Patienten, selbst wenn eine geringe Größenzunahme nachweisbar sein sollte.
3. Kleine oder mittelgroße Tumoren im einzigen noch funktionstüchtigen Auge des Patienten selbst bei Zeichen eines geringen Wachstums.

Es gibt eine Reihe von Studien, die sich mit der Frage befaßt haben, wie häufig melanozytäre Tumoren zu wachsen beginnen, die ursprünglich nur beobachtet worden waren. *Gass* (1980) fand in 41% eine Größenzunahme innerhalb einer 5jährigen Kontrollzeit, *Augsburger* et al. (1989) beobachteten in 50% eine Größenzunahme bei primär als ruhende Tumoren bezeichneten Veränderungen und in 86% bei aktiven Tumoren, die zunächst nicht sofort behandelt worden waren. Eine retrospektive Studie (*Shields, C. L.* et al. 1995) konnte nachweisen, daß unter 1329 Patienten mit kleinen Melanomen von 3 mm und weniger maximaler Höhe 18% im Laufe der Beobachtungszeit eine Wachstumstendenz zeigten und 3% sogar bereits Metastasen entwickelten. Die Risikofaktoren für die kleinen Melanome waren: Tumordicke, dokumentiertes Wachstum, Erreichen des Papillenrandes und Sehstörungen. Aus dieser Studie muß man die Schlußfolgerung ziehen, daß ein allzu langes Abwarten bei kleinen Tumoren das Risiko für Metastasen vergrößern kann. Bis heute läßt sich die Frage im Einzelfall, ob durch abwartendes Verhalten die Metastasierungsgefahr vergrößert wird, nicht exakt beantworten. In meinem eigenen Patientengut gibt es wenige sehr kleine, scheinbar ruhende Melanome, die plötzlich eine unerwartet frühe Metastasierung in die Leber ausgelöst haben.

Dennoch neigen die meisten Ophthalmoonkologen mit langjähriger Erfahrung zum abwartenden Verhalten bei kleinen, klinisch ruhenden Tumoren kleiner als 2 mm Dicke. Es soll aber nicht verschwiegen werden, daß wenige immer noch die möglichst frühzeitige Enukleation in jedem Fall für erforderlich halten (*Manschot* und *van Peperzeel* 1980, *Manschot* und *van Strik* 1987).

Patienten mit kleinen Melanomen (weniger als 11 mm längster Basisdurchmesser, weniger als 2–3 mm Tumorhöhe) haben nur ein kleines Risiko innerhalb von 5 Jahren nach Diagnosestellung an Metastasen zu sterben. Nach dem COMS Report No. 4 (1997) starben von 204 Patienten mit kleinen Melanomen nur 6 an gesicherten Metastasen. Die Mortalität dieser Patientengruppe nach der Kaplan-Meier-Kurve betrug 6% nach 5 und 14,9% nach 8 Jahren unter Berücksichtigung aller Todesursachen. Bei kleinen Aderhautmelanomen (bis zu 3 mm Tumorhöhe, 5–16 mm gößter basaler Durchmesser) konnte in 21% nach 2 Jahren und in 31% nach 5 Jahren der Kontrolle ein Tumorwachstum dokumentiert werden (COMS Report No. 5 1997). Faktoren, die signifikant mit der Wachstumstendenz verbunden waren, sind das Vorhandensein von Orangepigment, das Fehlen von Drusen und das Fehlen von Pigmentepithelveränderungen in Verbindung mit dem Tumor. Damit ist das bestehende Dilemma bei einer Entscheidung, ob kleine Melanome behandelt werden müssen oder noch nicht, keinesfalls beantwortet. Wir kennen alle den negativen Einfluß auf die Funktion des Auges nach einer Brachytherapie besonders bei Tumoren am dorsalen Pol dicht an der Makula. Bis zum endgültigen Ergebnis der COMS wird die Debatte über die entscheidende Frage bei kleinen Melanomen: **„Soll ich jetzt behandeln oder lieber noch abwarten?"** weitergeführt.

8.9 Photokoagulation des Aderhautmelanoms

P. K. LOMMATZSCH

Meyer-Schwickerath gelang es bereits 1952, ein malignes Melanom der Aderhaut mit Xenon-Photokoagulation zu zerstören. Es handelte sich dabei um einen Patienten, dessen zweites Auge durch eine perforierende Verletzung erblindet war. Dieser Patient konnte über dreißig Jahre nach der Therapie beobachtet werden, es entwickelten sich keine Metastasen, die Sehschärfe konnte erhalten werden.

Danach hat sich die Photokoagulation mit Xenonlicht für kleine Melanome bei strenger Indikationstellung als wirksame Behandlungsmethode durchgesetzt (*Meyer-Schwickerath* 1957, 1960, 1961, *Meyer-Schwickerath* und *Bornfeld* 1983, *Lund* 1968).

Indikation, Kontraindikation

Bei folgenden Tumoreigenschaften kann die transpupillare Photokoagulation empfohlen werden:

1. Kleine Melanome, deren Prominenz möglichst 2 mm nicht übersteigt. Nur in Einzelfällen sind auch Tumoren größer als 3 mm erfolgreich koaguliert worden.
2. Der periphere Tumorrand muß deutlich erkennbar sein.
3. Ergänzende Photokoagulation bei Randrezidiven nach Brachytherapie oder lokaler Resektion.

Nach *Meyer-Schwickerath* und *Bornfeld* (1983) sollten folgende Kontraindikationen beachtet werden: eine ausgedehnte, den Tumor begleitende, Netzhautablösung, unsichere Beurteilung der peripheren Tumorgrenzen und juxtapapilläres Tumorwachstum. Andere Autoren empfehlen dagegen bei flachen Tumoren, die von nasal, oben oder unten die Papille erreichen, die Photokoagulation geradezu als Therapie der Wahl (*Shields, J. A.* und *Shields, C. L.* 1992).

Eine relative Kontraindikation ergibt sich bei folgenden Situationen: Tumor größer als 2 mm, geringe begleitende Ablatio retinae, Sitz des Tumors innerhalb des Zinnschen Gefäßkreises, große Netzhautgefäße über dem Tumor, schlechte Sehschärfe auf dem zu behandelnden Auge, trübe optische Medien und wenn sich die Pupille nicht ausreichend erweitern läßt.

Behandlungstechnik

Um das Auge für die Photokoagulation mit Xenonlicht ausreichend ruhig zu stellen, empfiehlt sich eine peribulbäre Anästhesie. Danach werden in einer doppelten Reihe konfluierende Herde um den Tumor in die noch nicht befallene Aderhaut gesetzt, die Expositionszeit beträgt eine Sekunde. Steht nur ein Kurzzeitkoagulator zur Verfügung, wählt man am besten 5 Grad-Herde bei Intensität I und Irisblende 8. Leider wurde der wirksame Xenonkoagulator in den vergangenen Jahren fast vollständig vom Laserlicht ersetzt, so daß gegenwärtig die Lichtkoagulation vorwiegend mit dem Argon-oder Krypton-Laser ausgeführt wird. Dabei empfehlen sich Herdgrößen von 500–1000 µ (bei einer Intensität von 500 bis 1000 mW und einer Expositionszeit von 0,5 s bis 1 s. Bei Herden in der Nähe der Makula sollte man kleinere Herde von 100 µ wählen, um später die Entwicklung eines „macular pucker" zu vermeiden. Nach 3–4 Wochen wird diese einkreisende Koagulation wiederholt, bis nach weiteren 2–3 Sitzungen Schritt für Schritt ein Narbenring um den Tumor entstanden ist, in dem die den Tumor umgebenden und ernährenden Aderhautgefäße möglichst komplett verschlossen werden. Diese ringförmigen Koagulationen werden mehrfach wiederholt, wobei die Radien immer kleiner gewählt werden. Schließlich wird mit hoher Intensität das Tumorzentrum koaguliert, wobei Blutungen und Gewebsrupturen vermieden werden sollten. Im Idealfall verbleibt eine weiße flache Narbe mit zentralen Pigmentresten (Abb. 8.33). Dort findet man Makrophagen, die freigesetztes Pigment aufgenommen haben. Es ist daher nicht erforderlich, diese Stellen weiter zu koagulieren (*Meyer-Schwickerath* und *Bornfeld* 1983).

Komplikationen

Während der Photokoagulation kann es zu unerwünschten Rupturen von Aderhaut- oder Netzhautgefäßen kommen, die heftige intra- oder präretinale Blutungen auslösen. Manchmal gelingt es, durch eine digitale Bulbuskompression das Ausmaß dieser Blutung zu begrenzen.

Plötzliche Rupturen der Bruchschen Membran mit Gasentwicklung erzeugen ein unangenehm knackendes Geräusch, das vom Arzt und Patienten wahrnehmbar ist. Dies ist auch mit einem kurzen heftigen Schmerz verbunden, falls keine retrobulbäre Anästhesie gesetzt wurde.

Die erforderlich hohen Energien bei dieser Art der Therapie können eine Reihe von Spätkomplikationen trotz erfolgreicher Tumorvernichtung nach

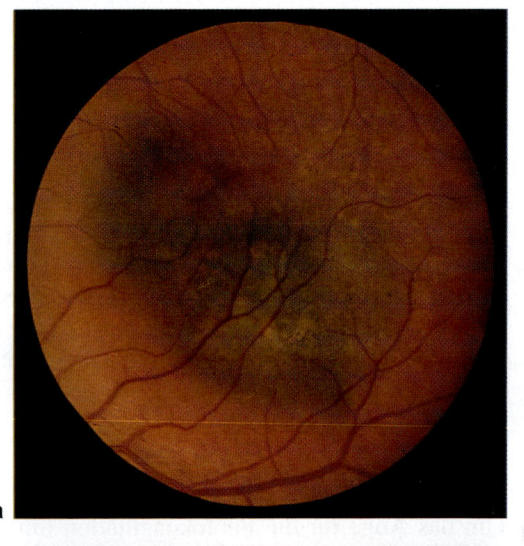

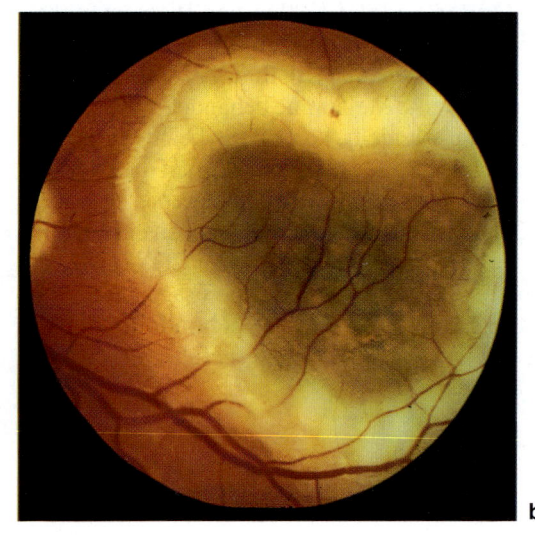

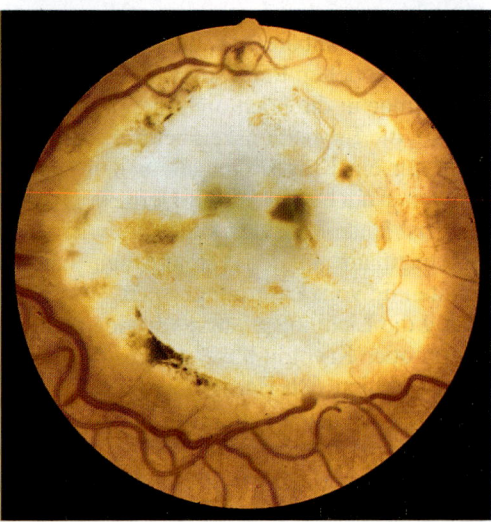

Abb. 8.33 a–c
a Kleines Aderhautmelanom (T1 N0 M0).
b Nach Einkreisung des Tumors durch Xenon-Koagulationsherde mit dem Lichtkoagulator nach *Meyer-Schwickerath*.
c Narbe nach Abschluß der in Etappen durchgeführten Koagulationsbehandlung (*A. Wessing*, Essen).

sich ziehen: retinale Gefäßverschlüsse, zystoides Makulaödem, präretinale Membranbildungen, chorioretinale Neovaskularisationen, Traktionsablatio retinae und Glaskörpereinblutungen (*Gerke* et al. 1981).

Man sollte bei den Koagulationen stets vermeiden, die Iris zu treffen, da sich, abgesehen von einer Irisstromaatrophie, auch hintere Synechien entwickeln können, die später ein Hindernis für eine ausreichende Mydriasis darstellen.

Möglicherweise ist die Komplikationsrate bei den Laser-Koagulationen etwas geringer (*Shields, J. A.* et al. 1990a), jedoch spielt die persönliche Erfahrung dabei eine recht große Rolle.

Ergebnisse

Die Erfolgsergebnisse hängen sowohl von der Indikationsstellung als auch von der Erfahrung des Therapeuten ab, so daß die Statistiken unterschiedlicher Autoren nicht unmittelbar miteinander vergleichbar sind. Kleine Tumoren bis 2 mm Prominenz lassen sich vollkommen zerstören, wie histologische Untersuchungen von *Vogel* (*Vogel* 1972, *Vogel* und *Meyer-Schwickerath* 1978) gezeigt haben.

Eine der letzten großen Statistiken über Behandlungsresultate aus der Essener Klinik (*Meyer-Schwickerath* und *Bornfeld* 1983) umfaßt 164 Patienten bei einer mittleren Beobachtungszeit von mehr als neun Jahren aus der Zeit von 1959 bis 1980. Bei 79 Patienten konnte der Tumor zerstört werden, 55 wurden wegen ungenügender Rückbildung enukleiert. In diesen enukleierten Augen konnten bei der histologischen Untersuchung in 12 Fällen keine Tumorzellen mehr nachgewiesen werden. 11 Patienten verstarben an Metastasen. Nur 6mal fand sich eine extraokuläre Tumorausbreitung, davon starben 3 Patienten an Metastasen. Auf die sorgfältige Nachkontrolle aller Patienten mit einem photokoaguliertem Aderhautmelanom und auf die Vorzüge des Meyer-Schwickerath-Xenonkoagulator gegenüber dem Argon-Laserlicht hat besonders *François* (1983) hingewiesen.

In einigen Fällen kann nach der Photokoagulation erneutes Tumorwachstum durch die Anhäufung pigmentbeladener Makrophagen vorgetäuscht werden (*Minckler* und *Thompson* 1979). Erwähnenswert erscheint die Tatsache, daß nach der Photokoagulation im Serum der Patienten der Titer von zirkulierenden Antimelanomantikörper ansteigen kann (*Federman* et al. 1979a). Ob dies jedoch einen Schutz vor Metastasen bewirkt, ist bis heute nicht erwiesen.

Gegenwärtig ist die primäre Photokoagulation selbst von kleinen Tumoren weitgehend durch die Brachytherapie ersetzt worden. In Kombination mit Ru-106/Rh-106-Applikatoren spielt sie jedoch wieder eine Rolle, wenn es darum geht, besonders bei zentral wachsenden Tumoren den ungenügend von der ionisierenden Strahlung getroffenen Rand des Tumors noch vollständig zu vernichten (*Lommatzsch* 1986).

Krypton Laser-Photokoagulation

Foulds und *Damato* (1986) haben mit dem Krypton-Rot-Laser bei niedriger Energie und langen Expositionszeiten wirksame Effekte bei der Zerstörung intraokularer Melanome erzielen können. Die Eindringtiefe der längeren Wellenlänge des verwendeten Laserlichtes ist bei Krypton-Rot größer als bei Argon-Grün. Es wurden lange Expositionszeiten (10–30 s) und dafür geringere Energien (0,2–0,4 W) bei Herdgrößen von 500 µm benutzt. Durch die größere Tiefenwirkung des langwelligen Lichtes ließen sich Tumoren bis 4 mm Höhe zerstören. Die Autoren empfehlen diese Methode besonders bei lokalen Rezidiven oder Resttumoren nach lokaler Exzision anzuwenden.

8.10 Therapie des Aderhautmelanoms mit ionisierenden Strahlen

P. K. LOMMATZSCH

Die relative Strahlenresistenz der melanotischen Tumoren einerseits und die hohe Strahlensensibilität des Auges, insbesondere des Kapillarsystems der Netzhaut, des Sehnervenkopfes und der Aderhaut sowie von Linse und Kornea andererseits, gestatten keine wirksame Großraumbestrahlung in der herkömmlichen Art, wie sie beispielsweise bei Aderhautmetastasen oder beim Retinoblastom angewandt wird, da es danach zu irreparablen Zerstörungen des Bulbus käme. Alle Versuche mit konventioneller Röntgenbestrahlung, Gammastrahlen und mit hochenergetischen Elektronen schlugen fehl, da die gesunden Augenabschnitte die beim Melanom erforderlich hohe Strahlendosis nicht tolerierten (*Lederman* 1961).

Aus diesem Grunde mußte eine Bestrahlungsmethode gefunden werden, bei der eine hohe Dosis nur am Tumor erreichbar ist und die umliegenden Gewebe weitgehend vor Zerstörung bewahrt werden. Dies gelingt nur mit der Brachytherapie, bei der die Strahlenquelle so dicht wie möglich an das Bestrahlungsziel gebracht werden muß oder mit beschleunigten Protonen oder Heliumkernen, bei denen man den Bragg-peak, einen plötzlichen Dosisanstieg in einer bestimmten Gewebetiefe, ausnutzen kann.

Foster R. Moore war der erste, der 1930 ein Aderhautmelanom auf ein Viertel der ursprünglichen Größe verkleinern konnte, wobei er bei einem Patienten am einzigen funktionstüchtigen Auge vergoldete Radon-seeds direkt durch die Sklera in ein ziliochoridales Melanom implantierte.

Diese Methode wurde auch von *Stallard* (1949) übernommen, doch verbesserte er später die Technik durch die Entwicklung seiner Co-60-Applikatoren, die episkleral mit Nähten fixiert werden und ein direktes Einstechen in den Tumor überflüssig machten. 1966 und 1968 publizierte er mehr als 100 Behandlungsergebnisse, wodurch eine neue Einstellung zur konservativen Behandlung des Aderhautmelanoms in aller Welt begründet wurde (*Stallard* 1966, 1968).

Da bei einem Teil der mit Co-60-Applikatoren behandelten Patienten oft erst nach vielen Jahren schwere radiogene Komplikationen beobachtet wurden (*MacFaul* 1970, 1977), machte sich nach vorübergehendem Enthusiasmus langsam wieder Skepsis gegenüber dieser Methode breit. Um diese Strahlenschäden zu verringern wurden Betastrahlen-Applikatoren mit Ru-106/Rh-106 als Strahlenquelle entwickelt (*Lommatzsch* und *Vollmar* 1966), die eine wesentlich kürzere Reichweite der Korpuskularstrahlung aufweisen als die Gammastrahlen der Co-60-Quelle. Die erzielten Erfolge damit waren bei kleinen und mittelgroßen Tumoren ermutigend (*Lommatzsch* et al. 1974, 1983, 1986, *Lommatzsch* et al. 1987, 1988).

Die traditionelle externe Strahlentherapie ist, wie eingangs dargelegt, beim Aderhautmelanom unwirksam, obwohl einige Autoren über bescheidenen Erfolg berichtet haben (*Bornfeld* et al. 1983).

Ob sich die aus zahlreichen Quellen konvergent gebündelte Telegammabestrahlung, die bei Hirntumoren als „Gamma-knive" erfolgreich einsetzbar ist, auch beim Aderhautmelanom bewährt, muß die Zukunft noch entscheiden (s. Kap. 8.10.3).

Die Bestrahlung mit schweren beschleunigten geladenen Teilchen (Protonen, Heliumkerne) hat dagegen einen festen Platz in der Strahlentherapie des Aderhautmelanoms erworben. Durch den sog. Bragg-peak, einem plötzlichen Dosisanstieg nach einer gewissen Laufstrecke der Partikel im Gewebe mit einem folgenden Absinken der Dosis bis fast auf Null, läßt sich eine scharf begrenzte hohe Dosierung des Tumors erreichen. Dabei können die benachbarten tumorfreien Teile des Auge in idealer Weise ausgespart werden (*Gragoudas* et al. 1978, 1980, 1982, 1985, 1987, 1991, *Char* et al. 1980, 1982, 1983, 1990).

Leider besitzen alle Formen der Strahlentherapie trotz lokaler Tumorkontrolle Nebenwirkungen, die im Laufe der Zeit die Funktion des Auges mehr oder weniger herabsetzen. Man rechnet mit 16,3% aller bestrahlten Augen, die später entweder wegen anhaltender Tumoraktivität oder wegen unkontrollierbarem Neovaskularisationsglaukom enukleiert werden müssen (*Finger* 1997). Obwohl eine lokale Tumorkontrolle nach Radiotherapie in 81% bis 100% (Mittelwert = 92,8%) erwartet werden kann, ist die wahre Lebensfähigkeit und das metastatische Potential der bestrahlten Tumorzellen noch ungenügend erforscht.

8.10.1 Brachytherapie (episklerale Strahlenträger)

8.10.1.1 Applikatorformen (Co-60, Ru-106/Rh-106, Sr-90/Y-90)

Das Prinzip der Nahbestrahlung oder Brachytherapie besteht darin, die Strahlenquelle so dicht wie möglich an den Tumor heranzuführen, um unter Ausnutzung des Gesetzes der quadratischen Abnahme der Strahlenenergie mit der Entfernung von der Quelle, eine hochdosierte Bestrahlung bei weitgehender Schonung des gesunden Nachbargewebes zu ermöglichen. Dazu eignen sich Applikatoren verschiedener Form und Größe, die als geschlossene Strahlenquelle radioaktive Substanzen enthalten, die entweder Photonen, d.h. Gammastrahlen wie z.B. Co-60, J-125, Ir-192 und Pd-103 oder vorwiegend eine Korpuskularstrahlung aus Elektronen, d.h. Betastrahlen aussenden wie z.B. Sr-90/Y-90 und Ru-106/Rh-106 (s. Tab. 8.4).

Versuche mit Radon-seeds (*Stallard* 1949), Gold-198-seeds, Tantalum-182-Ringen oder kugelförmigen Co-60-Quellen haben sich nicht bewährt. Bis heute haben sich kalottenförmige runde Applikatoren durchgesetzt, die in verschiedener Größe und Form hergestellt werden und sich mit Näh-

8.10 Therapie des Aderhautmelanoms mit ionisierenden Strahlen

Tabelle 8.4 Vergleich der Strahlenenergien und Halbwertsschichten der in der Ophthalmologie angewandten Radionuklide (nach *Vormum*, persönliche Mitteilung 1997).

Nuklid	Energie	HVL
Sr-90/Y-90	E βmax = 2,2 MeV	HVL = 150 mg/cm = 1,5 mm
Ru-106/Rh-106	E βmax = 3,5 MeV	HVL = 244 mg/cm = 2,5 mm
J-125	E γ = 0,03 MeV	HVL = 1640 mg/cm = 16,5 mm
Pd-103	E γ = 0,02 MeV	HVL = 1800 mg/cm = 18 mm
Ir-192	E γ = 0,3 MeV	HVL = 28 g/cm = 280 mm
Co-60	E γ = 1,25 MeV	HVL = 28 g/cm = 280 mm

HVL = Half Value Layer = Halbwertsschicht von Wasser oder Gewebe

ten episkleral exakt über der Tumorbasis fixieren lassen.

Co-60-Applikatoren (*Stallard*)

Konzentrisch angeordnete Co-60-Ringe liegen in einem 0,5 mm dicken Platingehäuse, um die unerwünschte Betastrahlung des Co-60-Zerfalls vollständig zu absorbieren. Die Energie der Gammastrahlung beträgt 1,173 und 1,332 MeV entsprechend einer Gewebehalbwertsschicht von 280 mm. Die Halbwertszeit von Co-60 beträgt 5,2 Jahre. Die Dosisleistung ist für jeden Applikator in einer definierten „Bestimmungstiefe" angegeben und läßt sich nach den Tabellen von *Magnus* (1967, 1968) für jede gewünschte Gewebetiefe anpassen. Zur Bestrahlung juxtapapillärer Melanome wurden Applikatoren mit einem Optikusausschnitt konstruiert. Damit sind jedoch sehr hohe Strahlenbelastungen des Sehnerven verbunden, so daß diese Co-60 Applikatoren dafür nicht mehr benutzt werden (Abb. 8.34).

Die Tumordosis kann bei jeder Form der Brachytherapie nicht ideal homogen verteilt werden. Wie aus der Abb. 8.34 zu entnehmen ist, sind beispielsweise 4000 R in 8 mm Tiefe und in 1 mm Tiefe bereits 20.000 R wirksam. Die Applikatoren sind bei Amersham in London zu beziehen.

Ru-106/Rh-106 Applikatoren (*Lommatzsch* und *Vollmar* 1966)

Schalenförmige, der Bulbuswölbung angepaßte Strahlenträger aus Silber in verschiedener Größe und Form enthalten Ru-106/Rh-106 in gleichmäßiger Verteilung. Eine 0,1 mm dicke Silberschicht läßt Betastrahlen durch die konkave Seite praktisch ungehindert hindurch, während die Rückseite aus 1 mm Silber die gesamte Betastrahlung absorbiert. Diese Applikatoren wurden entwickelt, um die radiogenen Nebenwirkungen von Co-60-

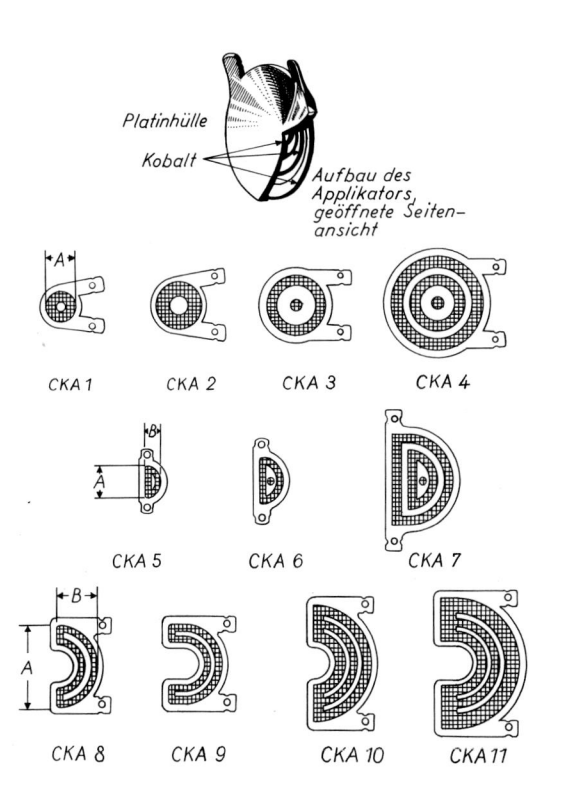

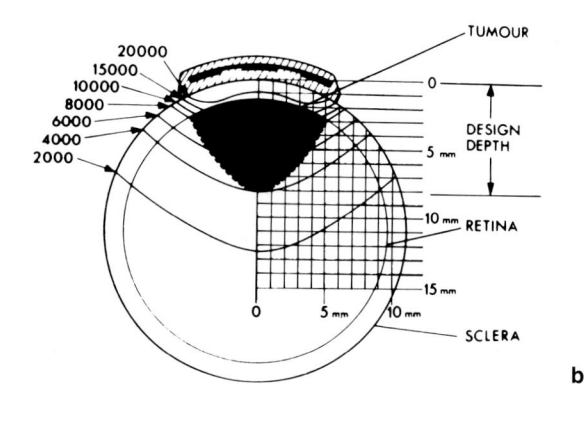

Abb. 8.34 a, b
a Aufbau und verschiedene Formen der Co-60-Augenapplikatoren nach *Stallard*.
b Isodosenverlauf im Vergleich zu einem schematisch dargestellten Tumor (Dosisangaben in cGy = rad).

Quellen zu vermeiden. Die Aktivität schwankt zwischen 20–40 MBq (0,5–1 mCi), was einer Dosisleistung von etwa 0,5 Gy/h (500 rad/h) entspricht. Nach experimentellen Untersuchungen der Strahlenwirkung auf das Kaninchenauge und auf intraokulare Impftumoren (Brown-Pearce) erfolgte 1965 die erste erfolgreiche Anwendung beim Aderhautmelanom (*Lommatzsch* 1974) und Retinoblastom.

Sr-90/Y-90 Applikator (*Missotten* et al. 1998)

Ein modifizierter für epibulbäre Tumoren entwickelter Sr-90/Y-90-Applikator wurde erfolgreich zur Strahlentherapie bei flachen Aderhauttumoren angewandt und eine einmalige Dosis von 600 Gy in 139 min an der Skleraaußenseite appliziert. Erste Erfahrungen mit kleinen Melanomen waren ermutigend (*Missotten* et al. 1998).

8.10.1.2 Strahlenphysikalische und technische Grundlagen der radioaktiven Applikatoren
E. Fritz, J. Ziegler

Grundlage für die erfolgreiche Tumorbehandlung mit radioaktiven Strahlen ist die unterschiedliche Strahlensensibilität von Tumorzellen und gesundem Gewebe. Die applizierte Therapiedosis sollte die Tumorzellen vollständig zerstören und das gesunde Gewebe möglichst erhalten. Geeignete Strahlenparameter, angepaßte geometrische Gestaltung des Applikators und optimale Dosisleistungsverteilung (*Develaar* et al. 1991) sind Voraussetzung für gute Therapieresultate.

Nachdem *Foster R. Moore* 1930 (*Lommatzsch* 1993) über erste Versuche der radioaktiven Therapie mit Radon-Nadeln am Auge berichtete, gab es vielfältige methodische Entwicklungen zur Optimierung der radioaktiven Brachytherapie. Jedoch erst mit der Verfügbarkeit geeigneter industrieller Strahlenquellen fand die episklerale Plaquetechnik Ende der 60er Jahre allgemeinere Verbreitung in der Augenheilkunde. Während anfangs Nuklide wie Krypton-85, Cobalt-60, Cäsium-137, Iridium-192, Gold-198 oder Thallium-204 häufiger angewendet wurden, haben sich heute Ruthenium-106/Rhodium-106, Strontium-90/Yttrium-90 als Betastrahler und Jod-125 oder Palladium-103 als Gamma/Röntgenstrahler in der Brachytherapie am Auge durchgesetzt, seltener werden noch Kobalt-60 oder Iridium-192 verwendet (Tab. 8.5). Dabei ist anzumerken, daß eine deutliche geographische Polarisierung der angewendeten Nuklide besteht. So werden im amerikanischen Raum überwiegend Gamma- und Röntgenstrahler (J-125 und Pd-103) eingesetzt, während in Europa meistens Beta-Applikatoren (Ru-106/Rh-106 und Sr-90/Y-90) Anwendung finden. Die Anwendungsvielfalt in der übrigen Welt ist, individuell geprägt, ausgeglichen.

Ru-106/Rh-106-Applikatoren

Seit der Einführung des Ru-106/Rh-106 in die ophthalmologische Brachytherapie durch *Lommatzsch* und *Vollmar* (1966) hat dieser Betastrahler eine breite Anwendung gefunden. Auf der Basis des Applikatordesigns von *Friedell* wurde ein Applikator entwickelt und in die industrielle Fertigung überführt, der in Größe und Radius dem Augendurchmesser und der Bulbuswölbung angepaßt wurde. Der nur 1 mm dicke Applikator läßt sich einfach an den am Rand befindlichen Ösen auf die Sklera aufnähen. Die optimale Positionierung des Applikators zum Tumor kann durch baugleiche PMMA-Dummies mit geschwärztem Rand unterstützt werden, indem das Auge diagonal bei aufgelegtem Dummie diaphanoskopisch so angeleuchtet wird, daß eine Lagemarkierung möglich ist. Auf diese Weise wird die exakte Positionierung des radioaktiven Applikators unter erheblicher Reduktion der Strahlenbelastung des Behandlungspersonals vorbereitet (*Menapace* 1990).

Das Ru-106/Rh-106 ist gleichmäßig als 0,2 µm dicke Schicht auf einem Ag-Target aufgebracht und im Applikatorkorpus mit einem 0,1 mm Ag-Strahlenfenster verschlossen. So wird ein optimaler Strahlenaustritt auf der konkaven Seite erreicht, während die 0,9 mm starke Rückseite fast 97 % der Betastrahlung absorbiert.

Die eingesetzte Aktivität von 20–40 MBq pro Applikator – typabhängig – ergibt eine mittlere Oberflächendosisleistung (ODL) im Zentrum des Applikators von 120 mGy/min. Für die mögliche Behandlung aller denkbaren Tumorlagen, z.B. auch nahe am Sehnerv, wird vom Hersteller ein Sortiment von 15 verschiedenen Formen und Größen angeboten (Abb. 8.35), wobei die Betastrahlung durch ihre kurze Reichweite das umliegende gesunde Gewebe deutlich weniger als die Gammastrahlung belastet.

Die von der $E_{\beta max} = 3,54$ MeV (mittlere Energie 1,5 MeV) des Ru-106/Rh-106 erzeugte Dosisleistung ist im Gewebe nach ca. 7 mm auf 10 % des

8.10 Therapie des Aderhautmelanoms mit ionisierenden Strahlen

Tabelle 8.5 Therapeutisch genutzte Radionuklide in der ophthalmologischen Brachytherapie.

Nuklid HWZ	Strahlenart	Genutzte Energie (MeV)	HVL (mg/qcm) Reichweite R in Gewebe (mm)	Quellenform	Vor- und Nachteile
Co-60 5,2 a	Gamma	1,17 und 1,33	HVL = 28000 R = 200	Scheiben Kalotten	Bestrahlung großer Prominenzen, radiogene Schädigungen, aufwendiger Personalstrahlenschutz
Ir-192 74,2 d	Gamma Beta	0,296–0,612 0,670 ($E_{mittl.}$ = 0,38)	HVL = 28000 R > 200	Scheiben Kalotten Drähte	Bestrahlung größerer Prominenzen, mögliche radiogene Schädigungen, Personalstrahlenschutz beachten
J-125 60 d	Gamma (X-Ray)	0,035 0,027	HVL = 1640 R = 16,5	Seed-Kalotten Ropes-Kalotten COMS-Plaques Eigenbau-Kalotten	Prominenzen bis 8 mm kurze HWZ
Pd-103 17 d	X-Ray	0,021	HVL = 1400 R = 14	Seed-Kalotten	höhere DL als Jod sehr kurze HWZ
Sr/Y-90 28 a	Beta Bremsstrahlung	2,2 0–2,2	HVL = 150 R = 3,5	Scheiben Kalotten zweiseitig	optimal für geringe Prominenzen optimaler Strahlenschutz
Ru-/Rh-106 365 d	Beta 20% Gamma Bremsstrahlung	3,54 0,512 0–3,54	HVL = 244 R = 8,0	Kalotten	Prominenzen bis 5 mm üblich Personalstrahlenschutz beachten

Ausgangswertes abgefallen. Dadurch wird die Prominenz der behandelbaren Tumoren auf etwa 5 mm begrenzt, da sonst die an der Tumorspitze während der Liegezeit applizierbare Dosis zu niedrig ist, während andererseits bei höheren Dosisleistungen sklerale Nekrosen auftreten könnten. Die wesentlichen Dosisleistungsparameter sind die homogene Verteilung über die Applikatorfläche sowie die Tiefendosisleistung in Gewebe bzw. gewebeäquivalentem Material wie Wasser (Abb. 8.36 und 8.37). Beide Parameter werden mit einem für die Dosimetrie üblichen Szintilla-

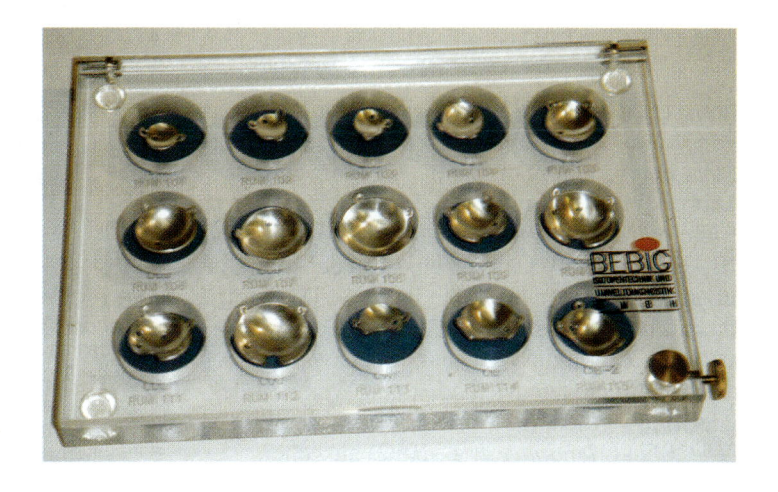

Abb. 8.35 Ru-106/Rh-106-Applikatorsortiment der Fa. BEBIG GmbH.

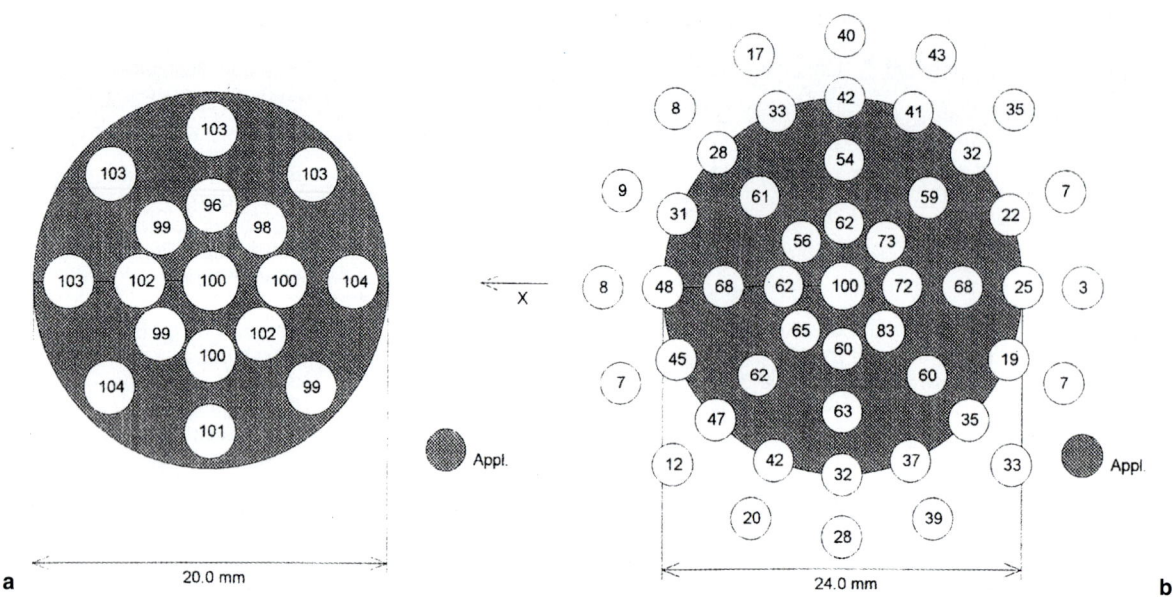

Abb. 8.36 a, b Relative Dosisleistungsverteilung an einem Ru-106/Rh-106-Applikator CCA (**a**) und einem Sr-90/Y-90- Spezialapplikator Sr0. A40-X (**b**) mit alter und neuer Meßapparatur (der Abfall der DL zum Rand des Sr-Applikators ist beabsichtigt).

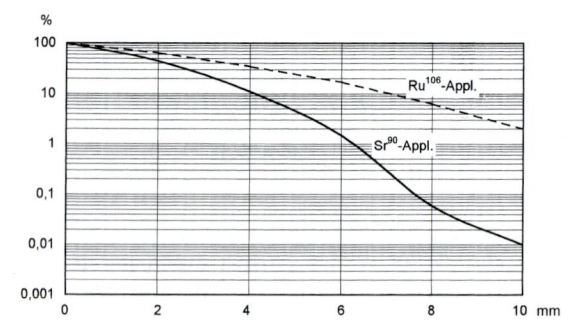

Abb. 8.37 a, b Vergleich der Tiefendosisleistungskurven eines Ru-106/Rh-106-Applikators (**a**) und eines Sr-90/Y-90-Spezialapplikators (**b**).

tionskristall NE 102 A mit einem Durchmesser von 1 mm und 1 mm Höhe im Wasserphantom mit einer automatischen Anlage gemessen (Abb. 8.38). Die Fehlergrenzen im Vergleich zu früheren Messungen sind um etwa die Hälfte auf 10–15% gesenkt. Da z.Zt. eine von der IAEA initiierte internationale Studie über die Dosimetrie brachytherapeutisch genutzter Betaquellen kurz vor dem Abschluß steht, muß gegenwärtig noch auf bisher genutzte Methoden und Werte zurückgegriffen werden, die von höheren Fehlergrenzen (+/– 30%) (*Menapace* et al. 1992) ausgehen.

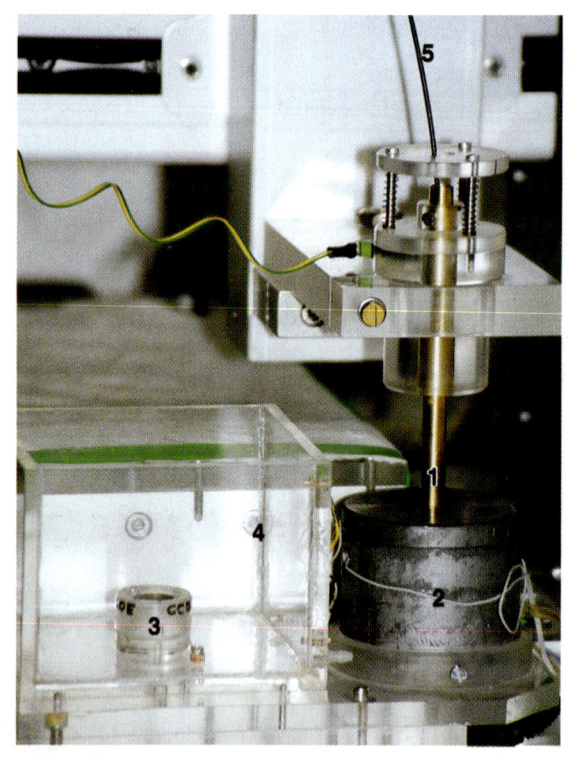

Abb. 8.38 Dosimetrieanlage für Augenapplikatoren und andere Betastrahler mit
1 NE-102 A-Sensor
2 Kalibrierquelle im Abschirmbehälter
3 Applikatoraufnahme
4 Wasserphantom
5 Lightpipe.

Die Begleitpapiere der Applikatoren enthalten die spezifischen Daten für jeden Applikator, aus denen dann der Bestrahlungsplan berechnet werden kann. Für diese Werte wird durch die o. g. Studie eine deutliche Verbesserung erwartet, die einen internationalen Vergleich aller Nutzer möglich macht, so daß eine zusätzliche Messung der Dosisleistungsparameter durch den Nutzer entfallen kann.

Eine Annäherung an dieses Ziel stellt bereits das Demonstrations- und Übungsprogramm für die Bestrahlungsplanung „BEBIG Plaque simulator" dar, das sowohl für Gamma-(J-125-), als auch für Beta- (Ru-106/Rh-106-)Applikatoren genutzt werden kann. Eine Zulassung als Bestrahlungsplanungsprogramm liegt nicht vor.

Sr-90/Y-90-Sonderapplikatoren

Neben Ru-106/Rh-106-Plaques sind ausgewählte Typen von Sr-90/Y-90-Applikatoren bekannt. Die sehr geringe Reichweite der Betastrahlung läßt nur die Behandlung von Tumoren mit Prominenzen von 2–3 mm zu. Die lange Halbwertszeit macht diese Strahler für die industrielle Herstellung zudem sehr unattraktiv, so daß nur im Zusammenhang mit anderen Anwendungen – Dermatologie, Behandlung von Makuladegeneration (*Brady* 1996, *Frier* et al. 1996) oder Pterygiumrezidiven (*Robert* 1992) eine breitere Angebotspalette erwartet werden kann. Gegenwärtig wird ein spezieller Applikator für die Behandlung der altersbedingten Makuladegeneration mit Sr-90/Y-90 im Bereich von 0,37 bis 1,85 GBq angeboten (BEBIG GmbH). Auf der Basis des Designs der Ru-106/Rh-106-Applikatoren ist für ausgewählte Anwendungsfälle ein Sr-90/Y-90-Applikator für „Hand-held"-Bestrahlungen mit 185 MBq und einer aktiven Fläche von 5–10 mm Durchmesser im Angebot (Abb. 8.39), der für ambulante Bestrahlungen vorgesehen ist. In sehr ausgewählten Fällen sind auch auf der Basis von Sr-90/Y-90-Seeds einmalig nutzbare Spezialapplikatoren mit „maßgeschneiderten" Dosisleistungsverteilungen möglich.

8.10.1.3 Strahlenschutz

E. Fritz, J. Ziegler

Rechtliche Regelungen

Die Bundesrepublik Deutschland hat das am 22.6.1960 von der ILO (Internationale Arbeitsorganisation) – einer Sonderorganisation der Vereinten Nationen – verabschiedete Übereinkommen Nr. 115 über den Schutz der Arbeitnehmer vor ionisierender Strahlung ratifiziert und die darin enthaltene Verpflichtung zur Umsetzung des Vertragsinhaltes in nationales Recht durch das Atomgesetz (AtG, gültige Fassung von 1985), die Röntgenverordnung (RöV, gültige Fassung von 1987) sowie die Strahlenschutzverordnung (StrlSchV, gültige Fassung vom 30.6.1989 mit letzter Änderung vom 25.7.1996, BGBl. I, S. 1172) realisiert. Obwohl das Strahlenschutzrecht z.Zt. noch nationales Recht ist, sollte der Trend, Strahlenbelastungen von in den Umgang einbezogenen Personen – medizinisches Personal wie auch Patienten – so klein wie möglich zu halten, unbedingt beachtet werden.

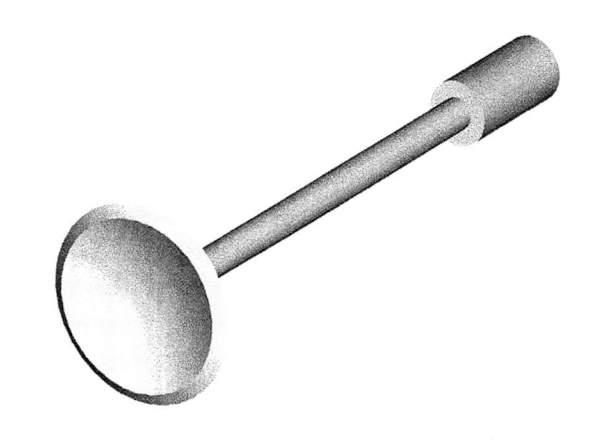

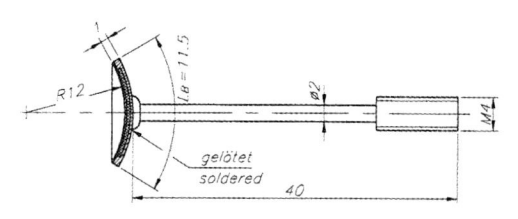

Abb. 8.39 Sr-90/Y-90-Applikator auf der Basis der Ru-106/Rh-106-Applikatorform.

Die StrlSchV 1989 realisiert das ICRP-(International Commission for Radiation Protection-)Konzept der effektiven Äquivalentdosis als limitierende Größe für den Strahlenschutz. Seit 1990 hat die ICRP und seit 1992/93 auch die ICRU (International Commission for Radiation Units and Measurements) neue Empfehlungen für die Definition von Dosisgrößen für die Strahlenschutzdosimetrie gegeben, die seither in der Diskussion sind. Ziel ist die Ermittlung einer ausreichend charakteristischen Größe zur Abschätzung des Strahlenrisikos der exponierten Personen.

Es ist zu beachten, daß im Gegensatz zu früheren Regelungen der Patient von der Betrachtung nicht mehr ausgeschlossen ist!

Speziell zur Anwendung radioaktiver Stoffe und ionisierender Strahlen am Menschen erließ das BMU 10/92 die „Richtlinie Strahlenschutz in der Medizin", veröffentlicht im GMBl. 1992, Nr. 40, S. 991 (verbindlich ab 1.6.1993), die die gleichnamige Richtlinie von 1979 ersetzt. In dieser Richtlinie sind die rechtlichen Voraussetzungen dargestellt, die zum „Umgang mit umschlossenen radioaktiven Stoffen zur interstitiellen und intrakavitären Behandlung sowie zur Kontakttherapie und zur Implantation – im folgenden **Strahler** genannt" – erfüllt werden müssen.

Praktischer Strahlenschutz

Grundsätzlich sollten die einfachsten Regeln des Strahlenschutzes beim Umgang mit radioaktiven Strahlern beachtet werden:

- Abstand vom Strahler, da dieser Abstand quadratisch in die Schwächung eingeht
- Minimierung der Handhabezeit
- Nutzung einfacher **geeigneter** Abschirmungen.

Diese Regeln sind für den Patienten bereits im Design des Applikators berücksichtigt. Das Personal muß sie durch gute Vorbereitung realisieren.

Abstand heißt – Handhabung nur mit Pinzetten, Klemmscheren, Vakuummanipulatoren o. ä., **geeignete Abschirmungen** sind – für Betaapplikatoren: ein Glas mit Aqua destillata (Durchmesser minimal 40 mm), ein **Safety Container**, der beim Lieferanten erhältlich ist und vom Transport bis zur Sterilisierung die Handdosis um den Faktor 50 gegenüber der Handhabung ohne Container herabsetzen kann, ein Plexiglasschirm mit 15 mm Dicke. Im einfachsten Fall sind die der Lieferung beigelegten Instruktionen zu lesen, um Hinweise zum Strahlenschutz für das Personal zu erhalten.

Es sollte beachtet werden, daß für die Gammakomponenten der Applikatoren ausschließlich Blei oder Wolfram als effektive Abschirmung genutzt werden kann. Für Ru-106/Rh-106 liegt ein Anteil von 21% Gammastrahlung mit einer Energie von >512 KeV vor, der für die Dosisbelastung des Personals beachtet werden sollte. Bei der Abschirmung der Bremsstrahlung muß die Materialfolge berücksichtigt werden, um die Dosisleistung niedrig zu halten, d. h. innere Abschirmung mit PMMA (15 mm) oder Aluminium (7 mm), äußere Abschirmung mit Blei (10 mm). Für die Applikatortypen verschiedener Hersteller kann davon ausgegangen werden, daß die Rückseite der Strahler nicht mehr als 5% der Nutzdosisleitung emittiert, so daß bereits durch das Design ein Schutz des Personals sowie des gesunden Gewebes bei Applikation besteht. Es muß nach der heute üblichen Betrachtungsweise des Strahlenschutzes davon ausgegangen werden, daß die in der StrlSchV, AnlageX, Tab.X1 ausgewiesenen Grenzwerte nicht einfach auf die Wochendosis umgerechnet werden können, um die Grenzbelastung zu ermitteln. Ziel des Strahlenschutzes ist eine Minimierung der Belastung auf den optimalen Wert 1/10 Kat.A – d. h. 5 mSv pro Jahr. An diesem Wert wird künftig der Strahlenschutz gemessen werden.

Grundsätzlich kann davon ausgegangen werden, daß bei einer sachgerechten Handhabung, verbunden mit guter Vorbereitung, keine sicherheitsrelevanten Dosisbelastungen für Personal und Patienten für Betaapplikatoren sowie J-125- bzw. Pd-103-Applikatoren auftreten. Der Umgang mit Co-60-Applikatoren ist aus heutiger Sicht weder für den Patienten noch für das Personal vertretbar, insbesondere unter dem Aspekt alternativer Behandlungsmethoden wie Protonenbestrahlung u. a.

8.10.1.4 Dosimetrie

E. FRITZ, J. ZIEGLER

Die Quantifizierung der in dem erkrankten Gewebe deponierten Energie (Dosis) ist bereits seit Einführung der radioaktiven Augenapplikatoren in die ophthalmologische Strahlentherapie eine zentrale Fragestellung für den positiven Behandlungserfolg. Sowohl der ophthalmologische Radiologe als auch der Hersteller von Augenapplikatoren benötigt Informationen über die erforderliche Dosisleistung und Dosis, um seine Aufgabe mit der notwendigen Präzision erfüllen zu können. In den mehr als 40 Jahren seit der ersten Nutzung von radioaktiven Strahlenquellen am Auge wurden die Dosismeßverfahren weiterentwickelt und damit in enger Wechselwirkung die Bestimmung der zu applizierenden Dosen in der ophthalmologischen Strahlentherapie exakter. Dieser Trend als auch die dabei aufgetretenen physikalischen und technischen Schwierigkeiten, insbesondere bei der Anwendung von betastrahlenden Radionukliden, veranlaßten die ICRU (International Commission for Radiation Units and Measurements) 1996 eine Studie „Beta Rays for Therapeutic Applications" zu beginnen (*Soares*, persönliche Mitteilung). Von dem noch in Arbeit befindlichen ICRU-Report werden u. a. auch neue Impulse für die Dosimetrie von Augenapplikatoren mit den Radionukliden Sr-90/Y-90 und Ru-106/Rh-106 erwartet.

Einen Eindruck von den Schwierigkeiten, die die Dosimetrie von betastrahlenden Radionukliden seit ihrer Nutzung Mitte der 50er Jahre begleiten, vermittelt die Vermessung von 65 Sr-90/Y-90-Augenapplikatoren durch das NIST (National Institute of Standards and Technology of the US). Diese Arbeit wurde zwischen 1990 und 1994 an Augenapplikatoren von neun Herstellern durchgeführt (*Soares* 1995). Als Meßverfahren wurde eine weiterentwickelte Meßmethode eingesetzt, die eine neue Extrapolationskammer mit einer wesentlich verkleinerten Sammelelektrode von 4 mm Durchmesser und Luftspalte von 0,08 bis 0,20 mm mit 0,02 mm Schrittweite benutzt (*Soares* 1991). Von den Produzenten wurden in den Herstellerzertifikaten Dosisleistungswerte angegeben, die zerfallskorrigiert im Mittel bis zu +36%/–25% von den NIST-Meßwerten abweichen, wobei die einzelnen Hersteller aber im wesentlichen in sich konsistente Meßwerte zertifizieren (die Standardabweichung über die Applikatoren eines Herstellers ist besser als 10%). Auch Applikatoren, die nach 1990 produziert wurden, haben bis zu –25% Abweichung zu den NIST-Meßwerten. NIST gibt eine Meßunsicherheit für die eigene Meßmethode von +/– 12% mit einem Vertrauensbereich von 95% an. Ähnliche Arbeiten von anderen nationalen Standardisierungseinrichtungen sind den Autoren nicht bekannt geworden. Das macht deutlich, daß der durch die ICRU eingeleitete internationale Abgleich der Dosimetrieverfahren von betastrahlenden Radionukliden für die gesamte Brachytherapie von immenser Bedeutung ist und die zuständigen nationalen Standardisierungseinrichtungen diesem Schritt schnellstmöglich folgen sollten.

Meßverfahren

Insbesondere durch die Anwendung von Strahlenquellen mit beta- und niederenergetisch gammastrahlenden Radionukliden in der Brachytherapie wurden die Meßmethoden zu höherer Ortsauflösung hin verbessert und angepaßte, neue Detektoren entwickelt. Dadurch gewannen indirekte Meßverfahren an Bedeutung, mit deren Hilfe der physikalisch bedingt begrenzte Einsatzbereich von Extrapolationskammern ausgedehnt wurde.

Extrapolationskammern, die derzeit im Einsatz sind, haben konstruktiv bedingte Abmessungen, die beispielsweise eine direkte Oberflächenvermessung von gekrümmten Augenapplikatoren nicht gestatten. Erst in Abständen von etwa 3 mm vom Scheitelpunkt kann der erste Meßwert für einen Tiefendosisverlauf genommen werden.

In der Absolutdosimetrie ist die Messung mit der Extrapolationskammer jedoch unverzichtbar, und indirekte Meßverfahren werden vorwiegend auf dieser Basis kalibriert. Kalibrierstrahlenquellen für indirekte Meßverfahren sollten an den nationalen Standardisierungseinrichtungen, die über absolute Meßverfahren und Strahlenquellen als Primärstandard verfügen, vermessen werden und den Herstellern und interessierten Strahlentherapeuten zugänglich sein. Weitere indirekte Meßverfahren nutzen TLDs (*Menapace* 1990), Si-Halbleiterdetektoren (*Lax* 1991) oder Diamantdetektoren (*Lax* 1992) sowie chemische Filmdosimeter (*Coursey* 1992).

In der Filmdosimetrie hat mit der Verfügbarkeit des Radiochromic Dye Films als hochauflösendes Detektormaterial eine sehr interessante Entwicklung in der Dosimetrie begonnen. Dieses chemische Dosimeter ändert seine Farbtiefe entsprechend der absorbierten Dosis ohne chemischen Naßprozeß. Die Ortsauflösung ist besser als 200 µm. Die Auslesung erfolgt mit optischem Spektrometer, Laser-Scanner-Densitometer oder einem CCD-Densitometer. Die Meßunsicherheit für das Radiochromic-Film-Verfahren wird mit +/– 15% angegeben (*Soares* 1992). Gegenüber der Nutzung von Extrapolationskammern ist bei dem Radiochromic-Film-Verfahren eine direkte Kontaktdosimetrie für die Strahlenoberfläche innerhalb von geeigneten Festkörperphantomen möglich, so daß auch an gekrümmten Strahleroberflächen eine Verteilungsmessung der Oberflächendosisleistung mit sehr guter Auflösung erzielt wird.

Die Szintillationsdosimetrie ist ein weiteres indirektes Meßverfahren. Als Meßverfahren für die Qualitätssicherung liegen bereits langjährige Erfahrungen mit Szintillationsdosimetern vor (*Schmidt* 1977). Ein völlig neu entwickeltes Szintillationsdosimeter wird seit 1993 beim derzeit einzigen Hersteller von Ru-106/Rh-106-Augenapplikatoren für die Zertifizierung von Tiefendosisverlauf und Dosisleistungsverteilung auf der Strahlenoberfläche (*Häusler* 1994) genutzt. Der eingesetzte Szintillationsdetektor besitzt eine

Ortsauflösung von 1 mm und ist als direkt ablesbarer Dosisleistungsmesser an einen Meßautomaten angeschlossen, der die Aufnahme einer dreidimensionalen Dosisleistungsverteilung durchführt (s. Abb. 8.36). Das eingesetzte Plastikszintillatormaterial NE102 A (von Nuclear Enterprise Technology Ltd.) ist über den interessierenden Energiebereich der in der Brachytherapie eingesetzten Radionuklide I-125, Sr-90/Y-90 und Ru-106/Rh-106 wegen seiner Gewebeäquivalenz und der energieproportionalen Lichtemission sehr gut geeignet (*Flühs* et al. 1996). Die Meßunsicherheit des Plastikszintillationsdosimeters wird mit +/− 15 % angegeben (*Häusler* 1994) und ist somit dem Filmverfahren vergleichbar. Beide Methoden sind jedoch auf kalibrierte Standardstrahlenquellen zurückgeführt, so daß die Meßunsicherheit des Standardstrahlers die Gesamtmeßunsicherheit mitbestimmt.

Wie bereits erwähnt, sind Hersteller und Strahlentherapeuten auf die Standardisierungseinrichtungen ihrer Länder und den internationalen Abgleich angewiesen, um zuverlässige Daten für die Therapieplanung bereitzustellen. Die Arbeit mit dem erwarteten ICRU-Report wird die bestehenden Unsicherheiten zumindest in der Betadosimetrie verringern und zur besseren Vergleichbarkeit der Meßverfahren beitragen.

Therapieplanung

Die dosimetrische Vermessung der Augenapplikatoren ist die wichtigste Voraussetzung für Bestrahlungsplanung durch den behandelnden Arzt.

Die Hersteller von Augenapplikatoren mit langlebigen Radionukliden geben ihren Produkten Zertifikate bei, die die wichtigsten Informationen für die Therapieplanung enthalten. So wird durch die BEBIG GmbH Berlin zu den Ru-106/Rh-106-Augenapplikatoren ein Zertifikat mitgeliefert, das neben den Prüfungen auf Dichtheit und Oberflächenkontaminationsfreiheit des Strahlers den Verlauf der Tiefendosis und eine Verteilung der Oberflächendosisleistung enthält (s. Abb. 8.36 a, b). Diese Angaben sind z.Zt. noch nicht „NIST traceable", können aber als Richtwerte sehr hilfreich sein.

Für die computergestützte Therapieplanung steht ein Simulationsprogramm für Augenapplikatoren mit dem Radionuklid I-125 zur Verfügung, das die erwartete Dosisverteilung in Abhängigkeit von der I-125-Seed-Bestückung errechnet. Durch eine computersimulierte Plazierung auf dem diagnostizierten Tumor können Optimierungen der Bestrahlungszeit vorgenommen werden (*Astrahan* 1990). Ein Erweiterungsmodul (BEBIG Plaque Simulator) unterstützt zusätzlich die Bestrahlungsplanung für Ru-106/Rh-106-Augenapplikatoren.

8.10.1.5 Weitere Applikatorarten mit Gammaquellen (J-125, Pd-103, Ir-192)

P. K. LOMMATZSCH

J-125 Applikatoren (*Rotman* und *Packer*)

J-125 ist eine Gammastrahlenquelle mit geringer Energie von 0,028–0,035 MeV (durchschnittlich 27 KeV) bei einer Halbwertszeit von 60 Tagen. Infolge der geringeren Gammaenergie von etwa 1/50 der von Co-60 lassen sich die Strahlen viel besser durch dünne Metallschichten abschirmen. Die Halbwertsschicht für Gold beträgt 0.025 mm, so daß eine 0,5 mm dicke Goldschicht bereits 99,95 % der Gammastrahlung absorbiert. Diese Strahlenquelle wurde erstmalig von *Rotman* et al. (1978) für die Behandlung intraokularer Tumoren empfohlen. J-125-Applikatoren haben sich besonders in den USA durchgesetzt und sind für die noch laufende COMS zur Strahlentherapie der Aderhautmelanome ausgewählt worden (*Earle* et al. 1987).

J-125 wird in 5×1 mm großen Seeds aus Titanium geliefert. Je nach Größe des zu bestrahlenden Tumors wird eine unterschiedliche Anzahl dieser Seeds symmetrisch in einen konkaven Goldbehälter gepackt und dort eingeklebt. Es gibt auch dafür geeignete Silikoneinlagen, in die man die J-125-Seeds einbringen kann. Jedes Seed enthält 0,5–20 mCi J-125. Wie aus der Abb. 8.40 zu entnehmen ist, gelingt eine gute Abschirmung der unerwünschten Strahlung nach dorsal, so daß bei hoher Tumordosis die gesunde Umgebung viel besser als bei Co-60 zu schützen ist. Die Dosisrate sollte nach *Packer*s Empfehlung bei der Melanombehandlung zwischen 50–100 rad/h betragen (*Packer* et al. 1980, 1984, 1987). *Quivey* et al. (1996) berichteten über 150 bestrahlte Patienten, die eine Dosis an der Tumorspitze von 94,77 Gy bei einer mittleren Dosisrate von 92,9 cGy pro Stunde erhielten. An der Tumorbasis betrug die Dosis 359 Gy bei einer mittleren Dosisrate von 348 cGy pro Stunde. Die Bestrahlungszeiten schwankten zwischen 28 und 333 Stunden. Damit konnte eine lokale Tumorkontrolle in 81 % nach 5 Jahren erreicht werden.

Nach J-125-Brachytherapie muß durch die Strahlenretinopathie mit ausgedehnteren Zerstörungen

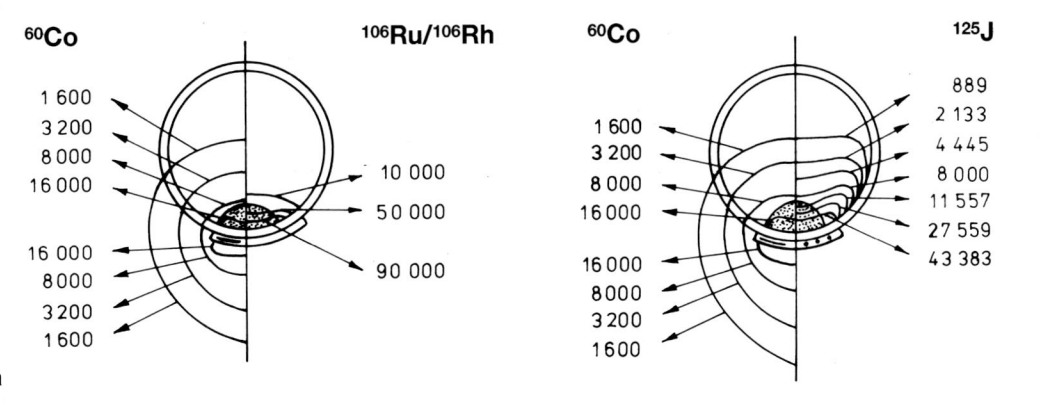

Abb. 8.40 a, b Schematische Darstellung des Isodosenvergleiches zwischen
a Co-60 und Ru-106/Rh-106
b Co-60 und J-125 (Dosisangaben in cGy = rad)

gerechnet werden, als dies nach Ru-106/Rh-106-Applikatoren zu erwarten ist. Trotz guter Tumorregression kommt es nach 2 bis 4 Jahren zu einem erheblichen Funktionsverfall auf dem bestrahlten Auge. Daher wird J-125 nur noch bei Tumoren größer als 5 mm empfohlen, da kleinere Tumoren nach Ru-106/Rh-106 bessere funktionelle Ergebnisse erwarten lassen (*Kreissig* et al. 1996).

Palladium-103-Applikatoren *(Finger)*

Seit jüngster Zeit gibt es auch Pa-103-Seeds, die erstmalig von *Finger* et al. (1991) zur Behandlung des Aderhautmelanoms empfohlen wurden. Die im Vergleich zu J-125 kleinere Gammaenergie von durchschnittlich 0.021 MeV hat eine noch geringere Eindringtiefe ins Gewebe zur Folge, was von Vorteil bei kleinen Tumoren aber bei prominenteren von Nachteil sein kann. Ein Vorteil im Vergleich zu Ru-106/Rh-106-Applikatoren ist nicht zu erkennen, insbesondere beträgt der Preis ein Vielfaches von Rutheniumkalotten. Im Vergleich zu J-125-Applikatoren erwartet man von P-103-Plaques weniger ausgeprägte radiogene Schäden bei höherer Dosierungsmöglichkeit im Tumorgewebe (*Finger* et al. 1994).

Iridium-192 Applikatoren mit Afterloading *(Grange)*

Neben der herkömmlichen Applikatortechnik mit kalottenförmigen Plaques wurde 1986 von *Grange* et al. (1992) in Lyon ein inaktiver Plastikapplikator konstruiert, in den sich mit Hilfe der Afterloadingtechnik Ir-192-Seeds einbringen lassen. Damit wurde erstmalig eine fraktionierte Brachytherapie ermöglicht. Von *Grange* war diese Bestrahlungsmethode für solche Fälle gedacht, bei denen die Tumorgröße die Möglichkeit zur Anwendung von Ruthenium-Applikatoren überschritten hat. Ir-192 sendet mit 0,33 MeV energiereichere Gammastrahlen als J-125 aus, weshalb dieses Radionuklid zur Behandlung intraokularer Tumoren weitgehend verlassen wurde.

Binuklidapplikator *(Bornfeld)*

Die Kombination von zwei Nukliden (Ruthenium-106 und Jod-125) resultiert in einer deutlich besseren Dosisverteilung mit geringerer Belastung der gegenüberliegenden Netzhaut bei großen Tumoren (*Führs* et al., Persönliche Mitteilung). Technisch wird dabei in einem größeren aus Zahngold gefertigten Applikator ein kommerziell hergestellter Ruthenium-106-Applikator ohne Halteösen befestigt. Auf der Innenfläche des Ruthenium-Applikators werden 8 Jod-125-Seeds mit Silikon eingegossen. Die Dosisverteilung des Applikators muß z. B. mit einem Plastikszintillationszähler oder mit mini-TLDs gemessen werden (Abb. 8.41 a,b).

8.10.1.6 Indikationen zur Brachytherapie

Die von den führenden ophthalmoonkologischen Zentren gegenwärtig akzeptierten Indikationen für die Brachytherapie des malignen Melanoms der Aderhaut lassen sich wie folgt beschreiben:

- **Kleine Melanome** (T1 N0 M0) insbesondere mit dokumentierter Wachstumsneigung, die für die primäre Lichtkoagulation zu groß sind, können mit Ru-106/Rh-106 (Betastrahlen) erfolgreich bestrahlt werden. In den USA werden J-125 Applikatoren (Gammastrahlen) benutzt, da diese

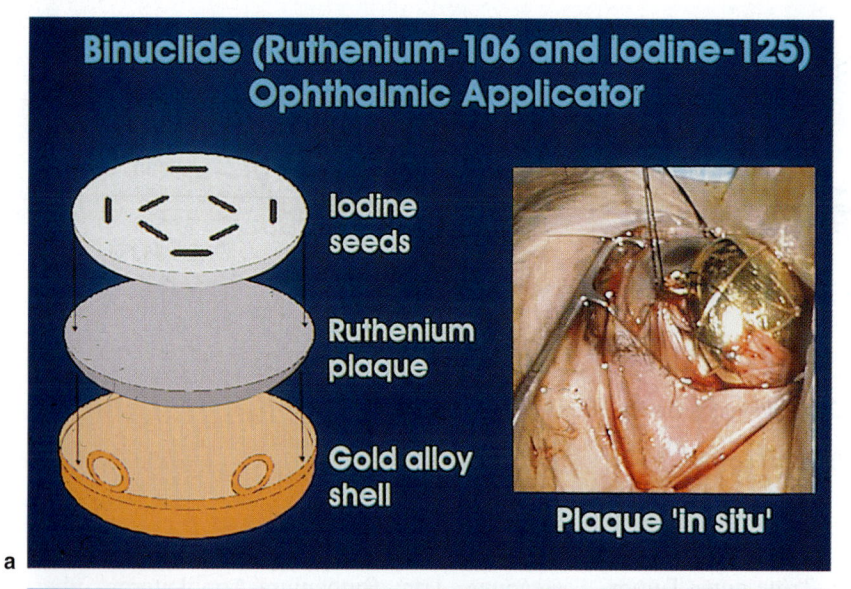

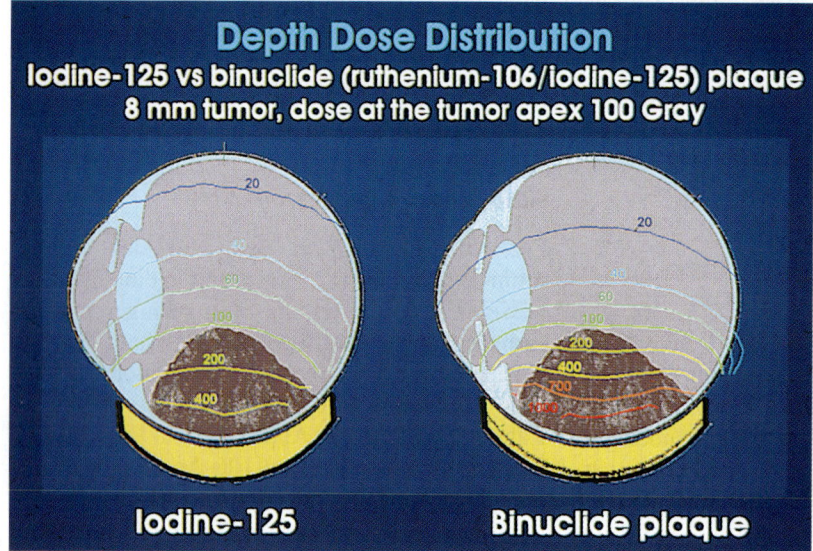

Abb. 8.41 a, b Binuklidapplikator nach *Bornfeld*.
a Schematische Darstellung des Aufbaus, Kombination aus J-125 seeds und einem Ru-/Rh-106 Applikator (links). Episkleral befestigter Applikator (rechts).
b Vergleich des Isodosenverlaufs zwischen einem J-125 Applikator (links) und dem Binuklidapplikator (rechts).

für die randomisierte Studie COMS vorgeschrieben wurden. Co-60-Applikatoren, die nach wie vor in manchen Kliniken bereit stehen (*Zygulska-Mach* et al. 1983, *Zografos* und *Gailloud* 1983, *Shields* et al. 1982), scheinen in Anbetracht der hohen radiogenen Komplikationsrate und der hohen Strahlenbelastung für das behandelnde Personal überflüssig geworden zu sein.

- **Mittelgroße Melanome** (T2 N0 M0) bis zu einer Höhe von 5 mm sind erfolgreich mit Ru-106/Rh-106-Applikatoren oder I-125-Applikatoren zu bestrahlen.

Selbst wenn Ziliarkörper und Iriswurzel befallen sind, lassen sich mit speziell geformten Applikatoren gute Regressionen erzielen, ohne radiogene Schäden am vorderen Bulbusabschnitt insbesondere am Limbus corneosclerale befürchten zu müssen (*Foerster* et al. 1983, *Ballin* et al. 1985).

- **Große Melanome** (T3 N0 M0) über 5 mm Höhe sind optimal nur noch mit Protonen zu bestrahlen, da nur damit die erforderlich homogene Dosisverteilung im Tumor zu erreichen ist.

Die Brachytherapie mit allen bekannten Quellen stößt bei großen Tumoren an ihre Grenzen. In der Vergangenheit war man gezwungen, z. B. bei einzigen Augen dennoch einen Versuch mit Applikatoren zu unternehmen. Dabei konnte beobachtet werden, daß entgegen allen Erwartungen auch bei sehr großen Melanomen nach Brachytherapie selbst mit Ru-106/Rh-106-Applikatoren gelegentlich eine erstaunliche Regression erzielt wurde. Man kann auch 2- bis 3mal die Applikatorbehandlung im Abstand von mehreren Monaten wiederholen, um den Tumor gleichsam in Einzelattacken zu zerstören (*Lommatzsch* 1986).

Bei mangelhaft bestrahltem Tumorrand insbesondere bei Melanomen nahe der Makula oder Papille kann eine nachfolgende Lichtkoagulation angezeigt sein, wenn sich der Tumor nach der Strahlentherapie zwar verkleinert hat, aber ophthalmoskopisch nicht vollkommen inaktiv erscheint.

8.10.1.7 Behandlungstechnik der Brachytherapie

In Lokalanästhesie oder bei ängstlichen Patienten besser in allgemeiner Narkose wird die Bindehaut am Limbus eröffnet, die Tenon-Kapsel durchtrennt und die Sklera über der Tumorbasis freipräpariert. Dazu ist es erforderlich, die Augenmuskeln anzuschlingen oder am Ansatz zu durchtrennen, wenn die Tumorbasis dieses Gebiet erreicht hat. Vortexvenen müssen entweder unterbunden oder vor dem Durchtrennen koaguliert werden. Die Tumorbasis wird mit Hilfe der transskleralen Illumination dargestellt und mit Farbe oder Diathermieherden markiert (Abb. 8.42 a,b). Es ist dabei zu beachten, daß man nicht durch schräge Schattenwirkung einem parallaktisch bedingtem Irrtum unterliegt (*Robertson* et al. 1987). Bei kleinen oder gering pigmentierten Tumoren kann die Transillumination gelegentlich versagen. In solchen Fällen wird mit transskleralen Diathermieherden, die man unter ophthalmoskopischer Kontrolle an den Tumorrand in die noch unbefallene Aderhaut plaziert, die Tumorbasis in ihrer Dimension auf der Sklera aufgezeichnet werden. Danach wird eine der Tumorausdehnung entsprechende Applikatorgröße ausgewählt und mit episkleralen Nähten so befestigt, daß der Tumorrand vom Applikator noch mindestens 1 mm überragt wird. Dies ist bei Betastrahlenquellen wegen der begrenzten Strahlungsreichweite besonders wichtig. Bei Melanomen im vorderen Uveabereich kommt es darauf an, die genaue Lage des vorderen Tumorrandes und seine Beziehung zur Ora serrata und zum Ziliarkörper zu kennen. Dazu leistet die Ultraschall-Biomikroskopie hervorragende Dienste mit ihren zuverlässigen Bildern des vorderen Tumorrandes (*Maberly* et al. 1997).

Weiterhin ist unbedingt darauf zu achten, daß zwischen Applikator und der Sklera kein unnötiger Abstand entsteht, da eine empfindliche Verkleinerung der gewünschten Dosis am Tumor die Folge wäre. Daher drückt man beispielsweise mit einem Schielhaken den Applikator fest an die Sklera, damit alle dazwischen liegende Flüssigkeit entweichen kann und das Metall fest anliegt. Man kann auch ein Silikonband ähnlich wie bei einer Cerclage zur Fixierung des Applikators benutzen (*Bornfeld* et al. 1986). Mit Hilfe der Sonographie läßt sich die Lage des Applikators kontrollieren (*Harbour* et al. 1996), um sie – falls erforderlich – um-

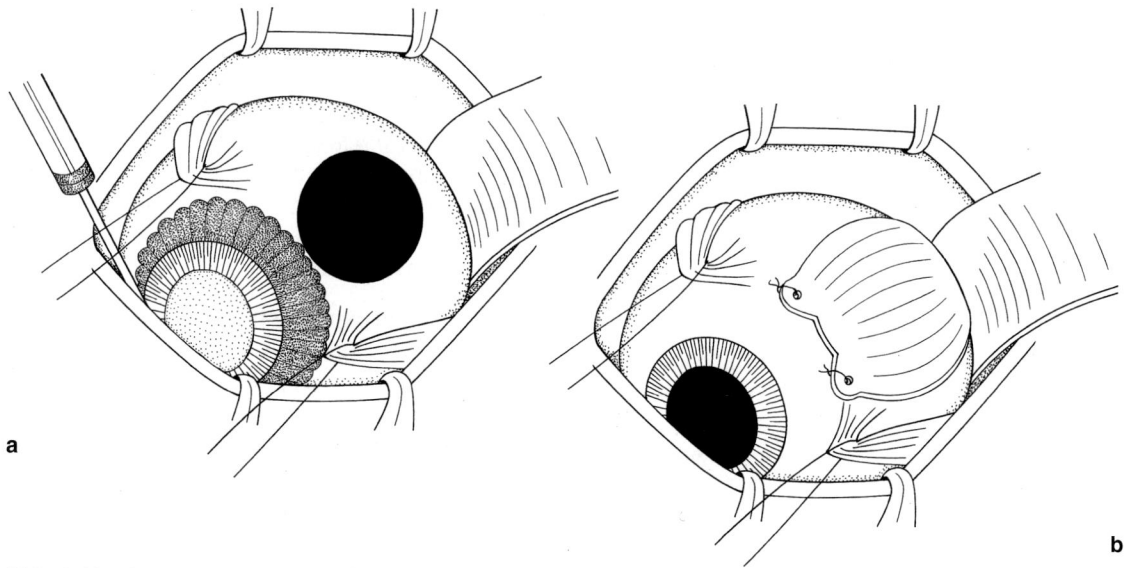

Abb. 8.42 a, b
a Nach Eröffnung der Bindehaut Darstellung der Tumorbasis durch Transillumination.
b Befestigung des radioaktiven Applikators durch sklerale Nähte.

gehend zu korrigieren oder die berechnete Dosis infolge des größeren Abstandes zu revidieren. Wird bei diesem Vorgehen ein Skleradurchbruch des Tumors über seiner Basis bemerkt, sollte man wie geplant die begonnene Applikatorbehandlung durchführen. Dabei erhält der episklerale Tumoranteil den höchsten Dosisanteil mit großer Chance der Regression. Die sofortige Enukleation in einem solchen Fall vermindert erfahrungsgemäß nicht die bestehende Metastasierungsgefahr.

Selten beobachtete „Kragenknopfmelanome" mit einem episkleralen Tumoranteil, der durch einen dünnen Kanal aus Tumorzellen mit dem Aderhautmelanom in Verbindung steht, lassen sich erfolgreich mit radioaktiven episkleral aufgenähten Applikatoren behandeln (*Lommatzsch* 1980).

Tumordosis

Bei Verwendung von Ru-106/Rh-106-Applikatoren sollte an der Tumorspitze eine Dosis von 100 Gy appliziert werden, dies bedeutet eine Dosis oft mehr als 1000 Gy an der Tumorbasis (*Lommatzsch* et al. 1986). Bei I-125 Applikatoren werden 80–100 Gy an der Tumorspitze und 350–400 Gy an der Tumorbasis empfohlen (*Shields, J. A.* und *Shields, C. L.* et al. 1992).

Bei Co-60-Applikatoren sollten an der Tumorspitze mindestens 90 Gy appliziert werden, da bei geringerer Dosis erfahrungsgemäß die Zahl der Rezidive zunimmt (*Zografos* und *Gailloud* 1983).

Bestrahlungszeit

Die Frage nach der optimalen Bestrahlungszeit ist noch ungenügend beantwortet. Man sollte eine Dosisrate zwischen 0,6–1 Gy/h anstreben. Bei längeren Protrahierungszeiten könnten im Falle strahlenresistenter Tumoren wie beim Melanom zelluläre Erholungsprozesse bereits während der Bestrahlung einsetzen. Möglicherweise sollte ein kritischer Wert von 0,01 Gy/min nicht unterschritten werden (*Hall* 1972).

Experimentelle Ergebnisse und klinische Erfahrungen haben gezeigt, daß Bestrahlungszeiten kürzer als 4 Tage wegen der zu erwartenden Nebenwirkungen (Amotio retinae) nicht zu empfehlen sind. Günstig erscheinen etwa 7 Tage als anzustrebende Protrahierungszeit.

Wir behandeln bei Ru-106/Rh-106-Applikatoren mit einer Bestrahlungszeit von 4–8 Tagen, bis die erforderliche den Tumor zerstörende Strahlendosis von 100 Gy an der Tumorspitze erreicht ist (*Lommatzsch* et al. 1986).

Danach wird der Strahlenapplikator unter lokaler Anästhesie entfernt, die Muskeln werden am Ansatz wieder angenäht und die Bindehaut verschlossen. Eine Zeit lang sollten Atropin-Augentropfen verabfolgt werden, um hintere Synechien als Folge der zu erwartenden radiogenen Uveitis zu vermeiden.

In jüngster Zeit eröffnen thermotherapeutische Verfahren (*Riedel* et al. 1990, *Finger* 1996, *Coleman* et al. 1997, *Journeé-de Kover* et al. 1997) neue Möglichkeiten, die Strahlendosis zu reduzieren (s. Kap. 8.11, S. 292).

8.10.1.8 Behandlungsergebnisse nach Brachytherapie

In den 80er Jahren wurden mehrere Behandlungsergebnisse mit ausreichend langen Nachbeobachtungszeiten veröffentlicht, die inzwischen eine fundierte Beurteilung dieser zunächst umstrittenen Methode der Brachytherapie beim Aderhautmelanom erlauben.

Stallard berichtete erstmalig 1966 über eine Serie von 100 Patienten, die er wegen Aderhautmelanom mit seinen Co-60-Applikatoren behandelt hatte. Bei 69 Patienten registrierte er eine eindrucksvolle Tumorrückbildung. 38 Patienten behielten nach der Therapie eine brauchbare Sehschärfe von 6/18 bis 6/60. Sechs Patienten verstarben an Metastasen, bei drei davon konnten im bestrahlten Auge keine aktiven Tumorzellen mehr nachgewiesen werden. Inzwischen sind weitere Behandlungsergebnisse an mehr als 500 mit Co-60-Applikatoren behandelter Patienten veröffentlicht worden (*Shields, J. A.* et al. 1982), wobei unter Beachtung vergleichbarer Daten die Resultate über die Möglichkeiten und Grenzen dieser Therapie weitgehend mit den ersten Erfahrungen *Stallard*s übereinstimmten.

Nach den ersten experimentellen Untersuchungen und klinischen Ergebnissen an 62 Patienten, die mit Ru-106/ Rh-106 Applikatoren behandelt worden waren (*Lommatzsch* 1974), liegen inzwischen Erfahrungen an weit über 1000 behandelten Patienten bei einer genügend langen Nachbeobachtungszeit vor (*Hallermann* und *Guthoff* 1983, *Busse* und *Müller* 1983, *Foerster* et al. 1984, *Lommatzsch* 1986, *Lommatzsch* und *Kirsch* 1988). Durch eine gemeinsame Auswertung aller mit Ru-106/ Rh-106 behandelter Patienten mit Aderhautmelanom der Universitäts-Augenkliniken in Essen und Leipzig (*Bornfeld* und *Lommatzsch* 1991) standen die Daten von insgesamt 1254 Patienten zur Verfügung. Die mittlere Nachbeobachtungszeit erstreckte sich über 3,6 Jahre, maximal 23,6 Jahre. Die mittlere Tumorgröße in diesem Patientengut betrug 4,7 mm. Wie die abgebildeten Kaplan-Meier Überlebenskurven zeigen (Abb. 8.43), starben 14,2 % nach 5 Jahren an Metastasen. Bei 12,6% war nach der Brachytherapie eine Enukleation meist wegen ungenügender Tumorrückbildung erforderlich. Erstaunlich bleibt die Tatsache, daß man bei der histologischen Untersuchung von enukleierten Augen nach mißlungener Brachytherapie mit Ru-106/Rh-106 nicht wie vermutet heftige Strahlenreaktionen im Tumor findet. Dieses Fehlen von radiogenen Tumornekrosen in der Mehrzahl der untersuchten Fälle läßt auf eine erhebliche Strahlenresistenz der Melanomzellen schließen (*Lommatzsch* et al. 1993).

Als signifikanter Risikofaktor stellte sich dabei die Tumorlokalisation heraus. Alle Patienten mit Tumoreinbruch in den Ziliarkörper hatten eine viel schlechtere Überlebenschance als Patienten mit dorsalen Melanomen. Fast 50% aller Patienten mit Melanomen des vorderen Tumorabschnittes starben nach 7 Jahren an Metastasen.

Diese statistischen Resultate haben uns ermutigt, weitere Patienten mit der Brachytherapie zu bestrahlen. Es gibt jedoch – und darauf wurde bereits mehrfach hingewiesen – immer noch warnende kritische Stimmen, die eine Strahlentherapie des Aderhautmelanoms nach wie vor als eine ungerechtfertigte experimentelle Behandlungsmethode betrachten (*Manschot* und *van Strik* 1987, 1988). Insbesondere die Tatsache, daß bei einem hohen Prozentsatz bestrahlter Melanome histologisch noch scheinbar vitale Tumorzellen gefunden werden können, hebe das damit verbundene Risiko nicht auf, wenn man mit einer Bestrahlung oft nur eine recht geringe Sehschärfe erhalten kann (*Manschott* und *van Strik* 1992).

Nach der Brachytherapie beobachtet man ein unvorhersehbares und in seinem Ausmaß unterschiedliches Regressionsverhalten der bestrahlten

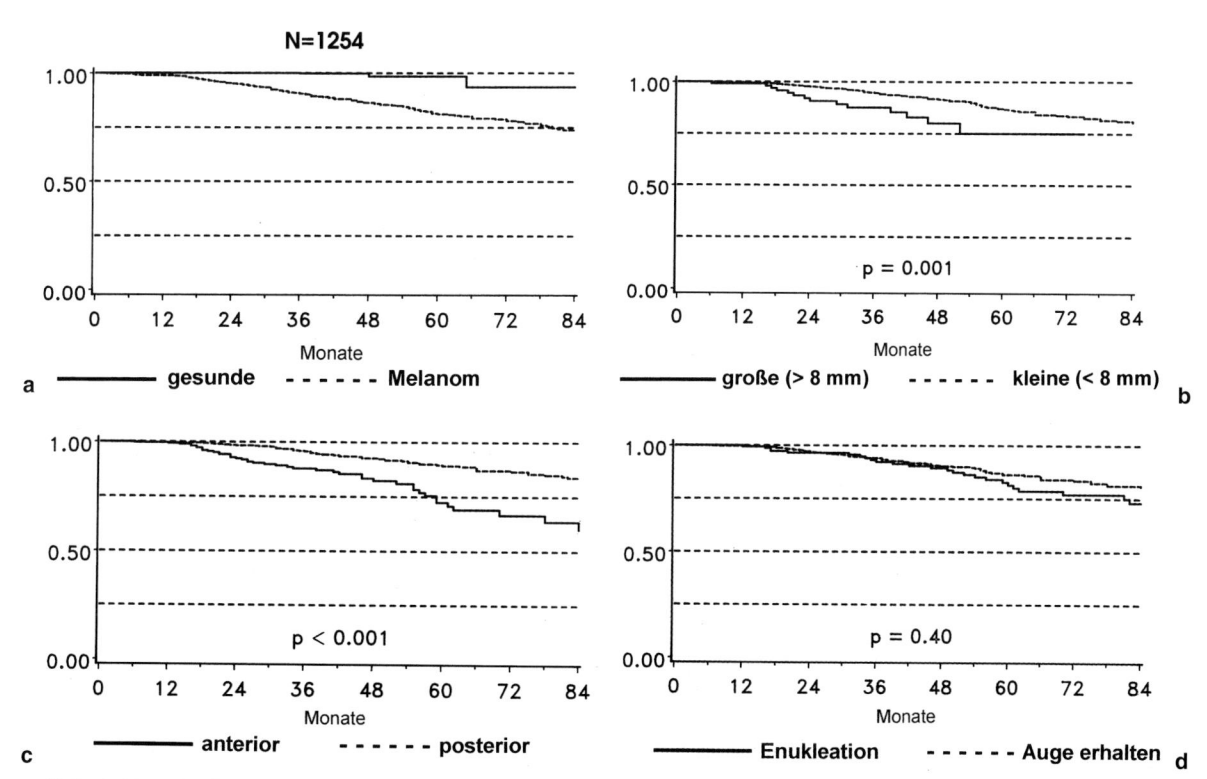

Abb. 8.43 a–d Überlebenskurven nach *Kaplan-Meier* nach Brachytherapie mit Ru-106/Rh-106 von 1254 Patienten mit Aderhautmelanom (*Bornfeld* et al. 1991).
a Vergleich zwischen den bestrahlten Patienten und einer gesunden Bevölkerungsgruppe gleicher Alters- und Geschlechtsverteilung.
b Vergleich zwischen großen (8 mm Höhe und mehr) und kleinen (weniger als 8 mm Höhe) Tumoren.
c Vergleich zwischen Melanomen im vorderen und dorsalen Uveabereich.
d Vergleich zwischen den erfolgreich Bestrahlten und den Patienten, die dennoch später enukleiert werden mußten.

Tumoren. Während sich einige sehr schnell zurückbilden und bereits nach wenigen Monaten nur noch eine flache chorioretinale Narbe zu erkennen ist, reagieren andere Tumoren kaum mit einer Verkleinerung, obwohl die Behandlung unter den gleichen Bedingungen durchgeführt worden war. Diese unterschiedlichen Regressionseigenschaften hängen entscheidend von der prätherapeutischen Wachstumsgeschwindigkeit ab, wie vergleichende Untersuchungen von *Augsburger* et al. (1987) zeigen konnten. Eine rasche Rückbildung nach Bestrahlung ist kein günstiges Zeichen quoad vitam, denn wir haben es dabei mit Tumorgewebe hoher Wachstumsgeschwindigkeit und demzufolge mit einem erhöhten Metastasenrisiko zu tun.

Mit Hilfe der Feinnadelbiopsie vor Beginn der Brachytherapie oder einer Bestrahlung mit geladenen Partikeln konnten *Char* et al. (1996) nachweisen, daß erwartungsgemäß epitheloide Melanomzellen für die Patienten mit dem höchsten Metastasenrisiko verbunden sind.

Es ist nicht erforderlich, den Tumor durch die Bestrahlung unbedingt völlig zum Verschwinden zu bringen. Statistische Untersuchungen haben die klinische Erfahrung bestätigt, daß das Ausmaß der Tumorrückbildung nach der Strahlentherapie keinen Einfluß auf die Überlebensrate der Patienten hat (*Crues* et al. 1984). In der Regel schrumpfen die meisten Melanome nach der Bestrahlung sehr langsam, im Durchschnitt kann man nach 54 Monaten noch etwa mit 50 % der prätherapeutischen Tumorhöhe rechnen..

Bei Tumoren in unmittelbarer Nähe des N. opticus muß man fast immer mit erheblichen Schäden am Sehnerv durch die radiogene Optikusneuropathie (RON) rechnen, besonders bei Anwendung von Co-60-Applikatoren mit Optikusausschnitt. Etwas bessere Ergebnisse lassen sich mit Ru-106/Rh-106-Applikatoren erreichen, obwohl auch hier die spätere Optikusatrophie die Funktion des Auges erheblich vermindert, auch wenn der Tumor gut beherrscht werden konnte (*Lommatzsch* und *Lommatzsch* 1991, *Lommatzsch* und *Alberti* 1994). Über ähnliche Erfahrungen wurde nach Anwendung von Gammastrahlenquellen (J-125, Ir-192) bei juxtapapillären Melanomen berichtet. Infolge der RON oder einer radiogenen Makulopathie verloren die meisten Patienten mindestens 3 Zeilen von ihrem Ausgangsvisus (*De Potter* et al. 1996). Vielleicht wird die transpupillare Thermotherapie in Zukunft die Resultate etwas verbessern.

Strahlenreaktionen am Tumor

Histopathologische Untersuchungen haben ergeben, daß die ionisierende Strahlung nach Brachytherapie oder Protonen in den Tumorzellen die mitotische Aktivität bremst und damit eine Tumorzellnekrose auslöst (*Crawford* und *Char* 1987, *Goodman* et al. 1986, *Shields* et al. 1990).

Nach der Brachytherapie lassen sich die folgenden Rückbildungszeichen bei den regelmäßigen Kontrollen beobachten.

1. Wenige Tage nach der Entfernung des Applikators entwickeln sich allmählich exsudative Reaktionen wie Amotio retinae, Amotio chorioideae oder Iridozyklitis. Sie haben in der Regel eine günstige Prognose, selbst eine erhebliche Zunahme der den Tumor begleitenden Amotio retinae bildet sich erfahrungsgemäß ohne chirurgische Behandlung spontan zurück.
2. Nach einigen Wochen erkennt man ophthalmoskopisch eine Abflachung des Tumors, die Tumoroberfläche und die umgebende Aderhaut erscheint ödematös und mit Blutungen durchsetzt. Besonders nach Anwendung von Betastrahlenapplikatoren sind wegen der höhren Dosis an der Tumorbasis im Vergleich zu Gammastrahlenquellen die exsudativen Reaktionen wesentlich intensiver.
3. In den folgenden Monaten verkleinert sich der Tumor kontinuierlich in seiner Höhe und Flächenausdehnung bis endlich nur noch eine flache Pigmentierung im Zentrum einer hellen chorioretinalen Narbe zurückbleibt. Diese Narbe ist bei Verwendung von Betastrahlenapplikatoren scharf vom übrigen Fundus in gewellten Linien entsprechend der choriodalen Läppchenstruktur abgetrennt. Eine fleckige Pigmentierung der Narbe ist charakteristisch. Die Choriokapillaris ist vollkommen verschwunden. Größere Aderhautgefäße durchziehen die Narbe und bilden sich nicht zurück. Gelegentlich hat man den Eindruck, daß diese teleangiektatischen erweiterten Gefäße eine direkte Verbindung zum zentralen devitalen Tumorrest unterhalten.
4. Mit Hilfe der Ultraschallechographie (A-Bild) lassen sich eine allmähliche Abnahme der Tumorhöhe und eine Zunahme der Reflektivität registrieren. So lange diese Tendenz anhält, kann mit einer erfolgreichen Strahlenbehandlung gerechnet werden (*Eichler* et al. 1987, *Guthoff* et al. 1980). Mit der akustischen Spektralanalyse lassen sich auch Regressionszeichen nach Strahlentherapie erkennen (*Coleman* et al. 1985).

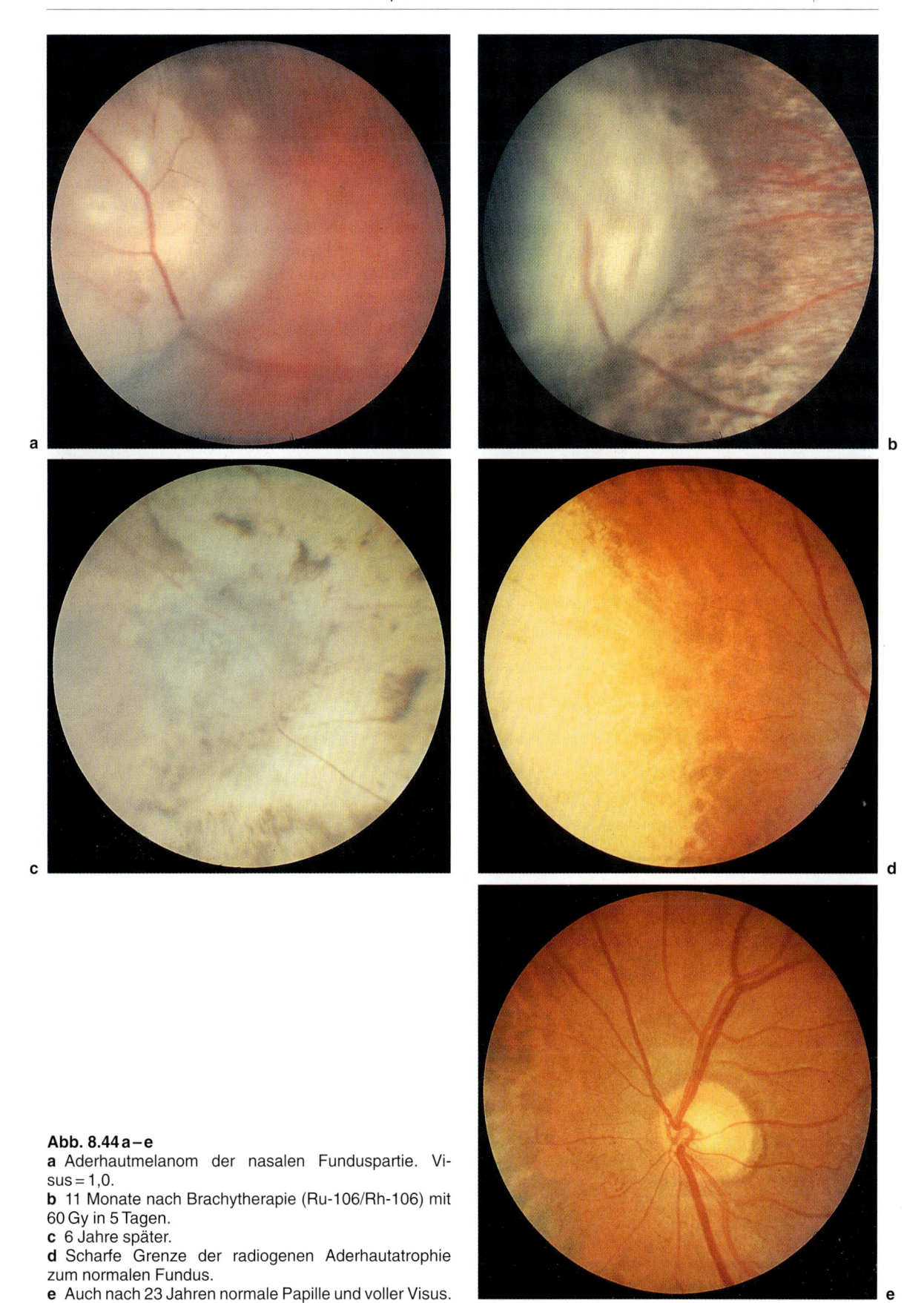

8.10 Therapie des Aderhautmelanoms mit ionisierenden Strahlen | 275

Abb. 8.44 a–e
a Aderhautmelanom der nasalen Funduspartie. Visus = 1,0.
b 11 Monate nach Brachytherapie (Ru-106/Rh-106) mit 60 Gy in 5 Tagen.
c 6 Jahre später.
d Scharfe Grenze der radiogenen Aderhautatrophie zum normalen Fundus.
e Auch nach 23 Jahren normale Papille und voller Visus.

5. Die Fluoreszenzangiographie zeigt nach der Bestrahlung eine Abnahme der Hyperfluoreszenz mit allmählichem Verschwinden der tumoreigenen Gefäße sowie der über dem Tumor liegenden Netzhautgefäße (*Tarkkanen* und *Latikainen* 1985, *Wessing* et al. 1983, *Lommatzsch* et al. 1987) (Abb. 8.44–8.47).

Regressionsmuster nach Brachytherapie mit Ru-106/Rh-106

Das Regressionsverhalten eines bestrahlten Aderhautmelanoms ist insbesondere ohne Kenntnis seiner Zytologe nicht vorhersagbar. Erfahrungsgemäß lassen sich drei Regressionsmuster voneinander unterscheiden.

1. Rasche Verkleinerung des Tumors bis zu einer flachen, weißen, scharf begrenzten Narbe mit nur wenigen pigmentierten Flecken ohne sonografisch meßbarer Prominenz.
2. Langsame Rückbildung des Tumors. Innerhalb einer weißen Narbe verbleibt eine dunkel pigmentierte Gewebsmasse eines offenbar devitalen Tumors (von *Meyer-Schwickerath* als „graue Maus" bezeichnet).
3. Der Tumor bleibt in seiner Höhe und Ausdehnung praktisch unverändert, es erfolgt keine oder nur eine minimale Rückbildung. Dieser Zustand kann über viele Jahre unverändert bleiben.

Zurückbleibende erhabene Tumorreste innerhalb der Strahlennarbe, die oft noch eine erhebliche

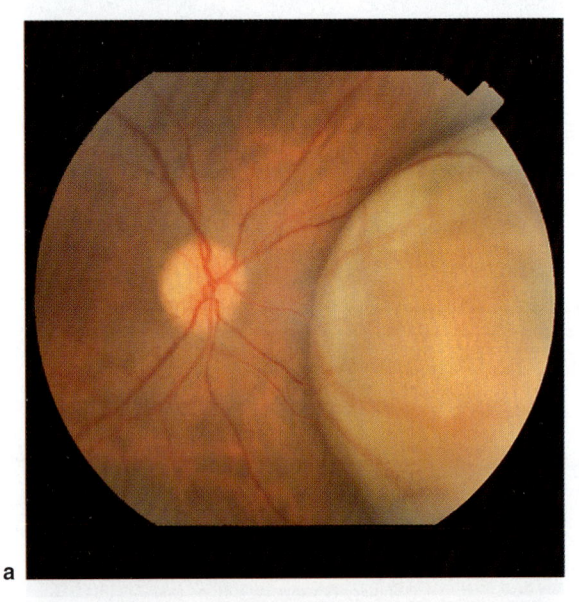

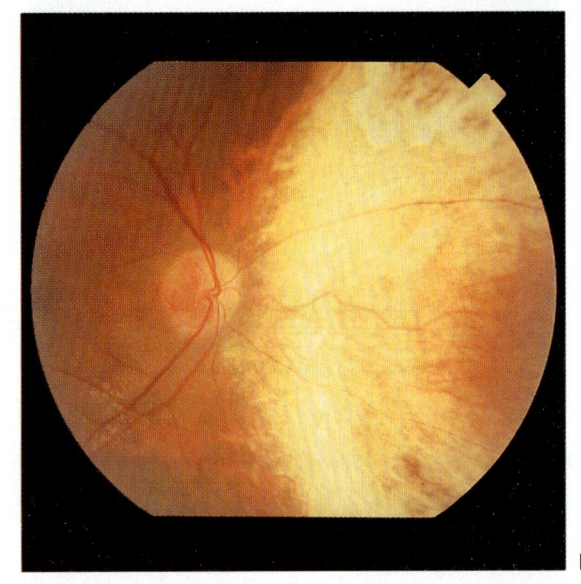

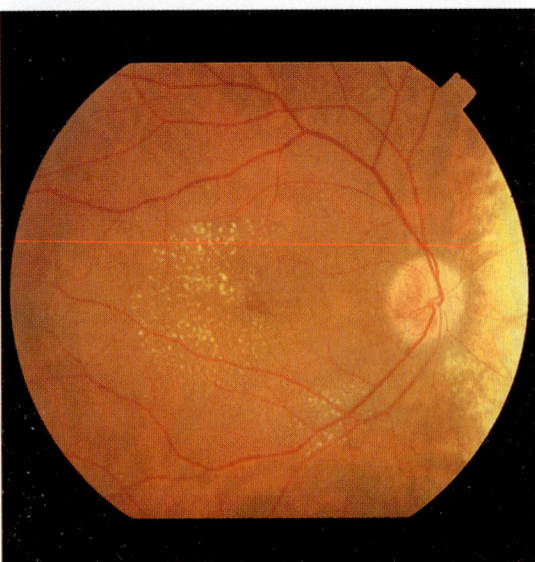

Abb. 8.45 a–c
a Aderhautmelanom der nasalen Funduspartie, Visus = 1,0.
b Strahlennarbe reicht bis dicht an den Papillenrand, radiogene Papillitis.
c Radiogene Makulopathie mit harten Exsudaten, Visus = 0,2.

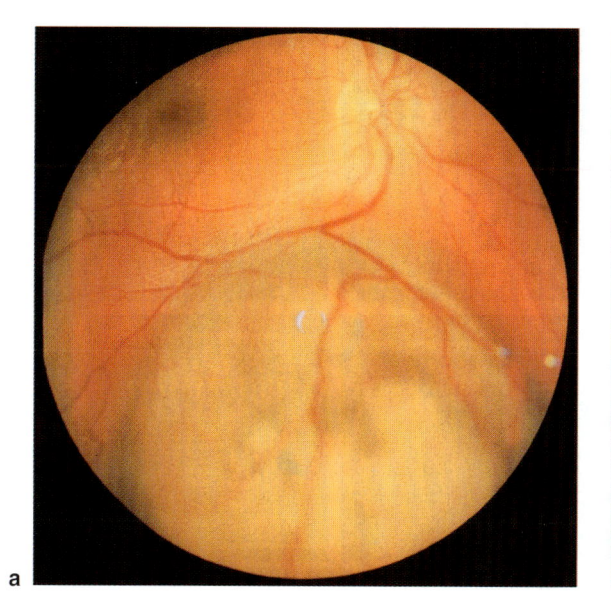

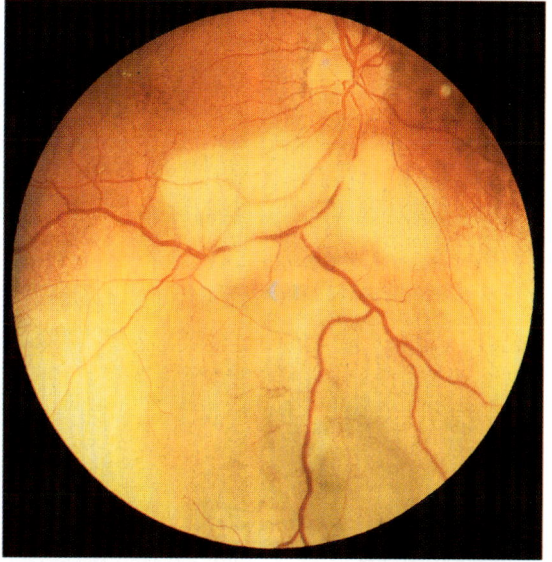

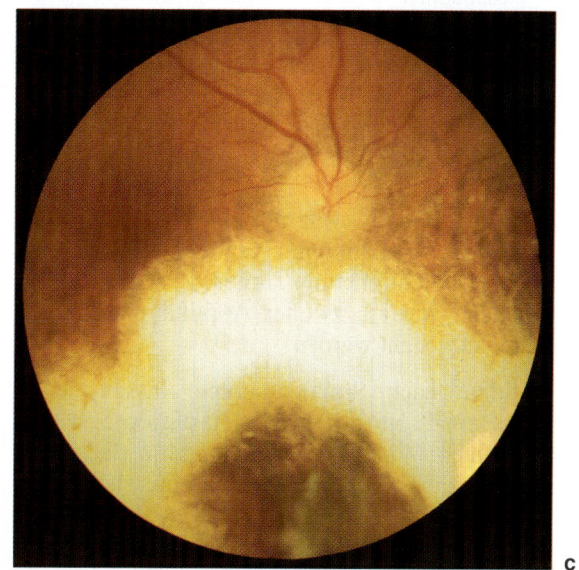

Abb. 8.46 a–c
a Aderhautmelanom unterhalb der Papille.
b 6 Monate nach Brachytherapie (Ru-106/Rh-106) mit 1048 Gy in 4 Tagen. Zusätzliche Xenon-Lichtkoagulation hufeisenförmig am oberen Tumorrand zur Zerstörung der Aderhautgefäße zwischen Tumor und Papille.
c 6 Jahre später, scharf begrenzte chorioretinale Atrophie, zentral flacher devitaler Pigmentrest, Visus = 0,8.

Prominenz besitzen können, sind nicht immer Anlaß ein Rezidiv oder mangelhafte Strahlenreaktion anzunehmen. Solange die Regression anhält oder auch stagniert, sonographisch die Reflektivität hoch bleibt und keine neuen Tumorgefäße angiographisch nachweisbar sind, besteht wenig Grund zur Besorgnis. Dennoch sollten diese ruhenden „vernarbten" Tumoren mit Skepsis beobachtet werden (s. S. 217).

Dagegen erfordern die folgenden Veränderungen nach Brachytherapie weitere therapeutische Maßnahmen:

1. Wenn trotz Strahlentherapie der Tumor an Größe und Ausdehnung zunimmt und die Funktion verfällt, ist die Enukleation nicht zu vermeiden, es sei denn, eine lokale Tumorexzision ist technisch noch möglich.
2. Wenn nach anfänglicher Rückbildung der Tumor wieder an Größe zunimmt und die Reflektivität sonografisch wieder kleiner wird, sollte entweder ein zweiter Applikator oder die Enukleation in Erwägung gezogen werden. Die Entscheidung wird von der Sehleistung und von individuellen Bedingungen abhängig sein.
3. Wenn sich um den Tumorrand allseits keine vollständige Vernarbung der Aderhaut ausbildet, was besonders bei einem nicht exakt lokalisierten Betastrahlen-Applikator der Fall sein kann, dann muß man an dieser Stelle weiteres Tumorwachstum erwarten.

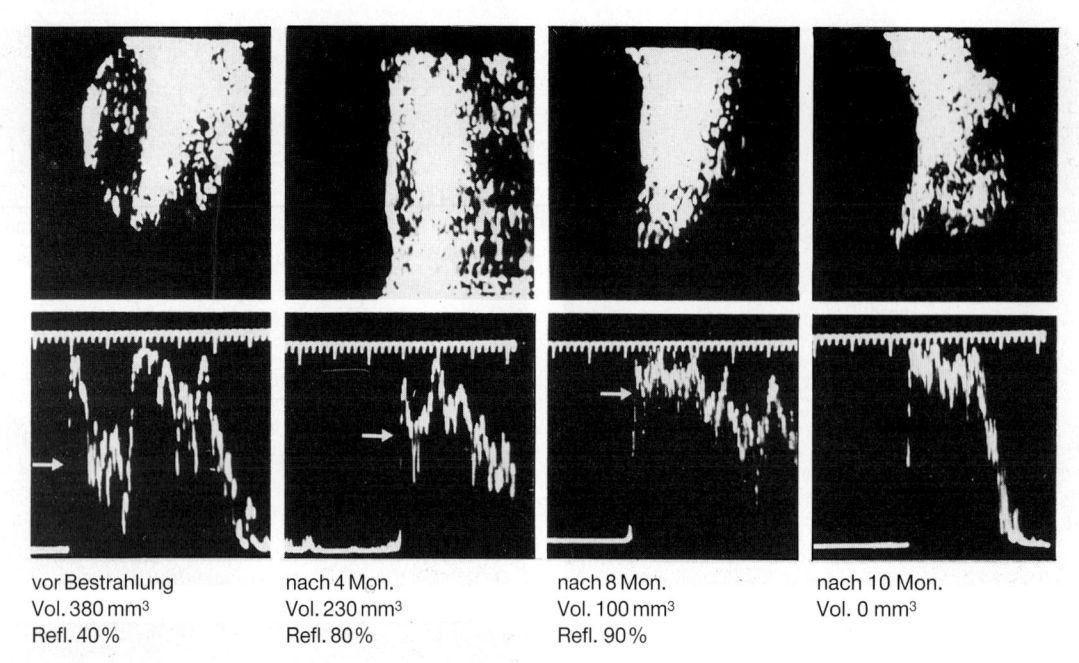

vor Bestrahlung	nach 4 Mon.	nach 8 Mon.	nach 10 Mon.
Vol. 380 mm³	Vol. 230 mm³	Vol. 100 mm³	Vol. 0 mm³
Refl. 40 %	Refl. 80 %	Refl. 90 %	

Abb. 8.47 Echographische Verlaufskontrolle eines mit Brachytherapie bestrahlten Aderhautmelanoms über einen Zeitraum von 10 Monaten. Es kommt zu einem allmählichen Rückgang des Tumorvolumens bei gleichzeitigem Anstieg der Reflektivität des Tumorgewebes.

In solchen Fällen sollte mit einer hufeisenförmigen Photokoagulation mit Xenonlicht oder Laserlicht die Blutzufuhr zum Tumor vollständig unterbrochen, oder ein zweiter Applikator an dieser Stelle aufgenäht werden.

Rezidive nach Strahlentherapie lassen erfahrungsgemäß ein erhöhtes Metastasierungsrisiko befürchten. Manches deutet darauf hin, daß flache Randrezidive dabei gefährlicher sind als die Zunahme der Tumordicke (*Harbour* et al. 1977).

8.10.2 Protonenbestrahlung

N. BORNFELD, P. K. LOMMATZSCH

Die Therapie maligner Tumoren mit schnellen Ionen wie Protonen oder Heliumkernen hat gegenüber der Therapie mit Photonen oder Elektronen eine Reihe entscheidender strahlenphysikalischer Vorteile. Im Unterschied zur Photonenstrahlung, die in Körpergewebe kontinuierlich geschwächt wird und dabei den größten Teil der Dosis bereits kurz nach dem Eintritt in das Gewebe abgibt, werden schnelle Ionen dort nur wenig abgebremst und geben den größten Teil der Energie erst am Ende ihrer Laufstrecke „peak"-artig an die Umgebung ab (sog. Bragg-Peak). Bedingt durch die hohe Eintrittsgeschwindigkeit und die Masse der schnellen Ionen werden die Teilchen nur wenig abgelenkt. Diese Eigenschaft von schnellen Protonen oder Heliumkernen resultiert in einem minimalen sog. Halbschatten (seitlicher Dosisabfall). Beide Eigenschaften von schnellen Ionen gestatten es, die Eindringtiefe von Ionenstrahlen über die Anfangsenergie präzise zu steuern, so daß die tumorzellvernichtende Wirkung weitgehend auf das gewünschte Zielvolumen konzentriert werden kann. Das umgebende gesunde Gewebe wird nur wenig und das hinter dem Zielvolumen liegende Gewebe gar nicht belastet, wobei die Eindringtiefe durch in den Strahlengang eingebrachte rotierende Modulatoren präzise und auf den Einzelfall abgestimmt bestimmt werden kann. Zusätzlich werden für jeden einzelnen Tumor spezielle Kollimatoren angefertigt, die ebenfalls eine optimale Einstellung des Strahlprofils ermöglichen (Abb. 8.48).

Diese Vorteile der Therapie mit schnellen Ionen werden mit einem außerordentlich hohen apparativen Aufwand erkauft. Protonen, die eine für die Augentumortherapie ausreichende Eindringtiefe von etwa 30 mm haben, müssen in einem Teilchenbeschleuniger wie z. B. einem Zyklotron mit einer Energie von ca. 62 MeV erzeugt werden, was in der Regel nur in physikalischen Großforschungseinrichtungen möglich ist. Da die notwendige Energie mit der Masse der zur Strahlentherapie benutzten Ionen ansteigt, sind mit Aus-

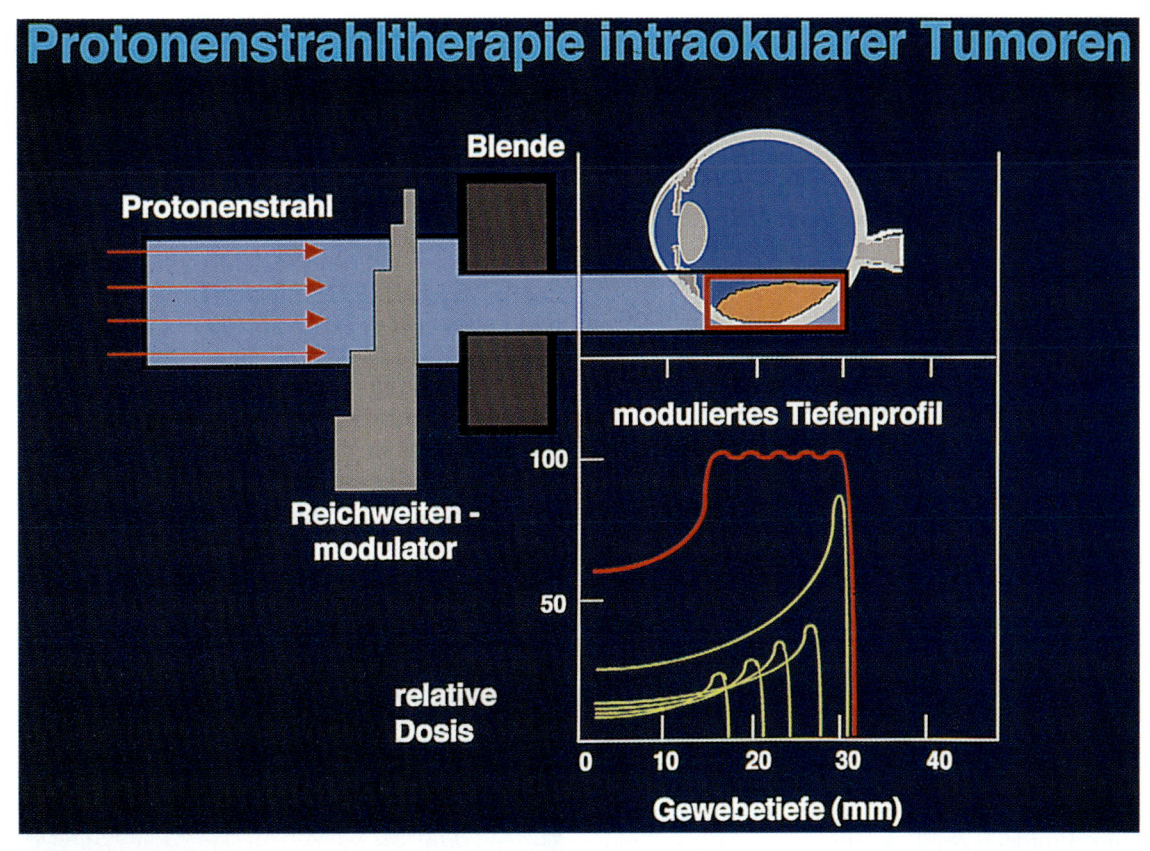

Abb. 8.48 Schematische Darstellung der Protonentherapie von Augentumoren mit Modulator und resultierendem Strahlprofil.

nahme des Lawrence-Berkeley-Laboratoriums in Kalifornien (das im Jahre 1992 geschlossen wurde) in fast allen Einrichtungen Protonen zur Ionenstrahltherapie eingesetzt worden. Ein großer Vorteil der Nutzung der Protonenstrahltherapie für die Behandlung von Augentumoren besteht in der Tatsache, daß eine sog. Gantry (kreisförmig um den Patienten rotierender Bestrahlungskopf) nicht zwingend benötigt wird, sondern eine einfach waagerechte Strahlzuführung ausreicht. Weitere Vorteile der Ionenstrahltherapie bestehen, wie bei anderen Formen der perkutanen Strahlentherapie auch, in der Fraktionierung (die bei Aufnähung eines Applikators naturgemäß nicht möglich ist) und der homogenen Dosisverteilung im Tumor, wobei der für die Brachytherapie typische steile Dosisabfall von der Basis zur Spitze des Tumors vermieden wird.

Den beschriebenen strahlenphysikalischen Vorteilen der Protonenstrahltherapie stehen allerdings auch strahlenphysikalische Nachteile gegenüber. In der üblichen Strahlzuführung mit einem Strahlrohr ohne die Möglichkeit der isozentrischen Bestrahlung werden praktisch 60% bis 100% der gesamten tumorzellvernichtenden Dosis auch an der Eintrittsstelle des Protonenstrahls eingestrahlt. In der Regel ist dies ohne besondere Problematik, da die Lider aus dem Strahlengang herausgehalten werden können und in den meisten Fällen der Ziliarkörper als Eintrittsstelle für den Protonenstrahl definiert werden kann. Bei manchen Tumoren kann allerdings eine eigentlich unerwünschte Belastung okulärer Adnexe wie z. B. der Tränendrüse oder der Linse nicht vermieden werden.

Die grundlegenden Arbeiten zur Anwendung der Protonenstrahltherapie zur Behandlung von Augentumoren wurden Anfang der 70er Jahre in Boston am Harvard Cyclotron geleistet (*Gragouadas* et al. 1977), wo auch die grundlegenden Arbeiten zur Dosimetrie und Bestrahlungsplanung geleistet wurden (*Goitein* et al. 1983). Protonenstrahleinrichtungen zur Augentumortherapie bestehen z. Zt. in ca. 10 Institutionen auf der Welt, darunter auch seit Juni 1998 am Ionenstrahllabor des Hahn-Meitner-Instituts in Berlin-Wannsee.

8.10.2.1 Technik der Protonenstrahltherapie von Augentumoren

Zur Vorbereitung des Patienten auf die Protonenstrahltherapie ist neben der üblichen klinischen Untersuchung eine genaue Okulometrie mit Darstellung des Tumors unter Zuhilfenahme der modernen bildgebenden Verfahren einschließlich MRT und CT notwendig. Zur Bestrahlungsplanung ist es notwendig, den Tumor mit insgesamt 4 Tantal-Clips zu markieren, um den Tumor und das Auge mit Hilfe von Röntgenaufnahmen rekonstruieren zu können (Abb. 8.49). Die eigentliche Bestrahlungsplanung wird an allen Zentren im Prinzip mit einer von *Goitein* et al. (1983) entwickelten Planungs-Software durchgeführt, die die intraoperativ gemessenen Abstände zwischen den Tantal-Clips und deren Abstände zum Limbus, die Lage und Größe des Tumors sowie die axiale Länge des Auges berücksichtigt. Während der Bestrahlung wird der Patient auf einem präzise dreh- und verschiebbaren Stuhl mit Hilfe einer individuell angepaßten Gesichtsmaske sowie eines ebenfalls individuell angepaßten Beißblocks immobilisiert, so daß der Tumor millimetergenau zum Protonenstrahl positioniert werden kann. Während der etwa 30–60 s dauernden Einzelfraktion wird die vorher errechnete optimale Fixierung des Patientenauges mit einer Videokamera überwacht, so daß ggf. die Bestrahlung unterbrochen werden kann. Insgesamt werden üblicherweise 4 Einzelfraktionen à 15 CGE (= „Cobalt Gray equivalent") entsprechend einer Zielvolumendosis von 60 CGE eingestrahlt.

Prinzipiell vergleichbare Ergebnisse lassen sich mit anderen geladenen Teilchen wie z. B. Heliumkernen erzielen, deren Beschleunigung durch die größere Masse allerdings erheblich aufwendiger ist, so daß sie nur an wenigen Zentren benutzt wurden (*Char* et al. 1983).

8.10.2.2 Ergebnisse

Große Serien sind von den Zentren in San Francisco (*Castro* et al. 1997), Boston (*Gragoudas* 1997) und Lausanne (*Egger* et al. 1997) analysiert und publiziert worden. Typischerweise kommt es nach Ionenstrahltherapie zu einer relativ langsamen, üblicherweise über 1–2 Jahre dauernden Tumorregression, die erheblich langsamer verläuft als nach Brachytherapie (Ab. 8.50). Die ursprüngliche Erwartung, mit der Protonenstrahltherapie sehr viel bessere funktionelle Ergebnisse erzielen zu können, hat sich allerdings nach länge-

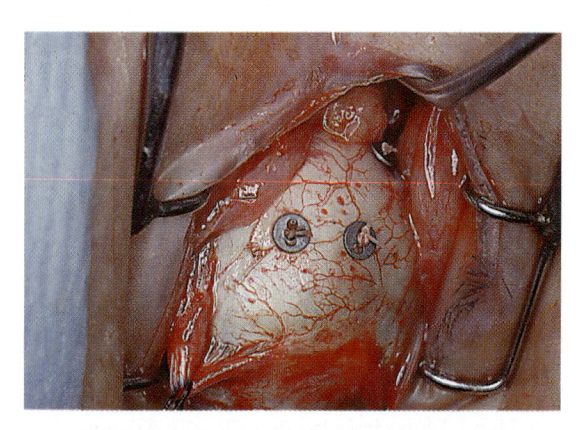

Abb. 8.49 Episklerale Tantal-Clips zur Tumormarkierung vor Protonentherapie.

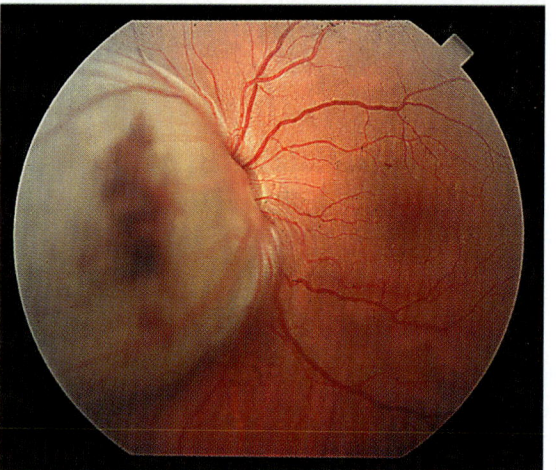

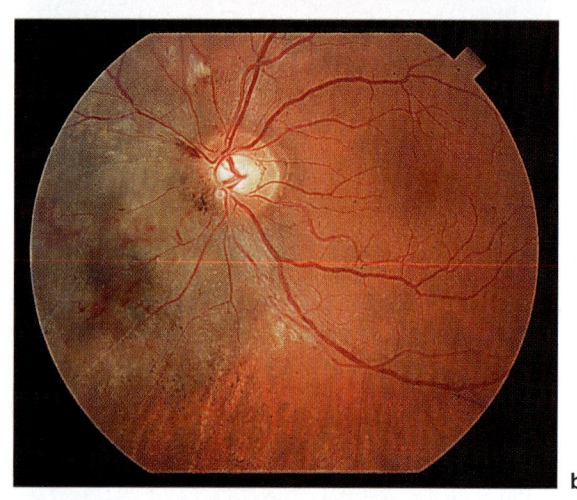

Abb. 8.50a, b Juxtapapilläres Melanom vor (a) und nach (b) Protonenstrahltherapie mit deutlicher Tumorregression.

rer Erfahrung mit dieser Methode nicht erfüllt. Insgesondere die von *Char* et al. (1983) durchgeführten vergleichenden Studien zwischen der Strahlentherapie mit Heliumkernen und der Brachytherapie mit Jod-125 haben gezeigt, daß zwar die lokale Tumorkontrolle mit geladenen Teilchen verbessert werden kann, die Komplikationen im Bereich des vorderen Augenabschnitts aber vermehrt auftraten (*Char* et al. 1989). Enttäuschend waren in nahezu allen Zentren die Ergebnisse in der Protonenstrahltherapie großer intraokularer Tumoren (über 10 mm Tumorprominenz), wo es in mehr als 40% der behandelten Fälle zu unbehandelbaren und letztlich zur Erblindung führenden Sekundärglaukomen kam (*Char* et al. 1997, *Gragoudas* 1997). Nach heutigem Kenntnisstand ist die Protonenstrahltherapie die Methode der Wahl bei kleinen Tumoren (unter 6 mm Tumorprominenz), die einen deutlichen Abstand zur Papille und zur Makula haben. In diesen Fällen läßt sich in einem hohen Prozentsatz ein u. U. sehr gutes Sehvermögen erhalten (*Char* et al. 1998). Inwieweit neue Verfahren wie insbesondere die transpupilläre Thermotherapie mit Infrarot-Lasern und die Kombination dieser Therapieformen mit der Brachytherapie neue Aspekte in der Differentialindikation für diese Gruppe von Tumoren ergeben, ist z. Z. noch nicht absehbar (*Oosterhuis* et al. 1998).

8.10.3 Stereotaktische Radiotherapie

M. Zehetmayer, R. Menapace,
K. Kitz, A. Ertl, K. Dieckmann,
G. Kren, K. Strenn,
M. Georgopoulos, I. Ruhswurm,
S. Toma-Bständig, R. Pötter

Die stereotaktische Radiotherapie mit Photonen ist eine interessante Entwicklung in der Strahlentherapie. Durch Verwendung eines Stereotaxie-Rahmens bei den Schnittbildverfahren CT und/oder Kernspintomographie wird es möglich, die Lokalisation und Ausdehnung eines Krankheitsgebietes exakt durch dreidimensionale Koordinaten zu beschreiben. Diese räumlichen Daten dienen bei der Bestrahlung zur Ausrichtung der Teletherapiegeräte. Damit wird auf elegante Weise eine streng lokalisierte und hochdosierte Bestrahlung der Läsion unter weitestgehender Schonung der benachbarten Strukturen möglich.

In den frühen 50er Jahren entwickelte der schwedische Neurochirurg *Leksell* die Idee, chirurgisch unzugängliche Gehirnläsionen unter Zuhilfenahme eines stereotaktischen Lokalisationsverfahrens zu bestrahlen. Anfänglich wurden 200 keV-Röntgenstrahlen, später Protonen eingesetzt. 1967 konnte am Sophiahemmet Hospital in Schweden das erste Gamma Knife mit 179 halbkugelig angeordneten Kobalt-60-Strahlenquellen erfolgreich installiert werden. 1975 wurde am Karolinska Institut in Stockholm ein verbessertes Modell mit kreisförmiger Quellenanordnung in Betrieb genommen. Die heute verfügbaren Gamma Knife-Geräte beinhalten 201 kreisförmig angeordnete Kobalt-60-Quellen (*Larson* 1996).

1974 schlug *Larson* et al. erstmalig den Einsatz von Linearbeschleunigern (LINAC) für den stereotaktischen Bestrahlungseinsatz vor. Die ersten LINACs, die mit ultraharten Röntgenstrahlen im MeV-Bereich arbeiten, wurden in Schweden und in den USA gebaut. Daneben gibt es Behandlungseinheiten zur stereotaktischen Bestrahlung, die beschleunigte Schwerionen (Helium-, Kohlenstoff- und Neonkerne aus Synchrozyklotronen) und Neutronen aus isozentrisch montierten Zyklotronen verwenden.

Man unterscheidet die stereotaktische Radiochirurgie (SRS) mit einer einzelnen Behandlungssitzung und hoher Einzeldosis von der fraktionierten stereotaktischen Radiotherapie (SRT) mit mehreren Behandlungen (*Webb* 1993). Die Domäne der stereotaktischen Bestrahlung ist bisher der Kopfbereich – primär wurden fast ausschließlich intrakranielle Krankheitsherde bestrahlt.

In der Ophthalmologie führten *Rand* et al. (1987) Tierversuche über die stereotaktischen Bestrahlungen von intraokulären Melanomen mit dem Leksell Gamma Knife durch. *Chinela* et al. berichteten 1992 über die ersten Resultate bei Patienten. Neben Berichten der Wiener Gruppe (*Zehetmayer* et al. 1997 a,b) wurden weitere Artikel über die Gamma Knife-Therapie uvealer Melanome von *Langmann* et al. 1995, *Modorati* et al. (1992), *Marchini* et al. (1995) und *Rennie* et al. (1996) publiziert.

Im Allgemeinen Krankenhaus der Stadt Wien stehen zur Zeit zwei Geräte zur stereotaktischen Bestrahlung zur Verfügung: das an der Universitätsklinik für Neurochirurgie installierte Gamma Knife und die an der Universitätsklinik für Strahlentherapie und -biologie befindliche stereotaktische LINAC-Einheit.

Von März 1993 bis April 1997 wurden 68 uveale Melanome mit dem Gamma Knife bestrahlt. Im

Juni 1997 wurde eine Studie an der stereotaktischen LINAC begonnen, an der bislang 12 Patienten teilgenommen haben.

Geräte und Bestrahlungstechniken

Bei Behandlungen mit dem Leksell Gamma Knife wird das Zielvolumen gleichzeitig durch maximal 201 Kobaltquellen bestrahlt (Prinzip der **simultanen** isozentrischen stereotaktischen Konvergenzbestrahlung). Bei Bestrahlungen mit dem LINAC verwenden wir gegenwärtig pro Isozentrum 4 bis 8 nicht-koplanare Pendelbestrahlungen (Prinzip der **sequentiellen** isozentrischen stereotaktischen Konvergenzbestrahlung). Durch die 201 Einzelquellen bzw. die Pendelbewegung der Bestrahlungsröhre um das Isozentrum sollen Haut und gesunde Gewebsstrukturen geschont werden.

Stereotaktische Bestrahlung mit dem Gamma Knife

Das Gamma Knife, Modell B (ELEKTA Instruments, Linköping, Schweden) besteht aus dem Hauptgerät mit 201 Kobalt-60-Quellen und dem Primärkollimator. Alle Kobaltquellen sind auf einem kreisförmigen Ausschnitt einer Kugeloberfläche angeordnet und isozentrisch fokussiert. Der Quellen-Fokusabstand beträgt rund 40 cm. Zur Behandlungseinheit gehören vier austauschbare Endkollimatoren, eine hydraulische Patientenliege und ein Computer mit dem Dosisberechnungsprogramm (KULA 4.4 bzw. Gammaplan, Elekta).

Bei der stereotaktischen Bestrahlung mit dem Gamma Knife dient ein Stereotaxie-Rahmensystem (Leksell Head Frame, Elekta) als starre Basisebene zur Zuordnung von räumlichen, kartesischen Koordinaten. Der Leksell-Stereotaxie-Rahmen wird mit vier Periostschrauben fest am Schädel verankert und bleibt während des gesamten Behandlungsablaufes (stereotaktischer Bildgebung, Planung, Lagerung des Patienten im Endkollimator und Bestrahlungsdauer) in situ.

Für die Immobilisierung des Bulbus während der Bestrahlung haben wir zwischen 1993 und 1995 zwei okuläre Unterdruckfixationssysteme konstruiert (*Zehetmayer* 1994). Diese Fixationssysteme sind metallfrei aus Kunststoffen gefertigt. Sie bestehen im wesentlichen aus einem Vakuumring, der am Limbus aufgesetzt wird und diesen mit Unterdruck festhält, und einem zweiten Teil, der diesen Vakuumring fest an dem Leksell-Stereotaxie-Rahmen ankoppelt. Diese Unterdruckfixationssysteme gelangen nach peribulbärer Anästhesie der Orbita zum Einsatz (Abb. 8.51).

Mit dem Stereotaxie-Rahmen und dem okulären Fixationssystem in situ werden axiale Computertomographie- und/oder MRT-Schichtbilder angefertigt. Für die stereotaktische Delineation wurde die MR-Tomographie 1995 zunächst für Vergleichsmessungen, für die Routine dann ab 1996 verwendet. Üblicherweise erfolgt eine T_2-gewichtete Sequenz der Orbita mit 2 mm Schichtdicke ohne Kontrastmittel, sowie eine zweite T_1-gewichtete Sequenz mit 1 mm Schichtdicke und Kontrastmittel. Daraus ergeben sich zur Planung wichtige Daten über die Größe, Ausdehnung und über den Abstand des Tumors zu kritischen Strukturen, wie Sehnerv, Makula, Linse, Kammerwinkel, Tränendrüse und Chiasma opticum. Anhand der CT- oder MRT-Bilder erfolgt die Anpassung der Isodosen an das Planungsvolumen, das sich üblicherweise aus dem Tumorvolumen und 1 mm Sicherheitsabstand ergab. Durch die Behandlungsplanung werden die genauen Einstellungswerte für die anschließende stereotaktische Bestrahlung festgelegt (Abb. 8.52). Aus der aktuellen Dosisleistung des Gerätes am Tag der Therapie, den verwendeten Kollimatoren, der Anzahl der Isozentren und der Dosis ergibt sich die benötigte Bestrahlungszeit.

Die Lagerung des Patienten erfolgt in Bauch- oder Rückenlage. Über das x-y-z-Achsensystem des Leksell-Stereotaxie-Rahmens wird der Kopf des Patienten mit dem Tumorvolumen im Zentrum des Endkollimators gelagert und fixiert. Zur Bestrahlung werden die Schleusentore des Gamma Knife ferngesteuert geöffnet und der Patient mit dem Endkollimator in das Gerät eingefahren (*Wu* 1992).

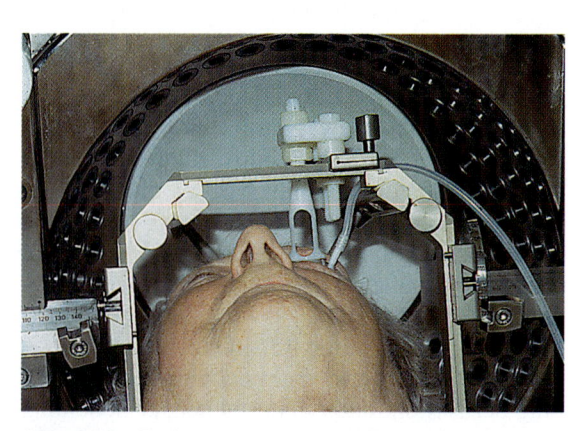

Abb. 8.51 Patient mit Leksell-Stereotaxie-Rahmen und Bulbusfixation. Im Hintergrund ein Gamma Knife Endkollimator mit den Öffnungen für die 201 Kobaltstrahlen.

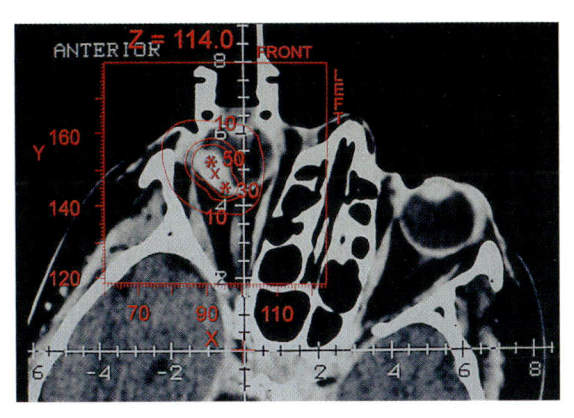

Abb. 8.52 CT-Schichtbild eines Aderhautmelanoms. Die 50%- und 10%-Isodosenlinien des Gamma Knife Bestrahlungsplans dem CT-Bild überlagert. Die beiden Isozentren (8 mm und 4 mm Kollimator) werden durch Sterne markiert.

Ohne die Berechnung und Lagerung betragen die effektiven Bestrahlungszeiten pro Behandlungstag rund 20 bis 30 min.

Stereotaktische Bestrahlung mit dem stereotaktischen LINAC

Die wichtigsten technischen Anforderungen für stereotaktische Bestrahlungen mit Linearbeschleunigern betreffen die mechanische Stabilität der Rotationsbewegung des LINAC (gantry rotation) und die isozentrische Rotation der Patientenliege (couch/chair rotation). Eine Reihe von eigenen Zusatzkollimatoren wird benötigt, um runde oder viereckige Photonenfelder mit einem Durchmesser von 3–35 mm zu erzeugen. An unserer Klinik steht eine 6-MV LINAC Saturne 43 (General Electric Medical System, Paris, Frankreich) zur Verfügung.

Gegenwärtig verwenden wir eine Kopfmaske aus semiflexiblem Kunststoff mit oder ohne Beißblock (BrainLAB Mask System, BrainLAB GmbH, Heimstetten, Deutschland), an das ein stereotaktisches Rahmensystem angekoppelt wird. Dieses Masken-Rahmensystem wird während der stereotaktischen CT- und MRT-Untersuchung getragen und erlaubt die Ermittlung der räumlichen Zielkoordinaten. Mittels eines Softwareprogramms (BrainSCAN, BrainLAB GmbH) erfolgt die Fusion der Daten aus der Schädel-CT mit den Bildern der MRT. Diese Erneuerung verbindet die Verzeichnungsfreiheit der CT-Untersuchung mit der besseren Weichteildarstellung der MRT und kompensiert darüber die Möglichkeit der stereotaktischen Verzeichnung bei der MRT (*Walton* 1995).

Durch Auswahl der Kollimatoren, Anzahl der Pendelbögen und Anzahl der Isozentren wird ein Dosisplan erstellt, der den Bildern der CT-MRT-Fusion angepaßt wird. Durch das Masken-Rahmensystem einerseits, durch die im Gegensatz zum Gamma Knife nicht mechanische, sondern optische Bulbuskontrolle andererseits, haben wir mit einem Sicherheitsrand von 2 bis 2,5 mm um das sichtbare Tumorvolumen gearbeitet.

Zur Verhinderung bzw. Kontrolle von Augenbewegungen haben wir ein optisches Fixationssystem entwickelt. Dabei wird dem kontralateralen Auge ein Fixationslicht angeboten, dessen Position starr mit der Gesichtsmaske verbunden ist. Vor dem erkrankten Auge ist eine Mini-Fernsehkamera auf dem Stereotaxie-Rahmen montiert. Die Bilder dieser Kamera werden auf einen im Kontrollraum installierten Fernsehmonitor übertragen und dienen während der effektiven Bestrahlung zur Überwachung der Augenstellung.

Zur Behandlung erhält der Patient sein individuelles Masken-Rahmensystem. Dieser Rahmen wird starr an die LINAC-Patientenliege angekoppelt. Nach Einstellung des Isozentrums erfolgt die Bestrahlung (*Podgorsak* 1992). Bei der LINAC-Bestrahlung haben wir die Bestrahlungszeiten in Pendelbögen von je 30 bis 40 Sekunden Dauer unterteilt. Nur während dieser Pendelbögen muß der Patient auch tatsächlich das angebotene Fixationslicht beachten. Die reinen Bestrahlungszeiten liegen dabei pro Behandlungstag mit rund 20 bis 30 min in einer ähnlichen Größenordnung wie beim Leksell Gamma Knife (Abb. 8.53, 8.54).

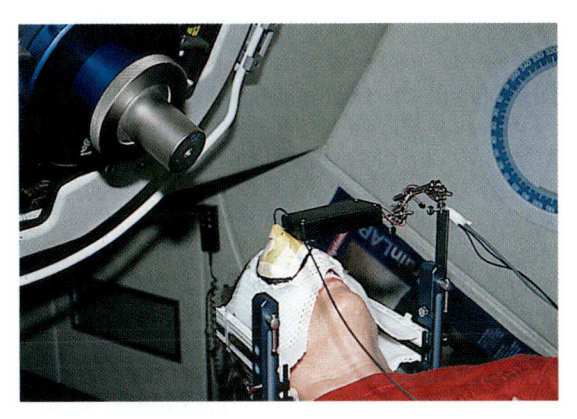

Abb. 8.53 Patient vor der Bestrahlung am stereotaktischen LINAC. Eine Minifernsehkamera vor dem erkrankten rechten Auge dient zur Überwachung der Bulbusstellung. Mit einem Glasfiberkabel wird in der Kegelspitze vor dem linken Auge ein Lichtpunkt zur Fixation eingespielt.

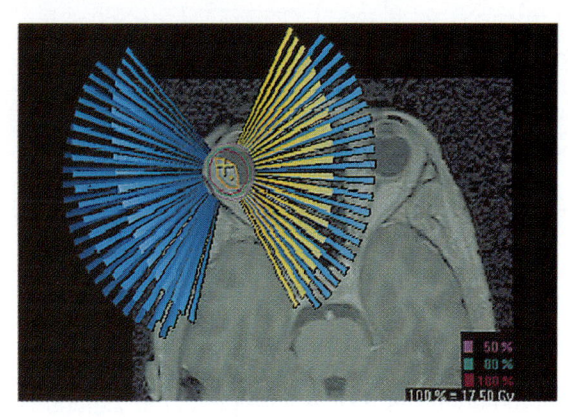

Abb. 8.54 LINAC-Bestrahlungsplan für ein Aderhautmelanom. Das Tumorvolumen und die 50%-, 80%- und 100%-Isodosenlinie sind auf das MRT-Schichtbild projeziert. Die räumliche Ausdehnung und Lokalisation der 5 Bestrahlungsbögen werden durch Fächer dargestellt.

Ergebnisse

Die vorliegende Studie mit Gamma Knife und LINAC inkludiert nur Patienten, die aufgrund der Tumordicke und/oder Tumorlokalisation für eine Brachytherapie mit einem Ruthenium-Applikator oder für eine chirurgische Resektion nicht geeignet waren. Alle Patienten wurden präoperativ und im Rahmen der Nachsorge in regelmäßigen Abständen ophthalmoskopisch untersucht. Halbjährlich wurde eine interne Durchuntersuchung mit Labor und Oberbauchsonographie durchgeführt.

Am Gamma Knife wurden ingesamt 68 Patienten mit uvealen Melanomen bestrahlt. Von der Auswertung exkludiert wurden 4 Patienten: 2 Patienten wegen lokaler Vorbestrahlung (einmal Ruthenium-Brachytherapie und einmal konventionelle fraktionierte Stehfeld-Röntgentherapie) und 2 Patienten wegen bereits bestehender Metastasierung.

Die folgende Auswertung bezieht sich damit auf 64 Patienten, die mit dem Gamma Knife zwischen März 1993 und März 1997 in insgesamt 134 Sitzungen behandelt worden waren. 47 Patienten (73%) wiesen ein Aderhautmelanom auf. 39 Tumoren hatten dabei weniger als 3 mm Abstand des zentralen Tumorrandes zu Makula und/oder Sehnervenkopf. 17 Tumoren (27%) waren Ziliarkörpermelanome, 2 davon (12%) wiesen einen Einbruch in die Vorderkammer auf. Der mittlere größte Durchmesser aller Tumoren betrug 14,7 ± 4 mm, die mittlere Tumordicke 7,8 ± 2,7 mm, das mittlere Tumorvolumen 890 ± 750 mm^3. 32 Patienten (50%) hatten eine initiale Tumordicke von mehr als 8 mm.

Fast ausschließlich wurde die 50%-Isodosis verwendet, um das Tumorvolumen zu umschließen (51 ± 5%). 45 Patienten (70%) wurden mit 2 Fraktionen zu 2 × 50 Gy bis 2 × 27 Gy Randdosis behandelt. 7 Patienten (11%) mit sehr kleinen Tumoren (Tumorvolumen unter 420 mm^3) wurden radiochirurgisch in einer Sitzung mit einer Randdosis von 45 Gy bestrahlt. 12 Patienten (19%) waren mit 3 Fraktionen und mit einer Gesamtranddosis von 45 Gy (3 × 15 Gy) behandelt worden. Für das gesamte Patientenkollektiv beträgt die mittlere Tumorranddosis 57 ± 13 Gy und die mittlere Isozentrumsdosis 113 ± 22 Gy. Das bestrahlte Volumen innerhalb der tumorumschließenden Isodosis lag im Mittel bei 2190 mm^3, was einem mittleren Verhältnis von Tumorvolumen zu bestrahltem Volumen (Konformitätsindex) von 1:2,4 entspricht.

Der mittlere Nachbeobachtungszeitraum dieser Auswertung beträgt 17 ± 12 Monate. Für 48 Fälle mit einer Nachbeobachtungszeit von zumindest 9 Monaten konnte eine lokale Tumorkontrolle mit stabiler oder verkleinerter Tumordicke erzielt werden (100%). In 47/48 Fällen (98%) verkleinerte sich die Tumordicke. Bei einem Patienten blieb der Tumor stabil. Dieser Tumor war ein ausgedehntes Ziliarkörpermelanom mit einer initialen Dicke von 11,4 mm und wurde mit 2 × 29 Gy bestrahlt. 6 Monate nach der Behandlung wurde wegen stabiler Tumordicke eine erneute Bestrahlung mit 24 Gy Randdosis vorgenommen. Das Auge wurde 3 Monate nach der erneuten Bestrahlung wegen des unveränderten Befundes am Tumor und der Entwicklung eines Sekundärglaukoms enukleiert.

Innerhalb der ersten 9 Monate wurde bei einigen Patienten eine Zunahme der initialen Tumordicke beobachtet. Nach 9 Monaten aber lag in allen Fällen eine Verkleinerung der Tumordicke unter den Ausgangswert vor. Median verminderte sich nach 12 Monaten die Tumordicke um 32%, nach 24 Monaten um 45%. Eine Analyse zeigte eine schwach positive Korrelation der Tumorregression mit der Dosis (p < 0,1) (*Zehetmayer* et al. 1997a). Bis heute wurde kein Rezidiv beobachtet.

58 Augen (91%) konnten bislang erhalten werden. In 6 Fällen (9%) war eine sekundäre Enukleation, zumeist wegen eines Neovaskularisationsglaukoms, notwendig. In 5/6 Fällen zeigte die histologische Aufarbeitung ausgedehnte Tumornekrosen. Bislang traten in 5 Fällen (8%) Metastasen auf – zwei Patienten sind zwischenzeitlich an ihren Metastasen verstorben.

Als akute radiogene Nebenwirkungen waren gelegentlich das Auftreten einer Konjunktivitis und Blepharitis sowie die Entstehung bzw. Zunahme einer bereits schon bestehenden serösen Begleitamotio zu beobachten. In dieser Auswertung traten als späte radiogene Nebenwirkungen Strahlenkatarakte (n = 19), Sekundärglaukome (AT > 21 mmHg und/oder medikamentöse Glaukomtherapie in n = 16), Hornhautpathologien (Epitheldefekte oder Keratitis n = 10), Uveitiden (Tyndall > 0 in n = 20), Optikopathien (n = 13), Retinopathien (n = 25) und Glaskörperblutungen (n = 7) auf.

Signifikant vermehrt zeigten Patienten mit größeren Tumoren radiogene Nebenwirkungen. Bei Patienten mit Tumoren unter 8 mm initialer Tumordicke konnten deutlich weniger Komplikationen beobachtet werden. Die durchgeführte Multivarianzanalyse zeigt, daß das initiale Bestrahlungsvolumen den wichtigsten Risikofaktor für das Auftreten sowohl von Katarakten als auch von Sekundärglaukomen darstellt. Das mit mehr als 10 Gy/Fraktion bestrahlte Volumen stellt den wichtigsten Risikofaktor für die Entwicklung einer Uveitis in unserer Auswertung dar.

Im Zeitraum Juni 1997 bis Oktober 1997 wurden unter den oben erwähnten Studienbedingungen 12 Patienten am stereotaktischen LINAC bestrahlt. 11 Patienten wiesen Aderhaut-, ein Patient ein Ziliarkörpermelanom mit Einbruch in die Vorderkammer auf. Der größte Tumordurchmesser betrug $12{,}3 \pm 3$ mm, die Tumordicke $6{,}5 \pm 1{,}8$ mm, das Tumorvolumen 620 ± 300 mm^3. 2 Patienten (17%) wiesen eine initiale Tumordicke von mehr als 8 mm auf. Alle Patienten wurden mit 70 Gy Randdosis behandelt, wobei immer auf die 80%-Isodosis dosiert wurde. 11 Patienten wurden mit 5 Fraktionen (51×4 Gy) bestrahlt. Der eine Patient mit dem ausgedehnten Ziliarkörpermelanom wurde mit 7 Fraktionen (7×10 Gy) behandelt. Durch die stärkere Fraktionierung in diesem Fall erwarten wir uns eine bessere Schonung des vorderen Augenabschnittes bzw. des Lides. Der mittlere Nachbeobachtungszeitraum beträgt heute 2 ± 1 Monate. 3 Patienten konnten länger als 3 Monate beobachtet werden. Sie alle zeigen eine bereits verkleinerte Tumordicke. In zwei Fällen trat eine milde bis mäßige Blepharokonjunktivitis bzw. in einem Fall eine Konjunktivitis auf. Bislang haben wir nie eine Zunahme der Begleitamotio oder das Auftreten einer Glaskörperblutung gesehen.

Schlußfolgerung und Ausblick

In den späten 70er und frühen 80er Jahren wurden bereits erste Versuche über den Einsatz kollimierter Photonenstrahlen zur Behandlung uvealer Melanome unternommen (*Bornfeld* et al. 1983, *Cherney* et al. 1977). Die Entwicklung dreidimensionaler Bildgebungsverfahren unter stereotaktischen Bedingungen und die Realisierung geeigneter Bestrahlungsgeräte haben erneut das Interesse für die Behandlung von uvealen Melanomen mit Photonen geweckt.

Chinela et al. haben 1992 den Einsatz einer einzigen Gamma Knife Fraktion mit 90 Gy Randdosis als ausreichend für die lokale Tumorkontrolle uvealer Melanome vorgeschlagen. Wir haben uns zu einer Zweizeitbestrahlung entschlossen. Erste klinische Ergebnisse mit 50 bis 42 Gy Dosis/Fraktion zeigten eine rasche lokale Tumorkontrolle, aber auch das frühe Auftreten radiogener Nebenwirkungen. Im weiteren Verlauf konnte die Dosis/Fraktion auf 27 Gy reduziert werden, ohne daß Therapieversagen zu beobachten gewesen wäre. Aufgrund weitgehend positiver Literaturberichte (*Langmann* et al. 1995, *Marchini* et al. 1995, *Modorati* et al. 1995) über eine erfolgreiche Einzeitbestrahlung uvealer Melanome mit 50 bis 90 Gy Randdosis haben wir 1995 einige wenige, ausgesuchte Patienten mit sehr kleinen Tumorvolumina radiochirurgisch in einer Sitzung mit einer Randdosis von 45 Gy bestrahlt.

Ein wesentliches Problem stellten die späten radiogenen Komplikationen dar. Zur Vermeidung radiogener Nebenwirkungen bieten sich zwei Wege an.

Erstens: optimale Anpassung des Bestrahlungsvolumens an das Tumorvolumen und Reduktion der Bestrahlung von gesunden Gewebsstrukturen („Konformitätsindex"). An Gamma Knife erfolgen diese Anpassungen des Bestrahlungsvolumens an die Tumorkonturen durch eine individuelle Auswahl von Kollimatoren („plugging" und „multi-isocenter-technique", *Wu* 1992). Seit 1996 haben wir routinemäßig für die Tumordarstellung die MR-Tomographie verwendet. Verglichen mit der CT, ermöglicht die kontrastreichere Weichteildarstellung der MRT die bessere räumliche Beurteilung von flachen Aderhauttumoren bzw. von flachen Melanomausläufern unter 2 mm Dicke. Zusätzlich ist Melanin paramagnetisch und zeichnet sich in den MRT-Schichtbildern ganz klar ab, was eine gute Abgrenzung des Tumors von der häufig bestehenden Begleitamotio ermöglicht. Durch die verbesserte Abgrenzbarkeit des Tumors sind weniger breite Sicherheitsränder notwendig. Die Planungsisodosis kann somit enger an den Tumor herangeführt werden, was zu einer Reduktion der Bestrahlung von gesunden Gewebsstrukturen führt.

Der zweite Weg zur Reduktion radiogener Nebenwirkungen ist die stärkere Fraktionierung der Gesamtdosis. *Rennie* et al. haben 1996 auf die hohe Inzidenz radiogener Nebenwirkungen bei der Gamma Knife Einzeitbestrahlung uvealer Melanome mit 70 Gy Randdosis hingewiesen. Wir haben am Gamma Knife bereits von Beginn an fast ausschließlich mit 2 Fraktionen bestrahlt. Ab September 1996 haben wir 3 Fraktionen appliziert. Durch diese letzte Änderung des Bestrahlungsschemas konnten wir das mit mehr als 25 Gy pro Fraktion bestrahlte Volumen deutlich reduzieren und radiogene Nebenwirkungen des hinteren Augenabschnittes signifikant senken.

Durch die aufwendige invasive Fixation am Gamma Knife ist eine stärkere Fraktionierung nicht möglich. Hingegen erweisen sich bei der stereotaktischen LINAC-Behandlung die Verwendung eines nicht-invasiven stereotaktischen Masken-Rahmensystems, der Einsatz einer berührungsfreien, optischen Überwachung der Augenstellung, das bessere Verhältnis von Rand- und Zentrumsdosis und die Tatsache, daß bildgebende Verfahren nur einmal durchgeführt werden müssen, als vorteilhaft bei einer häufigeren Fraktionierung. Für die LINAC-Bestrahlung ist die Dosierung zur Kontrolle der uvealen Melanome noch nicht etabliert. Wir haben uns hier an den Schemata, die bei Protonenbestrahlungen verwendet werden, orientiert und 70 Gy Gesamtdosis verordnet. Diese höhere Gesamtdosis und ein vergrößerter Sicherheitsrand führen zu einer vermehrten Gesamtbestrahlung von gesundem Umgebungsgewebe.

Zukünftige Studien werden zeigen, ob durch eine Bestrahlung uvealer Melanome mit dem stereotaktischen LINAC und einer größeren Anzahl an Fraktionen eine Reduktion radiogener Nebenwirkungen erreicht werden kann.

8.10.4 Ergebnisse der strahlentherapeutischen Behandlung

P. K. LOMMATZSCH

Seit Einführung der bulbuserhaltenden Behandlungsmethoden verbunden mit einer systematischen und langjährigen Beobachtung der Patienten, gleichgültig welche therapeutischen Schritte unternommen wurden, haben sich gewisse Tumoreigenschaften und prätherapeutische Behandlungssituationen herauskristallisiert, die für den betroffenen Patienten ein unterschiedlich hohes Risiko bedeuten, dem Tumorleiden durch Metastasen zu erliegen. Man muß dabei die Prognose quoad vitam von der Prognose quoad visum unterscheiden. Dabei haben sich statistische Methoden wie die Berechnung der Überlebenszeiten mit Hilfe der Kaplan-Meier-Überlebenskurven sowie das Cox'sche proportional hazard model für die Multivarianzanalyse bewährt.

Bereits aus dem histopathologischen Befund – leider bei Brachytherapie kaum erhältlich – lassen sich signifikante Risikofaktoren ablesen. Daher sollte jeder pathologische Befund eines Aderhautmelanoms die Beschreibung folgender Eigenschaften enthalten (*McLean* et al. 1997):

1. Die modifizierte Callender-Zelltypisierung
2. Eine Beschreibung der fibrovaskulären Schlingen
3. Tumorausdehnung
4. Extraokuläre Tumorausdehnung
5. Anzahl der Mitosen
6. Infiltration mit Lymphozyten und
7. Die Bestimmung des Mittelwertes der zehn größten Nukleoli (MLN), wozu allerdings ein spezielles Bildanalysesystem zum Mikroskop erforderlich ist.

Je mehr derartige Risikofaktoren zusammentreffen, um so höher wächst das Risiko für den betroffenen Patienten, Metastasen zu entwickeln.

Wie aus der Tabelle 8.6 zu entnehmen ist, sind die erzielten Behandlungsergebnisse trotz zum Teil beachtlicher Patientenzahlen zwischen den einzelnen internationalen Zentren kaum zu vergleichen. Meist fehlen die erforderlich langen Nachbeobachtungszeiten und der Einfluß bekannter Risikofaktoren ist nicht immer klar zu erkennen. Daher muß mit größtem Interesse das Endergebnis der COMS aus den USA erwartet werden, wo insbesondere durch die Randomisierung die Frage der Überlegenheit von bestimmten Therapiearten statistisch signifikant beantwortet werden wird.

In einer retrospektiven Studie fanden *Char* et al. (1997) bei ihren Patienten eine Normalverteilung der Tumorverdopplungszeit bei einem Medianwert von 1,4 Jahren. Die schneller wachsenden Tumoren entwickelten eher Metastasen und zeigten eine höhere lokale Rezidivrate als die langsam wachsenden.

Eine Analyse aus 1254 Patienten mit Aderhautmelanom, die mit Ru-106/Rh-106-Applikatoren bestrahlt wurden, ergab, daß die Tumorlokalisation im vorderen Uveaabschnitt der bedeutendste Risikofaktor war (*Bornfeld* et al. 1991). Besonders diejenigen Melanome, die bereits den Ziliarkörper erreicht hatten, besaßen die schlechteste Prognose. Das Metastasenrisiko nahm schrittweise für Tumordicke, -durchmesser, Patientenalter, Geschlecht und die sekundäre Enukleation ab. Einen statistisch nicht signifikanten Einfluß übte die Enukleation aus, wenn sie bei ungenügendem strahlentherapeutischen Erfolg dennoch erforderlich wurde. Ein erhöhtes malignes Potential des Tumors haben solche Fälle, bei denen sich nach der Brachytherapie ein lokales Rezidiv entwickelt (*Vrabec* und *Augsburger* et al. 1991).

Nach transskleraler Resektion von Aderhautmelanomen wurden von *Damato* et al. (1996a) folgende Risikofaktoren für eine frühzeitige Metastasierung ermittelt:

1. Alter über 60 Jahre zu Therapiebeginn
2. Epitheloide oder gemischtzellige Tumoren
3. Lokalisation in der oberen Funduspartie
4. Größter basaler Tumordurchmesser von 16 mm und mehr
5. Fehlen der zusätzlichen Strahlentherapie
6. Sekundäre Enukleation bei umfangreichem lokalen Rezidiv und
7. Sekundäre Enukleation bei kleinen lokalen oder extraokularen Rezidiven. Diese Anordung entspricht ihrer Signifikanz mit fallenden p-Werten. Wenn weniger als 2 der genannten Risikofaktoren zusammentrafen, betrug die 15-Jahres-Überlebenszeit 92%. Trafen mehr als 3 Faktoren zusammen, so sank die Überlebensrate auf 30% bereits nach 3,5 Jahren. Aus dieser Erfahrung folgt die Empfehlung, bei jeder lokalen Tumorexzision zusätzlich unmittelbar als Routineverfahren eine Brachytherapie anzuschließen.

In jüngster Zeit haben *Kroll* et al. (1998) mit Recht darauf hingewiesen, daß bei der Analyse von prognostischen Faktoren zwischen der melanomspezifischen Todesursache (Metastasen) und den unspezifischen Todesursachen unterschieden werden muß. Ein erheblicher Anteil (42,3%) der wegen eines Aderhautmelanoms bestrahlten Patienten stirbt erfahrungsgemäß an einer Todesursache, die mit dem Melanom nicht in Zusammenhang gebracht werden kann. In dieser Studie an 731 Patienten mit vorwiegend mittleren und großen Aderhautmelanomen (343 Augen wurden mit Helium Ionen und 388 mit I-125 Applikatoren bestrahlt) erwies sich der größte Tumordurchmesser als sicherster Parameter zur Vorhersage einer zu erwartenden Tumormortalität, es folgten als weitere signifikante Risikofaktoren die Ziliarkörperbeteiligung, das Patientenalter und der Abstand des Tumors von der Fovea. Die melanomspezifischen Todesraten nach lokaler Strahlentherapie wurden mit 16,1% nach 5 Jahren und 21,8% nach 10 Jahren berechnet. Die nicht durch das Melanom bedingten Todesraten dieser Patientengruppe betrugen 8,3% nach 5 und 15,9% nach 10 Jahren.

8.10.5 Komplikationen nach Strahlentherapie des Aderhautmelanoms

Eine von erfahrener Hand durchgeführte Strahlentherapie des malignen Melanoms der Aderhaut unter Beachtung der genannten Indikationskriterien ist nur in geringem Maße von schwerwiegenden radiogenen Komplikationen am Auge begleitet. Es gibt aber leider keine Form der Strahlentherapie, die völlig frei von allen Nebenwirkungen wäre. Besonders die gefürchteten Spätschäden der Mikrozirkulation mit ihren Folgen an Netzhaut und am Sehnerv, können für unsere Patienten zum Hauptproblem der Augenerkrankung werden, obwohl das Tumorleiden seit vielen Jahren beherrscht worden ist. Über radiogene Schäden nach Co-60 Applikatoren gibt es inzwischen recht enttäuschende Berichte (*MacFaul* et al. 1970, 1977), so daß die meisten Tumorzentren Co-60 verlassen haben und für die Brachytherapie Ru-106/Rh-106 oder J-125 verwenden oder die Strahlentherapie größerer Tumoren mit Protonen durchführen, weil damit die Gefahr von schweren Nebenwirkungen kleiner ist.

Frühkomplikationen

Die exsudativen Reaktionen können besonders bei Bestrahlungszeiten kürzer als 4 Tage sehr heftig ausfallen, doch haben sie in der Regel eine gute Prognose und die radiogene Amotio chorioideae

8 Malignes Melanom der Aderhaut

Tabelle 8.6

Autor	Anzahl der Patienten	Strahlenquelle	Dosis am Tumor	Beobachtungszeit	Tumorregression	Enukleation	Visus	Überlebensrate (5 Jahre)	Gestorben an Metastasen	Radiogene Spätkomplikationen
HB Stallard 1966	100 (1939–1964)	Co-60	200–400 Gy (Basis)	2–17 Jahre	69 flache Narbe	16	–	?	6	Perimakulare Exsudate 11 Retinale Blutung 9 Katarakt 7 partielle Katarakt 2
JA Shields JJ Augsburger LW Brady II Day 1982	100 (1976–1980)	Co-60	330 Gy (Basis) 85 Gy (Spitze) in 7,7 Tagen	1–5 Jahre Median 23,5 Monate	96 Verkleinerung des Tumors	2	63 6/5-6/12	95 2 Jahre	3	Strahlenretinopathie 30 Katarakt 7 Glaskörperblutung 11 Skleranekrose 2
TR Vrabec JJ Augsburger JW Gamel LW Brady et al. 1991	445 (1976–1983)	Co-60		7,4 Jahre (ohne Rezidiv) 4,9 Jahre (bei Rezidiv)	–	–	–	87% (ohne Rezidiv) 58% (bei Rezidiv)	34 (Rezidive) 17 (ohne Rezidiv)	–
H Zygulska-Mach et al. 1983	93 (1968–1980)	Co-60	110–200 Gy (Tumorspitze)	3–10 Jahre	24 flache Narbe	22	22 0,1 und besser	86% 73% 7 Jahre	17	Katarakt 63 Amotio retinae 20 Glaukom 31 RON 11 Strahlenretinopathie 52 Netzhautblutung 24 Uveitis 29
ES Gragoudas 1977	487 (1975–1984)	Protonen	70 Co Gy 5 Fraktionen in 7–10 Tagen	12,2 Jahre	97% lokale Tumorkontrolle	10%	40% 20/200 und besser	83% 76% (10 Jahre)	25%	Strahlenretinopathie 34% Neovaskularisationsglaukom 15% Katarakt 27–79% (je nach Tumorlokalisation)

8.10 Therapie des Aderhautmelanoms mit ionisierenden Strahlen

Autor	n (Zeitraum)	Strahlenart	Dosis	Nachbeobachtung	Tumoransprechen	Visus	Mortalität	Komplikationen
L Desjardins 1995	400 (1991–1994)	Protonen	60 CoGy 4 Fraktionen in 4 Tagen	1–2 Jahre	10,4% vollständig; 70,8% Verkleinerung; 18,6% stabil	4% 504% besser als 20/200	—	5% Lidatrophie, Zilienverlust 18%; Amotio retinae 13%; Glaukom 7%; Katarakt 23%; Keratitis 2%; Glaskörperblutung 3%; RON 5%; Makulopathie 35%
E Egger L Zografos et al. 1991	777	Protonen	60 CoGy	24 Monate (Median) Max. 84 Min. 2	28 strahlenresistente Tumoren	62 (8%) 25 besser als 0,1 nach 5 Jahren	85%	45 (5,8%) Katarakt 18,8%; Ablatio retinae 5%; Rubeosis 3,4%; Glaskörpereinblutung 11%; Papillitis 9,8%; Makulopathie 9%; Glaukom 6,9%
DH Char et al. 1990	164 (1977–1984)	Heliumionen	50–80 GyE 1,3 RBW 5 Fraktionen in 5–7 Tagen	84 Monate (Median) Min. 60 Monate	72% Verkleinerung um mehr als 1 mm	26 (15,9%)	80% Kaplan-Meier	30 (18,1%) Neovaskularisationsglaukom 30,5%; Katarakt 40,9%; Makulopathie 22,6%; Makulaoedem 17,7%; Keratitis 21,3%; Trockenes Auge 12,8%; RON 15,2%
DH Char et al. 1998	221 (1978–1985)	Heliumionen	50–80 GyE 1,3 RBW 4–5 Fraktionen in 5–7 Tagen	9,4 Jahre im Durchschnitt; 12,4 Jahre (Median) der Lebenden der Bestrahlung	4,6% Tumorvergrößerung nach	46 (22,4%) >10 Jahren: 23% ≥20/40; 11% =20/50 bis 20/200; 66% ≤20/400; 72% >20/40 bei Tumoren <6 mm und >3 mm vom N. opticus	Mortalität an Metastasen: 72,5% nach 5 Jahren, 18,6% nach 5 Jahren, 61% nach 10 Jahren, 23,6% nach 10 Jahren, 45,6% nach 15 Jahren	Ursache des Visusverlustes: Strahlenretinopathie 86,7% nach mehr als 4 Jahren. Netzhautablösung 62,3% nach 0–1 Jahren. Neovaskularisationsglaukom 34,9%

Fortsetzung ▶

Tabelle 8.6

Autor	Anzahl der Patienten	Strahlenquelle	Dosis am Tumor	Beobachtungszeit	Tumorregression	Enukleation	Visus	Überlebensrate (5 Jahre)	Gestorben an Metastasen	Radiogene Spätkomplikationen	
PK Lommatzsch 1986	309 (1964–1984)	Ru-106/ Rh-106	100 Gy (Tumorspitze) mehr als 1000 Gy (Tumorbasis)	6,7 Jahre (median) Min. 1 Jahr Max. 21 Jahre	52,8% flache Narbe	64 (20,7%)	49 (22,7%) 1,5–0,5	84,3% (5 Jahre) 65,8% (10 Jahre)	40 (12,9%)	Makulazerstörung Optikusatrophie Makuladegeneration Strahlenretinopathie Katarakt Skleranekrose Glaskörperblutung Sekundärglaukom Zentralvenenthrombose	83 23 16 17 7 1 2 2 2
N Bornfeld PK Lommatzsch et al. 1991	1254 (1964–1989)	Ru-106/ Rh-106	100 Gy (Tumorspitze) 1000 Gy (Tumorbasis)	3,6 Jahre (Median) Min. 2,7 Max. 23,6 Jahre	–	12,6%	–	86,6%	14,2% nach 5 Jahren	–	
JD Grange et al. 1995	207	Ru-106/ Rh-106	60 Gy (Tumorspitze) 1500 Gy (Sklera)	1–10 Jahre	76% T1 und T2 34% T3	33 (16%)	53% 0,2 und besser	91% (T1, T2) 76% (T3)	28 (14%)	Makulaödem Glaskörperblutung Katarakt Neovaskularisationsglaukom Papillenatrophie	13% 6% 6% 5% 2,4%
S Packer et al. 1984	29	J-125	72–118 Gy	38 Monate (Min. 12)	2 Fälle Tumorwachstum am Applikatorrand	3 (10%)	–	etwa 70%	5 (17%)	Retinopathie Katarakt Glaukom Glaskörperblutung	5 4 3 4

und retinae bilden sich meist spontan zurück. Die vorübergehende Muskeldurchtrennung, die meist zur exakten Positionierung der Applikatoren notwendig ist, kann später gelegentlich Ursache von störenden Doppelbildern sein.

Spätkomplikationen

Nach Co-60-Applikatoren und nach Protonenbehandlung kann sich eine Keratokonjunctivitis sicca entwickeln, wenn die Tränendrüse nicht genügend aus dem Strahlenfeld herausgehalten werden kann. In fast allen Fällen muß mit einer Strahlenkatarakt gerechnet werden. In seltenen Fällen wurde eine radiogene Skleranekrose beobachtet. Am meisten wird jedoch die radiogene Retinopathie gefürchtet (*Foerster* et al. 1983). Sie ist durch Permeabilitätsstörungen und Verschlüsse im Kapillarnetz gekennzeichnet, die besonders mit der Fluoreszenzangiographie deutlich werden. Später entstehen Verschlüsse auch an den größeren Arterien mit Mikroaneurysmen, Netzhautnekrosen, Cotton-wool-Herden, Blutungen und harten Exsudaten. Wird die Papille betroffen, dann entwickelt sich die radiogene Optikusneuropathie (RON), ein Papillenödem mit Blutungen, die später in einer Optikusatrophie endet. Therapeutische Maßnahmen wie panretinale Laserkoagulation, hyperbare Sauerstoffbeatmung oder allgemeine Prednisonbehandlung haben nur geringe Erfolge zu verzeichnen.

Nach Bestrahlung mit Ru-106/Rh-106-Applikatoren werden so ausgedehnte radiogene Retinopathien, wie sie nach Co-60 regelmäßig auftreten, nicht beobachtet. Selten erstrecken sich die Veränderungen über die gesamte Netzhaut, sondern sie entwickeln sich vorzugsweise am Rande der Strahlennarbe. Nur wenn diese dicht an Makula oder Papille heranreicht, entwickelt sich unvermeidbar eine radiogene Makulopathie oder RON. Bei der Brachytherapie mit Co-60 muß trotz erfolgreicher Tumorbestrahlung mit einem erheblichen Visusverfall innerhalb von 2–3 Jahren durch die foveale Strahlenretinopathie gerechnet werden, wenn die Fovea mit mehr als 50 Gy belastet wurde (*Cruess* et al. 1984a). Dies ist ein Grund gewesen, Betastrahlenapplikatoren den Gammaquellen vorzuziehen, da Dank der kürzeren Reichweite der Elektronen diese beschriebenen Nebenwirkungen in einem nicht so hohen Prozentsatz beobachtet werden.

Bei älteren Patienten bildet sich die Störung der retinalen Mikrozirkulation eher aus als beispielsweise bei Kindern, bei denen eine Brachytherapie mit Ru-106/Rh-106 wegen Retinoblastom durchgeführt wurde (*Lommatzsch* et al. 1978). Die radiogene Atrophie der Choriokapillaris hat möglicherweise eine nicht zu unterschätzende Bedeutung bei der Tumornekrose nach Betabestrahlung (*Foerster* et al. 1986).

Nach Protonenbestrahlung ist die Rubeosis iridis mit der Entwicklung des Neovaskularisationsglaukoms eine gefürchtete radiogene Komplikation. Man muß in 15% aller Fälle damit rechnen, die Latenzzeit beträgt durchschnittlich 1,4 Jahre (*Gragoudas* et al. 1987). Bei 33% aller mit Protonen bestrahlten Patienten ist eine Strahlenkatarakt zu erwarten. Die gefürchtete Rubeosis iridis tritt, wie jüngste Untersuchungen gezeigt haben, in 90% innerhalb von 4 Jahren nach einer Protonenbestrahlung auf und ein Drittel dieser Patienten muß wegen schmerzhaften Sekundärglaukoms enukleiert werden, obwohl es gelungen war, den Tumor lokal unter Kontrolle zu bringen (*Foss* et al. 1997). Auch bei der Bestrahlung mit Helium Ionen wurden häufiger Komplikationen am vorderen Augensegment wie Neovaskularisationsglaukom, Epiphora und trockenes Auge beobachtet als im Vergleich zur Brachytherapie mit J-125, obgleich die lokale Tumorkontrolle mit Helium Ionen signifikant besser gelang (*Char* et al. 1993). Bei sehr großen Tumoren insbesondere mit begleitender Amotio retinae erscheint daher eine Strahlentherapie jeder Art kontraindiziert, wenn nicht die besondere Situation eines einzigen Auges dazu zwingt.

Bei der Brachytherapie mit Ru-106/Rh-106 beobachteten wir nur in 2,3% eine Linsentrübung nach der Bestrahlung (*Lommatzsch* 1986) und die beschriebenen Komplikationen wie Rubeosis iridis und Neovaskularisationsglaukom spielen nach Betabestrahlung des dorsalen Aderhautmelanoms kaum eine Rolle. Das größte Risiko, bei der Brachytherapie mit Ru-106/Rh-106 eine radiogene Makulopathie (Abb. 8.55) zu erzeugen, besteht bei einer Entfernung des dorsalen Tumorrandes von weniger als 2 mm von der Fovea. Eine radiogene Optikusneuropathie entwickelt sich mit großer Wahrscheinlichkeit, wenn der dorsale Tumorrand bis 1 PD an die Papille heranreicht (*Summanen* et al. 1996).

Erwartungsgemäß wird es bei größeren Tumoren in der Nähe von Makula oder Papille gelegen eher zu Beeinträchtigungen der Makulafunktion kommen als nach der Bestrahlung mittlerer und kleinerer Tumoren weiter entfernt davon in der Äquatorgegend. Dabei hat die gewählte Strahlenquelle eine untergeordnete Bedeutung (*Cruess* et al. 1984).

Bei klinisch ausgeprägtem radiogenem Makulaödem nach Brachytherapie kann die gridförmige Photokoagulation der Makula das Ödem zur Rückbildung bringen, wodurch der Visus etwas verbessert werden kann. Die Laserkoagulation mit 50–100 µm großen Herden wird mit derselben Technik, wie dies bei der diabetischen Makulopathie üblich ist, durchgeführt (*Kinyoun* et al. 1995).

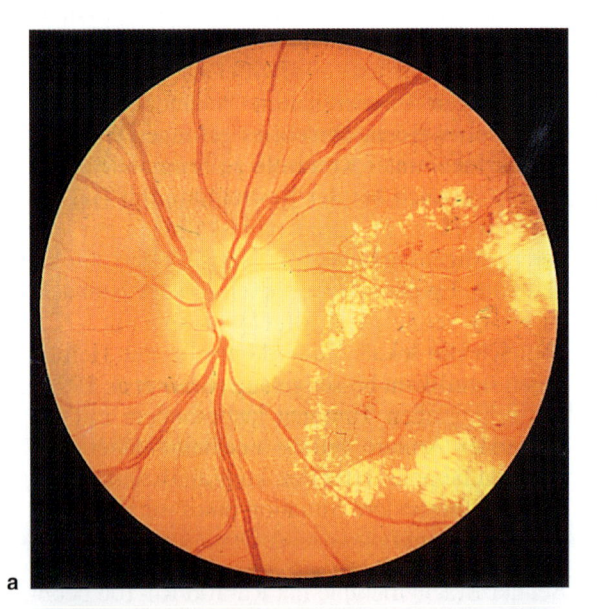

8.11 Hyperthermie und Thermotherapie des Aderhautmelanoms

J. A. OOSTERHUIS

Die Wärmebehandlung von Tumoren beruht auf der Beobachtung, die vor mehr als hundert Jahren gemacht wurde, daß hohe Fieberschübe wie bei einem Erysipel Verkleinerungen maligner Tumoren bewirken können.

Wärme kann in drei Temperaturbereichen zur Behandlung von Aderhauttumoren angewandt werden, die getrennt diskutiert werden.

- Hyperthermie zwischen 42°-44 °C
- Thermotherapie zwischen 45°-65 °C
- Photokoagulation und Diathermie mit mehr als 65 °C.

Hyperthermie

Hyperthermie zwischen 42° und 44 °C wird wegen des synergistischen Effekts bei der Behandlung menschlicher Tumoren in Kombination mit Strahlentherapie oder Chemotherapie angewandt. Dieser Effekt gestaltet sich optimal, wenn beide Behandlungen gleichzeitig verabfolgt werden. Gut mit Sauerstoff versorgte Tumorzellen sind strahlensensibler als hypoxische Zellen. Das Gegenteil trifft für die Hyperthermie zu. Viele Aderhautmelanome enthalten Gebiete mit Hypoxie bis

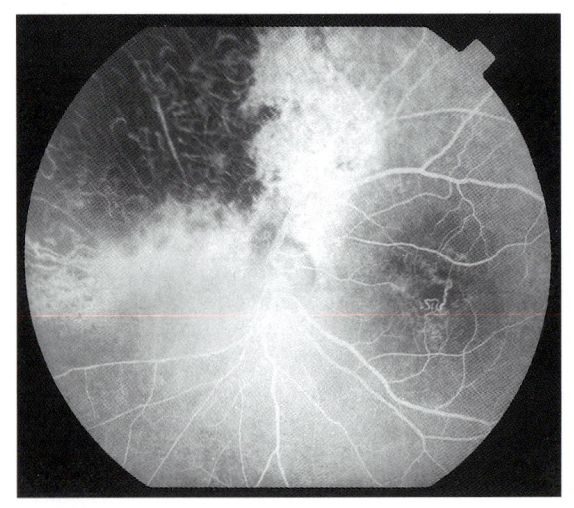

Abb. 8.55 a–c
a Strahlenretinopathie 5 Jahre nach Brachytherapie eines Aderhautmelanoms.
b Radiogene Makulopathie 7 Jahre nach Brachytherapie eines Aderhautmelanoms.
c Im Fluoreszenzangiogramm erkennt man die Vergrößerung der Kapillarstruktur, Erweiterung einiger Kapillaren wie Teleangiektasien.

hin zur spontanen Nekrose. Als alleinige Behandlung besitzt die Hyperthermie nur einen vorübergehenden Hemmungseffekt auf das Tumorwachstum.

Nach Brachytherapie des Aderhautmelanoms kann sich eine Strahlenvaskulopathie im Makulabereich als Komplikation entwickeln mit Herabsetzung der Sehschärfe, da die Kapillaren im Makulagebiet besonders strahlenempfindlich sind. Um die Strahlenbelastung zu reduzieren, wird die Brachytherapie des Aderhautmelanoms mit einer Hyperthermie von 42° bis 44°C kombiniert, weil durch den synergistischen Effekt die Strahlendosis reduziert werden kann, ohne damit den therapeutischen Strahleneffekt zu beeinflussen.

Die Hyperthermie wurde 1982 in die ophthalmologische Onkologie eingeführt; dabei wurden folgende drei Methoden mit radioaktiven Applikatoren kombiniert, um die Behandlung des Aderhautmelanoms zu ermöglichen: Mikrowellen, lokalisierte elektrische Erwärmung und ferromagnetische Thermoseeds. Die vierte Technik benutzt einen transskleralen Transducer, wobei die Hitze durch fokusierten Ultraschall hoher Intensität erzeugt wird.

Bei der **Mikrowellen-Thermoradiotherapie** wird die Hitze elektromagnetisch erzeugt, der Applikator besitzt eine scheibenförmige Mikrowellenantenne, die mit J-125 oder Pd-103-Seeds bestückt ist. Die episklerale Temperatur sinkt um 1°C per mm Gewebetiefe auf 50% in 3,5 mm Tiefe im Tumorgewebe ab. *Finger* (1997) berichtete über 48 damit behandelte Patienten mit Aderhautmelanom bei einer Nachbeobachtungszeit von fast 5 Jahren. Die Tumorspitze wurde auf 42°C für 45 Minuten erwärmt, die episklerale Temperatur schwankte dabei zwischen 46,6° und 52,2°C. Die mittlere Bestrahlungsdosis an der Tumorspitze betrug 52,6 Gy, etwa die Hälfte der sonst üblichen Dosis bei Brachytherapy als alleinige Therapie. Die lokale Tumorkontrolle (93,8%) war damit bis auf drei Fälle möglich. Sieben Augen mußten enukleiert werden. 31% der Patienten verloren mehr als zwei Reihen der Sehschärfe. Bei 31% verursachten wärmeinduzierte Gefäßverschlüsse chorioretinale Narben im und um das behandelte Areal.

Bei der **lokalisierten Radiofrequenz-Hyperthermie** ist der Applikator mit einer Radiofrequenzelektrode versehen. Eine zweite größere indifferente Elektrode wird an der Wange des Patienten befestigt. Der Tumor wird durch den Strom zwischen den beiden Elektroden erwärmt, dessen Stärke in der Nähe der kleinen Elektrode am größten ist. Dabei ist der Temperaturgradient im Tumor klein (0,23°C/mm).

25 Patienten wurden mit Radiofrequenz-Hyperthermie J-125 Brachytherapie behandelt und über eine mittlere Nachkontrollzeit von 2½ Jahren von *Petrovich* et al. (1996) beobachtet. Die mittlere Temperatur betrug 43,5°C über 45 Minuten; die mittlere Bestrahlungsdosis an der Tumorspitze betrug 73,3 Gy. 22 Patienten (88%) zeigten eine Verkleinerung des Tumors, aber bei 2 hielt die Rückbildung nur vorübergehend an. Eine Sehschärfe von 2/5 oder besser war in 60% vor der Behandlung festgestellt worden, aber nur noch in 20% bei der letzten Untersuchung vorhanden gewesen. Geringe Komplikationen und die Entwicklung einer Katarakt wurde jeweils bei 5 (20%) Patienten festgestellt.

Die **ferromagnetische Hyperthermie** wird durch ferromagnetische Thermoseeds erzeugt, die sich in einem elektromagnetischen Feld befinden. Der Temperaturanstieg wird durch eine vorher eingestellte Temperatur selbst reguliert, abhängig vom Verhältnis des ferromagnetischen Elementes, wobei die Seeds ihre magnetischen Eigenschaften verlieren. Die Seeds behalten die gewünschte Temperatur in einer selbstregulierenden Weise und benötigen keinen elektrischen Anschluß an eine Stromquelle. Bei 48°C und 54°C an den Thermoseeds beträgt die Temperatur an der inneren Skleraschicht eines Kaninchenauges 43,6°C und 49,7°C. Eine Applikatortemperatur von 54°C über 60 Minuten wurde gut vertragen. Der Temperaturabfall betrug 1°C für jeden Millimeter Tumortiefe (*Murray* et al. 1997).

Die **Hyperthermie durch Ultraschall** benutzt einen Transducer für Ultraschall hoher Intensität und wurde experimentell zusammen mit Protonenstrahlen und Co-60-Plaques studiert, mit letzterer Strahlenquelle gibt es bereits klinische Erfahrungen. Die Behandlung wurde unter retrobulbärer Anästhesie ausgeführt. Die Ultraschallenergie kann leicht fokusiert werden, so daß die Wärme im Tumorgewebe lokalisiert entsteht und durch den hohen akustischen Absorptionskoeffizient des Melanoms eine selektive Erhitzung bewirkt. Die Temperaturen im Tumor, geschätzt am experimentellen Modell 43° bis 45°C, wurden über 30 Minuten aufrechterhalten. Als Komplikationen bei einer 5jährigen Nachbeobachtung von 11 mit Thermoradiotherapie behandelten Patienten wurden Weiterwachstum des Tumors, chorioidale Effusion mit Glaskörperblutungen, subretinale Blutungen, Strahlenretinopathie und Katarakt bei je einem Patienten beobachtet (*Coleman* et al. 1997).

Durch den potenzierenden Effekt der Hyperthermie auf die Strahlungswirkung kann man die Strahlendosis um 50% reduzieren ohne ihre therapeutische Wirkung zu mindern. Trotz reduzierter Strahlendosis erscheint der Sehschärfenverlust bei diesen Methoden noch beträchtlich. Leider wurde die posttherapeutische Sehschärfe nicht getrennt für Melanome in Makulanähe und solche in der Fundusperipherie bewertet. Sowohl die Temperatur als auch die Strahlendosis sind an der Tumorbasis am höchsten. Der Synergismus von Hyperthermie und Strahlenwirkung bietet eine Verbesserung in der Tumorbehandlung, aber wir brauchen noch mehr Informationen, um das Maß der Reduktion der Strahlendosis und die Häufigkeit der Komplikationen dieser kombinierten Behandlungsweise zu beurteilen. Bis heute hat keine der genannten Techniken ihre Überlegenheit beweisen können.

Thermotherapie

Die **Thermotherapie** mit 45 °C bis 65 °C erzeugt eine direkt destruktive Wirkung auf Tumorzellen. Sie wird seit 1992 durch den transpupillaren Weg mit einem Infrarot Diodenlaser von 810 nm ausgeführt, eine Wellenlänge, die ein optimales Eindringen der Strahlung in das Gewebe gestattet und dabei eine sehr geringe Absorption in den optischen Medien besitzt. Die möglichst tiefe Penetration der Wärme wurde weiterhin durch die Anwendung eines im Durchmesser 3 mm großen Strahls und durch eine lange Expositionszeit von einer Minute erreicht. Die Tiefenausdehnung der damit erreichten Tumornekrose betrug 6 mm in Tierversuchen und bis zu 3,9 mm bei menschlichen Aderhautmelanomen. Dieses **Transpupilläre Thermotherapie (TTT)** genannte Verfahren wurde bisher bei 50 Patienten mit Aderhautmelanom durchgeführt, die gleichzeitig noch eine Ru-106 Brachytherapie mit einer Dosis von 600–800 Gy erhielten (*Oosterhuis* et al. 1998). Alle außer ein Tumor reagierten mit einer Verkleinerung innerhalb einer mittleren Nachbeobachtungszeit von 20,5 Monaten. In 41 (82%) Augen flachte der Tumor vollständig ab. Bei einem Patienten wurde erneutes Wachstum festgestellt. Die Sehschärfe betrug vor der Behandlung ein Drittel oder besser bei 43 (86%) Augen aber infolge der Strahlenvaskulopathie nur bei 14 (28%) der behandelten Augen während der letzten Untersuchung. Bessere Ergebnisse der Sehschärfe wurden von *Shields, J. A.* et al. (1998) erzielt, welche die TTT als alleinige Behandlung durchgeführt haben. Sie haben 100 Patienten mit 1 bis 6 TTT-Sitzungen behandelt. 97 Tumoren sprachen auf diese Therapie an. Trotz der Nähe zur Papille und Fovea von den meisten Tumoren blieb die Sehschärfe mindestens 6 Monate nach TTT unverändert oder hatte sich sogar bei 10 (58%) Augen verbessert.

Die TTT ist eine wirksame, nicht-chirurgische, ambulant mögliche Behandlung des Aderhautmelanoms, die auch wiederholt durchgeführt werden kann. Sie wird unter parabulbärer Anästhesie ausgeführt. Die beiden Behandlungsmethoden TTT und Brachytherapie werden als **„Sandwich Therapie"** bezeichnet. Sie ergänzen sich insofern, da die Wirkung der TTT ihr Maximum an der Tumorspitze und die Brachytherapie ihr Maximum an der Tumorbasis entfaltet (Abb. 8.56). Jedoch sind noch Langzeitergebnisse erforderlich, um diese

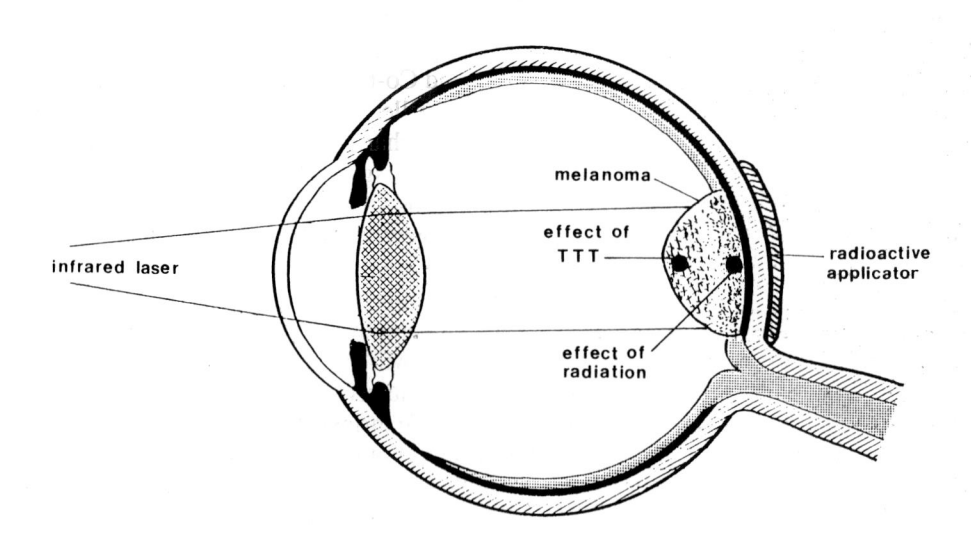

Abb. 8.56 „Sandwich-therapy". Die Einwirkung der TTT ist an der Spitze des Tumors maximal, die der Brachytherapie an seiner Basis.

neue Therapieform, welche in kurzer Zeit in vielen Augenkliniken eingeführt worden ist, endgültig bewerten zu können.

Photokoagulation und Diathermie

Die **Photokoagulation** bei Temperaturen über 65 °C, erstmalig von *Meyer-Schwickerath* angewandt, wird mit einem Xenon- oder Laser-Koagulator durchgeführt (s. Kap. 8.9, S. 257). Langzeitergebnisse von zwei Patientenserien ergaben eine gute Tumorregression in 59%-65% der Patienten (*Meyer-Schwickerath*, *Bornfeld* 1983, *de Laey* et al. 1986).

Die **Diathermie** wurde von *Weve* eingeführt, der zwischen 1935 und 1953 insgesamt 21 Patienten mit Aderhautmelanom damit behandelt hatte. Während der Nachkontrolle innerhalb von 1–15 Jahren gab es keine Rezidive. Drei Augen wurden wegen Komplikationen enukleiert; zwei davon zeigten histologisch noch vitale Tumorzellen (*Melchers* 1953). Der destruktive Effekt auf den Tumor könnte teilweise durch den Verschluß ernährender Gefäße an der Tumorbasis unterstützt werden. Trotz der guten Erfolge hat die Diathermie keine allgemeine Anerkennung zur Melanombehandlung gefunden.

Die experimentellen und klinischen Ergebnisse der Hyperthermie und TTT als eine weitere Behandlungsmöglichkeit des Aderhautmelanoms zeigen vielversprechende Gesichtspunkte, aber ihr endgültiger Wert kann nur beurteilt werden, wenn noch mehr Forschungsdaten und längere Nachkontrollzeiten der behandelten Patienten zur Verfügung stehen werden.

8.12 Operative Verfahren zur Behandlung des Aderhautmelanoms

P. K. LOMMATZSCH

8.12.1 Lokale Resektion

B. DAMATO

8.12.1.1 Einführung

Die transsklerale lokale Resektion von kleinen Iris- und Ziliarkörpermelanomen ist eine recht gut entwickelte Methode und gehört schon zur Routine, dagegen ist die Exzision größerer und weiter posterior gelegener Tumoren schwieriger.

1966 berichtete *Stallard* über 2 Patienten, die er durch eine partielle Chorioidektomie behandelt hatte und er empfahl diese Methode bei Patienten mit Tumoren, die sich nach einer Strahlentherapie nicht zurückgebildet hatten und deren zweites Auge erblindet war (*Foulds* 1973). 1970 begann *Foulds* die lokale Resektion großer Aderhaut- und Ziliarkörpermelanome unabhängig vom Zustand des anderen Auges anzuwenden. Weitere Pioniere auf diesem Gebiet wie *Augsburger* (1990), *Damato* (1994), *Naumann* (1996), *Peyman* (1984), *Shields* (1991) und andere haben gewisse Modifikationen entwickelt und über ihre eigenen Ergebnisse damit berichtet. Die Entwicklung der chirurgischen Technik und der Anästhesie haben allgemein das Interesse an der lokalen Exzision geweckt, so daß sie gegenwärtig weit verbreitet bei solchen Tumoren durchgeführt wird, die für eine Strahlentherapie wegen ihrer Größe und Lage ungeeignet erscheinen.

Die transsklerale „Endoresektion" erscheint wegen der Gefahr von intraokularen Tumorabsiedlungen als eine umstrittene Operationstechnik, sie kann aber in einigen ausgewählten Fällen durchaus nützlich sein. *Linnik* (1986), *Peyman* (1993) und *Damato* (1998) haben dazu ihre Vorgehensweise beschrieben, die vielleicht zunehmend häufiger für ausgewählte Tumoren wie beispielsweise kleine juxtapapilläre Melanome geeignet erscheint.

Das folgende Kapitel beschreibt die Technik der transskleralen und transretinalen lokalen Resektion, bringt eine Zusammenfassung der eigenen Ergebnisse und diskutiert die Indikationen im Vergleich zu anderen Behandlungsarten.

8.12.1.2 Transsklerale Resektion

Technik

Chorioidektomie: Die Augenlider werden sowohl mit Lidhalter als auch mit Lidnähten gespreizt. Danach folgt eine limbale konjunktivale Inzision von 200°. Die äußeren Augenmuskeln im Operationsfeld werden durchtrennt. Die Episklera wird mit einem Bard-Parker Skalpell weggeschoben. Die Tumorbasis wird durch transpupillare Diaphanoskopie dargestellt, um die Tumorränder mit einem Farbstift auf der Sklera markieren zu können. Zwei Haltefäden an der Sklera werden etwa 4 mm vom Limbus entfernt angebracht. Mit einem Lamelliermesser nach Desmarres wird nun ein oberflächlicher lamellärer Skleralappen präpariert. Der Lappen muß so groß wie möglich sein

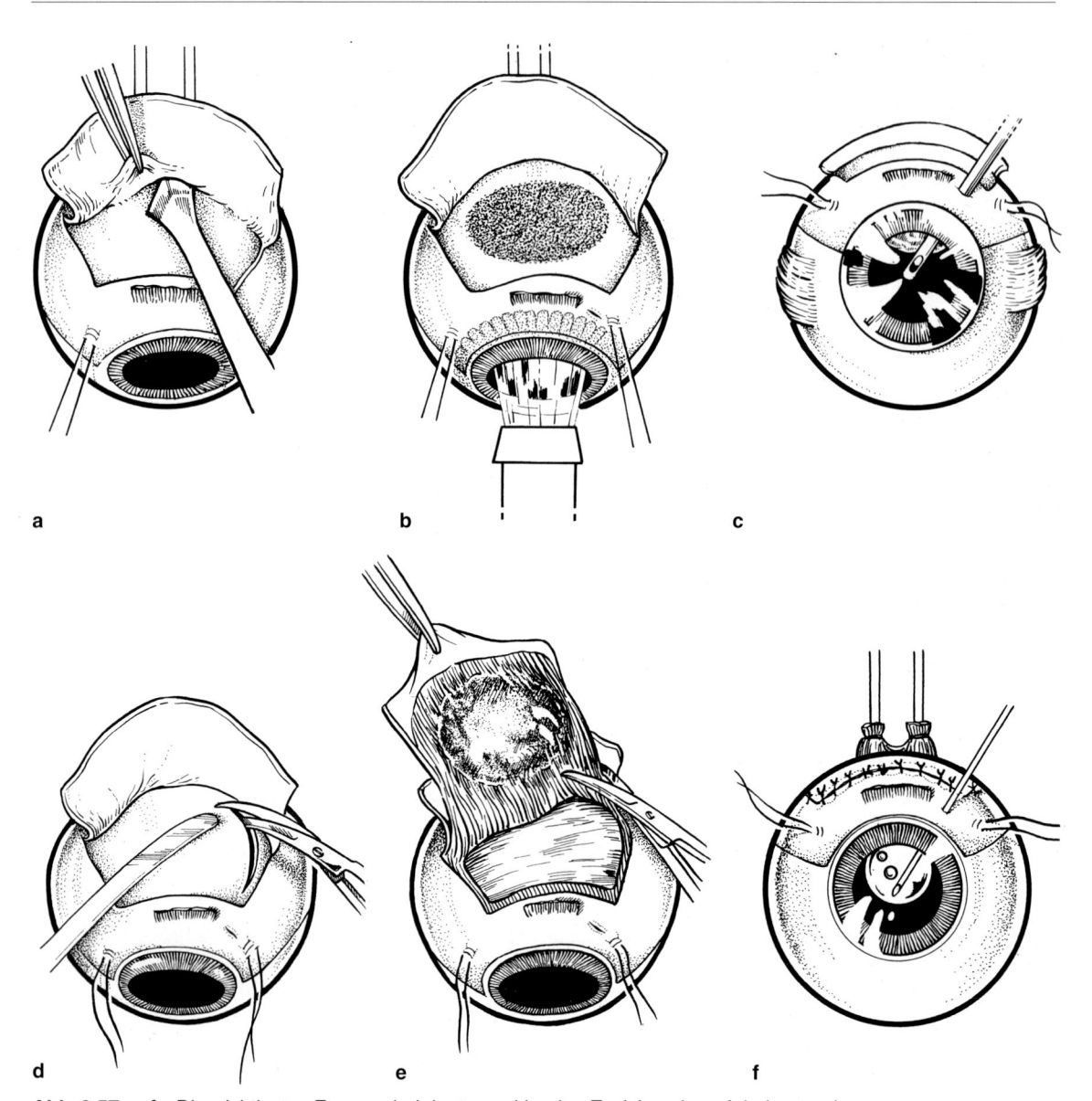

Abb. 8.57 a–f Die wichtigsten Etappen bei der transskleralen Exzision eines Aderhautmelanoms.
a Lamelläre Skleräpräparation.
b Transpupillare Transillumination zur Beurteilung der Ausdehnung des Skleralappens im Verhältnis zur Tumorgröße.
c Okuläre Dekompression, Vitrektomie.
d Sklerale Inzision lateral vom Tumor.
e Durchtrennung der Aderhaut posterior vom Tumor, der bereits von der Retina abgetrennt ist. Die Pinzette faßt die innere Sklerallamelle mit dem Tumor.
f Intravitreale Injektion von Gas und Flüssigkeit. Die Sklerallamelle ist bereits wieder angenäht.

und sich nach dorsal hin erweitern, um damit zu vermeiden, die seitlichen Schnitte zu weit nach dorsal hin ausdehnen zu müssen (Abb. 8.57 a – f). Die Gestalt des Lappens wird eher polyhedral als rund angelegt, um beim Verschluß des Lappens die gegenüberliegenden Sklerateile besser auffinden zu können. Die intrasklerale Dissektion muß so tief wie möglich angelegt werden, ohne dabei den Tumor freizulegen. Die Skleralamellierung wird so weit geführt, bis die transpupilläre Transillumination anzeigt, daß man sich posterior vom Tumorrand befindet. Alle Vortexvenen werden sowohl innerhalb der Sklera als auch außerhalb des Auges kauterisiert. Die langen und kurzen hinteren Ziliararterien posterior der Skleraeröffnung können ebenfalls koaguliert werden, um damit die Blutungsgefahr zu reduzieren. Der Skleralappen wird sorgfältig nach „Knopflöchern" inspiziert, die vernäht werden müssen, ehe man den nächsten Schritt der Operation beginnen kann. Nun wird eine begrenzte Pars-plana-Vitrektomie ausgeführt, um zu verhindern, daß die Retina durch die Skleraöffnung prolabiert. Dies geschieht durch eine einfache Sklerotomie 4 mm vom Limbus entfernt, das Licht dazu benutzt man vom Operationsmikroskop; durch Eindellung des Bulbus erspart man sich das Anlegen einer Infusion. Wenn erforderlich, kann der Skleralappen jetzt noch etwas nach dorsal präpariert werden, da dies bei dem nun etwas weicheren Bulbus technisch leichter durchführbar ist. Entlang des lateralen Tumorrandes werden jetzt tiefe Skleraschnitte mit einem Mikromesser angelegt, danach entlang des posterioren und schließlich am vorderen Tumorrand. Sie werden so angelegt, daß eine Stufe von 2 mm Breite entsteht, dies erleichtert den abschließenden Wundverschluß. Eine Kerbe am vorderen Rand der tiefen Skleralamelle erleichtert dem Pathologen die Orientierung am Exzisionspräparat. Anschließend wird die Aderhaut mit zwei Mikropinzetten vorsichtig gefaßt und auseinandergezogen, um ein Loch in der Aderhaut zu erzeugen. Erst danach wird die Inzision mit einer korneoskleralen Schere von dieser Aderhauteröffnung ausgehend weitergeführt, zuerst anterior vom Tumor, dann lateral und schließlich posterior. Während man dies tut, muß der Tumor zart vom Auge weggehoben werden, indem man den vorderen Rand der tiefen Skleralamelle mit einer Pinzette anhebt.

Wenn die Vitrektomie ausreichend war und wenn man den Zug an den Haltefäden verringert, sollte die Retina in das Augeninnere vom Tumor weg zurückfallen, so daß genügend Platz für die Branchen der Schere entsteht. In diesem Stadium kann eine weitere Vitrektomie ausgeführt werden, falls sich die Retina noch vorwölben sollte. Wenn der Tumor an der Retina adhärent ist, dann muß er sehr zart durch stumpfe Dissektion abgetrennt werden. Man sollte es vorziehen, im Zweifelsfall lieber Fragmente von intraretinalen Tumorzellen zu belassen, denn diese Tumorreste lassen sich leichter behandeln als eine Netzhautablösung. Die Blutungsgefahr kann durch Senkung des systemischen Blutdruckes auf 40 mmHg verringert werden. Trotz dieser systemischen Hypotonie kommt es gewöhnlich zur Sickerblutung, die weggetupft werden muß, solange das Blut noch nicht geronnen ist.

Die Sklera wird mit 8×0 Nylon Einzelknopfnähten verschlossen. Sie werden im Abstand von 2 mm gelegt und man muß beachten, daß man beim Durchstich durch den Skleralappen die Netzhaut nicht verletzt. Danach kann der intraokulare Druck durch BSS, das durch die Sklerotomie intravitreal injiziert wird, wieder auf normale Werte erhöht werden. Die Sklerotomie wird mit Vicryl verschlossen.

Abschließend wird über dem Kolobom ein 20 mm breiter Ru-106/Rh-106-Applikator gelegt und mit Matratzennähten gesichert. Die Strahlenquelle wird nach etwa 2 Tagen nach einer applizierten Dosis von 100 Gy in einer Tiefe von 2–3 mm wieder entfernt. In der Zwischenzeit werden die extraokularen Muskeln entsprechend ihrer anatomischen Lage durch Schlingen gehalten.

Wenn irgendein Verdacht eines Netzhautloches besteht, dann ist es in diesem Stadium möglich, mit einem binokularen indirekten Laser Ophthalmoskop Photokoagulationen um das Kolobom anzubringen. Nach dieser Photokoagulation kann man noch eine Blase von 20% SF6 Gas injizieren, um einen partiellen Flüssigkeits-Gasausgleich zu erzeugen. Liegt ein echtes Netzhautloch vor, dann ist es besser eine 3 Port Vitrektomie, Endophotokoagulation und eine interne Tamponade durchzuführen, obwohl diese chirurgische Maßnahme auch auf einen späteren Zeitpunkt verschoben werden kann.

Die Bindehaut wird mit 8×0 Vicryl Nähten verschlossen. Subkonjunktivale Injektionen von Steroiden und Antibiotika werden verabfolgt. Der Patient wird nach der Operation so gelagert, daß, wenn eine subretinale Blutung entstehen sollte, diese von der Makula wegfließen kann. Prophylaktisch werden gewöhnlich oral und lokal Steroide und Antibiotika gegeben.

Einen Tag nach der Entfernung des Ru-106-Applikators kann der Patient die Klinik wieder verlassen.

Zyklochorioidektomie: Wenn ein Tumor sich sowohl auf die Aderhaut als auch den Ziliarkörper erstreckt, sind einige Abwandlungen der Operationsmethode erforderlich. Die vordere Sklerainzision muß an den Limbus gelegt werden, ein Stufenschnitt ermöglicht am Ende den wasserdichten Wundverschluß. Die Aderhaut wird 2–3 mm hinter der Ora perforiert, so wie es oben beschrieben worden ist. Die Uvea wird stumpf vom Ziliarepithel abgetrennt, noch ehe sie selbst mit der Schere durchtrennt wird. Dies ermöglicht die Erhaltung des Ziliarepithels, ein wichtiger Schritt zur Verhinderung einer Netzhautdialyse und damit der Gefahr einer Amotio retinae. Wenn der Tumor bereits den Kammerwinkel erreicht hat, dann wird der vordere Schnitt bis in die Vorderkammer geführt und eine periphere Iridektomie anstelle einer Sektoriridektomie ausgeführt. Die zusätzliche Strahlenbehandlung mit einem Plaque wird unmittelbar angeschlossen, in der gleichen Weise wie es oben beschrieben wurde oder auch erst einige Wochen später, wenn die Wunde verheilt ist.

Iridozyklektomie: Benutzt man die Technik des lamellären Skleralappens, dann muß in diesen Fällen das Scharnier vorn liegen, entweder am Limbus oder innerhalb der klaren Hornhaut, jedenfalls noch vor dem anterioren Tumorrand. Der posteriore Rand des Lappens wird über die Region der Ora serrata gelegt. Die tiefen skleralen Inzisionen werden mit Korneoskleralscheren oder mit einer Vannasschere ausgeführt; der vordere Rand wird in die Vorderkammer plaziert und die lateralen und posterioren Ränder werden dabei stufenförmig gestaltet, um später den Wundverschluß zu erleichtern. Der Tumor wird nun zusammen mit der tiefen Skleraschicht entfernt, wenn möglich unter Schonung der intakten Glaskörperbasis. Manchmal kann der Sphincter iridis erhalten bleiben.

Nauman et al. (1996) haben gegen dieses Vorgehen wegen einer möglichen Sklerainvasion des Tumors, die sie in histologischen Präparaten belegen konnten, ihre Bedenken geäußert. Sie ziehen es daher vor, den Tumor mit der darüber liegenden Skleraschicht in voller Dicke zu exzidieren (Blockexzision) und den Bulbuswanddefekt mit Spendermaterial zu decken.

Ergebnisse

Die Tabelle 8.7 zeigt die klinischen Merkmale einer Serie von 412 Patienten mit Aderhautmelanom, die vom Autor durch transsklerale lokale Resektion zwischen 1984 und 1998 behandelt worden sind. Der Medianwert der Nachkontrolle beträgt 3,8 Jahre. Bei den meisten Patienten überschritt der Tumor nach vorn die Ora serrata nicht. Posteriore Tumoren waren bei Männern etwas häufiger, bei den anterioren überwog der Frauenanteil. Wie auch bei anderen Serien waren die Patienten mit Iristumoren etwas jünger als die mit posterioren Melanomen. Posteriore Tumoren überwogen am linken Auge, während Irismelanome häufiger rechts vorkamen. Übereinstimmend mit anderen klinischen Studien kamen die Irismelanome häufiger im unteren Bereich vor, während sich Ziliarkörper- und Aderhautmelanome gleichmäßig über die Zirkumferenz verteilten. Ziliar-

körpermelanome waren etwas größer als die Aderhautmelanome und zeigten den höchsten Anteil an epitheloiden Zellen.

Die Tabelle 8.8 zeigt die Sehschärfe bei der letzten Untersuchung im Vergleich zum präoperativen Visus, die Tumorgröße und die Tumorlokalisation. Die Tumoren wurden als „klein" bezeichnet, wenn der mit Ultraschall ermittelte Basisdurchmesser kleiner als 16 mm und als „groß", wenn der basale Durchmesser größer als 16 mm war. Die posteriore Tumorausdehnung wurde „posterior" genannt, wenn sie innerhalb von 3 mm von Papille oder Fovea gelegen war; anderenfalls wurden die Tumoren als „anterior" gelegen eingestuft. Die ringförmige Ausdehnung der Tumoren wurde dem Zifferblatt entsprechend in Stunden angegeben entsprechend der Zirkumferenz des Ziliarkörpers, der Iris oder des Kammerwinkels, je nach dem größten Wert.

Bei Aderhauttumoren konnte bei 47% der Patienten mit einem präoperativen Visus von 6/12 und besser dieser Grad der Sehschärfe postoperativ erhalten werden (Abb. 8.58).

Bei Tumoren kleiner als 16 mm Durchmesser und einer Ausdehnung nach dorsal nicht unter 3 mm zur Papille und Makula, war nur in 6% eine sekundäre Enukleation erforderlich. Im Vergleich dazu war die Enukleation bei Tumoren größer als 15 mm Basisdurchmesser und bei einer posterioren Ausdehnung bis 3 mm und weniger viel häufiger erforderlich (44% bzw. 34%).

Patienten mit ziliochorioidalen Tumoren hatten eine etwas geringere Chance, ihren Visus von 6/12 oder besser zu behalten und eine hohe Wahrscheinlichkeit, ihr Auge zu verlieren, besonders wenn die Tumorausdehnung die Zirkumferenz von 3 Stunden überschritten hatte.

Nach Behandlung der iridoziliaren Tumoren besaßen 69% der Patienten ihren präoperativen Visus von 6/12 oder besser mit der entsprechenden Brillenkorrektur oder einer Lochblende. Nur 2% verloren ihre Augen bei einer Tumorausdehnung weniger als 3 Stunden. Dagegen mußten 44% der Augen mit größeren Tumoren später enukleiert werden.

Komplikationen

Bei 13 von 412 Augen (3%) war nach der lokalen Exzision ein Tumorrest im Auge zurückgeblieben. Ein größeres Problem stellten die Rezidive dar, die von subklinischen mikroskopisch kleinen

Tabelle 8.7 Darstellung der klinischen Charakteristika.

		Tumorlokalisation					
		chorioidal (n = 192)		zilio-chorioidal (n = 164)		iridoziliar (n = 56)	
Geschlecht	männlich	110	57%	72	44%	18	32%
	weiblich	82	43%	92	56%	38	68%
Alter	Mittelwert	51		51		49	
	Minimum	19		20		12	
	Maximum	77		87		86	
Auge	links	105	55%	91	55%	22	39%
	rechts	87	45%	73	45%	34	61%
Visus zu Beginn	6/6–6/12	101	53%	96	59%	42	75%
	6/18–6/60	64	33%	42	26%	12	21%
	FZ	21	11%	15	9%	2	36%
	HM-NLP	5	3%	11	7%	0	0%
Posteriorer Rand	< 2 PD von Papille oder Fovea entfernt	90	46%	29	12%	-	
	Postäquatorial	99	52%	68	42%	-	
	Prääquatorial	3	2%	77	47%	-	
	Pars plana	-		-		10	18%
	Pars plicata	-		-		15	27%
	Iris	-		-		31	55%
	Kammerwinkel	-		-		-	
	Kornea	-		-		-	
Anteriorer Rand	Postäquatorial	21	11%				
	Prääquatorial	171	89%				
	Pars plana	-		53	32%	-	
	Pars plicata	-		75	46%	2	4%
	Iris	-		6	4%	21	38%
	Kammerwinkel	-		30	18%	28	50%
	Kornea	-		-		5	9%
Koronale Lokalisation	Nasal	82	43%	79	48%	23	41%
	Mittellinie	18	9%	24	15%	9	16%
	Temporal	92	48%	61	37%	24	43%
Sagittale Lokalisation	Superior	72	38%	67	41%	12	21%
	Horizontal	56	29%	34	21%	9	16%
	Inferior	64	33%	63	38%	35	63%
Großer Durchmesser (mm)	Mittelwert	13		14		-	
	Minimum	6		4		-	
	Maximum	20		21		-	
Tumordicke (mm)	Mittelwert	8		9		-	
	Minimum	2		3		-	
	Maximum	14		15		-	
Zelltyp	Spindelzellen	103	54%	76	46%	33	59%
	Gemischt/epitheloide Zellen	89	46%	88	54%	23	41%

Resten ausgehen, was bei 71 Augen (17%) der Fall war. Die meisten Rezidive entwickelten sich innerhalb oder am Rande des operativen Koloboms, nur einige entstanden an anderen Stellen. Extraokulares Tumorwachstum wurde selten beobachtet und entwickelte sich stets aus intraokularen Rezidiven, deren Diagnose und Behandlung verspätet begann. Eine frühere Studie hatte ergeben, daß folgende Risikofaktoren für Rezidive nach lokaler Exzision zu beachten sind: 1. Der Tumorrand reicht bis 1 PD an Fovea oder Papille. 2. Der Tumor hat einen Basisdurchmesser größer als 15 mm. 3. Epitheloide Melanomzellen (*Damato* 1996). Die histologische Einschätzung eines chirurgisch „sauberen" Schnittrandes stellte sich als unzuverlässige Prophezeiung hinsichtlich der zu erwartenden Rezidivfreiheit heraus. Seit einigen Jahren wird daher eine zusätzliche Brachytherapie mit einem Plaque routinemäßig angeschlossen, was offensichtlich zu einer Verbesserung der

Tabelle 8.8 Therapeutisches Ergebnis bezogen auf den präoperativen Visus, die Tumorgröße und die Tumorlokalisation.

Variable	Kategorien	Anzahl der Patienten	6/6–6/12		6/18–6/60		FZ		HB-NLP		Enukleation	
Chorioidale Tumoren Anfangsvisus	6/6–6/12	101	45	47%	19	19%	11	11%	6	6%	18	18%
	6/18–6/60	64	5	8%	20	31%	20	31%	8	13%	11	17%
	FZ oder schlechter	26	1	4%	3	12%	7	27%	3	12%	12	46%
Größe und Lokalisation	klein und ant.	84	36	43%	21	25%	14	17%	8	10%	5	6%
	klein und post.	79	9	11%	17	22%	18	23%	8	10%	27	34%
	groß und ant.	16	2	13%	4	25%	3	19%	0	0%	7	44%
	groß und post.	10	4	40%	0	0%	3	30%	1	10%	2	20%
Ziliochorioidale Tumoren Anfangsvisus	6/6–6/12	96	36	38%	16	17%	13	14%	5	5%	26	27%
	6/18–6/60	42	5	12%	12	29%	6	14%	6	14%	13	31%
	FZ oder schlechter	26	2	8%	4	15%	7	27%	3	12%	10	39%
Größe und Ausbreitung in der Zirkumferenz	klein ≤ 3 Std.	110	31	28%	20	18%	21	19%	10	9%	28	26%
	groß ≤ 3 Std.	34	8	24%	9	27%	3	9%	4	12%	10	29%
	klein > 3 Std.	10	1	10%	2	20%	1	10%	0	0%	6	60%
	groß > 3 Std.	3	2	67%	0	0%	0	0%	0	0%	1	33%
Iridoziliare Tumoren Anfangsvisus	6/6–6/12	42	29	69%	10	24%	0	0%	1	2%	2	5%
	6/18–6/60	12	0	0%	4	33%	1	8%	4	33%	3	25%
	FZ oder schlechter	2	1	50%	1	50%	0	0%	0	0%	0	0%
Ausbreitung in der Zirkumferenz	≤ 3 Std.	47	28	62%	12	26%	0	0%	5	11%	1	2%
	> 3 Std.	9	1	11%	3	33%	1	11%	0	0%	4	44%

lokalen Tumorkontrolle geführt hat, obwohl dies noch durch längere Nachkontrollen statistisch bestätigt werden muß.

Eine rhegmatogene Netzhautablösung entstand bei 22–23% der Patienten mit chorioidalen und ziliochorioidalen Tumoren und nur bei 2% der iridoziliaren Melanome. Vor 1987, als die lokale Resektion noch ohne Vitrektomie ausgeführt wurde, bestand immer die Neigung der Netzhaut aus dem Sklerafenster hervorzuquellen, so daß unerwünschte Netzhautlöcher die Folge waren. Solange der Tumor die Netzhaut noch nicht befallen

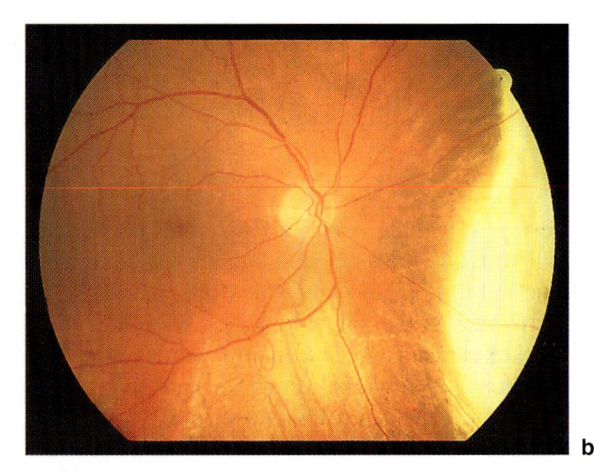

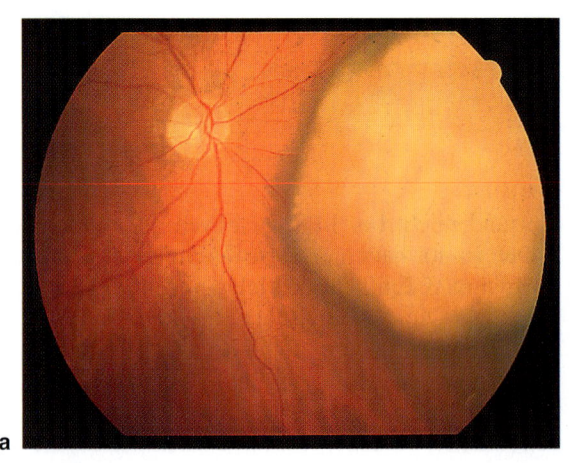

Abb. 8.58 a, b
a Großes Aderhautmelanom vor der Behandlung.
b 1 Jahr nach transskleraler Resektion.

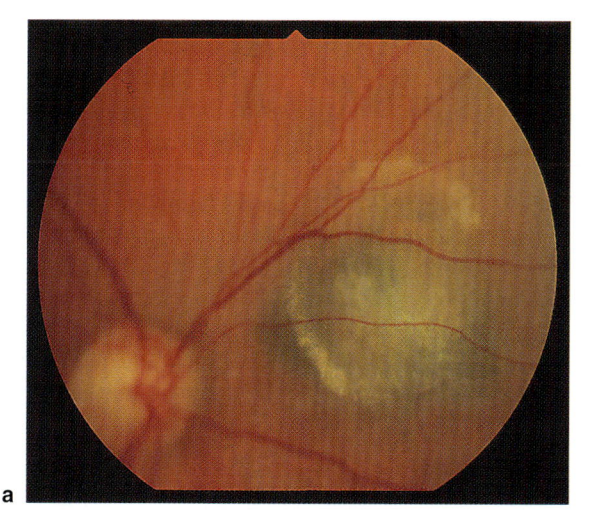

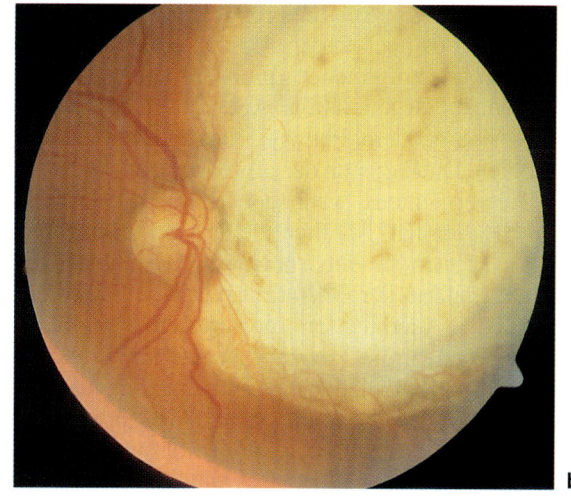

Abb. 8.59 a, b
a Kleines Aderhautmelanom.
b 1 Jahr nach Endoresektion.

Tabelle 8.9 Therapeutisches Ergebnis im Hinblick auf Resttumoren und Netzhautablösung.

Variable	Kategorien	Anzahl der Patienten	6/6–6/12		6/18–6/60		FZ		HB-NLP		Enukleation	
Chorioidale Tumoren	Keine	109	43	39%	30	28%	22	20%	8	7%	6	6%
	Tumorrest	39	7	18%	8	21%	9	23%	0	0%	15	39%
	Ablatio retinae	36	3	8%	4	11%	8	22%	5	14%	16	44%
	beides	8	0	0%	0	0%	0	0%	4	50%	4	50%
Ziliochorioidale Tumoren	Keine	98	35	36%	20	20%	22	22%	8	8%	13	13%
	Tumorrest	28	5	18%	8	29%	0	0%	0	0%	15	54%
	Ablatio retinae	32	3	9%	4	13%	3	9%	5	16%	17	53%
	beides	6	0	0%	0	0%	1	17%	1	17%	4	67%
Iridoziliare Tumoren	Keine	52	30	58%	15	29%	1	2%	4	8%	2	4%
	Resttumor	3	0	0%	0	0%	0	0%	0	0%	3	100%
	Ablatio retinae	1	0	0%	0	0%	0	0%	1	100%	0	0%
	beides	0	0	0%	0	0%	0	0%	0	0%	0	0%

hat, kommen heutzutage Netzhautlöcher selten vor. Die Amotio retinae tritt häufiger bei Tumoren anterior der Ora serrata auf, da hierbei durch die chirurgische Manipulation leicht eine Netzhautdialyse entstehen kann. Die jüngst entwickelte Technik zur Erhaltung des Ziliarepithels scheint die Gefahr der Netzhautdialyse zu verringern, wenn es auch endgültig erst statistisch belegt werden muß. Die postoperative Netzhautablösung ist als eine ernste Komplikation zu betrachten, nicht nur weil sich dadurch der Visus verschlechtert oder eine Phthisis bulbi ausgelöst werden kann, sondern vor allem auch weil dadurch das Erkennen und die Behandlung früher Rezidive erschwert wird. Außerdem ist die Behandlung wieder recht eingreifend, weil Vitrektomie, Endolaserphotokoagulation und eine interne Tamponade mit Gas oder Silikonöl notwendig werden.

Die jüngsten Fortschritte der vitreoretinalen Chirurgie haben jedoch die Erfolgschancen bei der Behandlung der Netzhautablösung nach lokaler Exzision verbessert und damit von nun an auch die Ergebnisse der lokalen Tumorexzision.

Tabelle 8.9 zeigt die Ergebnisse in Bezug auf die Entwicklung von Resttumoren und Netzhautablösung. Wenn keine dieser beiden Komplikationen eintritt, dann kann ein Visus besser als 6/12 in 38% der Patienten mit chorioidalen und ziliochorioidalen und in 58% der Patienten mit iridoziliaren Melanomen erwartet werden. Entwickelt sich eine oder treten beide dieser Komplikationen ein, wurden 39% bzw. 67% der betroffenen Augen enukleiert. Ohne diese Komplikationen betrug die Enukleationsrate nur 4–13%.

Abgesehen von Resttumoren oder Netzhautablösung gibt es noch andere Ursachen des Visusabfalls trotz erfolgreicher Tumorexzision: disciforme Makuladegeneration, Aderhautlöcher, zystoides Makulaödem, Phthisis, Katarakt und Keratopathien. Die Exzision der subfoveolaren Aderhaut ist unvermeidbar, wenn der Tumor die Makula mitbefallen hat. Aderhautlöcher sind selten, dennoch können sie entstehen, wenn der posteriore Tumorrand in der Operationsphase, während der man die Aderhaut am posterioren Tumorrand durchtrennen muß, zu stark angezogen wird. Die disciforme Makuladegeneration entsteht aus neugebildeten Gefäßen, die sich dann entwickeln, wenn sich das chirurgische Kolobom oder die Aderhautruptur bis in die Makula erstrecken. Nach Exzision von großen Ziliarkörpermelanomen neigt das Auge besonders zum Makulaödem. Eine Katarakt entwickelt sich selten ohne die anderen Komplikationen wie Netzhautablösung oder Tumorrezidiv mit der Notwendigkeit der Brachytherapie im vorderen Bulbusabschnitt. Bei der Phakoemulsifikation der Katarakt nach Iridozyklektomie gab es zweimal eine Komplikation. Die Phthisis bulbi entsteht meist dann, wenn sich postoperativ nach der Zyklektomie eine Hypotension einstellt oder längere Zeit eine unbehandelte Amotio retinae besteht. Nach ausgedehnten Iridozyklektomien kann sich eine Keratopathie entwikkeln.

Überleben

Frühere Studien haben ergeben, daß sich die Überlebensraten nach lokaler Exzision nicht signifikant von denen nach Enukleation unterscheiden (*Foulds* et al. 1987). Wichtige Faktoren, die auf ein erhöhtes Metastasenrisiko hinweisen, sind 1. epitheloide Melanomzellen, 2. Tumordurchmesser größer als 15 mm und ein Alter des Patienten höher als 60 Jahre (*Damato* et al. 1996). Abb. 8.60 zeigt die Kaplan-Meier Überlebenskurven, die den Zeitpunkt des Todes an Metastasen in Beziehung zur Anzahl der genannten Risikofaktoren darstellt. Liegt mehr als einer der Risikofaktoren vor, dann verringert sich die 10-Jahres-Überlebensrate von ungefähr 80 % auf 50 %. Glücklicherweise haben 77 % der Patienten eine relativ gute Prognose.

Ein Vorteil der lokalen Exzision im Vergleich zu anderen konservativen Maßnahmen ist das reichlich gewonnene Tumormaterial für die histopathologische Untersuchung. Es ist daher wahrscheinlich, daß zukünftige prognostische Studien auch weitere Risikofaktoren wie Gefäßschlingen (*Folberg* 1993) und chromosomale Abnormitäten besonders die Monosomie 3 (*Prescher* 1996) einbeziehen werden.

Indikationen und Kontraindikationen

Infolge der komplizierten chirurgischen Maßnahmen und der Notwendigkeit einer hypotensiven Anästhesie, sollte die lokale Resektion intraoku-

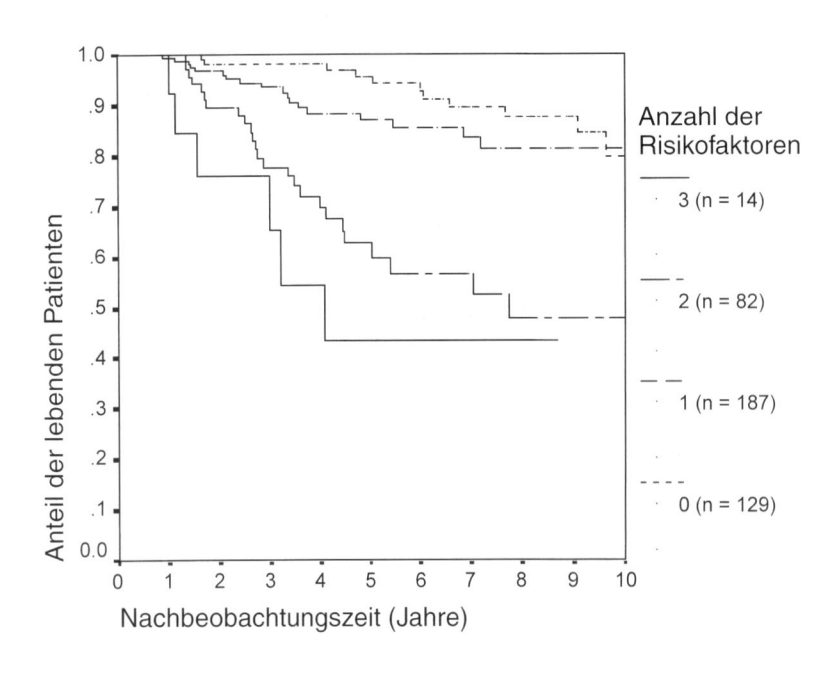

Abb. 8.60 Kaplan-Meier-Überlebenskurven von Patienten nach lokaler Exzision von Melanomen der Aderhaut in Abhängigkeit vom Zusammentreffen mehrerer Risikofaktoren. Die schlechtesten Überlebensraten besitzen die Patienten, bei denen alle drei berücksichtigten Risikofaktoren wirksam waren.

larer Melanome nur dann ausgeführt werden, wenn der Chirurg in der Operationstechnik erfahren ist und wenn ein besseres Resultat als durch Brachytherapie oder Protonenbestrahlung erwartet werden kann. Leider ist es nicht möglich, eine randomisierte vergleichende Studie durchzuführen, so daß man auch keine streng wissenschaftlich begründete Standardempfehlung geben kann. Eine Untersuchung von *Bornfeld* et al. (1997) hat ergeben, daß bei großen Tumoren eine sekundäre Enukleation nach Behandlung mit einem Jod-125-Applikator viel häufiger erforderlich gewesen ist als nach lokaler Resektion. Dicke Tumoren mit einer prätherapeutischen exsudativen Netzhautablösung komplizieren regelmäßig das strahlentherapeutische Resultat. Beispielsweise berichtete *Zografos* et al. (1991), daß bei Tumoren von 6–10 mm Dicke oder wenn die Netzhaut zu 50% prätherapeutisch abgelöst ist, nach der Protonenbestrahlung in 40% eine persistierende exsudative Amotio retinae zu erwarten ist, 36% dieser Augen entwickelten ein Neovaskularisationsglaukom.

Im Gegensatz dazu ist die Resektion großer Melanome leichter, da der Tumor erstens fester an der Sklera haftet und somit einfacher zu manipulieren ist und zweitens verringert die exsudative Amotio die Gefahr der Netzhautbeschädigung während der Aderhautinzision. Desweiteren sind medial sitzende Melanome leichter als laterale erfolgreich zu exzidieren, während nach Protonenbestrahlung medial sitzender Tumoren Strahlenschäden an den Tränenwegen zu einer hartnäckigen, kaum erfolgreich zu behandelnden, Epiphora führen.

Die wichtigsten okulären Kontraindikationen sind 1. Tumordurchmesser größer als 16 mm, 2. Posteriore Ausdehnung bis 1,5 mm an den Papillenrand, 3. Diffuse Tumorausdehnung, 4. Beteiligung von mehr als einem Drittel des Ziliarkörpers, der Iris oder des Kammerwinkels, 5. Signifikante Retinabeteiligung und 6. Extraokulare Tumorausbreitung.

Die meisten dieser Kontraindikationen sind relativ, so daß eine Resektion durchaus dann vorgenommen werden kann, wenn der Patient dies unbedingt wünscht und wenn spezielle Regeln beachtet werden. Beispielsweise kann es erfolgreich sein, wenn der Arzt darauf vorbereitet ist, sofort die vitreoretinale Chirurgie anzuschließen oder die Möglichkeit einer unmittelbaren Photopherapie hat, wenn der Tumor zu dicht an den Sehnerven reicht. Eine vorn liegende extraokulare Tumorausbreitung kann durch en bloc-Resektion unter Mitnahme der gesamten Skleradicke an dieser Stelle behandelt werden. Anschließend erfolgt der Verschluß mit einer Skleralamelle, entnommen aus einer anderen Stelle des gleichen Auges.

Wenn der Patient nicht für eine hypotensive Anästhesie geeignet erscheint, dann ist die Resektion von großen posterioren Tumoren nicht möglich. Diese Kontraindikation trifft zu bei 1. Cerebrovaskulären Erkrankungen, 2. Bei neurologischen Leiden, 3. Bei Nierenerkrankungen.

Ein hohes Alter allein ist keine Kontraindikation, denn der Blutdruck ist dabei besser zu kontrollieren als bei jüngeren Patienten.

8.12.1.3 Endoresektion

Technik

Der Endoresektion sollte wenn möglich eine transpupillare Thermotherapie vorausgegangen sein.

In üblicher Weise wird eine Standard 3-port-Vitrektomie angelegt und der posteriore Glaskörper sowie der an den Eintrittsöffnungen entfernt. Die Retina wird nun direkt über dem Tumor mit dem Vitrektor perforiert. Danach läßt sich der Tumor stückchenweise mit dem Vitreotom entfernen.

Blutungen lassen sich durch Anheben des Infusionssäckchens und durch systemische Hypotonie bis zu einer Senkung des systolischen Blutdruckes auf ungefähr 70 mmHg verhindern. Soviel wie möglich muß von der Netzhaut erhalten bleiben. Dies erreicht man, indem man die Netzhaut etwas vom Tumor abhebt und die schneidende Fläche des Vitreotoms in Richtung Sklera hält. Der gesamte Tumor wird so entfernt und zusätzlich die umgebende normale Aderhaut.

Jede Blutungsstelle am Rande des Koloboms wird mit Endodiathermie gestillt, auch alle restlichen Pigmentierungen im Skleralbett werden mit Endodiathermie koaguliert. Danach erfolgt ein Flüssigkeit-Luft-Austausch. Nach einigen Minuten, wenn die Netzhaut wieder völlig abgeflacht ist, werden mit dem Endo-Laser Photokoagulationen an die Netzhaut um das Kolobom gesetzt, um damit eine Adhäsion der Netzhaut zu erreichen. Anschließend erfolgt in üblicher Weise mit einer Peyman-Kanüle der Luft-Silikon-Austausch. Die Infusion wird wieder entfernt und die Sklerotomien mit Nähten verschlossen. In diesem Stadium kann eine Kryotherapie an den Sklerotomiestellen verabfolgt werden, um die Sorge wegen möglicher Tumorabsiedlung zu verringern.

Postoperativ wird der Patient so gelegt, daß die Silikonfüllung gegen das operative Kolobom fließt und eine mögliche postoperative Blutung nicht unmittelbar in Richtung Makula läuft.

Nach ungefähr zwölf Wochen wird das Silkonöl wieder entfernt. Bevor man das tut, muß man sich davon überzeugen, ob eine ausreichende Retinopexie rund um das Kolobom enstanden ist und das sich keine Netzhautlöcher an den Eintrittsstellen befinden.

Ergebnisse

Zwischen 1990 und 1998 hat der Autor 53 primäre Endoresektionen durchgeführt. Es waren 33 Frauen und 20 Männer mit einem mittleren Alter von 52 Jahren. Die Tumoren erstreckten sich bis einen Papillendurchmesser an die Papille oder an die Fovea bei 50 Patienten, bei 20 von diesen Patienten war die Papille mit beteiligt. Der größte basale Durchmesser betrug 4–14 mm bei einem Mittelwert von 8,5 mm. Die Tumordicke betrug im Mittelwert 3,8 mm und schwankte zwischen 1 mm und maximal 10 mm. Die mediane Nachkontrollzeit beträgt 2,8 Jahre. Bei der letzten Untersuchung waren 85% der Augen erhalten, 57% besaßen einen Visus von Fingerzählen und besser und 11% sahen 6/12 und besser. Der Endvisus hängt entscheidend von der Lage des Tumors ab. Bei den Patienten mit Makulatumoren bestand das Operationsziel in erster Linie in der Erhaltung des temporalen Gesichtsfeldes und das Auge vor radiogenen Gefäßkomplikationen zu bewahren.

Die hauptsächlichste Komplikation war die rhegmatogene Netzhautablösung, die bei 18 Patienten (34%) eintrat. Gewöhnlich war die Ursache für die Ablatio retinae ein Netzhautloch an der Eintrittsstelle. Bei drei Patienten entwickelte sich ein eindeutiges Tumorrezidiv am Rande des Koloboms. Bei keinem Patienten hat sich bisher ein erneutes Tumorwachstum an einer anderen Stelle im Auge nach der Endoresektion des Melanoms entwickelt, allerdings sind noch längere Beobachtungszeiten erforderlich.

Ein Patient aus dieser Serie verstarb an Metastasen, er hatte einen Tumor mit 14 mm basalem Durchmesser und ein Melanom vom gemischtzelligen Typ. Zwei Patienten starben an anderen Ursachen.

Indikationen und Kontraindikationen

Die Indikationen für eine Endoresektion sind noch nicht genau zu definieren. Es ist zur Zeit nicht bekannt, ob dieses Verfahren hinsichtlich der lokalen Tumorkontrolle und der Erhaltung der Sehfunktion der transpupillaren Thermotherapie überlegen ist.

Gegenwärtig führt der Autor die Endoresektion nach einer transpupillaren Thermotherapie aus, wenn eine zusätzliche Plaquetherapie oder Protonentherapie erwarten läßt, daß sich eine Optikusneuropathie ausbildet, aber der Patient aus beruflichen Gründen auf möglichst gutes Sehen angewiesen ist. Die Endoresektion ist noch ein experimentelles Verfahren und es ist daher kontraindiziert, wenn ein befriedigender Erfolg mit Brachytherapie oder Protonenbestrahlung erreicht werden kann. Andere Kontraindikationen sind 1. Tumorbefall der Papille von mehr als 6 Stunden wegen der geringen Aussicht, einen brauchbaren Visus zu erhalten und 2. Tumoren mit einem Durchmesser größer als 10 mm.

Schlußfolgerung

Sowohl die **transsklerale lokale Resektion** als auch die **Endoresektion** von Aderhautmelanomen haben sich in den letzten Jahren bedeutsam entwickelt. Die Ergebnisse, über die in diesem Kapitel berichtet werden, sind in gewisser Hinsicht bereits historisch, denn sie schließen frühere Fälle ein, bei denen Operationstechniken benutzt worden sind, die heute durch modernere ersetzt werden können. Es ist wahrscheinlich, daß in den kommenden Jahren die lokale Resektion der uvealen Melanome noch eine weitere Verbreitung finden wird, besonders in solchen Fällen, wo man aufgrund unserer heutigen Erfahrungen nicht erwarten kann, daß die Strahlentherapie ein günstigeres Resultat bringen wird.

8.12.2 Enukleation
P. K. LOMMATZSCH

Die Bedeutung der Enukleation als die radikale und scheinbar die wirksamste Behandlungsmethode beim Aderhautmelanom ist durch erfolgreiche Entwicklungen konservativer Maßnahmen erheblich zurückgedrängt worden. Dennoch kann auf die Enukleation als eine akzeptierte therapeutische Maßnahme in bestimmten Fällen auch in Zukunft leider nicht verzichtet werden. Es fehlt allerdings nicht an kritischen Stimmen zu diesem Thema. Besondere Verwirrung wurde erzeugt durch die Behauptung, die Handlung der Operation selbst erhöhe die Gefahr der Ausschwemmung von Tumorzellen und erhöhe somit das Risiko für Metastasen (*Zimmerman* et al. 1978, 1980).

Aus diesem Grunde wurde vor einigen Jahren die sog. „no touch"-Technik ersonnen (*Fraunfelder* et al. 1977), doch konnte bis heute nicht nachgewiesen werden, ob damit tatsächlich die Metastasenrate gesenkt werden kann.

Trotz aller Fortschritte konservativer Behandlungswege gibt es heute folgende Indikationen zur Enucleatio bulbi beim Aderhautmelanom (*Vogel* 1983):

1. Jedes Melanom der Aderhaut oder des Ziliarkörpers, welches zu ausgedehnt für eine konservative Maßnahme ist oder bereits zu Einschränkungen des Visus geführt hat, so daß keine nennenswerte Funktion zu erwarten ist.
2. Jedes Melanom mit einer ausgedehnten begleitenden Amotio retinae ohne Aussicht auf eine erfolgreiche restitutio oder alle Melanome, die bereits ein schmerzhaftes Sekundärglaukom entwickelt haben.
3. Alle Melanome unabhängig von ihrer Größe, bei denen eine Invasion in den N. opticus nachgewiesen ist. Juxtapapilläre Melanome noch ohne Einbruch in das Gewebe der Papille können noch erfolgreich einer Strahlentherapie unterzogen werden.

Operationstechnik der Enukleation

In früheren Zeiten wurde die Enukleation oft den Anfängern unseres Fachgebietes zu Beginn ihrer operativen Ausbildung überlassen, da vielerorts die Klinikchefs die falsche Meinung vertraten, bei dieser Operation könne nichts mehr verdorben werden. Inzwischen gibt es jedoch ernst zu nehmende Hinweise und experimentelle Bestätigungen, daß durch eine übertrieben heftige und unnötige Manipulation am Bulbus während der Operation die Aussaat von Tumorzellen aus dem Aderhautmelanom in den Blutkreislauf provoziert werden kann (*Niederkorn* 1984, *Zimmerman* 1978).

Nach einer Peritomie unmittelbar am Limbus von 360° wird die Tenonsche Kapsel zwischen den Muskelansätzen von der Sklera abpräpariert. Die geraden und schrägen Augenmuskeln werden danach mit dem Schielhaken angeschlungen und am Ansatz abgetrennt. Es empfiehlt sich, die vier geraden Muskeln vorher mit einem 6 × 0 Vicrylfaden zu armieren, um die Muskeln später besser über einem Implantat vernähen zu können. Mit der Bulbusfaßpinzette oder einer Klemme wird die Ansatzstelle des M. rectus medialis gefaßt und der Bulbus abduziert. Dadurch erleichtert man sich die Durchtrennung des N. opticus mit der gebogenen Enukleationsschere. Es muß jedoch hier ausdrücklich darauf hingewiesen werden, daß die Enukleationstechnik beim Retinoblastom grundsätzlich anders verläuft; denn hierbei ist es von vitaler Bedeutung für das Kind, einen mindestens 10 mm langen N. opticus am Bulbus mit zu entfernen. Dies erreicht man nur mit einer **geraden** Enukleationsschere, wobei der Zugang von temporal gewählt werden muß. Beim Aderhautmelanom braucht man keinen Wert auf einen möglichst langen Optikusstumpf am Bulbus zu legen. Nach Entfernung des Bulbus wird die Augenhöhle mit einem Tupfer etwa 5 Minuten tamponiert und komprimiert, bis die Blutstillung aus der A. ophthalmica erreicht ist. In der Zwischenzeit kann der Operateur den enukleierten Bulbus auf ein eventuell bestehendes extrasklerales Tumorwachstum untersuchen. Nach der Blutstillung legt man in die Augenhöhle eine Silikonkugel, über der die vier geraden Augenmuskeln kreuzweise mit 4 × 0 chromiertem Catgut oder 6 × 0 Vicryl vernäht werden. Zweckmäßiger erscheint mir das teilweise aus Keramik bestehende Implantat nach *Guthoff* mit eingearbeiteten Rinnen für die Muskeln, weil damit eine gewisse Beweglichkeit der Prothese und eine geringere Abstoßungsrate erreicht wird. Eine optimale Beweglichkeit der späteren Prothese erreicht man mit Hydroxyapatit-Implantaten, die in eine Sklerahülle eines Spenderauges eingenäht wird. Die Augenmuskeln des Patienten werden dabei an die Sklera über dem Implantat genäht. Später befestigt man darauf eine Schalenprothese (*Shields, C. L.* et al. 1992). Danach wird schichtweise zunächst die Tenonsche Kapsel mit Einzelknopfnähten und schließliche darüber die Bindehaut mit einer fortlaufenden 6 × 0 Vicrylnaht verschlossen. Eine passende Lochprothese wird in den Bindehautsack eingelegt, danach antibiotische Salbe eingestrichen und bis zum nächsten Morgen ein Druckverband angelegt, um eine Nachblutung möglichst zu vermeiden (Abb. 8.61 a–e).

Desjardins et al. (1996) berichteten ebenfalls über ausgezeichnete kosmetische Resultate mit Hydroxyapatit-Implantaten. Wegen der nicht auszuschließenden Gefahr der Übertragung der Creutzfeld-Jacob-Erkrankung, wurde die Ummantelung des Kunststoffimplantates mit menschlicher kon-

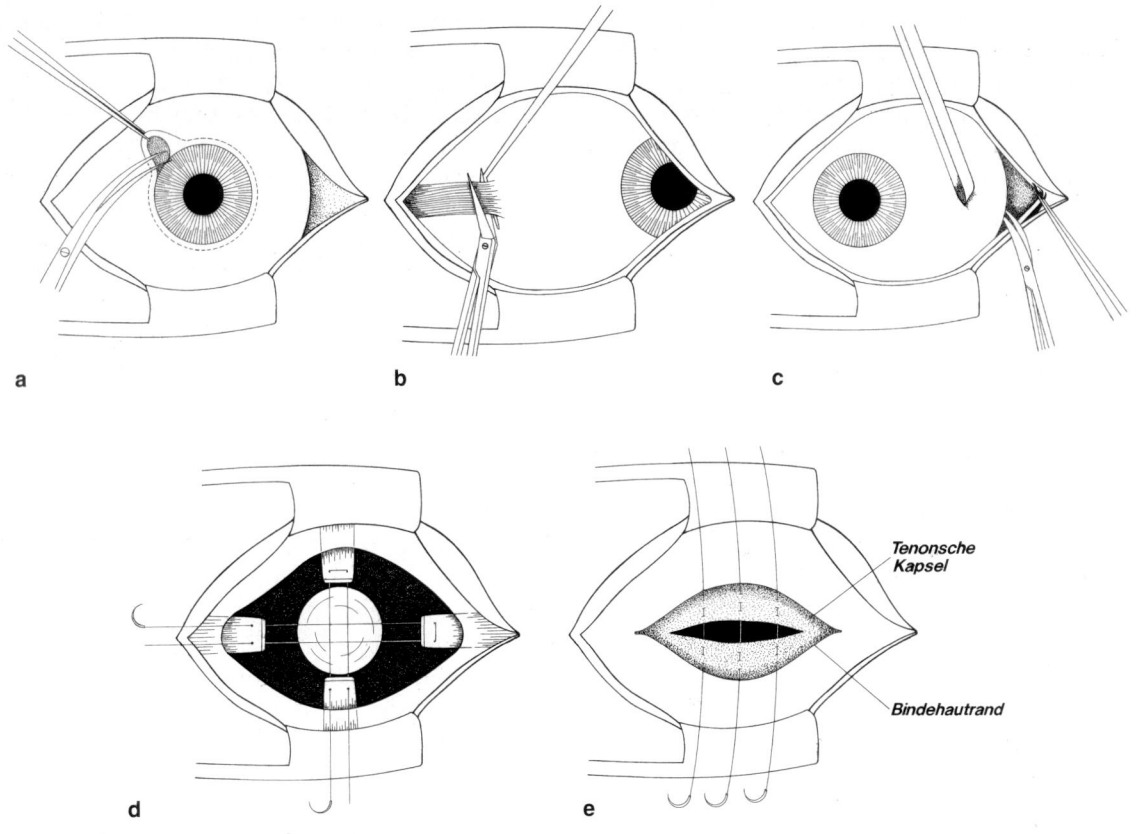

Abb. 8.61 a–e Etappen der Enucleatio bulbi beim malignen Melanom.
a Bindehautabtrennung am Limbus corneae.
b Durchtrennung der Augenmuskeln am skleralen Ansatz.
c Durchschneiden des N. opticus mit der gebogenen Enukleationsschere (Bei einem Retinoblastom unbedingt gerade Schere benutzen, da langer Optikusstumpf wichtig ist!)
d Einsetzen einer Silikonkugel, über der die 4 geraden Augenmuskeln vernäht werden.
e Verschluß der Tenonschen Kapsel und der Bindehaut.

servierter Sklera verlassen und stattdessen Gore-Tex und später PTFE verwendet. *Oestreicher* et al. (1997) empfehlen das Hydroxyapatit-Material in ein Dexon-Netz (Polyglykolsäure) einzuwickeln, um den Einsatz von präparierter Spendersklera zu umgehen. Abstoßungsreaktionen spielen bei dieser Methode kaum eine Rolle. Dennoch ist mit kleineren Problemen zu rechnen, die besonders die Lockerung des eingebohrten Stiftes zur Befestigung der Prothese betreffen.

Bei der modifizierten „no touch"-Technik der Enukleation wird der Tumor zunächst mit flüssigem Stickstoff fest eingefroren. Dabei soll erreicht werden, daß während der Operation am Auge keine Tumorzellen in den Kreislauf gequetscht werden können (*Wilson* und *Fraunfelder* 1978). Diese Methode und die intraokulare Gasfüllung mit Überdruck zur Kompression der intraokularen Gefäße vor der Enukleation (*Kreissig* 1988) haben sich weder in der Praxis durchgesetzt noch hat sich irgendein Hinweis ergeben, daß damit tatsächlich die Tumormetastasierung verringert würde.

Eine andere Idee, die theoretisch mögliche Aussaat von Tumorzellen beim Akt der Enukleation zu vermeiden, führte zur präoperativen Bestrahlung der Orbita mit ionisierenden Strahlen einer Dosis von 8 Gy täglich bis insgesamt 24 Gy. Unmittelbar danach wird die Enukleation ausgeführt. Man tut dies in der Vorstellung, die Melanomzellen soweit zu schädigen, daß es bei der Ausschwemmung in die Blutbahn nicht mehr zu Lebermetastasen kommen kann.

Obwohl bei dieser Technik Schäden an den Melanomzellen in der Zellkultur nachweisbar sind (*Kenneally* et al. 1988), ist bis heute noch keine signifikante Verbesserung der Überlebensrate bei Patienten nachgewiesen worden (*Rummelt* et al. 1991).

Bei dieser Art der Vorbestrahlung entsteht keine Beeinträchtigung des Prothesensitzes mit seinen kosmetisch nachteiligen Folgen, wie es früher bei der inzwischen verlassenen Nachbestrahlung der Orbita mit der vollen Tumordosis von 80 Gy regelmäßig beobachtet werden mußte (*Sobanski* et al 1972). Die Nachbestrahlung hat keinen statistisch signifikanten Einfluß auf die Überlebensrate (*Kiehl* et al. 1984).

Komplikationen

Bei sorgfältiger Ausführung ist die Komplikationsmöglichkeit gering. Stärkere Blutungen werden durch Kompression der Orbita stets beherrschbar sein. Bei stark vernarbtem Gewebe, beispielsweise bei vorausgegangener Bestrahlung mit episkleral befestigten Applikatoren, kann es gelegentlich schwierig sein, den Bulbus exakt freizupräparieren und es besteht die Gefahr einer Perforation, was unter allen Umständen vermieden werden sollte. Eine Abstoßung von Kunststoffimplantaten kommt gelegentlich vor, meist dann, wenn die Tenonsche Kapsel und die Muskeln nicht sorgfältig genug über dem Material vernäht worden sind.

Ergebnisse

Leider ist es ein Trugschluß anzunehmen, nach der Enukleation sei das Tumorproblem für unsere Patienten gelöst. Wie Statistiken an großen Patientenzahlen ergeben haben, sterben etwa 30 % innerhalb der ersten 5 Jahre und 50 % zehn Jahre nach der Enukleation (*Kiehl* et al. 1984, *Zimmerman* 1986). Dabei ist zu bedenken, daß zum Zeitpunkt der Enukleation noch keine Metastasierung bekannt war. Große Tumoren und extrasklerale Ausbreitung des Tumors sind Risikofaktoren und erhöhen die Letalitätsrate signifikant. Die visuelle Leistung bezüglich beruflicher Tätigkeit, Führen von Kraftfahrzeugen, Lesen, Fernsehen usw. ist – wie eine Umfrage ergeben hat – in der Mehrzahl der Fälle über viele Jahre befriedigend und es besteht erstaunlicherweise kein Unterschied in der Lebensqualität zu den Patienten, die mit einer bulbuserhaltenden Brachytherapie behandelt worden sind (*Augsburger* und *Goehl* 1994).

8.12.3 Exenteratio orbitae

Die Exenteratio orbitae ist indiziert, wenn sich große Teile des Aderhautmelanoms bereits extraskleral in der Orbita ausgebreitet haben. Auch bei Orbitarezidiven nach einer bereits ausgeführten Enukleation kann eine Exenteratio orbitae erforderlich sein, vorausgesetzt der Allgemeinzustand des Patienten ist beispielsweise durch bereits vorhandene Lebermetastasen nicht ernsthaft beeinträchtigt.

Operationstechnik

Die Operationstechnik kann variieren, sie verfolgt jedoch stets den Zweck, möglichst den gesamten Orbitainhalt bis zum Periost zu entfernen. Zu Beginn der Operation werden die Lider vernäht und die Lidhaut kann abpräpariert werden, um so viel wie möglich davon zur Defektdeckung zu erhalten. Danach präpariert man den oberen knöchernen Orbitarand und beginnt von hier aus zirkulär das Periost von den knöchernen Orbitawänden abzulösen. Danach wird mit einer gebogenen Schere, die man nasal zwischen Knochen und Periost entlang führt, der Sehnerv möglichst dicht an der Orbitaspitze durchtrennt.

Die ausgeräumte Orbita läßt man nun ohne Gewebsdeckung mit Granulationsgewebe überziehen. Einen besseren kosmetischen Erfolg erzielt man jedoch, wenn ausreichend Lidhaut erhalten werden kann und diese über dem Defekt vernäht wird, selbst wenn dahinter zunächst ein freier Raum verbleibt. Die Nachbehandlung erfolgt mit antibiotischer Salbe und einem Druckverband (*Coston* und *Small* 1981, *Shields, J. A.* et al. 1991). Später wird der Defekt mit einer Brillenepithese versorgt (Abb. 8.62 a,b).

Komplikationen

Trotz möglicher Blutungsgefahren während der Operation ist nur selten eine Bluttransfusion erforderlich. Bei dünnen Siebbeinwandungen kann es zur Eröffnung der Siebbeinzellen kommen, wobei eine offene Verbindung zwischen Nase und Orbita entsteht.

Ergebnisse

Der klinische Wert der Exenteratio orbitae ist hinsichtlich der Vermeidung von Lokalrezidiven oder Fernmetastasen noch umstritten. Während einige Autoren bei frühzeitiger Exenteratio orbitae eine bessere Prognose ihrer Patienten feststellten als nach Chemotherapie, Strahlenbehandlung oder lokalen Exzision des Orbitarezidivs (*Shammas* und *Blodi* 1977a), haben andere ähnliche Untersuchungen keine bessere Prognose nach Exen-

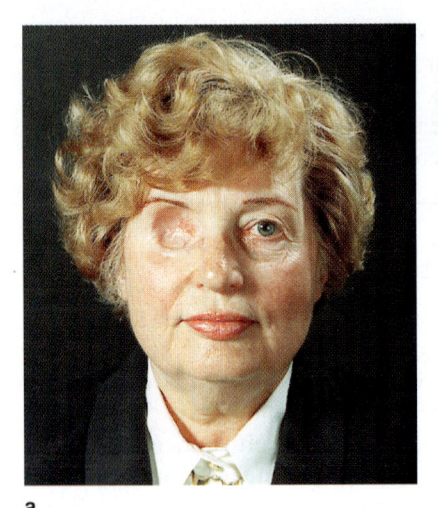

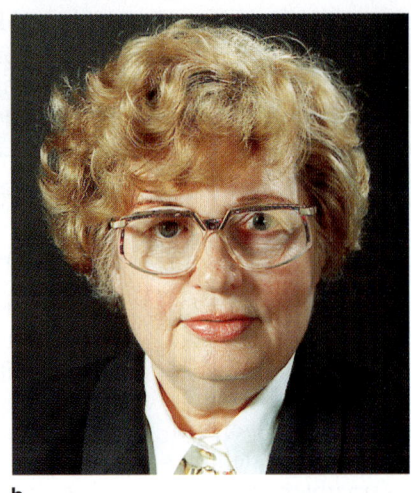

Abb. 8.62 a, b
a Exenteratio orbitae rechts wegen Orbitarezidiv eines Aderhautmelanoms.
b Epithese an eine Brille montiert.

teratio orbitae ergeben (*Kersten* et al. 1985). Es gibt leider noch keine überzeugende klinische Arbeit, die bei geringer extraskleraler Ausbreitung eines Melanoms eine bessere Prognose bei Exenteratio beweisen würde. Bei ausgedehnten orbitalen Beteiligungen eines Aderhautmelanoms ist die Exenteratio orbitae bis heute die einzig zu empfehlende Behandlung (*Shields, C. L.* et al. 1992).

Behandlungsempfehlungen bei einem Skleradurchbruch des Aderhautmelanoms

In derartigen Fällen gehen die Meinungen über die notwendigen therapeutischen Schritte auseinander. Es überwiegen hier die Anhänger der Exenteratio oder erweiterten Enukleation, doch hat sich herausgestellt, daß damit die hohe Letalitätsrate nicht gesenkt werden kann. Daher haben alternative Methoden ihre Berechtigung, die natürlich vom Ausmaß der extraskleralen Ausbreitung abhängig sind.

Wird die extrasklerale Ausdehnung eines Melanoms der vorderen Uvea diagnostiziert, dann sollte eine erweiterte Enukleation unter Einbeziehung der über dem Tumor liegenden Bindehaut und Tenonsche Kapsel erfolgen. Sind die Tumoren noch für eine Brachytherapie geeignet, dann kann der Applikator ohne weiteres über der Stelle des Skleradurchbruchs aufgenäht werden. Besteht Verdacht auf Tumorgewebe in den Vortexvenen, so sollten diese zentral vom Tumor koaguliert und unterbunden werden.

Bei Melanomen der dorsalen Uvea kann es vorkommen, daß die extrasklerale Ausbreitung der präoperativen Sonographie entgangen ist oder bei anderen bildgebenden Verfahren unbemerkt blieb. Die Enukleation sollte dann wie geplant unter Entfernung des extraokularen Tumorgewebes in gewohnter Weise ausgeführt werden. Allerdings wird eine postoperative Strahlentherapie der Orbita empfohlen (*Hykin* et al. 1990).

Ist der extraokulare Tumoranteil nicht höher als 2 mm, dann bestehen keine Bedenken, eine vorgesehene Applikatorbehandlung durchzuführen (*Shields, C. L.* et al. 1992). Der extrasklerale Tumoranteil kann auch unmittelbar vor der Befestigung des Applikators in geeigneten Situationen abgetragen und koaguliert werden (*Lommatzsch* 1980).

Wird die extrasklerale Ausbreitung erst bei der histologischen Untersuchung nachgewiesen, dann ist eine Entfernung des Implantates und eine weitere Gewebsentnahme bis hin zur Exenteratio nicht zu vermeiden.

8.13 Therapeutische Methoden, die sich nicht durchgesetzt haben

P. K. LOMMATZSCH

Diathermie

Weve hat bereits 1937 über die erfolgreiche Elektrokoagulation eines Aderhautmelanoms berichtet. Trotz einiger späterer Versuche (*Davidorf* et al. 1970) wurde die transsklerale Diathermie wieder verlassen, da durch die unvermeidbare Skleranekrose die extrasklerale Tumorausbreitung begünstigt wird.

Kryotherapie

Obwohl sich die Kryotherapie intraokularer Tumoren beim Retinoblastom und beim kapillären Hämangiom als äußerst wirksam erwiesen hat, ist sie – von den ersten Versuchen abgesehen (*Lincoff* et al. 1967, *Bleckmann* 1983, *Pfeiffer* und *Lommatzsch* 1992) – für das Aderhautmelanom nicht zur empfehlenswerten praktischen Anwendbarkeit gelangt.

Photodynamische Therapie

Diese Behandlung erfordert eine nicht-toxische Substanz, die sich im Tumorgewebe selektiv anreichert und durch Licht aktivierbar ist. Diese aktivierten Moleküle müssen die Tumorzellen irreversibel schädigen können. Hämatoporphyrinderivate (HpD), die vorzugsweise in den malignen Zellen gespeichert werden, lassen sich durch rotes Licht (630 nm) aktivieren und führen dann zu selektiven Schäden in der Krebszelle. Tierexperimentelle Studien mit Impfmelanomen im Kaninchenauge und Benzoporphyrinderivaten wurden durchgeführt, ermutigende Ergebnisse beim Aderhautmelanom von Patienten liegen jedoch nicht vor (*Young* et al. 1996, *Schmid-Erfurth* et al. 1994).

Neutroneneinfang-Strahlentherapie

Diese theoretisch elegante Methode hat bisher leider noch keine klinische Wirksamkeit erfahren. Nach selektivem Einbau einer Bor-haltigen Substanz mit dem stabilen B-10 in die Tumorzellen, wird der Tumor mit langsamen sog. thermischen Neutronen bestrahlt. Dadurch entsteht eine Kernreaktion, es bildet sich ein instabiles Bor-Isotop, welches Alphastrahlen aussendet. Die sehr kleine Reichweite von ca. 10 μm dieser hochenergetischen Alphastrahlung ist nur auf die Krebszellen beschränkt, so daß sich das Krebsgewebe im Idealfall selektiv selbst zerstört und das umliegende Gewebe dabei geschont werden könnte (*Harling* et al. 1990).

8.14 Ausblick

P. K. Lommatzsch

Geht man von der gegenwärtigen Vorstellung aus, daß bereits zu Beginn der traditionellen Therapie eine Tumordissemination erfolgt ist, so müßte sich unser therapeutisches Bemühen darauf konzentrieren, weitere Metastasierungen zu verhindern und bereits bestehende Mikrometastasen zu zerstören. Eine bestimmte Form der adjuvanten Immuntherapie erscheint daher als theoretisch interessantes Konzept. Leider kennen wir aber die präzise Rolle der Immunabwehr des Krebses noch nicht genau. Die Forschung konzentriert sich gegenwärtig besonders auf die Fähigkeit der Erkennung spezifischer tumorassoziierter Gene durch zytotoxische T-Zellen. *Van der Bruggen* et al. (1991) konnten Gene identifizieren, die ein Tumorantigen auf Melanomzellen entschlüsseln können, das wiederum von zytotoxischen T-Zellen erkennbar war. Diese Gene erhielten die Bezeichnung MAGE Gene (Melanoma Antigen Gene). Sie sind in allen normalen Zellen enthalten, bleiben aber zunächst solange unwirksam, bis eine neoplastische Transformation erfolgt. Die Einleitung der wichtigen tumorspezifisch zytotoxischen T-Zellwirkung erfordert als Vorbedingung, daß MAGE-Antigene durch HLA Klasse-1-Moleküle an der Oberfläche der Melanomzelle präsentiert werden. Durch komplizierte Mechanismen erscheint es denkbar, daß Peptide der MAGE-Genprodukte fähig sind, die zytotoxischen T-Zellwirkungen auszulösen. Darauf könnte theoretisch eine melanomspezifische Peptid-Vaccine-Immuntherapie aufgebaut werden.

Leider fielen die ersten Versuche damit enttäuschend aus, da im Gegensatz zum Hautmelanom beim Aderhautmelanom keine ausreichende Expression von MAGE Genen gefunden werden konnte (*Rennie* 1997). Vielleicht bieten tumorassoziierte Antigene eine Alternative, wenn auch damit eine so spezifische Wirkung zur Beeinflussung der Melanomzellen wie über MAGE-Gene nicht erreichbar sein wird.

Zusammenfassung zu Kap. 8 Malignes Melanom der Aderhaut

Die beste Aussicht für die Erhaltung eines funktionstüchtigen Auges besteht bei Patienten mit kleinen meist zufällig entdeckten Melanomen, die entfernt von Makula und Papille entstanden sind.

Die indirekte Ophthalmoskopie bei maximaler Mydriasis ist das wichtigste Diagnostikum. Bildgebende Verfahren wie Ultraschall, Computertomographie oder Kernspintomographie ermöglichen eine genaue Abmessung der Tumorgröße oder das Erkennen extrabulbärer Ausdehnung. In unklaren Fällen gewinnt die

Feinnadelbiopsie mit verfeinerter Technik immer mehr an Bedeutung.

Zytologische, histologische sowie immunhistochemische Eigenschaften haben sich neben

Tumorvolumen und Lokalisation als prognostische Parameter erwiesen.

Die Wahl einer wirksamen Behandlung wird noch kontrovers diskutiert, wichtige Hinweise werden vom Ergebnis einer randomisierten Studie (COMS) in einigen Jahren erwartet. Bis dahin bleibt sie eine komplexe Entscheidung, die jeweils der individuellen Situation angepaßt werden muß.

Die traditionelle Enukleation des tumortragenden Auges ist nicht mehr in jedem Falle erforderlich. Nur bei weit fortgeschrittenen Tumoren ohne Aussicht auf brauchbaren Visus ist sie noch indiziert.

Bei sehr kleinen Tumoren ist eine regelmäßige Beobachtung nur so lange ratsam, bis Wachstum nachgewiesen werden kann. Mit Hilfe der Photokoagulation gelingt eine vollkommene Tumorzerstörung, wenn die Ausdehnung 10 mm und die Höhe 3 mm nicht übersteigt. Bei mittelgroßen und großen Tumoren ist die Strahlentherapie entweder als Brachytherapie unter Benutzung episkleraler Strahlenträger oder als externe Bestrahlung mit Protonen, Heliumkernen oder stereotaktischer Gammabestrahlung erforderlich. Eine Kombination mit Hyperthermie verbessert möglicherweise durch Reduktion der erforderlichen Strahlendosis die Resultate.

Die lokale Resektion selbst großer Tumoren ist unter Senkung des Blutdruckes in Allgemeinnarkose möglich geworden. Um Randrezidive an den Resektionsrändern zu vermeiden, wird die postoperative Brachytherapie für erforderlich gehalten.

Die gegenwärtig publizierten Daten der Überlebenskurven behandelter Patienten deuten nicht darauf hin, daß durch bulbuserhaltende konservative Verfahren die Gefahr der Metastasierung gegenüber einer primären Enukleation erhöht wird.

Bei allgemeiner Metastasierung vor allem in die Leber wird die Prognose für den Patienten ernst. Trotz palliativer Chemotherapie, Immuntherapie oder palliativer Strahlentherapie ist es bis heute leider nicht gelungen, die stets tödlich endende metastatische Kaskade wirkungsvoll zu beeinflussen.

9 Intraokulare lymphatische Tumoren

J. A. Shields, C. L. Shields

Obwohl lymphoide Tumoren üblicherweise in der Orbita und Konjunktiva (*Shields* 1989) vorkommen, können sie auch innerhalb des Auges erscheinen, wobei sie gewöhnlich den Uvealtrakt, die Retina oder den Glaskörper befallen. Ein ausführlicher Überblick über die klinischen und pathologischen Besonderheiten intraokularer lymphoider Tumoren ist in der Literatur zu finden (*Shields, J. A.* und *Shields, C. L.* 1992). Dieses Kapitel beschreibt in Kürze benigne reaktive Hyperplasie, maligne großzellige Lymphome und andere weniger bekannte lymphoide Tumoren. Intraokulare Veränderungen bei Leukämie werden hier nicht behandelt.

Benigne reaktive lymphoide Hyperplasie

Die benigne reaktive lymphoide Hyperplasie (BRLH) ist eine besondere Form von Pseudotumor, der die Uvea mit oder ohne gleichzeitiger Beteiligung der Bindehaut und/oder der Orbita befallen kann (*Shields, J. A.* und *Shields, C. L.* 1992, *Ryan* et al. 1972). Sie kommt gewöhnlich im mittleren Lebensalter oder bei älteren Personen ab 55 Jahre vor. In der Regel zeigt sie sich einseitig, doch können auch gelegentlich beide Augen befallen werden. Der Patient klagt über Sehverschlechterung des befallenen Auges, selten werden geringe Schmerzen angegeben. Sie ist histopathologisch durch eine Proliferation von benignen Lymphozyten und Plasmazellen charakterisiert, manchmal findet man Keimzentren.

Eine Irisbeteiligung bei BRLH kann als lokalisierter nodulärer Tumor in Erscheinung treten, der an ein Irismelanom oder an einen metastatischen Tumor erinnert (*Shields, J. A.* und *Shields, C. L.* 1992, *Shields, J. A.* et al. 1981) (Abb. 9.1). Eine Ziliarkörperbeteiligung kann schwierig zu diagnostizieren sein, denn sie verursacht Zeichen einer Entzündung und eines Kammerwinkel-Verschlußglaukoms. Die Beteiligung der Aderhaut ist durch eine diffuse oder auch noduläre amelanotische Masse gekennzeichnet (Abb. 9.2). Eine ausgedehnte epibulbäre und orbitale Beteiligung ist häufig gleichzeitig vorhanden (Abb. 9.3). Gewöhnlich besteht eine über dem Tumor liegende

Abb. 9.1 Irisknötchen im unteren Bereich als Folge einer reaktiven lymphoiden Hyperplasie. Aus: Intraocular lymphoid tumors and leukemias. In: *Shields, J. A.* und *Shields, C. L.:* Intraocular Tumors. A Text and Atlas. Saunders, Philadelphia 1992.

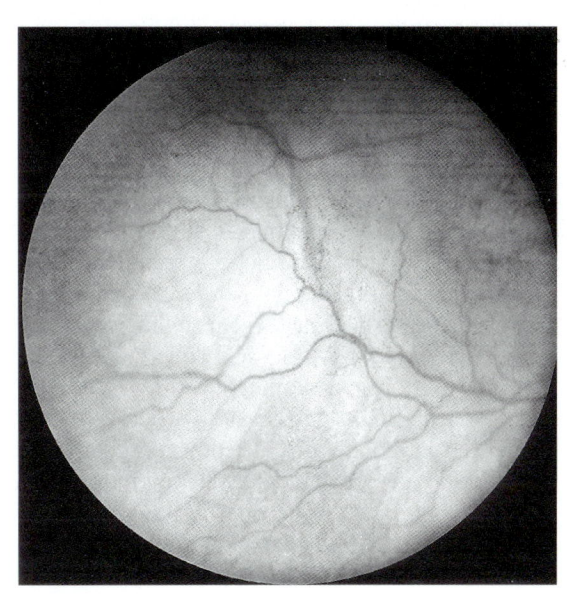

Abb. 9.2 Solitärer Aderhauttumor in der Peripherie bei reaktiver lymphoider Hyperplasie.
Aus: Intraocular lymphoid tumors and leukemias. In: *Shields, J. A.* und *Shields, C. L.:* Intraocular Tumors. A Text and Atlas. Saunders, Philadelphia 1992.

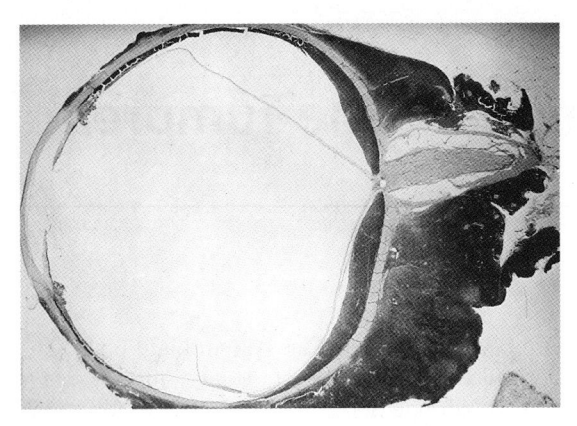

Abb. 9.3 Mikroskopischer Schnitt einer diffusen uvealen, orbitalen und epibulbären Beteiligung bei reaktiver lymphoider Hyperplasie. Aus: *Ryan, S. J.* et al.: Reactive lymphoid hyperplasia: an unusual form of intraocular pseudotumor. Trans. Amer. Acad. Ophthalmol. Otolaryngol. 76 (1972) 652–671.

seröse Ablösung der sensorischen Netzhaut mit beweglicher subretinaler Flüssigkeit. Wenn eine diesbezügliche Diagnose in Betracht gezogen wird, dann sollte der Kliniker nach einer lachsfarbenen Bindehautveränderung suchen, wodurch die Diagnose erleichtert wird und Material für eine Biopsie gewonnen werden kann. Wenn die uveale lymphoide Hyperplasie sehr ausgedehnt ist, kann es zur Netzhautablösung mit Sekundärglaukom kommen. Die uveale BRLH kann andere diffuse chorioidale Neoplasien oder einen entzündlichen Prozeß nachahmen (*Shields, J. A.* und *Shields, C. L.* 1992, *Ryan* et al. 1972).

Die Fluoreszeinangiographie zeigt verspätete Hyperfluoreszenz und eine späte Anfärbung ähnlich wie Lymphome oder chorioidale Metastasen. Echographisch findet man eine homogene diffuse solide Masse ähnlich einem metastatischen Karzinom. Jedoch können klare Echos hinter der Sklera gefunden werden, wenn das vordere retrobulbäre Gewebe beteiligt ist. Von diesem zugänglichen orbitalen oder konjunktivalen Gewebe kann Material für eine Biopsie entnommen werden, wodurch diagnostische Rückschlüsse auf das schwerer zugängliche intraokulare Gewebe möglich sind. Wenn kein Gewebe aus der Adnexe entnommen werden kann, dann sollte eine Feinnadelbiopsie für die zytologische Diagnostik durchgeführt werden (*Shields, J. A.* et al. 1993).

Zur Behandlung sollte anfangs zunächst der Versuch mit systemischer Gabe von Kortikosteroiden gemacht werden. Wenn damit keine Auflösung der Läsion erreicht werden kann und Symptome zurückbleiben, dann führen geringe Bestrahlungsdosen, gewöhnlich 1.000 bis 2.000 cGy in Fraktionen verabreicht, zu einem guten klinischen Erfolg.

Die Prognose für einen brauchbaren Visus für die Patienten mit einer BRLH der Uvea hängt von der Schwere und der Lokalisation der uvealen Infiltration ab. Wird sie früh genug entdeckt und behandelt, so kann die visuelle Prognose sehr günstig sein. Die Prognose für das Leben ist im allgemeinen gut, ausgenommen für seltene Fälle, wo die BRLH in ein Lymphom mit systemischen Befall übergeht.

Non-Hodgkin-Lymphom (Großzelliges Lymphom)

Das intraokulare Lymphom ist durch eine Infiltration des Uveatraktes, der Retina, des Glaskörpers oder des Sehnervkopfes mit malignen Lymphozyten gekennzeichnet. Typischerweise ist es eine Erkrankung von älteren Leuten. Es entwickelt sich oft einseitig, aber häufig wird das andere Auge innerhalb von Wochen oder Monaten auch befallen. Im Laufe der Zeit sind in ungefähr 80 % aller Fälle beide Augen beteiligt. Wahrscheinlich kommt ein Non-Hodgkin-Lymphom häufiger vor als früher angenommen wurde, weil in der Vergangenheit viele Fälle als intraokulare Entzündung oder Uveitis fehldiagnostiziert worden sind.

Obwohl verschiedene Typen der intraokularen Lymphome bekannt sind, ist das großzellige Lymphom (Retikulumzellsarkom, histiozytisches Lymphom) das häufigste und am besten bekannte (*Shields, J. A.* und *Shields, C. L.* 1992). Anders wie bei der BRLH ist das echte maligne Lymphom entweder mit Lymphomen des Zentralnervensystem oder mit systemischen Lymphomen verbunden (*Barr* et al. 1975, *Char* et al. 1988, *Duker* et al. 1987, *Freeman* et al. 1987, *Gass* et al. 1984, *Minckler* et al. 1975). Die intraokulare Beteiligung kann jedoch die erste Manifestation dieser Erkrankung sein. In seltenen Fällen ist wahrscheinlich die intraokulare Beteiligung die einzige Manifestation dieser Erkrankung und verkörpert dann ein primäres solitäres intraokulares Lymphom (*Shields, J. A.* und *Shields, C. L.* 1992).

Man unterscheidet generell zwei Typen von intraokularen großzelligen Lymphomen: Die **vitreoretinale Form** und die **uveale Form**. Die vitreoretinale Form kommt häufiger vor und ist im allgemeinen mit einem Lymphom des Zentralnervensystems verbunden. Der uveale Typ kommt seltener vor und ist mehr mit visceralen oder nodulären Lymphomen verbunden. Die klinisch charakteristischen Merkmale sind gewöhnlich identisch mit denen der BRLH (Abb. 9.1–9.3). Im Anfangsstadium kann die Erkrankung eine der beiden Variationen annehmen, in fortgeschrittenen Stadien überlappen sich jedoch beide beträchtlich, so daß sie nicht eindeutig voneinander unterschieden werden können (*Shields, J. A.* und *Shields, C. L.* 1992).

Die vitreoretinale Form ist durch Symptome und Zeichen einer Uveitis posterior oder Vitritis gekennzeichnet. Der erkrankte Patient klagt gewöhnlich über Verschwommensehen, Schmerzen werden nicht angegeben. Die Spaltlampenbiomikroskopie ergibt charakteristischerweise Glaskörperzellen im retrolentalen Raum und Zeichen einer intraokularen Entzündung. Bei älteren Personen mit einer „Uveitis" unbekannter Ursache sollte stets an die Möglichkeit eines intraokularen großzelligen Lymphoms gedacht werden. Der uveale Typ ist durch eine oder auch mehrere gelbe Massen in der Uvea oder unter dem Pigmentepithel gekennzeichnet, die sehr an eine uveale Metastasierung erinnern (Abb. 9.4). Zellen im Glaskörper sind in solchen Fällen weniger üblich (*Shields, J. A.* und *Shields, C. L.* 1992, *Gass* et al. 1984).

In Fällen mit klinischen Verdacht auf ein intraokulares großzelliges Lymphom aber ohne gesicherte histologische Diagnose, ist eine behutsame systemische Behandlung mit Kortikosteroiden gerechtfertigt. Wenn unter dieser Therapie in wenigen Tagen keine Reaktion erfolgt, so sollte eine Biopsie aus irgendeinem zugänglichen okularen Gewebe entnommen werden. Wenn eine Bindehautbeteiligung besteht, so ist es vernünftig, aus dieser Stelle eine Biopsie zu entnehmen. Wenn nicht, dann sollte eine Biopsie aus dem Glaskörper gewonnen werden. Wenn die Diagnose zytologisch gesichert ist, dann erscheint die intrathekale Chemotherapie und die Strahlentherapie des Auges und des Zentralnervensystem die Therapie der Wahl zu sein (*Shields, J. A.* und *Shields, C. L.* 1992, *Char* et al. 1988).

Bei ausgedehnter intraokularer Beteiligung eines großzelligen Lymphoms ist die Prognose für das Auge oft schlecht. Bei frühzeitiger Diagnose durch die Biopsie aus dem Glaskörper kann eine Strahlentherapie die Prognose hinsichtlich der erhaltbaren Sehschärfe verbessern. Die Überlebensprognose ist schlecht, denn die meisten Patienten sterben an den Komplikationen des systemischen Befalls innerhalb von 2 Jahren nach der okularen Diagnose (*Shields, J. A.* und *Shields, C. L.* 1992, *Char* et al. 1988, *Freeman* et al. 1987). Es wurden jedoch bei simultaner Strahlentherapie des Zentralnervensystems und der Augen längere Überlebenszeiten beobachtet (*Char* et al. 1988).

Intraokulare Beteiligung anderer lymphoider Veränderungen

Über eine intraokulare Beteiligung bei anderen malignen lymphomatösen Erkrankungen wie multiples Myelom, Hodgkin-Erkrankung, Burkitt-Lymphom, kutanes T-Zell-Lymphom und neoplastische Angioendotheliomatose ist berichtet worden. Beim multiplen Myelom kann eine intraokulare Invasion durch neoplastische Plasmazellen erfolgen (*Shields, J. A.* und *Shields, C. L.* 1992, *Shakin* et al. 1988, *Maisel* et al. 1987). Der klinische Verlauf ist der gleiche wie bei den anderen lymphoiden Tumoren, ebenso die Behandlung mit Chemotherapie und Strahlentherapie. Bei der Hodgkinschen Erkrankung wurden gelegentlich in der Vorderkammer und im Glaskörper Zellen beobachtet, die auf eine intraokulare Beteiligung bei diesem Tumor deuten (*Shields, J. A.* und *Shields, C. L.* 1992).

Es gibt wenige Berichte über eine intraokulare Beteiligung beim Burkitt-Lymphom (*Burkitt* 1958, *Feman* et al. 1969, *Karp* und *Zimmerman* 1971, *Keltner* et al. 1977, *Elner* et al. 1986). Das Erscheinungsbild am Fundus bei Patienten mit Burkitt-Lymphom ist wahrscheinlich ähnlich dem, wie es beim großzelligen Lymphom beobachtet wird. Das kutane T-Zell-Lymphom (Mycosis fungoides) wurde gelegentlich mit Augenbeteiligung beobachtet, die Erscheinungen waren dabei denjenigen vom B-Zell-Lymphom ähnlich

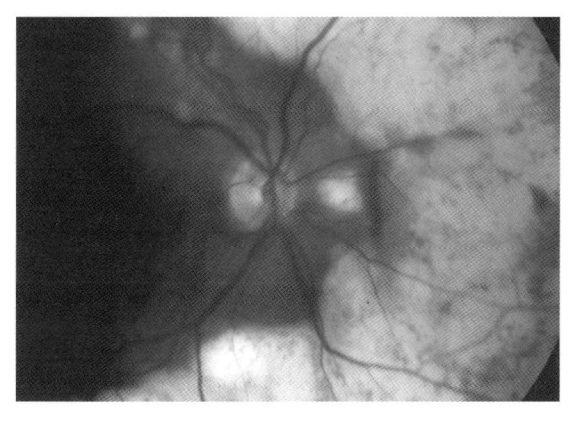

Abb. 9.4 Multiple gelblich-weiße Infiltrate unter dem Pigmentepithel bei einem großzelligen Lymphom. Für diese Abbildungen unseren Dank an Dr. *Michael Novak*.

(*Keltner* et al. 1977). Die neoplastische Angioendotheliomatose ist eine seltene letale Erkrankung gekennzeichnet durch eine auffallende Neigung der neoplastischen lymphoiden Zellen, kleine Blutgefäße hauptsächlich der Haut zu verstopfen. Bei dieser Erkrankung wurde die Augenbeteiligung in Form von Sehverlust, Glaskörperzellen, Netzhautarterienverschluß, Pigmentepithelveränderungen, Nystagmus und Rindenblindheit in jüngster Zeit erst bekannt (*Elner* et al. 1986).

Zusammenfassung zu Kap. 9 Intraokulare lymphatische Tumoren

Lymphoide Tumoren und Leukämien können fast jeden Abschnitt der Augen und seiner Adnexe befallen. Die benigne reaktive lymphoide Hyperplasie ist eine Form des lymphoiden Pseudotumors, die selten als isolierter Prozeß im Auge entstehen kann. Die intraokulare Beteiligung ist durch eine diffuse amelanotische Verdickung der Uvea gekennzeichnet, die klinisch an ein diffuses Melanom oder an ein metastatisches Karzinom der Uvea erinnern kann. Histologisch ist sie aus gut differenzierten Lymphozyten und Plasmazellen mit Keimzentren zusammengesetzt. Bei unsicherer Diagnose hilft eine Feinnadelbiopsie aus dem veränderten Gewebe auf den richtigen Weg. Die Behandlung schließt systemische Kortikosteroide und eine Bestrahlung mit niedriger Dosierung ein.

Von den systemischen Lymphomen befällt das großzellige Lymphom (Retikulumzellsarkom) am häufigsten die intraokularen Strukturen. Es erzeugt eine Verdickung von Retina und Aderhaut mit Zellen in Kammerwasser und Glaskörper, was klinisch oft eine intraokulare Entzündung vortäuscht. Die Diagnose erfolgt durch zytologische Untersuchung der aspirierten Glaskörperflüssigkeit. Die Behandlung besteht gewöhnlich in einer niedrig dosierten Augenbestrahlung.

Andere lymphoide Tumoren, die selten einmal intraokulare Strukturen befallen, sind das multiple Myelom, die Hodgkin-Erkrankung, das Burkitt-Lymphom, das kutane T-Zell-Lymphom und die neoplastische Angioendotheliomatose. Sie alle rufen klinische Zeichen und Symptome hervor, die zunächst an eine intraokulare Entzündung denken lassen.

10 Benigne Tumoren der Retina und Papille

10.1 Gefäßtumoren von Netzhaut und Papille

A. WESSING

10.1.1 Kapilläres Hämangiom der Netzhaut, Angiomatosis retinae, Hippel-Lindau-Syndrom

Kapilläre Hämangiome der Netzhaut sind vaskuläre Hamartome, die isoliert oder im Rahmen des Hippel-Lindau-Syndroms auftreten (*Wessing* 1983, *Nicholson* 1994, *Gass* 1997, *Shields, J. A.* und *Shields, C. L.* 1992). In seinen klassischen Arbeiten zum Thema hat *Eugen von Hippel* 1903/4 die Bezeichnung Angiomatosis retinae eingeführt. 1926 beschrieb *Lindau* die Kombination mit Angiomen des Kleinhirns und stellte damit den Systemcharakter des Leidens klar.

Klinisches Bild

Kapilläre Hämangiome wölben sich halbkugelförmig aus der Netzhaut vor und verfügen über teils monströs erweiterte nutritive Gefäße (Abb. 10.1 a). Je nach dem Verhältnis von Kapillaren zu bindegewebigem oder glialem Stützgewebe variiert ihre Färbung in weiten Grenzen und reicht von sattem Rot bis zu fast Weiß. Kapilläre Hämangiome entwickeln sich aus dem ursprünglichen Kapillarnetz und sind in den frühesten Stadien als Ansammlung erweiterter Kapillaren zu sehen. Sie stellen eine Art arterio-venöser Shunts dar. Der intravasale Druck steigt infolgedessen an, so daß schon sehr früh eine Erweiterung der versorgenden Gefäße eintritt. In der Regel weisen die Gefäßtumoren ein endophytisches Wachstum in Richtung auf den Glaskörperraum auf. Mitunter wachsen sie aber auch exophytisch und breiten sich in oder unter der Netzhaut aus. Andere wieder zeigen kombinierte Wachstumsformen. Ophthalmoskopisch sind kleine exophytische Angiome oft nur sehr schwer auszumachen. Größere endophytisch wachsende Angiome sind mehr gelblich gefärbt und haben die Tendenz, bereits frühzeitig zirzinata-artige Lipidablagerungen in der umgebenden Netzhaut zu bilden.

Die fortgeschrittenen Stadien der Angiomatosis retinae sind durch zunehmende Exsudation und daraus folgende Komplikationen bestimmt. Es kommt zu Makulaödem, Retinitis stellata, großflächigen Lipidablagerungen und exsudativer Netzhautablösung. Große Angiome provozieren sekundäre Gefäßproliferationen und ausgedehnte intra- und epiretinale fibrovaskuläre Membranen. Diese können erheblichen Zug auf die Tumoren ausüben und sie regelrecht aus der Netzhaut herausziehen. Mitunter können auch traktive Netzhautablösungen mit multiplen Foramina entstehen. Manche Augen enden in hämorrhagischem Sekundärglaukom und Phthisis.

Eine spezielle Form stellen epi- und juxtapapilläre Angiome dar (Abb. 10.2). Etliche Autoren sehen darin eine Sondergruppe und unterscheiden sie von den peripheren Angiomen (*Nicholson* 1994). Sie sitzen der Papille kugelförmig auf, wachsen oft aber auch diffus in die umgebende Netzhaut ein. Dilatierte Versorgungsgefäße fehlen oder werden von der Tumormasse verdeckt. Unter Umständen bereiten epipapilläre Angiome deshalb erhebliche diagnostische Schwierigkeiten. Kapilläre Hämangiome können sich auch innerhalb der vorderen Anteile des Sehnerven entwickeln. Sie treten dann nur als Papillenödem oder mit reaktiven Gefäßproliferationen in Erscheinung. Ihre Identifikation ist meist nur indirekt durch das Vorhandensein anderer kapillärer Angiome in der peripheren Netzhaut möglich.

Mit zunehmendem Alter ändert sich das klinische Erscheinungsbild der kapillären Hämangiome erheblich (*Schmitz-Valckenberg* und *Meyer-Schwikkerath* 1975). Die Tumoren wachsen langsamer oder gar nicht mehr. Die nutritiven Gefäße werden schlanker oder haben einen nur noch wenig größeren Durchmesser als normale Netzhautgefäße.

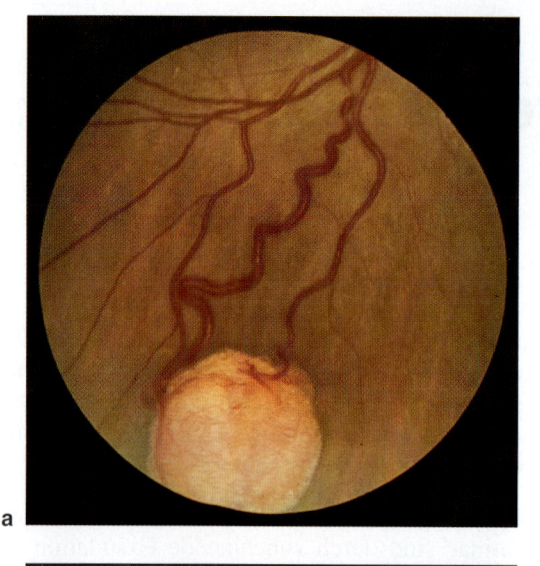

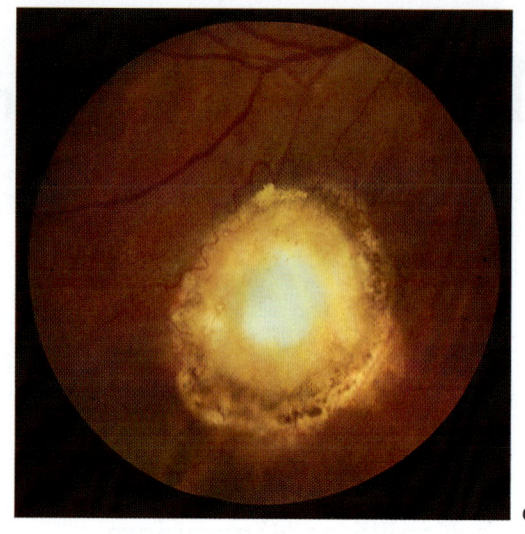

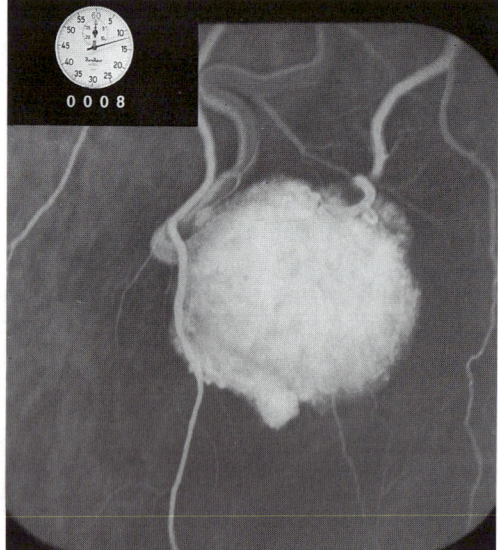

Abb. 10.1 a–c Kapilläres Hämangiom, **a** vor Behandlung, **b** Fluoreszenzangiographie, **c** nach Photokoagulation.

Gelegentlich kommt es zu Spontannekrosen mit Glaskörperblutungen.

Für diagnostische, prognostische und therapeutische Belange hat sich die Klassifikation nach *Meyer-Schwickerath* (1959) bewährt:

I   Angiome bis ½ Papillendurchmesser (PD),
II Angiome von ½ bis 2 PD,
    a ohne sekundäre Veränderungen,
    b mit sekundären Veränderungen,
III Angiome größer als 2 PD,
    a ohne sekundäre Veränderungen,
    b mit sekundären Veränderungen,
IV Angiome auf oder unmittelbar an der Papille.

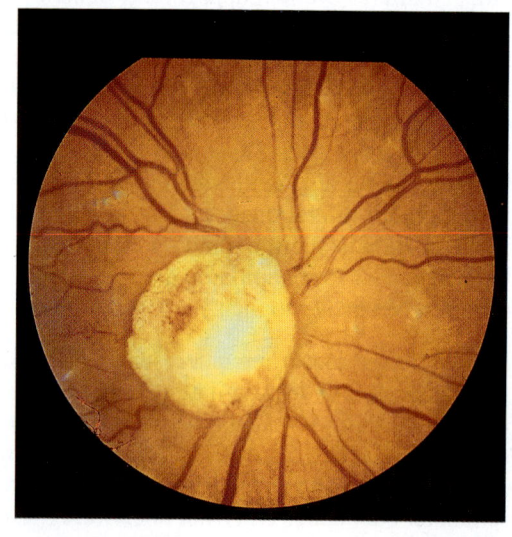

Abb. 10.2 Kapilläres Hämangiom vor der Papille.

Histopathologie

Die Angiome bestehen aus dünnwandigen, weitlumigen (8–14 μ) Kapillaren mit Endothelzellen und Perizyten. Dazwischen finden sich interstitielle Zellen mit vakuoligem Zytoplasma (Stromazellen), die möglicherweise glialen Ursprungs sind. Die Angiome durchsetzen alle Netzhautschichten und wachsen sowohl endo- wie exophytisch. Die Endothelzellen der Kapillaren sind, zumindest in den fortgeschrittenen Stadien, fenestriert (*Mottow-Lippa* et al. 1983). Folge der Exsudation sind Hyalinisierung und Gliose. Sekundäre Gefäßproliferationen unterscheiden sich histologisch eindeutig von den Kapillaren des Angioms. Die Netzhautgefäße in der Umgebung des Angioms sind normal strukturiert (*Nicholson* et al. 1976). Infolge der starken Exsudation in den Spätstadien entstehen zystoide Hohlräume im Netzhautgewebe sowie Lipid- und Cholesterineinlagerungen. In der Endphase kommt es zu weitgehender Desorganisation, so daß es schwierig werden kann, das Angiom aufzufinden und eine korrekte Diagnose zu stellen.

Fluoreszenzangiographie

Kapilläre Hämangiome haben eine extrem hohe Durchflußgeschwindigkeit mit entsprechend kurzen Kreislaufzeiten. Schon bei kleinen Angiomen treten kräftige Farbstoffleckagen auf, die sich mit zunehmender Größe noch verstärken. Im Gegensatz dazu bleibt die Blut-Retina-Schranke in den nutritiven Gefäßen bis in die Finalstadien erhalten (Abb. 10.1b). Wichtig ist die Fluoreszenzangiographie für die Identifizierung exophytisch wachsender Angiome, so weit sie ophthalmoskopisch schlecht oder gar nicht sichtbar sind. Hilfreich ist sie auch für die Artdiagnose der epipapillären Angiome. Bei diesen Angiomen sind in der frühesten arteriellen Phase die afferenten Gefäße meist gut sichtbar (*Wessing* 1968).

Ultraschallechographie

Im A-Bild entsteht eine hohe Initialzacke, an die sich die Tumormasse mit hoher innerer Reflektivität anschließt. Im B-Bild sieht man einen Tumor mit glatter Oberfläche und gleichmäßiger akustischer Dichte. Choroidale Exkavation und Orbitaschatten fehlen (*Shields, J. A.* und *Shields, C. L.* 1992).

Differentialdiagnose

Das Leitsymptom sind die dilatierten Versorgungsgefäße. Bei **razemösen Angiomen** bzw. **arterio-venösen Anastomosen** (Gruppe 2 und 3 nach *Archer* et al. 1983) sind Arterien und Venen direkt und ohne Einschaltung kapillärer Elemente miteinander verbunden. Dem **Morbus Coats**, der bei ausgedehnten Lipidexsudaten differentialdiagnostisch in Betracht kommt, fehlen die nutritiven Gefäße oder erreichen doch nie ein vergleichbares Kaliber. **Intraretinale Makroaneurysmen** finden sich meist bei älteren Patienten mit arterieller Hypertonie. Sie sind in den Verlauf einer Arterie eingeschaltet und haben keine efferente venöse Verbindung. Die **periphere exsudative hämorrhagische Chorioretinopathie** (PEHCR) (*Laqua* und *Wessing* 1983, *Shields, J. A.* et al. 1983) kann klinisch wie ein unter Exsudat verstecktes kapilläres Hämangiom aussehen. Es fehlen zwar die dilatierten nutritiven Gefäße; da sie aber bei älteren Patienten auftritt, ist eine Verwechslung mit der Altersform der kapillären Angiome durchaus möglich. Wichtig ist, bei Kindern ein **Retinoblastom** auszuschließen. Große Retinoblastome können ähnlich voluminöse Versorgungsgefäße entwickeln. Differentialdiagnostisch sind gelegentlich auch maligne **Melanome der Aderhaut**, **Toxocara canis-Granulome**, die **Sichelzellretinopathie** („Salmon spots") oder die **dominante familiäre exsudative Vitreoretinopathie** (DEVR) in Betracht zu ziehen.

Natürlicher Verlauf

Kapilläre Hämangiome der Netzhaut zeigen von den ersten umschriebenen Kapillarwucherungen bis hin zu den riesigen Angiomen des Finalstadiums ein langsam progredientes Wachstum. Zumindest bei kleinen Angiomen scheint es aber auch Perioden des Stillstandes oder der Regression zu geben. Einzelne Fälle vollständiger Spontanheilung sind beschrieben worden (*Rumbaur* 1941). Die höchsten Wachstumsraten finden sich im zweiten und dritten Lebensdezennium. Mit zunehmendem Alter nimmt die Wachstumspotenz ab (*Schmitz-Valckenberg* und *Meyer-Schwickerath* 1975). Jenseits des fünfzigsten Lebensjahrs wurde wiederholt kompletter Stillstand beobachtet, und zwar über Zeiträume bis zu 15 Jahren (*Wessing* 1983).

Kapilläre Hämangiome kommen einseitig oder beidseitig, einzeln oder multipel vor. Sie können sukzessiv bis ins hohe Lebensalter auftreten.

Kleinkinder können bereits betroffen sein. Das Prädilektionsalter liegt zwischen 20 und 35 Jahren. Bis zu 24 Tumoren verschiedener Größe wurden in einem Auge in Folge beschrieben (*Lommatzsch* und *Wessing* 1996). Frauen und Männer sind nahezu gleich häufig betroffen. Visuseinbußen sind fast ausnahmslos durch Sekundärveränderungen wie Exsudate, Blutungen und Netzhautablösung bedingt.

Systembeteiligung

Kapilläre Hämangiome der Netzhaut können sporadisch oder im Rahmen des Hippel-Lindau-Syndroms auftreten. Das Hippel-Lindau-Syndrom ist eine autosomal dominante, erbliche Erkrankung, die durch benigne aber auch maligne Tumorbildungen in sechs vorwiegend betroffenen Organsystemen gekennzeichnet ist. Das sind Augen, Zentralnervensystem, Nieren, Nebennieren, Pankreas sowie Paraganglien und Epididymis. Nach einer Studie aus Süddeutschland (*Neumann* 1994) beträgt die Prävalenz 1 zu 31.000. Nach *Neumann* und Mitarbeitern (1995) müssen zur Diagnose Minimalkriterien erfüllt sein. Sie sind gegeben, wenn ein Patient eine Angiomatosis retinae oder ein Hämangioblastom des Zentralnervensystems aufweist und sich bei ihm oder einem Verwandten ersten Grades mindestens eine der häufigen Läsionen (Angiomatosis retinae, Hämangioblastom des ZNS, Zysten oder Tumoren der Nieren, Pankreaszysten, Phäochromozytom oder Zystadenom des Nebenhodens) findet.

Die Hälfte aller Patienten mit Hippel-Lindau-Syndrom hat eine Angiomatosis retinae. Diese tritt meist früher auf oder wird zumindest früher symptomatisch als die Tumoren in anderen Organen. Das Durchschnittsalter beträgt für die retinalen Angiome 25 Jahre, für Hämangioblastome des Zentralnervensystems 30 Jahre, für Phäochromozytome 30 Jahre und für Nierenkarzinome 33 Jahre (*Neumann* et al. 1995). Der Ophthalmologe hat deshalb eine Schlüsselstellung für die frühzeitige Diagnose des Hippel-Lindau-Syndroms.

Genetik

Das Hippel-Lindau-Syndrom folgt einem autosomal dominanten Erbgang mit einer Penetranz von etwa 90% (*Piotrowski* und *Röhrborn* 1965). Für die Erkrankung ist ein einzelnes Gen an der Spitze des kurzen Arms von Chromosom 3 (3 p25–26) verantwortlich, wie *Seizinger* und Mitarbeiter (1988) durch Genkopplungsuntersuchungen zeigen konnten. Das Hippel-Lindau-Gen (VHL-Gen) ist ein Tumor-Suppressor-Gen für spezielle Zelltypen in den betroffenen Organen. Nach der Freiburger Studie sind 85% der Patienten mit einer Angiomatosis retinae Genträger für das Hippel-Lindau-Syndrom (*Neumann* et al. 1995). Inzwischen konnte nachgewiesen werden, daß eine ganze Reihe verschiedener Keimbahn-Mutationen des VHL-Gens existiert, die wiederum ihrerseits eine hohe Korrelation mit dem klinischen Erscheinungsbild haben. Daraus erklärt sich, daß es Familien mit oder ohne Phäochromozytome und Familien mit oder ohne Nierenzellkarzinome gibt (*Chen* et al. 1995). *Neumann* und Mitarbeiter (1995) haben deshalb eine neue Klassifikation für das Hippel-Lindau-Syndrom vorgeschlagen:

1. Hippel-Lindau-Syndrom ohne Phäochromozytom
2. Hippel-Lindau-Syndrom mit Phäochromozytom
   a Phäochromozytom, retinale Angiome, Hämangioblastome des ZNS ohne Nierenzellkarzinom oder Pankreaszysten
   b Phäochromozytom, retinale Angiome, Hämangioblastome des ZNS mit Nierenzellkarzinom und Pankreaszysten.

Durch Genkopplungstest oder Untersuchung der Mutationscharakteristika können asymptomatische Träger des VHL-Gens identifiziert werden (*Glenn* et al. 1992).

Therapie

Die Therapie richtet sich nach Lage und Größe der kapillären Hämangiome sowie nach dem Ausmaß sekundärer Veränderungen.

● **Photokoagulation.** Kleine und mittelgroße Angiome lassen sich leicht mit Photokoagulation behandeln (Abb. 10.1) (*Meyer-Schwickerath* 1959, *Wessing* 1967, *Rosa* et al. 1996). Die Xenonkoagulation hat gelehrt, daß große Koagulationsherde von langer Dauer zweckmäßig sind. Für den Argonlaser empfehlen sich deshalb Herde von 500 µ und einer Koagulationszeit von mindestens 0,5 s. Das gilt entsprechend für Laser, die im längerwelligen Bereich arbeiten. Koaguliert wird ausschließlich der Tumor. Um Komplikationen zu vermeiden, sollten die dilatierten Versorgungsgefäße gemieden werden. Bei sehr kleinen Angiomen im Frühstadium genügt meist eine einzige Koagulation. Bei Angiomen von mehr als ½ PD Durchmesser sind bis zur völligen Zerstörung wiederholte Koagulationssitzungen, die in monatlichem Abstand stattfinden sollten, erforderlich. Die Rückbildung der nutritiven Gefäße ist ein augenfälliges Maß für die Unterbrechung des arterio-venösen Shunts.

Häufigste Komplikation bei Photokoagulation ist eine exsudative Netzhautablösung (Ablatio exsudativa fugax). Sie setzt innerhalb einiger Stunden nach der Koagulation ein, bildet sich aber so gut wie immer nach wenigen Tagen oder einigen Wochen wieder zurück.

Koagulationsbarrieren rings um das Angiom verhindern die exsudative Netzhautablösung nicht. Es besteht vielmehr die Gefahr, daß sie unter Zug kommen und die Netzhaut an den Narbenrändern ausreißt. Kleine Blutungen, die unmittelbar nach der Koagulation an der Tumoroberfläche entstehen, werden innerhalb kurzer Zeit resorbiert. Bei Angiomen mit bereits bestehenden Exsudaten wird die Koagulation schwierig. Von der direkten Koagulation der nutritiven Gefäße oder paravasalen Koagulationen wird wegen der hohen Blutungsgefahr abgeraten. Die Koagulation epipapillärer und juxtapapillärer Angiome führt in der Regel zu Nervenfaserausfällen.

- **Kryokoagulation.** Periphere Angiome vor dem Äquator lassen sich einfacher mit Kältekoagulation behandeln. Sie sollten intensiv bis zur völligen Weißfärbung durchgefroren werden, eventuell auch zweimal unmittelbar hintereinander (*Watzke* 1974, *Shields* 1993). Danach kommt es ähnlich wie bei Photokoagulation zu flüchtigen exsudativen Reaktionen.

- **Eindellende Operationen.** Besteht bereits eine exsudative oder rhegmatogene Netzhautablösung, empfiehlt sich ein schrittweises Vorgehen. Sind keine wesentlichen Traktionen vorhanden, gelingt es mit einer Plombe oder einer einfachen Cerclage fast immer, die Netzhaut wieder anzulegen. Dabei sollte nach Möglichkeit das Angiom auf den Eindellungswall zu liegen kommen. Photokoagulation oder Kryobehandlung erfolgen im zweiten Schritt. Mit zunehmender Größe der Angiome sind der Methode allerdings rasch Grenzen gesetzt.

- **Pars-plana-Vitrektomie.** Reaktive Gefäßproliferationen, fibrovaskuläre Membranen, Makularpucker und traktive Netzhautablösung sind Indikationen für die Pars-plana-Vitrektomie (*Lommatzsch* und *Wessing* 1996, *McDonald* et al. 1996). Sehr hilfreich ist dabei der Einsatz von Endokryo- und Endophotokoagulation. Meist ist eine Silikon-Öl-Tamponade erforderlich. Größe, Lokalisation und Anzahl der Angiome bestimmen auch bei der Pars-plana-Vitrektomie das letztendliche Ergebnis.

- **Strahlentherapie.** Visusverlust nach Photo- oder Kryokoagulation ist meist Folge einer massiven postkoagulativen Exsudation. Durch Strahlentherapie läßt sie sich reduzieren oder sogar ganz unterdrücken. Photonenbestrahlung am Linearbeschleuniger in der für Aderhautangiome üblichen niedrigen Dosierung von 20 Gy ist bei kapillären Angiomen der Netzhaut unwirksam (*Augsburger* et al. 1997). Wirksam hingegen ist die Ruthenium-106-Brachytherapie (*Lommatzsch* und *Wessing* 1996). Für solitäre periphere Angiome ist sie besonders geeignet. Die günstigsten Ergebnisse sind zu erwarten, wenn vor der Behandlung keine Netzhautablösung bestanden hat und der Durchmesser des Angioms nicht mehr als 5 mm beträgt (*Kreusel* et al. 1998). Jod-125-Applikatoren können in gleicher Weise eingesetzt werden (*Augsburger* et al. 1997). Bei epi- und juxtapapillären Angiomen, deren Behandlung mit koagulativen Maßnahmen oder Strahlenapplikatoren schwere Funktionseinbußen erwarten läßt, kommt eine Protonenbestrahlung in Betracht (*Friedrichs* et al. 1994).

- **Allgemeine Betreuung.** Beim Hippel-Lindau-Syndrom ist eine lebenslange augenärztliche Überwachung notwendig, denn für eine erfolgreiche Behandlung ist ein möglichst frühes Erkennen der retinalen Angiome entscheidend. Wird primär die Angiomatosis retinae diagnostiziert, fällt dem Augenarzt die verantwortungsvolle Aufgabe zu, die interdisziplinäre Zusammenarbeit mit dem Neurologen, Internisten und Humangenetiker in die Wege zu leiten. Für die übrigen Organmanifestationen des Hippel-Lindau-Syndroms gilt nicht minder, daß eine frühzeitige Diagnose die Prognose begünstigt. Die genetische Beratung und Chromosomenanalyse ermöglicht die Frühdiagnose bei asymptomatischen Genträgern und verhindert unnötige Untersuchungen bei nicht betroffenen Familienmitgliedern.

10.1.2 Razemöses Hämangiom der Netzhaut (arterio-venöse Anastomosen)

Arterio-venöse Anastomosen sind Gefäßmißbildungen und werden einer Störung beim Reifungsprozeß des retinalen Gefäßsystems angelastet. Es bilden sich einkanalige Kurzschlüsse zwischen

Arterie und Vene mit mißgebildetem oder fehlendem Kapillarplexus (*Tost* 1978, *De Laey* und *Hanssens* 1990, *Ferry* 1994, *Gass* 1997, *Shields, J. A.* und *Shields, C. L.* 1992). Nach *Archer* und Mitarbeitern (1973) lassen sich drei Gruppen arterio-venöser Anastomosen unterscheiden:

Gruppe 1: Zwischen arterieller und venöser Seite der kurzgeschlossenen Gefäße sind Kapillaren oder ein abnormer Kapillarplexus eingeschaltet.

Gruppe 2: Arterielle und venöse Seite sind ohne Zwischenschaltung kapillärer Elemente direkt miteinander verbunden.

Gruppe 3: Arterien und Venen sind wie in Gruppe 2 direkt miteinander verbunden, zeichnen sich aber durch Ausdehnung, Komplexität und sekundäre retinale Komplikationen aus.

Gefäßanastomosen der Gruppen 2 und 3 werden wegen ihrer ungewöhnlichen Befunde u. a. auch als zirsoide Aneurysmen, razemöse Aneurysmen, razemöse Hämangiome oder auch arterio-venöse Varikose bezeichnet. Wegen gelegentlicher Systembeteiligung werden sie zu den Phakomatosen gezählt (Wyburn-Mason-Syndrom, Bonnet-Dechaume-Blanc-Syndrom). Arterio-venöse Anastomosen gibt es auch bei Primaten (*Horiuchi* et al. 1976). Im folgenden wird nur auf die arterio-venösen Anastomosen der Gruppen 2 und 3 eingegangen.

Klinisches Bild

Die Netzhautveränderungen variieren in weiten Grenzen (Abb. 10.3). Sie sind fast immer einseitig. Bilaterales Vorkommen ist nur in ganz vereinzelten Fällen beschrieben worden (*Cagianut* 1962, *Mansour* et al. 1987). Arterio-venöse Anastomosen bevorzugen die temporale Netzhauthälfte. In schweren Fällen kann allerdings die gesamte Netzhaut betroffen sein. Die Gefäßdurchmesser reichen von 60 µ oder 100 µ bis zum Acht- bis Zehnfachen normaler Netzhautgefäße. Große Gefäßdurchmesser bewirken eine hohe Durchflußrate, so daß auch die venöse Seite sauerstoffgesättigtes Blut führt. Infolgedessen ist der venöse Gefäßschenkel hellrot gefärbt und ophthalmoskopisch von der arteriellen Seite meist nicht zu unterscheiden. Große Gefäßkurzschlüsse sind fast immer von sekundären Netzhautveränderungen in Form von serösen Exsudaten oder Lipidablagerungen begleitet. Mitunter kommt es auch zu Blutungen. Trotz Alterationen im umgebenden Kapillarbett treten keine Gefäßproliferationen auf. Erklärt wird das mit der hohen Sauerstoffspannung in den Shuntgefäßen. Nur bei einem Fall wurden Rubeosis iridis und Glaukom beschrieben (*Effron* et al. 1985).

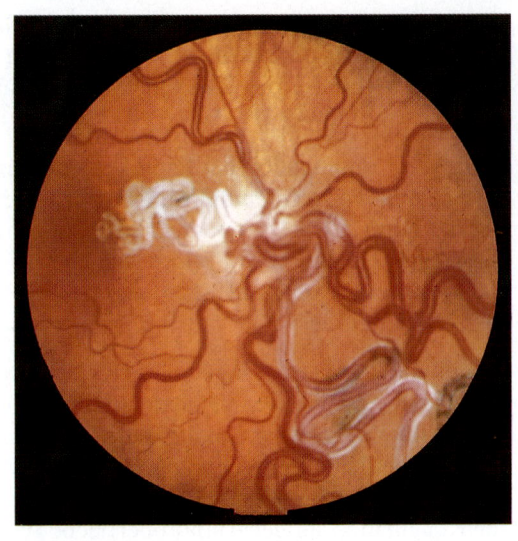

Abb. 10.3 Wyburn-Mason-Syndrom (*Shields, J. A., C. L. Shields,* Philadelphia).

Fluoreszenzangiographie

Im Fluoreszenzbild (Abb. 10.4 und 10.5) sieht man eine vom Gefäßkaliber abhängige, erhöhte Blutflußgeschwindigkeit. Je größer der Gefäßquerschnitt und je höher die Strömungsgeschwindigkeit, desto mehr wird das umgebende Gefäßbett gestört und gehen Kapillaren zugrunde. Die Kapillarausfälle sind entweder Folge der erhöhten Sauerstoffspannung oder durch eine Art Wasserstrahlpumpeneffekt infolge hoher Strömungsgeschwindigkeit verursacht. In fortgeschrittenen Stadien treten an den stark dilatierten Gefäßen Fluoreszeinleckagen auf. Mitunter kommt es zum völligen Zusammenbruch der Blut-Retina-Schranke.

Natürlicher Verlauf

Arterio-venöse Anastomosen gelten in der Regel als statisch. In einzelnen Fällen können aber auch als Folge von Gefäßwandsklerose und Thrombose spontane Remissionen auftreten (*Gregersen* 1961, *Wessing* 1978, *Bernth-Persen* 1979, *Mansour* et al. 1989, *Pauleikhoff* und *Wessing* 1991). Meist folgen ihnen aber neue Gefäßerweiterungen an anderer Stelle des Fundus. *Augsburger* und Mitarbeiter (1980) haben die Obliteration einer Anastomose nach Ligatur der A. carotis interna beschrieben mit Entwicklung einer neuen unabhängigen Anastomose in der Folgezeit.

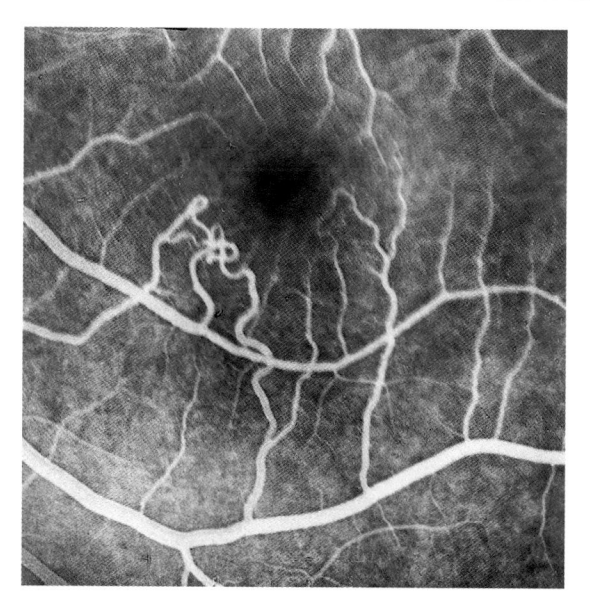

Abb. 10.4 Kleine retinale Anastomosen, Fluoreszenzangiographie.

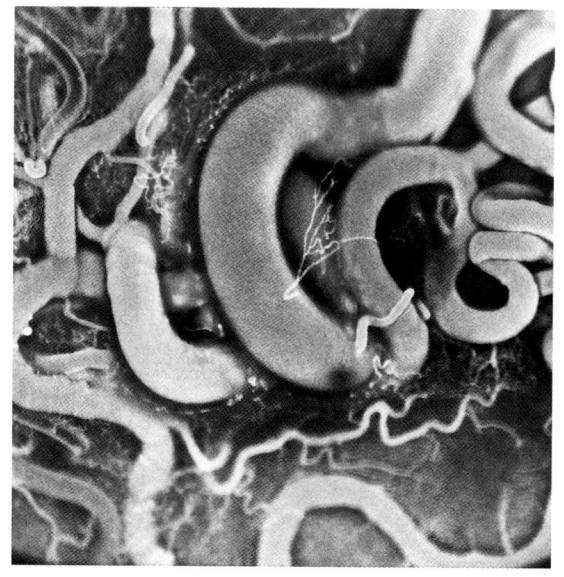

Abb. 10.5 Große retinale Anastomose, Fluoreszenzangiographie.

Systembeteiligung

Arterio-venöse Anastomosen der Netzhaut können mit Angiomen oder sonstigen Gefäßmißbildungen des Zentralnervensystems assoziiert sein, seltener auch mit mukösen und kutanen Gefäßveränderungen (*Bonnet* et al. 1937, *Wyburn-Mason* 1943). Zerebrale Gefäßmißbildungen und retinale Anastomosen sind streng ipsilateral lokalisiert und scheinen vorwiegend die Sehbahn von der Netzhaut bis zur Sehrinde zu involvieren. Auch zerebral reicht das Spektrum der Veränderungen von kleinen und mittleren bis zu ausgedehnten und voluminösen Mißbildungen. Neurologische Symptome sind vor allem Hirnnervenparesen und Gesichtsfeldausfälle. Je schwerer die Veränderungen in der Netzhaut, desto eher ist mit einer zerebralen Beteiligung zu rechnen. Nach *Bech* und *Jensen* (1961) haben 17% der Patienten mit einer arterio-venösen Anastomose der Netzhaut zerebrale Angiome; *Wyburn-Mason* hatte ursprünglich sogar eine Inzidenz von 81% angegeben. Angiomatöse Veränderungen außerhalb von Zentralnervensystem und Auge sind in der Orbita, im Kieferbereich, in der Mund- und Nasenschleimhaut und im Gesicht gefunden worden. Bei einem Neugeborenen wurden eine zentrale arterio-venöse Gefäßmißbildung in Kombination mit Gefäßmißbildungen in beiden Orbitae und beidseitigem, großflächigem Nävus der Haut im Ausbreitungsgebiet des ersten Trigeminusastes beschrieben (*Patel* und *Gupta* 1990).

Genetik

Familiäres Vorkommen ist nicht bekannt.

Histopathologie

Die großen dilatierten Gefäße reichen durch alle Schichten der Netzhaut. Sie wölben sich in den Glaskörperraum vor und können nach außen Kontakt zur Bruchschen Membran haben. Die Gefäßwandungen sind abschnittsweise verdünnt oder verdickt. In der Media finden sich hyaline und fettige Infiltrationen. Die umgebende Netzhaut zeigt zystoide Veränderungen sowie Verlust von Ganglienzellen und Nervenfasern (*Unger* 1965, *Cameron* und *Greer* 1968).

Therapie

Therapeutische Konsequenzen ergeben sich auf ophthalmologischem Gebiet nicht. Bei ausgedehnter retinaler Anastomosenbildung der Gruppen 2 und 3 empfehlen sich Computer- und Kernspintomographie des Kopfes. Gegebenenfalls bedarf es der neurochirurgischen Intervention.

10.1.3 Das kavernöse Hämangiom der Netzhaut

Das kavernöse Hämangiom der Netzhaut ist ein seltenes vaskuläres Hamartom, das gelegentlich mit intrakraniellen oder auch kutanen Angiomen vergesellschaftet ist und mitunter familiär auftritt (*Reese* 1976, *Gass* 1971, *Messmer* 1983, *Gass* 1997, *Shields, J. A.* und *Shields, C. L.* 1992, *Sternberg* 1994).

Klinisches Bild

Das klinische Erscheinungsbild ist außerordentlich variabel. Das Hämangiom ist aus tiefroten, sackförmigen Aneurysmen aufgebaut, deren Größe von Mikroaneurysmen-Dimensionen bis zu einem halben Papillendurchmesser reicht. Sie können traubenförmig in kleinen Gruppen stehen, flächenhaft über weite Teile des Fundus verstreut oder entlang venöser Gefäße angeordnet sein. Etwa 10 % der kavernösen Hämangiome finden sich im Bereich der Makula mit entsprechenden Visuseinbußen. Weitere ca. 10 % grenzen an die Papille oder überlagern sie. Ihrem Umfang entsprechend ist der blinde Fleck vergrößert; Nervenfaserausfälle bestehen jedoch nicht. Die Drainagevenen zeigen häufig Abweichungen in Verlauf und Kaliber. Nutritive Gefäße, wie beim kapillären Angiom *(von Hippel)* fehlen. Exsudate sind extrem selten. Größere Angiome sind in der Regel mit einer fibrotischen bzw. fibroglialen Membran überdeckt. In Zusammenhang mit der epiretinalen Membranbildung entsteht gelegentlich auch ein klassisches Makularpucker. Selten sind Netzhautablösungen durch Traktion. *Messmer* und Mitarbeiter (1984) haben bei einem 6 monatigen Kind eine Leukokorie beschrieben, deren Ursache ein kavernöses Hämangiom mit massiver Membranbildung und totaler Netzhautablösung war. Gut ein Zehntel der kavernösen Hämangiome zeigt Reste retinaler und präretinaler Blutungen. Zu massiven Glaskörperblutungen mit Visusverlust kommt es nur sehr selten. Gelegentlich finden sich reaktive Hyperplasien des retinalen Pigmentepithels.

Fluoreszenzangiographie

Die Aneurysmen des kavernösen Hämangioms färben sich während der mittleren und späten Phase des Fluoreszenzangiogramms relativ langsam an. Infolge einer Trennung von Plasma und Erythrozyten und deren Sedimentation in den unteren Partien der Aneurysmen kommt es zu einem unverwechselbaren Färbemuster (Abb. 10.6 und 10.7). In der oberen Hälfte leuchtet das Aneurysma stark auf; unten ist die Fluoreszenz durch das Erythrozytenkonglomerat blockiert. Kavernöse Angiome der Retina zeigen keine Farbstoffleckagen und Exsudationen (*Wessing* 1968).

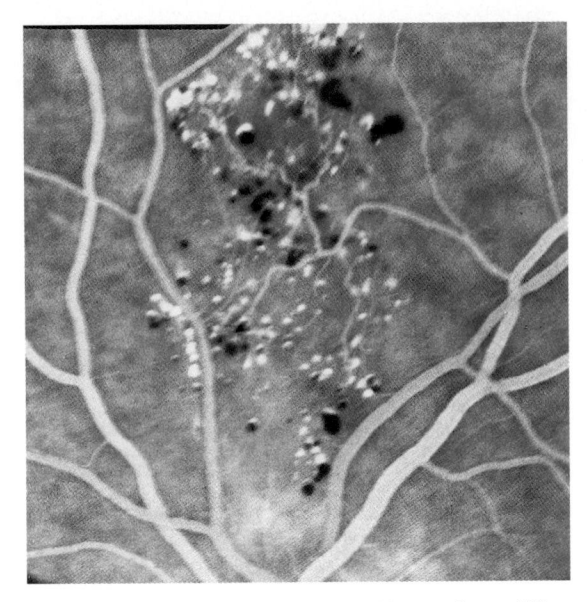

Abb. 10.6 Kleine Aneurysmen bei kavernösem Hämangiom der Netzhaut, Fluoreszenzangiographie.

Ultraschallechographie

Das A-Scan-Echogramm zeigt eine hohe initiale Spitze, hohe innere Reflektivität und regelmäßigen Aufbau. Im B-Scan sieht man eine unregelmäßige Oberfläche und eine hohe innere akustische Dichte (*Ruhswurm* et al. 1996). Eine chorioidale Exkavation fehlt. Die meisten retinalen Angiome sind allerdings für die Echographie zu klein.

Natürlicher Verlauf

Kavernöse Hämangiome der Retina wachsen nicht. Ausnahmen sind extrem selten: *Kushner* und Mitarbeiter (1994) haben bei zwei parapapillären Hämangiomen innerhalb von 5–10 Jahren eine Vergrößerung dokumentiert. *Klein* und Mitarbeiter (1975) sahen nach Photokoagulation einmal eine Größenzunahme. Spontane Rückbildungen hingegen scheinen häufiger zu sein. Ganze Angiome, Teile davon oder auch einzelne Aneurysmen können offensichtlich thrombosieren und werden dann letztendlich fibrotisch umgebaut (*Messmer* et al. 1983). Epiretinale fibrogliale Membranen werden nach unseren Beobachtungen im Laufe der Jahre größer.

Differentialdiagnose

Differentialdiagnostisch sind eigentlich nur die retinalen Teleangiektasien von Interesse. Gegenüber dem Morbus Coats fehlen dem kavernösen

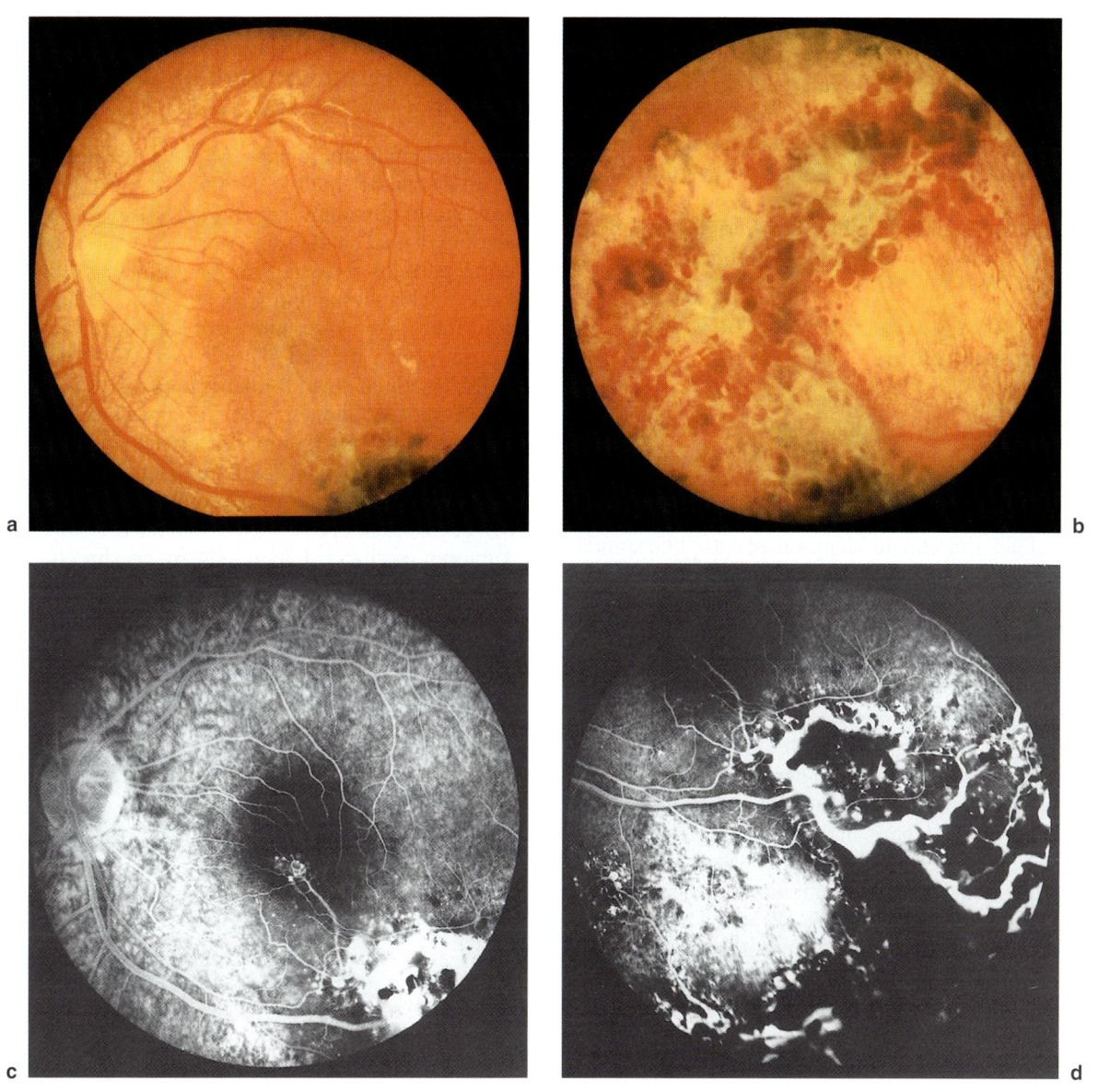

Abb. 10.7 a–d
a, b Kavernöses Hämangiom der unteren Funduspartie. Ödem im Makulabereich.
c, d Dazugehöriges Fluoreszenzangiogramm (Patient von *P. K. Lommatzsch*).

Hämangiom die typischen Lipidexsudate. Die Differentialdiagnose der Leberschen Miliaraneurysmen-Retinitis ergibt sich aus dem Typus der Aneurysmen. Retinale Teleangiektasien liegen vorwiegend am arteriellen Gefäßschenkel und an den größeren Arteriolen, kavernöse Angiome bevorzugen die venöse Seite des Gefäßbaums. Von den kapillären Hämangiomen und der Angiomatosis retinae unterscheiden sich die kavernösen Hämangiome durch das Fehlen der erweiterten nutritiven Gefäße.

Systembeteiligung

Kavernöse Hämangiome der Netzhaut können mit Angiomen der Haut und Angiomen des Zentralnervensystems assoziiert sein. Man hat deshalb mitunter darin eine weitere Phakomatose oder doch zumindest ein spezielles okulo-neuro-kutanes Syndrom vermutet (*Gass* 1971, *Pancurak* et al. 1985, *Drigo* et al. 1994). Das gelegentlich gefundene Zusammentreffen mit einer kongenitalen Herz- und Gefäßanomalie, visceralen Veränderungen (*Colvard* et al. 1978) und einer retinalen Dystrophie (*Gundez* et al. 1996) dürfte zufälliger

Natur sein. Zerebrale Angiome verursachen Krampfanfälle, Hirnnervenlähmungen, Parästhesien, migräneartige Symptome und intrakraniale Blutungen. Zerebrale Angiome bleiben allerdings meist symptomlos, so daß ihre tatsächliche Inzidenz nicht bekannt ist. Immerhin werden bei Patienten mit einem kavernösen Angiom der Netzhaut und deren Familienangehörigen Computer- und Kernspintomographie empfohlen (*Pancurak* et al. 1985).

Histopathologie

Die kavernösen Angiome gehen von den inneren Schichten der Netzhaut aus. Sie bestehen aus dünnwandigen Aneurysmen. Mit einem nicht fenestrierten Endothel und Perizyten besitzen sie die histologischen Strukturen normaler Netzhautgefäße. Präretinale Membranen enthalten spindelförmige Zellen, immunhistochemisch nachweisbares GFAP (glial fibrillary acid protein) und ultrastrukturell sichtbare zytoplasmatische Fortsätze von fibrösen Astrozyten (*Messmer* et al. 1984).

Genetik

Kavernöses Hämangiom der Netzhaut und neurokutane Veränderungen können familiär auftreten. Ein von *Goldberg* und Mitarbeitern (1979) beschriebener Stammbaum über vier Generationen läßt einen autosomal dominanten Erbgang mit inkompletter Penetranz und variabler Expressivität vermuten. Für zerebrale Angiome wurde ein Gen auf Chromosom 7q11–22 lokalisiert (*Gil-Nagel* et al. 1996). Möglicherweise ist aber zusätzlich noch die Mutation eines zweiten Gens involviert (*Gunel* et al. 1996).

Therapie

Kavernöse Hämangiome der Netzhaut bedürfen in der Regel keiner Behandlung. Wegen des eventuell möglichen Größenwachstums sollten sie aber von Zeit zu Zeit kontrolliert werden. Licht- oder Laserkoagulationen sind bei kleineren Blutungen wegen rasch einsetzender Spontanresorption überflüssig und können schwerwiegende Komplikationen hervorrufen. Bei den seltenen massiven Blutungen mit Visusverlust kommt eine Pars-plana-Vitrektomie in Betracht. Das gilt insbesondere für Kleinkinder, um einer Amblyopie vorzubeugen.

Zusammenfassung zu Kap. 10.1 Gefäßtumoren von Netzhaut und Papille

Bei den Gefäßtumoren der Netzhaut und Papille unterscheidet man kapilläre, razemöse und kavernöse Hämangiome. Bei kapillären Hämangiomen muß an das von-Hippel-Lindau-Syndrom gedacht werden, eine Phakomatose mit autosomal dominantem Erbgang. Das verantwortliche Tumor-Suppressor-Gen liegt am Chromosom 3 (Band 3 p25-p26). Etwa 20% aller Fälle zeigen eine familiäre Häufung. Ähnliche Tumoren können sich vorzugsweise im Kleinhirn und Rückenmark entwickeln. Auf der Netzhaut können multiple Hämangiome entstehen. Häufig verursachen sie Exsudationen bis in die Makula, selbst wenn die retinalen Tumoren peripher liegen. Dicke ernährende Netzhautgefäße weisen ophthalmoskopisch den Weg zu den kapillären Hämangiomen. Die Behandlung besteht in der Koagulation dieser Tumoren mit Xenon- oder Laser-Licht. Auch mit Brachytherapie lassen sich diese strahlensensiblen Tumoren veröden. Ständige Kontrollen sind jedoch unerläßlich, da eine Neigung zur Bildung neuer Hämangiome an anderen Funduspartien besteht. Im fortgeschrittenen Stadium bilden sich ausgedehnte Exsudationen mit Netzhautablösung.

10.2 Tumoren der Glia- und der Ganglienzellen von Retina und Papille

P. K. LOMMATZSCH

Diese äußerst selten zu beobachtenden intraokularen Tumoren müssen vollständigkeitshalber erwähnt werden, da sie bei der Differentialdiagnose besonders zum Retinoblastom von Bedeutung sein können. Von den drei Arten des Gliagewebes, den Astrozyten, Oligodendrozyten und der Mikroglia findet man bei intraokularen Tumoren oder tumorähnlichen Veränderungen vorzugsweise Astrozyten. Die folgenden Formen lassen sich dabei unterscheiden:

1. Massive retinale Gliose,
2. Benigne astrozytäre Hamartome,
3. Glioneurome und
4. Gangliogliome.

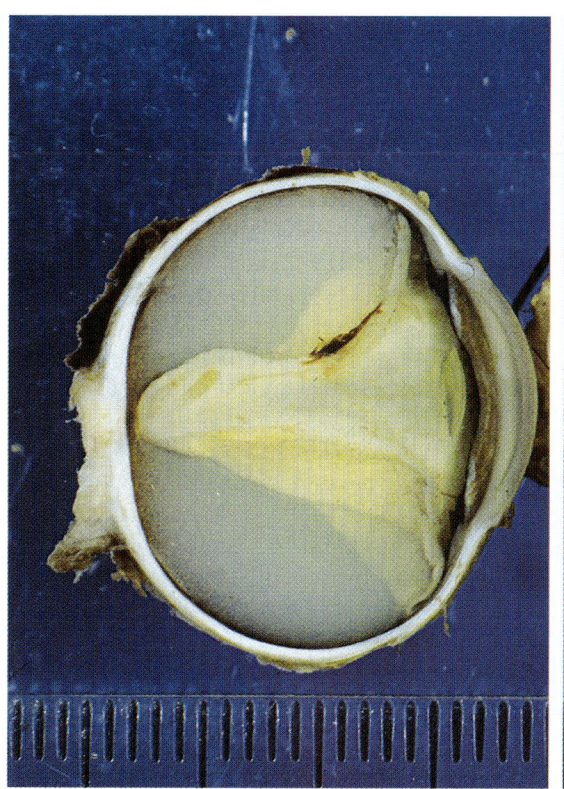

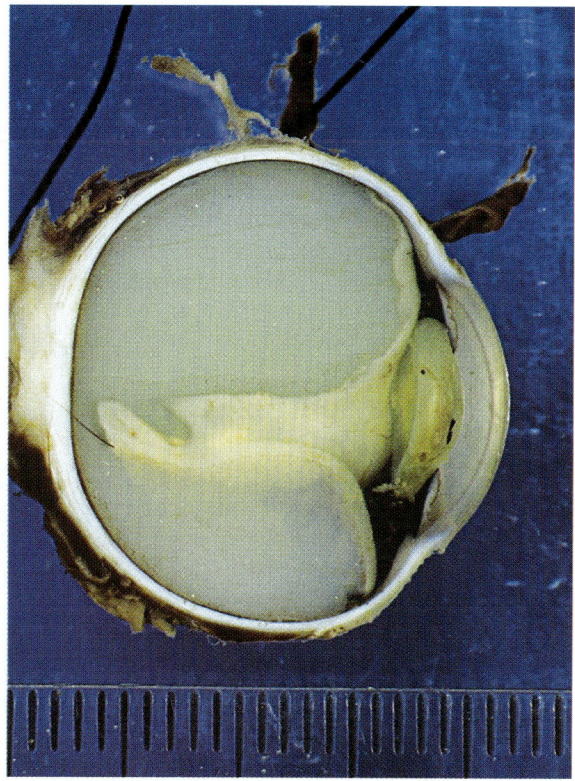

10.2.1 Massive retinale Gliose

Es handelt sich hierbei um ein benignes nicht-invasives Wachstum von gut differenzierten retinalen Astrozyten. Auslösende Faktoren sind meist perforierende Verletzungen auf dem betroffenen Auge, auch entzündliche oder gefäßverschließende Prozesse. Wahrscheinlich wurde der Ausdruck massive retinale Gliose erstmalig von *Friedenwald* 1926 geprägt. Die Kriterien einer massiven Gliose sind:

1. Segmentförmiger oder vollständiger Ersatz der neuralen Retina durch eine Masse aus Gliazellen,
2. Abnorme Blutgefäße innerhalb dieser Gewebsmasse und
3. Verdickung der neuralen Retina im betroffenen Gebiet (*Yanoff* und *Fine* 1996).

Die Diagnose wird meist erst histologisch gestellt, wenn die erblindeten Augen wegen Phthisis, Tumorverdacht oder Sekundärglaukom enukleiert worden sind. Ophthalmoskopisch sichtbare gliöse Massen können den Verdacht auf Retinoblastom (Abb. 10.8) oder Aderhautmelanom erwecken. Die Proliferation der Gliazellen erreicht gelegentlich erhebliche Ausmaße, so daß schließlich der gesamte Augeninhalt von ihnen ausgefüllt wird.

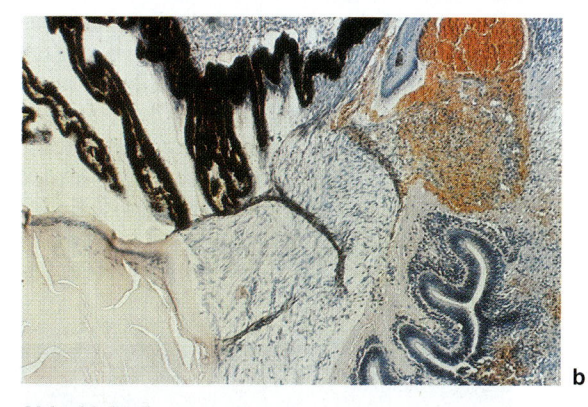

Abb. 10.8 a, b
a Totale Amotio retinae bei einem 1jährigen Kind, Enukleation wegen Retinoblastomverdachtes.
b Massive retinale Gliose, destruierte Retinastruktur, kein maligner Tumor (HE).

Insbesondere bei Kleinkindern vermag die Astroglia sehr heftig auf exogene Reize mit überschießenden Proliferationen zu reagieren, wodurch der Verdacht auf ein Retinoblastom gelenkt wird (*Yanoff* et al. 1971).

Die diagnostischen Maßnahmen beschränken sich auf die Ophthalmoskopie und die entsprechende Vorgeschichte mit Hinweisen auf auslösende Faktoren. Die Ultraschallechographie bringt keine Klärung. Intraokulare Massen mittlerer Reflektivität können auch bei Blutungen vorkommen und lokalisierte hohe Echos innerhalb der Gewebsmasse entstehen durch Verkalkungen, die auch beim Retinoblastom bekannt sind.

Eine wirksame Behandlung gibt es nicht; die gliösen Wucherungen zerstören die Netzhautstrukturen und führen dadurch unaufhaltsam zur Erblindung. Es bleibt dann nur noch die Enukleation, wenn sich ein schmerzhaftes phthisisches Auge entwickeln sollte.

10.2.2 Astrozytom (astrozytäres Hamartom)

Dieser benigne astrozytäre Tumor der Retina und Papille kommt meist im Rahmen einer Phakomatose mit tuberöser Hirnsklerose oder Neurofibromatose vor und wird in der Regel zufällig entdeckt, da weder Sehstörungen noch Entzündungen hervorgerufen werden. Die tuberöse Sklerose ist ein Multisystem-Syndrom und wird durch Hamartome im Gehirn, der Haut, in den Eingeweiden und im Auge gekennzeichnet. Sie wird autosomal dominant vererbt (*Fryer* et al. 1987), die klinische Expression der Erkrankung ist jedoch äußerst variabel. *Bourneville* prägte 1880 den Begriff der tuberösen Sklerose, so daß die Erkrankung auch **Morbus Bourneville** genannt wurde. Van der Hoeve (1920) erkannte zuerst die retinale Beteiligung bei einer tuberösen Sklerose. In etwa der Hälfte aller Patienten mit tuberöser Sklerose findet man retinale Astrozytome (*Lagos* et al. 1967). Astrozytäre Hamartome sind gelblich-weiße Tumoren, zeigen Verkalkungen und weisen eine maulbeerförmige oder fischlaichähnliche Oberflächenstruktur auf. Sie entwickeln sich vorzugsweise in unmittelbarer Nähe der Papille. Man unterscheidet

1. große knotenförmige verkalkte Tumoren,
2. flache durchscheinende kalkfreie Tumoren (*Font* und *Ferry* 1972) und
3. einen Intermediärtyp mit beiden Erscheinungsformen (*Nyboer* et al. 1976). Selten befinden sich die Tumoren an der Fundusperipherie, dort können sie besonders leicht mit einem Retinoblastom verwechselt werden. Im allgemeinen sind astrozytäre Hamartome endophytisch entwickelt und wachsen, wenn überhaupt, äußerst langsam (Abb. 10.9). Selten werden exophytisch ausgebildete Tumoren beobachtet (Abb. 10.10), die sich subretinal entwickelt haben (*Wolter* und *Mertus* 1969).

Bei der Fluoreszenzangiographie kommt es in der Spätphase zu einer zunehmenden Hyperfluoreszenz mit Farbstoffaustritt in den Glaskörperraum. Eine Unterscheidung von einem solitären Retinoblastom ist damit leider nicht möglich (*Gass* 1972). Das Ultraschallbild erinnert an das der chorioidalen Osteome.

Histologisch besteht der Tumor aus wohl differenzierten länglichen Astrozyten mit schwach eosinophilem Zytoplasma und runden oder ovalen Kernen. Mitosefiguren sind kaum vorhanden. Kalzifizierte Tumoren zeigen kleine runde basophil laminär gestaltete Einlagerungen, die an Corpora aranacea erinnern (*Zimmerman* und *Walsh* 1956).

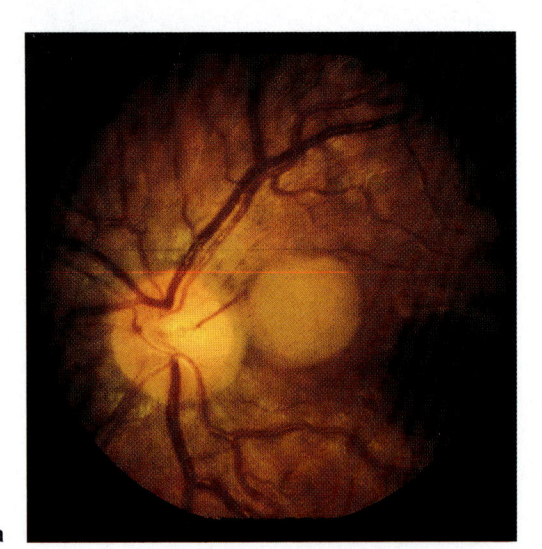

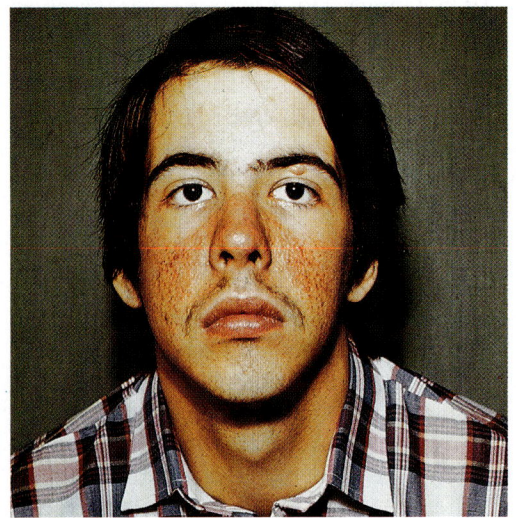

Abb. 10.9 a, b a Retinales Astrozytom bei tuberöser Sklerose, keine Funktionseinschränkung. **b** Adenoma sebaceum der Gesichtshaut (Morbus Pringle).

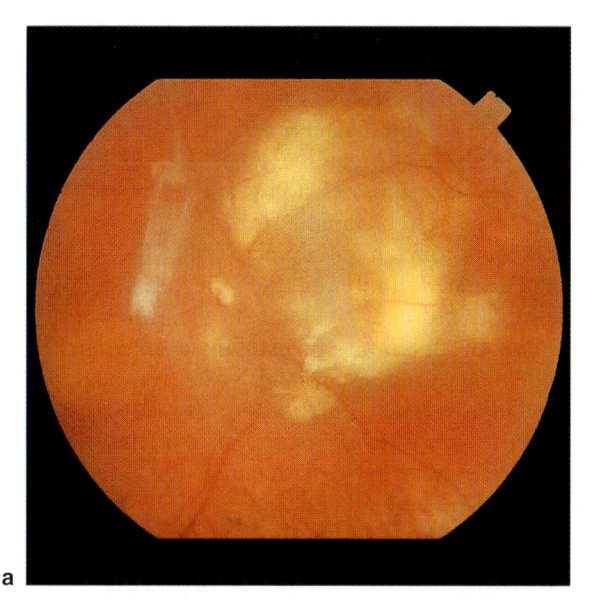

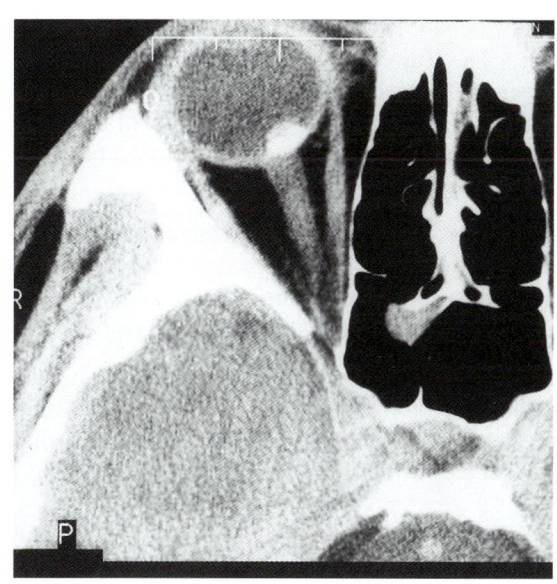

Abb. 10.10 a, b
a Exophytisch wachsendes **astrozytäres Hamartom** des rechten Auges, zufällig bei einem 11jährigen Jungen entdeckt, Visus re. 1/24, li. 1,0. Adenoma sebaceum, keine pathologischen intrakraniellen Verkalkungen. Fundusbefund seit 10 Jahren unverändert.
b Im CT deutlicher parapapillärer Kalkschatten.

Obwohl die Mehrzahl der retinalen Astrozytome in Verbindung mit einer tuberösen Sklerose beobachtet werden, gibt es dennoch isoliert vorkommende Tumoren der Netzhaut ohne Familienanamnese oder ohne Zusammenhang mit den anderen Zeichen des Syndroms (*Cleasby* et al. 1967, *Drewe* et al. 1985). *Shields, J. A.* (1992) ist der Meinung, daß hierbei gleichsam als „forme fruste" nur die retinale Komponente des Syndroms zum Ausdruck kommt. Er bezeichnet diese Tumoren daher als **erworbene Astrozytome (acquired astrocytoma)**.

Die Tumoren können langsam wachsen und dadurch eine begleitende Netzhautablösung hervorrufen. Auch intraretinale und subretinale Exsudationen mit Glaskörpereinblutungen sind beschrieben worden (*Ramsay* et al. 1979). Die Diagnose kann bei diesen exophytisch wachsenden Tumoren klinisch kaum gestellt werden, so daß diese Augen wegen Melanom- oder Retinoblastomverdachtes enukleiert werden.

Differentialdiagnose

Differentialdiagnostisch sollten die folgenden Veränderungen ausgeschlossen werden: Retinoblastom, retinales kapilläres Hämangiom, amelanotisches Melanom, Aderhautmetastase, Aderhautosteom, massive retinale Gliose, Drusen, Morbus Coats, Toxocara-canis-Granulom, Chorioretinitis, Skleritis, markhaltige Nervenfasern.

Behandlung

Da fast alle Astrozytome asymptomatisch bleiben, kaum eine Wachstumstendenz besitzen und keinerlei Gefahr der Umwandlung in malignes Gewebe besteht, ist keine Behandlung erforderlich. Die Prognose für den Visus kann als günstig angesehen werden. Sollte sich eine begleitende Amotio retinae entwickeln, dann empfiehlt *Shields, J. A.* (1992) eine zur Makula hin abgrenzende Laser-Photokoagulation, um eine Resorption der retroretinalen Flüssigkeit zu erreichen.

Allgemeine Veränderungen

Hautveränderungen: Angiofibrome (Adenoma sebaceum) können sich bevorzugt an Gesichtshaut und an Augenlidern ausbilden. Die bräunlich rötlichen Papeln sind in typischer Weise schmetterlingsförmig an der Gesichtshaut angeordnet. Isolierte depigmentierte Augenlider (Poliosis), depigmentierte Hautstellen sogar depigmentierte Areale der Fundusperipherie sind beschrieben worden.

Gehirnbeteiligung: Geistige Unterentwicklung und Anfallsleiden werden in all den Fällen beobachtet, bei denen sich intrakranielle Tumoren ausgebildet haben. Diese astrozytären Hamartome wachsen besonders in der Gegend des Foramens Monroi subependymal und wölben sich in die Ventrikellichtung vor. In der Hirnrinde kommt es zu örtlichen Texturstörungen durch kleine „Tuber". Die Tumoren unterliegen einer zystischen dystrophen Verkalkung und erzeugen dadurch röntgenologisch typische Bilder, die zu dem Namen tuberöse Sklerose und Hirnsteine geführt haben (*Crues* 1994).

Viszerale Beteiligung: Viszerale Tumoren wie Angiomyolipome der Nieren, Rhabdomyome des Herzmuskels und Hamartome in Leber, Schilddrüse und Pankreas sind beschrieben worden.

Skelettbeteiligung: Im Schädel und in den Wirbelknochen kommen sklerosierte Areale vor. Auch Zysten in den Knochen der Finger und Zehen sind beobachtet worden (*Williams* und *Taylor* 1985).

10.2.3 Glioneurom

Dieser äußerst selten zu diagnostizierende neuroektodermale Tumor wurde bisher nur im vorderen Augenabschnitt beobachtet (s. Kap. 6.2.3) und soll hier aus Gründen der Systematik erwähnt werden.

10.2.4 Gangliogliom

Es handelt sich um seltene benigne neuronale Tumoren des zentralen Nervensystems mit bevorzugtem Sitz im Thalamus, dritten Ventrikel und Temporallappen. Auch retrobulbär im Sehnerven können diese Tumoren vorkommen (*Bergin* et al. 1988), die aus einer Mischung aus Ganglienzellen und reifen Gliazellen zusammengesetzt sind. Die Erstbeschreibung eines derartigen intraokularen Tumors am Papillenrand eines vierjährigen Jungen stammt von *Faschinger* und *Kleinert* (1988). In diesem Fall erfolgte wegen zunehmendem Tumorwachstum und Funktionsverfall die Enukleation unter der Annahme eines Retinoblastoms oder Hämangioms. Histologisch setzte sich der Tumor aus reifen Ganglienzellen, Astrozyten und Oligodendrozyten zusammen (Abb. 10.11). Die bestehende Zellpolymorphie – insbesondere die Kernpolymorphie – veranlaßte die Autoren den Tumor als maligne einzustufen. Beim gleichen Patienten wurde sechs Jahre später ein benignes zerebellares Hämangioblastom (Lindau-Tumor) entfernt, was möglicherweise als ein Hinweis für die Verwandtschaft zu anderen Phakomatosen verstanden werden kann.

**Zusammenfassung zu Kap. 10.2
Tumoren der Glia- und der Ganglienzellen von Retina und Papille**

Tumorähnliche Veränderungen oder echte Tumoren der Glia- und Ganglienzellen von Retina und Papille (massive retinale Gliose, astrozytäre Hamartome, Glioneurome und Gangliogliome) sind äußerst seltene meist benigne Neoplasmen, die bei der differentialdiagnostischen Abgrenzung zum Retinoblastom Bedeutung erlangen können. Das Astrozytom der Retina kann mit Hautveränderungen (Adenoma sebaceum), Gehirnveränderungen (tuberöse Hirnsklerose), und viszeralen und Skelettveränderungen einhergehen.

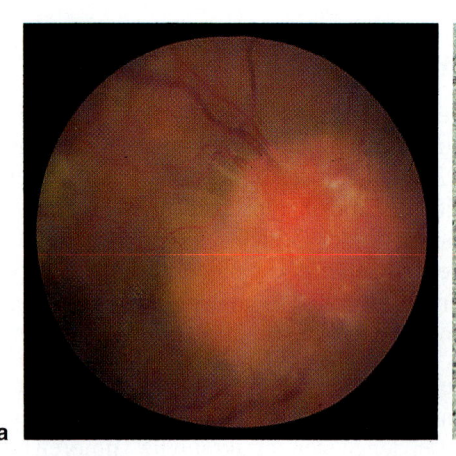

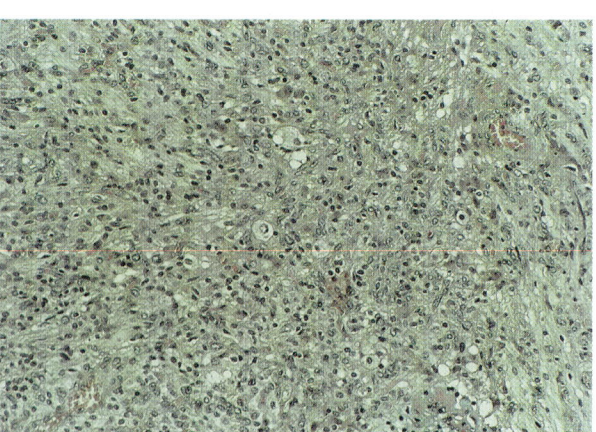

Abb. 10.11 a, b
a Gangliogliom der Papille, stark vaskularisierter Tumor.
b Histologie des gleichen Tumors, Vergr. 200 ×, Masson-Trichrom-Färbung.
Das Gangliogliom besteht aus reifen Ganglienzellen und Gliazellen, mehr Astrozyten, wenigen Oligodendrozyten. (Beobachtung von *Faschinger* und *Kleinert*. Klin. Mbl. Augenheilk. 193 (1988) 413).

11 Retinoblastom

N. BORNFELD, P. K. LOMMATZSCH, W. HAVERS, A. SCHÜLER

Das Retinoblastom ist der häufigste intraokulare Tumor im Kindesalter. Der Tumor geht von pluripotenten retinalen Zellen aus und führt unbehandelt praktisch immer zum Tod der Kinder. Bei entsprechend organisierter Behandlung und Nachsorge kann heute bei mehr als 90% der erkrankten Kinder das Leben und ein ausreichendes Sehvermögen auf mindestens einem Auge erhalten werden, so daß die adäquate Therapie des Retinoblastoms auch eine sozialmedizinische Herausforderung insbesondere für Dritte-Welt-Länder darstellt, wo auch heute noch Todesfälle durch Retinoblastome vorkommen.

11.1 Historisches

Wahrscheinlich wurde das Retinoblastom 1657 erstmalig von *Petrus Parvius*, Anatom der Universität Leiden, beschrieben, obwohl es von ihm selbst keine eigenen Aufzeichnungen gibt (Übersicht bei *Albert* [1987]). Erst 1809 erkannte *James Wardrop* diesen Tumor als eine spezifische Erkrankung, bezeichnete ihn als **Fungus haematodes** und empfahl die Enukleation als eine lebensrettende Maßnahme (*Dunphy* 1964). Mit der Erfindung des Augenspiegels durch *Helmholtz* 1851 bestand erstmals die Möglichkeit, den Tumor auch in früheren Stadien zu untersuchen. *Albrecht von Graefe* erkannte 1868 als erster die Notwendigkeit, bei der Enukleation einen möglichst langen Teil des N. opticus mitzuentfernen, um das weitere Wachstum der Tumorzellen entlang des Sehnerven in das Gehirn zu vermeiden. *Rudolf Virchow* (1864) benannte diesen Tumor Glioma retinae, da er der Meinung war, die Tumorzellen stammen von Gliazellen ab. *Flexner* (1891) und *Wintersteiner* (1897) beschrieben erstmalig die klassischen Rosetten, bei denen sie eine Beziehung zu den Stäbchen und Zapfen der Retina vermuteten. Sie nannten daher diesen Tumor *Neuroepitheliom*. Seit *F. H. Verhoeff* (1926) die überzeugende Ansicht erläuterte, der Ursprung der Tumorzellen seien die primitiven Retinoblasten, hat sich die Bezeichnung Retinoblastom weltweit durchgesetzt. Die erste bulbuserhaltende Therapie wurde schon 1903 durch *Hilgartner* versucht, wobei allerdings nach 84 Einzelfraktionen einer perkutanen Strahlentherapie mit Radium eine Phtisis des betroffenen Auges eintrat (*Albert* 1987). Die erste erfolgreiche Strahlentherapie eines bilateralen Retinoblastoms wurde dann durch *Schoenberg* beschrieben (1919).

11.2 Epidemiologie, Ätiologie

Die Häufigkeit des Retinoblastoms wird in der Literatur mit einem betroffenen Kind pro 14 000 bis 34 000 Lebendgeburten angegeben (s. Tab. 11.1; nach *Moll* [1996]). Es bestehen keine gesicherten geschlechtsspezifischen oder rassischen Unterschiede in der Häufigkeit. Nach den Daten des Krebsregisters der DDR, in dem alle Neuerkrankungen der damaligen DDR dokumentiert wurden, bestand zwischen 1960 und 1980 eine Inzidenz von 0,54 (bezogen auf Erkrankungen pro Jahr pro 10 000 Kinder unter 10 Jahren). Eine Zunahme der Erkrankungshäufigkeit wurde während dieser 20 Jahre nicht registriert. Beide Geschlechter waren mit gleicher Häufigkeit befallen. In 25–30% befällt der Tumor beide Augen (*Lommatzsch* et al. 1985). In den USA betrug 1974–1976 die Häufigkeit 3,58 Erkrankungen pro Jahr auf 1 000 000 Kinder unter 10 Jahren. Obwohl zwischen Weißen und Schwarzen keine signifikanten Unterschiede gefunden wurden, hatten andere nichtweiße Bevölkerungsgruppen wie z. B. die Bewohner von Hawaii eine 4fach höhere Erkrankungsrate (*Pendergass* und *Davis* 1980).

Der Tumor wird im Durchschnitt im Alter von 18 Monaten bemerkt. Dabei werden bilaterale Tumoren durchschnittlich mit 12 und unilaterale mit 23 Monaten diagnostiziert (*Höpping* et al. 1985). Es gibt Berichte über die Diagnose bereits bei Neugeborenen, bei Jugendlichen und auch im Erwachsenenalter (*Abramson* 1997).

Tabelle 11.1 Anzahl der Retinoblastome pro Geburten in verschiedenen Ländern.

Autor	Jahr	Land	Zeitraum	Inzidenz
Mork	1961	Norwegen	1953–1960	1:17000
Jensen	1968	Dänemark	1943–1958	1:18000
Sucklin	1970	Neuseeland	1948–1968	1:17500
Tarkkanen	1971	Finnland	1925–1939	1:33000
Tarkkanen	1971	Finnland	1950–1964	1:16000
Devesa	1975	USA	1969–1971	1:18000
Minoda	1976	Japan	1972–1975	1:16400
Koch	1979	Schweden	1958–1971	1:18000
Schipper	1980	Niederlande	1950–1969	1:15560
Lommatzsch	1980	Deutschland (Gebiet der ehemaligen DDR)	1960–1964	1:18881

Auf die Genetik des Retinoblastoms und die heutigen Vorstellungen zur Pathogenese wird in Kap. 11.3 eingegangen. Unklar ist bis heute, welches Ereignis letztlich zum Verlust beider Allele des Rb1-Gens führt. Ein möglicher Einfluß ionisierender Strahlung wie er z. B. in der Umgebung des britischen Kernkraftwerks Sellafield vermutet wurde (*Morris* et al. 1990), konnte an großen Serien insbesondere an Überlebenden des Atombombenabwurfs von Hiroshima nicht nachgewiesen werden (*Ameniya* et al. 1993). Nachgewiesen ist dagegen ein Zusammenhang zwischen dem Alter der Eltern und dem Auftreten eines sporadischen bilateralen Retinoblastoms (*De Kinderen* et al. 1990).

11.3 Genetik des Retinoblastoms

D. LOHMANN, E. PASSARGE

Die Untersuchung von Tumorerkrankungen des Kindesalters hat die Aufklärung der Rolle genetischer Faktoren bei der Tumorentstehung wesentlich stimuliert. Das Retinoblastom ist der Prototyp eines soliden bösartigen Tumors des Kindesalters. Er tritt weltweit mit einer Häufigkeit von 1:15.000 bis 20.000 auf (*Suckling* et al. 1982). Bei 60% der erkrankten Kinder ist nur ein Auge von Retinoblastom betroffen. Das einseitige Retinoblastom tritt meist isoliert auf, d. h. die Erkrankung ist bei keinem der Angehörigen ebenfalls aufgetreten und bei ophthalmologischen Kontrolluntersuchungen – insbesondere der Eltern und Geschwister – sind keine in bezug auf das Retinoblastom verdächtigen Befunde zu erkennen. Etwa 40% der Patienten zeigen Tumorherde in beiden Augen. Bei einem Viertel der Kinder mit beidseitigem Retinoblastom sind weitere Erkrankungen in der Familie entweder schon bekannt oder sie werden bei ophthalmologischen Untersuchungen entdeckt (familiäres Retinoblastom). Patienten mit beidseitigem Retinoblastom und ein kleiner Teil (2–12%) der isoliert einseitig Erkrankten können die Disposition zu Entwicklung von Retinoblastom als autosomal dominant erbliches Merkmal vererben. Nachkommen von Patienten, die in ihrer Kindheit an einem Retinoblastom erkrankt waren, haben daher ein deutlich erhöhtes Risiko für Retinoblastom. Da nicht alle Träger einer erblichen Disposition zu Retinoblastom erkranken (unvollständige Penetranz), besteht auch bei Kindern von nicht an Retinoblastom erkrankten Angehörigen ein erhöhtes Risiko. Dies gilt insbesondere für die Nachkommen der Eltern eines Kindes mit Retinoblastom. Daher müssen alle Geschwister eines erkrankten Kindes innerhalb des für die Entwicklung dieses Tumors kritischen Alters ophthalmologisch kontrolliert werden.

Die Aufklärung der molekularen Genetik des Retinoblastoms hat neue Erkenntnisse hervorgebracht, durch die das Verständnis dieser Erkrankung vertieft wurde. Dieser Wissenszuwachs hat wesentliche praktische Auswirkungen, da durch molekulare Untersuchungen ein erhöhtes Risiko für Retinoblastom bei Angehörigen von Patienten festgestellt oder ausgeschlossen werden kann.

11.3.1 Grundlagen der molekularen Genetik des Retinoblastoms

Eine familiäre Häufung von Retinoblastom wurde erstmals 1821 von *Lerche* aufgezeichnet. Er beschrieb das Auftreten dieses Tumors bei drei Söhnen und einer Tochter von nicht erkrankten Eltern (zitiert nach *Kaelin* 1955). Mit der Verbesserung der Behandlungsmethoden konnte das Retinoblastom überlebt werden und in ihrer Kindheit erkrankten Patienten erreichten das Erwachsenenalter. Da ein Teil der Kinder dieser Patienten ebenfalls an Retinoblastom erkrankten, wurde vermutet, daß dieser Tumor durch ein autosomal dominant erbliches Gen verursacht wird (*Vogel* 1954). Das Überwiegen sporadischer Fälle wurde zunächst durch das aufgrund des selektiven Nachteils der Mutationsträgerschaft verschobene genetische Gleichgewicht zwischen Mutation und Selektion erklärt (*Vogel* 1954). *Vogel* konnte jedoch zeigen, daß ein beträchtlicher Teil der sporadischen Retinoblastome als nicht erblich aufzufassen ist (*Vogel* 1954).

1971 veröffentlichte *Knudson* eine Hypothese, die wegweisend für die weitere Aufklärung der dem Retinoblastom zugrunde liegenden genetischen Mechanismen war. Von der Anschauung ausgehend, daß bei der Entstehung von Krebs somatische Mutationen wesentlich beteiligt sind, untersuchte er zunächst, ob für die Entstehung des Retinoblastoms lediglich zwei Mutationsereignisse hinreichen (*Knudson* 1971). Er konnte zeigen, daß die Anteile beidseitig und einseitig erkrankter sowie nicht betroffener Mutationsträger mit einer Poisson-Verteilung bei Annahme einer mittleren Tumorzahl von m = 3 zu vereinbaren ist. Er stellte die Hypothese auf, daß das Retinoblastom durch zwei Mutationsereignisse verursacht wird. Bei der dominant erblichen Form wird eine Mutation über Keimzellen ererbt und die zweite Mutation tritt in einer somatischen Zelle auf. Bei der nicht-erblichen Form sind dagegen beide Mutationen somatischer Herkunft.

Etwa 3–5 % der Patienten mit Retinoblastom zeigen in peripheren Blutlymphozyten zytogenetische Deletionen am langen Arm des Chromosoms 13, Bande q14 (*Knudson* et al. 1976, *Bunin* et al. 1989). Die Vermutung, daß das Retinoblastomgen (RB1) dort lokalisiert ist, wurde durch die Beobachtung gestützt, daß in Familien die Disposition zu Retinoblastom zusammen mit genetischen Markern aus dieser Region weitergegeben wird (*Sparkes* et al. 1980, *Connolly* et al. 1983). Die Untersuchung polymorpher Genorte auf Chromosom 13 in Retinoblastomen und in DNA aus Blut zeigte, daß in Tumoren häufig Allelverlust (Loss-of-Heterozygosity, LOH) zu finden ist (*Cavenee* et al. 1983). Die Verteilung des LOH konnte auf chromosomale Mutationsmechanismen zurückgeführt werden (Abb. 11.1). Diese Mutationen sind mit einem Verlust eines RB1-Allels verbunden. Daher wurde die Hypothese aufgestellt, daß die zwei für die Entstehung des Retinoblastoms ursächlichen Mutationen nacheinander die beiden Allele des RB1-Gens treffen. Die erste Mutation führt zu einer lokal beschränkten genetischen Veränderung und das mutante Allel ist rezessiv gegenüber dem normalen Allel. Der Verlust des nicht-mutierten Allels infolge chromosomaler Mechanismen oder durch eine zweite lokal beschränkte Mutation demaskiert das mutante Allel und leitet die Entwicklung des Tumors ein.

Aufgrund dieser Erkenntnisse konnte angenommen werden, daß das RB1-Gen auf dem langen Arm des Chromosom 13 (13q14) lokalisiert ist

Abb. 11.1 Schematische Darstellung der chromosomalen Mechanismen, die zum Verlust konstitutioneller Heterozygotie (LOH) in Tumoren führen (nach Cavenee 1983). A und B stellen flankierende polymorphe Loci dar. Allele an polymorphen Loci A und B sind durch Zahlen repräsentiert; +: normales RB1-Gen; rb: mutiertes RB1-Gen. I: Nondisjunktion, II: Nondisjunktion mit Duplikation des Chromosoms, III: Mitotische Rekombination. Durch diese Veränderungen wird das auf zellulärer Ebene rezessive mutante RB1-Allel demaskiert. IV: Kleine Deletionen oder Punktmutationen können ebenfalls das im prädisponierten Retinoblasten anwesende normale Allel inaktivieren ohne daß es zu LOH kommt.

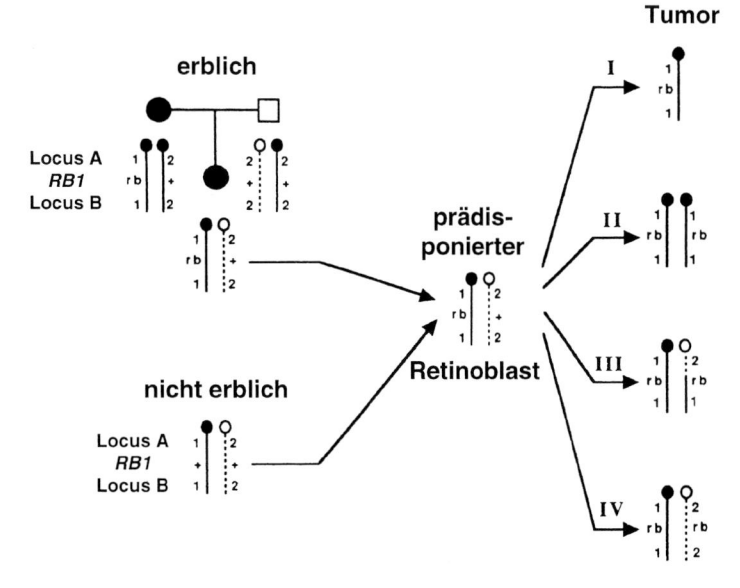

und daß in Tumoren beide Allele des Gens mutiert sind. Durch die Untersuchung genomischer Klone aus dieser Region konnte ein Gen identifiziert werden, das Eigenschaften des RB1-Gens hatte (*Friend* et al. 1986). Der Nachweis von Mutationen, die in ihrer Ausdehnung auf dieses Gen beschränkt sind (*Fung* et al. 1987, *Lee* et al. 1987a, *Bookstein* et al. 1988) sowie die enge genetische Kopplung zwischen der erblichen Disposition zu Retinoblastom und diesem Locus (*Wiggs* et al. 1988) legten nahe, daß es sich hier um das gesuchte RB1-Gen handelt. Die Beobachtung, daß es nach Transfektion klonierter RB1-cDNA mit normaler Sequenz (Wildtyp) in Tumorzellen, die homozygote RB1-Gen-Veränderungen aufweisen, zu einer Unterdrückung des neoplastischen Phä-

notyps kommt, bestätigt die Authentizität dieses Gens auch funktionell. Aufgrund dieser Eigenschaft wird das RB1-Gen zu den Tumorsuppressorgenen gezählt (*Stanbridge* 1990).

Das RB1-Gen hat eine Ausdehnung von über 180 kb (*Toguchida* et al. 1993) (Abb. 11.2). Die exprimierte Sequenz ist auf 27 Exons verteilt (*McGee* et al. 1989). Das 5'-Ende des Gens weist eine CpG-Insel auf, die – wie für konstitutiv exprimierte Gene („Housekeeping"-Gene) typisch – nicht methyliert ist (*Greger* et al. 1988). Das Gen wird in allen untersuchten Geweben in eine mRNA von 4,7 kb Länge transkribiert (*Friend* et al. 1987, *Lee* et al. 1987a, *T'Ang* et al. 1988). Der offene Leserahmen kodiert für ein Protein 928 Aminosäuren. Gene mit sehr hoher Sequenzähnlichkeit zum menschlichen RB1-Gen wurden auch in anderen Vertebraten identifiziert (*Destree* et al. 1992, *Zacksenhaus* et al. 1993). Das RB1-Gen kodiert für ein Phosphoprotein von 110 kD (pRB), das im Zellkern lokalisiert ist (*Lee* et al. 1987b). pRB liegt während der G_0/G_1-Phase des Zellzyklus unterphosphoryliert vor und wird vor dem Übertritt in die S-Phase phosphoryliert (*Buchkovich* et al. 1989, *Chen* et al. 1989, *Ludlow* et al. 1989, *Mihara* et al. 1989). Unterphosphoryliertes pRB hemmt, vermittelt durch Bindung an E2F, den G_1/S-Übergang (*Weinberg* 1995). Für die Funktionen des pRB-E2F-Komplexes sind auf der Seite des pRB zwei nicht zusammenhängende Domänen (A und B) beteiligt, an die auch virale Onkoproteine binden können (*DeCaprio* et al. 1988, *Whyte* et al. 1988, *Ludlow* et al. 1989). Über die durch die Kontrolle des G_1/S-Übergangs vermittelte Wachstumshemmung hinaus zeigt das Rb1-Gen ein Spektrum von Funktionen, das von der Art der Zelle und ihrem Differenzierungsstadium beeinflußt wird. Welche Funktionsverluste für die Entstehung des Retinoblastoms relevant sind, ist (noch) nicht bekannt. Die Störung der Differenzierung der unreifen Netzhautzellen scheint dabei jedoch eine wesentliche Rolle zu spielen.

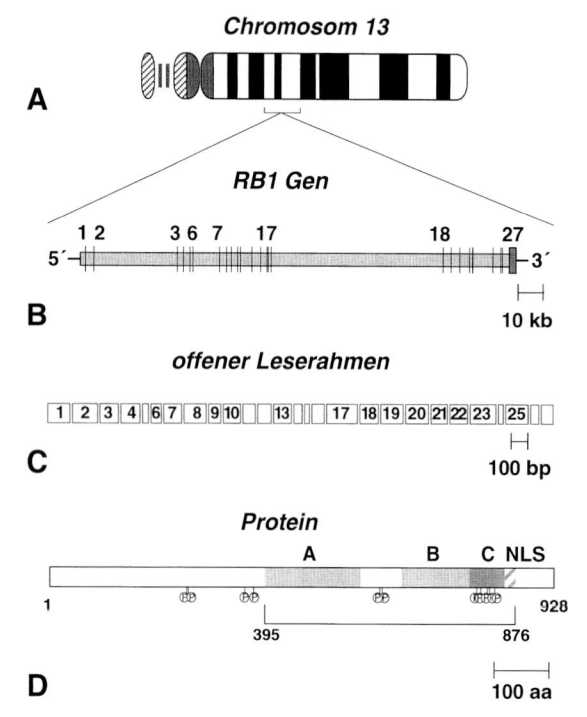

Abb. 11.2 Chromosomale Lokalisation und genomische Organisation des RB1-Gens. Das RB1-Gen ist in der Bande q14 auf Chromosom 13 lokalisiert (A). Die 27 Exons des Gens liegen 186 kb genomischer Sequenz verteilt (B). Die Länge der Introns reicht von 80 bp (Intron 15) bis über 70 kb (Intron 17). Die 27 Exons kodieren für ein Transkript mit einem offenen Leserahmen von 2,7 kb (C). Der kodierende Bereich einzelner Exons ist zwischen 32 bp (Exon 15) und 197 bp (Exon 17) lang. Das Gen wird ubiquitär in ein Protein von 928 Aminosäuren (aa) Länge translatiert (D). Dieses wird in Abhängigkeit vom Zellzyklus an mehreren Stellen phosphoryliert (symbolisiert durch eingekreiste „P"). In der kleinsten, für die Wachstumshemmung erforderlichen Region (aa395 bis aa876) liegen die Funktionsdomänen A, B und C sowie ein Signalmotiv (NLS), das für die nukleäre Lokalisation des Proteins erforderlich ist.

11.3.2 Mutationsanalyse des RB1-Gens

Grundzüge der Methodik der Mutationsbestimmung

Die meisten der für die Entstehung des Retinoblastoms ursächlichen Mutationen des RB1-Gens führen nur an einer oder wenigen Basen zu einer Sequenzänderung (Punktmutation). Mutationen können innerhalb der gesamten kodierenden und regulatorischen Sequenz des RB1-Gens auftreten und sowohl die Art als auch der Ort der Mutation sind von Patient zu Patient meist verschieden. Die Erkennung der bei einem Patienten krankheitsursächlichen Mutation wird zusätzlich durch den komplexen Aufbau und die Größe des RB1-Gens erschwert. Daher müssen zur Mutationssuche Methoden eingesetzt werden, die eine effiziente Identifikation der Veränderungen erlauben (Mutationsscreening). Bei den meisten dieser Screening-Verfahren werden die zu untersuchenden Sequenzabschnitte (z.B. die Exons und die angrenzenden Intronabschnitte mit den Splice-Signalen) zuerst mittels PCR vermehrt und dann auf Sequenzabweichungen hin durchgemustert. Kann der Mutationsort auf einen bestimmten Sequenzabschnitt eingegrenzt werden, so wird dieser zur genauen Bestimmung der Veränderung sequenziert. Patienten, bei denen durch ein Screening nach Punktmutationen keine krankheitsursächliche Veränderung gefunden werden konnte, müssen mittels weiterer Analyseverfahren auf andere Mutationsformen (z.B. große Deletionen) hin untersucht werden. Obwohl die Mutationsfindung duch den Einsatz von Screening-Verfahren wesentlich erleichtert werden kann, ist die Mutationsanalyse des RB1-Gens aufgrund der Zahl der zu untersuchenden Sequenzabschnitte nach wie vor sehr aufwendig.

Mutationen bei beidseitigem oder familiärem Retinoblastom

Nach der Knudson-Hypothese sind Patienten mit erblichem Retinoblastom heterozygote Träger einer RB1-Gen-Mutation. Daher kann DNA aus Blutlymphozyten zur Identifikation der für die Disposition zu Retinoblastom ursächlichen Mutationen verwendet werden. Substitutionen einzelner Basen stellen mit über 40% den größten Teil der im RB1-Gen identifizierten Mutationen (*Lohmann* et al. 1996). Die meisten Basensubstitutionen betreffen die Bereiche kodierender Sequenz oder konservierte Splice-Signale (Abb. 11.3). Sehr selten wurden auch Einzelbasensubstitutionen im Promoterbereich identifiziert (*Sakai* et al. 1991, *Cowell* et al. 1996). Bei der Analyse der Verteilung der Mutationen fällt auf, daß an 15 Stellen im RB1-Gen Basensubstitutionen unabhängig voneinander wiederholt auftreten. An 13 dieser Häufungspunkte (hot spots) lautet die Basenabfolge CG (CpG-Dinukleotid). CpG- nach TpG- (bzw. CpA-)Mutationen sind in vielen Genen des Menschen häufig anzutreffen. Als Ursache für diese Häufung wird ein endogener Mutationsmechanismus angeschuldigt (Desaminierung des innerhalb des CpG-Dinukleotids an der 5′-Position methylierten Cytosins zu Thymin) (*Cooper* und *Krawczak* 1990). Kleine Längenmutationen stellen etwa ein Viertel aller Mutationen. Sie sind wie die Basensubstitutionen in nahezu allen Exons und flankierenden Splice-Signalen anzutreffen. Bei Längenmutationen fällt eine geringe Häufung in Bereichen des RB1-Gens auf, die repetitive Sequenzmotive aufweisen (*Lohmann* et al. 1994b). Große Deletionen, die ausgedehnte Abschnitte oder das gesamte RB1-Gen betreffen, sind durch Southern Blot Analyse bei fast 20% der Patienten festzustellen (*Kloss* et al. 1991). Bei etwa 5% aller bilateral betroffenen Patienten sind diese Deletionen so ausgedehnt, daß sie auch bei zytogenetischer Untersuchung peripherer Blutlymphozyten nachweisbar sind (*Ejima* et al. 1988, *Bunin* et al. 1989).

Bei einem Teil der Patienten kann die für die Disposition ursächliche Mutation in DNA aus Blut nicht erkannt werden. Daß dies z.T. technische Gründe hat, wird durch die unterschiedlichen Er-

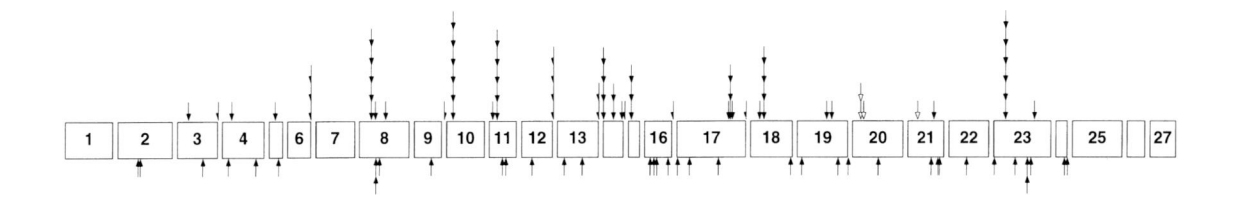

Abb. 11.3 Spektrum der Punktmutation in peripherem Blut von Patienten mit familiärem oder isoliert beidseitigem Retinoblastom (Daten aus *Lohmann* et al. 1994b und 1996). Nach unten weisende Pfeile: Orte von Basensubstitutionen; nach oben weisende Pfeile: Orte von Längenmutationen; halbe Pfeilspitzen: Splice-Site-Mutationen; nicht ausgefüllte Pfeilspitzen: Missense-Mutationen.

gebnisse verschiedener Arbeitsgruppen angezeigt (vgl. z. B. *Blanquet* et al. 1995, *Liu* et al. 1995 sowie *Lohmann* et al. 1996). Es ist jedoch auch zu bedenken, daß durch ein herkömmliches Mutationsscreening nur die exprimierten und regulativen Bereiche des RB1-Gens abgedeckt werden. Krankheitsursächliche Veränderungen können im Intron jedoch auch außerhalb der Splice-Signal-Sequenzen vorkommen. Zur Erkennung dieser Mutationen müßten beim RB1-Gen nahezu 180 kb Sequenz auf Punktmutationen hin untersucht werden. Dies ist auf absehbare Zeit hin nicht praktikabel. Andererseits konnte bei einigen Patienten mit beidseitigem Retinoblastom gezeigt werden, daß aufgrund von Mosaikkonstellationen die prädisponierende Mutation in DNA aus Blut nicht nachweisbar ist (*Lohmann* et al. 1997). Dies hat zur Folge, daß zumindest bei einem kleinen Teil der Patienten mit isoliert beidseitigem Retinoblastom die krankheitsursächliche Mutation in Blut-DNA nicht nachweisbar ist.

Mutationen bei isoliert einseitigem Retinoblastom

Da viele der Patienten mit isoliert einseitiger Erkrankung die nicht-erbliche Form des Retinoblastoms haben, muß bei diesen Patienten von einer somatischen Herkunft beider Mutationen ausgegangen werden. Zur Identifikation dieser Mutationen muß daher eine Mutationsanalyse an DNA aus Tumorgewebe durchgeführt werden. Damit das gesamte Spektrum möglicher Veränderung untersucht werden kann, darf diese DNA nicht degradiert sein. Formalin-fixiertes Gewebe ist aus diesem Grund für eine umfassende Mutationsanalyse ungeeignet. Die somatische Inaktivierung des RB1-Gens ist bei einem Teil der Tumoren mit einem Verlust konstitutioneller Heterozygotie verbunden (s. 11.1). Um diese Mutationsformen zu erkennen, werden bei der Analyse von Tumor-DNA zusätzlich zum Mutationsscreening polymorphe Loci in Blut und Tumor typisiert. Bei etwa zwei Drittel der Tumoren kann so ein Allelverlust an intragenen Loci festgestellt werden (*Zhu* et al. 1992, *Lohmann* et al. 1997). In diesen Tumoren muß nur noch eine RB1-Mutation nachgewiesen werden. Eine weitere Besonderheit der Mutationsanalyse in Tumoren ist die Untersuchung auf Hypermethylierung des normalerweise nicht methylierten Promoters des RB1-Gens (*Greger* et al. 1989). Eine Hypermethylierung, die durch Stillegung des Promoters (Silencing) zur Inaktivierung des RB1-Gens führt, liegt bei etwa 10% der Tumoren vor (*Greger* et al. 1994). Außerhalb des Tumors wurde bislang keine Hypermethylierung beobachtet (*Ohtani-Fujita* et al. 1997). Das Spektrum der somatischen Punktmutationen unterscheidet sich nicht erkennbar vom Spektrum der konstitutionellen Mutationen bei Patienten mit erblichem Retinoblastom. Insbesondere ist ebenfalls eine Häufung von CpG-Transitionen und ein bevorzugtes Auftreten von Längenmutationen an den Orten repetitiver Sequenzmotive zu erkennen.

Beziehung zwischen der Art der Mutation und dem klinischen Bild

Der überwiegende Teil (über 80%) der bisher bei Patienten mit Retinoblastom erkannten Mutationen führt zu vorzeitigen Stop-Codons. Infolge dieser Mutationen ist ein Verlust der Funktion des Gens wahrscheinlich (Null-Mutationen). Heterozygote Träger einer Null-Mutation entwickeln im Durchschnitt mehr als 6 Tumoren in beiden Augen (*Lohmann* et al. 1996). Unvollständige Penetranz, also das Ausbleiben von erkennbarem Tumorwachstum bei einem Mutationsträger, ist sehr selten (etwa 1%). Eine Ausnahme von dieser Genotyp-Phänotyp-Beziehung ist bei Deletionen zu beobachten, die so groß sind, daß neben dem RB1-Gen auch weitere, physikalisch benachbarte Gene mit von der Deletion erfaßt sind. Obwohl diese Mutationen ebenfalls zu einem vollständigen Verlust der Funktion des RB1-Gens führen, entwickeln Träger solcher Mutationen durchschnittlich weniger als 6 Tumoren (*Matsunaga* 1980). Einseitige Erkrankung oder gar das Ausbleiben von Tumorentwicklung sind bei diesen Patienten daher nicht selten.

Nur wenige der für eine erbliche Disposition zu Retinoblastom ursächlichen RB1-Gen-Mutationen führen nicht zu wesentlichen Störungen der Funktion. Zu diesen Veränderungen zählen Längenmutationen, die einen Verlust oder Hinzugewinn weniger Codons verursachen (In-frame Deletion bzw. Insertion), sowie Basensubstitutionen, die zu einem Aminosäureaustausch führen (Missense-Mutation). Einige dieser Mutationen führen zu einer milderen Ausprägung der Tumordisposition als sie bei Patienten mit Null-Mutationen zu beobachten ist (*Lohmann* et al. 1994a). In Familien kann diese abgeschwächte Disposition besonders deutlich erkannt werden. Träger der Mutation zeigen oft nur einseitige Erkrankung (reduzierte Expressivität) und bei nahezu 25% der Familienmitglieder, die die Mutation geerbt haben, wird kein Tumor festgestellt (inkomplette Penetranz).

Dieser Phänotyp wird daher auch als Low-penetrance-Retinoblastom bezeichnet. Low-penetrance ist auch bei Patienten mit Basensubstitutionen im Promoterbereich des RB1-Gens anzutreffen (*Sakai* et al. 1991, *Onadim* et al. 1992). Zusammengenommen lassen diese Beobachtungen den Schluß zu, daß ein nur teilweiser Funktionsverlust des RB1-Gens in geringerem Maße zu Retinoblastom prädisponiert (*Sakai* et al. 1991, *Kratzke* et al. 1994, *Lohmann* et al. 1994 a).

Die Manifestation der Tumordisposition wird nicht nur von der funktionellen Konsequenz der prädisponierenden RB1-Genmutation bestimmt, sondern auch davon, zu welchem Zeitpunkt in der Entwicklung des Individuums und in welcher Zelle die Mutation auftritt. Bei einem Teil der Patienten mit erblichem Retinoblastom tritt die erste Mutation erst nach der Konzeption (postzygotisch) während der Embryonalentwicklung auf. Diese Patienten tragen daher die Veränderung nur in einem Teil ihrer Körperzellen (somatisches Mosaik). Die Tumorentwicklung geht jedoch nur von den retinalen Vorläuferzellen aus, die die prädisponierende Mutation tragen. Daher wird die Zahl der Tumoren durch die Zusammensetzung (nach Zelltyp) und den Anteil der Körperzellen mitbestimmt, die von der Zelle mit der ersten Mutation abstammen. Bei einigen Patienten sind auch die eigenen Keimzellen nicht durchgängig von der Mutation betroffen (germinales Mosaik). Dies kann dazu führen, daß das Risiko für Nachkommen, die Mutation zu erben, geringer als 50 % ist. Mosaikkonstellationen sind auch die Ursache dafür, daß bei einigen Patienten mit erblichem Retinoblastom die prädisponierende RB1-Genmutation nicht in DNA aus Blut nachweisbar ist.

11.3.3 Genetische Beratung und molekulargenetische Diagnostik

Das Auftreten eines Retinoblastoms hat über die direkten Folgen für den Betroffenen hinaus auch Auswirkungen auf seine Familie. Aus der Erkenntnis, daß einige Mutationen des RB1-Gens eine deutlich verminderte Expressivität und unvollständige Penetranz zeigen, folgt, daß selbst bei entfernten Angehörigen mit einem erhöhten Risiko für die erbliche Form des Retinoblastoms gerechnet werden muß. Da eine frühe Erkennung der Tumoren für die Prognose entscheidend ist, sollten alle von einem erhöhten Risiko betroffenen Familienmitglieder während der für die Entstehung des Retinoblastoms relevanten Zeit wiederholt ophthalmologisch kontrolliert werden (*Musarella* und *Gallie* 1987). Molekulargenetische Analysen ermöglichen, ein erhöhtes Risiko festzustellen oder mit hoher Wahrscheinlichkeit auszuschließen. Vorsorgeuntersuchungen können so auf die Kinder beschränkt bleiben, die eine prädisponierende Mutation geerbt haben. Der Ausschluß eines erhöhten Risikos entlastet die betroffenen Familien wesentlich. Darüber hinaus konnte gezeigt werden, daß die Aufwendungen für die molekulargenetischen Laboranalysen geringer sind als die Kosten, die durch die ansonsten erforderlichen Vorsorgeuntersuchungen entstehen (*Noorani* et al. 1996).

Für die molekulargenetische Risikoprädiktion bei Retinoblastom können zwei grundsätzlich verschiedene Diagnosewege beschritten werden, die einander ergänzen. Die indirekte Diagnostik nutzt die genetische Kopplung, die zwischen zwei physikalisch benachbarten genetischen Loci zu beobachten ist: je näher die Loci beieinanderliegen, desto geringer ist die Wahrscheinlichkeit, daß eine meiotische Rekombination zwischen diesen Loci stattfindet. Sie werden daher gemeinsam vererbt und bilden eine Kopplungsgruppe. Zahlreiche Orte im Genom weisen eine Variabilität in ihrer Sequenz auf (genetische Polymorphismen). Allele polymorpher Loci, die mit einem Krankheitsgen gekoppelt sind, können als Marker für Mutationen in diesem Gen verwendet werden. Dazu muß lediglich bestimmt werden, welches Allel des polymorphen Locus zusammen mit dem mutanten Allel auf demselben Chromosom liegt (Bestimmung der Kopplungsphase). Die zweite Möglichkeit prädiktiver Risikobestimmung ist die direkte Diagnostik. Hier wird zunächst durch eine Mutationssuche die für die Erkrankung des Patienten ursächliche Mutation identifiziert. Durch eine gezielte Mutationsbestimmung bei den von einem erhöhten Risiko betroffenen Angehörigen kann dann geklärt werden, ob sie diese Mutation geerbt haben oder nicht.

Eine wesentliche Voraussetzung für den Erfolg der prädiktiven Diagnostik ist die Verfügbarkeit der erforderlichen Proben. Nach Möglichkeit sollte immer von dem erkrankten Kind und seinen Eltern EDTA-Blut zur DNA-Analyse bereitgestellt werden. Mit Heparin versetztes Vollblut kann bei Verdacht auf eine große Deletion zur Durchführung einer Chromosomenanalyse erforderlich sein. Insbesondere bei isolierten Fällen wird eine tiefgekühlte Gewebsprobe des Tumors für die DNA-Analyse benötigt. In formalin-fixiertem Archivmaterial dagegen ist die DNA degradiert und daher sind molekulargenetische Analysen nur in sehr eingeschränktem Umfang möglich. Bei jeder Enukleation sollte daher eine Probe des Retinoblastoms für molekulargenetische Untersuchungen asserviert werden. Im Einzelfall können auch Zweittumoren für die prädiktive Diagnostik herangezogen werden.

Familiäres Retinoblastom

Die bei familiärem Retinoblastom am häufigsten anzutreffende Konstellation ist eine Erkrankung bei einem der Eltern und einem Kind (I-1 und II-2 in Abb. 11.4). Wenn bei allen Betroffenen eine beidseitige Erkrankung vorliegt, so spricht dies für eine Mutation mit normaler Expressivität (d. h. eine durchschnittliche Tumorzahl größer 6). Das Risiko für Retinoblastom bei weiteren Kindern (II-3) beträgt dann nahezu 50%. Bei bereits geborenen Geschwistern (II-1) ist dieses Risiko altersabhängig vermindert. Bei Kindern nicht erkrankter Geschwister (III-1) muß ein Risiko von größer 0,5% angenommen werden. Ist die Erkrankung in der Elterngeneration einseitig geblieben, so kann dies auf ein genetisches Mosaik hinweisen. Wenn auch in der Keimbahn eine Mosaiksituation vorliegt, so ist das Risiko für Retinoblastom bei weiteren Kindern (II-3) und Kindeskindern (III-1) entsprechend vermindert. Das Vorkommen einseitiger Erkrankung kann jedoch auch durch eine Mutation mit verminderter Expressivität verursacht sein. In diesem Fall ist das Risiko bei weiteren Kindern (II-3) infolge höherer unvollständiger Penetranz vermindert. Für die Kindeskinder nicht betroffener Nachkommen (III-1) muß jedoch dann mit einem höheren Risiko (etwa 10%) gerechnet werden. Ein Low-penetrance-Retinoblastom ist insbesondere dann anzunehmen, wenn in Familien mit mehreren Betroffenen einseitige Erkrankung häufiger als beidseitiges Retinoblastom anzutreffen ist. In diesen Familien kommen zusätzlich nicht betroffene Mutationsträger vor (II-4). Für Kinder heterozygoter Mutationsträger besteht ein Risiko von 50% dafür, die Mutation zu erben. Das tatsächliche Erkrankungsrisiko ist jedoch geringer, da unvollständige Penetranz mit einer Häufigkeit von etwa 25% beobachtet wird. Ein besonderes Problem stellen Familien dar, in denen Retinoblastom bei weit entfernten Verwandten aufgetreten ist. In einigen solcher Familien konnte gezeigt werden, daß die Erkrankungen nicht auf gemeinsame RB1-Genmutationen zurückzuführen sind (*Dryja* et al. 1993, *Munier* et al. 1993, eigene unveröffentlichte Daten). Eine unzu-

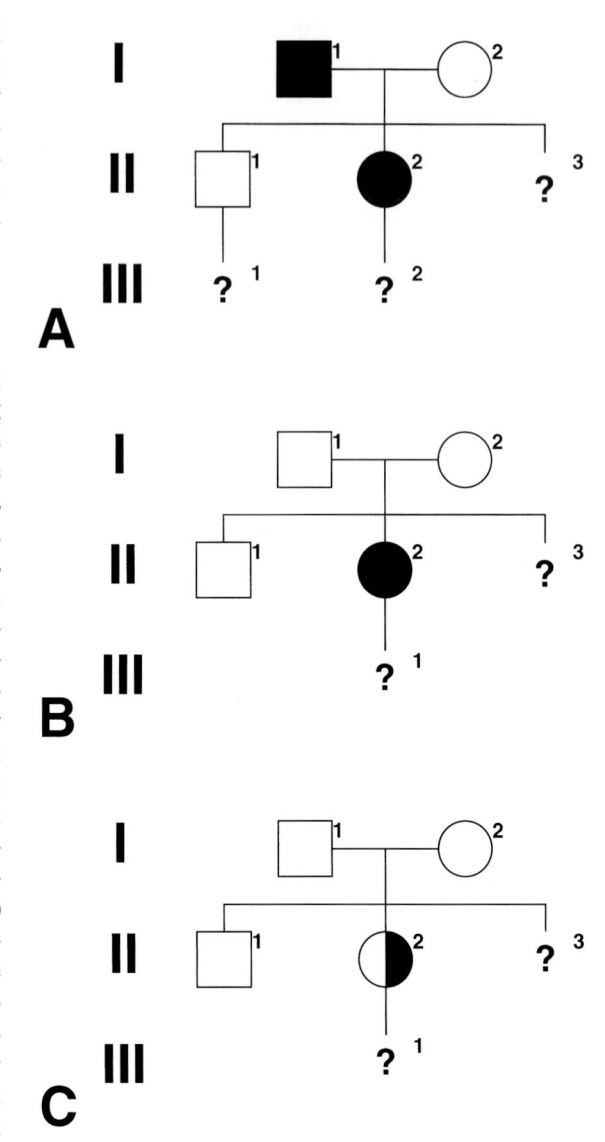

Abb. 11.4 Modellstammbäume zur Erläuterung des Wiederholungsrisikos bei familiärem (A), isoliert beidseitigem (B) und isoliert einseitigen (C) Retinoblastom (siehe Text). Voll ausgefüllte Symbole: beidseitiges Retinoblastom; halb ausgefüllte Symbole: einseitiges Retinoblastom; nicht ausgefüllte Symbole: keine Zeichen für Retinoblastom.

reichende Diagnosesicherung bei Angehörigen – z. B. bei schon lange zurückliegenden Erkrankungen in früheren Generationen – kompliziert die Beratung erheblich. Oft ist eine formale Risikoprognose in solchen Familien nicht mit ausreichender Sicherheit möglich.

Durch die indirekte molekulargenetische Diagnostik kann bei nahezu allen Angehörigen ein erhöhtes Risiko erkannt oder ausgeschlossen werden, wenn DNA aus Blut von zumindest zwei betroffenen Familienmitgliedern zur Verfügung steht. Die Identifikation der für die Erkrankungen in der Familie ursächlichen Mutation erhöht die Sicherheit der Diagnose. Zudem kann in Kenntnis der Art der Mutation die zu erwartende Expressivität und Pentranz abgeschätzt werden. Die Mutationsbestimmung hilft darüber hinaus auch, Angehörige mit unzureichend gesicherter Diagnose eines Retinoblastoms als Mutationsträger zu erkennen bzw. auszuschließen.

Isoliert beidseitiges (multifokales) Retinoblastom

Eine isolierte Erkrankung liegt dann vor, wenn weder in der Familienanamnese noch durch ophthalmologische Kontrollen bei Eltern und Geschwistern ein Hinweis auf Retinoblastom zu erheben ist (Abb. 11.4). Ein Kind mit isoliert bilateralem Retinoblastom hat mit hoher Wahrscheinlichkeit die erbliche Form des Retinoblastoms. Eigene Kinder (III-1) des Patienten haben daher in Abhängigkeit von der Art der Mutation und einem möglichen Keimbahnmosaik ein Risiko von nahezu 50%, an Retinoblastom zu erkranken. Bei weiteren Kindern (II-3) der Eltern von Patienten mit isoliert beidseitigem Retinoblastom beträgt das Risiko für die Entwicklung von Retinoblastom nach neueren Untersuchungen etwa 2% (*Draper* et al. 1992). Dieses Risiko ist jedoch geringer, wenn es bereits nicht erkrankte Geschwister gibt (II-1). Entgegen bisheriger Ansicht haben nicht alle Kinder mit mehreren unabhängigen Tumorherden in einem Auge (isoliert einseitiges multifokales Retinoblastom) die erbliche Form des Retinoblastoms (*Lohmann* et al. 1997). Das Risiko für Retinoblastom bei Geschwistern und eigenen Nachkommen ist daher geringer als bei Kindern mit beidseitiger Erkrankung.

Bereits durch eine indirekte Diagnostik kann ein erhöhtes Risiko bei einem Teil (bis 25%) der Geschwister ausgeschlossen werden. Steht Tumormaterial für eine Untersuchung zur Verfügung, so kann bei Allelverlust auf die Kopplungsphase geschlossen werden und der Anteil der von einer indirekten Diagnostik profitierenden Geschwister erhöht sich wesentlich (bis 50%). Die prädiktive Diagnostik setzt jedoch oft die Kenntnis der krankheitsverursachenden Mutation voraus. Durch eine Mutationsanalyse an DNA aus peripherem Blut kann bei der Mehrzahl der Patienten (>70%) mit beidseitigem Retinoblastom eine onkogene RB1-Genmutation identifiziert werden (*Lohmann* et al. 1996). Bei allen Geschwistern ist dann durch eine gezielte Mutationsanalyse eine eindeutige Risikobestimmung möglich. Der fehlende Nachweis der Mutation in DNA aus Blut der Eltern ist dagegen nicht hinreichend, um ein erhöhtes Wiederholungsrisiko bei weiteren Kindern auszuschließen. Bei einem Teil der Kinder mit isoliert beidseitigem und insbesondere bei Kindern mit einseitig multifokalem Retinoblastom ist anzunehmen, daß die krankheitsursächliche Mutation erst nach der Konzeption aufgetreten ist. Daher kann bei einem Teil der Kinder (etwa 5%–10%) die krankheitsverursachende Mutation in DNA aus peripherem Blut nicht nachgewiesen werden. In diesen Fällen ist Tumormaterial für die Identifikation der Mutation unbedingt erforderlich. Daher sollten auch bei beidseitig erkrankten Kindern Tumorproben für eine molekulargenetische Untersuchung asserviert werden.

Risikobestimmung bei isoliert einseitigem Retinoblastom

Das isoliert einseitige Retinoblastom ist bezüglich formaler und molekularer Risikoprädiktion problematisch. Zum einen konnte die empirische Höhe des Wiederholungsrisikos bei Geschwistern und eigenen Kindern noch nicht genau bestimmt werden. So tragen nach *Vogel* 10%–12% der Patienten mit isoliert einseitigem Retinoblastom eine Keimzellmutation (*Vogel* 1954). Demzufolge hätten eigene Kinder der Patienten (Abb. 11.4, III-1) ein Risiko etwa 5% dafür, an einem Retinoblastom zu erkranken. *Draper* et al. ermittelten unter der Annahme verminderter Penetranz hingegen eine Wahrscheinlichkeit von 2,3% dafür, daß ein Patient mit einseitigem Retinoblastom Träger einer Keimzellmutation ist (*Draper* et al. 1992). Nach ihren Schätzungen ist mit unter 1% Wahrscheinlichkeit mit einem Retinoblastom bei Kindern von Patienten zu rechnen. Für weitere Geschwister (II-3) von Patienten mit isoliert einseitigem Retinoblastom wurde ein Wiederholungsrisiko von 1% ermittelt.

Analog zur Vorgehensweise beim isoliert beidseitigen Retinoblastom kann auch bei einseitiger Erkrankung durch eine indirekte Diagnostik ein erhöhtes Risiko bei einigen Angehörigen ausgeschlossen werden. Eine umfassende molekulargenetische Risikoprädiktion setzt jedoch die Untersuchung von adäquat asserviertem Tumormaterial voraus. Durch eine Mutationsanalyse an Tumor-DNA können beide inaktivierenden RB1-Mutationen erkannt werden. Wenn keine der Mutationen in DNA aus Blut des Patienten nachweisbar ist, so sind die für die Tumorentstehung verantwortlichen Mutationen postzygotischen Ursprungs. Ein Wiederholungsrisiko kann daher bei Geschwistern des Patienten mit sehr hoher Wahrscheinlichkeit ausgeschlossen werden. Bei eigenen Nachkommen (III-1) des erkrankten Kindes besteht jedoch weiterhin ein gering erhöhtes Risiko für Retinoblastom, da die Mutation in der Keimbahn vorhanden sein kann. Falls eine der im Tumor gefundenen RB1-Mutationen auch in DNA aus Blut nachweisbar ist, so kann erst nach einer gezielten Mutationsanalyse ein erhöhtes Risiko bei Geschwistern (II-1) ausgeschlossen werden. Bei weiteren Kindern (II-3) der Eltern ist ein erhöhtes Risiko auch dann nicht vollständig ausgeschlossen, wenn die beim erkrankten Kind identifizierte Mutation in Blut-DNA der Eltern nicht nachweisbar ist.

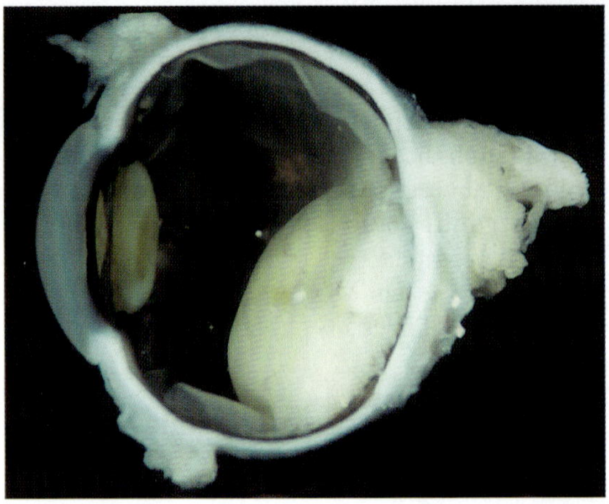

Abb. 11.5 Makroskopisches Bild eines Retinoblastoms mit exophytisch-endophytischem Wachstum.

11.4 Histopathologie

Die Technik der histopathologischen Aufarbeitung eines Auges mit Retinoblastom ist außerordentlich wichtig. Insbesondere bei unilateralen Retinoblastomen muß frisches, unfixiertes Tumorgewebe gewonnen werden, da sonst der Vererbungsmodus nicht weiter abzuklären ist (s. Kap. 11.3). Aus diesem Grund sollte vor der Eröffnung des (nicht-fixierten) Auges der N. opticus getrennt eingebettet werden, um Artefakte zu vermeiden.

Bereits beim Eröffnen des Bulbus kann die Diagnose Retinoblastom mit hoher Wahrscheinlichkeit gestellt werden. Man erkennt eine weiße, wolkig lockere Tumormasse, die stellenweise harte Verkalkungen aufweisen kann. Bei der **endophytischen Wachstumsform** wächst der Tumor präretinal in den Glaskörperraum und neigt dazu, frühzeitig multiple, frei im Glaskörper schwimmende Absiedlungen zu bilden. Bei der **exophytischen Wuchsform** erfüllt der Tumor den retroretinalen Raum und schiebt beim Wachstum die Netzhaut vor sich her. In vielen Fällen kann man jedoch beide Wuchsformen miteinander kombiniert beobachten (Abb. 11.5). Oftmals findet man viele voneinander getrennte Tumorinseln auf der Netzhaut und kann nicht entscheiden, ob eine primär multizentrische Entstehung vorliegt oder ob die kleineren Herde Absiedlungen eines größeren Tumors sind.

Neuere Untersuchungen auf der Basis immunhistochemischer Untersuchungen haben zeigen können, daß das Retinoblastom aus primitiven Photorezeptorzellen entsteht und Retinoblastomzellen morphologische Merkmale sowohl von Müller-Zellen als auch von ausdifferenzierten Photorezeptoren aufweisen können (*Kyritsis* et al. 1984, *Mork* et al. 1995; Übersicht bei *Messmer* 1997). Retinoblastomzellen besitzen überwiegend einen großen basophilen Kern mit sehr wenig Zytoplasma. Im histologischen Schnitt finden sich häufig Mitosefiguren. Nekrosezonen sind in schnell wachsenden Tumoren häufig. Da die Ausbildung des tumoreigenen Gefäßsystems offenbar mit der Geschwindigkeit des Tumorzellwachstums nicht Schritt halten kann, kommt es zu sog. Pseudorosetten mit vitalen Tumorzellen um Gefäße und daran anschließenden Nekrosezonen, wobei innerhalb der Nekrosen ausgedehnte Kalzifizierungen entstehen können. Die Tumorzellen lösen sich leicht ab und gelangen in den Glaskörper oder in die retroretinale Flüssigkeit. Dort können sie zu kleinen Kugeln heranwachsen, die meist nicht größer als 1 mm im Durchmesser sind. Wenn sie ophthalmoskopisch erkennbar werden, ist dies stets ein prognostisch ernstes Zeichen. Sobald sie Kontakt zur Netzhaut bekommen, können sie seßhaft werden und zu neuen größeren Tumorknoten heranwachsen, indem Tumorgefäße aus der Retina in das Tumorgewebe hineinsprossen.

Die Ausbildung von echten **Rosetten** ist typisch für das Retinoblastom (Abb. 11.6). Nach ihren Erstbeschreibern werden sie *Flexner-Wintersteiner*-Rosetten genannt. Dabei handelt es sich um ringförmig, räumlich gesehen um schlauchförmig angeordnete kubische Zellen, die sich um ein zentrales Lumen lagern. Einige dieser Zellen besitzen Protoplasmafortsätze, die in das Lumen hineinragen und an primitive Innenglieder von Photore-

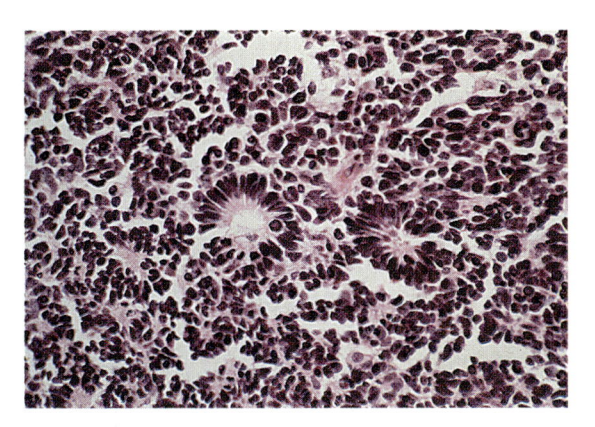

Abb. 11.6 Flexner-Wintersteiner-Rosetten.

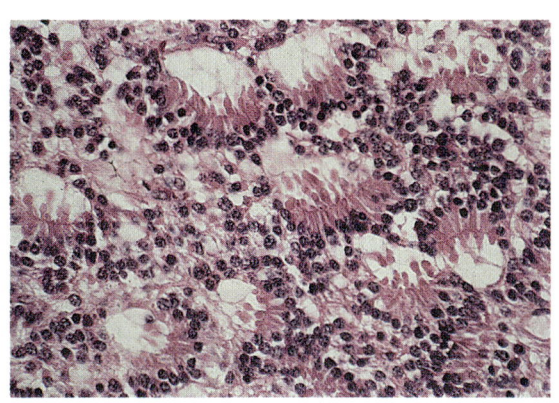

Abb. 11.7 Fleurettes mit deutlich sichtbaren Photorezeptor-Außensegmenten.

zeptorzellen erinnern. Elektronenmikroskopische Untersuchungen von *Tso* et al. konnten zeigen, daß die Zellen der Rosetten in der Tat aus primitiven Photorezeptoren mit Innengliedern aufgebaut sind (*Tso* et al. 1969, 1970). Eine weitere Differenzierungsform stellen sog. *Homer-Wright*-Rosetten dar, die sich nur einem geringen Prozentsatz von Retinoblastomen nachweisen lassen, wobei die Tumorzellen lediglich feine, filiforme Ausläufer zum Zentrum der Rosette aufweisen und die typischen kolbenförmigen Zytoplasmaveränderungen fehlen.

1970 beschreiben *Tso* et al. einen noch höheren Grad der Photorezeptordifferenzierung beim Retinoblastom und nannten diese an kleine „Blumensträußchen" erinnernden Anordnungen der primitiven Photorezeptorelemente **Fleuretten** (*Tso* et al. 1970). Die Zellen in den Fleuretten haben einen kleineren Kern und färben sich im Vergleich zu den vitalen runden Tumorzellen nur schwach an (Abb. 11.7). Die in den Fleuretten gut differenzierten Tumorzellen bilden längere Fortsätze, die an verkümmerte Innenglieder erinnern und die aus mehreren benachbarten Zellen zusammengebündelt erscheinen. Elektronenmikroskopisch lassen sich zwischen diesen Zellen Kontakte in Form von *Zonulae adhaerentes* nachweisen. Mitosefiguren gibt es in diesen hochdifferenzierten Retinoblastomzellen nicht. Da in bestrahlten enukleierten Augen mit einem Retinoblastom besonders viele Areale mit Photorezeptordifferenzierung gefunden wurden, kann auf eine geringere Strahlensensibilität dieser Tumoren mit höheren Differenzierungsgrad geschlossen werden (*Tso* et al. 1970).

Basierend auf diesen Befunden hat die WHO folgende Klassifikation der Retinoblastome vorgeschlagen (Zimmerman und Sobin 1980):

- **Differenziertes Retinoblastom** mit einem überwiegend hohen Differenzierungsgrad, d.h. Ausbildung von *Flexner-Wintersteiner*-Rosetten und Fleuretten.
- **Undifferenziertes Retinoblastom** mit einem monotonen Muster aus kleinen runden Zellen mit hyperchromatischen Kernen und wenig Zytoplasma bei fehlender Photorezeptordifferenzierung (Abb. 11.8).

11.4.1 Aderhautinvasion

Eine Reihe von Autoren haben beschrieben, daß die Aderhautinvasion eines Retinoblastoms mit der Prognose gekoppelt ist (*De Sutter* und *Höpping* 1984). Diese Einschätzung der Aderhautinvasion ist allerdings umstritten (*Redler* und *Ellsworth* 1973, *Stannard* et al. 1979, *Wolter* 1987), was insbesondere durch die methodischen Schwierigkeiten bei dem Nachweis einer möglichen Aderhautinvasion zu erklären ist. Bei großen Tumoren mit einer breiten Basis ist eine mögliche Aderhautinvasion nicht über die gesamte Basis des Tumors gleichmäßig verteilt, so daß eine Aderhautinvasion nur über sehr aufwendige Serienschnitte nachgewiesen oder widerlegt werden könnte (Abb. 11.8). Eine mögliche Verbesserung der Befunderhebung könnte in der Anwendung der Ultraschallbiomikroskopie am enukleierten Auge liegen.

11.4.2 Infiltration des N. opticus

Das Vorhandensein einer Optikus-Infiltration ist unbestritten von entscheidender prognostischer Bedeutung (*De Sutter* und *Höpping* 1984, *Heinrich* et al. 1991, *Khelfaoui* et al. 1996, *Messmer* et

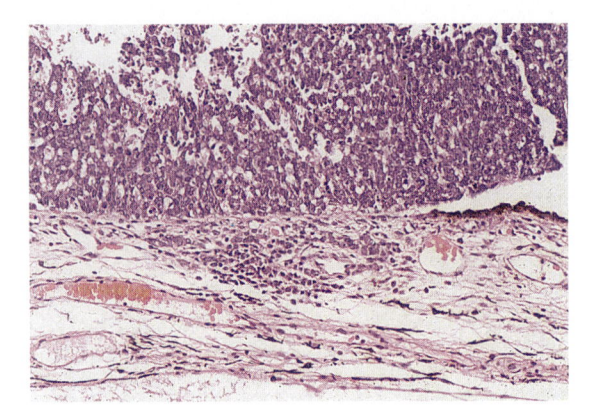

Abb. 11.8 Beginnende Aderhautinvasion mit Tumorzellinfiltration unterhalb des retinalen Pigmentepithels und in den angrenzenden Aderhautschichten (undifferenziertes Retinoblastom).

al. 1991, *Shields, Shields* et al. 1994). Von großer Bedeutung ist dabei das Ausmaß der Sehnervinvasion. Die schlechteste Prognose hat ein retrolaminares (d. h. hinter der Lamina cribrosa nachweisbares) Tumorwachstum mit Infiltration der Schnittkante des N. opticus. In der Literatur sind Mortalitätsraten von über 70 % bei dieser Konstellation beschrieben. Auch wenn die Schnittkante des N. opticus nicht infiltriert ist, stellt ein postlaminares Tumorwachstum einen wesentlichen Risikofaktor dar. Inwieweit prälaminares Wachstum ein erhöhtes Metastasierungsrisiko bedingt, ist auch nach neueren Arbeiten unklar, so daß überwiegend keine Indikation zur adjuvanten Chemotherapie bei ausschließlich prälaminarem Tumorwachstum gesehen wird (*Khelfaoui* et al. 1996, *Shields, Shields* et al. 1994). Klinisch wichtig ist die hohe Korrelation zwischen dem Auftreten einer Rubeosis iridis und eines Sekundärglaukoms mit einer Tumorzellinfiltration des N. opticus (*Shields, Shields* et al. 1994) (Abb. 11.9 a,b), so daß eine intensive bildgebende Diagnostik bei diesen Kindern im Rahmen der klinischen Erstuntersuchung zwingend notwendig ist.

11.4.3 Extraokulares Tumorwachstum

Extrasklerales Tumorwachstum ist selten (ca. 0,1 % [*Messmer* 1997]), wobei das intraorbitale Tumorwachstum zum klinischen Bild einer Cellulitis der Orbita führen kann (*Mullaney* et al. 1998).

11.5 Klinik, Verlauf und Klassifikation des Retinoblastoms

11.5.1 Leitsymptome

Die entscheidenden Leitsymptome, die zur Erstdiagnose eines Retinoblastoms führen, sind die *Leukokorie* und der *Strabismus* (*Abramson* et al. 1998, *Höpping* et al. 1990).

Das Auftreten einer **Leukokorie** ist nicht als Frühsymptom eines Retinoblastoms zu werten, sondern praktisch immer Ausdruck eines fortgeschrittenen Tumorwachstums (Abb. 11.10). Nicht selten bemerken die Eltern die Leukokorie auf Fotografien, die mit einem Blitz angefertigt wurden und auf denen sich statt des unerwünschten „Rote-Augen-Effekts" ein weißer Reflex in der Pupille

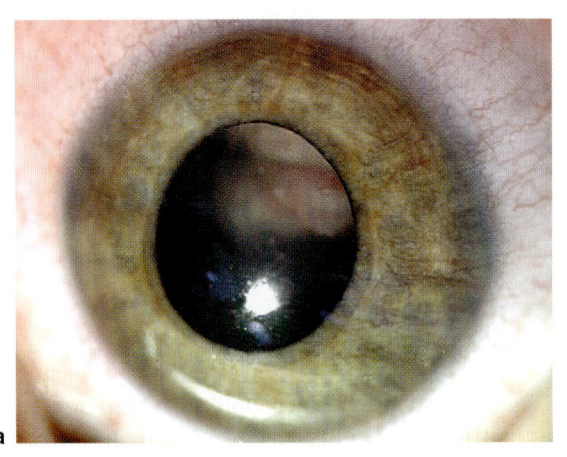

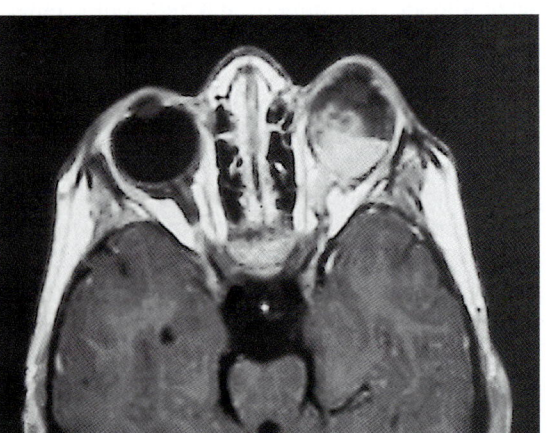

Abb. 11.9 a, b Rubeosis iridis bei fortgeschrittenem, retrolental sichtbaren Retinoblastom; langstreckige Infiltration des N. opticus mit Sekundärglaukom und Buphthalmus.

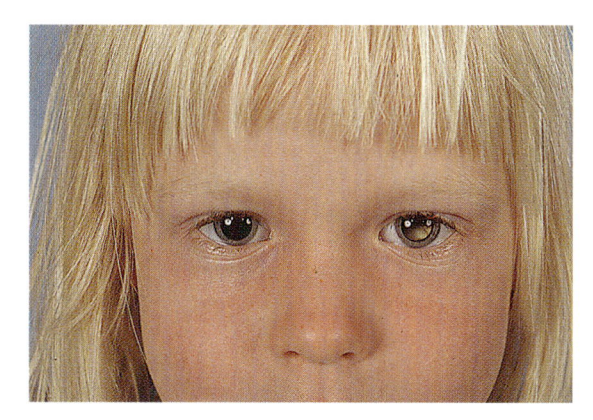

Abb. 11.10 Leukokorie bei unilateralem Retinoblastom links.

zeigt. Die Diagnose einer Leukokorie bei einem Kind muß in jedem Fall kurzfristig, d. h. innerhalb weniger Tage, abgeklärt werden. Ein plötzlich auftretender **Strabismus** muß nicht notwendigerweise durch einen großen Tumor hervorgerufen sein, sondern kann auch durch einen kleinen paramakulären oder submakulären Tumor verursacht werden. In diesen Fällen findet sich am hinteren Augenpol ein u. U. leicht zu übersehender weißlicher, transluzider Tumor, der eine Störung der zentralen Fixation hervorrufen kann (Abb. 11.11).

Das Entstehen weitere Tumoren bei multifokalem Tumorwachstum weist eine deutliche Korrelation zwischen Alter des Kindes und Ort der Tumorentstehung auf. Da das Auftreten neuer Tumoren prinzipiell an das Wachstum der Netzhaut gekoppelt ist, entstehen neue Tumoren um so peripherer je älter das Kind ist (*Munier* et al. 1994). Für die Kontrolluntersuchungen ist dies von besonderer Bedeutung, da die Netzhautperipherie insbesondere bei älteren Kindern sorgfältig mit Eindellen der gesamten peripheren Netzhaut untersucht werden muß.

11.5.2 Wachstumsformen

Retinoblastome können unterschiedliche Wachstumsformen aufweisen (s. auch unten). Eine Ausbreitung in Richtung auf den Glaskörperraum wird als **endophytisches Wachstum** bezeichnet. Lösen sich Tumorzellen von der Tumoroberfläche ab und schweben sie im Glaskörperraum wird von einer Glaskörperaussaat gesprochen (Abb. 11.12). Siedeln sich solche Tumorzellen tumorförm auf der Netzhaut ab, entsteht ein pseudomultilokuläres

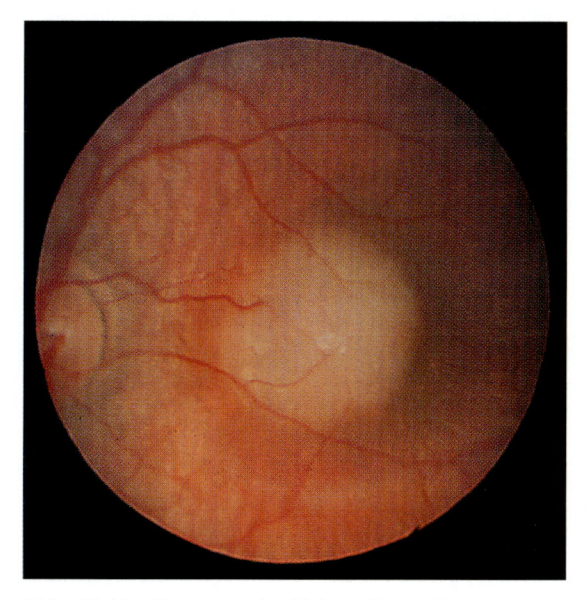

Abb. 11.11 Parazentrales kleines Retinoblastom.

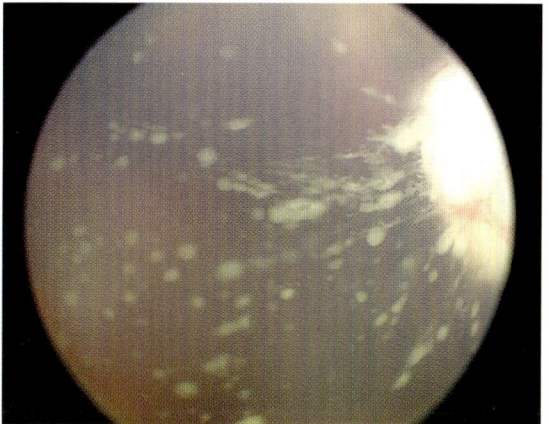

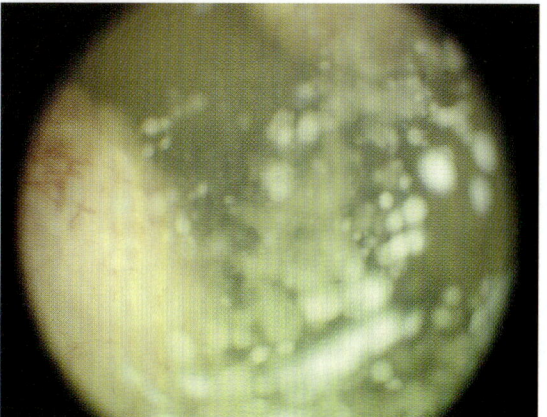

Abb. 11.12 a, b Glaskörperaussaat bei exophytisch-endophytisch wachsendem unifokalem Retinoblastom **(a)** und bei multifokalem Retinoblastom **(b)**

Wachstum (Abb. 11.13). Ausgehend von einer Glaskörperaussaat eines Retinoblastoms kann eine Invasion von Tumorzellen in die vordere Augenkammer entstehen, was zum klinischen Bild eines Pseudohypopyons führen kann (Abb. 11.14). Bei *exophytischem* Wachstum wächst der Tumor subretinal in Richtung auf die Aderhaut (Abb. 11.15). In diesen Fällen besteht ein erhöhtes Risiko einer Aderhautinfiltration. Nicht selten wird eine hochbullöse exsudative Netzhautablösung beobachtet. Mischformen zwischen beiden Wachstumsformen sind häufig (Abb. 16). In seltenen Fällen kann es bei einem exophytischen Wachstum des Tumors zu einem extraskleralen und intraorbitalen Wachstum kommen.

Ein **juxtapapilläres Wachstum** ist kritisch einzuschätzen. In diesen Fällen kann der Tumor den Nervus opticus infiltrieren, so daß Tumorzellen in den Subarachnoidalraum gelangen können. Bei papillennahem Wachstum ist deshalb vor jeder Therapieplanung ein bildgebendes Verfahren, in der Regel ein hochauflösendes MRT der Orbita, einzusetzen, um die Tumorausbreitung am hinteren Augenpol ausreichend sicher einzuschätzen.

Fortgeschrittene Stadien mit massivem extraokularen Wachstum und Exophthalmus sind in Ländern mit einem entwickelten Gesundheitssystem sehr selten geworden, in anderen Ländern aber leider nicht ungewöhnlich (Abb. 11.17).

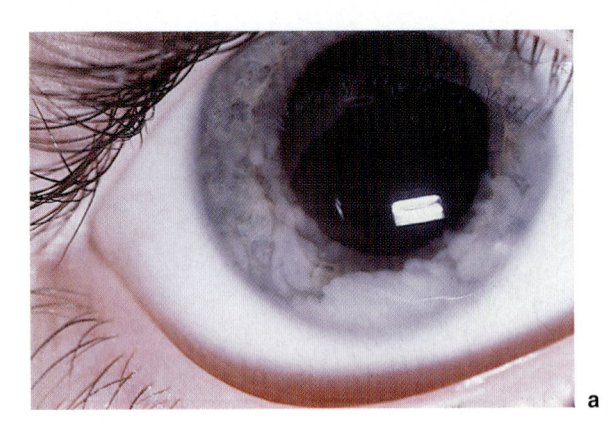

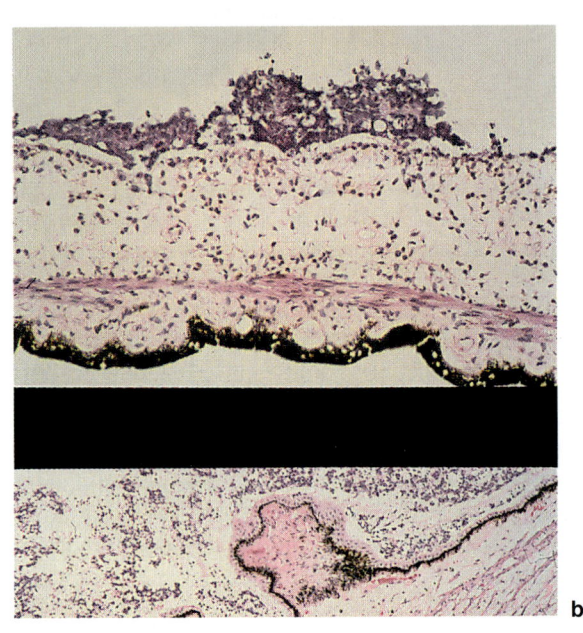

Abb. 11.14a, b Pseudohypopyon (**a** Spaltlampenansicht; **b** Histologie mit Ausbreitung des Tumors über die Pars plicata und die Rückfläche der Iris).

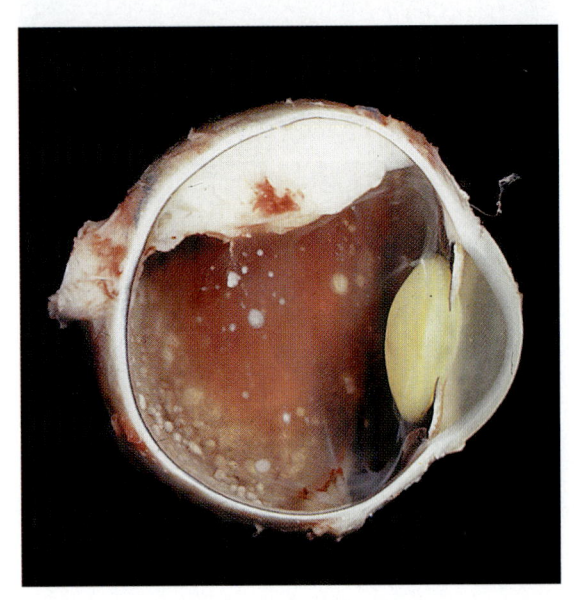

Abb. 11.13 Pseudomultlokuläres Wachstum.

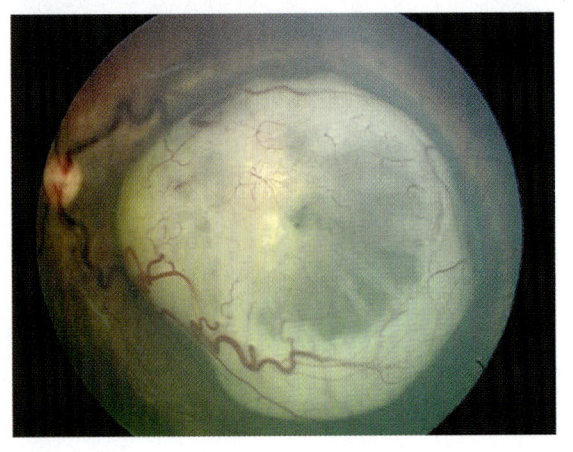

Abb. 11.15 Exophytisches Wachstum eines Retinoblastoms am hinteren Augenpol mit deutlichen zystischen Veränderungen.

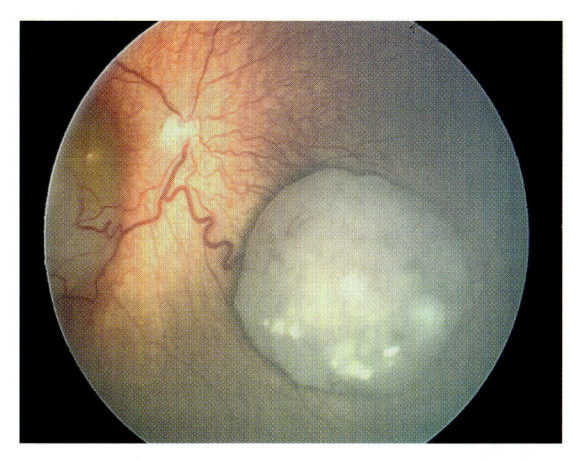

Abb. 11.16 Exophytisch-endophytisches Wachstum mit deutlich erweiterten zuführenden retinalen Gefäßen.

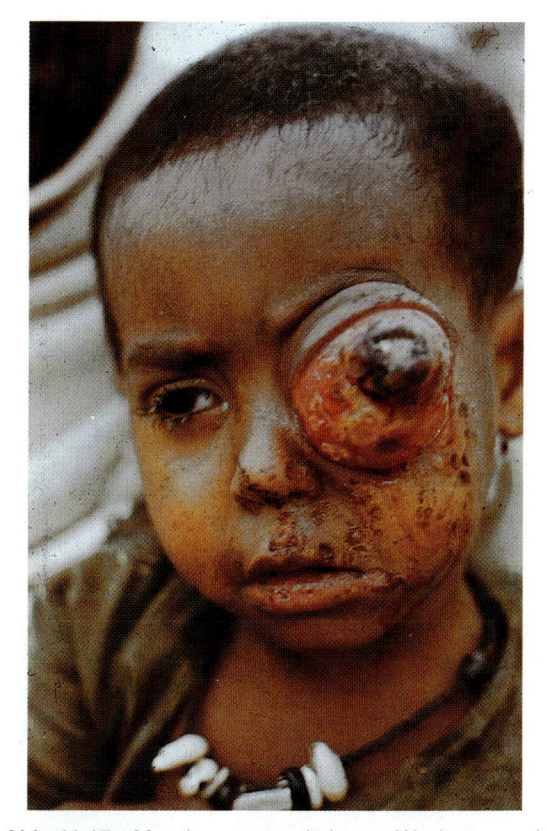

Abb. 11.17 Massives extraokulares Wachstum mit Protrusio bulbi.

11.5.3 Metastasierung

Eine systemische *Metastasierung* des Retinoblastoms kann prinzipiell über vier Hauptwege erfolgen:

• Entlang des N. opticus bis zu den nahegelegenen zerebralen Strukturen sowie vom Sehnerv aus zu den meningealen Spalträumen mit der Folge einer diffusen Aussaat im Subarachnoidalraum. Hierüber sind Metastasen im gesamten Liquorraum möglich.

• Über den N. opticus oder durch die Sklera in die Orbita mit dem klinischen Bild einer orbitalen Zellulitis.

• Hämatogene Aussaat über einen Einbruch des Tumors in das chorioidale Gefäßsystem. Diese Form der Metastasierung betrifft hauptsächlich das Knochenmark sowie Knochen, Lymphknoten und Leber während Lungenmetastasen als selten gelten.

• Bei Einbruch des Tumors in die vorderen Augensegmente oder in die Orbita kann eine Metastasierung in die regionalen Lymphknoten erfolgen.

Die Risikofaktoren für eine Metastasierung sind in der Literatur mehrfach untersucht worden. Etablierte Risikofaktoren sind die verzögerte Enukleation (*Messmer* et al. 1991) sowie postlaminares Tumorwachstum, extrasklerales Tumorwachstum und (mit Einschränkung) die Aderhautinvasion (s. oben).

Klinische Leitsymptome für eine zerebrale Metastasierung sind neurologische Ausfälle wie pathologische Muskelreflexe, Facialisparesen oder Gesichtsfeldausfälle. Bei extrazerebraler Manifestation sind orbitale Raumforderungen sowie Anämien Leitsymptome. In $^1/_3$ der Fälle sind Metastasen ausschließlich zerebral, in $^2/_3$ finden sich auch extrakranielle Metastasen (*MacKay* et al. 1984).

11.5.4 Klassifikation

Die bisher übliche Klassifikation nach *Reese-Ellsworth* mit fünf Hauptgruppen von I (kleine Tumoren am hinteren Pol) bis V (mehr als die Hälfte der Netzhaut betroffen oder Glaskörperaussaat) war hauptsächlich an der Prognose nach einer perkutanen Bestrahlung ausgerichtet (*Ellsworth* 1977). Obwohl diese Klassifikation immer noch in Gebrauch ist, sind ihre Unzulänglichkeiten in der Literatur intensiv diskutiert worden (*De Sutter* et al. 1993). Mit der heute geänderten Therapie hat diese Klassifikation ihre Grundlage verloren, so daß derzeit neue Klassifikationssysteme international diskutiert werden. Die sonst international übliche TNM-Klassifikation maligner Tumoren wird der Sondersituation der Retinoblastome nicht gerecht und wird daher in der klinischen Praxis praktisch nicht angewandt.

Trilaterales Retinoblastom

Der Begriff „trilaterales Retinoblastom" ist von *Zimmerman* (1982) eingeführt worden und charakterisiert das gleichzeitige Auftreten von primären intrakraniellen neuroblastischen Mittellinientumoren mit einem hereditärem Retinoblastom (Übersicht s. *Marcus* et al. 1998) (Abb. 11.18). Die Prognose gilt als außerordentlich schlecht, wobei die Inzidenz auf etwa 1% der Fälle mit hereditärem Retinoblastom geschätzt wird. In Einzelfällen ist eine erfolgreiche Therapie beschrieben worden (*Nelson* et al. 1992), so daß „Screening"-Untersuchungen bei Kindern mit bilateralem Retinoblastom sinnvoll sind.

13q-Deletionssyndrom

Die Kenntnis des 13q-Deletionssyndroms hat maßgeblich zur Aufklärung der Ätiologie des Retinoblastoms beigetragen (*Bunin* et al. 1989, *Potluri* et al. 1986). Klinisch handelt es sich um Patienten mit einer großen, zytogenetisch sichtbaren Deletion im langen Arm des Chromosoms 13, die neben charakteristischen Dysmorphien (insbesondere tiefsitzende Ohren), einer statomotorischen Retardierung und weiteren pädiatrisch-neurologischen Symptomen an einem bilateralen Retinoblastom erkranken. Der Genort des Rb1-Gens konnte durch Untersuchung dieser Kinder sehr genau bestimmt werden (s. Kap.11.3).

11.6 Diagnose

Als minimales Programm zur Diagnosestellung muß eine **Ophthalmoskopie** in Narkose mit Ultraschalluntersuchung Abb. 11.19 sowie die Anwendung eines **bildgebenden Verfahrens** zur Untersuchung der Orbita und des Schädels zum Ausschluß eines zerebralen Mittellinientumors angesehen werden. Die Indikation für ein CT ist sehr kritisch zu stellen, da die auch geringe Strahlenbelastung durch ein CT möglicherweise die Entstehung von Zweittumoren bei hereditären Retinoblastomen begünstigt. Zusätzlich muß eine pädiatrisch-onkologische Untersuchung der Kinder erfolgen. In selektierten Fällen, zumindest aber bei Verdacht auf ein extraokulares Tumorwachstum oder bei juxtapapillärem bzw. intrapapillärem Wachstum, sollte die Diagnostik um eine **Liquor-** und **Knochenmarkspunktion** erweitert werden. Die routinemäßige Liquor- und Knochenmarkspunktion bei allen Retinoblastomkindern hat sich demgegenüber als nicht sinnvoll erwiesen (*Karcioglu* et al. 1997, *Mohney* et al. 1994, *Moscinski* et al. 1996).

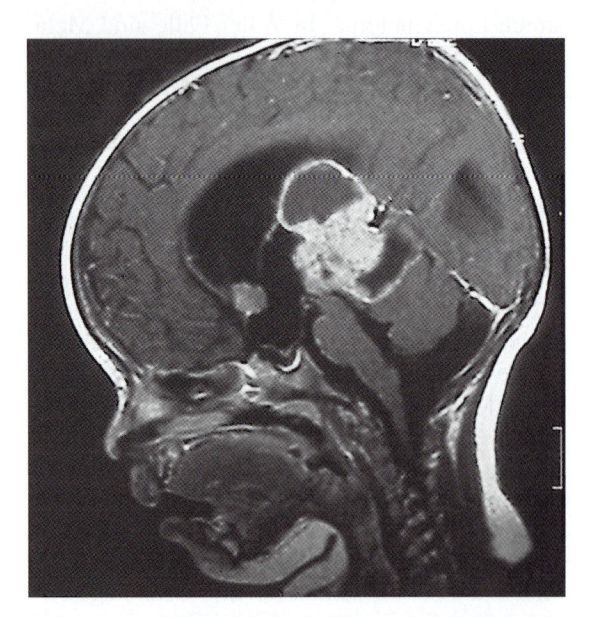

Abb. 11.18 Trilaterales Retinoblastom mit fortgeschrittenem Mittellinientumor und Hydrozephalus internus.

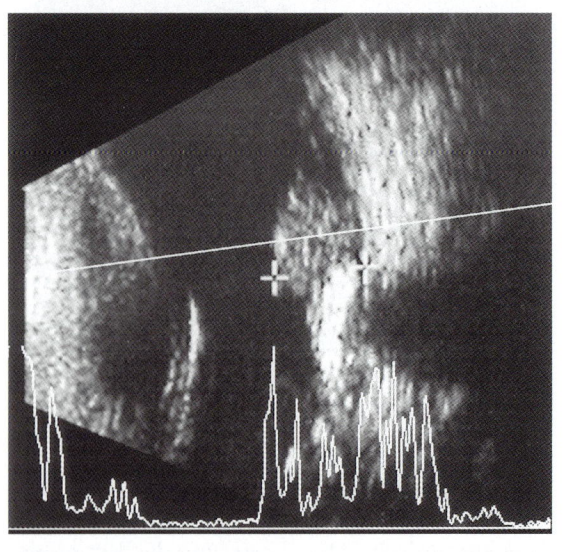

Abb. 11.19 Kontakt-B-scan eines Retinoblastoms. Der Tumor weist hochreflektive Regionen auf mit dahinter liegendem Schatten bedingt durch Kalkablagerungen im Tumor. Beachte das elektronische Maßsystem im darüber projiziertem A-Bild, das auch für die Biometrie benutzt wird (*Coleman* et al., Kap. 8.5.3).

Obwohl einige Autoren eine Feinnadelaspirationsbiopsie (FNAB) als diagnostische Methode bei unklaren Fällen mit Verdacht auf Retinoblastom empfohlen haben (*Arora* und *Betharia* 1994, *Char* und *Miller* 1984), wird diese Methode von den meisten Zentren abgelehnt. In der Literatur sind Todesfälle nach FNAB bei Retinoblastom beschrieben worden; daneben ist der diagnostische Wert der FNAB in zweifelhaften Fällen wegen nicht seltener falsch negativer Befunde beschränkt (*Karcioglu* et al. 1985, *Robertson* 1997).

11.6.1 Familienuntersuchungen

Kann die Genetik des Retinoblastoms bei einem Patienten nicht aufgeklärt werden, müssen Familienuntersuchungen durchgeführt werden (*Noorani* et al. 1996). Dabei kann man sich auf die direkten Verwandten (Geschwister, Kinder erkrankter Eltern) beschränken. Umgekehrt müssen zumindest die Eltern bei allen Fällen eines neu diagnostizierten Retinoblastoms untersucht werden, um ein Retinom bei den Eltern auszuschließen, was für die genetische Beratung von außerordentlicher Bedeutung ist (s. Kap. 11.7.4.1).

11.6.2 Computertomographie und Kernspintomographie

N. Hosten

Für die Untersuchungstechnik beim Retinoblastom kann auf das in Kap. 8.5.4 Gesagte verwiesen werden. Die Optimierung der räumlichen Auflösung und der Kontrastauflösung ist jedoch beim Retinoblastom wegen der geringen Größe des Kinderauges noch wichtiger.

Diagnostisch wegweisend ist in der bildgebenden Diagnostik des Retinoblastoms der Nachweis intraokularer Verkalkungen (*Char* et al. 1984, *Lindahl* 1992). Beim Morbus Coats fehlen Verkalkungen (*Sherman* et al. 1983). Der solide Tumoranteil ist computertomographisch erst nach Kontrastmittelgabe erkennbar. Wegen der verbesserten Möglichkeiten zum Staging, welche die Kernspintomographie bietet, kann die CT beim Retinoblastom heute jedoch auf native Schichten in 1 oder 2 mm Schichtdicke mit Darstellung in Knochen- und Weichteilfenster beschränkt werden. Die Verkalkungen können beim Retinoblastom ganz unterschiedliche Morphologie aufweisen. Neben einzelnen, feinen und punktförmigen Verkalkungen werden auch eher schollige Verkalkungsfiguren oder unscharfe Verkalkungsfelder beobachtet.

Kernspintomographisch stellt sich das Retinoblastom im T_2-betonten Bild signalarm dar (Abb. 11.20 a, b). Die Form der Tumoren ist ganz unterschiedlich, eher bikonvexe Tumoren werden ebenso gefunden wie bizarr konfigurierte, dendritische. Im nativen T_1-betonten Bild sind die Retinoblastome meist kaum vom Glaskörper zu unterscheiden (*Haik* et al. 1985). Kontrastmittel wird intensiv angereichert, die Signalanhebung ist bei Verwendung einer Oberflächenspule oft geringer als beim Einsatz einer Kopfspule. Die typischen Verkalkungen sind in der MRT am ehesten im kontrastmittelgestützten Bild erkennbar. Sie imponieren hier als sehr kleine, punktförmige Signalaussparungen. Der eigentliche Verkalkungsnachweis ist in der MRT jedoch nicht zu führen. Signallose Pixel können neben Kalk durch Luft oder durch Einblutungen verursacht sein.

Für den Nachweis einer Optikusinfiltration sind kontrastmittelgestützte Aufnahmen erforderlich. Die postlaminäre Optikusinfiltration ist an einer kontrastmittelanreichernden Auftreibung des Sehnerven zu erkennen. Fehldiagnosen können vorkommen, wenn nur T_2-betonte Aufnahmen herangezogen werden. Auf diesen Aufnahmen ist der eigentliche Sehnerv gut von dem umgebenden Subarachnoidalraum abzugrenzen, der unmittelbar vor seinem Eintritt in den Bulbus oft erweitert ist. Bei der prälaminären Optikusinfiltration sitzt der Tumor der Papille derart auf, daß seine Ränder einen stumpfen Winkel mit der Papillenoberfläche bilden. – Die Aderhautinfiltration ist nur in krassen Fällen zu vermuten. Die Kontrastmittelanreicherung der Aderhaut ist intensiv und tritt sofort nach der Injektion auf. Demgegenüber ist die Anreicherung der Retinoblastome eher gering und wird etwas verzögert beobachtet. Die Aderhautinfiltration kann daher an einer Verdrängung intensiv signalangehobener Aderhaut durch weniger intensiv verstärktes Retinoblastomgewebe sichtbar werden. – Eine Glaskörperaussaat bleibt dagegen in der MRT fast immer verborgen. – Eher wird das Sekundärglaukom in der MRT erkennbar. Die weite Vorderkammer zeigt in diesen Fällen eine frühe Signalanhebung durch übergetretenes Kontrastmittel.

Daneben sind oft die Phänomene zu erkennen, die auch bei anderen intraokularen Tumoren sichtbar werden (*Hopper* et al. 1992, *Mafee* et al. 1989). So führen Glaskörperblutungen zu einer diffusen Signalanhebung des Glaskörpers im nativen T_1-

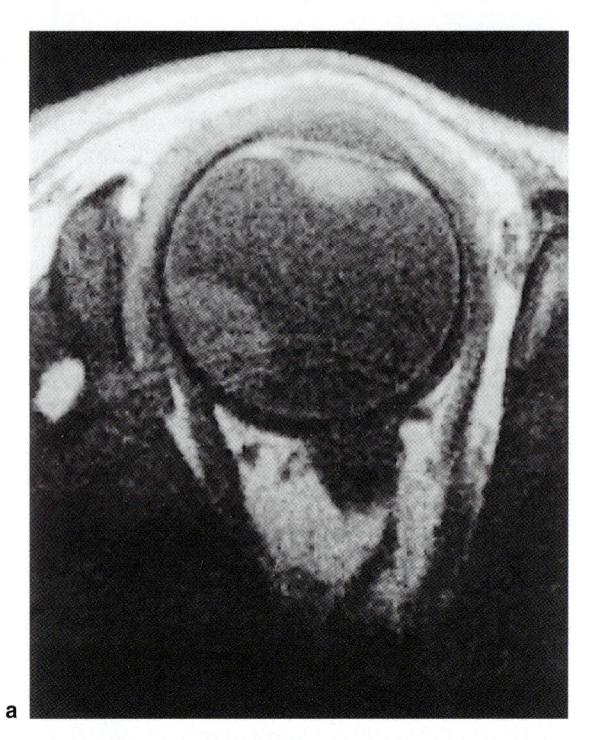

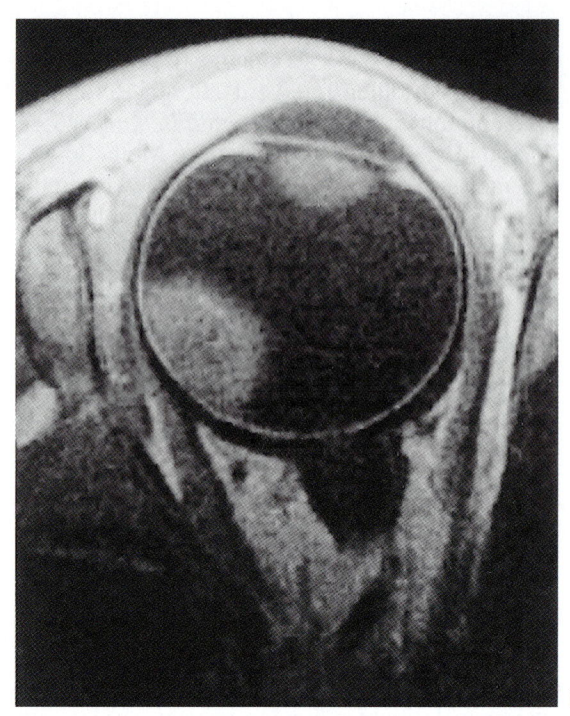

Abb. 11.20 a, b Retinoblastom. Im nativen T$_1$-betonten Kernspintomogramm **(a)** ist der Tumor schwach hyperintens zum Glaskörper. Das etwas unruhige Signal, das bereits nativ zu erkennen ist, wird durch kleinste Verkalkungen verursacht. Nach Kontrastmittelaufnahme **(b)** mäßige Kontrastmittelanreicherung des Tumors. Die signallosen punktförmigen Areale treten nun deutlicher hervor. Die Abbildung verdeutlicht, daß auch das Kernspintomogramm Verkalkungen erkennen läßt. Im Gegensatz zur Computertomographie können die Veränderungen hier jedoch nicht von kleinsten Lufteinschlüssen oder Einblutungen differenziert werden. Solche Veränderungen würden sich ganz identisch darstellen.

betonten Bild. Die Netzhautabhebung stellt sich wie im Ultraschallbild als V-förmige lineare Struktur dar, die an der Pars plana beginnt und deren Spitze auf die Papille zeigt.

Kernspintomographisch ist der Morbus Coats (Abb. 11.21 a–d) gut vom Retinoblastom abzugrenzen (*Smirniotopoulos* et al. 1994). Es zeigt sich eine Netzhautabhebung (s. o.), die zystische Anteile aufweisen kann. Im T$_2$-betonten Bild ist der hämorrhagische subretinale Anteil eher signalärmer als der Glaskörper, während im T$_1$-betonten Bild der Glaskörper signalärmer ist. Nach Kontrastmittelgabe zeigt sich eine Kontrastmittelanreicherung der Netzhaut, eigentliches Weichteilgewebe wie beim Retinoblastom fehlt jedoch. Computertomographisch wird meist nur die V-förmige Netzhautabhebung sichtbar, unter der sich hyperdenses Material befindet.

11.7 Differentialdiagnose des Retinoblastoms

Bei einem großen Teil der Patienten, die wegen des Verdacht auf ein Retinoblastom an ein Zentrum überwiesenen werden, finden sich andere Veränderungen die z. B. ebenfalls eine Leukokorie hervorrufen können (*Balmer* et al. 1988) und die als „Pseudoretinoblastome" zusammengefaßt werden können. Klinische Untersuchung und moderne bildgebende Verfahren sichern in den meisten Fällen die Diagnose. Ausnahmsweise können *Aderhautkolobome*, *markhaltige Nervenfasern* oder eine juvenile *Retinoschisis* Ursache einer Leukokorie sein, bereiten aber in den meisten Fällen keine differentialdiagnostischen Schwierigkeiten. Sollte bei einem blinden Auge trotz aller diagnostischen Bemühungen der geringste Zweifel bleiben, sollte man mit der Enukleation nicht zögern, um kein Retinoblastom mit all seinen katastrophalen Folgen zu „konservieren" (*Höpping* et al. 1985).

11.7 Differentialdiagnose des Retinoblastoms

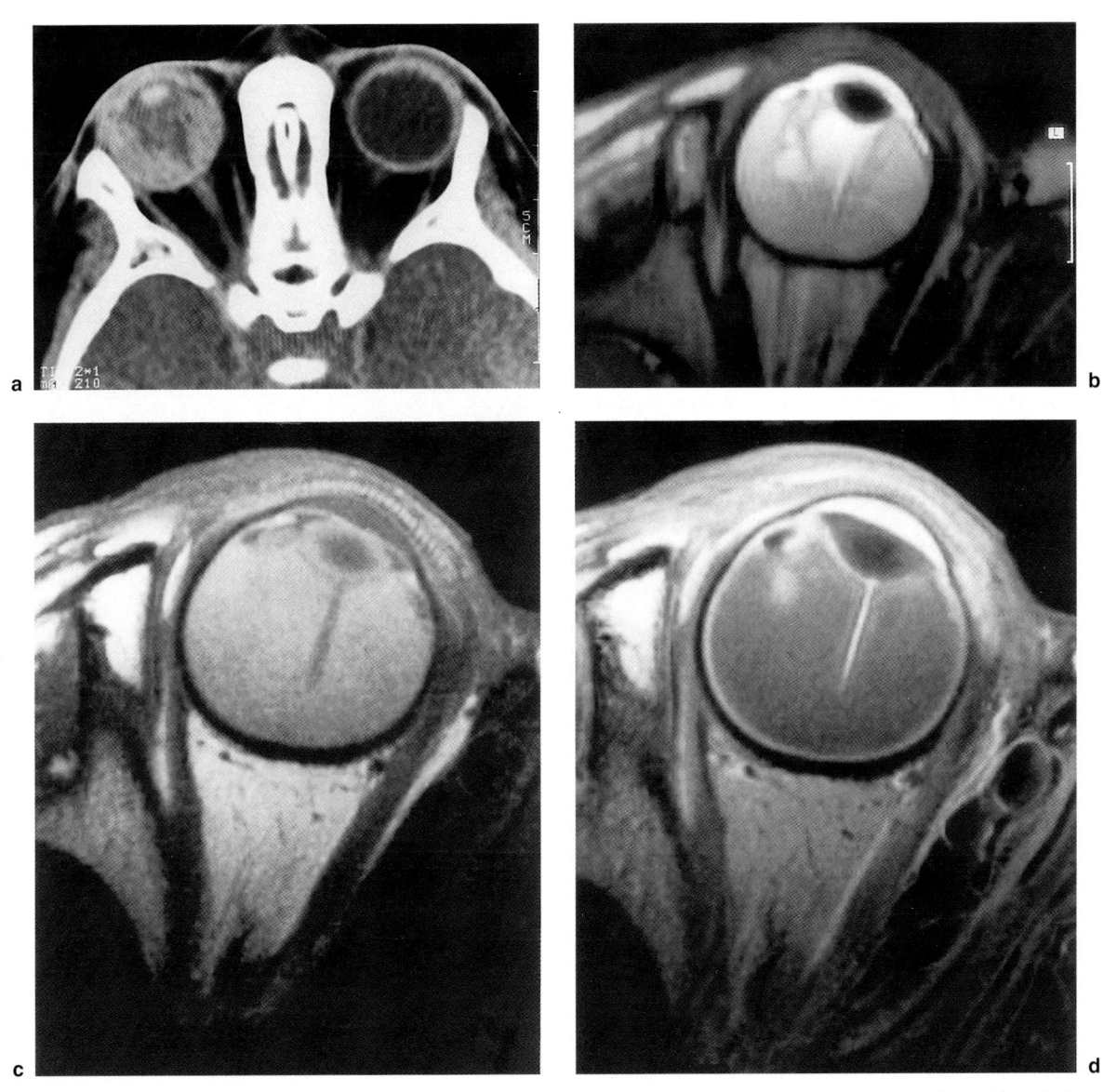

Abb. 11.21 a–d Morbus Coats. Im Computertomogramm **(a)** V-förmige Kompartimentierung des rechtsseitigen Bulbus, wie sie immer bei Netzhautabhebungen gefunden wird. Die fehlenden Verkalkungen und ein fehlender kontrastmittelaufnehmender Tumor (nicht gezeigt) helfen hier, den Morbus Coats vom Retinoblastom abzugrenzen. Kernspintomographisch wird im T_2-betonten Bild **(b)** ebenfalls die V-förmige Netzhautabhebung erkennbar. Zusätzlich Darstellung charakteristischer zystischer Veränderungen. Im nativen T_1-betonten Bild **(c)** sehr hohes Signal unterhalb der abgelösten Netzhaut. Der Befund ist typisch für Morbus Coats. Nach Kontrastmittelgabe **(d)** Anreicherung der abgelösten Netzhaut. Keine Anreicherung eines tumorösen Anteils wie in Abb. 11.20.

Im folgenden werden einige der wichtigsten Augenerkrankungen beschrieben, die klinisch als *Pseudoretinoblastom* in Erscheinung treten können.

11.7.1 M. Coats

Der **M. Coats** stellt die häufigste und auch schwierigste Differentialdiagnose zum Retinoblastom dar (*Shields, J. A.* et al. 1991). Die Erkrankung befällt vorwiegend Knaben bis zum 10. Lebensjahr und ist wohl die häufigste Ursache für differentialdiagnostische Erwägungen zum Retinoblastom. Dabei gehen Gefäßanomalien, Mikroaneurysmen und Kapillarektasien den späteren ausgedehnten intra- und retroretinalen Lipidexsudationen voraus. Oft sieht man ophthalmoskopisch glitzernde Cholesterinkristallablagerungen am Fundus. Die Ursache dieser Erkrankung ist

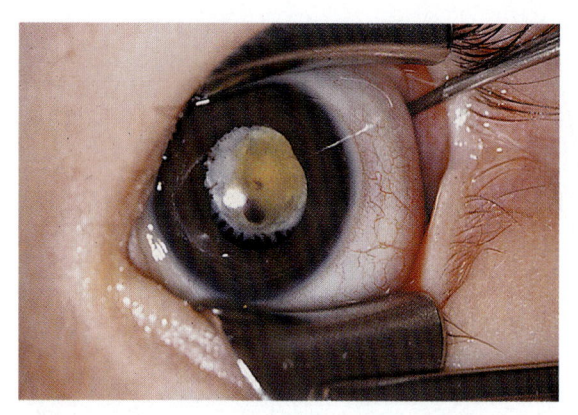

Abb. 11.22 M. Coats mit retinalen Aneurysmen und subretinalem Exsudat; Z. n. fokaler Lichtkoagulation.

Tabelle 11.2 Differentialdiagnose M. Coats – Retinoblastom.

Morbus Coats	Retinoblastom
(fast immer) einseitig	65% einseitig 35% doppelseitig
erweiterte Kapillaren, Mikroaneurysmen, arteriovenöse Kurzschlüsse	gleichförmige Gefäßerweiterungen
glitzernde Cholesterinkristalle	Verkalkungen glitzern nicht
Ultraschall findet keinen Tumor, nur Zeichen einer Amotio retinae	im Ultraschall deutliche Tumorechos

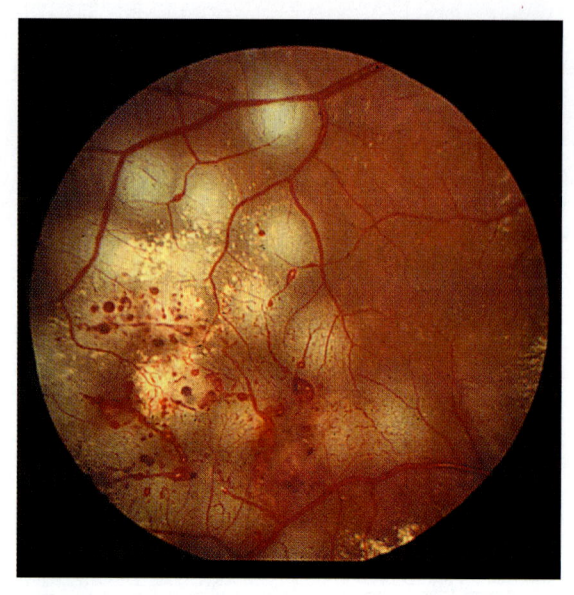

Abb. 11.23 Vorderer PHPV mit retrolentaler Membran und deutlich ausgezogenen Ziliarkörperzotten.

Tabelle 11.3 Differentialdiagnose PHPV – Retinoblastom.

PHPV	Retinoblastom
einseitig	65% einseitig
äußerst selten doppelseitig	35% doppelseitig
Mikrophthalmus	Auge normal groß
lange, ausgezogene Ziliarzotten	Linse klar,
Linse geschrumpft	normal groß
angeborene retrolentale Gewebsmasse	retrolentale Tumorausbreitung oder Amotio retinae bei exophytischem Tumorwachstum
Rest der A. hyaloidea	keine
keine Verkalkung	Verkalkungen im nekrotischen Tumor

nicht bekannt (Abb. 11.22). Die differentialdiagnostischen Besonderheiten sind in Tabelle 11.2 zusammengefaßt. Im fortgeschrittenen Stadium des **M. Coats** mit totaler „grauer" Netzhautablösung kann eine Unterscheidung zum Retinoblastom auch für den Erfahrenen sehr schwer sein. Solche erblindeten Augen sollten daher besser enukleiert werden.

11.7.2 Retrolentale fibrovaskuläre Membranen

Nach *Messmer* (1997) kann eine Reihe von Differentialdiagnosen zum Retinoblastom unter dem Leitsymptom "retrolentale fibrovaskuläre Membran" zusammengefaßt werden; dazu gehören folgende Krankheitsbilder:

• **Persistierender hyperplastischer primärer Glaskörper (PHPV)**

Diese Anomalie umfaßt alle Anteile des primären Glaskörpers (*Reese* 1955). Man unterscheidet dabei den „klassischen" vorderen PHPV vom hinteren PHPV, zu dem auch das sog. Umbrella-Syndrom (*Lommatzsch, P. K.* 1987) zählt (Abb. 11.23). Die differentialdiagnostischen Unterschiede sind in Tabelle 11.3 zusammengefaßt. In seltenen Fällen sind Retinoblastome in Augen mit einem PHPV beschrieben worden, woran differentialdiagnostisch gedacht werden muß.

• **Retinopathia praematurorum**

Eine Frühgeborenenretinopathie kann im Stadium V mit retrolentaler Membranbildung ebenfalls eine Leukokorie hervorrufen. Die differentialdia-

11.7 Differentialdiagnose des Retinoblastoms

Tabelle 11.4 Differentialdiagnose Retinopathia praematurorum – Retinoblastom.

Retinopathia praematurorum	Retinoblastom
Frühgeburt, Beatmung	Normale Schwangerschaft
doppelseitig, selten asymmetrisch	65% einseitig 35% doppelseitig
bei Geburt Auge normal groß später Mikroophthalmus bei Phthisis	Auge normal groß
Shuntleiste, avaskuläre Zone; temporale Gefäßverziehung	keine Traktionen

gnostische Abklärung ist fast immer unter Berücksichtigung der Anamnese möglich, wobei allerdings auch Retinoblastome in Augen mit einer Frühgeborenenretinopathie auftreten können (Tab. 11.4).

• **Netzhautgefäßtumoren**

Kapilläre Hämangiome z. B. in Zusammenhang mit einem *von Hippel-Lindau* Syndrom werden praktisch nie im Säuglingsalter manifest, so daß sie differentialdiagnostisch in der Regel sicher ausgeschlossen werden können.

• **Norrie-Syndrom**

Es handelt sich hierbei um eine sehr seltene, geschlechtsgebundene Erkrankung mit doppelseitiger Leukokorie, Amaurose, Hörstörungen und Schwachsinn, die bisher ausnahmslos bei Knaben beobachtet wurde. Die Molekulargenetik des der Erkrankung zugrunde liegenden Gendefekts ist mittlerweile weitgehend aufgeklärt (*Black* und *Redmond* 1994, *Gal* et al. 1996).

• **Bloch-Sulzberger-Syndrom (Incontinentia pigmenti)**

Charakteristisch sind kutane Pigmentierungen am seitlichen Körperstamm. Die Erkrankung befällt vorwiegend Mädchen. Etwa ein Drittel dieser Patienten hat eine Augenbeteiligung (Abb. 11.24), wobei auf dem Boden einer proliferativen Retinopathie mit retrolentaler Membranbildung und Mikrophthalmus ein Retinoblastom vorgetäuscht werden kann (*François* 1984, *Jones* 1966, *Kasmann-Kellner* et al. 1999). Retinoblastome können allerdings auch bei Patienten mit einem Bloch-Sulzberger-Syndrom auftreten (*Blake* und *Mullaney* 1976).

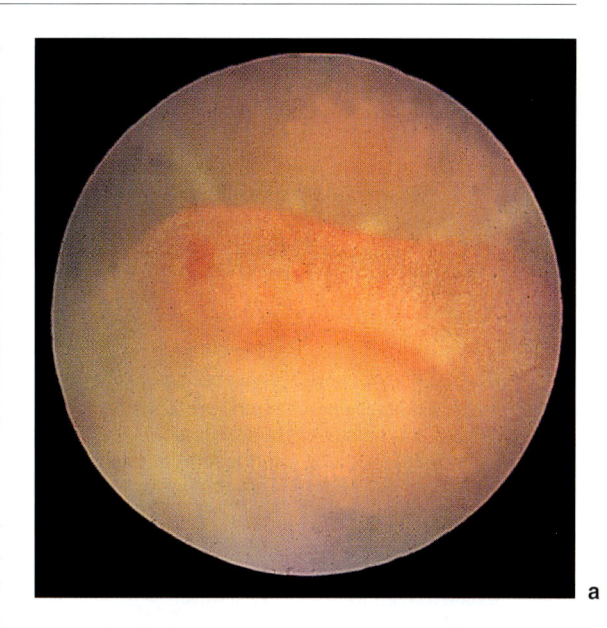

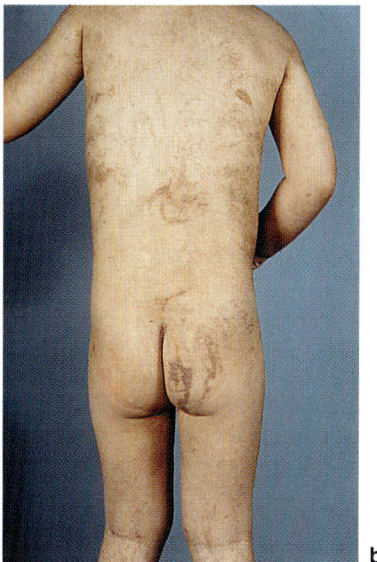

Abb. 11.24 a, b Bloch-Sulzberger-Syndrom mit fibrovaskulären Proliferationen am Fundus **(a)** und typischen Pigmentierungen am Stamm **(b)**.

11.7.3 Intraokulare Entzündungen

11.7.3.1 Toxocariasis (Nematodenendophthalmitis)

Die Wurmeier meist von Toxocara canis werden über den Mund aufgenommen. Im Duodenum schlüpfen die Larven, gelangen in die Blutbahn und führen in peripheren Organen zu granulomatösen Entzündungen. Im Auge kann sich vorzugsweise im Makulagebiet ein Nematodengranulom entwickeln, das einem exophytischen Retinoblastom sehr ähneln kann (s. Tab. 11.5). Die klinische Diagnose kann durch einen ELISA Test abgesichert werden (*Pollard* et al. 1979).

Tabelle 11.5 Differentialdiagnose Toxocariasis – Retinoblastom.

Toxocariasis	Retinoblastom
einseitig	65% doppelseitig 35% einseitig
Zeichen einer Entzündung: Schmerzen, Photophobie, konjunktivale und episklerale Reizung, Zellen in der Vorderkammer	in der Regel keine entzündliche Zeichen. „Pseudohypopyon" bei fortgeschrittenen Tumoren
weiße chorioretinale Massen am peripheren Fundus, auch isoliert im Makulagebiet. Zelluläre Reaktion im Glaskörper	Tumorknoten verursachen keine entzündlichen Reaktionen im Glaskörper
in der Anamnese enger Kontakt zu jungen Hunden und Katzen	kein Tierkontakt
ELISA-Test auf Toxocara canis in 90% positiv	

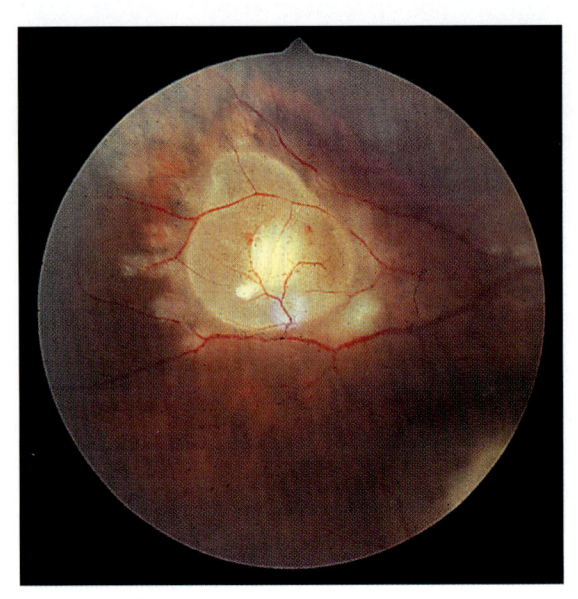

Abb. 11.25 Zystizerkose mit subretinaler Zysten mit Proglottus.

11.7.3.2 Zystizerkose

Die Larven des Bandwurms (Taenia solium) können im subretinalen und vitrealen Raum eine weiße Blase bis 15 mm Durchmesser bilden (Abb. 11.25). Beim Zerfall der Finne, die sich an dieser Stelle in einer Sackgasse befindet, kann es zu massiven Entzündungen kommen.

Andere entzündliche Veränderungen wie Zytomegalie-Retinitis oder eine metastatische Endophthalmitis (bakteriell oder mykotisch) können ebenfalls einem Retinoblastom ähneln, sind aber im Kindesalter außerordentlich selten.

11.7.4 Intraokulare Tumoren

11.7.4.1 Retinome

Margo et al. haben 1983 den Begriff *Retinozytom* für eine seltene Variante des Retinoblastoms vorgeschlagen, die aus scheinbar gutartigen, sehr gut ausdifferenzierten Tumorzellen besteht (1983). Die klinische Beobachtung kleiner, verkalkter und nicht wachsenden Tumoren veranlaßten *Gallie* et al. (1982) die Bezeichnung *Retinom* zu verwenden (*Gallie* et al. 1982). Wahrscheinlich handelt es sich dabei um Retinoblastome, die eine spontane Rückbildung bzw. spontane Wachstumshemmung entwickelt haben. Man entdeckt diese spontan zurückgebildeten Tumoren gelegentlich unerwartet bei der Ophthalmoskopie von Eltern, deren Kinder wegen Retinoblastom behandelt werden (s. oben). Ophthalmoskopisch findet man eine kalzifizierte bröcklige Masse umgeben von transparentem Gewebe. Um diesen Herd befinden sich meist noch pigmentierte chorioretinale Narben (Abb. 11.26). Das Bild erinnert an ein strahlentherapeutisch behandeltes Retinoblastom. Einige Autoren unterscheiden auch zwischen spontan regressiven Retinoblastomen und Retinoblastomen mit Wachstumshemmung (*Messmer* 1997, *Messmer* et al. 1987). Neben einem Retinom kann noch ein Retinoblastom am anderen Auge des gleichen Patienten vorkommen (*Lommatzsch, P. K.* et al. 1993). Retinoblastom und Retinom lassen sich auf gleiche genetische Veränderungen zurückführen, die vielleicht nur zu verschiedenen Zeiten der Zellreifung auftreten und verlangen daher die gleiche Betreuung, genetische Familienberatung und Nachkontrolle wie bei Patienten mit Retinoblastom (*Balmer* et al. 1992).

11.7.4.2 Astrozytome

Astrozytome der Netzhaut, entweder als Teilsymptom eines M. *Bourneville* oder (selten) als sporadische Tumoren, können große differentialdiagnostische Probleme bereiten.

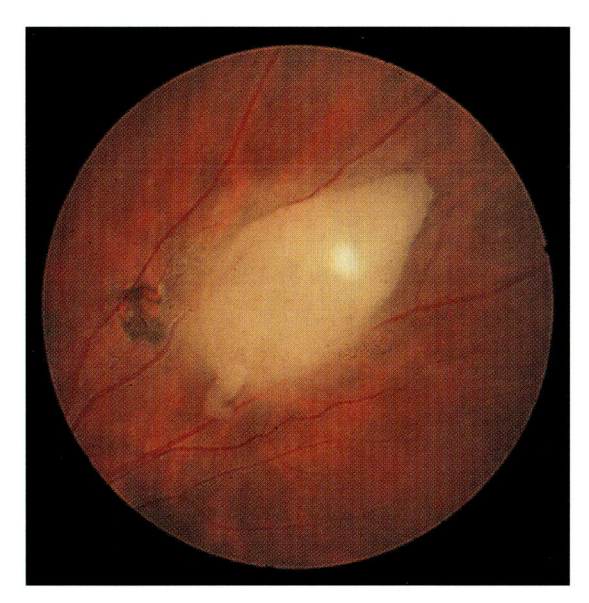

Abb. 11.26 Retinom.

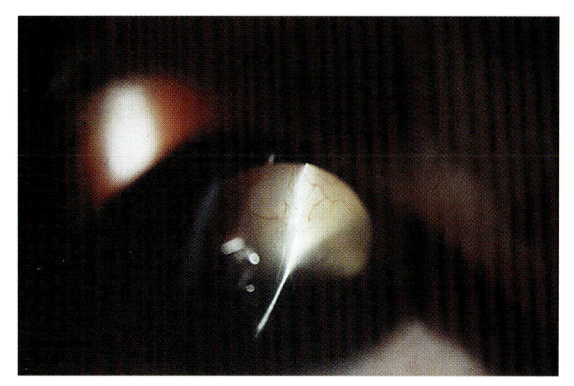

Abb. 11.27 Medulloepitheliom.

Astrozytome der Netzhaut im Rahmen eines M. *Bourneville* treten in der Regel vor Manifestation der anderen Symptome wie den *„Café-au-lait"*-Flecken sowie dem **Adenoma sebaceum** der Gesichtshaut auf, was die Differentialdiagnose weiter erschwert. Ophthalmoskopisch finden sich weiße Tumoren der Netzhaut am hinteren Augenpol, die nur sehr wenig vaskularisiert sind und bei denen die Netzhautgefäße typischerweise unter der Tumorbasis hindurch verlaufen, ohne (wie beim Retinoblastom typisch) großkalibrig in den Tumor hineinzuziehen.

11.7.4.3 Andere intraokulare Tumoren

Medulloepitheliome sind sehr seltene Tumoren, die entweder vom nicht pigmentierten Ziliarepithel oder vom undifferenzierten Neuroepithel ausgehen. Die differentialdiagnostische Abgrenzung zum Retinoblastom kann im Einzelfall sehr schwierig sein. Medulloepitheliome können entweder als sog. „maligne Medulloepitheliome" oder als eher benigne Tumoren klinisch manifest werden (*Broughton* und *Zimmerman* 1978, *Canning* et al. 1988, *Kivelä* und *Tarkkanen* 1988). Bei sog. **malignen Medulloepitheliomen** (*Pe'er* und *Hidayat* 1984, *Shields, J. A.* et al. 1989) findet sich bei der Erstdiagnose häufig ein weit fortgeschrittenes Tumorwachstum, daß vom Ziliarkörper ausgeht und klinisch nicht selten mit einem Buphthalmus verwechselt wird. Eher benigne Medulloepitheliome sind unpigmentierte Tumoren, die wie ein Retinoblastom durch eine Leukokorie klinisch manifest werden können (Abb. 11.27). Nach überwiegender Auffassung in der Literatur gelten für Medulloepitheliome vergleichbare Behandlungsprinzipien wie beim Retinoblastom, da sie bei extraskleralem Wachstum möglicherweise letal sind (*Broughton* und *Zimmerman* 1978, *Brownstein* et al. 1984).

Das **juvenile Xanthogranulom** der vorderen Uvea mit seinen rezidivierenden Vorderkammereinblutungen imitiert gelegentlich ein in die Vorderkammer durchgebrochenes Retinoblastom.

Kongenitale **kavernöse Hämangiome** der Aderhaut z. B. im Rahmen eines Sturge-Weber-Syndroms können mit einem Retinoblastom verwechselt werden. Richtungsweisend ist der häufig gleichseitig bestehende Naevus flammeus der Gesichtshaut, der eine differentialdiagnostische Zuordnung zuläßt.

11.8 Therapie

Die Therapie der Retinoblastome hat in den letzten Jahrzehnten deutliche Fortschritte gemacht. So werden heute 5-Jahres-Überlebensraten von bis zu 95 % für unilaterale und bilaterale Retinoblastome in Industrieländern angegeben (*Sanders* et al. 1988). Aufgrund der verschiedenen Erscheinungsformen des Retinoblastoms bedarf die Diagnose und Therapie des Tumors einer engen interdisziplinären Zusammenarbeit zwischen Ophthalmologen, Radiologen, Pädiatern und Onkologen.

Grundsätzlich muß bei der Therapie des Retinoblastoms der Erhalt des Lebens, d. h. die vollständige Zerstörung oder Entfernung des Tumors über den Erhalt des Sehvermögens gestellt werden. Die Enukleation gilt bei der Behandlung unilateraler Retinoblastome als sicherste und sinnvollste Therapie. Bei früher Diagnosestellung kann jedoch in ausgesuchten Fällen auch bei unilateralen Retinoblastomen eine bulbuserhaltende Therapie versucht werden.

Größere Probleme können bei der Therapie bilateraler Retinoblastome auftreten. Jede Therapie des bilateralen Retinoblastoms muß so ausgerichtet werden, daß bei vollständiger Tumorkontrolle ein möglichst gutes Sehvermögen zumindest an einem Auge bestehen bleibt. Dies wurde in den letzten Jahrzehnten mit großem Erfolg durch die perkutane Bestrahlung realisiert. Neue Daten über massiv erhöhte Zweittumorraten nach perkutaner Strahlentherapie bei Kindern mit einer germinalen Mutation im Rb1-Gen haben die Entwicklung neuer Therapiekonzepte erzwungen (*Abramson* und *Frank* 1998, *Eng* et al. 1993, *Imhof* et al. 1997). Die Therapie bilateraler Retinoblastome hat sich daher mittlerweile zu einem multimodalen Ansatz mit einer individuellen Kombination der zur Verfügung stehenden Therapieformen entwickelt.

11.8.1 Enukleation

Die Enukleation ist die Therapie der Wahl bei fortgeschrittenen Tumoren ohne Aussicht auf Erhalt eines verwertbaren Sehvermögens oder nach endgültigem Fehlschlag bulbuserhaltender Therapieverfahren.

Bei der Enukleation eines Auges mit Retinoblastom müssen eine Reihe von Besonderheiten im Unterschied zur Enukleation beim Erwachsenen beachtet werden. Die Orbitaverhältnisse sind fast immer relativ eng, so daß die Anlage einer Kanthotomie sinnvoll ist. Besondere Sorgfalt sollte auf die Dissektion aller Augenmuskeln gelegt werden, um nach Durchtrennen des N. opticus ein frei bewegliches Auge zu erhalten; dabei sollte man mehr als einen Stumpf eines M. rectus länger lassen um immer eine sichere Manipulation des Bulbus zu ermöglichen. Von lebensentscheidender Bedeutung für das betroffene Kind ist die Gewinnung eines ausreichend langen Sehnervstumpfes. Dies kann nur durch die Verwendung einer geraden Enukleationsschere erreicht werden, da die üblicherweise verwendeten gebogenen Scheren das Gegenteil erreichen. Ist der Optikusstumpf zu kurz (unter 0,5 cm) oder besteht makroskopisch der Verdacht auf eine Infiltration des N. opticus muß eine sofortige Nachresektion des Sehnervs angestrebt werden, da die spätere Revision in der Regel erfolglos ist. Nach Blutstil-

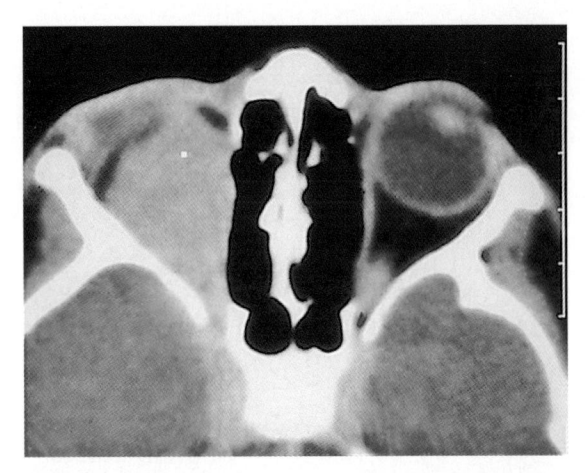

Abb. 11.28 Orbitales Rezidiv bei Z.n. primärer Enukleation ohne Oribitaimplantat (CT).

lung durch Kompression kann der in der Orbita verbliebene Anteil des N. opticus fast immer unter Verwendung sog. Hirnspatel dargestellt werden. Entgegen der Angaben in der älteren Literatur bestehen aus heutiger Sicht keine Kontraindikationen zur Verwendung von Orbitaimplantaten, wobei bei Verdacht auf extraokulare Tumorextension keine röntgendichten Implantate verwendet werden sollten, um eine spätere Nachbestrahlung der Orbita zu ermöglichen.

Orbitale Rezidive nach Enukleation sind selten, aber immer mit einer sehr schlechten Prognose verbunden. Wurde bei der Enukleation ein Orbitaimplantat verwendet, werden orbitale Rezidive eher früher durch einen schlechteren Prothesensitz und einen gestörten Lidschluß manifest (Abb. 11.28).

Für die molekulargenetische Untersuchung des Tumors ist es essentiell, daß unmittelbar nach der Enukleation Tumorgewebe vor Fixierung des Bulbus entnommen wird, um den Tumor genetisch aufzuarbeiten (s. Kap. 11.3). In Fällen von unilateralen Retinoblastomen kann dies die einzige Möglichkeit sein, eine mögliche familiäre Belastung und ein daraus entstehendes Risiko für weitere Familienmitglieder abzuklären.

11.8.2 Perkutane Strahlentherapie

Die perkutane Bestrahlung von Retinoblastomen war in den letzten 30 Jahren praktisch die Standardtherapie zur Behandlung fortgeschrittener bilateraler Retinoblastome. Durch diese Behandlungstechnik konnte eine enorme Steigerung der

Heilungsquoten insbesondere bei bilateralen Retinoblastomen erreicht werden.

Die Bestrahlung erfolgte anfangs mit einem Telekobaltgerät, in der Folge wurden fast ausschließlich Linearbeschleuniger (Megavolttherapie) verwendet. Die Ionenstrahltherapie mit Protonen wurde bisher nur vereinzelt angewandt, was in dem enormen Aufwand und der Schwierigkeit, diese Therapie an nicht kooperationsfähigen Kindern durchzuführen, begründet ist (*Svitra* et al. 1991).

Die perkutane Strahlentherapie bilateraler Retinoblastome kann entweder in Form eines lateralen Bestrahlungsfelds mit Linsenaussparung oder in sog. Ganzfeld-Technik durchgeführt werden. Überwiegend wird die sog. hochpräzise Megavolttechnik über ein seitliches Feld mit Kontaktlinsenfixierung des Auges durchgeführt (*Schipper* 1983, *Schipper* et al. 1997), was zu einer erhebliche Reduktion strahlenbedingter Komplikationen im vorderen Augenabschnitt, aber auch zu einer höheren Rate von anterioren Rezidiven bzw. neuen Tumoren in der präoralen Netzhaut geführt hat (*Messmer* et al. 1990).

Bei der perkutanen Strahlentherapie sollte eine Zielvolumendosis von 50 Gray eingestrahlt werden; geringere Dosen führen zu deutlich höheren Rezidivraten. Nach einer perkutanen Strahlentherapie entstehen typische Regressionsmuster, die in der Literatur einheitlich wie folgt klassifiziert werden (Abb. 11.29):

- **Typ I:** Sie erscheint frühzeitig nach 3–4 Wochen und ist durch eine dramatische Schrumpfung des Tumors gekennzeichnet. Die Oberfläche ist blumenkohlartig oder maulbeerförmig verändert und im Tumor erkennt man bröcklige, weiße Verkalkungen, die wegen ihres Aussehens auch „*cottage cheese*"-Verkalkungen genannt werden. Aus diesem Regressionsmuster entstehen nur extrem selten Rezidive.
- **Typ II:** Diese Tumoren entwickeln nach der Bestrahlung keinen Kalk. Der Tumor verharrt in seiner ursprünglichen Größe oder schrumpft nur unbedeutend. Die Geschwulst verliert allerdings ihre Gefäße und gewinnt das Aussehen von gekochtem Fischfleisch („*fish flesh*"). Nur etwa 5% weisen dieses Muster bei Langzeitstudien auf. Diese Tumoren zeigen keine Verkleinerung und keinerlei Neigung zur Kalkaufnahme; möglicherweise handelt es sich dabei um hochdifferenzierte Retinoblastome.
- **Typ III:** Diese Regression ist die Kombination aus Typ I und Typ II. Teile des Tumors besonders im Zentrum der Geschwulst entwickeln Kalk, umgeben von glasig durchscheinenden avaskulären Resten vom „*fish flesh*"-Muster. Dies ist das häufigste Regressionsmuster. Langzeitstudien haben gezeigt (*Abramson* et al. 1991), daß sich in 84% aller mit perkutaner Strahlentherapie behandelter Tumoren eine Typ III Regression findet.
- **Typ IV:** Dieses Regressionsmuster ist durch eine dramatische Zerstörung des Retinoblastoms und der umgebenden Ader- und Netzhaut gekennzeichnet. Die endgültige Narbe erscheint atrophisch und scharf begrenzt. Diese Form

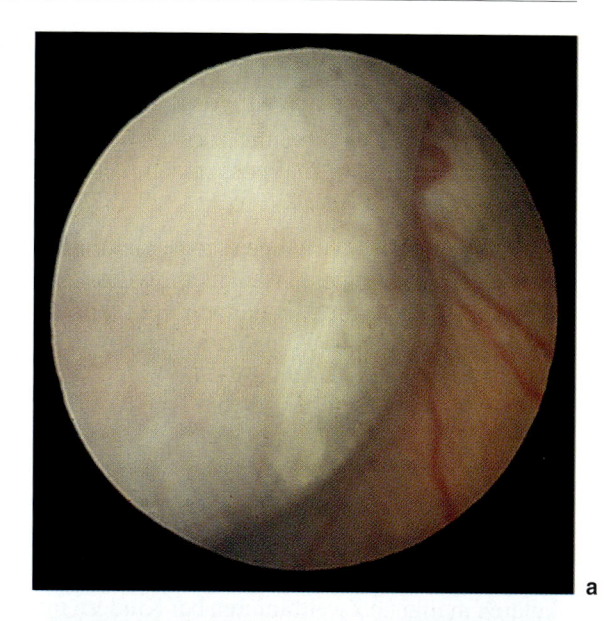

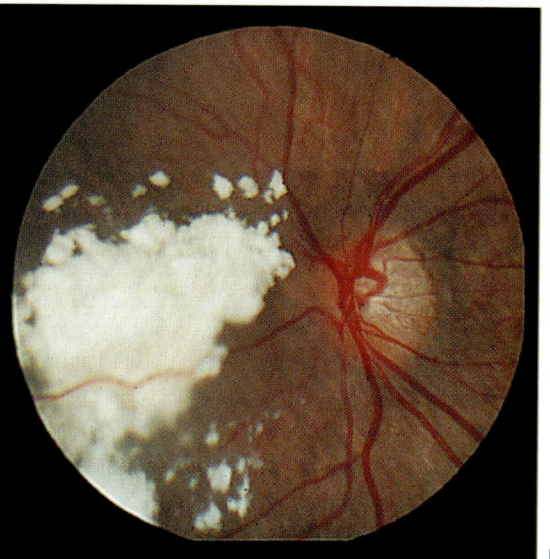

Abb. 11.29a, b Bilaterales Retinoblastom vor (a) und nach perkutaner Strahlentherapie (b) mit ausgeprägter Typ I Regression.

findet sich nur selten nach perkutaner Strahlentherapie, ist aber nach Brachytherapie häufig.
- **Typ 0:** In seltenen Fällen bilden sich besonders kleine Tumoren vollkommen zurück und es lassen sich später ophthalmoskopisch keinerlei Reste mehr nachweisen.

Wesentliche Nebenwirkungen der perkutanen Strahlentherapie sind eine Reduzierung des Knochenwachstums im Strahlenfeld mit konsekutiver Mittelgesichtsatrophie, Zahnanomalien sowie eine Schädigung der Tränendrüsen (*Imhof* et al. 1993, *Imhof* et al. 1996, *Messmer* et al. 1991, *Mohr* et al. 1990).

Die mögliche Induktion maligner Zweittumoren nach perkutaner Strahlentherapie bilateraler Retinoblastome war in der Literatur lange umstritten. Unumstritten ist eine erhöhte Inzidenz von nicht okulären malignen Zweittumoren bei Kindern mit einer germinalen Mutation im Rb1-Gen (*Kaatsch* und *Michaelis* 1995). *Eng* et al. publizierten 1993 Daten über ein zusätzlich signifikant erhöhtes Risiko für die Entwicklung von nicht okulären Zweittumoren nach perkutaner Strahlentherapie bei diesen Kindern. Es zeigte sich, daß bis zu 30 % der so behandelten Kinder bis zum 30. Lebensjahr an einem nicht okulären Zweitmalignom verstarben (*Eng* et al. 1993). In der Konsequenz bedeutet dies, daß mehr Kinder an den Folgen der Therapie als am eigentlichen Primärtumor verstarben. Genauere Auswertungen ergaben, daß das Risiko für die Entwicklung von Zweittumoren im Strahlenfeld insbesondere nach Bestrahlung im ersten Lebensjahr erhöht ist. Die häufigsten Tumoren nach perkutaner Strahlentherapie bilateraler Retinoblastome sind dabei Weichteilsarkome, die von den Nasennebenhöhlen ausgehen (Abb. 11.30 a, b). Eine perkutane Bestrahlung zu einem späteren Zeitpunkt zeigt kein statistisch signifikant erhöhtes Risiko. Ein erhöhtes Risiko für die Entwicklung von Zweitmalignomen außerhalb des Strahlenfeldes besteht offensichtlich nicht (*Abramson* und *Frank* 1998). Eine perkutane Strahlentherapie sollte deshalb nach heutigem Kenntnisstand lediglich als letzte Therapieoption angesehen werden, insbesondere bei Kindern im ersten Lebensjahr.

11.8.3 Chemotherapie des Retinoblastoms

11.8.3.1 Systemische Polychemotherapie in Verbindung mit lokalen Therapieverfahren

Die hohe Zweittumorrate nach perkutaner Strahlentherapie hat in allen Zentren zur intensiven Suche nach alternativen Therapiekonzepten geführt. Eine mögliche Alternative in der Behandlung fortgeschrittener Retinoblastome stellt die systemische Polychemotherapie in Kombination mit lokalen Therapieverfahren dar.

Erste Überlegungen zur Chemotherapie intraokularer Retinoblastome wurden von *Kupfer* publiziert (1953). Nach initialer Euphorie über die zu erzielenden akuten Remissionen stellte sich relativ schnell heraus, daß initiale Remissionen nicht gleichbedeutend mit Heilung waren und Rezidive bei alleiniger Chemotherapie häufig sind (*White* 1991). In der Folge kam die Chemotherapie hauptsächlich zur Therapie von extraokularem Tumorwachstum oder einer Metastasierung zum Einsatz. Mittels einer Polychemotherapie konnte die Prognose bei extraokularem Tumorwachstum etwas verbessert werden. Es werden hier bei aggressiver Therapie Remissionen in bis zu 34 % der Fälle erreicht (*Doz* et al. 1994). Die Beurteilung der Chemotherapie in der Behandlung des Retinoblastoms ist insbesondere durch die Tatsache er-

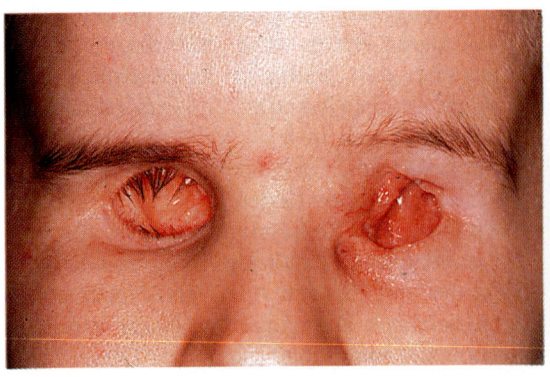

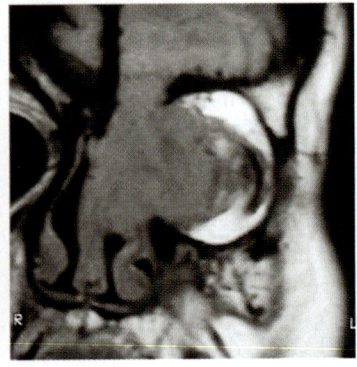

Abb. 11.30 a, b Maligner, von den Ethmoidalzellen ausgehender Zweittumor nach perkutaner Strahlentherapie und bds. sekundärer Enukleation (**a:** klinisches Bild; **b:** CT).

schwert, daß mehrere verschiedene Kombinationen an Chemotherapeutika Verwendung fanden und das Patientenkollektiv in den verschiedenen Publikationen zu heterogen zusammengesetzt ist (*Doz* et al. 1995, *Pratt* et al. 1994). Kontrovers wird in der gegenwärtigen Literatur diskutiert, ob eine systemische Chemotherapie bei prälaminarer Tumorinfiltration oder Aderhauteinbruch sinnvoll ist (*Shields* et al. 1994) (s. oben). Eine Therapie intraokularer Retinoblastome mittels Chemotherapie galt bis Anfang der neunziger Jahre als nicht erfolgversprechend.

Eine grundlegende Änderung des Stellenwertes der Chemotherapie in der Therapie des Retinoblastoms ergab sich aus der Notwendigkeit, alternative Behandlungskonzepte zur perkutanen Strahlentherapie zu finden. Experimentelle Studien hatten gezeigt, daß Chemotherapeutika wie Cyclophosphamid, Carboplatin, Vincristin und Etoposid wirksame Substanzen bei der Therapie des Retinoblastoms sein können. Insbesondere Carboplatin zeichnet sich dadurch aus, daß es die Blut-Hirn-Schranke, und folglich auch die Blut-Retina-Schranke penetrieren kann. Durch die dadurch möglichen hohen intraokularen Wirkstoffspiegel konnte man eine Wirksamkeit bei intraokularen Retinoblastomen erwarten (*Murray* et al. 1997). Unverändert gilt allerdings seit den Anfängen, daß die alleinige Chemotherapie den Tumor nicht zerstören kann und Rezidive die Regel sind. Die systemische Chemotherapie muß dementsprechend immer mit einer weiteren lokalen Therapieform kombiniert werden (*Murphree* et al. 1996).

Entsprechend der verwendeten adjuvanten Therapie können die durchgeführten klinischen Studien in 4 Gruppen eingeteilt werden

I. Chemotherapie mit Cyclosporin A
II. Chemotherapie in Kombination mit perkutaner Bestrahlung
III. Chemotherapie mit transpupillärer Thermotherapie (Thermochemotherapie)
IV. Chemotherapie in Kombination mit lokaler adjuvanter Therapie

Zu I. Basierend auf grundlegenden Arbeiten zur Chemotherapieresistenz von Retinoblastomen entwickelte die Arbeitsgruppe am „Toronto Hospital for Sick Children" ein Behandlungskonzept zur primären Chemotherapie von Retinoblastomen. Sog. **„multidrug resistance"** Proteine wie z.B. das p170-Glycoprotein konnten als wichtige Mechanismen in der Resistenz von Retinoblastomzellen gegen Chemotherapeutika identifiziert werden. P170 kann durch hohe Dosen von Cyclosporin A (CsA) kompetitiv gehemmt werden, so daß durch die systemische Gabe von CsA eine bessere intrazelluläre Verfügbarkeit gleichzeitig gegebener Chemotherapeutika erreicht wird (*Chan* et al. 1991).

Basierend auf diesen experimentellen Arbeiten wurde eine Phase I/II Studie zur Wirksamkeit der Chemotherapie (Vincristin, Etoposide und Carboplatin) mit gleichzeitiger hochdosierter Gabe von Cyclosporin A durchgeführt (*Gallie* et al. 1996). Es wurden 40 Augen von 31 Patienten mit Retinoblastomen in den Reese-Ellsworth Gruppen Ia bis Vb behandelt. Adjuvant erfolgten Kryokoagulationen und Laserkoagulationen. Mit dieser Therapie wurden in 89% der Fälle stabile Tumorregressionen ohne Rezidive erzielt. Bemerkenswert ist die Tatsache, daß bei Augen, die zu Therapiebeginn eine diffuse Glaskörperaussaat zeigten, eine vorläufige Heilungsquote von 88% angegeben wird.

Zu II. In zwei Studien wurden die Ergebnisse nach Chemotherapie und perkutaner Strahlentherapie vorgestellt. *Kingston* et al. behandelten 13 Patienten mit einem fortgeschrittenen bilateralen Retinoblastom (Reese-Ellsworth Stadien Va/Vb) mit einer systemischen Chemotherapie (Vincristin, Etoposid, Carboplatin) und einer perkutanen Bestrahlung im seitlichen Feld mit einer Zielvolumendosis von 44 GyE in 22 Fraktionen. Von den insgesamt 20 behandelten Auge mußten 6 letztendlich nach erfolgter Therapie enukleiert werden. Die Autoren geben an, daß die Tumorkontrollrate in der behandelten Gruppe zwar besser war als nach alleiniger perkutaner Bestrahlung in vergleichbaren Fällen, die funktionellen Ergebnisse jedoch als schlecht eingestuft werden mußten (*Kingston* et al. 1996). Die Arbeitsgruppe um *Freire* et al. in Philadelphia verwendete eine vergleichbare Chemotherapie bei 30 Kindern. Alle Patienten zeigten eine partielle oder vollständige Regression der intraokularen Tumoren. Bei 21 Patienten wurde jedoch nach einer initialen Tumorregression entweder eine Persistenz oder ein Rezidiv der intraokularen Tumoren beobachtet. Vierzehn Augen aus dieser Untergruppe wurden mittels perkutaner Bestrahlung zusätzlich behandelt, 7 Augen mußten enukleiert werden, in den verbliebenen Fällen wurde eine zusätzliche lokale Therapie durchgeführt (*Freire* et al. 1997).

Zu III. Ein weiterer Therapieansatz wurde von *Murphree* publiziert (*Murphree* et al. 1996). Basierend auf Arbeiten zur synergistischen zytotoxischen Wirksamkeit von Carboplatin und lokaler

Hyperthermie (*Murray* et al. 1997) wurden 38 Augen mit Retinoblastomen (Reese-Ellsworth Stadien I bis Vb) mittels Chemotherapie (Carboplatin, Vincristin und Etoposide) und gleichzeitiger transpupillärer Diodenlaserhyperthermie behandelt. Die Laserbehandlung erfolgt hierbei nicht in Form einer Koagulation, es wurde vielmehr eine Hyperthermie im behandelten Tumorgewebe erzeugt. Es konnte experimentell gezeigt werden, daß durch die Gewebshyperthermie eine erhöhte Bindung von Carboplatin an die DNA erfolgt und somit die Wirksamkeit der Chemotherapie lokal gesteigert werden kann (*Murray* et al. 1997). Aufgrund der kurzen Halbwertszeit des Carboplatins muß diese als Thermochemotherapie bezeichnete Behandlung binnen einer Stunde nach Infusion des Carboplatins erfolgen. Jeder einzelne intraokulare Tumor muß dabei für 10 bis 20 Minuten fokal behandelt werden. Eine enge Zusammenarbeit zwischen der behandelnden Augenklinik und der onkologisch spezialisierten Kinderklinik ist bei diesem Vorgehen essentiell.

Murphree erzielte mit dieser Therapie in den Reese-Ellsworth Stadien I/II bei allen behandelten Fällen eine vollständige Regression. Es konnten jedoch keine Augen mit einer Glaskörperaussaat mit dieser Therapie erhalten werden (*Murphree* et al. 1996).

Zu IV. Ein eher pragmatischer Ansatz aus Chemotherapie zur primären Reduzierung der Tumorgröße in Kombination mit einer lokalen Therapie wurde von *Shields* et al. (1997) vorgestellt. Die Verwendung der Chemotherapie zur alleinigen Reduzierung der Tumorgröße wird als Chemoduktion bezeichnet. In einer Phase 1/2 Studie wurden 52 Augen von 32 Patienten mittels Chemotherapie (Vincristin, Etoposid, Carboplatin) behandelt. Alle 130 intraokularen Tumoren zeigten zunächst eine Regression nach Chemotherapie. Bei 93% der Tumoren mußte eine zusätzliche lokale Therapie durchgeführt werden (Kryokoagulation, Laserkoagulation, transpupilläre Thermotherapie, Thermochemotherapie, Brachytherapie, perkutane Bestrahlung). Nach kombinierter Therapie wurden mit einer mittleren Nachbeobachtung von 17 Monaten nur in 2% der Fälle Rezidive beobachtet. In der behandelten Gruppe waren 36 Augen mit einem Reese-Ellsworth Stadium V. Bei 25% dieser Augen konnten die Autoren durch Chemoreduktion und lokale Therapie eine perkutane Bestrahlung vermeiden. Bei 78% dieser Augen mit fortgeschrittenen Erkrankungsstadien konnte durch die kombinierte Therapie ein Erhalt der Augen erzielt werden (*Shields, C. L.* et al. 1997). Eigene Ergebnisse einer Phase 1/2 Studie zur Wirksamkeit eine Chemoreduktion in Kombination mit lokalen Therapieformen wie Laser- und Kryokoagulation sowie Brachytherapie mit Ruthenium Applikatoren zeigten eine Reduzierung der maximalen Tumorprominenz auf ca. 50% der Ausgangshöhe nach 3–4 Blöcken einer Polychemotherapie mit Vincristin, Etoposide, Cyclophosphamid und Carboplatin. Weitere Chemotherapieblöcke zeigten keine signifikante Tumorverkleinerung mehr. Chemotherapieresistente Retinoblastome wurden in 12% der Fälle beobachtet. Klinisch zeigte sich unter Chemotherapie in der Mehrzahl der Fälle eine Typ III oder Typ I Regression, während in keinem der behandelten Tumoren eine alleinige Typ II Regression beobachtet wurde (*Bornfeld* et al. 1997). Es konnten 85% der behandelten Augen erhalten werden.

Es gilt als gesichert, daß durch die Polychemotherapie eine Verkleinerung der intraokularen Tumoren bewirkt, jedoch keine komplette Regression erzielt werden kann (*Gallie* et al. 1996, *Murphree* et al. 1996, *Shields, C. L.* et al. 1997) Es scheint derzeit, daß in Augen mit einem Reese-Ellsworth Stadium I-Va vergleichbare Therapieerfolge wie nach perkutaner Bestrahlung erzielbar sind. Die Ergebnisse bei der Behandlung von Augen mit einer Glaskörperaussaat (Reese-Ellsworth Stadium Vb) mittels Chemotherapie sind widersprüchlich. Während *Gallie* et al. Erfolgsraten bis 88% angeben (*Gallie* et al. 1996) wurden von anderen Autoren mit vergleichbaren Therapien in keinem Fall eine vollständige Regression beobachtet. Histologische Untersuchungen nach primärer Chemotherapie liegen z.Zt. nur vereinzelt vor und haben zeigen können, daß es nach primärer Chemotherapie zwar zu vollständigen Tumornekrosen kommen kann, ein Teil der Tumorzellen aber überlebt und zu Rezidiven führen kann (*Bechrakis* et al. 1998). Ein relevanter Faktor in der Wirksamkeit der Chemotherapie ist die Konzentration der zytotoxischen Medikamente im Glaskörperraum. Tierexperimentelle Untersuchungen zeigten einen signifikanten Anstieg der Carboplatinspiegel im Glaskörperraum nach einer Kryokoagulation der Netzhaut max. 24 Stunden vor systemischer Gabe infolge einer lokalen Störung der Blut-Retina Schranke (*Wilson* et al. 1996). Klinisch wird dies derzeit in Form einer „*prechemotherapy cryo*"-Therapie umgesetzt (Abb. 11.31 a, b). Ob durch diese adjuvante Therapie eine klinisch relevante Verbesserung der Wirksamkeit einer Chemotherapie bei einer Glaskörperaussaat erzielt werden kann, bleibt abzuwarten.

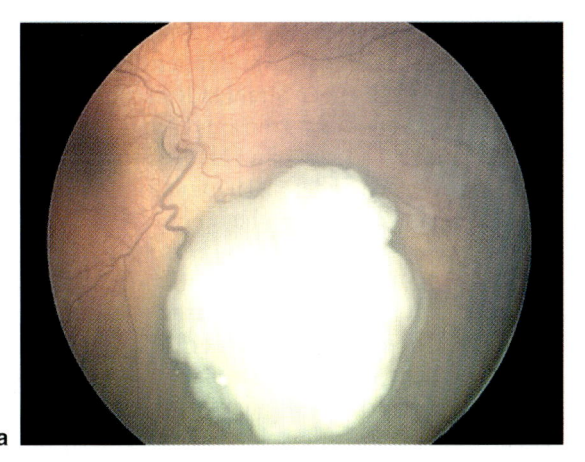

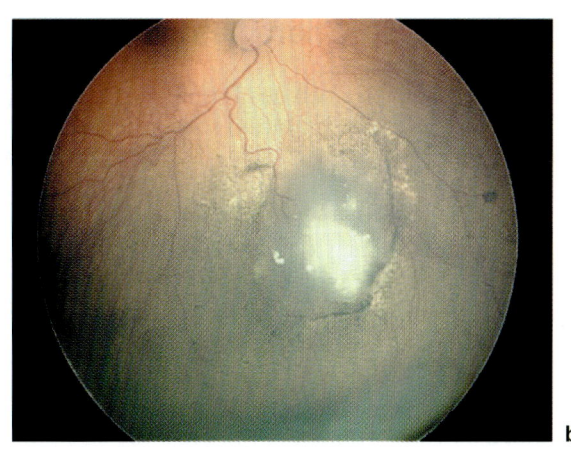

Abb. 11.31 a, b Retinoblastom vor Therapie **(a)** und nach kombinierter Chemotherapie, *„prechemotherapy cryo"* und lokaler Strahlentherapie **(b)**.

11.8.3.2 Intraokulare Chemotherapie

In „verzweifelten" Fällen funktionell einziger Augen ohne andere therapeutische Alternative haben wenige Autoren Versuche mit intraokularer Chemotherapie unternommen (*Seregard* et al. 1995). Langzeitergebnisse sind nicht verfügbar, wobei insbesondere das Risiko einer Tumorzellaussaat bei noch vitalem Retinoblastom nicht übersehen werden darf.

11.8.3.3 Chemotherapie des metastasierten Retinoblastoms

Da in den industrialisierten Ländern Retinoblastome in aller Regel zu einem Zeitpunkt entdeckt werden, an dem noch keine Metastasierung eingetreten ist, werden Metastasen nur bei ca. 7% der betroffenen Kinder beobachtet (*Heinrich* et al. 1991). Metastasen im Zentralnervensystem (ZNS) entstehen meist durch Ausbreitung des Tumors *per continuitatem* entlang des N. opticus. Seltener kommt es zu hämatogenen oder lymphogenen Metastasen in regionäre Lymphknoten, das Skelettsystem oder in das Knochenmark. Auf Grund der geringen Fallzahlen liegen keine systematischen Studien zur Therapie des metastasierten bzw. extraokulär wachsenden Retinoblastoms vor. Die bisherigen Arbeiten beweisen aber die Wirksamkeit zytostatischer Substanzen wie Cyclophosphamid, Vincristin, Doxorubicin, Etoposid, Adriamycin, Methotrexat und der Platin-Derivate bei metastasierendem Retinoblastom (*Advani* et al. 1994, *Doz* et al. 1995, *Pratt* et al. 1994, *Zelter* et al. 1988). Trotzdem ist die Prognose für Patienten mit disseminiertem Retinoblastom sehr ungünstig. Beobachtungen aus der Literatur mit kleineren Fallzahlen zeigen allerdings, daß auch ein ausgedehnter orbitaler Befall nicht zwangsläufig mit dem Auftreten peripherer hämatogener oder lymphogener Metastasen einhergeht und mit einem interdisziplinären Behandlungskonzept im Einzelfall erfolgreich behandelt werden kann. Bei hämatogenen Metastasen in Knochen, parenchymatösen Organen oder Knochenmark ist es möglich, durch Hochdosis-Chemotherapie und autologer Stammzelltransplantation Langzeitremissionen zu erzielen, die auf dauerhafte Heilung hoffen lassen (*Saarinen* et al. 1991, *Saleh* et al. 1988). Die Hochdosistherapie wird nach Erreichen einer kompletten Remission mit den Substanzen Etoposid, Carboplatin und Thiotepa durchgeführt. Auf Thiotepa sollte vor allem wegen der guten ZNS-Gängigkeit nicht verzichtet werden. Im Einzelfall kann eine konsolidierende Bestrahlung einzelner Metastasenorte erwogen werden. Läßt sich eine komplette Remission mit den üblichen Therapieschemata nicht erreichen, ist von der Hochdosistherapie kein Erfolg zu erwarten, die nur als konsolidierender Therapieschritt am Ende des Behandlungszyklus eingesetzt werden darf.

Die größte therapeutische Herausforderung stellt die Metastasierung des Retinoblastoms in das ZNS dar. Heilungen sind bei dieser Ausgangslage auch mit Therapiestrategien wie kraniospinaler Bestrahlung, intrathekaler Zytostatikaapplikation oder Hochdosistherapie nur in seltenen Einzelfällen möglich (*Sandri* et al. 1998).

11.8.4 Lokale Therapieformen

Lokale Therapieformen des Retinoblastoms sind **Laser-** und **Kryokoagulation** sowie die **Brachytherapie**.

Mittels indirekter **Laserkoagulation** mit einem Argon-Laser können kleinere Tumoren am hinteren Pol, aber auch in der peripheren Netzhaut sicher behandelt werden. Es wird zunächst ein konfluierender Laserriegel um die Tumoren erzeugt und dann in weiteren Sitzungen das Tumorzentrum koaguliert. Bei adäquater Indikation können lokale Tumorkontrollraten bis zu 75 % erreicht werden (*Höpping* und *Schmitt* 1977, *Shields C. L.* et al. 1995, *Shields, J. A.* et al. 1993). Allerdings muß dafür in der Regel eine wiederholte Behandlung der Tumoren erfolgen. Kontraindikationen für die Koagulation eines Tumors sind Tumorgrößen von mehr als 3 mm Basisdurchmesser und eine max. Tumorprominenz von mehr als 2 mm (*Shields, J. A.* und *C. L. Shields* 1990). Bei der **Kryokoagulation** wird ein solitärer Tumor mit einem im Verhältnis zur Laserkoagulation größeren umgebenden gesunden Netzhautareal durch mehrfaches Einfrieren zerstört („*triple freeze thaw*"-Technik). Für diese Technik werden Erfolgsquoten von 79 % angegeben (*Shields, J. A.* et al. 1989). Absolute Kontraindikationen für diese Technik sind eine Glaskörperaussaat sowie eine Tumorgröße von mehr als 4,5 mm Basisdurchmesser und 3 mm Tumorhöhe. Relativ kontraindiziert ist die Behandlung von Retinoblastomen mit einer Tumorgröße von mehr als 3,5 mm Basisdurchmesser und einer maximalen Prominenz von mehr als 2,5 mm. Größere Tumoren bedürfen oftmals einer mehrfachen Kryokoagulation oder der Anwendung zusätzlicher therapeutischer Verfahren (*Shields, J. A.* et al. 1989).

Größere Tumoren können durch eine **Brachytherapie** mit episkleralen radioaktiven Augenapplikatoren behandelt werden, wobei heute überwiegend Ruthenium-106 oder Jod-125 als Strahlenquellen benutzt werden (*Lommatzsch, P.* 1977, *Shields, C. L.* et al. 1993, *Stannard* et al. 1987). Für das strahlensensible Retinoblastom wird eine Strahlendosis von 35–40 Gy im Bereich der Tumorspitze empfohlen (*Shields, C. L.* 1993). Eigene Erfahrungen mit Ruthenium-Applikatoren zeigen jedoch, daß eine höhere Tumorspitzendosis von bis zu 70 Gy eine höhere Tumorkontrollrate ergibt ohne mit einer höheren Komplikationsrate behaftet zu sein.

Der Vorteil der lokalen Strahlenapplikation liegt in der hohen Strahlendosis im Bereich des Tumors bei gleichzeitig geringer Strahlendosis in den umliegenden Geweben. Aus diesem Grund kann die Brachytherapie auch noch in Fällen erwogen werden, in denen nach anderen Therapieformen (z. B. nach perkutaner Strahlentherapie) noch keine Kontrolle der Tumorsituation erreicht wurde (*Shields, J. A.* et al. 1994). Zusätzlich kann diese Methode auch bei einer lokalisierten Glaskörperaussaat im Tumorbereich noch erfolgreich angewendet werden (*Shields, C. L.* et al. 1993). Es werden lokale Tumorkontrollraten bis zu 89 % angegeben, wobei kein Unterschied zwischen den Erfolgsquoten einer primären oder einer zusätzlichen, sekundären Brachytherapie auftraten (*Shields, C. L.* et al. 1993). Komplikationen der Brachytherapie sind wesentlich an die Lage des Tumors gekoppelt. Mögliche Komplikationen sind eine radiogene Katarakt bei anterioren Tumoren sowie eine radiogene Optikusneuropathie bei posterioren Tumoren.

11.8.5 Durchführung der Therapie

11.8.5.1 Therapie unilateraler Retinoblastome

Unilaterale Retinoblastome werden in der Mehrzahl der Fälle erst relativ spät diagnostiziert, so daß fast immer ein fortgeschrittener intraokularer Tumorbefund mit einer faktischen Erblindung der betroffenen Augen vorliegt. In diesen Fällen stellt die Enukleation die einzig sinnvolle Therapieoption dar. Bei jeder Enukleation beim Retinoblastom sollte nach der operativen Entfernung des Auges eine vitale Tumorprobe aus dem Auge gewonnen werden. Diese Tumorprobe muß kryokonserviert unter Erhalt der Kühlkette gemeinsam mit Blutproben der gesamten Familie in ein spezialisiertes humangenetisches Zentrum weitergeleitet werden. Mit Hilfe dieser Proben kann dort eine humangenetische Analyse durchgeführt werden. Die Notwendigkeit dieser Untersuchung ergibt sich aus der Tatsache, daß bis zu 20 % der klinisch unilateralen Retinoblastome eine germinale Mutation aufweisen (*Dudgeon* 1996) (s. Kap. 11.3).

In Einzelfällen mit einem früh diagnostizierten unifokalen Tumor kann eine bulbuserhaltende Therapie erwogen werden. Insbesondere eine Brachytherapie mit einem Rutheniumapplikator kann in diesen Fällen eine hohe Tumorkontrollrate erreichen. Eine solche Therapie ist aber nur sinnvoll, wenn auch eine nützliche Funktion des Auges erhalten werden kann. Eine abzusehende faktische Erblindung oder massive Visusreduktion des Auges nach der lokalen Therapie stellt eine relative Kontraindikation für einen bulbuserhaltende Therapie beim unilateralen Retinoblastom dar. Die langfristigen Überlebensraten nach einer bulbuserhaltenden Therapie beim unilateralen Retinoblastom sind bisher nicht untersucht worden (*Abramson* et al. 1982); dies muß mit den Eltern kritisch diskutiert werden. Jahrelange engmaschige Nachkontrollen wie bei der Therapie bilateraler Retinoblastome sind in der Folge obligat (*Abramson* et al. 1994).

11.8.5.2 Therapie bilateraler Retinoblastome

Die aktuelle Therapie bilateraler Retinoblastome stellt einen multimodalen Ansatz dar. In Abhängigkeit vom Ausgangsbefund beider Augen muß eine individuelle Therapiestrategie entworfen werden, die eine vollständige Regression aller Tumoren beider Augen unter Erhalt eines möglichst guten Sehvermögens ermöglicht. Je früher die Diagnosestellung erfolgt, um so günstiger sind die Erfolgsaussichten. Nach Möglichkeit sollten die Tumoren primär mit lokalen Therapieformen entsprechend den aufgeführten Indikationen behandelt werden. Wenn in einem Auge größere Tumoren oder eine Glaskörperaussaat vorliegt, wird die Situation komplexer. In diesen Fällen kann eine Polychemotherapie als erster Therapieschritt zu einer Größenreduzierung der intraokularen Tumoren führen. Damit wird in vielen Fällen eine zusätzliche lokale Therapie wieder ermöglicht und somit eine vollständige Zerstörung des Retinoblastoms erzielt. Auch eventuell primär vorhandene kleinere Retinoblastome werden durch die Chemotherapie beeinflußt, so daß nach einer Chemoreduktion eventuell schonendere lokale Therapieverfahren zu einer vollständigen Tumorzerstörung führen können. Andererseits sollten sehr kleine intraretinale Retinoblastome vor einer Chemotherapie mittels Laser- oder Kryokoagulation behandelt werden, da diese Tumoren unter einer laufenden Chemotherapie zunächst so klein werden können, daß sie klinisch nicht mehr erkennbar sind. Nach Ende der Chemotherapie ist ohne zusätzliche lokale Therapie hier jedoch mit hoher Wahrscheinlichkeit wieder mit einem Rezidiv zu rechen. Oftmals wird bei bilateralen Retinoblastomen die Situation angetroffen, daß ein Auge schon so stark betroffen ist, daß ein Bulbuserhalt primär nicht sinnvoll erscheint. Ist aufgrund der Befunde am besseren Auge eine Chemotherapie indiziert, kann mit der Enukleation des stärker betroffenen Auges zunächst abgewartet werden. In manchen Fällen tritt unter der Chemotherapie eine so massive Tumorregression auf, daß unter Umständen auch am stärker betroffenen Auge eine bulbuserhaltende Therapie möglich wird. Ein Bulbuserhalt kann dann als nicht sinnvoll angesehen werden, wenn am schlechteren Auge eine faktische Erblindung eingetreten ist, eine diffuse Glaskörperaussaat besteht oder eine sichere Papilleninfiltration oder Optikusinfiltration vorliegt oder der Tumor das vordere Augensegment infiltriert hat.

Sehr problematisch stellt sich die Situation dar, wenn am besseren Auge eine Papilleninfiltration oder eine Glaskörperaussaat besteht. Es kann nicht als gesichert gelten, daß eine Glaskörperaussaat mittels Chemotherapie ausreichend behandelbar ist. Ein Therapieversuch kann jedoch gerechtfertigt sein. Hat ein Retinoblastom die Papille am einzigen Auge infiltriert, kann mit einer Chemotherapie keine vollständige Tumorkontrolle des papillären Tumoranteils erzielt werden. Lokale adjuvante Therapien, z. B. Laserkoagulation oder Brachytherapie können im Papillenbereich nicht durchgeführt werden. In diesen Fällen, sowie im Fall eines Rezidives der Glaskörperaussaat nach Chemotherapie kommt als letzte bulbuserhaltende Therapieoption die perkutane Bestrahlung in Frage. Anbetrachts des erhöhten Zweittumorrisikos im Strahlenfeld sollte die Indikation jedoch nur dann gestellt werden, wenn in der Folge noch ein nützliches Sehvermögen an diesem Auge zu erwarten ist. Im Fall einer faktischen Erblindung muß mit den Eltern die Enukleation des letzten Auges diskutiert werden sofern dies die einzige Option zum Erhalt des Lebens des betroffenen Kindes darstellt.

11.8.5.3 Therapiekontrolle

Nach erfolgter Primärtherapie muß eine engmaschige Kontrolle der intraokularen Befunde erfolgen. Im ersten Jahr nach einer kombinierten Chemotherapie mit adjuvanter Lokaltherapie sollte im Abstand von 4 Wochen eine Narkoseuntersuchung erfolgen um eventuell aufgetretene Rezidive oder neue Tumoren, mit denen in der Folge insbesondere bei kleineren Kindern noch gerechnet werden muß, zu erkennen und behandeln. Frühzeitig erkannte Rezidive oder neue Tumoren können mit lokalen Behandlungen praktisch immer problemlos kontrolliert werden. Die Kontrollabstände können dann in Abhängigkeit vom lokalen Befund und Krankheitsverlauf gegebenenfalls verlängert werden. Es müssen jedoch bis zum 5. Lebensjahr regelmäßige Kontrolluntersuchungen in Narkose durchgeführt werden, da nur mittels (schmerzhafter) Bulbusindentation während binokularer Ophthalmoskopie die kritischen oranahen Netzhautanteile sicher kontrolliert werden können. Kinder mit unilateralen Retinoblastomen, die mit einer Enukleation behandelt wurden, sollten ebenfalls bis zum 5. Lebensjahr mindestens viermal jährlich eine Kontrolle des Befundes am einzigen Auge unter Narkose erhalten, sofern eine germinale Mutation als Ursache nicht zweifelsfrei ausgeschlossen werden konnte. Bei Kindern in den ersten zwei Lebensjahren können gegebenenfalls auch kürzere Kontrollabstände nötig werden.

Nach dem 5. Lebensjahr kann die Kontrolle der Kinder fast immer ohne Narkose erfolgen, da zum einen das Risiko für die Entwicklung neuer Tumoren sehr gering geworden ist und zum anderen eine binokulare Ophthalmoskopie schon relativ zuverlässig durchführbar ist. Ein Abbruch der Kontrolluntersuchungen oder inadäquate Untersuchung bei Abwehr der Kinder darf nicht toleriert werden und im Zweifelsfall müssen auch bei älteren Kindern noch Narkoseuntersuchungen empfohlen werden.

Danksagung

Wir danken Herrn Dr. *Bechrakis*, FU Berlin, für Überlassung der Abb. 11.5 und Abb. 11.8, Herrn Prof. *Messmer*, Univ.-Augenklinik Zürich für Überlassung der Abb. 11.6 und Abb. 11.7, Herrn Prof. *Tan*, Vrije Universiteit Amsterdam, für Überlassung der Abb. 11.18 sowie Herrn Prof. *Mohr*, Univ. Essen, für Überlassung der Abb. 11.30.

11.9 Anhang: Primär malignes Melanom der Retina

P. K. LOMMATZSCH

Primäre intraokulare Tumoren bei Kindern sind in der Regel neuroektodermaler Natur wie das Retinoblastom oder Medulloepitheliom. Von *Freitag* und Mitarbeitern wurde 1997 erstmalig ein ungewöhnlicher neuroektodermaler Tumor bei einem 35 Monate alten Kind beschrieben, der im genetischen Sinn als primäres malignes Melanom der Retina angesehen werden kann. Das kindliche Auge zeigte eine typische Leukokorie und wurde unter der klinischen Diagnose „Retinoblastom" enukleiert. Histologisch fanden sich wenig differenzierte neuroblastische Zellen sowie größere spindelförmige und anaplastische epitheloide Zellen, was für ein Retinoblastom uncharakteristisch ist. Elektronenmikroskopisch enthielten die Zellen weiterhin Prämelanosomen und immunhistochemisch das für Melanome spezifische Antigen HMB-45. Diese Befunde veranlaßten die Autoren, den Tumor als primär malignes Melanom der Retina zu bezeichnen.

Zusammenfassung zu Kap. 11 Retinoblastom

Das Retinoblastom ist der häufigste intraokulare Tumor im Kindesalter mit einer Inzidenz von etwa 1 : 18.000 Geburten. Es gibt eine familiär gehäuft vorkommende und eine sporadisch entstandene Form. 40 % aller Retinoblastome sind bilateral. Das Retinoblastomgen (Rb1) ist im Chromsom 13 q14 lokalisiert. Erst der Verlust oder die Inaktivierung beider wild-type-Allele des Retinoblastomgenes führt zum Tumorwachstum.

Das häufigste erste klinische Zeichen ist die Leukokorie (heller Pupillarreflex), Schielen des befallenen Auges ist das zweithäufigste Zeichen. Der Tumor nimmt seinen Ausgang von undifferenzierten Retinoblasten. Man unterscheidet eine gut differenzierte Tumorart (Flexner-Wintersteiner-Rosetten, M. Tso-Fleuretten) und einen wenig differenzierten Typ. In seltenen Fällen kann eine spontane Wachstumshemmung beobachtet werden (Retinom).

Eine Anzahl kindlicher Augenerkrankungen kann die Symptome eines Retinoblastoms vortäuschen, insbesondere wenn eine Leukokorie besteht. Zwei dieser sog. „Pseudoretinoblastome" führen klinisch besonders oft zu differentialdiagnostischen Schwierigkeiten: PHPV und der Morbus Coats.

Die Diagnostik erfordert eine gründliche Anamnese, eine sorgfältige allgemeine Untersuchung und eine systematische Untersuchung aller Augenabschnitte in allgemeiner Anästhesie. Fluoreszenzangiographie, MNR und Ultraschallechographie sind zusätzliche Hilfsmittel, besonders um Größe und Ausdehnung des Tumors festlegen zu können. Nadelbiopsie und diagnostische Vitrektomie sollten unter allen Umständen vermieden werden, da eine große Gefahr der nicht mehr beherrschbaren Ausbreitung von Tumorzellen in die Orbita besteht.

Die Wahl der Behandlung hängt davon ab, ob der Tumor unilateral oder bilateral vorkommt. Einseitige Retinoblastome werden durch Enukleation des befallenen Auges behandelt, es sei denn, der Tumor ist noch sehr klein. Bei doppelseitigen Tumoren wird alles versucht, ein sehfähiges Auge zu erhalten. Dazu werden folgende Behandlungsmethoden eingesetzt: lokale Strahlentherapie, Photokoagulation, Kryokoagulation, Thermochemotherapie, Chemoreduktion als adjuvante Therapie, Chemotherapie bei extraokulärer Ausbreitung.

Wegen der massiv erhöhten Zweittumorrate bei Retinoblastomen mit germinaler Mutation sollte die perkutane Strahlentherapie nur noch in anders nicht behandelbaren Fällen eingesetzt werden.

12 Tumoren und tumorähnliche Veränderungen des retinalen Pigmentepithels

P. K. LOMMATZSCH

Das retinale Pigmentepithel (RPE) und das Pigmentepithel des Ziliarkörpers (CPE) besteht aus einer Schicht stark pigmentierter kubischer hexagonaler Zellen, die aus dem äußeren Blatt des primitiven Augenbechers stammen. Dieses Epithel ist mit seiner Stoffwechselaktivität eng mit der Funktion der Außenglieder der Photorezeptoren verbunden. Die Basalmembran des RPE ist die Bruchsche Membran. Die fingerförmigen Zotten der Pigmentepithelien umgreifen die Außenglieder der Stäbchen und Zapfen. Im Gegensatz zu dieser kugelförmigen Membran aus gleichförmig gestalteten Zellen bestehen die uvealen Melanozyten aus verzweigten dendritischen Zellen, die zufällig angeordnet die gesamte Aderhaut durchziehen und embryologisch ihren Ursprung in der Neuralleiste haben. Diese unterschiedliche Struktur und Herkunft pigmentierter Zellen im Auge erklärt auch die verschiedenen klinischen Eigenschaften der sich aus ihnen entwickelnden Neoplasien. Während uveale Melanozyten die Neigung zur Umwandlung in Tumoren aufweisen und keine Tendenz zur reaktiven Proliferation oder Metaplasie besitzen, ist das RPE vor allem durch seine Fähigkeit zur reaktiven Proliferation, Metaplasie und Phagozytose gekennzeichnet, die Umwandlung in ein Neoplasma erfolgt dagegen äußerst selten.

12.1 Kongenitale Hypertrophie des RPE

Die Hypertrophie des RPE ist eine häufige Erscheinung und wird meist zufällig bei der Ophthalmoskopie gefunden. Ihre Pathogenese ist noch ungeklärt, man nimmt jedoch an, daß die Hypertrophie des RPE bereits angeboren vorhanden ist.

12.1.1 Solitäre kongenitale Hypertrophie des RPE

Die solitäre kongenitale Hypertrophie des RPE ist durch eine stark hyperpigmentierte, runde, flache, scharf begrenzte Veränderung gekennzeichnet, die besonders in der Peripherie des Fundus anzutreffen ist. Oft besteht ein schmaler depigmentierter Halo als Umgrenzung und in größeren Herden finden sich depigmentierte Lakunen. Ein Wachstum dieser Herde wird selten beobachtet (*Norris* und *Cleasby* 1976), die depigmentierten Lakunen können sich jedoch im Laufe der Zeit vergrößern oder an Zahl zunehmen (*Buettner* 1975). Die darüberliegende Netzhaut erscheint mit ihrer Gefäßstruktur intakt, gelegentlich innerhalb größerer Veränderungen gibt es auch Obliterationen von Kapillaren und größeren Gefäßen sowie Neovaskularisationen. Histologische Studien haben gezeigt (*Kurz* und *Zimmerman* 1962), daß in diesen pigmentierten Arealen die Pigmentepithelien sowohl vergrößert als auch dicht mit Pigmentgranula beladen sind. Elektronenmikroskopische Untersuchungen ergaben stark vergrößerte Pigmentepithelien dicht mit runden Pigmentgranula angefüllt (*Lloyd* et al. 1990, *Champion* und *Daiker* 1989, *Wirz* et al. 1982). Die Bruchsche Membran im Bereich der hypertrophierten Pigmentepithelien ist erheblich verdickt und weist eine positive PAS-Färbung auf. Es wurden auch mehrere Schichten hypertrophierter Pigmentepithelien beobachtet (*Wirz* et al. 1982). Der Übergang zwischen normalem und hypertrophiertem Pigmentepithel erfolgt abrupt. Die Choriokapillaris zeigt keine Veränderungen. Dagegen sind die darüberliegenden Photorezeptorzellen der Retina erheblich degeneriert, man findet nur einige innere und äußere Segmente in einer amorphen PAS-positiven Masse liegend (*Buettner* 1975, 1994). In den depigmentierten Lakunen fehlen sowohl die Pigmentepithelien als auch Photorezeptorzellen, beide sind durch eine multizelluläre Schicht aus Gliazellen ersetzt. Da diese Fundusveränderungen bei Kleinkindern lange Zeit nicht beobachtet worden sind, die jüngsten waren 10 und 14 Jahre alt

(*Buettner* 1975), wird sie auch als erworbene (akquirierte) Hypertrophie des RPE bezeichnet (*Green* 1986), obwohl es durchaus möglich erscheint, daß die Anlage dazu angeboren ist. Beobachtungen bei einem Neugeborenen (*Champion* und *Daiker* 1989) und bei Kindern (*Blair* und *Trempe* 1980, *Traboulsi* et al. 1987) lassen die angeborene Natur dieser Veränderung vermuten. Die Bezeichnung benignes Melanom des RPE (*Reese* und *Jones* 1956) wird heute nicht mehr benutzt, da die Hypertrophie des RPE mit dem Aderhautmelanom und seiner potentiellen Lebensgefahr nichts zu tun hat. Die Ätiologie der kongenitalen Hypertrophie des retinalen Pigmentepithels ist bis heute unklar. Bezeichnungen wie melanotischer Nävus des Pigmentepithels (*Gass* 1989, *Roseman* und *Gass* 1992) oder Hamartom des RPE (*Kasner* et al. 1992, *Traboulsi* et al. 1991) sind ebenfalls in der Literatur zu finden.

Klinisches Bild

Die kongenitale Hypertrophie des RPE verursacht weder Beschwerden noch Funktionsausfälle. Sie wird bei beiden Geschlechtern gleich häufig beobachtet und bevorzugt temporale Fundusquadranten. Ophthalmoskopisch stellt sich die Hypertrophie des RPE als tiefschwarze meist runde Veränderung dar mit scharfen Grenzen zum normalen Fundus und depigmentierten Arealen innerhalb des Herdes. Befindet sie sich in der Nähe der Papille, so überschreitet die Pigmentierung – im Gegensatz zum Melanozytom – niemals den Papillenrand (Abb. 12.1 a–f).

Fluoreszenzangiographie: Das hypertrophierte RPE blockiert die Hintergrundfluoreszenz, so daß sich die retinalen Gefäße kontrastreich darstellen. Durch die hypopigmentierten Lakunen kann man den normalen choriokapillären Farbstoffdurchlauf beobachten. Leakage aus den retinalen Gefäßen besteht in der Regel nicht, dies wurde nur ausnahmsweise beobachtet (*Cleary* et al. 1976).

Gesichtsfeld: Gesichtsfelddefekte lassen sich je nach Größe der Veränderung manchmal nachweisen. Es sind in der Regel relative Skotome, bei älteren Menschen können es auch absolute Skotome sein. Sehstörungen entstehen nur, wenn die Hypertrophie des RPE das Makulagebiet erfaßt.

Ultraschall und elektrophysiologische Untersuchungen (ERG, EOG) ergeben normale Befunde und sind ohne diagnostischen Wert.

Differentialdiagnose

Patienten mit kongenitaler Hypertrophie des RPE werden nicht selten unter dem Verdacht eines Aderhautmelanoms zur diagnostischen Klärung an ophthalmoonkologische Zentren überwiesen. Während Melanome und suspekte Nävi stets etwas erhaben sind, ist die Hypertrophie des RPE stets vollkommen flach. Die tiefschwarze und scharf begrenzte Pigmentierung ist ein sicheres Unterscheidungskriterium zum Aderhautnävus.

12.1.2 Multifokale kongenitale Hypertrophie des RPE

Als multifokale kongenitale Hypertrophie des retinalen Pigmentepithels bezeichnet man zahlreiche gruppenförmig angeordnete, gut begrenzte, rundliche Pigmentherde am Fundus, die wegen ihres Bildes auch als „Bärenspuren" (bear tracks) bezeichnet werden. Sie scheinen eine sektorenförmige Anordnung zu bevorzugen und besitzen die Größe von 0,1 mm bis 3 mm. Die für solitäre Herde typischen depigmentierten Lakunen und einen Halo um den Herd findet man nicht. Der histologische Aufbau gleicht jedoch vollkommen der unilokulären Form.

12.1.3 Extraokuläre Befunde bei der kongenitalen Hypertrophie des RPE (Gardner-Syndrom)

Bei einseitigen solitären und multifokalen Hypertrophien des RPE sind weder okuläre noch extraokuläre zusätzliche pathologische Befunde zu erwarten (*Buettner* 1994).

Kommen diese Veränderungen jedoch multiple und in beiden Augen vor, so besteht möglicherweise ein Zusammenhang mit dem **Gardner-Syndrom**. Es handelt sich um eine autosomal dominant vererbbare Erkrankung, die durch adenomatöse und polypöse intestinale Veränderungen sowie durch Knochen- und Weichteiltumoren gekennzeichnet ist (*Gardner* und *Stephens* 1950, *Gardner* und *Richards* 1953). Nach der ersten Beschreibung der pigmentierten Fundusveränderungen beim Gardner-Syndrom durch *Blair* und *Trempe* (1980) sind weitere Beobachtungen veröffentlicht worden (*Lewis* et al. 1984), wobei Funduspigmentierungen auch bei scheinbar gesunden Familienmitgliedern von Patienten mit adenoma-

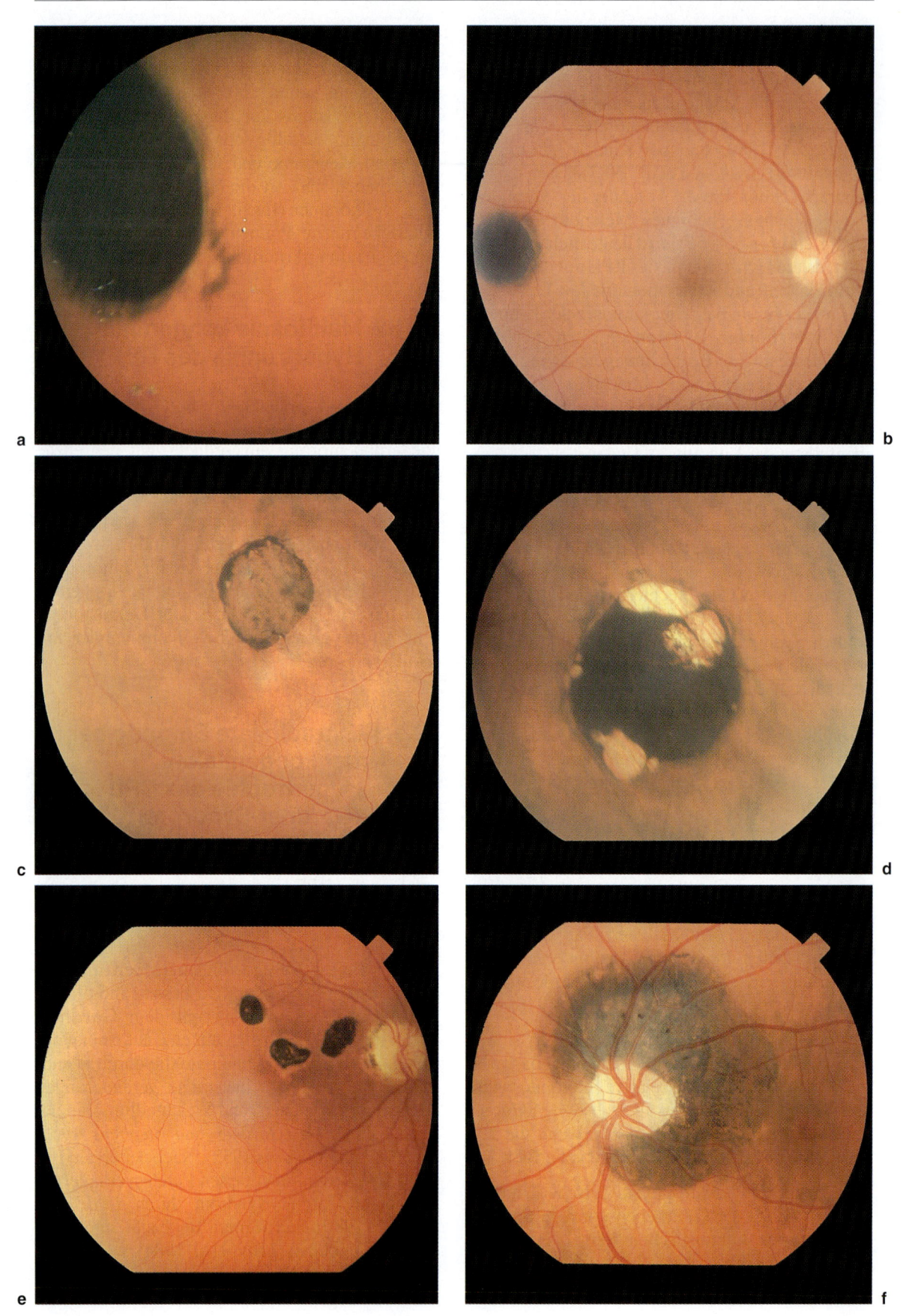

364 | 12 Tumoren und tumorähnliche Veränderungen des retinalen Pigmentepithels

Abb. 12.1 a–f

töser Polyposis gefunden werden konnten (*Buettner* 1994). Das Gardner-Syndrom ist durch eine variable Expression des Gens für die familiäre adenomatöse Polyposis gekennzeichnet, der Defekt des Gens liegt wahrscheinlich am langen Arm des Chromosoms 5 (*Bodmer* et al. 1987). Die Pigmentepithelhypertrophien bei der familiären adenomatösen Polyposis sind viel kleiner als die unilateralen solitären Hypertrophien des RPE. Manche sind nur 50–100 μm groß und können nur mit der Kontaktglasbiomikroskopie des Fundus sicher gefunden werden. Die Weichteil- und Knochentumoren sowie die adenomatöse Polyposis manifestiert sich beim Gardner-Syndrom nicht vor dem zweiten oder dritten Lebensjahrzehnt. Werden schon vorher suspekte Fundusveränderungen bei einer Ophthalmoskopie zufällig festgestellt, so kann dies eine frühzeitige Behandlung der Darmerkrankung ermöglichen, wobei die Prognose durch die Hinweise des Ophthalmologen erheblich verbessert werden kann.

12.2 Reaktive Hyperplasie des RPE

Die vielfältigsten Reize auf das Pigmentepithel wie z.B. Entzündungen aller Art, Degenerationen, Traumen, ionisierende Strahlen können das RPE zu einer Hyperplasie veranlassen. Diese bemerkenswerte Fähigkeit des RPE zu proliferativen Reaktionen kann gelegentlich ein tumorähnliches Aussehen erlangen. Wenn die proliferierenden Pigmentepithelien durch die defekte Retina wandern und sich entlang der Gefäße ausbreiten, entstehen Pigmentherde, die ophthalmoskopisch gezackte, stern- oder strahlenförmig gestaltete Ränder aufweisen. Diese vielgestaltige Form der reaktiven Hyperplasie (*Howes* 1985) des RPE kann Ausmaße erreichen, die eine Verwechslung mit einem Tumor leicht möglich machen, wie z.B. eine posttraumatische Pigmentmigration, die ein Pseudomelanom hervorrufen kann (*Shields* et al. 1973). Welche Faktoren im einzelnen die vielfachen Reaktionen des RPE wie einfache Proliferation mit Bildung von Membranen, Proliferation mit fibröser Metaplasie, mit Verkalkungen, Verknöcherungen, Zellauswanderungen, Phakozytose und pseudoepitheliomatöser Hyperplasie auslösen und steuern, ist noch nicht geklärt. Die Umwandlung einer reaktiven Hyperplasie des RPE in einen malignen Tumor konnte bisher noch nie beobachtet werden. Die Pigmentepithelien können in einer röhrenförmigen oder tubulären Anordnung proliferieren, wobei die Zellen ihre Polarität beibehalten. Histologisch erinnert das Bild an kleine Drüsen, so daß der Begriff pseudoadenomatöse oder pseudoepitheliomatöse Hyperplasie gewählt wurde (*Kurz* und *Zimmerman* 1962, *Green* 1985).

12.3 Kombiniertes Hamartom der Retina und des RPE

Kombinierte Hamartome der Retina und des retinalen Pigmetepithels sind gutartige Neoplasien, die sehr selten beobachtet werden. Ihre klinische Bedeutung besteht vor allem darin, ophthalmoskopisch zuweilen als malignes Melanom fehl gedeutet zu werden. Sie befinden sich meist am dorsalen Pol des Fundus in unmittelbarer Umgebung der Papille, weisen eine erhebliche Variationsbreite ihrer Morphologie auf, enthalten Pigment, abnorm gewundene Gefäße, entwickeln epiretinale Membranen und sind nur geringfügig prominent. Gemäß der Definition eines Hamartoms bestehen diese Veränderungen nur aus überschießend gewachsenen benignen Zellen von Geweben, die auch normalerweise an dieser Stelle zu finden sind. Das kombinierte Hamartom der Retina und des RPE enthält Pigmentepithelien, Gefäße und Gliazellen in unterschiedlicher Zusammensetzung. Am Tumorgewebe beteiligen sich Pigmentepithel, Papille, Netzhaut und Glaskörper. Die Tumorbasis liegt immer im Niveau des Pigmentepithels und die Aderhaut ist niemals beteiligt. *Gass* (1973) beschrieb diesen Tumor bei 5 Kindern und 2 jungen Erwachsenen, wobei er den Begriff „combined hamartoma" eingeführt hat. Die Erstbeschreibung stammt möglicherweise von *Roveda* (1952), der es Melanosis der Papille nannte. Später finden sich Publikationen, in denen die Veränderung als Hyperplasie des retinalen Pigmentepithels (*Theobald* et al. 1958), als juxtapapilläres Hamartom der Retina (*Cardell* und

◀ **Abb. 12.1 a–f** Verschiedene Formen der solitären **kongenitalen Hypertrophie des RPE.**
a Große Hypertrophie des RPE.
b Kleinere Hypertrophie des RPE.
c Hypertrophie des RPE mit unterschiedlichem Pigmentierungsgrad.
d Depigmentierte Lakunen mit Atrophie der Choriokapillaris innerhalb eines Areals einer Hypertrophie des RPE.
e 3 isolierte Gebiete einer Hypertrophie des RPE in der Nähe der Fovea bei voller Sehschärfe.
f Peripapilläre Hypertrophie des RPE, der Papillenrand wird nicht überschritten.

Starback 1961), als primäre Hyperplasie des retinalen Pigmentepithels (*Machemer* 1964) und als Proliferation des juxtapapillären retinalen Pigmentepithels (*Vogel* et al. 1969) beschrieben worden sind. 1984 wurde von der Macula Society ein Bericht über 60 Fälle des kombinierten Hamartoms der Retina und des RPE vorgelegt (*Schachat* et al. 1984), dem *Gass* (1984) noch 35 und *Font* et al. (1989) noch 53 Beobachtungen hinzufügten.

Klinische Besonderheiten

Im Bericht der Makula Society war das Durchschnittsalter der Patienten mit einem kombinierten Hamartom der Papille und des RPE 15 Jahre, der älteste war 66 Jahre und der jüngste 10 Monate zum Zeitpunkt der Diagnose. Später folgte noch eine Beobachtung bei einem 5 Monate alten Kind mit beiderseitigem Befund (*Palmer* et al. 1990). Eine Verbindung zu allgemeinen Erkrankungen insbesondere Phakomatosen ist bis heute nicht bewiesen. Dennoch gibt es einzelne Beobachtungen mit begleitender Neurofibromatose von Recklinghausen, Café-au-lait-Flecken der Haut, Incontinentia pigmenti und tuberöser Hirnsklerose (*Eliott* und *Schachat* 1994).

Bisher wurden niemals kombinierte Hamartome bei Neugeborenen beobachtet, dennoch ist man der Meinung, daß sie angeboren sein müssen. Möglicherweise handelt es sich um eine Entwicklungsstörung, da gelegentlich andere begleitende Mißbildungen wie Grubenpapille, Papillenkolobom, juvenile Retinoschisis und Hämangiome der Gesichtshaut gesehen worden sind (*Schachat* et al. 1984, *Gass* 1973). Es gibt aber auch Hinweise, daß Hamartome möglicherweise als Folge von Entzündungen erworben werden können, *Hrisomalos* et al. (1987) nannten es „Pseudo"-kombiniertes Hamartom nach einem Papillenödem.

Etwa 10 % der kombinierten Hamartome der Retina und des RPE werden zufällig bei einer Ophthalmoskopie entdeckt. Meist werden Visusverfall und Schielen bemerkt, nur in 3 % wurden Schmerzen angegeben. Der Visus hängt in erster Linie vom Ausmaß der Beteiligung von Makula und Papille ab. Im Bericht der Makula Society hatten 45 % einen Visus besser als 20/40 und 40 % einen schlechter als 20/200. Selbst wenn Makula und papillo-makuläres Bündel nicht direkt mit dem Tumor verbunden sind, können Traktionsfalten und die Ausbildung epiretinaler Membranen zu erheblichen Metamorphopsien mit entsprechender Visuseinschränkung führen.

Ophthalmoskopie

Das kombinierte Hamartom umfaßt das Gebiet unmittelbar um die Papille, Makula und Papille sind meist direkt betroffen. Ophthalmoskopisch erkennt man eine leicht erhabene Läsion mit unterschiedlicher Pigmentierung, Tortuositas vasorum und einer epiretinalen Membranbildung. Selten kommt der Tumor in der Peripherie vor und bildet dort eine firstähnliche Struktur (*Shields* und *Shields* 1992), oder es entsteht das Bild einer „dragged disc" (*Harper* et al. 1986). Das wichtigste Zeichen sind die Verwerfungen und abnormen Schlängelungen der retinalen Gefäße im Sinne einer Tortuositas vasorum im Bereich des Hamartoms. Die Papillengrenzen sind nicht deutlich zu erkennen, da sie vom Hamartom überwuchert werden (Abb. 12.2 a – d). In der Regel kommen Hamartome einseitig als solitäre Veränderungen vor, es existieren nur wenige Publikationen über bilaterale Fälle, meist bei Kindern (*Laqua* und *Wessing* 1976), in zwei Fällen in Verbindung mit einer Neurofibromatosis (*Gass* 1987, *Palmer* et al. 1990, *Destro* et al. 1991).

Fluoreszenzangiographie

Für die Diagnose eines kombinierten Hamartoms der Retina und des RPE genügt für den Erfahrenen die Ophthalmoskopie. Die Fluoreszeinangiographie ist eine ergänzende Maßnahme. Das Ausmaß der Hypofluoreszenz in der Frühphase wird durch den Pigmentgehalt des Hamartoms bestimmt. Am eindrucksvollsten erscheinen in der mittleren Phase des Angiogramms die retinalen Gefäßanomalien mit Tortuositas, Teleangiektasien, irregulärem Verlauf sowie einer Streckung der Gefäße in der gesunden Retina am Rande der Läsion. Gelegentlich beobachtete man Farbstoffaustritt aus den kleinen Kapillaren in der Spätphase. Kommt es in der Tiefe zu einer Leakage, dann ist dies ein Hinweis auf eine zusätzliche Ausbildung einer chorioidalen Neovaskularisation, was jedoch für das Hamartom nicht typisch ist. Distal vom Tumor sind gelegentlich arterio-arterielle Anastomosen beobachtet worden (*Rosenberg* und *Walsh* 1984).

Ultraschallechographie

Sie ist hierbei ohne diagnostischen Wert, es sei denn zum Nachweis einer begleitenden Amotio retinae. Im A-Bild stellt sich eine hohe Reflektivität ohne akustischen Schatten dar (*Mele* et al. 1984).

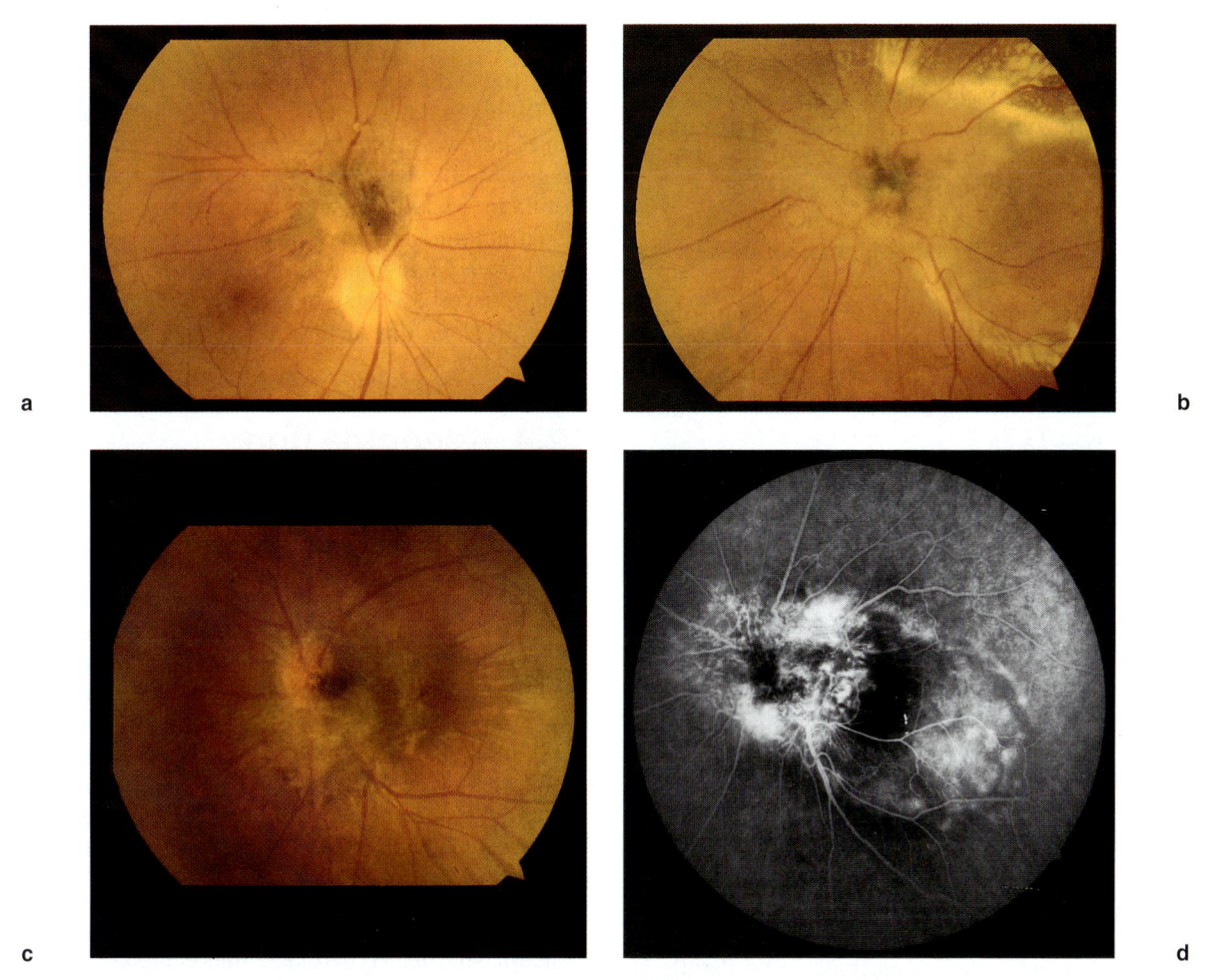

Abb. 12.2 a–d Verschiedene Ausprägungen des **kombinierten Hamartoms des RPE**.
a 46jährige Patientin, Visus 1,0. Zufallsbefund anläßlich einer Brillenbestimmung, Überweisung wegen Melanomverdachtes.
b 36jährige Patientin, allmähliche Sehverschlechterung des linken Auges auf Handbewegung, Retinoschisis über der Makula.
c 19jähriger Patient, zufällig entdeckter Befund am linken Auge, Visus rechts 1,0 links 0,6, Überweisung wegen Melanomverdachtes.
d Fluoreszenzangiographie vom Fall **b**; retinale Neovaskularisation peripapillär, massiver Farbstoffaustritt, hypofluoreszente Areale durch Gebiete verstärkter Pigmentierung des RPE.

Differentialdiagnose

Infolge des Pigmentgehaltes werden die meisten Patienten zum Ausschluß eines Melanoms in die Klinik überwiesen. Bei Kindern wird zunächst an ein Retinoblastom gedacht. Folgende differentialdiagnostische Überlegungen sind zu empfehlen (*Eliott* und *Schachat* 1994):

- **Epiretinale Membran:** Die Unterscheidung kann bisweilen schwierig sein. Die epiretinale Membran läßt sich chirurgisch entfernen, während ein Hamartom wegen seiner intraretinalen Ausbreitung niemals von der Retina abzutrennen ist. *Robertson* und *Buettner* (1977) beschrieben die Ausbildung einer kontinuierlich wachsenden pigmentierten präretinalen Membran am hinteren Pol nach einer zunächst erfolgreich verlaufenden Plombenoperation bei Amotio retinae. Die Ursache war eine ungebremste Proliferation des Pigmentepithels.
- **Aderhautmelanom:** Das Melanom wächst zunächst nur subretinal und verursacht anfangs keine retinalen Gefäßanomalien. Wenn es später dazu kommen sollte, dann haben Melanome bereits eine erhebliche Tumordicke, die ein Hamartom nicht erreicht.
- **Aderhautnävus:** Ein Naevus ruft keine vitreoretinale Veränderung hervor.

- **Kongenitale Pigmentepithelhyperplasie:** Sie ist flach, scharf begrenzt, tief schwarz pigmentiert und überschreitet nicht den Papillenrand.
- **Melanozytom der Papille:** Pigmentierter meist kugeliger Tumor am Papillenrand, keine markante Tortuositas der retinalen Gefäße, keine Gliose und keine Kontraktionsfalten.
- **„Morning glory"-Papillenanomalie:** Hierbei findet man eine zentrale Exkavation der Papille, während beim Hamartom stets eine Tumorprominenz auf der Papille vorhanden ist.
- **Retinoblastom:** In einem unbehandelten Retinoblastom gibt es niemals Pigment (s. Kap. 11.7).

Histopathologie

Es gibt nur wenige histopathologisch untersuchte Hamartome, da dies nur bei solchen Augen möglich ist, die wegen Melanom- oder Retinoblastomverdacht enukleiert werden. Die Retina ist vollkommen desorganisiert und läßt keine normale Schichtung ihrer Zellagen erkennen. Es besteht eine erhebliche Proliferation von Gliazellen mit Faltungen der M. limitans interna. Das proliferierte Pigmentepithel erstreckt sich in Strängen und Schichten durch den gesamten Tumor bis über die Netzhaut und ist dort besonders perivaskulär angeordnet. Auch an der Oberfläche des Hamartoms in unmittelbarer Nachbarschaft zum Glaskörper sind Pigmentepithelien zu finden. Die Papille erscheint verdickt und man findet vermehrt Gefäße innerhalb des Hamartoms (*Vogel* et al. 1969, *Cardell* und *Starbuck* 1961, *Theobald* et al. 1958).

Prognose

Durch Beteiligung von Papille und Makula ist die Sehschärfe reduziert und bei Kindern entwickelt sich damit ein amblyopes schielendes Auge. Spätere Visusverschlechterungen durch progressive Kontraktion epiretinaler Membranen, Makulaödem, progressiver Retinoschisis bis hin zu Netzhautlöchern mit Amotio retinae sind beschrieben worden. Bei vielen Patienten wurde eine allmähliche Vergrößerung des Hamartoms im Laufe der Zeit beobachtet, was gelegentlich Anlaß zu einer unnötigen Enukleation wegen Verdachts maligner Entartung war (*Eliott* und *Schachat* 1994). Durch die Proliferation des RPE in die sensorische Retina hinein wird möglicherweise die gliöse Reaktion mit seinen Gefäßneubildungen ausgelöst. Dieser langsame Prozeß führt zur allmählichen Vergrößerung des blinden Fleckes mit Abnahme der Sehschärfe im Laufe von Jahren (*Vogel* und *Wessing* 1973).

Therapie

Eine Behandlung des kombinierten Hamartoms der Retina und des RPE ist nicht möglich. Nur in den Fällen wo sich durch Schrumpfung der epiretinalen Membranen sekundär eine Distorsion der Retina im Makulagebiet ausgebildet hat, kann eine Vitrektomie mit epiretinalem „membrane peeling" oder Membranektomie zu einer geringen Funktionsverbesserung beitragen (*Schachat* et al. 1984, *McDonald* et al. 1985).

12.4 Adenome und Adenokarzinome des RPE

Es handelt sich um echte Neoplasien des retinalen und ziliaren Pigmentepithels mit benignen oder geringgradig malignen Eigenschaften. Es ist bis heute nicht klar, ob diese Tumoren „de novo" oder aus einer Pigmentepithelhyperplasie entstehen. Sie kommen äußerst selten vor. Klinisch ist es nicht möglich, ein Adenom von einem Adenokarzinom zu unterscheiden. Bis heute sind Metastasen eines Adenokarzinoms nicht nachgewiesen (*Garner* 1970, *Tso* und *Albert* 1972).

Die histologische Unterscheidung zwischen pseudoneoplastischer Hyperplasie und echten Tumoren stützt sich auf den Nachweis von Reizen wie z. B. Entzündungen und Traumen, die eine reaktive Hyperplasie ausgelöst haben könnten. Auch die Unterscheidung zwischen Adenom und Adenokarzinom ist nicht zweifelsfrei möglich (*Folberg* 1994). Sie basiert auf unterschiedlichen zytologischen Kriterien und dem Grad der lokalen Infiltration des Tumors in Nachbargewebe. Der histologische Aufbau der Adenome und auch Karzinome erscheint vakuolig, wenn der Tumor im Ziliarkörperbereich entsteht und tubulär und schnurartig bei Entwicklung aus dem retinalen Pigmentepithel.

Diese Tumoren des Pigmentepithels können sich juxtapapillär entwickeln (Abb. 12.2 a,b), sind aber auch an allen anderen Stellen des Fundus bis zum Äquator hin beobachtet worden. Sie ahmen nicht nur Melanome, sondern auch besonders bei parapapillärem Sitz Melanozytome nach.

Alle Tumoren, die als Adenokarzinom diagnostiziert wurden, zeigten eine Infiltration der Retina bis zu Absiedlungen im Glaskörper, sowie eine Infiltration in die Chorioidea (*Greer* et al. 1952,

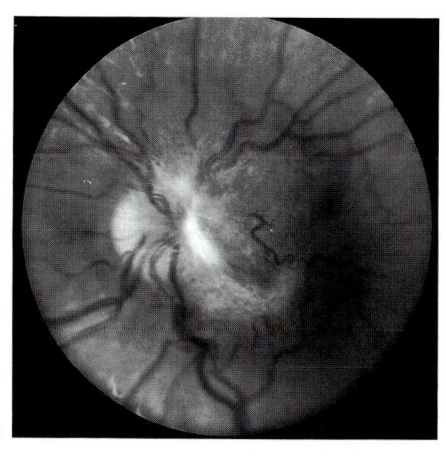

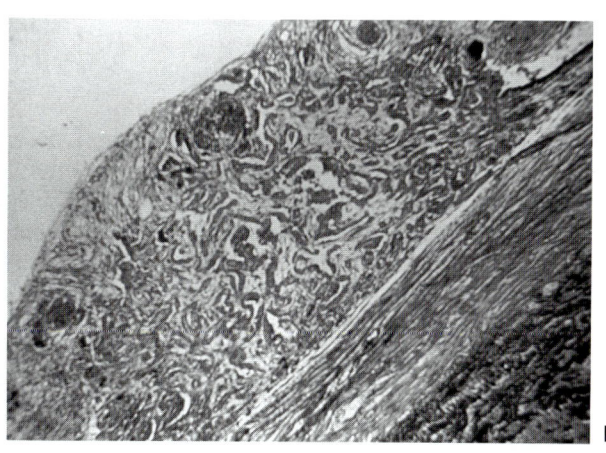

Abb. 12.3 a, b Adenom des retinalen Pigmentepithels in Papillennähe. Der benigne Tumor kann schwer von einer pseudoepitheliomatösen Hyperplasie unterschieden werden. (Mit freundlicher Genehmigung von *F. C. Blodi*.)

Kurz und *Zimmerman* 1962, *Minckler* und *Allen* 1978). Allerdings ist auch bei einem als Adenom bezeichneten Tumor die Infiltration der Aderhaut beschrieben worden (*Blodi* et al. 1965, *Shields* 1983).

Ophthalmoskopisch stellen sie sich als tiefschwarze Tumoren dar, die sich abrupt aus der Fundusebene in den Glaskörperraum erheben. Sie wachsen sehr langsam und verursachen nur dann Beschwerden, wenn sie die Makula befallen oder vom Ziliarkörper her kommend eine Katarakt erzeugen. Sowohl mit Fluoreszenzangiographie als auch mit Ultraschall läßt sich keine sichere Diagnose stellen.

Behandlung: Die meisten Tumoren werden unnötigerweise wie Melanome behandelt, d. h. entweder durch Enukleation oder Brachytherapie. Wenn der Verdacht auf ein Adenom oder auch Adenokarzinom ophthalmoskopisch erhoben wird, dann empfiehlt sich, zunächst keine Therapie durchzuführen, sondern den Befund zu dokumentieren und ihn mit der Zeit zu beobachten.

12.5 Melanozytom des Sehnervenkopfes

Als Melanozytom bezeichnet man einen recht seltenen pigmentierten Tumor, der überall dort im Körper entstehen kann, wo Melanozyten vorkommen. Er kann sich im Zentralnervensystem und in der Aderhaut ausbilden, sein häufigstes Vorkommen ist jedoch auf der Papille und in unmittelbarer Nachbarschaft von ihr. In der Vergangenheit wurden Augen mit einem schwarzen Tumor neben der Papille unter der Diagnose Melanom enukleiert, doch seit der benigne Charakter dieser Geschwulst und sein typisches Erscheinungsbild besser bekannt wurden, gibt es inzwischen dank der konservativen Behandlung nur selten die Gelegenheit der histologischen Untersuchung.

1962 wurde der Begriff **Melanozytom** von *Zimmerman* und *Garron* eingeführt und zugleich anhand 20 enukleierter und histologisch untersuchter Fälle sowie an 14 nicht enukleierter Augen die benigne Natur dieses Tumors dokumentiert. Bei einer Nachuntersuchung dieser Fälle über eine Periode von 1–34 Jahren konnte kein Todesfall an Metastasen beobachtet werden. Damit hat sich bis heute die Überzeugung durchgesetzt, daß dieser Tumor keiner Behandlung bedarf. Die großen gleichförmig gestalteten Zellen veranlaßten *Cogan* (1964) die Bezeichnung Naevus magnocellularis vorzuschlagen und *Reese* (1974) glaubte dabei an einen kongenitalen Tumor, den er benignes Melanom des Sehnervenkopfes nannte. Um die Entstehung der Tumoren an der Papille zu erklären, wies *Zimmerman* 1965 darauf hin, daß der Tumor aus kongenitalen, primitiven, dendritischen Melanozyten entsteht, die auch normalerweise in der Lamina cribrosa beim Menschen vereinzelt vorkommen. Bei niederen Wirbeltieren wie z. B. Reptilien ist die Papille in der Regel stark pigmentiert. Das Melanozytom ist möglicherweise eine atavistische Bildung, gleichsam ein phylogenetischer Schritt zurück zu einst normalen Verhältnissen. Zimmerman prägte daher den Begriff der **atavistischen melanotischen Progonome**.

Klinische Besonderheiten

Das Melanozytom wurde bei beiden Geschlechtern mit gleicher Häufigkeit beobachtet. Auffällig erscheint, daß es vorwiegend bei dunkelhäutigen Patienten gefunden wird, etwa die Hälfte aller bekannten Melanozytome wurden bei Schwarzhäutigen entdeckt. Dies steht im Gegensatz zum Melanom der Aderhaut, was äußerst selten bei dunkelpigmentierten Menschen vorkommt (*Joffe* und *Shields* et al. 1979, 1994).

Meist wird das Melanozytom der Papille zufällig bei einer Ophthalmoskopie aus anderen Gründen gefunden. Es bereitet weder Beschwerden noch Sehstörungen, es sei denn, ein besonders großer Tumor ruft durch Nervenfaserkompression, Blutgefäßverschluß oder möglicherweise auch durch

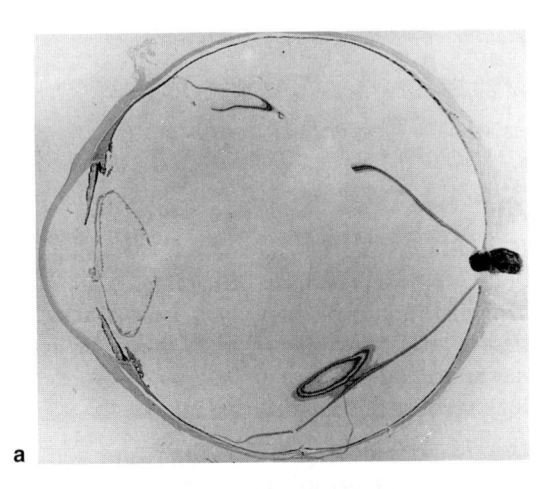

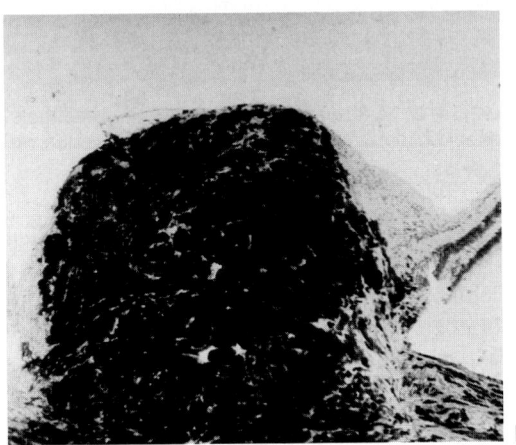

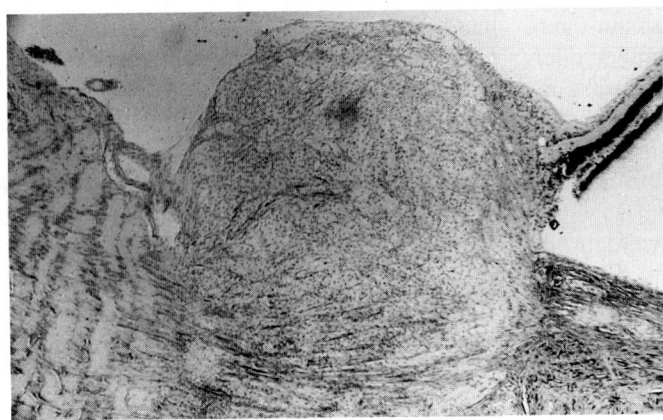

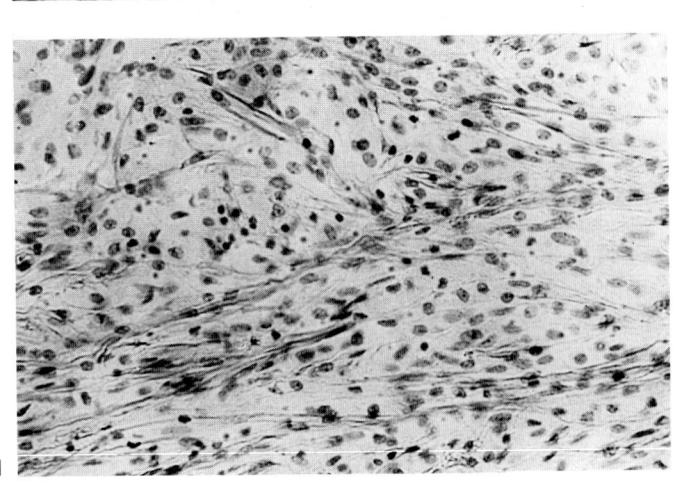

Abb. 12.4a–d Melanozytom des N. opticus. Das Auge wurde wegen Melanomverdachtes enukleiert (Präparat des AFIP von *L. E. Zimmerman*, Washington DC).
a Schnitt durch den enukleierten Bulbus.
b Mit Pigment überladene Tumorzellen lassen keine inneren Strukturen erkennen.
c Pigmentbleichung, große plumpe polygonale Tumorzellen mit kleinen ebenmäßig gestalteten Zellkernen, Vergr. 79×.
d Vergr. 504×, Färbung HE, deutlicher Nukleolus.

toxische Wirkung bei Tumornekrose entsprechende Funktionsausfälle hervor.

Ophthalmoskopisch haben Melanozytome eine charakteristische wenn auch variable Gestalt. Man findet eine leicht erhabene schwarze Gewebsmasse, die exzentrisch an der Papille liegt und einen Teil von ihr verdeckt. In etwa 75% aller Fälle erkennt man am Tumorrand schwarze fibrilläre Ausläufer, da sich die Tumorzellen in der Peripherie zwischen die retinalen Nervenfasern erstrecken. Die Größe des Melanozytoms variiert, manche nehmen nur einen kleinen Teil der Papille ein, andere verdecken sie vollständig samt den von ihr abgehenden retinalen Gefäßen. In 50% aller Melanozytome schließt sich an der Seite der Läsion unmittelbar am Papillenrand ein chorioidaler Naevus an (*Joffe* et al. 1979). Die unbefallene Papille erscheint normal, selten entsteht ein Papillenödem. Dabei lassen sich selbst bei noch ungestörtem Visus afferente Pupillenstörungen und Gesichtsfelddefekte (vergrößerter blinder Fleck) nachweisen (Abb. 12.4a – d, 12.5a – c).

In der Regel bleibt ein Melanozytom unverändert, bei etwa 15% konnte jedoch über viele Jahre der Beobachtung eine allmähliche Größenzunahme dokumentiert werden.

Histopathologie

Das Melanozytom muß als eine großzellige Variante des Aderhautnaevus verstanden werden.

Die mit reichlich Pigment vollgestopften Zellen infiltrieren die Papille und erstrecken sich auch weit in den Sehnerven nach dorsal hinein, gelegentlich dehnt sich das Melanozytom auch in die sensorische Netzhaut und in die benachbarte Aderhaut aus. Die Zellen sind plump, rundlich mit reichlich Zytoplasma, die Zellkerne erscheinen gleichförmig, rund, zeigen keine Hyperchromasie, die Nukleoli erscheinen unverdächtig und Mitosefiguren finden sich kaum. Diese Einzelheiten in den Tumorzellen lassen sich nur nach Pigmentbleichung erkennen. Ultrastrukturelle Untersuchungen von *Juarez* und *Tso* (1980) ergaben zwei unterschiedliche Zelltypen in einem Melanozytom. Typ 1 Zellen entsprechen der oben genannten Struktur, Typ 2 Zellen sind dagegen spindelförmig, weisen eine höhere Kern-Plasma-Relation auf, besitzen weniger Pigment und zeichnen sich möglicherweise durch größeres Wachstumspotential aus.

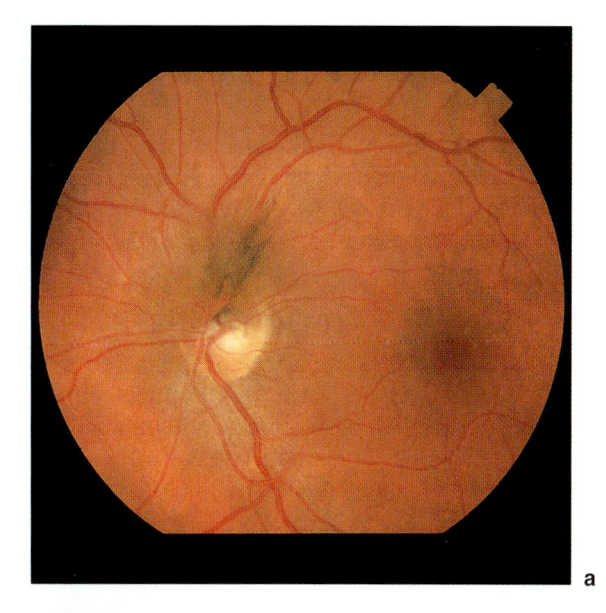

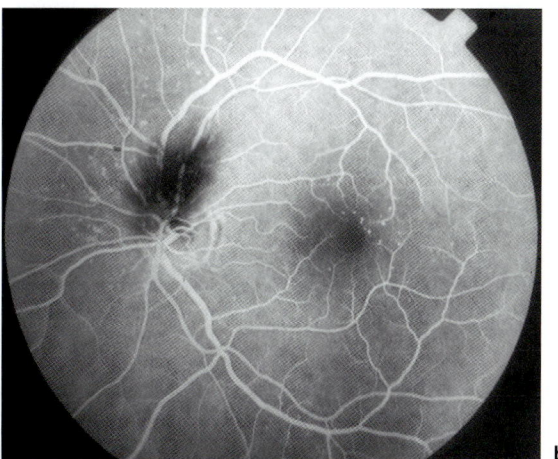

Abb. 12.5a, b
a Melanozytom am rechten Auge, Zufallsbefund, Visus 1,0, während einer zehnjährigen Beobachtung keine Veränderung.
b Fluoreszenzangiogramm, Verdeckte Hintergrundsfluoreszenz durch das Pigment des Tumors, das sich auch über die retinalen Gefäße erstreckt. Einige verstreut liegende kleine Defekte im RPE.
c Kleines relatives Skotom am blinden Fleck.

Differentialdiagnose

Die wichtigste Differentialdiagnose besteht in der Erkennung eines juxtapapillären Aderhautmelanoms. Das Melanom kann sich nach vorn über die Papille erstrecken, ist kaum so tief schwarz pigmentiert, meist erheblich prominenter und wächst nicht zwischen die Nervenfasern der Retina. Melanome entwickeln das typische pilzförmige Wachstum und erreichen erheblich größere Ausmaße als Melanozytome. Primäre maligne Melanome des Sehnervenkopfes sind extrem selten, man sollte jedoch daran denken, wenn ein als Melanozytom angesehener Tumor zu wachsen beginnt (*Erzurum* et al. 1992).

Ein juxtapapillärer Aderhautnaevus befällt nicht die Papille. Gelegentlich findet man Aderhautnaevi an der Seite der Papille, die von einem Melanozytom befallen ist.

Die kongenitale Hyperplasie des RPE erstreckt sich niemals in die Papille hinein und ist vollkommen flach.

Die reaktive Hyperplasie des Pigmentepithels kann juxtapapillär vorkommen, niemals jedoch präpapillär. Man findet dabei stets Zeichen ehemaliger Entzündungen oder Traumen.

Kombinierte Hamartome bestehen neben Pigmentepithelproliferationen noch aus Glia, Gefäßen und epiretinalen Membranen mit auffälligen Torsionen der benachbarten retinalen Gefäße (Tab. 12.1).

Maligne Entartung des Melanozytoms

Bei einigen Melanozytomen konnte durch jahrelange Beobachtung ein stetiges Wachstum nachgewiesen werden, bis schließlich die Enukleation wegen Melanomverdachts erfolgte (*Mansour* et al. 1989). Die maligne Transformation konnte jedoch nicht bewiesen werden. Eine andere Beobachtung, bei der nach 17 Jahren der Kontrolle wegen plötzlichem Wachstums des Melanozytoms eine Enukleation durchgeführt worden war, wobei tatsächlich ein Melanom diagnostiziert wurde, läßt möglicherweise vermuten, daß es sich von vornherein um ein juxtapapilläres Melanom ge-

Tabelle 12.1 Differentialdiagnose pigmentierter Tumoren an der Papille.

	Farbe	Gestalt	Funktion	Therapie
Melanozytom	tief schwarz	auf der Papille, pigmentierte stahlenförmige Ränder, prominent	Visus intakt, vergrößerter blinder Fleck, Sehstörung nurbei zentraler Nekrose	keine, Verlaufskontrolle
Hamartom des RPE	grau weiß	gefäßreich, gliöse Stränge, Netzhautfalten, Tortuositas vasorum, prominent	Visus herabgesetzt	keine, Verlaufskontrolle
Reaktive Hyperplasie des RPE	schwarz	juxtapapillär, flach, manchmal prominent, vielgestaltig, Traumen?, Entzündungen?	normal, je nach Ausdehnung auch herabgesetzter Visus, Gesichtsfelddefekte	keine
Kongenitale Hyperplasie des RPE	tief schwarz	flach, überschreitet nie den Papillenrand, depigmentierte Areale (Lakunen), oft als Pigmentkonus der Papille	normal	keine
Juxtapapillärer Aderhautnävus	schiefergrau	gering prominent, Drusen, manchmal seröse begleitende Amotio retinae	normal bei serösem Exsudat herabgesetzt, blinder Fleck vergrößert	keine, fotographische Verlaufskontrolle, Prominenzzunahme und Orangepigment sind verdächtig auf maligne Entartung
Adenom oder Adenokarzinom des RPE	tief schwarz	kann sich über die Papille erstrecken, wenig prominent	Visus vermindert, blinder Fleck vergrößert	eigentlich keine, bei Wachstum erfolgt Enukleation wegen Melanomverdacht
Malignes Melanom	schiefergrau, Orangepigment	Juxtapapillär, prominent, hängt oft über die Papille, pilzförmig, tumorferne Amotio bei 6 Uhr	Visus herabgesetzt, blinder Fleck vergrößert	Brachytherapie, Protonen, meist ist die Enukleation nicht vermeidbar

handelt haben könnte (*Apple* et al. 1984). *Shields, J. A.* und *C. L. Shields* et al. (1990) berichteten über einen Patienten, bei dem 9 Jahre lang ein papilläres und juxtapapilläres Melanozytom bekannt war. Wegen progressiven Wachstums erfolgte die Enukleation und es fand sich ein gemischtzelliges Melanom, in der angrenzenden Aderhaut waren jedoch noch einzelne Herde eines typischen Melanozytoms nachweisbar. Eine ähnliche Beobachtung stammt von *Zografos* et al. (1982).

Aus diesen Veröffentlichungen darf man die Schlußfolgerung ziehen, daß die maligne Entartung eines Melanozytoms der Papille prinzipiell möglich ist, wenn man auch nur selten damit rechnen muß. Möglicherweise spielt dabei der gelegentlich das Melanozytom begleitende juxtapapilläre Aderhautnaevus eine gewisse Rolle.

Diagnostische Maßnahmen

Die Diagnose wird mit dem Ophthalmoskop gestellt. Regelmäßige Fundusfotos erscheinen wichtig, doch sollte eine geringfügige Größenzunahme im Verlauf von Jahren nicht gleich als maligne Entartung gedeutet werden. Im Fluoreszenzangiogramm besteht eine Hypofluoreszenz während des gesamten Farbstoffverlaufes durch die Blockade der Hintergrundsfluoreszenz infolge der dicht pigmentierten Zellen. Eine Hyperfluoreszenz der Papille in Nachbarschaft des Tumors muß als Zeichen eines Ödems mit Leakage gedeutet werden. Die Ultraschallechographie ergibt keine sicheren differentialdiagnostischen Hinweise zu anderen Tumoren der Papille. Sie ist jedoch wichtig, um das Ausmaß der Tumorinfiltration in den N. opticus darstellen zu können. Computer- und Kernspintomographie sind hilfreich, um eine extraokulare Tumorausbreitung nachzuweisen oder auszuschließen.

Therapie

Sobald die Diagnose Melanozytom sicher gestellt werden kann, erübrigt sich jede Art von Behandlung. Jährliche Kontrolluntersuchungen sind empfehlenswert, weil dennoch eine wenn auch geringe Wahrscheinlichkeit der malignen Entartung nicht ausgeschlossen werden kann. Eine unbedeutende Größenzunahme des Melanozytoms im Laufe der Jahre ist kein Grund für die Enukleation.

Die Prognose für den Visus ist gut. Es gibt nur wenige Hinweise, daß durch Wachstum oder Tumornekrose ein Visusverfall hervorgerufen wurde (*Wiznia* et al. 1974). Niemals sind bei diesem benignen Melanozytom Metastasen beobachtet worden.

Zusammenfassung zu Kap. 12 Tumoren und tumorähnliche Veränderungen des retinalen Pigmentepithels

Die kongenitale Hyperplasie des retinalen Pigmentepithels führt zu tief schwarzen, scharf begrenzten runden bis ovalen flachen Pigmentierungen am Fundus. Gelegentlich geben sie Anlaß zu differentialdiagnostischen Erörterungen zum Aderhautmelanom, sie sind jedoch ophthalmoskopisch meist sicher von einem echten Melanom zu unterscheiden. Bei doppelseitigem multiplen Vorkommen muß an das Gardner-Syndrom gedacht werden, bei dem gleichzeitig polypöse intestinale Veränderungen sowie Knochen- und Weichteiltumoren vorkommen können.

Kombinierte Hamartome der Retina und des retinalen Pigmentepithels und das Melanozytom der Papille lassen sich durch ihre typische Erscheinungsform meist sicher von einem juxtapapillären Melanom abgrenzen. Eine maligne Entartung eines Melanozytoms wurde nur in wenigen Fällen dokumentiert.

Adenome und Adenokarzinome des Pigmentepithels sowie peripher wachsende Melanozytome lassen sich ophthalmoskopisch und sonographisch kaum von echten Melanomen unterscheiden.

13 Metastatische Tumoren der Aderhaut und Netzhaut

A. P. LOMMATZSCH

Metastasen extraokularer Primärtumoren in das Auge sind immer ein Ausdruck für ein spätes Stadium einer generalisierten malignen Erkrankung. Hierbei muß es zu einer effizienten interdisziplinären Zusammenarbeit von Onkologen, Ophthalmologen, Strahlentherapeuten und anderen Fachdisziplinen kommen. Noch in den fünfziger Jahren schätzte man die Häufigkeit von Aderhautmetastasen sehr gering (*Cordes* 1944, *Greear* 1950). Erst nach systematischer Auswertung autoptischer Untersuchungen von Patienten mit malignen Erkrankungen wurde offensichtlich, daß die Aderhautmetastase der häufigste maligne intraokulare Tumor ist (*Bloch* und *Gartner* 1971, *Cordes* 1944, *Nelson* et al. 1983)). *Bloch* et. al. fanden histologisch in einer autoptischen Studie von 230 Patienten mit malignem Tumorleiden bei 10% uveale Metastasen (*Bloch* und *Gartner* 1971). *Albert* et al. konnten in einer klinischen Studie von 213 Patienten mit maligner Grunderkrankung und bekannten Metastasen bei 2% Aderhautmetastasen nachweisen (*Albert* 1967).

In vielen Fällen bleiben die Metastasen in der Uvea besonders bei peripherer Lage asymptomatisch. Darüber hinaus gehört die augenärztliche Grunduntersuchung im späten Stadium eines generalisierten Tumorleidens nicht zur Routine. Die Anzahl der Metastasen und die Lokalisation ist sehr verschieden und anscheinend nicht vom Primärtumor abhängig. Eine umfangreiche Arbeit zu diesem Thema stammt von *Shields* aus Philadelphia, in der über 420 Patienten mit uvealen Metastasen über einen Zeitraum von 21 Jahren berichtet wird (*Shields, C. L.* et al. 1997b, *Shields, J. A.* und *C. L. Shields* 1992).

13.1 Primärtumoren

Bei den meisten intraokularen Metastasen (82%) handelt es sich um Absiedlungen von primären Karzinomen und nur in einzelnen Fällen sind Sarkome als Primärtumor beschrieben (*Shields, J. A.* und *C. L. Shields* 1997b). Metastasen von Hautmelanomen und von karzinoiden Tumoren sind ebenfalls selten. Bemerkenswert erscheint, daß in der Studie von Shields et al. bei 13% der Patienten mit uvealen Metastasen der Primärtumor unbekannt geblieben war (*Shields, J. A.* und *C. L. Shields* 1992).

Mammakarzinom: In allen Arbeiten ist das Mammakarzinom als häufigster Primärtumor beschrieben worden (*Shields, C. L.* et al. 1997b, *Shields, J. A.* und *C. L. Shields* 1992, *Bullock* und *Yanes* 1980, *Letson* und *Davidorf* 1992, *Mewis* und *Young* 1982, *Wiegel* et al. 1997, *Tkocz* et al. 1997). In einzelnen Fällen wurde auch über männliche Patienten mit uvealen Metastasen bei Mammakarzinom berichtet (*Shields, C. L.* et al. 1997b, *Shields, J. A.* und *C. L. Shields* 1992). Es kommt nicht selten vor, daß die Diagnose einer uvealen Metastase die erste Manifestation der malignen Erkrankung ist (*Reynard* und *Font* 1983, *Mewis* und *Young* 1982, *Lakhanpal* et al. 1982).

Bronchialkarzinom: Es ist der zweithäufigste Primärtumor mit Absiedlungen in die Uvea. Auch Metastasen vom Bronchialkarzinom können manchmal vor dem Primärtumor erkannt werden, besonders wenn sie bei zentraler Lage am Fundus symptomatisch werden (*Shields, J. A.* und *C. L. Shields* 1992, *Jarret* et al. 1970, *Klein* et al. 1977). In der Arbeit mit dem umfangreichsten Patientengut von *Shields* et al. waren mehr als die Hälfte der Patienten mit Bronchialkarzinom männlich (*Shields, C. L.* et al. 1992).

Andere Primärtumoren: Die Tabelle 13.1 enthält eine Zusammenstellung der häufigsten Primärtumoren und ihre prozentuale Verteilung aus der Arbeitsgruppe *Shields* und Mitarbeiter.

Auffallend ist der relativ hohe Anteil von unbekannten Primärtumoren, der auch von anderen Autoren beschrieben wird (*Wiegel* et al. 1997, *Tkocz* et al. 1997, *McCormick* et al. 1993). Hier sind die Augensymptome oft das erste Zeichen einer generalisierten malignen Erkrankung. Andere Arbeiten unterscheiden sich in der Angabe über die Häufigkeitsverteilung der bekannten Primärtumoren nur unwesentlich (*Bloch* und *Gartner* 1971, *Shields, J. A.* und *C. L. Shields* 1992, *Wiegel* et al. 1997, *Tkorz* et al. 1997, *Sassmannshausen* et al. 1990). Bis auf das Mammakarzinom und in geringer Form das Bronchialkarzinom ist die geschlechtliche Verteilung bei den anderen Primärtumoren recht homogen. Hauptsächlich begegnet man uvealen Metastasen erwartungsgemäß im mittleren und späteren Lebensalter (*Shields, C. L.* et al. 1997b, *Shields, J. A.* und *C. L. Shields* 1992, *Sassmanshausen* et al. 1990).

Tabelle 13.1 Primärtumoren von Aderhautmetastasen bei 420 Patienten mit Aderhautmetastasen (*Shields, C. L.* et al.: Survey of 420 Eyes with Uveal Metastases. Ophthalmology 104 [1997] 1265–1276).

Primärtumor	Anzahl
Mammakarzinom	196
Bronchialkarzinom	90
Gastrointestinale Karzinome	17
Nierenkarzinom	9
Hautmelanom	9
Prostatakarzinom	9
andere	17
unbekannt	73

13.2 Verteilung intraokularer Metastasen

Am häufigsten siedeln sich Metastasen in der Uvea ab. Seltener kommen Absiedlungen extraokularer Tumoren im Glaskörper, der Netzhaut oder an der Papille vor (*Shields, C. L.* et al. 1997b, *Shields, J. A.* und *C. L. Shields* 1992). Von den uvealen Metastasen sahen Shields et. al bei 300 Patienten bei 81% chorioidale Metastasen, bei 7% Irismetastasen, bei 4% Papillenmetastasen und bei 1% Metastasen im Ziliarkörper. Bei den restlichen 7% handelte es sich um ein kombiniertes Auftreten der intraokularen Sekundärtumoren. In 30% wurden bilateral uveale Absiedlungen beschrieben (*Shields, C. L.* et al. 1997b). Es ist dringend auf eine exakte beidseitige Untersuchung bei Verdacht auf intraokulare Tumorabsiedlung zu achten.

Typisch für uveale Metastasen ist das multifokale Auftreten in etwa einem Drittel der Fälle. Dieses scheint mit der segmentalen Aufzweigung der Ziliararterien bis zur Choriocapillaris zusammenzuhängen (*Shields, J. A.* und *C. L. Shields* 1992).

13.3 Klinisches Bild

Das klinische Bild der uvealen Metastasen variiert in Abhängigkeit von der Lokalisation im Auge und somit unterscheiden sich auch die Beschwerden der Patienten und die zu erwartenden Sehstörungen (*Shields, J. A.* et al. 1997).

Aderhautmetastasen

Schleichende schmerzlose Sehverschlechterungen sind die häufigsten Beschwerden der Patienten. Schmerzen treten selten auf und dann meist in Verbindung mit einem Sekundärglaukom. In Abhängigkeit von der Lokalisation und Stadium der Erkrankung können die Aderhautmetastasen auch asymptomatisch bleiben (*Lieb* et al. 1990). Ophthalmoskopisch sieht der Untersucher eine homogene gelblich cremige meist runde und prominente Läsion der Aderhaut (Abb. 13.1 und 13.2). Größere Tumoren können sekundär zu einer exsudativen Ablatio und auch zu Veränderungen auf der Ebene des retinalen Pigmentepithels führen. Diese fallen dem Untersucher als dissiminierte gelbbraune Klumpen auf der Tumoroberfläche auf. Zum Durchbruch durch die Bruchsche Membran, wie es beim primären Aderhautmelanom zu beobachten ist, kommt es nur extrem selten (*Shields, J. A.* und *C. L. Shields* 1992). In vereinzelten Fällen ist besonders beim primären Bronchialkarzinom eine zirkuläre Aderhautschwellung zu beobachten

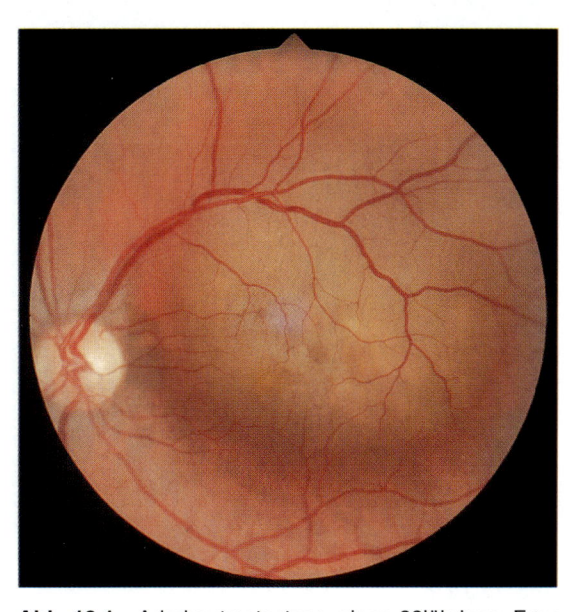

Abb. 13.1 Aderhautmetastase einer 32jährigen Frau mit Mammakarzinom. Die Metastase wurde während einer laufenden Chemotherapie symptomatisch.

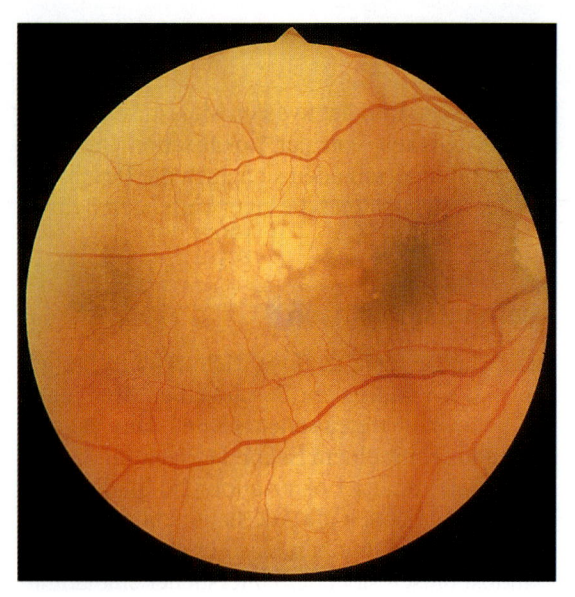

Abb. 13.2 Klinisches Bild einer Aderhautmetastase eines 55jährigen Mannes mit einem bekannten Bronchialkarzinom.

Differentialdiagnose

Mehrere intraokulare Erkrankungen können dem klinischen Bild der chorioidalen Metastase sehr ähnlich sehen (Tab. 13.2).

Tabelle 13.2 Die wichtigsten Differentialdiagnosen zur Aderhautmetastase.

Amelanotischer Nävus der Aderhaut
Amelanotisches Aderhautmelanom
Aderhauthämangiom
Aderhautosteom
Skleritis posterior
Uveales Effusionssyndrom
Retinitis und Chorioidits
Rhegmatogene Ablatio retinae
Chronische zentralseröse Chorioretinopathie
Vogt-Koyanagi-Harada-Syndrom
Okulo-zerebrales Lymphom

und kann dann mit dem uvealen Effusionssyndrom verwechselt werden.

Bei peripherer Lage der Metastase mit Ankopplung an den Ziliarkörper sind gelegentlich deutlich erweiterte episklerale Gefäßschlängelungen und Stauungen zu beobachten (*Yeo* et al. 1983).

Ein amelanotisches Melanom der Aderhaut ist sicher die wichtigste Differentialdiagnose zur Metastase. Das Melanom ist nur sehr selten bilateral und zeigt deutlich mehr und dickere Gefäße im Tumorinneren. Häufig sieht man auch einen Durchbruch durch die Bruchsche Membran, was für das Melanom pathognomonisch ist.

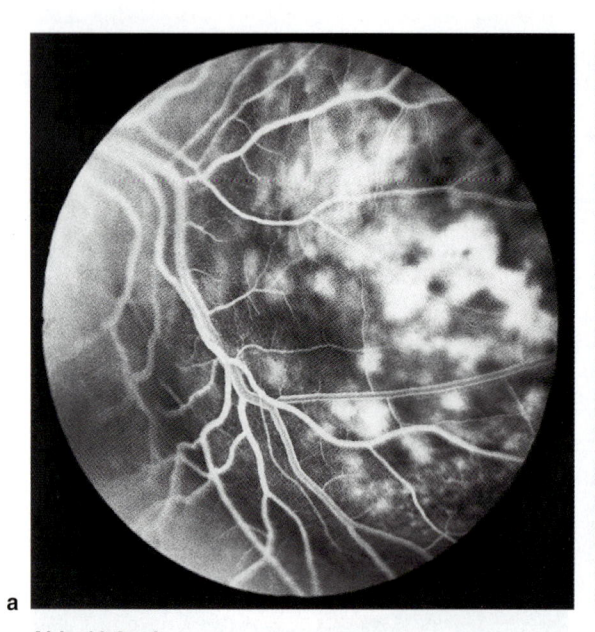

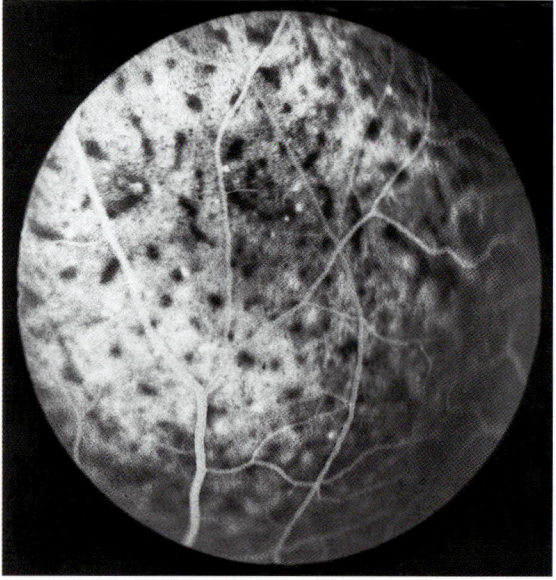

Abb. 13.3 a, b
a Typisches Angiogramm in der Frühphase einer Aderhautmetastase eines 50jährigen Patienten mit Prostatakarzinom.
b Späte Phase der Angiographie einer Aderhautmetastase bei einer 42jährigen Frau mit Mammakarzinom.

Sowohl das solitäre umschriebene Aderhauthämangiom als auch das Aderhauthämangiom im Rahmen der Sturge-Weber-Erkrankung ist nicht selten klinisch schwer von einer Aderhautmetastase abzugrenzen (s. Kap. 10.1). Hier ist die Echographie mit Hinblick auf das Binnenecho und die Fluoreszenzangiographie sowie die ICG-Angiographie eine gewisse Hilfe. Von entscheidener Bedeutung ist in jedem Fall eine exakte Erhebung der Krankengeschichte.

Retinale Metastasen

Über Metastasen der Retina sind in der Literatur nur Fallbeschreibungen zu finden (*Kennedy* 1958, *Letson* und *Davidorf* 1992, *Young* et al. 1979, *Shields, J. A.* und *C. L. Shields* 1992).

Klinisch sieht man auf der Ebene der sensorischen Netzhaut eine schwarze unregelmäßige Masse, die wenig adhärent ist und somit auch zu vitrealen Absiedlungen führt. Sie sind paravaskulär beschrieben und können zu Korpuseinblutungen führen.

Hiervon ist in jedem Fall eine **karzinomassoziierte Retinopathie (CAR)** abzugrenzen. Dabei handelt es sich um ein paraneoplastisches Syndrom als tumorferner Effekt eines Primärtumors ohne metastatische Zellabsiedlung (*Holz* et al. 1997). Bei der CAR kommt es zur einer Degeneration der sensorischen Netzhautzelle. Als ursächlich wird hier eine Antikörperreaktion mit retinalem Antigen aufgrund der Expression identischer Epitope durch Tumorzellen angenommen (*Adamus* et al. 1996, *Holz* et al. 1997, *Polans* et al. 1992, *Thirkill* et al. 1987, 1992, 1993).

Metastasen an der Papille

Metastasen können sich sowohl durch Absiedlung via kleiner papillärer Gefäße oder durch direkte Ausbreitung angrenzender chorioidaler Metastasen bilden (*Shields, C. L.* et al. 1997b, *Shields, J. A.* und *C. L. Shields* 1992). In Abhängigkeit von der Destruktion der Lamina cribrosa können die verschiedenen Formen und Stadien des Papillen- und Pseudopapillenödems sichtbar werden.

13.4 Diagnostische Verfahren

Neben einer ausgiebigen und interdisziplinär ausgerichteten Erhebung der Krankengeschichte stehen dem Ophthalmoonkologen heute eine Reihe von diagnostischen Hilfsmitteln wie Fluoreszenzangiographie, Ultraschalldiagnostik, Computertomographie Kernspintomographie und die Feinnadelbiopsie zur Seite.

Fluoreszenzangiographie: In typischer Weise stellt sich die Aderhautmetastase in der frühen arteriellen Phase des Angiogramm hypoflourezent dar und färbt sich im weiteren Verlauf kontinuierlich an (*Davis* und *Robertson* 1973, *Gass* 1974, *Shields, J. A.* und *C. L. Shields* 1992). Durch Blokkaden von dunkelbraunen Pigmentklumpen können auf der Tumoroberfläche disseminierte Hypoflouresenzen persistieren. Durch das Anfärben der subretinalen Flüssigkeit kann das angiographische Bild sehr variieren. Bei der Differentialdiagnose zum nichtpigmentierten Aderhautmelanom oder Aderhauthämangiom ist es nur begrenzt eine Hilfe. Dagegen ist die Abgrenzung zu entzündlichen Prozessen, zu chorioidalen Neovaskularisationen und zu subretinalen Blutungen fluoreszenzangiographisch recht eindeutig.

Sonographie

Die Sonographie ist oft sehr hilfreich bei der Diagnostik von Aderhaut- oder Ziliarkörpermetastasen besonders dann, wenn sie von eine bullösen exsudativen Ablatio verdeckt sind. Im A-Bild sieht man eine initiale 100% Netzhautzacke und dahinter eine Prominenz mit einem Binnenecho mittlerer bis hoher Reflektivität (70–95%), die jedoch etwas variabel sein kann. Die innere Struktur ist irregulär. Eine Schallabschwächung ist entweder nicht nachweisbar oder nur als ein negativer Winkel zur Sklera hin sichtbar. Eine chorioidale Exkavation, d. h. der Ersatz des Aderhautraumes durch Tumor, fehlt gewöhnlich. Im Gegensatz dazu sieht man im A-Bild beim Aderhautmelanom ein typisches niedrigreflektives Binnenecho (Abb. 13.4a,b) (*Stefani* und *Hasenfratz* 1987).

Der moderne Einsatz und die differentialdiagnostische Aussagekraft von Computertomographie und Kernspintomographie sind im Kapitel 8.5.4 ausführlich beschrieben. In Einzelfällen ist die Feinnadelbiopsie zur eindeutigen und zweifelsfreien Diagnostik indiziert. *Piro* und Mitarbeiter haben die Methoden und ihre Grenzen beschrieben (*Piro* et al. 1982).

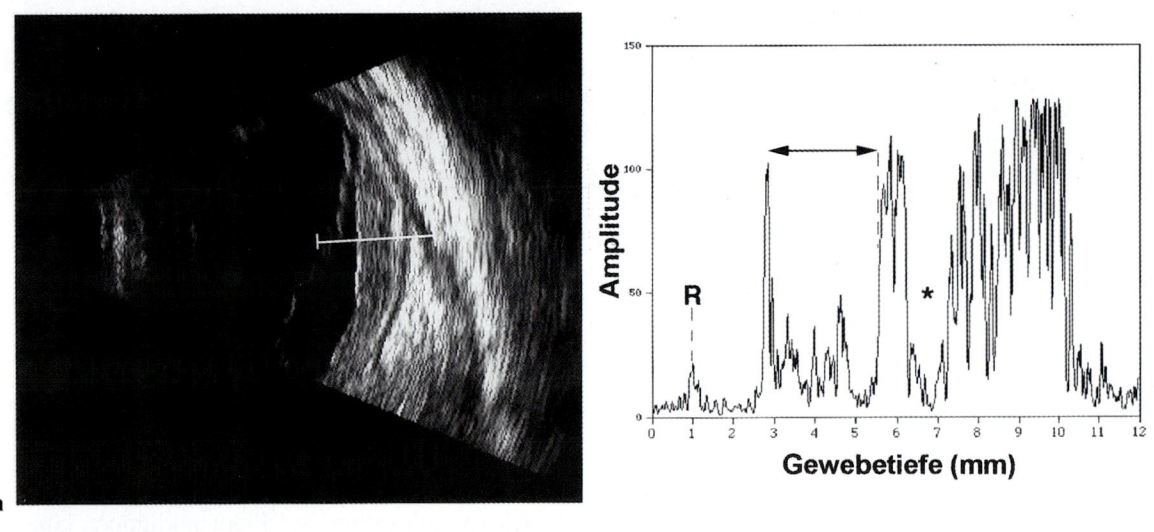

Abb. 13.4 a, b
a Im B-scan eines metastatischen Karzinoms (Primärtumor in der Lunge) erkennt man die diskusförmige (palquoide) Gestalt mit einer darüberliegenden Netzhautablösung. Beachte die Betonung des Tenon-Raumes und die Orbitabeteiligung.
b Hochauflösendes A-scan des markierten Vektorsegmentes zeigt eine mittlere Amplitude des Echomusters mit vernachlässigbarer Verdünnung (attenuation).
Das „R" zeigt die darüberliegende Netzhautablösung an, der horizontale Pfeil die Tumorposition, und das Sternchen zeigt Flüssigkeit im Tenon-Raum. (Mit freundlicher Genehmigung von *D. J. Coleman*.)

13.5 Pathologie

Da es intraokular keine lymphatischen Abflußkanäle gibt, resultieren uveale und retinale Metastasen aus einer hämatogenen Streuung. Der hintere Anteil der Uvea ist das am besten durchblutete intraokulare Gewebe mit der größten Anzahl und Dichte an Blutgefäßen. Darin ist wahrscheinlich die Häufigkeit uvealer Metastasen am hinteren Pol begründet (*Shields, C. L.* et al. 1997b, *Shields, J. A.* und *C. L. Shields* 1992). In histologischen Schnitten von Aderhautmetastasen finden sich häufig für den Primärtumor typische Zellverbände. So kann man in der Metastase vom Bronchialkarzinom epitheliale und glanduläre Zellnester finden (*Shields, C. L.* et al. 1997b, *Shields, J. A.* und *C. L. Shields* 1992, *Jakobiec* et al. 1987, *Font* et al. 1966, 1967, *Fu* et al. 1974, *Rodrigues* und *J. A. Shields* 1987). Die ophthalmoskopisch auffälligen klumpigen dunkelbraunen Pigmentierungen stammen von Makrophagen, die mit Lipofuszin und Melaningranula beladen sind, was dem orangefarbenen Pigment beim Aderhautmelanom entspricht (*Shields, C. L.* et al. 1997b, *Shields, J. A.* und *C. L. Shields* 1992).

13.6 Therapie

Das therapeutische Vorgehen bei Patienten mit intraokularen Metastasen hängt von Größe und Lokalisation der Metastase, einer fortschreitenden Visusminderung und nicht zuletzt vom Allgemeinzustand des Patienten ab. Bei Menschen im präfinalen Stadium einer generalisierten malignen Erkrankung ist über ein therapeutisches Verfahren nur interdisziplinär und in Zusammenarbeit mit der Familie zu entscheiden. Es ist außerdem zu berücksichtigen, welche Behandlungen des Primärtumors bereits von anderen Fachdisziplinen eingeleitet wurden.

In einigen Fällen können besonders Aderhautmetastasen inaktiv bleiben, ohne im Verlauf der Monate und Jahre ihre Größe und Ausdehnung zu verändern. In Abhängigkeit von therapeutischen Erfolgen bei der Behandlung des Primärtumors kann es auch zur völligen Rückbildung der Metastase kommen. Diese Aderhautmetastasen zeigen ophthalmoskopisch fast nie subretinale Exsudationen und man sieht häufig eine klumpige Tumoroberfläche.

Eine Regression der intraokularen Metastasen kann durch die systemische Chemotherapie besonders beim Mammakarzinom mit eventueller Kombination einer Hormontherapie beobachtet werden. Andererseits jedoch kann es auch während einer Chemotherapie zum Auftreten von intraokularen Metastasen kommen. Ein klinisches Merkmal dieser Metastasen sind ihre homogene Oberfläche und eine flache exsudative Ablatio (*Sassmannshausen* et al. 1990, *Shields, C. L.* et al. 1997, *Shields, J. A.* und *C. L. Shields* 1992, *Jaeger* et al. 1971, *Stephens* und *J. A. Shields* 1979).

Die gegenwärtig wirksame und zuverlässigste Therapie besteht in der **perkutanen Strahlentherapie** (*Shields, C. L.* et al. 1997, *Shields, J. A.* und *C. L. Shields* 1992, *Sassmannshausen* et al. 1990, *Stephens* und *J. A. Shields* 1979, *Alberti und Halama* 1987). Die Angaben in der Literatur über die Methodik und über die Dosierung und Fraktionierung schwanken nur minimal. Es wird relativ einheitlich ein Zielvolumen von 30–40 Gy empfohlen. Diese Gesamtdosis wird fraktioniert in Einzeldosen von 2–3 Gy über ein temporales Feld (Linsenschonung) appliziert. Bei unilateralem Befall wird eine Ablenkung des Zielstrahles um 10° zur Schonung des Partnerauges empfohlen. In den neueren Studien wurde die Bestrahlung vorzugsweise mittels Photonen eines 6 MeV-Linearbeschleunigers vorgenommen (*Wiegel* et al. 1997, *Shields, C. L.* et al. 1997, *Shields, J. A.* und *C. L. Shields* 1992, *Sassmannshausen* et al. 1990, *Alberti* et al. 1967). Als Nebeneffekt der perkutanen Radiatio werden Benetzungsstörungen der Hornhaut und passagere Hautalterationen im Bestrahlungsfeld beschrieben (*McCormick* und *Harrison* 1993). Nur in Einzelfällen ist eine radiogene Katarakt oder eine Strahlenretinopathie erwähnt (*Shields, C. L.* et al. 1997, *Shields, J. A.* und *C. L. Shields* 1992, *Reynard* und *Font* 1983, *Wiegel* et al. 1997, *Sassmannshausen* et al. 1990). Es ist eine nebenwirkungsarme und den schwer erkrankten Patienten gering belastende Therapieform. Klinisch sieht man nach perkutaner Radiatio schnell eine echographisch meßbare Abnahme der exsudativen Ablatio und der Tumorprominenz. Dieses kann mit erstaunlichen Verbesserungen der Sehkraft einhergehen (*Shields, C. L.* et al. 1997b, *Shields, J. A.* und *C. L. Shields* 1992, *Reynard* und *Font* 1983, *McCormick* und *Harrison* 1993). In allen Arbeiten konnte bei etwa der Hälfte der bestrahlten Augen eine klinische und echographische Remission gesehen werden und die Sehschärfe besserte sich auch bei über 50% der Augen, bei 30% der Augen änderte sich der Visus nicht (*Shields, C. L.* et al. 1997, *Shields, J. A.* und *C. L. Shields* 1992, *Wiegel* et al. 1997, *Sassmannshausen* et al. 1990). Das klinische Bild einer Aderhautmetastase nach Remission ist durch Pigmentverklumpungen (leopardenfellartig) durch Proliferationen auf der Ebene des retinalen Pigmentepithels gekennzeichnet (Abb. 13.5 a,b).

Eine alternative Form der Strahlentherapie ist die Behandlung mittels **Brachytherapie**. Diese bringt besonders bei Metastasen der Aderhaut, die

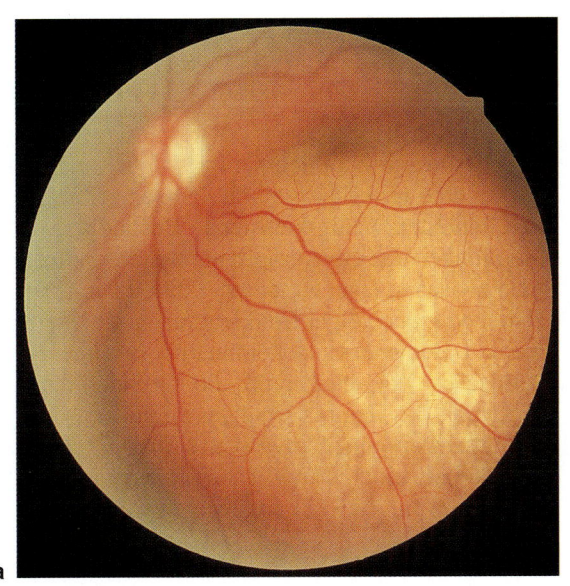

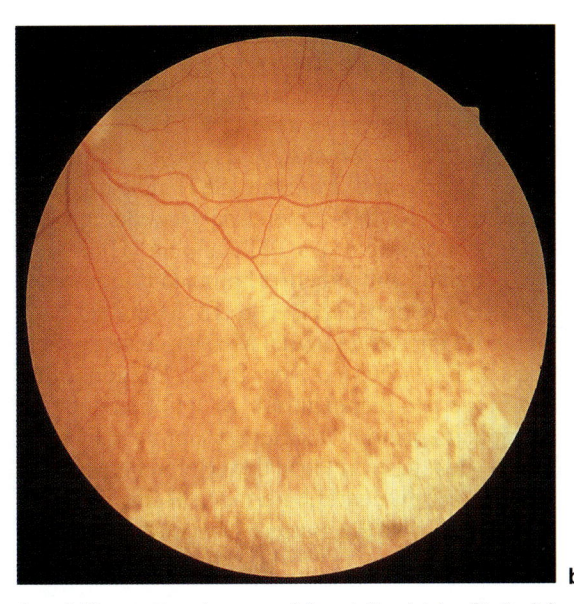

Abb. 13.5 a, b Aderhautmetastase einer 61jährigen Patientin mit Mammakarzinom vor (**a**) und die gleiche Stelle (**b**) 6 Wochen nach perkutaner Bestrahlung mit 30 Gy Gesamtdosis im Zielvolumen, fraktioniert in 15 × 2 Gy.

keine Regression nach perkutaner Radiatio zeigen und bei großen unifokalen Tumoren gute Ergebnisse (*Shields, C. L.* et al. 1997, *McCormick* und *Harrison* 1993). In Anlehnung an die Behandlung des malignen Melanoms kommen hier ebenfalls die Radioisotope J-125, Co-60 und Ru-106/Rh-106 zur Anwendung. In der Arbeit von von *C. L. Shields* et. al wurde in solchen Fällen eine durchschnittliche Tumorapexdosis von 68,80 Gy erreicht und eine Sklerakontaktdosis von 235,64 Gy appliziert (*Shields, C. L.* et al. 1997).

Bei unkontrollierbarem exzessiven Tumorwachstum mit Verlegung oder Verdrängung von Strukturen des vorderen Augensegmentes mit Schmerzen und sekundärem Glaukom stellt die **Enukleation** die Therapie der Wahl dar (*Michelson* et al. 1987). Somit kann nach histologischer Untersuchung auf den Primärtumor geschlossen werden, falls dieser noch unerkannt ist (*Shields, C. L.* et al. 1997).

In Einzelfällen kann auch bei entsprechendem Allgemeinzustand des Patienten über eine **lokale Tumorexzision** nachgedacht werden, besonders wenn es sich um eine unilaterale solitäre extrafoveoläre Metastase handelt. Die Aderhautmetastase des Bronchialkarzinoms erfüllt am häufigsten diese Anforderungen für eine chirurgische Tumorentfernung (*Shields, C. L.* et al. 1997, *Bell* et al. 1975, *Fu* et al. 1974, *Rodrigues* und *J. A. Shields* 1987).

13.7 Prognose

Generell ist die Lebenserwartung der Patienten mit intraokularen Metastasen ausgesprochen schlecht (*Sassmannshausen* et al. 1990, *Shields, C. L.* et al. 1997, *Shields, J. A.* und *C. L. Shields* 1992, *Alberti* und *Halama* 1987). Dieses zeigt sich in den Kaplan-Meier-Analysen der großen Patientenkollektive aus Philadelphia. Hier wird bei Patienten mit einem Mammakarzinom eine mittlere Überlebenszeit von 18 Monaten nach Diagnose der intraokularen Metastase angegeben. Diese hängt sicher mit einer frühen Diagnose und den modernen therapeutischen Optionen und den Kombinationsmöglichkeiten zusammen. Für Tumoren des gastrointestinalen Bereiches ist die Überlebenszeit deutlich geringer. Beim Bronchialkarzinom wird die mittlere Überlebenszeit mit 5 Monaten nach Diagnose der Aderhautmetastase angegeben (*Shields, C. L.* et al. 1997, *Shields, J. A.* und *C. L. Shields* 1992). Patienten mit intraokularen Metastasen bei karzinoiden Primärtumoren besitzen eine wesentlich günstigere Prognose (*Rodrigues* und *J. A. Shields* 1987).

Zusammenfassung zu Kap. 13 Metastatische Tumoren der Netzhaut und Aderhaut

Bei intraokularen Absiedlungen maligner extraokularer Tumoren handelt es sich um ein fortgeschrittenes Stadium eines generalisierten Tumorleidens. Der Augenarzt hat es hier in den meisten Fällen mit einem physisch und psychisch schwerkranken Menschen zu tun, dessen Lebenserwartung begrenzt ist. Gerade in dieser Situation führt ein oder beidseitiger Sehverlust häufig zu einer dramatischen Verschlechterung der Lebensqualität und des psychischen Befindens des Patienten. Gleichfalls erhöhen sich damit auch die sozialen pflegerischen Ansprüche des betroffenen Patienten.

Der häufigste Tumor mit intraokularen Metastasen ist das Mammakarzinom und der bevorzugte Ort aller Metastasen im Auge ist die Aderhaut. Seltener sind Absiedlungen in den Ziliarkörper, in die Iris, die Retina oder in den N. opticus zu beobachten.

Neben der ophthalmoskopischen Untersuchung nach exakter Anamnese kommen die Echographie, Fluoreszenzangiographie, Computertomographie, Kernspintomographie und die Biopsie als diagnostische Verfahren zur Anwendung.

Die perkutane Strahlentherapie stellt gegenwärtig eine zuverlässige und den schwerkranken Patienten wenig belastende Behandlungsmöglichkeit dar. Bei komplizierteren Verläufen muß zwischen einer Brachytherapie, Tumorexzision oder auch einer Enukleation entschieden werden. Bei jeder Entscheidung über ein therapeutisches Vorgehen muß die Grunderkrankung und das damit verbundene Leid mit der Zumutbarkeit einer invasiven Therapie und dem Erhalt einer erträglichen Lebensqualität verantwortungsbewußt abgewogen werden.

Literatur

Standardwerke zur Ophthalmoonkologie

Alberti, W. E., R. H. Sagerman (eds.): Radiotherapy of Intraocular and Orbital Tumors. Springer, Berlin–Heidelberg–New York 1993.
Bornfeld, N., E. S. Gragoudas, W. Höpping, P. K. Lommatzsch, A. Wessing, L. Zografos (eds.): Tumors of the Eye. Kugler Publications, Amsterdam–New York 1991.
Campbell, R. J., L. H. Sobin: Histological Typing of Tumours of the Eye and its Adnexa. World Health Organization International Histological Classification of Tumours. Second Edition. Springer, Berlin–Heidelberg 1998.
Char, D. H.: Clinical Ocular Oncology. Churchill-Livingstone, New York 1989.
Duke-Elder, Sir St. (ed.): System of Ophthalmology. Vol. IX, X, XIII. Henry Kimpton, London 1974.
Jakobiec, F. A. (ed.): Ocular and Adnexal Tumors. Aesculapius Publishing Company, Birmingham 1978.
Lommatzsch, P. K., F. C. Blodi (Hrsg.): Intraocular Tumors. Springer, Berlin–Heidelberg–New York 1983.
Naumann, G. O. H. (Hrsg.): Pathologie des Auges. Springer, Berlin–Heidelberg–New York 1997.
Offret, G., C. Haye: Tumeurs de L'oeil et des annexes oculaires. Masson, Paris 1971.
Peyman, G. A., D. J. Apple, D. R. Sanders: Intraocular Tumors. Appleton-Century-Crofts, New York 1977.
Reese, A. B.: Tumors of the Eye. Harper & Row, New York 1976.
Rohrbach, J. M., W. E. Lieb: Tumoren des Auges und seiner Adnexe. Schattauer, Stuttgart–New York 1998.
Rootman, J.: Diseases of the orbit – a multidisciplinary approach. Lippincott, Philadelphia 1988.
Ryan, St. J. (ed.): Retina. Vol. I: Schachat, A. P. (ed.): Tumours. Mosby, St. Louis 1994.
Shields, J. A., C. L. Shields: Intraocular Tumors – A Text and Atlas. Saunders, Philadelphia 1992.
Shields, J. A.: Diagnosis and Management of Orbital Tumors. Saunders, Philadelphia 1989.
Spencer, W. H., R. L. Font, W. R. Green, E. L. Howes Jr., F. A. Jakobiec, L. E. Zimmerman (eds.): Ophthalmic Pathology – An Atlas and Textbook. Vol. I-IV. Saunders, Philadelphia 1996.
Velhagen, K. (Hrsg.): Der Augenarzt. Band V (1976), Band X (1985), Thieme, Leipzig.
Yanoff, M., B. S. Fine: Ocular Pathlogy. Mosby-Wolfe, St. Louis 1996.
Zimmerman, L. E., L. H. Sobin: Histological Typing of Tumours of the Eye and its Adnexa. International Histological Classification of Tumours No. 24. World Health Organization, Geneva 1980.

1 Tumorbiologie und Tumortherapie

zu 1.1:

Arnold, A., J. Cossman, A. Bakshi et al.: Immunoglobulin gene rearrangements as unique clonal markers in human lymphoid neoplasms. New. Engl. J. Med. 309 (1983) 1593–1599.
Burchill, S. A., M. F. Bradbury, K. Pittman et al.: Detection of epithelial cancer cells in peripheral blood by reverse transcriptase-polymerase chain reaction. Brit. J. Cancer 71 (1995) 278–281.
Datta, Y. H., P. T. Adams, W. R. Drobyski et al.: Sensitive detection of occult breast cancer by the reverse-transcriptase polymerase chain reaction. J. Clin. Oncol. 12 (1994) 475–482.
Diel, I. J., M. Kaufmann, R. Goerner et al.: Detection of tumor cells in bone marrow of patients with primary breast cancer: a prognostic factor for distant metastasis. J. Clin. Oncol. 10 (1992) 1534–1539.
Fearon, E. R., A. Vogelstein: A genetic model for colorectal tumorigenesis. Cell. 61 (1990) 759–767.
Fiedler, I. J.: Selection of successive tumor lines for metastasis. Nature new Biol. 242 (1973) 148–149.
Fidler, I. J., G. Poste: The biologic diversity of cancer metastasis. Hosp. Pract. 17 (1982) 57–64.
Frei, E., K. Antman, B. Teicher et al.: Bone marrow autotransplantation for sold tumors-prospects. J. clin. Oncol. 7 (1989) 515–526.
Gerhard, M., H. Juhl, H. Kalthoff et al.: Specific detection of carcinoembryonic antigen-expressing tumor cells in bone marrow aspirates by polymerase chain reaction. J. clin. Oncol. 12 (1994) 725–729.
Gilbert, H. A., A. R. Kagan, A. Rao et al.: Considerations in the evaluation of cancer metastases to visceral organs. In: *Grundman, E.* (ed.): Metastatic Tumor Growth. Fischer, Stuttgart–New York 1980, S. 223–243.
Goldie, J. H., A. J. Coldman: Quantitative model for multiple levels of drug resistance in clinical tumors. Cancer Treat. Rep. 67 (1983) 923–931.
Hoon, D. S. B., F. Doi, A. E. Giuliano: The detection of breast carcinoma micrometastases in axillary lymph nodes by means of reverse transcriptase-polymerase chain reaction. Cancer 76 (1995) 533–534.
Israeli, R. S., C. T. Powell, J. G. Corr et al.: Expression of the prostate-specific membrane antigen. Cancer Res. 54 (1994) 1807–1811.
Johnson, P. W. M., S. A. Burchill, P. J. Selby: The molecular detection of circulation tumour cells. Brit. J. Cancer 52 (1995) 6110–6112.
Liotta, L. A., C. V. Rao, S. H. Barsky: Tumor invasion and the extracellular matrix. Lab. Invest. 49 (1983) 636–649.

Luppi, M., M. Morselli, E. Bandieri et al.: Sensitive detection of circulating breast cancer cells by reverse-transcriptase polymerase chain reaction of masoin gene. Ann. Oncol. 7 (1996) 619–624.

Macdonald, N. J., P. S. Steeg: Molecular basis of tumor metastasis. Cancer Surv. 16 (1993) 175–199.

Mattano, L. J., T. J. Moss, S. G. Emerson: Sensitive detection of rare circulating neuroblastoma cells by the reverse transcriptase-polymerase chain reaction. Cancer Res. 52 (1992) 4701–4705.

Nicolson, G. L.: Organ specifity of tumor metastasis: role of preferential adhesion, invasion and growth of malignant cells at specific secondary sites. Cancer Metast. Rev. 7 /(1988) 143–188.

Noguchi, S., T. Aihara, S. Nakamori et al.: The detection of breast carcinoma micrometastases in axillary lymph nodes by means of reverse transcriptase-polymerase chain reaction. Cancer 74 /1994) 1595–1600.

Nowell, P. C.: Clonal origin of human tumors. Science 194 (1976) 23–28.

Osborne, M. P., S. Asina, G. Y. Wong et al.: Immunofluorescent monoclonal antibody detection of breast cancer in bone marrow. sensitivity in a model system. Cancer Res. 49 (1989) 2510–2513.

Preston, D. S., R. S. Sern: Nonmelanoma cancers of the skin. New Engl. J. Med. 327 (1992) 1649–1662.

Rabbitts, T. H.: Chromosomal translocations in cancer. Nature 372 (1994) 143–149.

Ross, A. A., B. W. Cooper, H. M. Lazarus et al.: Detection and viability of tumor cells in peripheral blood stem cell collections from breast cancer patients using immunocytochemical and clonogenic assay techniques. Blood 82 (1993) 2605–2610.

Ruoshlati, E., M. A. Pierschbacher: New perspectives in cell adhesion: RGD and integrins. Science 38 (1987) 491–497.

Schirrmacher, V.: Experimental approaches, theoretical concepts, and impacts for treatment strategies. Ad. Cancer Res. 43 (1985) 1–32.

Shpall, E. J., R. B. Jones, S. I. Bearman et al.: Transplantation of enriched CD34-positive autologous marrow into breast cancer patients following high-dose chemotherapy: influence of CD34-positive peripheral-blood progenitors and growth factors on engraftment. J. clin. Oncol. 12 (1994) 28–36.

Simpson, S. J., M. Vachula, M. J. Kennedy: Detection of tumor cells in the bone marrow, peripheral blood, and apheresis products of breast cancer patients using flow cytometry. Exp. Hematol. 23 (1995) 1062–1068.

Smith, B., P. Selby, J. Southgate et al.: Detection of melanoma cells in peripheral blood by means of reverse transcriptase and polymerase chain reaction. Lancet 338 (1991) 1227–1229.

Virchow, R.: Die krankhaften Geschwülste. Hirschwald, Berlin 1863.

Weiss, L.: Fundamental Spects of Metastasis. North Holland, Amsterdam–London 1976.

Zou, Z., A. Anisowicz, M. J. Hendrix et al.: Maspin, a serpin with tumor-suppressing activity in human mammary epithelial cells. Science 263 (1994) 526–529.

zu 1.2:

Beatson, G. T.: On the treatment of inoperable cases of carcinoma of the mamma: suggestions for a new method of treatment with illustrative cases. Lancet 2 (1896) 104–107.

Bosset, J. F., M. Gignoux, J. P. Triboulet et al.: Chemoradiotherapy followed by surgery compared with surgery alone in squamous-cell cancer of the esophagus. New Engl. J. Med. 337 (1997) 161–167.

Breast Cancer Trials Committee: Systemic treatment of early breast cancer by hormonal, cytotoxic, or immune therapy. 133 randomised trials involving 31,000 recurrences and 24,000 deaths among 75,000 women. Early Breast Cancer Trialists' Collaborative Group. Lancet 339 (1992a) 71–85, 339 (1992b) 1–15, 339 (1992c) 1–15.

Link, H., F. Herrmann, K. Welte et al.: Rational therapy with G-CSF and GM-CSF. Med. Klin. 89 (1994) 429–441.

Schmähl, D., E. Petru: Secondary tumors following cytostatic chemotherapy with alkylating agents in man; the toxicological viewpoints. Dtsch med. Wschr. 111 (1986) 833–835.

zu 1.3:

Ahlert, Th.: Vortrag 31. Medizinische Woche, Baden-Baden 1.–8.11.1997.

Ardenne, M.v.: Sauerstoff-Mehrschritt-Therapie. Physiologische und technische Grundlagen. Thieme Stuttgart–New York 1981.

Ardenne, M. v., P.G. Reitnauer: Selective occlusion of cancer tissue capillaries as the central mechanism of the cancer multistep therapy. J. clin. Oncol. 10 (1980) 31–48.

Baenkler, H.-W. (Hrsg.): Medizinische Immunologie. Grundlagen, Diagnostik, Klinik, Therapie, Prophylaxe, Sonderbereiche. ecomed, Landsberg/Lech 1995.

Bauer, K. H.: Das Krebsproblem. Springer, Berlin–Heidelberg 1963.

Beuth, J.: Komplementäre Maßnahmen bessern die Lebensqualität. Forschung und Praxis 216 (1996) 20–22.

Beuth, J. et al.: Immunaktive Wirkung von Mistellektin-1 in Abhängigkeit von der Dosierung. Arzneimittel-Forsch./Drug Res. 44 (1994) 1255–1258.

Beuth, J.: State of the Art der Misteltherapie. Forschung und Praxis 226 (1996) 14–15.

Beuth, J.: Persönliche Mitteilung 1998.

Beyersdorff, D.: Ganzheitliche Krebsbehandlung. Konventionelle, biologische, ergänzende Therapien. Thieme, Stuttgart–New York 1997.

Biesalski, H. K.: Vitamine in der Prävention von Krebserkrankungen. Münch. med. Wschr. 138/18 (1996) 315–320.

Bitsch, R., V. Böhm: Vitamine und Mineralstoffe in der Prävention und Therapie von Krebs. Onkologe 1 (1995) 555–561.

Bloch, E.: Das Prinzip Hoffnung. Suhrkamp, Frankfurt/M. 1988.

Clark, L. C. et al.: Selenium for cancer prevention. J. Amer. med. Ass. 276 (1996) 1957–1963.

Committee on Diet, Nutrition and Cancer: Diet, Nutrition and Cancer. National Research Council, Washington D.C. 1982

Deutsche Gesellschaft für Ernährung (DGE): Ernährungsberichte 1988 und 1992.

Dietl, H., G. Ohlenschläger: Handbuch der Orthomolekularen Medizin. Haug, Heidelberg 1997.

Dittrich, K., C. Leitzmann: Bioaktive Substanzen. Neuentdeckte Wirkstoffe für Ihre Gesundheit. Natürlicher Schutz vor Krebs-, Herz-Kreislauf- und anderen Stoffwechselerkrankungen. In welchen Lebensmitteln sie vorkommen und wie wir sie nutzen können. Trias, Stuttgart 1996.

Douwes, F.: Vortrag 29. Medizinische Woche, Baden-Baden 29.10.–4.11.1995.
Gruber, R. et al.: Immunologie der Abhärtungsreaktion nach Hydrotherapie. Phys. Rehab. Kur. Med. 6 (1996) 73–74.
Günther, T. et al.: Wirkungen einer Serie von Ganzkörpermassagen auf die Interleukinspiegel im Serum. Vortrag Internationaler Kongreß zu Themen der klassischen Naturheilkunde, Berlin 5.–8.6.1997.
Hager, E. D.: Komplementäre Onkologie. Forum-Medizin, Gräfeling 1997.
Hartmann, F. et al.: Tumor immuntherapy with bispecific antibodies. Onkologie 19 (1996) 114–117.
Heckel, M.: Ganzkörper-Hyperthermie und Fiebertherapie. Hippokrates, Stuttgart 1990.
Jung, K.: Sauerstoff-Mehrschritt-Varianten nach Prof. M. v. Ardenne. Report Naturheilkunde 10 (1997) 23–26.
Jurincic, E. et al.: Effect of keyhole limpet hemocyanin (KLH) and bacillus Calmette-Guérin (BCG) instillation on carcinoma in situ of the urinary bladder. Anticancer Res. 15 (1995) 2771–2776.
Katz, R. et al.: Therapiestudien zu unkonventionellen Therapieverfahren in der Onkologie. Onkologe 1 (1995) 604–605.
Klaschka, F.: Neue Perspektiven in der Tumortherapie. Immunologische Konzepte für Klinik und Praxis. Kombinierte Krebstherapie. Forum Medizin, Gräfelfing 1996.
Kluthe, R., C. Leitzmann: Krebs und Ernährung. In: *Huth, K., R. Kluthe* (Hrsg.): Lehrbuch der Ernährungstherapie. Thieme, Stuttgart–New York 1986, S. 257–260.
Kollath, W.: Die Ordnung unserer Nahrung. Haug, Heidelberg 1992
Kosik, J. et al.: Prevention of Hepatic Metastases by Liver Lectin Blocking with D-Galactose in Stomach Cancer Patients. A Prospectively Randomized Clinical Trial. Anticancer Res. 17 (1997) 1411–1416.
Kühn, G.: Sequential Hydrotherapy improves the Immune Response of Cancer patients. Potentiating Health and the Crisis of the Immune System. Ed. by Mizrahi et al. Plenum Press, New York 1997, pp. 129–142.
Kyritsis, A. P. et al.: Control of retinoblastoma cell growth by differentiating agents: current work and future directions. Anticancer Res. 6 (1986) 465–473.
Langenscheidts Großwörterbuch Griechisch-Deutsch. 27. Aufl. Langenscheidt, Berlin–München 1991
Langenscheidts Handwörterbuch Lateinisch-Deutsch. 7. Aufl. Langenscheidt, Berlin–München 1997.
Leitzmann, C., U. Dittrich: Das Immunsystem stärken durch vegetarische Küche. Falken-Verlag, Niedernhausen 1996.
Liesen, H., M. Baum: Krebs und Sport. In: *Liesen, H., M. Baum:* Sport und Immunsystem. Hippokrates, Stuttgart 1997.
Lippmann, H. G.: Sauerstoff in der Tumortherapie. In: *Wrba, H.* (Hrsg.): Kombinierte Tumortherapie. Hippokrates, Stuttgart 1995, S. 324–336.
Markant, A. et al.: Reaktive Sauerstoffradikale: Entstehung, Wirkung, Eliminierung. Pharm. Ztg. 140 (1995) 9–25.
Mathiessen, P. F., J. Teichert: Zehn Jahre Forschungsförderung „Unkonventionelle Methoden der Krebsbekämpfung". Rückblick und neue thematische Ausrichtung. In: *Wrba, H.* (Hrsg.): Kombinierte Tumortherapie. Hippokrates, Stuttgart 1995, S. 293–295.
Micksche, M.: Biomodulatoren in der Krebstherapie. In: *Wrba, H.* (Hrsg.): Kombinierte Tumortherapie. Hippokrates, Stuttgart 1995, S. 182–200.

Nagel, G. A., D. Schmähl (Hrsg.): Krebsmedikamente mit fraglicher Wirksamkeit. Ergebnisse vorklinischer und klinischer Prüfungen. Aktuelle Onkologie Bd. 11. Zuckschwerdt, München 1984.
Overgaard, J. et al.: Randomised trial of hyperthermia as adjuvant to radiotherapy for recurrent or metastic malignant melanoma. Lancet 345 (1995) 540–543.
Peters, J. H., H. Baumgarten (Hrsg.): Monoklonale Antikörper. Springer, Berlin–Heidelberg–New York 1990.
Sachs, L.: Cell differentiation and bypassing of genetic defects in the suppression of malignancy. Cancer Res. 47 (1987) 1981–1986.
Sahasrabudhe, D. M. et al.: Inhibition of suppressor T lymphocytes (Ts) by Cimetidine. J. Immunol. 138 (1987) 2760–2763.
Saller, R., J. Reichling, D. Hellenbrecht: Phytotherapie. Haug, Heidelberg 1995.
Schmidt, W.: Zur Anwendung von Bacterium coli und Lactobacillus acidophilus in der Strahlentherapie. medicamentum 7 (1966) 33–34.
Schmidt, W.: Effekte am hämatopoetischen System und am Gastrointestinaltrakt nach Einwirkung von Röntgenstrahlung und Cyclophosphamid – unter besonderer Beachtung der Kombinationseffekte – sowie Versuche ihrer therapeutischen Beeinflussung (Ergebnisse tierexperimenteller und klinischer Untersuchungen). Habilitationsschrift. Medizinische Akademie Magdeburg, 1970.
Schmidt, W., K. Neumeister: Die Behandlung der strahleninduzierten Darmreaktionen. Radiobiol. Radiother. 5 (1964) 435–440.
Schmidt, W. et al.: Tierexperimentelle und klinische Untersuchungen zur Bedeutung der Vitamine B1, B2 und B6 aus strahlenschutzmedizinischer Sicht. Z. klin. Med. 43 (1988) 2063–2065.
Schrauzer, G. N.: Selenium in nutritional Cancerprophylaxis: An Update. In: *Prasad, K. N.* (ed.): Vitamins, Nutrition and Cancer. Karger, Basel 1984. S. 240–250.
Schulz, V., R. Hänsel: Rationale Phytotherapie. Springer, Berlin–Heidelberg–New York, 1996.
Schwarz, R.: Nicht-konventionelle psychologische Maßnahmen in der Onkologie. Onkologe 1 (1995) 576–582.
Siegers, C.-P. et al.: Cimetidin hemmt das Tumorzellwachstum. Therapiewoche 36 (1995) 2110–2114.
Simonton, O. C.: Wieder gesund werden. Anleitung zur Aktivierung der Selbstheilungskräfte für Krebspatienten und ihre Angehörigen. Rowohlt, Reinbek 1993.
Stiftung Warentest: Handbuch Die Andere Medizin. Nutzen und Risiken sanfter Heilmethoden. Stiftung Warentest, Berlin 1996.
Streffer, C.: Vortrag Krebs-Kongreß „Schulmedizin und Naturmedizin in der Onkologie". Seebad Heringsdorf/Insel Usedom 15.-17.5.1998.
Uhlenbruck, G.: Can endurance sports stimulate immune mechanisms against cancer and metastasis? Int. J. Sports Med. 12, Suppl. 1 (1991) 63–68.
Verres, R.: Die Kunst zu leben. Krebsrisiko und Psyche. Piper, München 1994.
Warczynski, P. et al.: Prevention of hepatic metastases by liver lectin blocking with D-Galactose in colon cancer patients. A prospectively randomized clinical trial. Anticancer Res. 17 (1997) 1223–1226.
Worlitschek, M.: Praxis des Säure-Basen-Haushaltes. Grundlagen und Therapie. Haug, Heidelberg 1996.
Wrba, H. (Hrsg.): Kombinierte Tumortherapie. Grundlagen, Möglichkeiten und Grenzen adjuvanter Methoden. Hippokrates, Stuttgart 1995.

zu 1.4:

Albert, D. M., L. M. Ryan, E. C. Borden: Metastatic ocular and cutaneous melanoma: a comparison of patient characteristics and prognosis. Arch. Ophthalmol. 114 (1996) 107–108.

Axelrod, J., J. S. Daly, R. H. Glew et al.: Antibacterials. In: Albert, D. M., F. A. Jakobiec (eds.): Principles and practice of Ophthalmology. Basic Sciences. Saunders, Philadelphia 1994.

Baumann, M. A., P. S. Ritch, K. R. Hande et al.: Treatment of intraocular lymphoma with highdose Ara-C. Cancer 57 (1986) 1273–1275.

Bedikian, A. Y., S. S. Legha, Mavligit, G. et al.: Treatment of uveal melanoma metastatic to the liver. A review of the M. D. Anderson Cancer Center experience and prognostic factors. Cancer 76 (1995) 1665–1670.

Cantori, M. G. Fiorentino, E. Aitini et al.: intra-arterial hepatic carboplatin-based chemotherapy for ocular melanoma metastatic to the liver. Report of a phase II study. Tumori 80 (1994) 37–39.

Chan, H. S. L., P. S. Thorner, G. Haddad et al.: Effect of chemotherapy on intraocular retinoblastoma. Amer. J. pediat. Hematol. Oncol. 2 (1995) 269–281.

Char, D. H., B. M. Ljung, T. Miller et al.: Primary intraocular lymphoma (ocular reticulum cell sarcoma) diagnosis and management. Ophthalmology 95 (1988) 625–630.

DeAngelis, L. M.: Primary central nervous system lymphoma. Recent Results Cancer Res. 33 (1994) 155–168.

Dorval, T., W. H. Fridman, C. Mathiot et al.: Interleukin-2 therapy for metastatic uveal melanoma. Europ. J. Cancer 28 A (1992) 2087.

Doz, F., E. Quintana, J. Michon et al.: High dose chemotherapy (CT) using VP16 (E), Carboplatin (CA) and cyclophosphamide (CPM) with autologous bone marrow transplantation (ABMT) rescue in 9 children with extraocular retinoblastoma (ERB). Proc. Amer. Soc. clin. Oncol. 11 (1992) 371.

Doz, F., F. Khelfaouzi, V. Mosseri et al.: The role of chemotherapy in orbital involvement of retinoblastoma. Cancer 74 (1994) 722–732.

Doz, F., S. Neuenschwander, D. Plantaz et al.: Etoposide and carboplatin in extraocular retinoblastoma: A study by the societe francaise d'oncologie pediatrique. J. clin. Oncol. 13 (1995) 902–909

Einhorn, L. H., M. A. Burgess, J. A. Gottlieb: Metastatic patterns of chorioidal melanoma. Cancer 34 (1974) 1001–1004.

Finger, P. T., M. S. Milner, S. A. McCormick: Topical chemotherapy for conjunctival melanoma. Brit. J. Ophthalmol. 77 (1993) 751–753.

Gragoudas, E. S., K. M. Egan, J. M. Seddon: Survival of patients with metastases from uveal melanoma. Ophthalmology 98 (1991) 383–390.

Howarth, C., D. Meyer, O. Hustu et al.: Stage-related combined modality treatment of retinoblastoma. Results of a prospective study. Cancer 45 (1980) 851–858.

Jarus, G., M. Blumenkranz, E. Hernandez et al.: Clearance of intravitreal fluorouracil: normal and aphakic vitrectomized eyes. Ophthalmol. 92 (1985) 91–96.

Kath, R., J. Hayungs, N. Bornfeld et al.: Prognosis and treatment of disseminated uveal melanoma. Cancer 72 (1993) 2219–2223.

Kingston, J. E., J. L. Hungerford, P. H. Plowman: Chemotherapy in metastatic retinoblastoma. Ophthalmol. Paediat. Gent. 8 (1987) 69–72.

Koscielniak, E., H. Jürgens, K. Winkler et al.: Treatment of soft tissue sarcoma in childhood and adolescence. A report of the German cooperative soft tissue sarcoma study. Cancer 70 (1992) 2557–2567.

Krauseneck, P.: Gehirntumoren. In: Huhn, D., R. Herrmann (Hrsg.): Medikamentöse Therapie maligner Erkrankungen. G. Fischer, Stuttgart–New York 1995.

Lee, V. H. L, K. J. Pince, D. A. Frambach et al.: Drug delivery to the posterior segment. In: Ryan, S. J. (ed.): Retina. Mosby, St. Louis 1994.

Leyvraz, S., V. Spatoro, J. Bauer et al.: Treatment of ocular melanoma metastatic to the liver by hepatic arterial chemotherapy. J. clin. Oncol. 15 (1997) 2589–2595.

Margolis, L., R. Fraser, A. Lichter et al.: The role of radiation therapy in the management of ocular reticulum cell sarcoma. Cancer 45 (1980) 688–692.

Mavligit, G. M., C. Charnsangavej, H. Carrasco et al.: Regression of ocular melanoma metastatic to the liver after hepatic arterial chemoembolization with cisplatin and polyvinyl sponge. J. Amer. med. Ass. 260 (1988) 974–976.

Murphree, A. L., F. L. Munier: Retinoblastoma. In: Ryan, S. J. (ed.): Retina. Mosby, St. Louis, 1994.

Nao-i, N., Y. Honda: Toxic effects of fluorouracil on the rabbit retina. Amer. J. Ophthalmol. 96 (1983) 641–643.

Newell, F. W.: Ophthalmology, principles and concepts. Mosby, St. Louis 1992.

Peterson, K., K. B. Gordon, M. H. Heinemann et al.: The clinical spectrum of ocular lymphoma. Cancer 72 (1993) 843–849.

Prescher, G., N. Bornfeld, H. Hirche et al.: Prognostic implications of monosomy 3 in uveal melanoma. Lancet 347 (1996) 1222–1225.

Rootman, J., G. Gudauskas, C. Kumi: Subconjunctival versus intravenous cytosine arabinoside: Effect of route of administration and ocular toxicity. Invest. Ophthalmol. 24 (1983) 1607–1611.

Rootman, J., A. Ostry, G. Gudauskas: Pharmacokinetics and metabolism of 5-fluorouracil following subconjunctival and intravenous administration. Canad. J. Ophthalmol. 19 (1984) 187–191.

Rootman, J., G. Gudauskas: Treatment of ocular leukemia with local chemotherapy. Cancer Treatm. Rep. 69 (1985) 119–122.

Shields, J. A., C. L. Shields, P. de Potter et al.: Diagnosis and treatment of uveal melanoma. Semin. Oncol. 23 (1996) 763–767.

Skov, K. A., C. Kumi, J. Rootman et al.: Response of an ocular melanoma to subconjunctival injection of 5-Thio-D-glucose or cis-platin. Brit. J. Cancer 55 (1987) 499–502.

Strauchen, J. A., J. Dalton, A. H. Friedman: Chemotherapy in the management of intraocular lymphoma. Cancer 63 (1989) 1918–1921.

Strobel, H. G.: Lokale Antibiotikatherapie am Auge. Krankenhauspharmazie 13 (1992) 386–391.

Treuner, J.: Die Behandlung der Weichteilsarkome im Kindes- und Jugendalter. In: Roth, S. L. (Hrsg.): Klinische Onkologie '94/'95. Hallwag, Bern 1994.

Ueno, N., M. F. Refojo, M. B. Abelson: Pharmacokinetics. In: Albert, D. M., F. A. Jakobiec (eds.): Principles and practice of Ophthalmology. Basic Sciences. Saunders, Phildadelphia 1994.

White, L.: Chemotherapy in retinoblastoma: Current status and future directions. Amer. J. pediat. Hematol. Oncol. 13 (1991) 189–203.

Wiedemann, P., M. Kirmani, M. Santana et al.: Control of experimental massive periretineal proliferation by daunomycin: dose-response relation. Graefes Arch. clin. exp. Ophthalmol 220 (1983) 233–235.

Wiedemann, P., N. Sorgente, C. Bekhor et al.: Daunomycin in the treatment of experimtental proliferative vitroretinopathy. Effective doses in vitro and in vivo. Invest. Ophthalmol. 26 (1985) 719–725.

Wiedemann, P.: Die medikamentöse Behandlung der proliferativen Vitreoretinopathie. Fortschr. Opthalmol. 86 (1989) 115–120.

zu 1.5:

Altman, D. G.: Statistics and ethics in medical research. In: *Altman, D. G., S. M. Gore:* Statistics in Practice. London, Brit. Med. Ass. 1982, pp. 6–8, 12, 18–20.

Augsburger, J. J.: Ocular tumors: does treatment work? Ophthal. Surg. 21 (1990) 9–14.

Augsburger, J. J.: Is observation really appropriate for small choroidal melanomas? Trans. Amer. ophthalmol. Soc. 91 (1993) 147–168.

Augsburger, J. J., J. W. Gamel, V. F. Sardi et al.: Enucleation vs. cobalt plaque radiotherapy for malignant melanomas of the choroid and ciliary body. Arch. Ophthalmol. 104 (1986) 655–661.

Augsburger, J. J., J. W. Gamel, J. A. Shields: Cobalt plaque radiotherapy versus enucleation for posterior uveal melanoma: comparison of survival by prognostic index groups. Trans. Amer. ophthalmol. soc. 87 (1989) 348–359.

Char, D. H., T. L. Phillips, Y. Andrejeski et al.: Failure of pre-enucleation radiation to decrease uveal melanoma mortality. Amer. J. Ophthalmol. 106 (1988) 21–26.

Concato, J., A. R. Feinstein, T. R. Holford: The risk of determining risk with multivariable models. Ann. intern. Med. 118 (1993) 201–210.

Feinstein, A. R.: Clinical biostatistics. XXXIV. The other side of ‚statistical significance': alpha, beta, delta, and the calculation of sample size. Clin. Pharmacol. ther. 18 (1975) 491–505.

Feinstein, A. R.: Clinical Epidemiology. The Architecture of Clinical Research. Saunders, Philadelphia 1985, pp. 43–47, 144–151, 447–448, 491–495.

Fisher, L. D., G. van Belle: Biostatistics. A Methodology for the Health Sciences. Wiley & Sons, New York 1993, p. 822.

Friedman, L. M., C. D. Furberg, D. L. DeMets: Fundamentals of Clinical Trials. Littleton, Massachusetts 1985.

Gamel, J. W.: Ocular melanoma. Arch. Ophthalmol. 103 (1985) 1284.

Gass, J. D. M.: Comparison of prognosis after enucleation vs. cobalt 60 irradiation of melanomas. Arch. Ophthalmol. 103 (1985) 916–923.

Gauderman, W. J., W. E. Barlow: Sample size calculations for ophthalmology. Arch. Ophthalmol. 110 (1992) 690–692.

Hillis, A.: Improving reporting of follow-up data. Amer. J. Ophthalmol. 1982, 93 (1988) 250–252.

Lee, E. T.: Statistical Methods for Survival Data Analysis. Lifetime Learning Publications, Belmont, California 1980, pp. 76–95, 129–131, 136–138, 298–318.

Lee, R. A., C. L. Day, T. J. Harrist et al.: Multivariate analysis. Some guidelines for physicians. J. Amer. med. Ass. 249 (1983) 641–643.

Meinert, C. L.: Clinical trials: the gold standard for evaluation of therapy. Ophthalmology 103 (1996) 869–870.

Moses, L. E.: Statistical concepts fundamental to investigations. New Engl. J. Med. 312 (1985) 890–897.

Muenz, L. R.: Comparing survival distributions: a review for nonstatisticians. I. Cancer Investigation 1 (1983) 455–466.

Peto, R., M. C. Pike, P. Armitage et al.: Design and analysis of randomized clinical trials requiring prolonged observation of each patient. I. Introduction and design. Brit. J. Cancer. 34 (1976) 585–612.

Seddon, J. M., L. Poliovogianis, E. S. Gragoudas et al.: Enucleation vs cobalt 60 irradiation of melanomas. Arch. Ophthalmol. 104 (1986) 175–176.

Sharma, S.: Levels of evidence and interventional ophthalmology. Canad. J. Ophthalmol. 32 (1997) 359–362.

2 Tumoren der Lider

zu 2.1:

Aaliouet, H., J. M. Rohrbach, T.-M. Wohlrab et al.: Kutanes T-Zell-Lymphom vom Typ der Mycosis fungoides im Bereich des Lides und des Tränenweges. Klin. Mbl. Augenheilk. 210 (1997) 62–64.

Anderson, R. L.: A. warning on cryosurgery for eyelid malignancies. Arch. Ophthalmol. 96 (1978) 1289–1297.

Allen, A. C., S. Spitz: Histogenesis and clinicopathologic correlation of nevi and malignant melanomas. Arch. Dermatol. Syphilol. 69 (1954) 150–171.

Arnold, A. C., J. D. Bullock, R. Y. Foos: Metastatic eyelid carcinoma. Ophthalmology 92 (1985) 114–121.

Asano, N., L. M. Holbach: Pseudorheumatoide Knötchen der Lider. Klin. Mbl. Augenheilk. 209 (1996) 259–260.

Aurora, A. L., F. C. Blodi: Lesions of the eyelids: A clinicopathological study. Surv. Ophthalmol. 15 (1970) 94–103.

Beyer-Machule, Ch. K., K. G. Riedel: Basal Cell Carcinoma. In: *Albert, D., F. A. Jakobiec* (eds.): Principles and Practice of Ophthalmology, Vol. III, Kap. 154. Saunders, Philadelphia 1994.

Boniuk, M., L. E. Zimmerman: Sebaceous carcinoma of the eyelid, eyebrow, caruncle and orbit. Trans. Amer. Acad. Ophthalmol. Otolaryngol. 72 (1968) 619–641.

Broders, A. C.: Practical points on the microscopic grading of carcinoma. N. Y. Med. J. 32 (1932) 667–671.

Campbell, C., A. G. Quinn, B. Angus et al.: Wave-length specific patterns of p 53 induction in human skin following exposure to UV radiation. Cancer Res. 53 (1993) 2697–2699.

Day, C. L., M. C. Mihm, A. J. Sober et al.: Narrower margins for clinical stage I malignant melanoma. New Engl. J. Med. 306 (1982) 479–482.

Domarus, D. v., E. N. Hinzpeter, G. O. H. Naumann: Klinische Fehldiagnose „Chalazion". Klin. Mbl. Augenheilk. 168 (1976) 175–181.

Domarus, D. v., T. J. Stevens: Metastatic basal cell carcinoma: Report of 5 cases and review of 170 cases in the literature. J. Amer. Acad. Dermatol. 10 (1984) 1043–1057.

Dzubow, L., D. Grosman: Squamous cell carcinoma and verrucouse carcinoma. In: *Friedman, R. J.* et al. (eds.): Cancer of the skin. Saunders, Philadelphia 1991.

Font, R. L.: Eyelids and Lacrimal Drainage System. In: *Spencer, W. H.* (ed.): Ophthalmic Pathology, Vol. III. Saunders, Philadelphia 1986, pp. 2141–2336.

Hintschich, C. R., F. H. Stefani: Keratoakanthom im Lidbereich. Klin. Mbl. Augenheilk. 210 (1997) 219–224.

Hodgkinson, D. J., E. H. Soule, J. E. Woods: Cutaneous angiosarcoma of the head and neck. Cancer 44 (1979) 1106–1112.

Holbach, L. M., G. O. H. Naumann, R. L. Font: Neuroglial choristoma presenting as congenital lid tumor. Graefes Arch. clin. exp. Ophthalmol. 227 (1989) 584–588.

Holden, C. A., M. F. Spittle, E. W. Jones: Angiosarcoma of the face and scalp, prognosis and treatment. Cancer 59 (1987) 1046–1053.

Jakobiec, F. A., R. L. Font: Orbit. In: *Spencer, W. H.* (ed.): Ophthalmic Pathology, Vol. III. Saunders, Philadelphia 1986, p. 2553.

Kahn, H., R. Baumal, L. From: Role of immunohistochemistry in the diagnosis of undifferentiated tumors involving the skin. J. Amer. Acad. Dermatol. 14 (1986) 1063–1072.

Kahn, L. B., W. Gordon: Naevoid basal cell carcinoma syndrome. S. Afr. med. J. 41 (1967) 832–835.

Kass, L. G., A. Hornblass: Sebaceous carcinoma of the ocular adnexa. Surv. Ophthalmol. 33 (1989) 477–490.

Kivelä, T., A. Tarkkanen: The Merkel cell and associated neoplasmas in the eyelids and periocular region. Surv. Ophthalmol. 33 (1990) 171–187.

Ko, C., B. S. Walton, K. Keczkes et al.: The emerging epidemic of skin cancer. Brit. J. Dermatol. 130 (1994) 269–272.

Kwitko, M. L., M. Boniuk, L. E. Zimmerman: Eyelid tumours with reference to lesions confused with squamous cell carcinoma. I. Incidence and errors in diagnosis. Arch. Ophthalmol. 69 (1963) 693–697.

Lahbart, H., A. H. Mehregan: Basal cell epithelioma (carcinoma) in children and teenagers. Cancer 49 (1982) 350–367.

Lederman, M.: Discussion of carcinomas of conjunctiva and eyelid. In: *Boniuk, M.:* Ocular and adnexal tumors. Mosby, St. Louis 1964, p. 104–109.

Lever, W. F.: Histopathology of the skin. Lippincott, Philadelphia 1990.

Lorentzen, M., M. Pers, G. Bretteville-Jessen: The incidence of malignant transformation in giant pigmented nevi. Scand. J. plast. reconstr. Surg. 11 (1977) 163–174.

Mansour, A. M., A. A. Hidayat: Metastatic eyelid disease. Ophthalmology 94 (1987) 667–670.

Margileth, A., M. Museles: Cutaneous hemangiomas in children. J. Amer. Med. Ass. 194 (1965) 523–538.

Margo, C. E.: Pigmented Lesions of the Eyelid. In: *Albert, D. M., F. A. Jakobiec* (eds.): Principles and Practice of Ophthalmology, Vol. III. Saunders, Philadelphia 1994, p. 1797–1812.

McDonnell, J. M., P. J. McDonnell, E. C. Stout et al.: Human papilloma virus DNA in a recurrent squamous carcinoma of the eyelid. Arch. Ophthalmol. 107 (1989) 1631–1634.

Mora, R. G.: Surgical and aesthetic considerations of cancer of the skin in the black. Amer. J. Dermat. Surg. Ocul. 12 (1986) 24–36.

Nathanson, L.: Spontaneous regression of malignant melanoma: A review of the literature of incidence, clinical features and possible mechanisms. Nat. Cancer Inst. Monogr. 44 (1976) 67–84.

Ni, C., S. S. Searl, P. K. Kuo: Sebaceous cell carcinomas of the ocular adnexa. Int. Ophthalmol. Clin. 22 (1982) 23–61.

Patel, A., J. M. Halliday, B. E. Cooke et al.: Evidence that regression in keratoakanthoma is immunologically mediated: a comparison with squamous cell carcinoma. Brit. J. Dermatol. 131 (19944) 789–798.

Pfennigsdörfer, S., W. E. Lieb: Papulöse Xanthome der Lider. Klin. Mbl. Augenheilk. 210 (1997) 113–115.

Pfrister, H., A. Gassenmaier, P. G. Fuchs: Demonstration of human papilloma virus DNA in two keratoakanthomas. Arch. dermatol. Res. 48 (1986) 820–832.

Rady, P., F. Scinicariello, R. F. Wagner et al.: p 53 mutations in basal cell carcinomas. Cancer Res. 52 (1992) 3804–3806.

Reifler, D. M., A. Hornblass: Squamous cell carcinoma of the eyelid. Surv. Ophthalmol. 30 (1986) 349–365.

Rogers, G. S., A. W. Kopf, D. S. Rigel et al.: Hazard-rate analysis in stage I malignant melanoma. Arch. Dermatol. 122 (1986) 999–1002.

Safai, B., K. G. Johnson, P. L. Myskofsk: The natural history of Kaposi's sarcoma in the acquired immunodeficiency syndrome. Ann. intern. Med. 103 (1983) 744–750.

Scotto, J., A. W. Kopf, F. Urbach: Non-melanoma skin cancer among caucasians in four areas of the United States. Cancer 34 (1974) 1333–1338.

Searl, S. S., J. R. Boynton, H. Markowitch: Malignant Merkel cell neoplasm of the eyelid. Arch. Ophthalmol. 102 (1984) 907–911.

Shields, J. A., Z. A. Karcioglu, C. L. Shields: Orbital and eyelid involvement with Erdheim-Chester disease. Arch. Ophthalmol. 109 (1991) 850–854.

Shuler, J. D., G. N. Holland, S. A. Miles: Kaposi sarcoma of the conjunctiva and eyelids associated with the acquired immunodeficiency syndrome. Arch. Ophthalmol. 107 (1989) 858–862.

Spencer, W. H.: Ophthalmic Pathology. An Atlas and Textbook. Vol. III: *Font, R. L.:* Eyelids. pp. 2141–2236, Saunders, Philadelphia 1986.

Spraul, C. W., T. H. Wojno, H. E. Grossniklaus: Granularzelltumor des Augenlids. Klin. Mbl. Augenheilk. 210 (1997) 119–120.

Trozak, D. J., W. D. Rowland, F. Hu: Metastatic malignant melanoma in prepubertal children. Pediatrics 55 (1975) 191–204.

Weiner, J. M., P. N. Henderson, J. Roche: Metastatic eyelid carcinoma. Amer. J. Ophthalmol. 101 (1986) 252–254.

Worth, A. J. R. P. Gallagher, J. M. Ellwood: Pathologic prognostic factors for cutaneous malignant melanoma: the Western Canada Melanoma Study. Int. J. Cancer 43 (1989) 370–375.

Wright, S. D., R. L. Font: Mucinous sweat gland adenocarcinoma of the eyelid. Cancer 44 (1979) 1757–1768.

Yeatts, R. P., R. R. Waller: Sebaceous carcinoma of the eyelids: Pittfalls in diagnosis. Ophthalmic Plast. Reconstr. Surg. 1 (1985) 35–42.

Zimmerman, L. E.: Phakomatous choristoma of the eyelid, a tumor of lenticular anlage. Amer. J. Ophthalmol. 71 (1971) 169–171.

zu 2.2:

Bandieramonte, G., P. Lepera, D. Moglia et al.: Laser Microsurgery for superficial T1-T2. Basal Cell Carcinoma of the Eyelid. Ophthalmology 104 (1997) 1179–1184.

Blascovics, L.: Über Totalplastik des unteren Lides. Bildung einer hinteren Lidplatte durch Transplantation eines Tarsus- und Bindehautstreifens aus dem Oberlid. Z. Augenheilk. 40 (1918) 222–227.

Carruth, J. A. S.: Photodynamic therapy: The state of art. Lasers Surg. Med. 6 (1986) 404–407.

Cutler, N. L., C. Beard: A method for partial and total upper lid reconstruction. Amer. J. Ophthalmol. 39 (1955) 1–7.

Fier, R. H., J. J. Older: Spontaneous repair of the medical canthus after removal of basal cell carcinoma. Ophthal. Surg. 13 (1982) 737–740.

Fox, S. A., C. Beard: Spontaneous lid repair Amer. J. Ophthalmol. 58 (1964) 947–952.

Fraunfelder, F. T., S. A. Zacarian, B. L. Limmer et al.: Cryosurgery for malignancies of the eyelid. Ophthalmology 87 (1980) 461–465.

Hanselmayer, H., H. J. Wisiak: Ohr-Hautknorpel-Plastik bei Lidrandtumoren. Ophthalmologica 165 (1972) 464–471.
Hecht, S. D.: An upside-down Cutler-Beard bridge flap. Arch. Ophthalmol. 84 (1970) 760–764.
Hoerauf, H., G. Hüttmann, H. Diddens et al.: Die Photodynamische Therapie (PDT) des Lidbasalioms nach topischer Applikation von d-Aminolävulinsäure (ALA)*. Ophthalmologe 91 (1994) 824–829.
Hübner, H., B. Tiedtke: Verschluß großer medialer Oberliddefekte. Ber. dtsch. ophthalmol. Ges. 73 (1975) 636.
Hübner, H.: Kolobomverschluß mittels freier Tarsus-Lidrandüberpflanzung. Klin. Mbl. Augenheilk. 168 (1976a) 677–682.
Hübner, H.: Totalersatz des Oberlides. Klin. Mbl. Augenheilk. 169 (1976b) 6–9.
Hübner, H.: Zur Wiederherstellung des inneren Lidwinkels. Klin. Mbl. Augenheilk. 169 (1976c) 207–211.
Hübner, H.: Neuere Entwicklungen und Techniken in der Lid-Orbita-Chirurgie. Fortschr. Ophthalmol. 86 (1989) 663–671.
Hughes, W. H.: A new method for rebuilding a lower lid. Arch. Ophthalmol. 17 (1937) 1008–1017.
Hughes, W. H.: Total lower lid reconstruction: Technical details. Trans. Amer. ophthalmol. Soc. 74 (1976) 321–329.
Landthaler, M., B. Hendel, K. Schiele-Luftmann et al.: Röntgenweichstrahlentherapie von Lidbasaliomen. Hautarzt 34 (1983) 118–122.
Mackensen, G.: Plastische Deckung großer Defekte am nasalen Lidwinkel. Klin. Mbl. Augenheilk. 144 (1964) 903–908.
Matthäus, W., G. Lange, E. Roitzsch: Die Kryotherapie von Lid- und Bindehauttumoren. Ophthalmologica 173 (1976) 53–58.
Matthäus, W., W. Baerthold: Das Verhalten der Tränenwege nach Kryotherapie von Lidtumoren. Ophthalmologica 176 (1978) 150–154.
Mittelviefhaus, H.: Schmerzarme Infiltrationsanästhesie in der Lidchirurgie. Eine intraindividuell randomisierte prospektive Studie. Klin. Mbl. Augenheilk. 205 (1994) 358–360.
Mohs, F. E.: Chemosurgical treatment of cancer of the eyelid. A microscopically controlled method of excision. Arch. Ophthalmol. 39 (1948) 43–59.
Mohs, F. E.: Microscopically Controlled Surgery for Skin Cancer. Thomas, Springfield 1978.
Mohs, F. E.: Micrographic Surgery for the Microscopically Controlled Excision of Eyelid Cancers. Arch. Ophthalmol. 104 (1986) 901–909.
Mustardé, J. C.: Repair and Reconstruction in the Orbital Region. Churchill Livingstone, Edinburgh 1991.
Neubauer, H.: Freie Volltransplantate in der Lidchirurgie. Klin. Mbl. Augenheilk. 165 (1974) 86–97.
Paufique, L., J. Charleux: Plastic palpebrale par transplantation de paupière totale du cote opposé. Bull. Soc. Ophtalmol. Paris 65 (1965) 1118–1123.
Tenzel, R. R.: Reconstruction of the central one half of an eyelid. Arch. Ophthalmol. 93 (1975) 125–126.
Tenzel, R. R., W. B. Steward: Eyelid reconstruction by semi circular flap technique. Trans. Amer. Soc. Ophthalmol. Otolaryngol. 85 (1978) 1164–1169.
Tse, D. T., R. C. Kersten, R. L. Anderson: Hematoprophyrin derivative photoradiation therapy in managing nevoid basal cell carcinoma syndrome. Arch. Ophthalmol. 102 (1984) 990–994.
Weinstein, G. S., R. L. Anderson, D. T. Tse et al.: The Use of a Periosteal Strip of Eyelid Reconstruction. Arch. Ophthalmol. 103 (1985) 357–359.
Wesley, R. E., C. D. McCord Jr.: Transplantation of eyebank sclera in the Cutler-Beard method of upper eyelid reconstruction. Ophthalmology 87 (1980) 1022–1028.

zu 2.3:

Ahlström, S., M. Lingren, M. Olivecrona: Radiologic treatment of orbital lymphoma. Acta radiol. (Stockholm) 3 (1965) 441–448.
Baclesse, F.: Les tumeurs malignes de l'oeil et des ses annexes. Ophthalmologica 151 (1966) 55–71.
Baclesse, F., M. A. Dollfus: Le traitement roentgenthérapique des cancers palpébraux. Arch. ophtalmol. 20 (1960) 473–489.
Braun-Falco, O., St. Lukacs et al.: Zur Behandlung der Melanosis circumscripta praecancerosa. Dubreuilh. Hautarzt (Berlin) 26 (1975) 207–210.
Dollfus, M. A.: Epithéliomas palpébraux étude clinique et thérapeutique. Ophthalmologica 151 (1966) 23–50.
Fitzpatrick, P. J.: Tumors of the eyelids and their treatment by radiotherapy. In: *Albert, W. E., R. H. Sagerman* (eds.): Radiotherapy of intraocular and orbital tumors. Springer, Heidelberg–Berlin–New York 1993, pp. 217–225
Fitzpatrick, P. J., G. A. Thompson, W. M. Easterbrook et al.: Basal and squamous cell carcinoma of the eyelids and their treatment by radiotherapy. Int. J. Radiat. Oncol. Biol. Phys. 10 (1984) 1319–1325.
Greve, W.: Die Roentgentherapie des Lidkarzinoms. Klin. Mbl. Augenheilk. 118 (1951) 391–397.
Haye, C., H. Jammet, M. A. Dollfus: L'oeil et les radiations ionisantes. Tome I,II. Masson, Paris 1965.
Kopf, A. W., B. Allyn, R. Andrade et al.: Leukoplakia of the conjunctiva. A complication of x-ray therapy for carcinoma of the eyelid. Arch. Dermatol. 94 (1966) 552–557.
Lederman, M.: Radiation treatment of cancer of the eyelids. Brit. J. Ophthalmol. 60 (1976) 794–805.
Lederman, M.: Radiotherapy in the treatment of malignant tumors of the eye. Ophthalmologica 151 (1966) 43–54.
Levitt, S. H., C. R. Bogardus, E. N. Brandt: Complications and late changes following radiation therapy of carcinoma of the eyelid and canthi. Radiology 87 (1966) 340–347.
Lommatzsch, P., R. Vollmar, K. Lommatzsch: Die 5-Jahresheilung der malignen Lidtumoren nach Strahlentherapie. Klin. Mbl. Augenheilk. 154 (1969) 486–496.
Lommatzsch, P., G. Fürst, R. Vollmar: Die therapeutische Anwendung von ionisierenden Strahlen in der Augenheilkunde. Thieme, Leipzig 1977, S. 94–103.
Lommatzsch, P., W. Seidel, G. Fürst: Spezielle Bestrahlungstechniken bei der Anwendung hochenergetischer Elektronen in der Augenheilkunde. Klin. Mbl. Augenheilk. 150 (1967) 45–50.
Lommatzsch, P.K., K. W. Welker, J. Hüttner et al.: Die Anwendung von hochenergetischen Elektronen bei der Behandlung von malignen Orbitatumoren. Klin. Mbl. Augenheilk. 180 (1982) 198–202.
McFraul, P. A., M. A. Bedford: Ocular complications after therapeutic irradiation. Brit. J. Ophthalmol. 54 (1970) 237–247.
Miescher, G.: Strahlentherapie der Lidtumoren. Ophthalmologica 127 (1954) 197–216.
Moldenhauer, W.: Ergebnisse der Nahbestrahlung von Lidkarzinomen. Klin. Mbl. Augenheilk. 132 (1958) 335–350.
Rao, N. A., J. W. McLean, L. E. Zimmerman: Sebaceous carcinoma of eyelids and caruncle: correlation of clinicopathologic features with prognosis. In: *Jakobiec, F. A.* (ed.): Ocular and adnexal tumors. Aesculapius, New York 1978, pp. 461–476.

Renfer, H. R.: Die Therapie der Hauttumoren im medialen Augenwinkel mit besonderer Berücksichtigung der Funktion der Tränenwege. Strahlentherapie 99 (1956) 345–353.

Schlienger, P., F. Brunin, L. Desjardin et al.: External radiotherapy for carcinoma of the eye-lid: report of 850 cases treated. Int. J. Radiat. Oncol. Biol. Phys. 34 (1996) 277–287.

Schulz, M. D.: Radiotherapy of lesions of the orbit and ocular adnexa. Trans. Amer. Acad. Ophthalmol. Otolaryng. 63 (1959) 445–454.

Yanoff, M., B. S. Fine: Ocular Pathology, Mosby-Wolfe, St. Louis 1996.

Zimmerman, L. E., L. H. Sobin: Histological typing of tumours of the eye and ist adnexa. World Health Organization Geneva, 1980.

zu 2.4:

Anders, M., E. Spörl, H. Krantz, W. et al.: Kryotherapie von malignen Lidtumoren. Ophthalmologe 92 (1995) 787–792

Beyer-Machule, C. K.: Plastische und rekonstruktive Lidchirurgie. In: *Wollensak, J.* (Hrsg.): Ophthalmochirurgische Komplikationen, Enke, Stuttgart 1993, 31–34

Biro, L., E. Price: Cryosurgical management of basal cell carcinoma of the eyelid: A 10-year experience. J. Amer. Acad. Dermatol. 23 (1990) 316–317

Boyarsky, M., Y. V. Filippov: Calculation of heat regimes of biological tissue during freezing. Cryobiology 16 (1979) 492–496

Buschmann, W.: Liquid nitrigen cryosurgery of lid basaliomas. In: *Oosterhuis, A.* (ed.): Ophthalmic tumors, Junk, Dordrecht–Boston–Lancaster 1985, pp. 313–339

Buschmann, W., D. Linnert, P.H. Wünsch et al.: Bisherige Ergebnisse der Stickstoff-Kryotherapie bei Lidbasaliomen. Klin. Mbl. Augenheilk.189 (1986) 278–282

Buschmann, W.: Stickstoff-Kryotherapie und Excision. Ophthalmologe 89 (1992) 237–242

Daicker, B., S. Büchner, M. Kraus: Conjunctivalization of Meibomian glands following cryosurgery for basal cell carcinoma of the eyelid. Eur. J. Ophthalmol. 3 (1994) 59–61

Fosko, S. W., M. D. Gibey, J. B. Holds: Basal cell carcinoma involving the lacrimal canaliculus. Dermatol. Surg. 23 (1997) 203–206

Fraunfelder, F. T., S. A. Zacarian, D. L. Wingfield et al.: Results of cryotherapy for eyelid malignancies. Amer. J. Ophthalmol. 97 (1984) 184–188

Fraunfelder, F. T., S. A. Zacarian, B. L. Limmer et al.: Cryosurgery for malignancies of the eyelid. Ophthalmology 87 (1988) 461–465

Gage, A. A.: Progress in cryosurgery. Cryobiology 29 (1992) 200–304

Gunnarson, G., O. Larko, K. Hersle: Cryosurgery of eyelid basal cell carcinomas. Acta ophthalmol. 68 (1990) 241–245

Helpap, B.: Der kryochirurgische Eingriff und seine Folgen. Thieme, Stuttgart–New York 1980

Kamao, T., T. Takashi, M. Monden: Cryosurgery for basal cell epithelioma. Jap. J. Ophthalmol. 25 (1981) 449–456

Krantz, H., H. Wengors: Kryotherapiegeräte in Ophthalmologie und Dermatologie. In: *Matthäus, W.* (Hrsg.): Kryotherapie in Ophthalmologie und Dermatologie und Grundlagen der therapeutischen Kälteanwendung, Fischer, Stuttgart–New York 1989, S. 117–122

Kuflik, E. G.: Cryosurgery updated. J. Amer. Acad. Dermatol. 31 (1994) 925–944

Lee, W. R.: Ophthalmic histopathology. Springer, Berlin–Heidelberg–New York 1993, pp. 219–223

Mallon, L., R. Dawber: Cryosurgery in the treatment of basal cell carcinoma. Dermatol. Surg. 22 (1996) 854–858

Matthäus, W., W. Baerthold: Das Verhalten der Tränenwege nach Kryotherapie von Lidtumoren. Ophthalmologica 1 76 (1978) 150–154

Matthäus, W., A. Scholz, G. Sebastian: 8jährige Erfahrungen mit der Kryotherapie von Geschwülsten im Kopfbereich. Dtsch.Gesundh.-Wes. 35 (1980) 803–805

Matthäus, W.: Kryotherapie maligner Lid- und Bindehauttumoren. In: *Matthäus, W.* (Hrsg.): Kryotherapie in Ophthalmologie und Dermatologie und Grundlagen der therapeutischen Kälteanwendung. Fischer, Stuttgart–New York 1989, pp. 205–224

Mazur, P.: The role of intracellular freezing in the death of cells cooled at supraoptimal rates. Cryobiology 14 (1977) 251–272

Mohs, F. E.: Micrographic surgery for the microscopically controlled excision of eyelid cancers. Arch. Ophthalmol. 104 (1986) 901–909

Müllner, K., G. Langmann: Vier Jahre Erfahrungen mit der Kryotherapie bei Tumoren im Lidbereich. Spektrum Augenheilk. 10 (1996) 205–208

O'Donnell, B. A., J. R. Collin: Distichiasis: management with cryotherapy to the posterior lamella. Brit. J. Ophthalmol. 77 (1993) 289–292

Preskavec, F. II.: Indikation und Ergebnisse der Kryotherapie von Lidtumoren. Wien. klin. Wschr. 98 (1996) 279–281

Price, E., L. Biro: Use of thermocouples in cryosurgery. J. dermatol. Surg. Oncol. 9(1983)215–218

Scholda, C., F. J. Steinkogler: Zur Behandlung von Basalzellkarzinomen des Augenlides. Klin. Mbl. Augenheilk. 197 (1990) 527–530

Shields, C. L.: Basal cell carcinoma of the eyelids. Int. Ophthalmol. Clin. 33 (1993) 1–4

Spiller, W. F., R. F. Spiller: Treatment of basal-cell carcinomas by a combination of curettage and cryosurgery. J. dermatol. Surg. Oncol. 3 (1977) 443–447

Spörl, E., W. Matthäus, K. D. Koza et al.: Calculation of nonstationary fields in tissue in the application of cryotherapy – a contribution to therapy planning. Int. J. Refrig. 14(1991)368–371

Steinkogler, F. J., C. D. Scholda: Ergebnisse in der Basaliomchirurgie der Lider. Fortschr. Ophthalmol. 88 (1991) 416–418

Steinkogler, F. J., C. D. Scholda: The necessity of long-term follow up after surgery for basal cell carcinomas of the eyelid. Ophthalmic Surgery 24 (1993) 755–758.

Toczolowski, J.: Thirty years of cryoophthalmology. Ann. Ophthalmol. 25 (1993) 254–256

Tuppurainen, K.: Cryotherapy for eyelid and periocular basal cell carcinomas: outcome in 166 cases over an 8-year period. Graefes Arch. clin. exp. Ophthalmol. 233 (1995) 205–208

Whittaker, O. K.: Repeat freeze cycles in cryosurgery of oral tissue. Brit. Dent. J. 139 (1976) 459–465

Zabel, S., W. Behrens-Baumann: Kryotherapie von Lidtumoren. Akt. Augenheilk. 20 (1995) 64–68

Zimmerman, L. E.: Phakomatous choristoma of the eyelid, a tumor of lenticular anlage. Amer. J. Ophthalmol. 71 (1971) 169–171.

Zouboulis, C. C., U. Blume, P. Büttner et al.: Outcomes of cryosurgery in keloids and hypertrophic scars. Arch. Dermatol. 129 (1993) 1146–1151

3 Tumoren der Bindehaut

zu 3.1, 3.3, 3.4, 3.5. 3.6:

Althans, C., R. Sundmacher: Kombinationstherapie eines umschriebenen Aderhaut-Hämangioms bei kontralateralem Sturge-Weber-Syndrom mit Acetazolamid und Laserkoagulation. Klin. Mbl. Augenheilk. 208 (1996) 239–242.

Austin, P., F. A. Jakobiec, T. Iwamoto: Elastodysplasia and elastodystrophy as the pathologic bases of ocular pterygia and pinguecula. Ophthalmology 90 (1983) 96–109.

Awdry, P.: Lymphangiectasia haemorrhagica conjunctivae. Brit. J. Ophthalmol. 53 (1969) 274–278.

Bedrick, J. J., P. J. Savino, N. J. Schatz: Conjunctival Kaposi's sarcoma in a patient with myasthenia gravis. Arch. Ophthalmol. 99 (1981) 1607–1609.

Behrendt, S., H. Bernsmeier, G. Randzio: Fractionated beta-irradiation of a conjunctival lymphangioma. Ophthalmologica 203 (1991) 161–163.

Blumenthal, E. Z., H. Garzozi, J. Bahir et al.: Multiple conjunctival metastases as the initial sign of metastatic uveal melanoma. Amer. J. Ophthalmol. 124 (1997) 549–550.

Boniuk, M. L. E. Zimmerman: Episcleral osseous choristoma Amer. J. Ophthalmol. 53 (1961) 290–296.

Brihaye-van Geertruyden, M.: Linear sebaceous nevus syndrome. Case presentation at combined meeting of Verhoeff-Society and European Ophthalmic Pathology Society, Geneva 1981.

Brownstein, S.: Mucoepidermoid carcinoma of the conjunctiva with intraocular invasion. Ophthalmology 88 (1981) 1126–1230.

Burns, R. P., G. Wankum, J. Giangiacoma et al.: Dinitrochlorobenzene and debulking therapy of conjunctival papilloma. J. pediat. Ophthalmol. Strab. 20 (1983) 221–226.

Buus, D. R., D. T. Tse, R. Folberg: Microscopically controlled excision of conjunctival squamous cell carcinoma. Amer. J. Ophthalmol. 117 (1994) 97–102.

Caliskan, S., O. Mehmet, M. Irkes: Intraoperative and postoperative use of Mitomycin-C in the treatment of primary pterygium. Ophthalmic Surg. Lasers 27 (1996) 600–604.

Cameron, M. E.: Preventable complications of pterygium excision with beta-irradiation. Brit. J. Ophthalmol. 56 (1972) 52–56.

Cerezo, L., J. Otero, G. Aragon et al.: Conjunctival intraepithelial and invasive squamous cell carcinomas treated with Sr-90. Radiother. and Oncol. 17 (1990) 191–197.

Chang, Y., E. Cesarman, M. S. Pessin et al.: Identification of herpes-virus-like DNA sequences in AIDS-associated Kaposi's sarcoma. Science 266 (1994) 1865–1869.

Char, D. H.: Clinical Ocular Oncology. Raven, Philadelphia 1997, pp 64.

Char, D. H.: The management of lid and conjunctival malignancies. Surv. Ophthalmol. 24 (1980) 679–689.

Charles, N. C., D. M. Fox, J. A. Avendano et al.: Conjunctival neurilemoma. Arch. Ophthalmol. 115 (1997) 547–549.

Chelsky, M. P., D. E. Magnus: Conjunctival hemorrhagic lymphangiectasis. J. Amer. optom. Ass. 59 (1988) 676–678.

Cogan, D. G., T. Kuwabara, J. Howard: The non elastic nature of pinguecula. Arch. Ophthalmol. 61 (1959) 388–389.

Cohen, B. H., R. Green, N. T. Iliff et al.: Spindle cell carcinoma of the conjunctiva. Arch. Ophthalmol. 98 (1980) 1809–1813.

Cooper, J. S., P. R. Fried: Treatment of aggressive epidemic Kaposi's sarcoma of the conjunctiva by radiotherapy. Arch. Ophthalmol. 106 (1988) 20–21.

Cooper, J. S., A. D. Steinfeld, J. Lerch: Intensions and outcomes in the radiotherapeutic management of epidemic Kaposi's sarcoma. Int. J. Radiat. Oncol. Biol. Phys. 20 (1991) 419–422.

Crawford, J. S.: Benign tumors of the eyelid and adjacent structures: should they be removed? J. pediat. Ophthalmol. Strab. 16 (1979) 246–250.

Dabezies, O. H. Jr., R. Penner: Neurofibroma or neurilemmoma of the bulbar conjunctiva. Arch. Ophthalmol. 66 (1961) 73–75.

Dausch, D., M. Landesz, E. Schroder: Phototherapeutic keratectomy in recurrent corneal intraepithelial dysplasia. Arch. Ophthalmol. 112 (1994) 22–23.

Divine, R. D., R. L. Anderson: Nitrous oxide cryotherapy for intraepithelial epithelioma of the conjunctiva. Arch. Ophthalmol. 101 (1983) 782–786.

Dugel, P. U., P. s. Gill, G. T. Frangieh et al.: Treatment of ocular adnexal Kaposi's sarcoma in acquired immune deficiency syndrome. Ophthalmology 99 (1992) 1127–1132.

Dushku, N. T. W. Reid: P53 expression in altered limbal basal cells of pingueculae, pterygia, and limbal tumors. Current Eye Res. 16 (1997) 1179–1192.

Emödy, J.: Lymphangiectasia haemorrhagica conjunctivae. Klin. Mbl. Augenheilk. 161 (1972) 342–343.

Erie, J. C., R. J. Campbell, T. J. Liesegang: Conjunctival and corneal intraepithelial and invasive neoplasia. Ophthalmology 93 (1986) 176–183.

Faludi, J. E., K. Kenyon, W. R. Green: Fibrous histiocytoma of the corneoscleral limbus. Amer. J. Ophthalmol. 80 (1975) 619–624.

Farell, P. L. R., R. E. Smith: Bacterial corneoscleritis complicating pterygium excision. Amer. J. Ophthalmol. 107 (1989) 515–517.

Font, R. L., A. A. Hidayat: Fibrous histiocytoma of the orbit. A clinico-pathologic study of 150 cases. Hum. Pathol. 13 (1982) 199–209.

Fraunfelder, F. T., D. Wingfield: Management of intraepithelial conjunctival tumors and squamous cell carcinomas. Amer. J. Ophthalmol. 95 (1983) 359–363.

Frucht-Pery, J., Y. Rozenman: Mitomycin C therapy for corneal intraepithelial neoplasia. Amer. J. Ophthalmol. 117 (1994) 164–168.

Gaasterland, D. E., M. D. Rodrigues, A. N. Moshell: Ocular involvement in xeroderma pigmentosum. Ophthalmology 89 (1982) 980–986.

Ghabrial, R., J. M. Quivey, J. P. Dunn Jr. et al.: Radiation therapy of acquired immunodeficiency syndrome-related Kaposi's sarcoma of the eyelids and conjunctiva. Arch. Ophthalmol. 110 (1992) 1423–1426.

Grimalt, R., E. Ermacora, L. Mistura et al.: Encephalocraniocutaneous lipomatosis: case report and review of the literature. Pediat. Dermatol. 10 (1993) 164–168.

Grossniklaus, H. E., W. R. Green, M. Luckenbach et al.: Conjunctival lesions in adults: a clinical and histopathologic review. Cornea 6 (1987) 78–116.

Grüntzig, J., F. Huth: Spontane Blutfüllung ektatischer Bindehautlymphgefäße. Klin. Mbl. Augenheilk. 175 (1975) 686–691.

Harkey, M. E., H. S. Metz: Cryotherapy of conjunctival papillomata. Amer. J. Ophthalmol. 66 (1968) 872–874.

Hayasaka, S., S. Noda, Y. Yamamoto et al.: Postoperative instillation of low-dose mitomycin-C in the treatment of primary pterygium. Amer. J. Ophthalmol. 106 (1988) 715–718.

Hilgers, J. M. C. H.: Prevention of recurrent pterygium by beta-radiation. Ophthalmologica 140 (1960) 369–379.

Holland, G. N., J. S. Pepose, T. H. Pettit et al.: Acquired immune deficiency syndrome: ocular manifestations. Ophthalmology 90 (1983) 859–873.

Howard, G. M., F. A. Jakobiec, A. de Voe: Kaposi's sarcoma of the conjunctiva. Amer. J. Ophthalmol. 79 (1975) 420–423.

Huntington, A. C., J. M. Langloss, A. A. Hidayat: Spindle cell carcinoma of the conjunctiva. An immunhistochemical and ultrastructural study of six cases. Ophthalmology 97 (1990) 711–717.

Hyams, V. J.: Papillomas of the nasal cavity and paranasal sinuses. Arch Otol Rhinol Laryngol 80 (1971) 192–206.

Iliff, W. J., R. Marback, W. R. Green: Invasive squamous cell carcinoma of the conjunctiva. Arch. Ophthalmol. 93 (1975) 119–122.

Iwamoto, T., F. A. Jakobiec, R. W. Darell: Fibrous histiocytoma of the corneoscleral limbus: the ultrastructure of a distinctive inclusion. Ophthalmology 88 (1981) 1260–1268.

Jakobiec, F. A.: Fibrous histiocytoma of the corneoscleral limbus. Amer. J. Ophthalmol. 78 (1974) 700–706.

Jakobiec, F. A., R. L. Font, L. E. Zimmerman: Malignant peripheral nerve sheath tumors of the orbit. A clinicopathologic study of 8 cases. Trans. Amer. Ophthalmol. Soc. 83 (1985) 17–35.

Johnson, T. E., K. F. Tabbara, R. G. Weatherhead et al.: Secondary squamous cell carcinoma of the orbit. Arch. Ophthalmol. 115 (1997) 75–78.

Jones, D. B., K. R. Wilhelmus, R. L. Font: β radiation of recurrent corneal intraepithelial neoplasia. Trans. Amer. Ophthalmol. Soc. 89 (1991) 285–291.

Kalina, P. H., G. B. Bartley, R. J. Campbell et al.: Isolated neurofibromas of the conjunctiva. Amer. J. Ophthalmol. 111 (1991) 694–698.

Kalinske, M., C. r. Leone Jr.: Kaposi's sarcoma involving the eyelid and conjunctiva. Amer. J. Ophthalmol. 14 (1982) 497–499.

Kaposi, M.: Idiopathisches multiples Pigmentsarkom der Haut. Arch. Dermatol. Syph- 4 (1872) 265–273.

Karp, C. L., I. V. Scott, T. S. Chang et al.: Conjunctival intraepithelial neoplasia: A possible marker for human immunodeficiency virus infection? Arch. Ophthalmol. 114 (1996) 257–261.

Kearsby, J. H., R. S. Fitchew, R. G. Taylor: Adjunctive radiotherapy with strontium-90 in the treatment of conjunctival squamous cell carcinoma. Int. J. Radiat. Oncol. Biol. Phys. 14 (1988) 435–443.

Kiratli, H., C. L. Shields, J. A. Shields et al.: Metastatic tumours to the conjunctiva: report of 10 cases. Brit. J. Ophthalmol. 80 (1996) 5–8.

Klaus, S. N., R. K. Winkelmann: The enzyme histochemistry of nodular subepidermal fibrosis. Brit. J. Dermatol. 78 (1966) 398–402.

Kleis, W., G. Pico: Thio-TEPA therapy to prevent postoperative pterygium recurrence and neovascularization. Amer. J. Ophthalmol. 76 (1973) 371–374.

Klintworth, G. K.: Hereditary benign intraepithelial dyskeratosis. Case presentation. Pan-American Ophthalmic Pathology Society, Santiago/Chile 1977.

Kodama, T., S. Hayasaka, T. Setogawa: Immunohistochemical localisation of epidermal growth factor receptor and epithelial antigen in tumors of the human conjunctiva, eyelid, lacrimal gland, and orbit. Graefes Arch. clin. exp. Ophthalmol. 233 (1995) 672–676.

Kurumety, U. R., J. M. Lustbader: Kaposi's sarcoma of the bulbar conjunctiva as an initial manifestation of acquired immundeficiency syndrome. Arch. Ophthalmol. 113 (1995) 978.

Lass, J. H., A. S. Grove, J. J. Papale et al.: Detection of human papillomavirus DANN sequences in conjunctival papilloma. Amer. J. Ophthalmol. 96 (1983) 670–674.

Leber, T.: Lymphangiectasia haemorrhagica conjunctivae. Graefes Arch. clin. exp. Ophthalmol. 26 (1880) 197–201.

Lederman, M.: Radiotherapy. In: *Sorsby, A.* (ed.): Modern Ophthalmology. Vol 4, pp. 887–900 Butterworth, London 1972

Lee, G. A., L. W. Hirst: Incidence of ocular surface epithelial dysplasia in mitropolitain Brisbane. Arch. Ophthalmol. 110 (1992) 525–527.

Lee, J. T., Th. H. Pettit, B. J. Glasgow: Epibulbar Hemangiopericytoma. Amer. J. Ophthalmol. 124 (1997) 547–549.

Lewallen, S., K. R. Shroyer, R. P. Keyser et al.: Aggressive conjunctival squamous cell carcinoma in three young Africans. Arch. Ophthalmol. 114 (1996) 215–218.

Lieberman, P. H., I. N. Llovera: Kaposi's sarcoma of the bulbar conjunctiva. Arch. Ophthalmol. 88 (1972) 44–45.

Litricin, O.: Fibrous histiocytoma of the corneosclera. Arch. Ophthalmol. 101 (1983) 426–428

Loeffler, K., J. J. Perlman: Diffuse intraepithelial sebaceous carcinoma of the conjunctiva. Brit. J. Ophthalmol. 81 (1997) 168.

Lommatzsch, P.: Beta-ray treatment of malignant epithelial tumors of the conjunctiva. Amer. J. Ophthalmol. 81 (1976) 198–206.

Lommatzsch, P., G. Fürst, R. Vollmar et al.: Die therapeutische Anwendung von ionisierenden Strahlen in der Augenheilkunde. Thieme, Leipzig 1977, S. 126.

Lommatzsch, P. K.: Conjunctival tumors and their radiotherapy. In: *Alberti, W. E., R. H. Sagerman* (ed.): Radiotherapy of intraocular and orbital tumors. Springer, Berlin–Heidelberg–New York 1993, pp. 227–237

Lorincz, A. T., G. F. Temple, R. J. Kurman et al.: Oncogenic association of specific human papillomavirus types with cervical neoplasia. J. nat. Cancer Inst. 79 (1987) 671–677.

Lucarelli, M. J. E. J. Ceisler, J. H. Talamo et al.: Complex choristoma. Arch. Ophthalmol. 114 (1996) 498–499.

Macher, A. M., A. Palestine, H. Masur et al.: Multicentric Kaposi's sarcoma of the conjunctiva in a male homosexual with the acquired immunodeficiency syndrome. Ophthalmology 90 (1983) 879–884.

Marc'Hadour, F. le, J. P. Romanet, A. Fdili et al.: Schwannoma of the bulbar conjunctiva Arch. Ophthalmol. 114 (1996) 1258–1260.

Margo, C. E., A. Lessner, G. A. Stern: Intraepithelial sebaceous carcinoma of the conjunctiva and skin of the eyelid. Ophthalmology 99 (1992) 227–231.

Margo, C. E., W. Mack, J. M. Guffey: Squamous cell carcinoma of the conjunctiva and human immunodeficiency virus infection. Arch. Ophthalmol. 114 (1996) 349.

Maskin, S. L.: Regression of limbal epithelial dysplasia with topical interferon. Arch. Ophthalmol. 112 (1994) 1145–1146.

Mauriello, J. A., A. Abdelsalam, I. W. McLean: Adenoid squamous cell carcinoma of the conjunctiva – a clinicopathological study of 14 cases. Brit. J. Ophthalmol. 81 (1997) 1001–1005.

McGavic, J. S.: Intraepithelial epithelioma of the cornea and conjunctiva (Bowen's disease). Amer. J. Ophthalmol. 25 (1942) 167–176.

McDonnell, J. M., P. J. McDonnell, Y. Y. Sun: Human papillomavirus DANN in tissues and ocular surface swabs of patients with conjunctival epithelial neoplasia. Invest. Ophthalmol. Vis. Sci. 33 (1992) 184–189.

Mietz, H., M. Severin, G. Arnold et al.: Management of fibrous histiocytoma of the corneoscleral limbus. Report of a case and review of the literature. Graefes Arch. clin. exp. Ophthalmol. 235 (1997) 67–91.

Miyashita, K., Y. Abe, Y. Osamura: Case of conjunctival liposarcoma. Jap. J. Ophthalmol. 35 (1991) 207–210.

Morsman, C. D.: Spontaneous regression of a conjunctival intraepithelial neoplastic tumor. Arch. Ophthalmol. 107 (1989) 1490–1491.

Muccioli, C., R. Belfort Jr., M. Burnier et al.: Squamous cell carcinoma of the conjunctiva in a patient with acquired immunodeficiency syndrome. Amer. J. Ophthalmol. 121 (1996) 94–96.

Naghashfar, Z., P. J. McDonnell, J. M. McDonnell et al.: Genital tract papillomavirus type 6 in recurrent conjunctival papilloma. Arch. Ophthalmol. 104 (1986) 1814–1815.

Nakamura, Y., Y. Mashima, K. Kameyama et al.: Detection of human papillomavirus infection in squamous tumour of the conjunctiva and lacrimal sac by immunohistochemistry, in situ hybridisation, and polymerasal chain reaction. Brit. J. Ophthalmol. 81 (1997) 308–313.

Nicholson, D. H., J. Herschler: Intraocular extension of squamous cell carcinoma of the conjunctiva. Arch. Ophthalmol. 95 (1977) 843–846.

Nirankari, M. S., D. Singh: Pedunculated hemangiomas of conjunctiva; a report of two cases. Amer. J. Ophthalmol. 52 (1961) 266–268.

Odrich, M. G., F. A. Jakobiec, W. D. Lancaster et al.: A spectrum of bilateral squamous conjunctival tumors associated with human papillomavirus type 16. Ophthalmology 98 (1991) 628–635.

Ortiz, J. M., B. Esterman, J. Paulson et al.: Uterine cervical carcinoma metastasis to subconjunctival tissue. Arch. Ophthalmol. 113 (1995) 1362–1363.

Pe'er, J., M. Ilsar: Epibulbar complex choristoma associated with nevus sebaceus. Arch. Ophthalmol. 113 (1995) 1301–1304.

Peksayar, G., M. K. Soyturk, M. Demiryont: Long-term results of cryotherapy on malignant epithelial tumors of the conjunctiva. Amer. J. Ophthalmol. 107 (1989) 337–340.

Perry, H.D.: Isolated episcleral neurofibroma. Ophthalmology 89 (1982) 1095–1098.

Peterson, R. D. A., W. D. Kelley, R. A. Good: Ataxia teleangiectasia: Ist association with a defective thymus, immunological deficieny disease and malignancy. Lancet 1 (1964) 1189–1193.

Petrelli, R., E. Cotlier, S. Robins et al.: Dinitrochlorobenzene immunotherapy of recurrent squamous papilloma of the conjunctiva. Ophthalmology 88 (1981) 1221–1225.

Pizarello, L. d., F. A. Jakobiec: Bowen's disease of the conjunctiva: a misnomer. In: Jakobiec FA (ed.), Ocular and adnexal tumors. Aesculapius, Birmingham 1978, pp. 553–571.

Prasad, C. N., B. B. Verma: Pedunculated hemangioma: a report of a case. Ann. Opthalmol. 3 (1971) 1289–1290.

Radnot, M.: Metastatic epibulbar carcinoma. Ophthalmologica 174 (1977) 251–254.

Rao, N. A., R. L. Font: Mucoepidermoid carcinoma of the conjunctiva. Cancer 38 (1976) 1699–1709.

Reich, H., F. Hollwich, D. Uthoff: Kaposi-Sarkom und AIDS. Klin. Mbl. Augenheilk. 187 (1985) 1–8.

Ryan, S., R. L. Font: Primary epithelial neoplasms of the lacrimal sac. Amer. J. Ophthalmol. 76 (1973) 73–88.

Sallmann, L. von, D. Paton: Hereditary benign intraepithelial dyskeratosis. I. Ocular manifestations. Arch Ophthalmol 63 (1960) 421–429.

Schreger, B. N. G.: Theoretische und praktische Beiträge zur Kultur der Saugaderlehre. Leipzig 1793.

Schulze, F., M. Tost: Über Bindehautveränderungen bei Morbus Rendu-Osler. Klin. Mbl. Augenheilk. 148 (1966) 653–664.

Schworm, H. D., K. P. Boergen, F. H. Stefani: Klinische Erstmanifestationen des orbitalen Rhabdomyosarkoms. Ophthalmologe 92 (1995) 362–365.

Scott, K. R., D. T. Tse, J. W. Kronish: Hemorrhagic lymphangiectasia of the conjunctiva. Arch. Ophthalmol. 109 (1991) 286–287.

Searl, S. S., H. J. Krigstein, D. M. Albert et al.: Invasive squamous cell carcinoma with intraocular mucoepidermoid features: Conjunctival carcinoma with intraocular invasion and diphasic morphology. Arch. Ophthalmol. 100 (1982) 109–111.

Seitz, B., M. Fischer, L. M. Holbach et al.: Differentialdiagnose und Prognose bei 112 exzidierten epibulbären epithelialen Tumoren. Klin. Mbl. Augenheilk. 207 (1995) 239–246.

Shuler, J. D., G. N. Holland, S. A. Miles et al.: Kaposi sarcoma of the conjunctiva and eyelids associated with the acquired immunodeficiency syndrome. Arch. Ophthalmol. 107 (1989) 858–862.

Singh, G., R. M. Wilson, C. S. Foster: Mitomycin eye drops as treatment for pterygium. Ophthalmology 95 (1988) 813–821.

Slusker-Shterfeld, J., N. A. Syed, B. A. Sires: Invasive spindle cell carcinoma of the conjunctiva. Arch. Ophthalmol. 115 (1997) 288–289.

Solomon, L., D. F. Fretzin: An unusual neurocutaneous syndrome. Arch. Dermatol. 96 (1967) 732–733.

Spencer, W. H., L. E. Zimmerman: Conjunctiva, in Ophthalmic Pathology. An Atlas and Textbook, Vol.I pp. 220–222, Saunders, Philadelphia 1985

Spencer, W. H., L. E. Zimmerman: Ophthalmic Pathology, Vol.I, pp. 109–228, Saunders, Philadelphia 1985

Spraul, C. W., H. J. O. K. Buchwald, G. K. Lang: Idiopathische konjunktivale Lymphangiektasie. Klin. Mbl. Augenheilk. 210 (1997) 398 -399.

Sterker, I., P. Lommatzsch: Ergebnisse der Behandlung von malignen epithelialen Bindehauttumoren. Ophthalmologe 90 (1993) 62–65.

Stout, A. P.: The peripheral manifestations of specific nerve sheath tumor (neurilemmoma). Amer. J. Cancer 24 (1935) 751–796.

Streeten, B. W., R. Carillo, R. Jamison et al.: Inverted papilloma of the conjunctiva. Amer. J. Ophthalmol. 88 (1979) 1062–1066.

Sundmacher, R., G. Mackensen: Chirurgie der Konjunktiva und der Sklera. In: Mackensen, G., H. Neubauer (Hrsg).: Augenärztliche Operationen. Springer, Berlin–Heidelberg–New York 1988, S. 333–382.

Tan, D. T. H., A. S. M. Lim, H. S. Goh et al.: Abnormal expression of the p53 tumor supressor gene in the conjunctiva of patients with pterygium. Amer. J. Ophthalmol. 123 (1997) 404–405.

Tarr, K. H., Constable, I. J.: Late complications of pterygium treatment. Brit. J. Ophthalmol. 64 (1980) 496–505.

Thiel, H. J.: Die Anwendung von Beta-Strahlen bei nichttumorösen Prozessen des vorderen Augenabschnittes. Ber. dtsch. ophthalmol. Ges. 76 (1979) 283–288.

Tseng, S. H., Y. Y. Tsai, F. K. Chen: Successful treatment of recurrent corneal intraepithelial neoplasia with topical Mitomycin C. Cornea 16 (1997) 595–597.

Ullmann, S., J. J. Augsburger, L. W. Brady: Fractionated epibulbar J-125 plaque radiotherapy for recurrent mucoepidermoid carcinoma of the bulbar conjunctiva. Amer. J. Ophthalmol. 119 (1995) 102–103.

Vincent, N. J., G. W. Cleasby: Schwannoma of the bulbar conjunctiva. Arch. Ophthalmol. 80 (1968) 641–642.
Waddel, K. M., S. Lewallen, S. B. Lucas et al.: Carcinoma of the conjunctiva and HIV infection in Uganda and Malawi. Brit. J. Ophthalmol. 80 (1996) 503–508.
Waring, G. O. III, A. M. Roth, M. B. Ekins: Clinical and pathologic description of 17 cases of corneal intraepithelial neoplasia. Amer. J. Ophthalmol. 97 (1984) 547–559.
White, V. A., K. F. Damji, J. S. Richards et al.: Leiomyosarcoma of the conjunctiva. Ophthalmology 98 (1991) 1560–1564.
Wilson, M. W., J. L. Hungerford, S. M. George et al.: A Topical Mitomycin C for the treatment of conjunctival and corneal epithelial dysplasia and neoplasia. Amer. J. Ophthalmol. 124 (1997) 303–311.
Witmer, R.: Conjunctivalveränderungen beim Morbus Osler. Ophthalmologica 121 (1951) 158–159.
Yanoff, M., H. D. Perry: Juvenile xanthogranuloma of the corneoscleral limbus. Arch. Ophthalmol. 113 (1995) 915–917.
Yanoff, M., B. S. Fine: Ocular Pathology. Mosby-Wolfe, St. Louis 1996, p. 310.
Yeatts, R. P., J. G. Ford, C. A. Stanton et al.: Topical 5-Fluorouracil in treating epithelial neoplasia of the conjunctiva and cornea. Ophthalmology 102 (1995) 1338–1344.
Zehetmayer, M., R. Menapace, W. Kulnig: Combined local excision and brachytherapy with ruthenium-106 in the treatment of epibulbar malignancies. Ophthalmologica 207 (1993) 133–139.
Zimmerman, L. E.: Squamous cell carcinoma and related lesions of the bulbar conjunctiva. In: *Boniuk, M.* (ed.) Ocular and adnexal Tumors. Mosby, St Louis 1964, p. 49.
Zimmerman, L. E.: The cancerous, precancereous, and pseudocancereous lesions of cornea and conjunctiva. In: *Rycroft, P. V.* (ed): Corneoplastic Surgery. Proceedings of the Second Int Corneoplastic Conference. Pergamon Press, Oxford/England 1969, pp. 547–555.

zu 3.2:

Balestrazzi, E.: Malignant melanoma of palpebral conjunctiva. Ophthalmologica 162 (1971) 183–187.
Balestrazzi, E.: Case presentation at the 32nd Annual Meeting of the European Ophthalmic Pathology Society. Sitges/Spain 1993.
Bergman, W., P. C. van Voorst Vader, D. J. de Ruiter: Dysplastische naevi en het risico op melanoom: een richtlijn voor patiëntenzorg (English abstract). Ned. T. Geneesk. 141 (1997) 2010–2014.
Breslow, A.: Thickness, cross-sectional areas and depth of invasion in the prognosis of cutaneous melanoma. Ann. Surg. 172 (1970) 902–908.
Brownstein, S., F. A. Jakobiec, R. D. Wilkinson et al.: Cryotherapy for precancerous melanosis (atypical melanocytic hyperplasia) of the conjunctiva. Arch. Ophthalmol. 99 (1981) 1224–1232.
Buckman, G., F. A. Jakobiec, R. Folberg et al.: Melanocytic nevi of the palpebral conjunctiva. Ophthalmology 95 (1988) 1053–1057.
Chower, I., R. Folberg, N. Livini et al.: Ki 67 immunostaining and p-53 expression in primary acquired melanosis with and without atypia. Abstract. International Symposium on Ocular Tumors. Jerusalem, April 6–10, 1997.
Crawford, J. B.: Conjunctival melanomas: prognostic factors. A review and an analysis of a series. Trans. Amer. ophthalmol. Soc. 78 (1980) 467–502.

Croxatto, J. O., G. Iribarren, C. Ugrin et al.: Malignant melanoma of the conjunctiva. Ophthalmology 94 (1987) 1281–1285.
Delft van, J. L., D. de Wolff-Rouendaal, Oosterhuis, J. A.: Irrigation with mercury chloride and sodium hypochlorite to prevent local recurrence after excision of conjunctival melanoma. An experimental study. Doc. ophthalmol. 56 (1983 b) 61–67.
De Potter, P., C. L. Shields, J. A. Shields et al.: Clinical predictive factors for development of recurrence and metastasis in conjunctival melanomas: a review of 68 cases. Brit. J. Ophthalmol. 77 (1993) 624–630.
Elsas, F. J., W. R. Green, S. J. Ryan: Benign pigmented tumors arising in acquired conjunctival melanosis. Amer. J. Ophthalmol. 78 (1974) 229–232.
Folberg, R., I. W. McLean, L. E. Zimmerman: Conjunctival melanosis and melanoma. Ophthalmology 91 (1984) 673–678.
Folberg, R., I. W. McLean, L. E. Zimmerman: Primary acquired melanosis of the conjunctiva. Hum. Pathol. 16 (1985 a) 129–135.
Folberg, R., I. W. McLean, L. E. Zimmerman: Malignant melanoma of the conjunctiva. Hum. Pathol. 16 (1985 b) 136–143.
Folberg, R., I. W. McLean: Primary acquired melanosis and melanoma of the conjunctiva. Terminology, classification and biological behaviour. Hum. Pathol. 17 (1986) 652–654.
Folberg, R., J. Baron, R. D. Reeves et al.: Animal Model of Conjunctiva Primary Acquired Melanosis. Ophthalmology. 96 (1989) 1006–1013.
Friedman, R. J., R. Rodriguez-Sains, F. A. Jakobiec: Ophthalmological oncology: conjunctival malignant melanoma in association with sporadic dysplastic nevus syndrome. J. Dermatol. Surg. Oncol. 13 (1987) 31–34.
Frucht-Pery, J., J. Pe'er: Use of Mitomycin C in the Treatment of Conjunctival Primary Acquired Melanosis with Atypia. Arch. Ophthalmol. 114 (1996) 1261–1264.
Fuchs, U., T. Kivelä, K. Liesto et al.: Prognosis of conjunctival melanomas in relation to histopathological features. Brit. J. Ophthalmol. 59 (1989) 261–267.
Gelender, H., R. K. Forster: Papanicolaou cytology in the diagnosis and management of external ocular tumors. Arch. Ophthalmol. 98 (1980) 909–912.
Gerner, N., J. C. Norregaard, O. A. Jensen et al.: Conjunctival naevi in Denmark 1960–1980. A 21-year follow-up study. Acta Ophthalmol. 74 (1996) 334–337.
Glasgow, B. J., L. C. McCall, R. Y. Foos: HMB45 Antibody Reactivity in Pigmented Lesions of the Conjunctiva. Amer. J. Ophthalmol. 109 (1990) 696–700.
Gow, J. A., W. H. Spencer: Intraocular extension of an epibulbar malignant melanoma. Arch. Ophthalmol. 90 (1973) 57–59.
Griffith, W. R., W. R. Green, W. Weinstein: Conjunctival malignant melanoma originating in acquired melanosis sine pigmento. Amer. J. Ophthalmol. 72 (1971) 72.
Jakobiec, F. A., S. Brownstein, R. D. Wilkinson et al.: Combined surgery and cryotherapy for diffuse malignant melanoma of the conjunctiva. Arch. Ophthalmol. 98 (1980) 1390–1396.
Jakobiec, F. A., S. Brownstein, W. Albert et al.: The role of cryotherapy in the management of conjunctival melanoma. Ophthalmology 89 (1982 a) 502–515.
Jakobiec, F. A., S. Brownstein, R. D. Wilkinson et al.: Adjuvant cryotherapy for focal nodular melanoma of the conjunctiva. Arch. Ophthalmol. 100 (1982 b) 115–188.

Jakobiec, F. A., T. Iwamoto: Cryotherapy for intraepithelial conjunctival melanocytic proliferations. Arch. Ophthalmol. 101 (1983) 904–912.
Jakobiec, F.A.: The ultrastructure of conjunctival melanocytic tumors. Thesis. Trans. Amer. ophthalmol. Soc. 82 (1984) 599–752.
Jakobiec, F. A., S. Brownstein: Cryotherapy for conjunctival melanotic neoplasms. In: *Jakobiec, F. A., J. Sigelman* (eds.): Advance techniques in ocular surgery. W. B. Saunders, Philadelphia 1984, pp. 522–541.
Jakobiec, F. A., B. D. Zuckerman, A. J. Berlin et al.: Unusual melanocytic nevi of the conjunctiva. Amer. J. Ophthalmol. 100 (1985) 100–113.
Jakobiec, F.A., F. J. Rini, F. T. Fraunfelder et al.: Cryotherapy for conjunctival primary acquired melanosis and malignant melanoma. Ophthalmology 95 (1988) 1058–1070.
Jakobiec, F. A., R. Folberg, T. Iwamoto: Clinicopathologic characteristics of premalignant and malignant melanocytic lesions of the conjunctiva. Ophthalmology 96 (1989) 146–166.
Jao, W., D. F. Fretzin, L. Sundaran et al.: Balloon cell nevus of the conjunctiva. Arch. Pathol. 96 (1973) 124–126.
Jay, B.: Naevi and melanomata of the conjunctiva. Brit. J. Ophthalmol. 49 (1965 a) 169–204.
Jay, B.: A follow-up study of limbal melanomata. Proc. roy. Soc. Med. 57 (1965 b) 17–20.
Jeffrey, I. J. M., D. R. Lucas, C. McEwan et al.: Malignant melanoma of the conjunctiva. Histopathology 10 (1986) 363–378.
Lederman, M.: Radiotherapy of cancerous and precancerous melanosis. Trans. ophthalmol. Soc. U.K. 78 (1958) 147–164.
Lederman, M.: In: *Boniuk, M.* (ed.): Ocular and adnexal tumours. Mosby, St. Louis 1964, pp. 30–40.
Lederman, M., K. Wybar, E. Busby: Malignant epibulbar melanoma: natural history and treatment by radiotherapy. Brit. J. Ophthalmol. 68 (1984) 605–617.
Lommatzsch, P. K.: Beta irradiation of conjunctival melanomas. Trans. Ophthalmol. Soc. U.K. 97 (1976) 378–380.
Lommatzsch, P. K.: Epibulbäre Tumoren. Die therapeutische Anwendung von ionisierenden Strahlen in der Augenheilkunde. Thieme, Leipzig 1977, S. 104–108.
Lommatzsch, P. K.: Beta-ray treatment of malignant epibulbar melanoma. Graefes Arch. clin. exp. Opthalmol. 209 (1978) 111–124.
Lommatzsch, P. K., R. E. Lommatzsch, I. Kirsch et al.: Therapeutic outcome of patients suffering from malignant melanoma of the conjunctiva. Brit. J. Ophthalmol. 74 (1990) 615–619.
Lopes Cardozo, P., J. A. Oosterhuis, D. de Wolff-Rouendaal: Exfoliative cytology in the diagnosis of conjunctival tumours. Ophthalmologica 182 (1981) 157–164.
McNab, A. A., P. McKelvie: Malignant Melanoma of the Lacrimal Sac Complicating Primary Acquired Melanosis of the Conjunctiva. Ophthalmic Surgery Lasers 28 (1997) 501–504.
McDonnell, J. M., J. D. Carpenter, P. Jacobs et al.: Conjunctival Melanocytic Lesions in Children. Ophthalmology 96 (1989) 986–993.
Manschot, W. A.: Congenital ocular melanosis, conjunctival naevus, conjunctival melanosis, conjunctival melanoma. Ophthalmologica 125 (1966) 495–505.
Manschot, W. A.: Melanocytic lesions of the conjunctiva. Trans. Ophthalmol. soc. U.K. 93 (1973) 733–738
Manschot, W. A: Therapie van melanoma conjunctivae. Ned. T. Geneesk. 118 (1974) 1109–1113.

Norregaard, J. C., N. Gerner, O. A. Jensen et al.: Malignant melanoma of the conjunctiva: occurrence and survival following surgery and radiotherapy in an Danish population. Graefes Arch. clin. exp. Ophthalmol. 234 (1996) 569–572.
Notter, G.: Das maligne epibulbäre Melanom. Strahlentherapie 96 (1955) 518–537.
Oosterhuis, J. A., D. de Wolff-Rouendaal: Local metastasis in conjunctival melanoma. Doc. ophthalmol. 56 (1983) 55–59
Paridaens, A. D. A., A. C. McCartney, O. M. Curling et al.: Impression cytology of conjunctival melanosis and melanoma. Brit. J. Ophthalmol. 76 (1992) 163–165.
Paridaens, A. D. A., A. C. McCartney, D. C. Minassian et al.: Orbital exenteration in 95 cases of primary conjunctival melanoma. Brit. J. Ophthalmol. 78 (1994 a) 520–528.
Paridaens, A. D. A., D. C. Minassian, A. C. McCartney et al.: Prognostic factors in primary malignant melanoma of the conjunctiva: a clinicopathological study of 256 cases. Brit. J. Ophthalmol. 78 (1994 b) 252–259.
Reese, A.B.: Precancerous and cancerous melanosis. In: *Boniuk, M.* (ed.): Ocular and adnexal tumors. Mosby, St. Louis, 1964, pp. 19–23.
Reese, A. B.: Precancerous and cancerous melanosis. Amer. J. Ophthalmol. 62 (1966) 1272–1277.
Seregard, S.: Cell proliferation as a prognostic indicator in conjunctival malignant melanoma. Amer. J. Ophthalmol. 116 (1993) 93–97.
Seregard, S.: Malignant melanoma of the conjunctiva and potential precursor lesions. Kongl. Carolinska Medico Chirurgiska Institute, Stockholm (Thesis) 1995.
Seregard, S., E. Trampe, E. Mansson-Brahme et al.: Prevalence of Primary Acquired Melanosis and nevi of the Conjunctiva and Uvea in the Dysplastic Nevus Syndrome. Ophthalmology 102 (1994) 1524–1529.
Shields, J. A., C. L. Shields, P. de Potter: Surgical Management of Conjunctival Tumors. Arch. ophthalmol. 115 (1997) 808–815.
Silvers, D. N., F. A. Jakobiec, T. R. Freeman et al.: Melanoma of the conjunctiva: a clinicopathologic study. In: *Boniuk, M.* (ed.): Ocular and adnexal tumours. Mosby, St. Louis 1978, pp. 583–599.
Stannard, C., R. Sealy, E. Hering et al.: Iodone-125 Brachytherapy for Malignant Melanoma of the eyelid and palpebral conjunctiva. Abstract. International Symposium on Ocular Tumors, Jerusalem, April 6–10, 1997.
Stefani, F. H.: Das maligne Melanom der Bindehaut. Klinischer Verlauf und histopathologischer Befund. Fortschr. Ophthalmol. 83 (1986 a) 141–145.
Stefani, F. H.: A prognostic index for patients with malignant melanoma of the conjunctiva. Graefes Arch. clin. exp. Ophthalmol. 224 (1986 b) 580–582
Steinkogler, F. J., W. Seitz, W. Binder: Die Behandlung des Bindehautmelanoms mit Ruthenium-106 – vorläufiger Bericht. Fortschr. Ophthalmol. 83 (1986) 146–148.
Steuhl, K. P., J. M. Rohrbach, M. Knorr: Die Verteilung melanomassoziierender Antigene (HMB45 und S100) in benignen und malignen melanozytären Tumoren der Konjunktiva. Klin. Mbl. Augenheilk. 199 (1991) 187–191.
Sun, E. C., T. R. Fears, J. J. Goedert: Epidemiology of Squamous-Cell Conjunctival Cancer. Cancer Epidemiol. Biomarkers Prev. 6 (1997) 73–77.
UICC: TNM-classification of malignant tumours. Edited by *M. H. Harmer.* International Union Against Cancer. Third Edition, 1978. Enlarged and Revised 1982. Geneva.
Werschnik, C., P. K. Lommatzsch: Mitomycin C bei der Behandlung von Bindehautmelanomen und primär erworbene Melanosen. Klin. Mbl. Augenheilk. 212 (1998) 465–469.

Wolff-Rouendaal, D. de, J. A. Oosterhuis: Conjunctival melanomas in the Netherlands: a follow-up study. Doc. ophthalmol. 56 (1983) 49–54.
Wolff-Rouendaal, D. de: Conjunctival Melanoma in the Netherlands: a clinico-pathological and follow-up study. (Thesis) Drukkerij Uitgeverij All In BV Katwijk Netherlands 1990.
Zografos, L., S. Uffer, Cl. Gailloud et al.: Les mélanomes de la conjonctive et leur traitement. Klin. Mbl. Augenheilk. 196 (1990) 285–289.

zu 3.7:

Ash, J. E.: Epibulbar tumors. Amer. J. Ophthalmol. 33 (1950) 1203–129.
Biggs, S. L., R. L. Font: Oncocytic lesions of the caruncle and other ocular adnexa. Arch. Ophthalmol. 95 (1977) 474–478.
Boniuk, M., L. E. Zimmerman: Sebaceous carcinoma of the eyelid, eyebrow, caruncle, and orbit. Trans. Amer. ophthalmol. Soc. 72 (1968) 619–642.
Bujara, K. D. v. Domarus: Onkozytome der Karunkel. Klin. Mbl. Augenheilk. 172 (1978) 848–853.
Deutsch, A. R., J. K. Duckworth: Oncocytoma (oxyphilic adenoma) of the caruncle. Amer. J. Ophthalmol. 64 (1967) 458–461.
Duke-Elder, S., P. A. McFaul: The ocular adnexa. Diseases of the eyelids. In: *Duke-Elder, S.* (ed.): System of Ophthalmology, Voll. 13. Mosby, St. Louis 1974, p. 592.
Evans, W. H.: Tumor of the lacrimal caruncle. A study of 200 collected cases. Arch. Ophthalmol. 24 (1940) 83
Greer, C.H.: Oxyphil cell adenoma of the lacrimal caruncle. Brit. J. Ophthalmol. 53 (1969) 198–202.
Hamilton, R. S.: Two cases of malignant melanoma of the lids, conjunctiva, and caruncle. Trans. Amer. ophthalmol. Soc. 66 (1968) 394
Hamperl, H.: Onkocytes and onkocytoma. Virchows Arch. 335 (1962) 452–483.
Kielar, R. A.: Sebaceous carcinoma of the caruncle. Sth. med. J. 68 (1975) 347
Lamping, K.A., D. M. Albert, C. Ni et al.: Oxyphil cell adenomas. Arch. Ophthalmol. 102 (1984) 263–265.
Luthra, C. L., M. T. Doxanas, W. R. Green: Lesions of the caruncle. A clinicohistopathologic study. Surv. Ophthalmol. 23 (1978) 183–195.
Noguchi, T. T., E. R. Lonser: Oncocytoma of the caruncle and eyelid. Arch. Pathol. 69 (1960) 516–519.
Norn, M.: Pigmentation of plica and lacrimal caruncle. Prevalence among caucasians, eskimos, and japanese. Acta Ophthalmol. 62 (1984) 939–943.
Poon, A., B. Sloan, P. McKelvie et al.: Primary basal cell carcinoma of the caruncle. Arch. Ophthalmol. 115 (1997) 1585–1587
Radnot, M., K. Lapis: Ultrastructure of the caruncular oncocytoma. Ophthalmologica 161 (1970) 63–77.
Rennie, I. G.: Oncocytomas (oxyphil adenomas) of the lacrimal caruncle. Brit. J. Ophthalmol. 64 (1980) 935–939.
Riedel, K., F. H. Stefani, A. Kampik: A Onkozytome der okulären Adnexe. Klin. Mbl. Augenheilk. 182 (1983) 544–548.
Serra, G. M.: Tumori della caruncola lacrimale. Studio clinico ed anatomo-patologico-casistica. Boll. Oculist. 7 (1928) 783–802, 805–864.
Shields, C. L., J. A. Shields: Tumors of the caruncle. In: *Shields, J. A.* (ed.): Update on malignant ocular tumors. Int. Ophthalmol. Clin. 33 (1993) 31–36.
Shields, C. L., J. A. Shields, V. Arbizo et al.: Oncocytoma of the caruncle. Amer. J. Ophthalmol. 102 (1986) 315–319.
Shields, C. L., J. A. Shields, D. White et al.: Types and frequency of lesions of the caruncle. Amer. J. Ophthalmol. 102 (1986) 771–778.
Streeten, B. W., R. Carrillor, R. Jamison et al.: Inverted papilloma of the conjunctiva. Amer. J. Ophthalmol. 88 (1979) 1062–1066.
Wilson, R. P.: Tumors and cysts of lacrimal caruncle. N. Z. med. J. 11 Suppl. (1959) 23–32.
Wolff, E.: Anatomy of the Eye and Orbit. Saunders, Philadelphia 1968, pp. 221–492.

4 Lymphoproliferative Läsionen der okulären Adnexe

Allansmith, M. R., J. V. Greiner, R. S. Baird: Number of inflammatory cells in the normal conjunctiva. Amer. J. Ophthalmol. 86 (1978) 250–259.
Antle, C. M., V. A. White, D. E. Horsman: Large cell orbital lymphoma in a patient with acquired immune deficiency syndrome. Case report and review. Ophthalmology 97 (1990) 1494–1498.
Auer, I. A., R. D. Gascoyne et al.: t(11;18)(q21;q21) is the most common translocation in MALT lymphomas. Annals of Oncology 8 (1997) 979–985.
Bessell, E. M., J. M. Henk, J. E. Wright et al.: Orbital and conjunctival lymphoma treatment and prognosis. Radiother. Oncol. 13 (1998) 237–244.
Blodi, F. C., J. D. Gass: Inflammatory pseudotumor of the orbit. Trans. Amer. Acad. Ophthalmol. Otolaryngol. 71 (1967) 303–323.
Blodi, F. C., J. D. Gass: Inflammatory pseudotumour of the orbit. Brit. J. Ophthalmol. 52 (1968) 79–93.
Brooks, H. L. Jr. D. J., J. A. Mclure, H. M. Engel: Orbital Burkitts lymphoma in a homosexual man with acquired immune deficiency. Arch. Ophthalmol. 102 (1984) 1533–1537.
Carbone, P. P., H. S. Kaplan, K. Musshoff et al.: Report of the Committee on Hodgkin's Disease Staging Classification. Cancer Res. 31 (1971) 1860–1861.
Chandler, J. W., T. E. Gillette: Immunologic defence mechanisms of the ocular surface. Ophthalmology 90 (1983) 585–591.
Coupland, S. E., L. Krause, H. J. Delecluse et al.: Lymphoproliferative lesions of the ocular adnexa: analysis of 112 cases. Ophthalmology 105 (1998) 1430–1441.
Ellis, J. H., P. M. Banks, R. J. Campbell et al.: Lymphoid tumors of the ocular adnexa. Clinical correlation with the working formulation classification and immunoperoxidase staining of paraffin sections. Ophthalmology 92 (1985) 1311–1324.
Evans, H. L.: Extranodal small lymphocytic proliferation: a clinicopathologic and immunocytochemical study. Cancer 49 (1982) 84–96.
Fix, A. S., L. H. Arp: Conjunctiva-associated lymphoid tissue (CALT) in normal and Bordetella avium-infected turkeys. Vet Pathol 26 (1989) 222–230.
Font, R. L., R. Laucirica, J. R. Patrinely: Immunoblastic B-cell malignant lymphoma involving the orbit and maxillary sinus in a patient with acquired immune deficiency syndrome. Ophthalmology 100 (1993) 966–970.
Franklin, R. M., L. E. Remus: Conjunctiva-associated lymphoid tissue. Evidence for a role in the secretory immune system. Invest. Ophthalmol. Vis. Sci. 25 (1984) 181–187.

Fratkin, J. D., H. F. Shammas, S. D. Miller: Disseminated Hodgkin's disease with bilateral orbital involvement. Arch. Ophthalmol. 96 (1978) 102–104.

Gerard-Marchant, R., I. Hamlin, K. Lennert et al.: Classification of non-Hodgkin's lymphomas. Lancet 2 (1974) 406–408.

Harris, N. L., E. S. Jaffe, H. Stein et al.: A revised European-American classification of lymphoid neoplasms: a proposal from the International Lymphoma Study Group. Blood 84 (1994) 1361–1392.

Harris, N. L., B. Z. Pilch, A. K. Bhan et al.: Immunohistologic diagnosis of orbital lymphoid infiltrates. Amer. J. Surg. Pathol. 8 (1984) 83–91.

Henderson, J. W., P. M. Banks, R. P. Yeatts: T-cell lymphoma of the orbit. Mayo. Clin. Proc. 64 (1989) 940–944

Hingorani, M., D. Metz, S. L. Lightman: Characterisation of the normal conjunctival leukocyte population. Exp. Eye Res. 64 (1997) 905–912.

Isaacson, P. G., A. C. Wotherspoon, T. Diss et al.: Follicular colonization in B-cell lymphoma of mucosa-associated lymphoid tissue. Amer. J. surg. Pathol. 15 (1991) 819–828.

Jabs, D. A., W. R. Green, R. Fox et al.: Ocular manifestations of acquired immune deficiency syndrome. Ophthalmology 96 (1989) 1092–1099.

Jakobiec, F. A., D. M. Knowles: An overview of ocular adnexal lymphoid tumors. Trans. Amer. Ophthalmol. Soc. 87 (1989) 420–444.

Jakobiec, F. A., J. Lefkowitch, D. M. Knowles: B- and T-lymphocytes in ocular disease. Ophthalmology 91 (1984) 635–654.

Jakobiec, F. A., I. McLean, R. L. Font: Clinicopathologic characteristics of orbital lymphoid hyperplasia. Ophthalmology 86 (1979) 948–966.

Khatami, M., J. J. Donnelly, J. P. Haldar et al.: Massive follicular lymphoid hyperplasia in experimental allergic conjunctivitis. Local antibody production. Arch. Ophthalmol. 107 (1989) 433–438.

Kirsch, L. S., S. Brownstein, F. Codere: Immunoblastic T-cell lymphoma presenting as an eyelid tumor. Ophthalmology 97 (1990) 1352–1357.

Knowles, D. M., F. A. Jakobiec: Orbital lymphoid neoplasms: a clinicopathologic study of 60 patients. Cancer 46 (1980) 576–89.

Knowles, D. M., F. A. Jakobiec: Ocular adnexal lymphoid neoplasms: clinical, histopathologic, electron microscopic, and immunologic characteristics. Hum. Pathol. 13 (1982) 148–162.

Knowles, D. M., F. A. Jakobiec, L. McNally et al.: Lymphoid hyperplasia and malignant lymphoma occurring in the ocular adnexa (orbit, conjunctiva, and eyelids): a prospective multiparametric analysis of 108 cases during 1977 to 1987. Hum. Pathol. 21(1990) 959–973.

Kohno, T., H. Uchida, H. Inomata et al.: Ocular manifestations of adult T-cell leukemia/lymphoma. A clinicopathologic study. Ophthalmology 100 (1993) 1794–1799.

Laroche, L., L. Laroche, E. Pavlakis et al.: Immunological characterization of an ocular adnexal lymphoid T tumor by monoclonal antibodies. Ophthalmologica 187 (1983) 43–49.

Latkovic, S.: Ultrastructure of M cells in the conjunctival epithelium of the guinea pig. Curr. Eye Res. 8 (1989) 751–755.

Leidenix, M. J., N. Mamalis, R. J. Olson et al.: Primary T-cell immunoblastic lymphoma of the orbit in a pediatric patient. Ophthalmology 100 (1993) 998–1002.

Lennert, K., A. C. Feller: Histopathology of Non-Hodgkin Lymphomas: (based on the updated Kiel Classification), Springer, Berlin–Heidelberg–New York 1992.

Liesegang, T. J.: Ocular adnexal lymphoproliferative lesions. Mayo. Clin. Proc. 68 (1993) 1003–1010.

Lukes, R. J., R. D. Collins: Immunologic characterization of human malignant lymphomas. Cancer 34 (1974) 1488–1503.

Mansour, A. M.: Adnexal findings in AIDS. Ophthal. Plast. Reconstr. Surg. 9 (1993) 273–279.

Martin A. R., D. D. Weisenburger, W. C. Chan et al.: Prognostic value of cellular proliferation and histologic grade in follicular lymphoma. Blood 85 (1995) 3671–3678.

Mathe, G., H. Rappaport, G. T. O'Connor et al.: Histological and cytological typing of neoplastic diseases of hematopoetic and lymphoid tissues. WHO International Histological Classification of Tumors No. 14. Geneva, World Health Organisation 1976.

McMaster, P. R. B., S. B. Aronson, M. J. Bedford: Mechanisms of the host response in the eye. IV. The anterior eye in germ-free animals. Arch. Ophthalmol. 77 (1967) 392–399.

McNally, L., F. A. Jakobiec, D. M. Knowles: Clinical, morphologic, immunophenotypic, and molecular genetic analysis of bilateral ocular adnexal lymphoid neoplasms in 17 patients. Amer. J. Ophthalmol. 103 (1987) 555–568.

Medeiros, L. J., D. C. Harmon, R. M. Linggood et al.: Immunohistologic features predict clinical behavior of orbital and conjunctival lymphoid infiltrates. Blood 74 (1989) 2121–2129.

Medeiros, L. J., N. L. Harris: Lymphoid infiltrates of the orbit and conjunctiva. A morphologic and immunophenotypic study of 99 cases. Amer. J. Surg. Pathol. 13 (1989) 459–471.

Meekins, B., A. D. Proia, G. K. Klintworth: Cutaneous T-cell lymphoma presenting as a rapidly enlarging ocular adnexal tumor. Ophthalmology 92 (1985) 1288–1293.

Morgan, G.: Lymphocytic tumours of the orbit. Mod. Probl. Ophthalmol. 14 (1975) 355–360.

Morgan, G., J. Harry: Lymphocytic tumours of indeterminate nature: a 5-year follow-up of 98 conjunctival and orbital lesions. Brit. J. Ophthalmol. 62 (1978) 381–383.

Nathwani, B. N., H. Kim, H. Rappaport et al.: Non-Hodgkin's lymphomas: a clinicopathologic study comparing two classifications. Cancer 41 (1978) 303–325.

Neri, A., F. A. Jakobiec, P. G. Pelicci et al.: Immunoglobulin and T cell receptor beta chain gene rearrangement analysis of ocular adnexal lymphoid neoplasms: clinical and biologic implications. Blood 70 (1987) 1519–1529.

Ott, M. M., A. Rosenwald, T. Katzenberger et al.: Marginal zone lymphomas (MZL) of different sites exhibit different genetic abnormalities. Pathol. Res. Pract. 194 (1998) 291 (Abstract 309).

Park, K. L., K. M. Goins: Hodgkin's lymphoma of the orbit associated with acquired immunodeficiency syndrome [letter]. Amer. J. Ophthalmol. 116 (1993) 111–112.

Patel, S., J. Rootman: Nodular sclerosing Hodgkin's disease of the orbit. Ophthalmology 90 (1983) 1433–1436.

Polito, E., A. Leccisotti, P. Galieni: Clinical and radiological presentation of 95 orbital lymphoid tumors. Graefes Arch. clin. exp. Ophthalmol. 234 (1996) 504–509

Project N-HsLPC National Cancer Institute sponsored study of classifications of non-Hodgkin's lymphomas: Summary and description of a Working Formulation for clinical usage. Cancer 49 (1982) 2112–2135.

Reifler, D. M., M. J. Warzynski, W. R. Blount: Orbital lymphoma associated with acquired immune deficiency syndrome (AIDS). Surv. Ophthalmol. 38 (1994) 371–380.

Sacks, E. H., R. Wieczorek, F. A. Jakobiec: Lymphocytic subpopulations in the normal human conjunctiva. A monoclonal antibody study. Ophthalmology 93 (1986) 1276–1283.

Scroggs, M. W., G. K. Klintworth: Normal Eye and ocular Adnexa., Raven Press, New York 1992.

Sherman, M. D., J. T. Van Dalen, K. Conrad: Bilateral orbital infiltration as the initial sign of a peripheral T-cell lymphoma presenting in a leukemic phase. Ann. Ophthalmol. 22 (1990) 93–95.

Shipp, M. A.: Prognostic factors in aggressive Non-Hodgkin's lymphoma: who has „high-risk" disease? Blood 83 (1994) 1165–1173.

Sigelman, J., F. A. Jakobiec: Lymphoid lesions of the conjunctiva: relation of histopathology to clinical outcome. Ophthalmology 85 (1978) 818–843.

Stansfeld, A. G., J. Diebold, Y. Kapanci et al.: Updated Kiel classification for lymphomas. Lancet 1 (1988) 292–293.

Tien, D. R.: Large cell lymphoma in AIDS. Ophthalmology 98 (1991) 412.

Wegner, A., T. Schmidt, C. Fellbaum: Primary manifestation of Burkitt's lymphoma of the non-African type in the orbits. Klin. Mbl. Augenheilk. 203 (1993) 128–131.

Weisenthal, R. W., B. W. Streeten, A. S. Dubansky: Burkitt lymphoma presenting as a conjunctival mass. Ophthalmology 102 (1995) 129–34.

White, W. A., J. A. Ferry, N. L. Harris et al.: Ocular adnexal lymphoma. A clinicopathologic study with identification of lymphomas of mucosa-associated lymphoid tissue type. Ophthalmology 102 (1995) 1994–2006.

White, V. A., R. D. Gascoyne, B. K. McNeil: Histopathologic findings and frequency of clonality detected by the polymerase chain reaction in ocular adnexal lymphoproliferative lesions. Mod. Pathol. 9 (1996) 1052–1061.

Wotherspoon, A. C., T. C. Diss, L. X. Pan et al.: Primary low-grade B-cell lymphoma of the conjunctiva: a mucosa-associated lymphoid tissue type lymphoma. Histopathology 23 (1993) 417–424.

Wotherspoon, A. C., S. Hardman-Lea, P.G. Isaacson: Mucosa-associated lymphoid tissue (MALT) in the human conjunctiva. J. Pathol. 174 (1994) 33–37.

Yan, Y., W. C. Chan, D. D. Weisenburger et al.: Clinical and prognostic significance of bone marrow involvement in patients with diffuse aggressive B-cell lymphoma. J. Clin. Oncol. 13 (1995) 1336–1342.

Zucker, J. L., M. F. Doyle: Mycosis fungoides metastatic to the orbit. Arch. Ophthalmol. 109 (1991) 688–691.

A predictive model for aggressive non-Hodgkin's lymphoma. The international Non-Hodgkin lymphoma prognostic factors project. New Engl. J. Med. 329 (1993) 987–994.

5 Tumoren der Orbita

Lehrbücher

Burde, R. M., P. J. Savino, J. D. Trobe: Neuroophthalmologie. Kohlhammer, Stuttgart 1989 (übersetzt und bearbeitet von B. und H. Wilhelm).

Frazier-Byrne, S., R. Green: Ultrasound of the Eye and Orbit. Mosby Yearbook, St. Louis 1992.

Guthoff, R.: Ultraschall in der ophthalmologischen Diagnostik (Bücherei des Augenarztes, Bd. 116). Enke, Stuttgart 1988.

Guthoff, R., D. Pauleikhoff, V. Hingst: Bildgebende Diagnostik in der Augenheilkunde. Enke, Stuttgart 1999.

Henderson, J. W., G. M. Farrow: Orbital Tumors. Thieme Stratton, New York 1980.

Hosten, N.: Auge und Orbita. Radiologische Differentialdiagnostik. Thieme Stuttgart–New York 1995.

Huber, A., D. Kömpf: Klinische Neuroophthalmologie. Thieme, Stuttgart–New York 1997.

Mennig, H.: Geschwülste der Augenhöhle und ihre operative Behandlung. Thieme, Leipzig 1970.

Rohrbach, J. M., W. E. Lieb: Tumoren des Auges und seiner Adnexe. Textbuch und Atlas unter besonderer Berücksichtigung des klinischen und morphologischen Bildes. Schattauer, Stuttgart-New York 1998.

Rootman, J.: Diseases of the Orbit – a multidisciplinary approach. Lippincott, Philadelphia 1988.

Rootman, J., R. A. Goldberg, B. Stewart: Orbital Surgery – a conceptual approach. Lippincott-Raven, Philadelphia–New York 1995.

Shields, J. A.: Diagnosis and Management of orbital Tumors. Saunders, Philadelphia 1989.

Unsöld, R., G. Greeven: Entzündliche Orbitaerkrankungen. Springer, Berlin–Heidelberg–New York 1997.

Unsöld, R., Ch. Ostertag, J. de Groot: Computer Reformations of the Brain and Skull Base: anatomy and clinical Applications. Springer, Berlin–Heidelberg–New York 1982.

zu 5.1, 5.2:

Margo, C. E., Z. D. Mulla: Malignant tumors of the orbit – analysis of the Florida Cancer Registry. Ophthalmology 105 (1998) 185–190.

Rootman, J.: Diseases of the orbit – a multidisciplinary approach. J. B. Lippincott, Philadelphia (1988) 121–124.

zu 5.3:

Davis, P. C., N. J. Newman: Perspective – advances in neuroimaging of the visual pathways. Amer. J. Ophthalmol. 121 (1996) 690–705.

Delapaz, M. M. Boniuk: Fundus manifestations of orbital disease and treatment of orbital disease. Major review. Surv. Ophthalmol. 40 (1995) 3–21.

Haase, W.: Messung der maximalen Bewegungsstrecken der Bulbi. Graefes Arch. clin. exp. Ophthalmol. 198 (1976) 291.

Trobe, J. D., S. S. Gebarski: Looking behind the eyes – the proper use of modern imaging. Editorial. Arch. Ophthalmol. 111 (1993) 1185–1186.

zu 5.3.2.4:

Bilaniuk, L. D., J. S. Schenck, R. A. Zimmermann: Ocular and orbital lesions: surface call MR-imaging. Radiology 156 (1985) 669.

Bloch, F., W. W. Hansen, M. Packard: Nuclear induction. Phys. Rev. 69 (1946) 127

Burde, R. M., P. J. Savino, J. D. Trobe: Neuroophthalmologie. Kohlhammer, Stuttgart 1989 (übersetzt und bearbeitet von B. und H. Wilhelm).

Doyle, F. H., J. M. Pennock, J. S. Orr et al.: Imaging of the brain by nuclear magnetic resonance. Lancet II (1981) 53–57.

Guthoff, R., Th. Seiler: Die Kernspintomographie in der ophthalmologischen Diagnostik. Fortschr. Ophthalmol. 86 (1989) 343–351.

Hosten, N.: Auge und Orbita. Radiologische Differentialdiagnostik. Thieme, Stuttgart–New York 1995, S. 156 ff

Kestenbaum, A.: Clinical methods of neuroophthalmology Examination. Grune & Stratton, New York–London 1961, p. 236.

Moseley, I., M. Brant-Zawadski, J. S. Mills: Nuclear magnetic resonance of the orbit. Brit. J. Ophthalmol. 67 (1983) 333–342.

Purcell, E. M., H. C. Torrey, R. V. Pound: Resonance absorption nuclear magnetic moments in a solid. Physiol. Rev. 69 (1946) 37.

Sassani, H. H. W., M. D. Osbakken: Anatomic features of the eye disclosed with magnetic resonance imaging. Arch. Ophthalmol. 102 (1984) 541–546.

zu 5.5:

Borit, A., E. P. Richardson Jr.: The biological and clinical behavior of pilocytic astrocytomas of the optic pathways. Brain 105 (1982) 167–187.

Lloyd, G. A. S.: Primary orbital meningioma: a review of 41 patients investigated radiologically. Clin. Radiol. 33 (1982) 181–187.

MacCarty, C. S., A. S. Boyd Jr., D. S. Childs Jr.: Tumors of the optic nerve and opticchiasm. J. Neurosurg. 33 (1970) 439–444.

Spencer, W. H.: Primary neoplasms of the optic nerve and ist sheaths: Clinical features and current concepts of pathogenetic mechanisms. Trans. Amer. ophthalmol. soc. 70 (1972) 490–528.

Wright, J. E.: Primary optic nerve meningiomas: clinical presentation and management. Trans. Amer. Acad. Ophthalmol. Otolaryngol. 83 (1977) 617–625.

Wright, J. E., W. I. McDonald, N. B. Call: Management of optic nerve gliomas. Brit. J. Ophthalmol. 64 (1980) 545–552.

zu 5.5.1:

Buchanan, T. A. S., W. F. Hoyt: Optic nerve glioma and neovascular glaucoma: Report of a case. Brit. J. Ophthalmol. 66 (1982) 96–98.

Chutorian, A. M., S. Carter: What is the proper management of gliomas of the anterior visual pathway? In: *Brockhurst, R. J., S. A. Boruchoff, B. T. Hutchinson* (eds.): Controversy in Ophthalmology. Saunders, Philadelphia 1977, pp. 887–896.

Jakobiec, F. A., R. L. Font: Orbit. In: *Spencer, W. H., R. L. Font, W. R. Green* (eds.): Ophthalmic Pathology. An Atlas and Textbook, Vol. III. Saunders, Philadelphia 1986

Lewis, R. A., P. L. Gerson, K. A. Axelson et al.: Von Recklinghausen's neurofibromatosis. II. Incidence of optic gliomata. Ophthalmology 91 (1984) 929–935.

Rootman, J.: Diseases of the Orbit – a multidisciplinary approach. Lippincott, Philadelphia 1988, 281–291.

Stern, J., G. V. DiGiacinto, E. M. Housepian: Neurofibromatosis and optic glioma. Clinical and morphological correlations. Neurosurgery 4 (1979) 524–528.

Stern, J., F. A. Jakobiec, E. M. Housepian: The architecture of optic nerve gliomas with and without neurofibromatosis. Arch. Ophthalmol. 98 (1980) 505–511.

Wilson, J. M., W. D. Farmer: Glioma of the optic nerve. A critical review: Report of two cases with autopsy observations in one. Arch. Ophthalmol. 27 (1940) 605–618.

Yanoff, M., R. L. Davis, L. E. Zimmerman: Juvenile pilocytic astrocytoma („glioma") of optic nerve: Clinicopathologic study of sixty-three cases. In: *Jakobiec, F. A.* (ed.): Ocular and Adnexal Tumors. Aesculapius Birmingham AL 1978, pp. 685–707.

zu 5.5.2:

Dutton, J. J.: Gliomas of the anterior visual pathway. Surv. Ophthalmol. 38 (1994) 427–452.

Hoyt, W. F., S. A. Baghdassarian: Optic glioma of childhood. Natural history and rationale for conservative management. Brit. J. Ophthalmol. 53 (1969) 793–798.

Hoyt, W. F., L. G. Meshel, S. Lesell et al.: Malignant optic glioma of adulthood. Brain 96 (1973) 121

Jakobiec, F. A., M. J. Depot, J. S. Kennerdell et al.: Combined clinical and computed tomograhic diagnosis of orbital glioma and meningioma. Ophthalmology 91 (1984) 137–155.

Mullaney, J., J. Walsh, W. R. Lee et al.: Recurrence of astrocytoma of optic nerve after 48 years. Brit. J. Ophthalmol. 60 (1976) 539–543.

Rootman, J.: Diseases of the Orbit – a multidisciplinary approach. Lippincott, Philadelphia 1988.

Weiss, L. R. H. Sagerman, G. H. King et al.: Controversy in the management of optic nerve glioma. Cancer 59 (1987) 1000–1004.

Wilson, W. B., M. Feinsod, W. F. Hoyt et al.: Malignant evolution of childhood chiasmal pilocytic astrocytoma Neurology 26 (1976) 322–325.

Wright, J. E., W. I. McDonald, N. B. Call: Management of optic nerve gliomas. Brit. J. Ophthalmol. 64 (1980) 545–552.

zu 5.5.3:

Burde, R. M., P. J. Savino, J. D. Trobe: Neuroophthalmologie. Kohlhammer, Stuttgart 1989 (übersetzt und bearbeitet von *B.* und *H. Wilhelm*).

Dunn, S. N., F. B. Walsh: Meningioma (dural endothelioma) of the optic nerve. Arch. Ophthalmol. 56 (1956) 702–707.

Eggers, H., F. A. Jakobiec, I. S. Jones: Tumors of the optic nerve. Doc. Ophthalmol. 41 (1976) 43–128.

Jakobiec, F. A., M. J. Depot, J. S. Kennerdell et al.: Combined clinical and computed tomographic diagnosis of orbital glioma and meningioma. Ophthalmology 91 (1984) 137–155.

Kennedy, F.: Retrobulbar neuritis as an exact diagnostic sign of certain tumors and abscesses in the frontal lope. Amer. J. med. Sci. 142 (1911) 355.

Kennerdell, J. S., J. C. Maroon, M. Malton et al.: The management of optic nerve sheets meningeoma. Amer. J. Ophthalmol. 106 (1988) 450–457.

Mark, L. E., J. S. Kennerdell, J. C. Maroon et al.: Microsurgical removal of a primary intraorbital meningeoma. Amer. J. Ophthalmol. 86 (1978) 704.

Rohrbach, J. M., H. Wilhelm, M. Eichhorn: Optikusscheidenmeningeom mit ausgeprägtem intraokularem Wachstum. Klin. Mbl. Augenheilk. 203 (1993) 423–429.

Rootman, J.: Diseases of the Orbit – a multidisciplinary apporach. Lippincott, Philadelphia 1988.

Schittkowski, M., A. Bacskulin, V. Hingst et al.: Intraokulare Ausbreitung eines Optikusscheidenmeningeoms – eine Kasuistik. In: *Hübner, H., U. P. Press:* 35. Jahrestagung der Deutschen Gesellschaft für Plastische und Wiederherstellungschirurgie. Einhorn-Presse Verlag 1998, S. 304–308.

Schroeder, W.: Ergebnisse der A-Bild-Echographie bei einseitigen Sehnervenerkrankungen. Klin. Mbl. Augenheilk. 169 (1976) 30.

Smith, J. W., M. M. Vuksanovic, B. M. Yades et al.: Radiation therapy for primary optic nerve meningeoma. J. clin. Neuro-Ophthalmol. 1 (1981) 85.

Wright, J. E.: Primary optic nerve sheet meningioma: Clinical presentation and management. Brit. J. Ophthalmol. 73 (1989) 960.

Wright, J. E., N. B. Call, S. Liaricos: Primary optic nerve menginioma. Brit. J. Ophthalmol. 64 (1980) 553–558.

zu 5.6.1:

Coleman, D. J., F. Franzen: Neurogenic tumors of the orbit. Arch. Ophthalmol 88 (1972) 380.
Crawford, J. S.: Benign tumors of the eyelid and adjacent structures: Should they be removed? J. pediat. Ophthalmol. Strab. 16 (1979) 246–250
Krohel, G. B., P. N. Rosenberg, J. E. Wright et al.: Localized orbital neurofibromas. Amer. J. Ophthalmol. 100 (1985) 458–464.
Kuo, P. K., C. Ni, J. M. Seddon et al.: Orbital tumors among Chinese in the Shanghai area. Int. Ophthalmol. Clin. 22 (1982) 87.
Rose, G. E., J. E. Wright: Isolated peripheral nerve sheath tumours of the orbit. Eye 5 (1991) 668–673.
Shields, J. A., C. L. Shields, W. E. Lieb et al.: Multiple orbital neurofibromas unassociated with von Recklinghausen's disease. Arch. Ophthalmol. 108 (1990) 80–83.

zu 5.6.2:

Konrad, E. A., H. J. Thiel: Schwannoma of the orbit. Ophthalmologica 1988 (1984) 118–127.
Lam, D. S. C., I. S. K. Nng, K. F. To et al.: Cystic schwannoma of the orbit. Eye 11 (1997) 798–800.
Rootman, J., C. Goldberg, W. Robertson: Primary orbital schwannomas. Brit. J. Ophthalmol. 66. (1982) 194–204.
Shields, J. A., J. Kapustiak, V. Arbizo et al.: Orbital neurilemmoma with extension through the superior orbital fissure. Arch. Ophthalmol. 104 (1986) 871–873.

zu 5.7.1:

Flamant, F., C. Hill: The improvement in survival associated with combined chemotherapy in childhood rhabdomyosarcoma. Cancer 53 (1984) 2417–2421.
Gloor, B., A. Kalman: Neoplastische Raumverdrängung in der Orbita. 1. Übersicht: Hämangiom, Lymphangiom und embryonales Rhabdomyosarkom. Klin. Mbl. Augenheilk. 201 (1992) 291–301.
Holbach, L., J. D. Beck, K. W. Rußrecht et al.: Zur immunzytochemischen Diagnose embryonaler rhabdomyosarkome der Orbita. Klin. Mbl. Augenheilk. 195 (1989) 190–195.
Jones, I. S., A. B. Reese, J. Krout: Orbital Rhabdomyosarcoma: An Analysis of Sixty-two Cases. Amer. J. Ophthalmol. 61 (1996) 721–736.
Lawrence, W., D. M. Hays, R. Heyn et al.: Lymphatic metastases with childhood rhabdomyosarcoma. A report from the Intergroup Rhabdomyosarcoma Study. Cancer 60 (1987) 910–915.
Palmer, N. F., M. Foulkes: Histopathology and prognosis in the second intergroup rhabdomyosarcoma study (IRS-II). ASCO Abstracts C 897 (1982) 229.
Rodary, C., E. A. Gehan, F. Flamant et al.: Prognostic factors in 951 nonmetastatic rhabdomyosarcoma in children: A report from the International Rhabdomyosarcoma Workshop. Med. pediatr. Oncol. 19 (1991) 89–95.
Rootman, J.: Diseases of the orbit – a multidisciplinary approach. J. B. Lippincott, Philadelphia (1988) 334–341.
Sagerman, R. H.: Orbital rhabdomyosarcoma of the orbit. Pediatr. Hematol. Oncol. 10 (1993) 93–95.
Schworm, H. D., K. P. Boergen, F. H. Stefani: Klinische Erstmanifestation des orbitalen Rhabdomyosarkoms. Ophthalmologe 92 (1995) 362–365.
Stout, A. P.: Rhabdomyosarcoma of the skeletal muscles. Ann. Surg. 123 (1946) 447.

zu 5.7.2:

Balestrazzi, E., T. Ventura, N. delle Noc et al.: Malignant conjunctival epibulbar fibrous histiocytoma with orbital invasion. Europ. J. Ophthalmol. 1 (1991) 23–27.
Font, R., A. Hidayat: Fibrous histiocytoma of the orbit. A clinicopathologic study of 150 cases. Hum. Pathol. 13 (1982) 199–209.
Krohel, G., D. Gregor: Fibrous histiocytoma. J. pediat. Ophthalmol. Strab. 17 (1980) 37–39.

zu 5.7.1.1:

Cassady, J. R., R. H. Sagerman, P. Tretter et al.: Radiation Therapy for Rhabdomyosarcoma. Radiology 91 (1968) 116–120.
Crist, W. M., E. A. Gehan, A. H. Ragab et al.: The Third Intergroup Rhabdomyosarcoma Study. J. clin. Oncol. 13 (1995) 610–630.
Donaldson, S. S., J. Anderson: Factors that Influence Treatment Decisions in Childhood Rhabdomyosarcoma. Radiology 203 (1997) 17.
Flamant, F., C. Rodary, P. A. Voute et al.: Primary Chemotherapy in the Treatment of Rhabdomyosarcoma in Children: Trial of the International Society of Pediatric Oncology (SIOP) Preliminary Results. Radiother. and Oncol. 3 (1985) 227–236.
Frayer, W. C., H. T. Enterline: Embryonal Rhabdomyosarcoma of the Orbit in Children and Young Adults. Arch. Ophthalmol. 62 (1959) 203–210.
Haik, B. G., B. Jereb, M. E. Smith et al.: Radiation and Chemotherapy of Parameningeal Rhabdomyosarcoma Involving the orbit. Ophthalmology 93 (1986) 1001–1009.
Heyn, R., A. Ragab, B. Raney et al.: Late Effects of Therapy in Orbital Rhabdomyosarcoma in Children. A report from the Intergroup Rhabdomyosarcoma Study. Cancer 57 (1986) 1738–1743.
Horn, R. C., H. T. Enterline: Rhabdomyosarcoma: A Clinicopathological Study and Classification of 39 Cases. Cancer 11 (1958) 181
IRS (Intergroup Rhabdomyosarcoma) Study V: Actinomycin-D and Vincristine with or without Radiation Therapy, for Newly Diagnosed Patients with Low-Risk-Rhabdomyosarcoma or Undifferentiated Sarcoma (1997).
Jereb, B., B. G. Haik, R. Ong et al.: Parameningeal Rhabdomyosarcoma (Including the Orbit): Results of Orbital Irradiation. Int. J. Radiat. Oncol. Biol. Phys. 11 (1985) 2057–2065.
Jones, I. S., A. B. Reese, J. Krout: Orbital Rhabdomyosarcoma: An Analysis of Sixty-two Cases. Trans. Amer. ophthalmol. Soc. 63 (1965) 223–255.
Jones, I. S., A. B. Reese, J. Krout: Orbital Rhabdomyosarcoma: An Analysis of Sixty-two Cases. Amer. J. Ophthalmol.. 61 (1966) 721–736.
Knowles, D. M., F. A. Jakobiec, G. D. Potter et al.: The Diagnosis and Treatment of Rhabdomyosarcoma of the Orbit. In: *Jakobiec, F. A.* (ed.): Ocular and Adnexal tumors. Aesculapius Publishing, Birmingham, AL 1978.
Kodet, R., W. A. Newton, A. B. Hamoudi et al.: Orbital Rhabdomyosarcomas and Related tumors in childhood. Relationship of Morphology to Prognosis – An Intergroup Rhabdomyosarcoma Study. Med. pediat. Oncol. 29 (1997) 51–60.
Lederman, M.: Radiotherapy in the Treatment of Orbital Tumors. Brit. J. Ophthalmol. 40 (1956) 592–610.
Mandell, L., F. Ghavimi, T. Peretz et al.: Radiocurability of Microscopic Disease in Childhood Rhabdomyosarcoma With Radiation Doses Less Than 4,000 cGy. J. clin. Oncol. 8 (1990) 1536–1542.

Mannor, G. E., G. E. Rose, P. N. Plowman et al.: Multidisciplinary Management of Refractory Orbital Rhabdomyosarcoma. Ophthalmology 104 (1997) 1198–1201.

Newton, Jr., W. A, E. A. Gehan, B. L. Webber et al.: Classification of Rhabdomyosarcomas and Related Sarcomas. Cancer 76 (1995) 1073–1085.

Porterfield, J. F., L. E. Zimmerman: Rhabdomyosarcoma of the Orbit. A clinicopathologic Study of 55 Cases. Virchows Arch. path. Anat. 335 (19 629 329–344

Regine, W. F., J. Fontanesi, P. Kumar et al.: Local Tumor Control in Rhabdomyosarcoma Following Low-Dose Irradiation: Comparison of Group II and Select Group III Patients. Int. J. Radiat. Oncol. Biol. Phys. 31 (1995) 485–491.

Rousseau, P., F. Flamant, E. Guintana et al.: Primary Chemotherapy in Rhabdomyosarcomas and Other Malignant Mesenchymal tumors of the Orbit: Results of the International Society of Pediatric Oncology MMT 84 Study. J. clin. Oncol. 12 (1994) 516–521.

Sagerman, R. H. (1963) Unpublished

Sagerman, R. H. (1991) Unpublished

Sagerman, R. H.: Orbital Rhabdomyosarcoma: A Paradigm for Irradiation. Radiology 187 (1993) 605–607.

Sagerman, R. H., J. R. Cassady, P. Tretter: Radiation Therapy for Rhabdomyosarcoma of the Orbit. Trans. Amer. Acad. Ophthalmol. Otolaryngol. 72 (1968) 849–854.

Sagerman, R. H., P. Tretter, R. M. Ellsworth: The Treatment of Orbital Rhabdomyosarcoma of Children with Primary Radiation Therapy. Amer. J. Roentgenol. 114 (1972) 31–34.

Sagerman, R. H., P. Tretter, R. M. Ellsworth: Orbital Rhabdomyosarcoma in Children. Trans. Amer. Acad. Ophthalmol. Otolaryngol. 78 (1974) 602–605.

Silvan, A. M. A., J. A. G. Canton, G. P. Cuevas et al: Successful Treatment of Orbital Rhabdomyosarcoma in Two Infants using Chemotherapy Alone. Med. pediat. Oncol. 26 (1996) 186–189.

Stout, A. P.: Rhabdomyosarcoma of the Skeletal Muscles. Ann. Surg. 123 (1946) 447.

van Manen, S. R., J. de Kraker, P. A. Voute: The Role of Chemotherapy, Surgery, and Radiotherapy in Rhabdomyosarcoma of the Orbit. Pediat. Hemat. Oncol. 8 (1991) 273–276.

Voute, P. A., A. Vos, J. de Kraker et al.: Rhabdomyosarcomas. Chemotherapy and Limited Supplementary Treatment Program to Avoid Mutilation. Nat. Cancer Inst. Monogr. 56 (1981) 121–125.

Wharam, M., M. Beltangady, D. Hays et al.: Localized Orbital Rhabdomyosarcoma. An Interim Report of the Intergroup Rhabdomyosarcoma Study Committee. Ophthalmol. 94 (1987) 251–254.

zu 5.8:

Bacskulin, A., M. Ehrhardt, M. Strietzel et al.: An adjuvant afterloading brachytherapy device for use after orbital exenteration in patients with orbital malignancies. German J. Ophthalmol. 5 (1997) 484–488.

Forrest, A. W.: Epithelial lacrimal gland tumors. Trans. Amer. Acad. Ophthalmol. 58 (1954) 848–866.

Grossniklaus, H. E., M. F. Abbuhl, I. W. McLean: Immunhistologic properties of benign and malignant mixed tumor of the lacrimal gland. Amer. J. Ophthalmol. 110 (1990) 540–549.

Jakobiec, F. A.: Tumors of the lacrimal gland and lacrimal sac. Trans. New Orleans Acad. Ophthalmol. 30 (1982) 190–202.

Jakobiec, F. A., J. H. Yeo, S. L. Trokel et al.: Combined clinical and computed tomographic diagnosis of primary lacrimal fossa lesions. Amer. J. Ophthalmol. 94 (1982) 785–807.

Kennerdell, J. S., S. C. Dresner: The nonspecific orbital inflammatory syndromes. Surv. Ophthalmol. 29 (1984) 93–103.

Meldrum, M. L., D. T. Tse, P. Benedetto: Neo-adjuvant intracarotid chemotherapy for treatment of advanced adenocystic carcinoma of the lacrimal gland. Arch. Ophthalmol. 116 (1998) 315–321.

Ossoff, R. H., J. A. Jones, D. E. Bytell: Recurrent benign mixed tumor of lacrimal gland: report of a case with intracranial extension. Otolaryngol.Head. Neck. Surg. 89 (1981) 599.

Riedel, K. G., A. Markl, G. Hasenfratz et al.: Epithelial tumors of the lacrimal gland: Clinico-pathologic correlation and management. Neurosurg. Rev. 13 (1990) 289–298.

Shields, C. L., J. A. Shields, R. C. Eagle Jr. et al.: Clinicopathologic review of 142 cases of lacrimal gland lesions. Ophthalmology 96 (1989) 431–435.

Shields, C. L., J. A. Shields: Lacrimal gland tumors. Int. Ophthalmol. Clin. 33 (1993) 181–188.

Stewart, W. B., G. B. Krohel, J. E. Wright: Lacrimal gland and fossa lesions. An approach to diagnosis and management. Ophthalmology 86 (1979) 886–895.

Wright, J. E.: Factors affecting the survival of patients with lacrimal gland tumors. Can. J. Ophthalmol. 17 (1982) 3–9.

Wright, J. E., W. B. Stewart, G. B. Krohel: Clinical presentation and management of lacrimal gland tumours. Brit. J. Ophthalmol. 63 (1979) 600–606.

zu: Adenoid-zystisches Karzinom

Font, R. L., M. Patipa, P. S. Rosenbaum et al.: Correlation of computed tomographic and histopathologic features in malignant transformation of benign mixed tumor of lacrimal gland. Surv. Ophthalmol. 34 81990) 449–452.

Henderson, J. W., R. W. Neault: En bloc removal of intrinsic neoplasms of the lacrimal gland. Amer. J. Ophthalmol. 82 (1976) 905–909.

Janecka, I., E. Housepian, S. Trokel et al.: Surgical management of malignant tumors of the lacrimal gland. Amer. J. Surg. 148 (1984) 539–541.

McDonald, H. R., D. H. Char: Adenoid cystic carcinoma presenting as an orbital apex syndrome. Ann. Ophthalmol. 17 (1985) 757–759.

Shields, C. L., J. A. Shields: Lacrimal gland tumors. Int. Ophthalmol. Clin. 33 (1993) 181–188.

Stewart, W. B., G. B. Krohel, J. E. Wright: Lacrimal gland and fossa lesions: An approach to diagnosis and management. Ophthalmology 86 (1979) 886–895.

Weatherhead, R.: Perineural spread of malignancy. Aust. N. Z. J. Ophthalmol. 19 (1991) 85–86.

Wright, J. E.: Factors affecting the survival of patients with lacrimal gland tumors. Canad. J. Ophthalmol. 17 (1982) 3–9.

Wright, J. E., W. B. Stewart, G. B. Krohel: Clinical presentation and management of lacrimal gland tumours. Brit. J. Ophthalmol. 63 (1979) 600–606.

zu 5.9:

Abramson, D. H., H. J. Ronner, R. M. Ellsworth: Second tumors in non-irradiated bilateral retinoblastoma. Amer. J. Ophthalmol. 87 (1979) 624.

Albert, D. M. R. A. Obenstein, H. G. Scheie: Tumor metastasies to the eye II – Clinical studies in infants and children. Amer. J. Ophthalmol. 63 (1967) 727–732.

Apple, D. J.: Wilm's tumor metastatic to the orbit. Arch. Ophthalmol. 80 (1968) 480–483.

Behrend, S., J. Felgner: Orbitametastase eines Dünndarmcarcinoids. Klin. Mbl. Augenheilk. 203 (1993) 84–85.

Bloch, R. S. , S. Gärtner: The incidence of ocular metastatic carcinoma. Arch. Ophthalmol. 85 (1971) 673–675.

Boldt, H., J. Nerad: Orbital metastases from prostate carcinoms. Arch. Ophthalmol. 106 (1988) 1403–1408.

Char, D. H., T. Miller, S. Kroll: Orbital metastasies: diagnosis and course. Brit. J. Ophthalmol. 8 (1987) 386–390.

Cline, R. A., J. Rootman: Enophthalmos: A clinical review. Ophthalmology 91 (1984) 229–237.

Coley, B., N. Higinbotham, L. Bowdren: Endothelioma of bone (Ewing's Sarcoma). Ann. Surg. (1948) 553–560.

Ducrey, N.: Les metastases orbitaires. Klin. Mbl. Augenheilk. 208 (1996) 394–396.

Ferry, A. P., R. L. Font: Carcinoma metastatic to the eye and orbit. II. A clinico-pathologic study of 26 patients with carcinoma metastatic to the anterior segment of the eye. Arch. Ophthalmol. 93 (1975) 472–482.

Goldberg, R., J. Rootman, R. Cline: Tumors metastatic to the orbit: A changing picture. Surv. Ophthalmol. 35 (1990) 1–24.

Henderson, J. W., G. M. Farrow: Orbital tumors 2nd ed., Brian C. Decker, New York 1980.

Kennedy, R. E.: An evaluation of 820 orbital cases. Trans. Amer. Ophthalmol. Soc. 82 (1984) 134–157.

Lommatzsch, P. K., W. Werner: Radiogenes Sarkom 12 Jahre nach Röntgenbestrahlung eines doppelseitigen Retinoblastoms. Ophthalmologica 171 (1975) 109–118.

Mootow-Lippa, L., F. A. Jakobiec, T. Iwamoto: Pseudoinflammatory metastatic breast carcinoma to the orbit and lids. Ophthalmology 88 (1981) 575–580.

Sekundo, W., J. Vogel: Orbital tumor as a presenting symptom of breast carcinoma: value of detecting hormon receptors. Eye 11 (1997) 560–563.

Shields, C. L., J. A. Shields, M. Peggs: Tumors metastatic to the orbit. Ophthalm. Plast. Reconstr. Surg. 4. (1988) 73–80.

Tijl, J., L. Koornneef, A. Eijpe et al.: Metastatic tumors to the orbit – management and prognosis. Graefes Arch. clin. exp. Ophthalmol. 230 (1992) 527–530.

zu 5.10:

Finkelstein, M., F. A. Jakobiec: Laboratory evaluation of ocular and adnexal lymphoid lesions. Int. Ophthalmol. Clin. 34 (1994) 283–292.

Font, R. L., R. Laucirica, P. S. Rosenbaum et al.: Malignant lymphoma of the ocular adnexa associated with the benign lymphoepithelial lesion of the parotid glands. Report of two cases. Ophthalmology 99 (1992) 1582–1587.

Garner, A.: Orbital lymphoproliferative disorders. Brit. J. Ophthalmol. 76 (1992) 47–48.

Jakobiec, F.A., D. M. Knowles: An overview of ocular adnexal lymphoid tumors. Trans. Amer. ophthalmol. soc. 87 (1989) 420–442.

Kennerdell, J. S., S. C. Dresner: The nonspeific orbital inflammatory syndromes. Surv. Ophthalmol. 29 (1984) 93–103.

Morgan, G.: Lymphocytic tumours of the orbit. Mod. Probl. Ophthalmol. 14 (1975) 355–360.

Pattel, S., J. Rootman: Nodular sclerosing Hodgkin's disease of the orbit. Ophthalmology 90 (1983) 1433

Polito, E., A. Leccisotti: Prognosis of orbital lymphoid hyperplasia. Graefes Arch. clin. exp. Ophthalmol. 234 (1996) 150–154.

zu 5.10.2.:

Petrella, T., A. Bron, A. Foulet et al.: Report of a primary lymphoma of the conjunctiva. A lymphoma of MALT origin? Pathol. Res. Pract. 187 1 (1991) 78–84.

Rootman, J.: Diseases of the orbit – a multidisciplinary approach. J. B. Lippincott, Philadelphia (1988) 212.

Wotherspoon, A. C., S. Hardman-Lea, P. G. Isaacson: Mucosa-associated lymphoid tissue (MALT) in the human conjunctiva. J. Pathol. 174 1 (1994) 33–37.

zu: Non-Hodgkin-Lymphome

Ettl, A. r., G. G. Birbamer, W. Philipp: Orbital involvement in Waldenstrom's macroglobulinemia: Ultrasound, computed tomography, and magnetic resonance findings. Ophthalmologica 205 (1992) 40–45.

Garner, A., A. H. Rahi, J. E. Wright: Lymphoproliferative disorders of the orbit. An immunological approach to diagnosis and pathogenesis. Brit. J. Ophthalmol. 67 /1983) 561–569.

Garner, A.: Orbital lymphoproliferative disorders. Brit. J. Ophthalmol. 76 (1992) 47–48.

Makepeace, A. R., D. C. Fermont, M. H. Bennett: Primary Non-Hodgkin's lymphoma of the orbit. J. roy. Soc. Med. 81 (1988) 640–642.

Mamalis, N., G. Mackman, J. B. Holds et al.: Simultaneous bilateral conjunctival and orbital lymphoma presenting as a conjunctival lesion. Ophthalmol. Surg. 19 (1988) 662–663.

Mombaerts, I., R. Goldschmeding, O. Schlingemann: What is orbital pseudotumor? Surv. Ophthalmol. 41 (1996) 66–87.

Morgan, G.: Lymphocytic tumors of the orbit. Mod. Probl. Ophthal. 14 (1975) 355–360.

Nikaido, H., H. Mishima, Y. Kiuchi et al.: Primary orbital malignant lymphoma – a clinicopathology study of 17 cases. Graefes Arch. clin. exp. Ophthalmol. 229 (1991) 206.

Polito, E., A. Leccisotti: Prognosis of orbital lymphoyd hyperplasie. Graefes Arch. clin. exp. Ophthalmol. 234 (1996) 150–154.

zu 5.11:

Font, R. L.: Eyelids and lacrimal drainage system in ophthalmic pathology. In: Spencer, W. H. (ed.): Ophthalmology. An atlas and textbook. Saunders, Philadelphia 1986, pp. 2317–2328.

Grewe, S., H. Busse: Tumore der Canaliculi lacrimales. Spektr. Augenheilk. 9 (1995) 125–127.

Hornblass, A., F. A. Jakobiec, S. Bosniak et al.: The diagnosis and management of epithelial tumors of the lacrimal sac. In: *Anderson, R. L.* (ed.): Ophthalmology. Mosby, St. Louis 1982, pp. 190–202.

Jones, I. S.: Tumors of the lacrimal sac. Amer. J. Ophthalmol. 32 (1956) 561–566

Lieb, W.: Tumoren der ableitenden Tränenwege. In: *Rohrbach, J. M., W. E. Lieb* (Hrsg.): Tumoren des Auges und seiner Adnexe. Schattauer, Stuttgart–New York 1998.

Lloyd III, W. C., C. R. Leone Jr.: Malignant melanoma of the lacrimal sac. Arch. Ophthalmol. 102 (1984) 104–107.

Pe'er, J. J., M. A. Stefanyszyn, A. A. Hidayat: Nonepithelial tumors of the lacrimal sac. Amer. J. Ophthalmol. 188 (1994) 6540–658

Rayan, S. J., R. L. Font: Primary epithelial neoplasms of the lacrimal sac. Amer. J. Ophthalmol. 76 (1973) 73–88.

Struck, H. G.: Zur Differentialdiagnose von Tumoren im Tränen-Nasen-Weg-Bereich. Akt. Augenheilk. 20 (1995) 300–304.

zu 5.12:

Bacskulin, A., M. Ehrhardt, M. Strietzel et al.: An adjuvant afterloading brachytherapy device for use after orbital exenteration in patients with orbital malignancies. German. J. Ophthalmol. 5 (1997) 484–488.

Tyl, J. W. M., L. E. C. M. Blank, L. Koornneef: Brachytherapy in orbital tumors. Ophthalmology 104 (1997) 1475–1479.

6 Tumoren der Iris und des Ziliarkörpers

Adebis, J. P., A. Loubet, M. J. Leboutet et al.: Mélanocytome de l'iris, du corps ciliaire et tumeurs pigmentées multiples. Etude ultrastructurale. J. franç. Ophtalmol. 6 (1983) 257–265.

Addison, D. J., R. L. Font: Glioneuroma of the iris and ciliary body. Arch. Ophthalmol. 102 (1984) 419–421.

Ainsworth, J. R., B. E. Damato, W. R. Lee et al.: Follicular thyroid carcinoma metastatic to the iris: A solitary lesion treated with iridocyclectomy. Arch. Ophthalmol. 110 (1992) 19–20.

Andersen, S. R.: Medulloepithelioma of the retina. Int. Ophthalmol. Clin. 2 (1962) 483–506.

Andersen, S. R., A. Other: Varix of the iris. Arch. Ophthalmol. 93 (1975) 32–33.

Andersen, S. R.: Differentiation features in some retinal tumors and dysplastic retinal conditons. Amer. J. Ophthalmol. 71 (1981) 231–241.

Arentsen, J. J., W. R. Green: Melanoma of the iris: report of 72 cases treated surgically. Ophthalmic. Surg. 6 (1975) 23–37.

Ashton, N.: Primary tumours of the iris. Brit. J. Ophthalmol. 48 (1964) 650–668.

Balmer, A., F. Munier, S. Uffer et al.: Medulloépithéliomes: présentation de 3 cas. Klin. Mbl. Augenheilk. 208 (1996) 377–380.

Ballin, R., P. Lommatzsch, H. Drost et al.: Ein Beta-Strahlenapplikator (Ru-106/Rh-106) zur Behandlung von Ziliarkörpermelanomen. Klin. Mbl. Augenheilk. 187 (1985) 144–146.

Bietti, G.: Über ein vom Pigmentepithel ausgehendes Melanokarzinom des Bulbus und der Orbita. Klin. Mbl. Augenheilk. 87 (1931) 459–486.

Braun, U. C., V. C. Rummelt, G. O. H. Naumann: Diffuse maligne Melanome der Uvea. Eine klinisch-histopathologische Studie über 39 Patienten. Klin. Mbl. Augenheilk. 213 (1998) 331–340.

Broughton, W. L., L. E. Zimmerman: A clinicopathologic study of 56 cases of intraocular medulloepitheliomas. Am. J. Ophthalmol. 85 (1978) 407–418.

Brovkina, A. F.: Surgical treatment of tumors of the anterior uvea. In: Lommatzsch, P. K., F. C. Blodi (eds.): Intraocular Tumors. Akademie-Verlag, Berlin 1983, pp. 404–408.

Capeáns, C., L. Santos, M. Sánchez-Salorio et al.: Iris metastasis from endometrial carcinoma. Am. J. Ophthalmol. 125 (1998) 729–730.

Carillo, R., B. w. Streeten: Malignant teratoid medulloepithelioma in an adult. Arch. Ophthalmol. 97 (1979) 695–699.

Chang, M., J. A. Shields, D. L. Wachtel: Adenoma of the pigment epithelium of the ciliary body simulating a malignant melanoma. Amer. J. Ophthalmol. 88 (1979) 40–44.

Char, D. H., W. Saunders, J. R. Castro et al.: Helium ion therapy for choroidal melanoma. Ophthalmology 90 (1983) 1219–1225.

Char, D. H.: Radiation therapy for uveal melanomas involving the ciliary body. Trans Ophthalmol. Soc. U.K. 105 (1986) 252–256.

Char, D. H., J. B. Crawford, S. T. Kroll: Iris melanomas diagnostic problems. Ophthalmology 103 (1996) 251–255.

Cleasby, G. W., J. A. v. Westenbrugge: Treatment of iris melanoma by photocoagulation. A report. Ophthal. Surg. 18 (1987) 42–44.

Cogan, D. G., A. B. Reese: A syndrome of iris nodules, ectopic Descemet's membrane and unilateral glaucoma. Doc. ophthal. 26 (1969) 424–433.

Croxatto, J. O., L. E. Zimmerman: Malignant nonpigmented intraocular tumors of neuroectodermal origin in adults: a review of 21 cases. In: Spencer, W. H. (ed.): Ophthalmic Pathology. Saunders, Philadelphia 1985, pp. 1260–1262.

Cunha, S. L., F. G. Lobo: Granular cell myoblastoma of the anterior uvea. Brit. J. Ophthalmol. 50 (1966) 99–101.

Cu-Unjieng, A. B., C. L. Shields, J. A. Shields et al.: Iris melanoma in ocular melanocytosis. Cornea 14 (1995) 206–209.

Daicker, B., P. Gysin: Aderhaut-, Ziliarkörper- und Irismetastasen medullärer Schilddrüsenkarzinome. Klin. Mbl. Augenheilk. 177 (1980) 193–199.

Daicker, B., L. Gywat, M. Keller et al.: Adenome des Irispigmentepithels mit Endotheliasition und Descemetisation beim Pferd. Zbl. Vet.-Med. 38 (1991) 652–659.

Damato, B. E., W. S. Foulds: Ciliary body tumours and their management. Trans Ophthalmol. Soc. U.K. 105 (1986) 257–264.

Damato, B. E., W. S. Foulds: Surgical resection of choroidal melanomas. In: Ryan, St. J. (ed.): Retina. Vol. I. Mosby, St. Louis 1994.

Draeger, J., G. Naumann: Verhalten des intraokularen Druckes beim Melanoblastom der Uvea. Ophthalmologica (1966) 670–682.

Dryja, T. P., Z. N. Zakov, D. M. Albert: Adenocarcinoma arising from the epithelium of iris and ciliary body. Int. Ophthalmol. Clin. 20 (1980) 177–190.

Dugmore, W. N.: 11-year follow-up of a case of iris leiomyosarcoma. Brit. J. Ophthalmol. 56 (1972) 366–367.

Eide, N., I. N. Farstad, M. Roger: A leiomyoma of the iris documented by immunhistochemistry and electron microscopy. Acta Ophthalmol. 75 (1997) 470–473.

Ferry, A. P.: Hemangioma of the iris and ciliary body. Do they exist? A search. for a histologically proved case. Int. Ophthalmol. Clin. 12 (1972a) 177–194.

Ferry, A. P.: Ocular adnexal tumors. Little Brown, Boston 1972.

Finger, P. T., A. McCormick, J. Lombardo et al.: Epithelial inclusion cyst of the iris. Arch. Ophthalmol. 113 (1995) 777–780.

Foerster, M. H., N. Bornfeld, A. Wessing et al.: Die Behandlung von malignen Melanomen der Uvea mit 106-Ruthenium Applikatoren. Klin. Mbl. Augenheilk. 185 (1984) 490–494.

Foerster, M. H., A. Wessing, G. Meyer-Schwickerath: The treatment of ciliary body melanoma by beta radiation. Trans. ophthalmol. Soc. U.K. 103 (1983) 64–67.

Foss, A. J. E., J. Pecorella, R. A. Alexander et al.: Are most intraocular „leiomyomas" really melanocytic lesions? Ophthalmology 101 (1994) 919–924.

Foulds, W. S.: Results of local excision of uveal tumors. In: Lommatzsch, P. K., F. C. Blodi (eds.): Intraocular Tumors. Akademie-Verlag, Berlin 1983, pp. 374–377.

Frangieh, G. T., F. el Baba, E. I. Traoulsi et al.: Melanocytoma of the ciliary body. Presentation of four cases and review of nineteen reports. Surv. Ophthalmol. 29 (1985) 328-334.

Fuchs, E.: Melanoma iridis. Arch. Augenheilk. 11 (1882) 435–439.

Fuchs, E.: Wucherungen und Geschwülste des Ziliarepithels. Graefes Arch. clin. exp. Ophthalmol. 68 (1908) 534–587.

Goder, G. J.: Tumors of the ciliary body. In: *Lommatzsch, P. K., F. C. Blodi* (eds.): Intraocular Tumors. Akademie-Verlag, Berlin 1983, pp. 129–137.

Gragoudas, E. S., M. Goitein, A. M. Koehler et al.: Proton irradiation of choroidal melanomas: Preliminary results. Arch. Ophthalmol. 96 (1978) 1583–1591.

Green, W. R.: The uveal tract. In: *Spencer, W. H.* et al. (ed.): Ophthalmic Pathology. An atlas and textbook. Saunders, Philadelphia 1986, pp. 1352–2024, 1522–1594.

Green, W. R., W. J. Iliff, R. R. Trotter: Malignant teratoid medulloepithelioma of the optic nerve. Arch. Ophthalmol. 91 (1974) 451–454.

Greven, C. M., C. Stanton, R. P. Yeatts et al.: Diffuse iris melanoma in a young patient. Arch. Ophthalmol. 115 (1997) 682–683.

Griffith, J.: On a rare form of primary intra-ocular melanoma. Trans. Ophthalmol. Soc. U.K. 14 (1894) 160–166.

Grinker, R. R.: Gliomas of the retina, including results of studies with silver impregnation. Arch. Ophthalmol. 5 (1931) 920–935.

Grossniklaus, H. E., L. E. Zimmerman, M. L. Kachmer: Pleomorphic adenocarcinoma of the ciliary body. Ophthalmology 97 (1990) 763–768.

Grünalp, J., A. Sertcelik, S. H. Ugurbas et al.: Papillary adenocarcinoma of the ciliary body simulating retinoblastoma. Amer. J. Ophthalmol. 123 (1997) 268–269.

Gündüz, K., J. A. Shields, C. L. Shields et al.: Ewing sarcoma metastatic to the iris. Amer. J. Ophthalmol. 124 (1997) 550–552.

Hennis, H. L., R. A. Saunders, J. A. Shields: Malignant teratoid medulloepithelioma of the ciliary body. J. clin. Neuro-Ophthalmol. 10 (1990) 291–292.

Hidayat, A. et al.: Pleomorphic adenocarcinoma of the ciliary epithelium: a clinicopathologic study of 12 cases. AAOP/ISOP Meeting – New Orleans, November 6–7, 1998.

Holland, G.: Clinical features and pathology of pigmented tumours of the iris. Klin. Mbl. Augenheilk. 150 (1967) 359–370.

Hoppe, F. et al.: Proton beam. irradiation for iris melanoma in young adults Abstracts, Int. Symp. on Ocular Tumors, Jerusalem, April 6–10, 1997.

Iezzi, R., R. B. Rosen, C. Tello et al.: Personal computer-based 3-dimensional ultrasound biomicroscopy of the anterior segment. Arch. Ophthalmol. 114 (1996) 520–524.

Iliff, W. J., W. R. Green: The incidence and location of Fuchs' adenoma. Arch. Ophthalmol. 88 (1972) 249–254.

Jakobiec, F. A., M. Yanoff, L. Mottow et al.: Solitary iris nevus associated with peripheral anterior synechiae and iris endothelialization. Amer. J. Ophthalmol. 83 (1977) 884–891.

Jensen, O. A.: Malignant melanomas of the human uvea. Acta. Ophthalmol. (Suppl.) 75 (1963) 17–215.

Kara, G. B.: Excision of uveal melanomas. A 15-year experience. Ophthalmology 86 (1979) 997–1023.

Karp, C. L., J. U. Scott, T. S. Chang et al.: Conjunctival intraepithelial neoplasia. A possible matter for human immunedeficiency virus infection. Arch. Ophthalmol. 114 (1996) 257–261.

Kersten, R. C., D. T. Tse, R. Anderson: Iris melanoma. Nevus or malignancy? Surv. Ophthalmol. 29 (1985) 423–433.

Kivelä, T., L. Merenmies, I. Ilveskoski et al.: A congenital intraocular teratoma. Ophthalmology 100 (1993) 782–791.

Knapp, H.: Three cases of successful removal of sarcoma of the iris Arch. Ophthalmol. 8 (1879) 82–87.

Kodama, T., S. Hayasaka, T. Setogawa: Immunhistochemical localization of epidermal growth factor receptor and epithelial antigen in tumors of the human conjunctiva, eyelid, lacrimal gland, and orbit. Graefes Arch. clin. exp. Ophthalmol. 233 (1995) 6672–676.

Küchle, M., G. O. H. Naumann: Varixknoten der Iris mit Spontan-Regression. Klin. Mbl. Augenheilk. 200 (1992) 233–236.

Kuhlenbeck, H. W. Haymaker: Neuroectodermal tumors containing neoplastic neuronal elements: ganglioneuroma, spongioneuroblastoma and glioneuroma. Milit. Surgn. 99 (1946) 273–292.

Linnic, L. F.: Surgical treatment of melanomas of iris, ciliary body and choroid. In: Lommatzsch, P. K., F. C. Blodi (eds.): Intraocular Tumors. Akademie-Verlag, Berlin 1983, pp. 409–416.

Lommatzsch, P. K.: Metastase eines differenzierten follikulären Schilddrüsenkarzinoms in den Ziliarkörper. Klin. Mbl. Augenheilk. 205 (1994) 309–313.

Lommatzsch, P. K., G. Bauke: Schwierigkeiten bei der Beurteilung von Melanom-Rezidiven nach Iridozyklektomie Klin. Mbl. Augenheilk. 187 (1985) 97–100.

Lommatzsch, P. K., K. Vorpahl, K. Bauke et al.: Über epitheliale Tumoren des Ziliarkörpers-klinische, histologische und elektronenmikroskopische Beobachtungen. Klin. Mbl. Augenheilk. 174 (1979) 34–40.

Lucarelli, M. J., E. J. Ceisler, J. H. Talamo et al.: Complex choristoma. Arch. Ophthalmol. 114 (1996) 498–499.

Lund, O. E.: Rückschlüsse aus histologischen Untersuchungen an resezierten Ciliarkörper-und Iris-Ciliarkörpertumoren (Cyclectomie). Graefes Arch. clin. exp. Ophthalmol. 170 (1966) 71–90.

Margo, C. E., L. R. Groden: Balloon cell nevus of the iris. Amer. J. Ophthalmol. 102 (1986) 282–283.

Margo, C. E., H. E. Grossniklaus: Intraepithelial sebaceous neoplasia without underlying invasive carcinoma. Surv. Ophthalmol. 39 (1995) 293–301.

Märtens, M.: Eine primäre bösartige epitheliale Geschwulst des Augeninneren beim Erwachsenen. Arch. Augenheilk. 89 (1921) 1–22.

Morris, A. T., A. Garner: Medulloepithelioma involving the iris Brit. J. Ophthalmol. 59 (1975) 276–278.

Meyer-Schwickerath, G.: Die Möglichkeit zur Behandlung intraokularer Tumoren unter Erhaltung des Sehvermögens. Ber. dtsch. ophthal. Ges. 63 (1960) 178–189.

Müller, H. K.: Die partielle Ausschneidung von Iris und Ciliarkörper. Doc. Ophthalmol. 26 (1969) 679–697.

Müller, H. K., O. E. Lund, G. Seidel: 10 Jahre Erfahrungen mit der Cyclectomie. Mod. Probl. Ophthalmol. 7 (1968) 89–100.

Naidoff, M. A., K. R. Kenyon, W. R. Green: Iris hemangioma and abnormal retinal vasculature in a case of diffuse congenital hemangiomatosis. Amer. J. Ophthalmol. 78 (1971) 633–644.

Naumann, G. O. H.: Pigmentierte Naevi der Aderhaut und des Ciliarkörpers. (Eine klinische und histopathologische Untersuchungsreihe). Adv. Ophthalmol. 23 (1970) 187–272.

Naumann, G. O. H.: Blockexcision intraokularer Prozesse. I. Tumoren der vorderen Uvea. Klin. Mbl. Augenheilk. 166 (1975) 436–448.

Naumann, G. O. H.: Blockexcision of tumors of the ciliary body and choroid. In: *Lommatzsch, P. K., F. C. Blodi* (eds.): Intraocular Tumors. Akademie-Verlag, Berlin 1983, pp. 386–395.

Naumann, G. O. H., R. L. Font, L. E. Zimmerman: Electron microscopic verification of primary rhabdomyosarcoma of the iris. Amer. J. Ophthalmol. 74 (1972) 110–117.

Naumann, G. O. H., V. Rummelt: Block excision of tumors of the anterior uvea. Report on 68 consecutive patients. Ophthalmology 103 (1996) 2017–2028.

Naumann, G. O. H., K. W. Ruprecht: Xanthom der Iris. Ein klinisch pathologischer Befundbericht. Ophthalmologica 164 (1972) 293–305.

Naumann, G. O. H., M. Yanoff, L. E. Zimmerman: Histogenesis of malignant melanomas of the uvea. I. Histopathologic characteristics of nevi of the choroid and ciliary body. Arch. Ophthalmol. 76 (1966) 784–796.

Naumann, G. O. H., H. E. Völcker, W. Lerche: Adenom des pigmentierten Ciliarepithels. Graefes Arch. clin. exp. Ophthalmol. 198 (1976) 245–258.

Noemi, L., C. L. Shields, J. A. Shields et al.: Cavitary melanoma of the ciliary body. Ophthalmology 105 (1998) 1091–1098.

O'Keefe, M., T. Fulcher, P. Kelly et al.: Medulloepithelioma of the optic nerve head. Arch. Ophthalmol. 115 (1997) 1325–1327.

Olsen, T. W., J. I. Lim, H. E. Grossniklaus: Retained lens material masquerading as a growing, pigmented iris tumor. Arch. Ophthalmol. 114 (1996) 1154.

Omulecki, W., M. Pruszczynski, J. Borowski: Ring melanoma of the iris and ciliary body. Brit J. Ophthalmol. 69 (1985) 514–518.

Ortz, J. M., B. Esterman, J. Paulson et al.: Uterine cervical carcinoma metastasis to subconjunctival tissue. Arch. Ophthalmol. 113 (1995) 1362–1363.

Pe'er, J., M. Ilsar: Epibulbar complex choristoma associated with nevus sebaceus. Arch. Ophthalmol. 113 (1995) 1301–1304.

Peyman, G. A., C. P. Juarez, J. G. Diamond et al.: Ten years experience with eye wall resection for uveal malignant melanomas. Ophthalmology 91 (1984) 1720–1725.

Peymann, G. A., M. Raichand, J. Green: The management of uveal neoplasm with local resection. In: *Lommatzsch, P. K., F. C. Blodi* (eds.): Intraocular Tumors. Akademie-Verlag, Berlin 1983, pp. 306–403.

Pineda, R., R. C. Urban, R. Bellows et al.: Ciliary body neurilemoma. Unusual clinical findings intimating the diagnosis. Ophthalmology 102 (1995) 918–923.

Raivio, J.: Uveal melanoma in Finland. Acta. Ophthalmol. 133 (Suppl.) (1977) 1–64.

Reese, A. B.: Medulloepithelioma (dictyoma) of the optic nerve. Amer. J. Ophthalmol. 44 (1957) 4–6.

Reese, A. B.: Tumors of the Eye. Harper & Row, New York 1976, p. 240.

Reese, A. B., M. L. Lund, T. Iwamoto: Tapioca melanoma of the iris.I. Clinical and light microscopy studies. Amer. J. Ophthalmol. 74 (1972) 840–850.

Rodrigues, M., A. Hidayat, J. Karesh: Pleomorphic adenocarcinoma of ciliary epithelium simulating an epibulbar tumor. Amer. J. Ophthalmol. 106 (1988) 595–600.

Rohrbach, J. M., A. Eckstein, I. Schuster: Varixknoten der Iris Klin. Mbl. Augenheilk. 207 (1995) 206–207.

Rones, B., L. E. Zimmerman: The prognosis of primary tumors of the iris treated by iridectomy. Arch. Ophthalmol. 60 (1958) 193–205.

Rowley, S. A., S. S. Karwatowski: Lacrimal gland choristoma of the ciliary body. Arch. Ophthalmol. 115 (1997) 1482.

Rummelt, V., G. O. H. Naumann: Ten-year follow-up of successful block excision of malignant teratoid medulloepithelioma of the ciliary body. In: Bornfeld et al. (eds.): Tumors of the Eye. Kugler, Amsterdam–New York 1991, pp. 633–636.

Rummelt, V., G. O. H. Naumann, R. Folberg et al.: A Surgical management of melanocytoma of the ciliary body with extrascleral extension. Amer. J. Ophthalmol. 117 (1994) 169–176.

Schubert, F.: Operation eines „Leucosarkoms" der Chorioidea mit Erhaltung des Auges. Dauerheilung. Wien. klin. Wschr. 24 (1925) 677–678.

Schwartz, L. W., M. M. Rodrigues, J. W. Hallett: Juvenile xanthogranuloma diagnosed by paracentesis. Amer. J. Ophthalmol. 77 (1974) 243–246.

Seitz, B., V. Henke: Mukoepidermoides Karzinom der epibulbären Bindehaut mit diffuser intraokulärer Epithelinvasion. Klin. Mbl. Augenheilk. 207 (1995) 264–265.

Shammas, H. J. F., D. S. Minckler, R. Hulquist et al.: Melanocytoma of the ciliary body. Ann. Ophthalmol. 13 (1981) 1381–1383.

Shields, J. A.: Primary cysts of the iris. Trans. Amer. Ophthalmol. Soc. 79 (1981) 771–809.

Shields, J. A., W. H. Annesley, G. L. Spaeth: Necrotic melanocytoma of iris with secondary glaucoma. Amer. J. Ophthalmol. 84 (1977) 826–829.

Shields, J. A., J. J. Augsburger, V. Bernardino et al.: Melanocytoma of the ciliary body and iris. Amer. J. Ophthalmol. 89 (1980) 632–635.

Shields, J. A., R. c. Eagle, C. L. Shields et al.: Natural course and histopathologic findings of lacrimal gland choristoma of the iris and ciliary body. Amer. J. Ophthalmol. 119 (1995a) 219–224.

Shields, J. A., C. L. Shields: Intraocular Tumors. A Text and Atlas. Saunders, Philadelphia 1992.

Shields, J. A., C. L. Shields, P. de Potter: Residual intrascleral and intraretinal melanoma. A concern with lamellar sclerouvectomy for uveal melanoma (Correspondence). Amer. J. Ophthalmol. 113 (1992) 464–466.

Shields, C. L., J. A. Shields, P. de Potter: Treatment of non- resectable malignant iris tumours with custom designed plaque radiotherapy. Brit. J. Ophthalmol. 79 (1995c) 306–312.

Shields, J. A., C. L. Shields, H. Kiratli et al.: Metastatic tumors to the iris in 40 patients. Amer. J. Ophthalmol. 119 (1995b) 422–430.

Shields, J. A., C. L. Shields, H. Kiratli et al.: Metastatic tumors to the iris: Clinical experience with 40 cases. Int. Symp. on Ocular Tumors. Jerusalem 1997.

Shields, J. A., C. L. Shields, P. Shah et al.: Partial lamellar sclerouvectomy for ciliary body and choroidal tumors. Ophthalmology 98 (1991) 871–983.

Spencer, W. H., D. O. Jesberg: Glioneuroma (choristomatous malformation) the optic cup margin. A report of two cases. Arch. Ophthalmol. 89 (1973) 387–392.

Spraul, C. W., D. d'Heurle, H. E. Grossniklaus: Adenocarcinoma of the iris pigment epithelium Arch. Ophthalmol. 114 (1996) 1512–1517.

Spraul, C. W., H. E. Grossniklaus, J. T. Giles: Müllerian mixed tumor metastatic to the iris and ciliary body. Arch. Ophthalmol. 115 (1997) 122–123.

Steinkuller, P. G., R. L. Font: Congenital malignant teratoid neoplasm of the eye and orbit. A case report and review of the literature Ophthalmology 104 (1997) 38–42.

Teichmann, K. D., Z. A. Kargcioglu: Melanocytoma of the iris with rapidly developing secondary glaucoma. Surv Ophthalmol. 40 (1995) 136–144.

Territo, C., C. L. Shields, J. A. Shields et al.: Natural course of melanocytic tumors of the iris. Ophthalmology 95 (1988) 1251–1255.

Timm, G., S. Fritsch: Über epitheliale Tumoren des Ciliarkörpers. Frankfurt Z Pathol 73 (1964) 401–417.

Volkov, V. V.: Indications, technique and results of the surgical treatment of intraocular melanomas. In: *Lommatzsch, P. K., F. C. Blodi* (eds.): Intraocular Tumors. Akademie-Verlag, Berlin 1983, pp. 378–385.

Wolter, J. R.: Solitary neurofibroma of the iris. Report of a case. J. pediatr. Ophthalmol. 6 (1969) 84–87.
Woyke, S., R. Chwirot: Rhabdomyosarcoma of the iris. Report of the first redorded case. Brit. J. Ophthalmol. 56 (1972) 60–64.
Yanoff, M., B. S. Fine: Ocular Pathology. Mosby-Wolfe, St. Louis 1996.
Zimmerman, L. E.: Ocular lesions of juvenile xanthogranuloma (nevoxanthogranuloma). Trans. Amer. Acad. Ophthalmol. Otolaryngol. 69 (1965) 412–442.
Zimmerman, L. E.: The remarkable polymorphism of tumors of the ciliary epithelium, Pt.1. The Norman McAlister Gregg Lecture. Trans. Aust. Coll. Ophthalmol. 2 (1970) 114–125.
Zimmerman, L. E.: Verhoeff's teratoneuroma; a clinical reappraisal in light of new observations and current concepts of embryonic tumors. The Fourths FH Verhoeff Lecture. Trans. Amer. ophthalmol. Soc. 69 (1971) 210–236.
Zimmerman, L. E., L. H. Sobin: Histological typing of tumours of the eye and its adnexa. International Histological Classification of Tumours. Nr. 24, WHO, Geneva 1980.

7 Benigne Tumoren der Aderhaut

zu 7.1:

Albert, D. M., M. A. Chang, K. Lamping et al.: The dysplastic nevus syndrome. A pedigree with primary malignant melanomas of choroid and skin. Ophthalmology 92 (1985) 1728–1734.
Augsburger, J. J., R. P. Schroeder, C. Territo et al.: Clinical parameters predictive of enlargement of melanocytic choroidal lesions. Brit. J. Ophthalmol. 73 (1989) 911–917.
Cowan, T. H., M. Balistocky: The nevus of Ota or oculodermal melanocytosis, the ocular changes. Arch. Ophthalmol. 65 (1961) 483–492.
Fournier, G. A., D. M. Albert, M. D. Wagoner: Choroidal halo nevus occuring in a patient with vitiligo. Surv. Ophthalmol. 28 (1984) 671–672.
Ganley, J. P., G. W. Comstock: Benign nevi and malignant melanomas of the coroid. Amer. J. Ophthalmol. 76 (1973) 19–25.
Hale, P. N., R. A. Allen, B. R. Straatsma: Benign melanomas (nevi) of the choroid and ciliary body. Arch. Ophthalmol. 74 (1965) 532–538.
Jütte, A., E. Königsdörfer, D. Schweitzer: The value of spectroscopy in the diagnosis of intraocular tumors. In: *Lommatzsch, P. K., F. C. Blodi* (eds.): Intraocular Tumors. Akademie Verlag, Berlin 1983, pp. 203–207.
Kraemer, K. H., M. Tucker, R. Tarone et al.: Risk of cutaneous melanoma in dysplastic nevus syndrome types A and B. New Engl. J. Med. 315 (1986) 1615–1616.
McLean, I. W.: Discussion, Risk factors for growth and metastasis of small choroidal melanocytic lesions. Ophthalmology 102 (1995) 1351–1361.
Naumann, G. O. H.: Über pigmentierte Nävi der Aderhaut und des Ciliarkörpers. (Eine klinische und histopathologische Untersuchungsreihe). Adv. ophtal. 23 (1970) 187–272.
Naumann, G. O. H., L. R. Hellner, L. R. Naumann: Pigmented nevi of the choroid: clinical study of secondary changes in the overlying tissue. Trans. Amer. Acad. Ophthalmol. Otolaryngol. 75 (1971) 110–123.

Naumann, G. O. H., M. Yanoff, L. E. Zimmerman: Histogenesis of malignant melanomas of the uvea. I. Histopathologic characteristics of nevi of the choroid and ciliary body. Arch. Ophthalmol. 76 (1966) 784–796.
Naumann, G. O. H., L. E. Zimmerman, M. Yanoff: Visual field defect associated with choroidal nevus. Amer. J. Ophthalmol. 62 (1966) 914–917.
Nordman, J. A. Brini: Von Recklinghausen's disease and melanoma of the uvea. Brit. J. Ophthalmol. 54 (1970) 641–648.
Osterhuis, J. A., C. H. O. M. van Winning: Nevus of the choroid. Ophthalmologica 178 (1979) 156–165.
Reese, A. B.: Association of uveal nevi with skin nevi. Arch. Ophthalmol. 48 (1952) 271–275.
Reese, A. B.: Tumors of the eye. Harper & Row, Philadelphia 1976, p. 174.
Sahel, J. A., D. M Albert: Choroidal nevi. In: *St. J. Ryan* (ed.): Retina, Vol. I. Mosby, St. Louis 1994, pp. 703–716.
Sautter, H., W. Lüllwitz, G. Naumann: Die Infrarot-Photographie in der Diagnostik pigmentierter tumorverdächtiger Fundusveränderungen. Klin. Mbl. Augenheilk. 164 (1974) 597–602.
Shields, J. A., C. L. Shields: Intraocular Tumors. A Text and Atlas. Saunders, Philadelphia 1992.
Zimmerman, L. E.: Melanocytes, melanocytic nevi and melanocytomas. Invest. Ophthalmol. 4 (1965) 11–41.
Zimmerman, L. E., L. H. Sobin: Histological typing of tumours of the eye and its adnexa. International Histological Classification of Tumours. No 24, World Health Organization, Geneva 1980.

zu 7.2:

Augsburger, J. J., R. Anand: Diagnosis and management of circumscribed choroidal hemangiomas. In: *Bornfeld, Gragoudas, Höpping* et al. (eds.): Tumors of the eye. Kugler, Amsterdam–New York (1991), pp. 601–607.
Augsburger, J. J., J. A. Shields et al.: Circumscribed choroidal hemangiomas. Long term visual prognosis. Retina 1 (1981) 56–61.
Badtke, G.: Über Schwierigkeiten bei der Erkennung intraokularer Malignome, nebst Bemerkungen zur Therapie und histologischen Auswertung der echten Melanozytoblastome. Klin. Mbl. Augenheilk. 128 (1956) 526–544.
Bornfeld, N.: Intraokulare Gefäßtumoren. XXX. Essener Fortbildung für Augenärzte, Enke, Stuttgart 1995.
Gass, J. D. M.: Stereoscopic atlas of macular diseases; diagnosis and treatment. Mosby, St. Louis (1987) pp. 172–176, 782–783.
Greber, H., W. Alberti, E. Scherer: Strahlentherapie der Aderhauthämangiome. Fortschr. Ophthalmol. 82 (1985) 450–452.
Jarret, W. H., W. S. Hagler, J. H. Larose et al.: Clinical experience with presumed hemangioma of the choroid: radioactive phosphorus uptake studies as an aid in differential diagnosis. Trans. Amer. Acad. Ophthalmol. Otolaryngol. 81 (1976) 862–870.
Leber, T.: Über eine durch Vorkommen multipler Miliaraneurysmen charakterisierten Form von Retinadegeneration. Graefes Arch. Ophthalmol. 81 (1912) 1–14.
Ossoinig, K. C., R. P. Harrie: Diagnosis of intraocular tumors with standardized echography. In: *Lommatzsch, P. K., F. C. Blodi* (eds.): Intraocular tumors. Akademie-Verlag, Berlin 1983, 154–175.
Sanborn, G. E., J. J. Augsburger, J. A. Shields: Treatment of circumscribed choroidal hemangiomas. Ophthalmolgy 89 (1982) 1374–1380.

Schilling, H., W. Sauerwein, W. Friedrichs et al.: Langzeitresultate nach Strahlentherapie von Aderhauthämangiomen. Ophthalmologe 93 (1996) 154–157.

Schilling, H., W. Sauerwein, A. Lommatzsch et al.: A Long term results after low dose ocular irradiation for choroidal hemangiomas. Brit. J. Ophthalmol. 81 (1997) 267–273.

Shields, J. A., C. L. Shields: Intraocular Tumors. A Text and Atlas. Saunders, Philadelphia 1992, 240–252.

Shields, J. A., R. F. Stephen, R. C. Eagle et al.: Progressive enlargement of a circumscribed choroidal hemangioma: a clinicopathologic correlation. Arch. Ophthalmol. 110 (1992) 1276–1278.

Wessing, A.: Fluorescein angiography and the differential diagnosis of choroidal tumors. Bull. Soc. belge Ophtalmol. 175 (1977) 16–23.

Witschel, H., R. L. Font: Hemangioma of the choroid. A clinicopathological study of 71 cases and review of the literature. Surv. Ophthalmol. 20 (1976) 415–431.

Zografos, L., C. Gailloud, L. Bercher: Irradiation treatment of choroidal hemangiomas. J. franç. Ophtalmol. 12 (1989) 797–807.

zu 7.3:

Augsburger, J. J., J. A. Shields, C. J. Rife: Bilateral choroidal osteoma after nine years. Can. J. Ophthalmol. 14 (1979) 281–284.

Avila, M. P., H. El-Markabi, C. Azzolini et al.: Bilateral choroidal osteoma with subretinal neovascularization. Ann. Ophthalmol. 16 (1984) 381–385.

Brown, G. C., C. L. Shields: Choroidal osteoma. In: *Ryan, St. J.* (ed.): Retina Vol. I. Mosby, St. Louis 1994, 846–852.

Burke, J. F. jr., R. J. Brockhurst: Argon laser photocoagulation of subretinal neovascular membrane associated with osteoma of the choroid. Retina 3 (1983) 304–307.

Buettner, H.: Choroidal osteoma. In: *Lommatzsch, P. K, F. C. Blodi* (eds.): Intraocular Tumors. Springer, Berlin–Heidelberg–New York 1983, 143–149.

De Potter, P., J. A. Shields, C. L. Shields et al.: Magnetic resonance imaging in choroidal osteoma. Retina 11 (1991) 221–223.

Fava, G. E., G. C. Brown, J. A. Shields et al.: Choroidal osteoma in a 6-year-old child. J. Pediatr. Ophthalmol. Strab. 17 (1980) 203–205.

Gass, J. D. M.: New observations concerning choroidal osteoma. Int. Ophthalmol. 1 (1979) 71–84.

Gass, J. D. M., K. Guerry, R. L. Jack et al.: Choroidal osteoma. Arch. Ophthalmol. 96 (1978) 428–435.

Grand, M. G., D. B. Burgess, L. J. Singerman et al.: Choroidal osteoma: treatment of associated subretinal neovascular membranes. Retina 4 (1984) 84–89.

Guthoff, R., F. Abramo: Osteome der Bulbuswand. Erscheinungsformen in Abhängigkeit von Lage und Ausdehnung. Klin. Mbl. Augenheilk. 198 (1991) 124–128.

Kayazawa, F., S. Shimamoto: Choroidal osteoma: two cases in Japanese women. Ann. Ophthalmol. 13 (1981) 1053–1056.

Morrison, D. L., L. E. Magargal, D. R. Ehrlich et al.: Review of choroidal osteoma: successful Krypton red laser photocoagulation of an associated subretinal neovascular membrane involving the fovea. Ophthalmic. Surg. 18 (1987) 299–303.

Teich, S. A., J. B. Walsh: Choroidal osteoma. Ophthalmology 88 (1981) 696–698.

Shields, C. L., J. A. Shields, J. J. Augsburger: Review: choroidal osteoma. Surv. Ophthalmol. 33 (1988) 17–27.

Williams, A. T., R. L. Font, H. J. L. van Dyk et al.: Osseous choristoma of the choroid simulating a choroidal melanoma. Arch. Ophthalmol. 96 (1978) 1874–1878.

zu 7.4:

Shields, J. A., G. E. Sandborn, G. H. Kurz et al.: Benign peripheral nerve tumor of the choroid. Ophthalmology 88 (1981) 1322–1329.

Shields, J. A., A. Hamada, C. L. Shields et al.: Ciliochoroidal nerve sheath tumor simulating a malignant melanom. Retina 17 (1997) 459–460.

Shields, J. A., C. L. Shields: Intraocular Tumors. Saunders, Philadelphia (1992) pp. 285–294.

8 Malignes Melanom der Aderhaut

zu 8.1, 8.2, 8.4, 8.5–8.5.2, 8.5.6, 8.5.7, 8.6, 8.7, 8.8, 8.9. 8.10–8.10.1.1, 8.10.1.5–8.10.1.8, 8.10.4, 8.10.5, 8.11, 8.12.2–8.14:

Abrahamsson, M.: Malignant melanoma of the choroid and the ciliary body 1956–1975 in Halland and Gothenburg. Acta Ophthalmol. 61 (1983) 600–610.

Affeldt, J. C., D. S. Minckler, S. P. Azen et al.: Prognosis in uveal melanoma with extraocular extension. Arch. Ophthalmol. 98 (1980) 1975–1979.

Albert, D. M., M. A. Chang, K. Lamping et al.: The dysplastic nevus syndrome. A pedigree with primary malignant melanomas of the choroid and skin. Ophthalmology 92 (1985) 1728–1734.

Albert, D. M., C. A. Puliafito, A. B. Fulton et al.: Increased incidence of choroidal malignant melanoma occurring in a single population of chemical workers. Amer. J. Ophthalmol. 89 (1980) 323–337.

Albert, D. M., L. M. Ryan, E. C. Borden: Metastatic ocular and cutaneous melanoma: a comparison of patient characteristics and prognosis. Arch. Ophthalmol. 114 (1996) 107–108.

Andersen, M. V. N., E. Scherfig, J. U. Prause: Differential diagnosis of choroidal melanomas and nevi using scanning laser ophthalmoscopical indocyanine green angiography. Acta Ophthalmol. Scand. 73 (1995) 453–456.

Ashley, D. J. B.: The two „hit" and multiple „hit" theories of carcinogenesis. Brit. J. Cancer 23 (1969) 313–328.

Augsburger, J. J., J. A. Shields, R. Folberg et al.: Fine needle aspiration biopsy in the diagnosis of intraocular cancer: cytologic-histologic correlations. Ophthalmology 92 (1985) 39–49.

Augsburger, J. J., J. W. Gamel, J. A. Shields et al.: Post-irradiation regression of choroidal melanomas as a risk factor for death from metastatic disease. Ophthalmology 94 (1987) 1173–1177.

Augsburger, J. J., J. R. Gonder, J. Amsel et al.: Growth rates and doubling times of posterior uveal melanomas. Ophthalmology 91 (1984) 1709–1715.

Augsburger, J. J., R. P. Schroeder, C. Territo et al.: Clinical parameters predictive of enlargement of melanocytic choroidal lesions. Brit. J. Ophthalmol. 73 (1989) 911–917.

Augsburger, J. J., S. D. Goel: Visual function following enucleation or episcleral plaque radiotherapy for posterior uveal melanoma. Arch. Ophthalmol. 112 (1994) 786–789

Aulhorn, E.: Funktionsstörungen im Bereich von Aderhauttumoren. Ophthal. Addit. 151 (1966) 647–653.

Ballin, R., P. Lommatzsch, H. Drost et al.: Ein Betastrahlen-Applikator (Ru-106/Rh-106) zur Behandlung von Ziliarkörpermelanomen. Klin. Mbl. Augenheilk. 187 (1985) 144–146.

Benillouche, P., J. D. Grange: Bilan de 19 Mélanomes de l'uvée traités par applicateur d'iridium. Bull. Soc. Ophtalmol. Paris 10 XCI (1991) 927–931.

Bischoff, P. M.: Bedeutung der Infrarotangiographie für die Differentialdiagnose der Aderhautmelanome. Klin. Mbl. Augenheilk. 186 (1985) 187–193.

Bischoff, P. M., W. Flower: Ten years experience with choroidal angiography using indocyanine green dye: a new routine examination or an epilogue? Doc. Ophthalmol. 60 (1985) 235–291.

Bleckmann, H.: Laser- und Kryokoagulation zur Behandlung „kleiner" Aderhaut-Melanome. Fortschr. Ophthalmol. 80 (1983) 309–311.

Bomanji, J., J. L. Hungerford, M. Granowska et al.: Radioimmunoscintigraphy of ocular melanoma with 99 m Tc labelled cutaneous melanoma antibody fragments. Brit. J. Ophthalmol. 71 (1987) 651–658.

Bornfeld, N.: Diagnose und Therapie maligner Melanome der Uvea (Aderhaut und Ziliarkörper). Ophthalmologe 89 (1992) W 61-W 78.

Bornfeld, N., W. Alberti, M. G. Foerster et al.: External beam therapy of choroidal melanomata: Preliminary report. Trans. ophthalmol. Soc. U.K. 103 (1983) 68–71.

Bornfeld, N., M. H. Foerster, A. Wessing: Brachytherapie von malignen Melanomen der Uvea mit Ru-106/Rh-106 Applikatoren unter Verwendung hoher Kontaktdosen. Ber. dtsch. ophthalmol. Ges. 84 (1986).

Bornfeld, N., P. K. Lommatzsch, H. Hirche et al.: Metastasis after brachytherapy of uveal melanomas with Ru-106/Rh-106 plaques. In: *Bornfeld, N.* et al. (eds.): Tumors of the Eye. Kugler Publications Amsterdam–New York 1991, pp. 419–423.

Broadway, D., S. Lang, J. Harper et al.: Congenital malignant melanoma of the eye. Cancer 67 (1991) 2642–2652.

Bronner, A., M. Gautherie, P. Bourjat: Thermographie der okulo-orbitalen Region. Klin. Mbl. Augenheilk. 160 (1972) 13–22.

Brown, G. C., J. A. Shields: Choroidal melanomas and paving stone degeneration. Ann. Ophthalmol. 15 (1983) 705–708.

Bujara, K.: Necrotic malignant melanomas of the choroid and ciliary body. A clinicopathological and statistical study. Graefes Arch. clin. exp. Ophthalmol. 219 (1982) 40–43.

Burnier, M. N., I. W. McLean, J. W. Gamel: Immunohistochemical evaluation of uveal melanocytic tumors. Expression of HMB-45, S-100 protein, and neuron-specific enolase. Cancer 68 (1991) 809–814.

Busse, H., R. P. Müller: Techniques and results of Ru-106/Rh-106-radiation of choroidal tumours. Trans. ophthalmol. Soc. U.K. 103 (1983) 72–77.

Butler, P., D. H. Char, M. Zarbin et al.: Natural history of indeterminate pigmented choroidal tumors. Ophthalmology 101 (1994) 710–716.

Callender, G. R.: Malignant melanocytic tumors of the eye. Trans. Amer. Acad. Ophthalmol. Otolaryngol 36 (1931) 131–142.

Canning, C. R., J. Hungerford: Familial uveal melanoma. Brit. J. Ophthalmol. 72 (1988) 241–243.

Casswell, A. G., A. C. E. McCartney, J. L. Hungerford: Choroidal malignant melanoma in an albino. Brit. J. Ophthalmol. 73 (1989) 840–845.

Char, D. H., J. R. Castro: Helium ion therapy for choroidal melanoma Arch. Ophthalmol. 100 (1982) 935–938.

Char, D. H., J. R. Castro, S. M. Kroll et al.: Five year follow-up of helium ion therapy for uveal melanoma. Arch. Ophthalmol. 108 (1990) 209–214.

Char, D. H., J. R. Castro, J. M. Quivey et al.: Helium ion charged particle therapy for choroidal melanoma Ophthalmology 87 (1980) 565–570.

Char, D. H., J. B. Crawford, J. R. Castro et a l.: Failure of choroidal melanoma to respond to helium ion therapy. Arch. Ophthalmol. 101 (1983a) 236–241.

Char, D. H., K. Huhta, F. Waldman: DNA cell cycle studies in uveal melanoma. Amer. J. Ophthalmol. 107 (1989) 65–72.

Char, D. H., S. M. Kroll, J. Castro: Ten-year follow-up of Helium ion therapy for uveal melanoma. Amer. J. Ophthalmol. 125 (1998) 81–89.

Char, D. H., S. M. Kroll, T. Miller et al.: Irradiated uveal melanomas: cytopathologic correlation with prognosis. Amer. J. Ophthalmol. 122 (1996) 509–513.

Char, D. H., S. T. Kroll, T. L. Phillips: Uveal melanoma. Growth rate and prognosis. Arch. Ophthalmol. 115 (1997) 1014–1018.

Char, D. H., J. M. Quivey, J. R. Castro et al.: Helium ions versus iodine -125 brachytherapy in the management of uveal melanoma. A prospective, randomized, dynamically balanced trial. Ophthalmology 100 (1993) 1547–1554.

Char, D. H., W. Saunders, J. R. Castro et al.: Helium ion therapy for choroidal melanoma. Ophthalmology 90 (1983) 1219–1225.

Chen, T. C., D. H. Char, F. Waldman et al.: Flow cytometry measurements of nuclear RNA content in uveal melanoma. Ophthalmic. Res. 22 (1990) 187–193.

Clark, W. H., R. R. Reimer, M. Greene et al.: Origin of familiar malignant melanomas from heritable melanotic lesions. The B-K mole syndrome. Arch. Dermatol. 114 (1978) 732–738.

Cleasby, G. W., B. M. Kutzscher: Clinicopathologic report of successful cobalt 60 plaque therapy for choroidal melanoma. Amer. J. Ophthalmol. 100 (1985) 828–830.

Coderre, J. A., S. Packer, D. Fairchild et al.: Iodothiouracil as a melanoma localizing agent. J. nucl. Med. 27 (1986) 1157–1164.

Coleman, K., J. P. H. Baak, A. Dorman et al.: Deoxyribonucleic acid ploidy studies in choroidal melanomas. Amer. J. Ophthalmol. 115 (1993a) 376–383.

Coleman, K., J. P. H. Baak, P. van Diest et al.: Prognostic factors following enucleation of 111 uveal melanomas. Brit. J. Ophthalmol. 77 (1993b) 688–692.

Coleman, D. J., F. L. Lizzi, R. Silverman et al.: Regression of uveal malignant melanomas following Co-60 plaque. Correlates between acoustic spectrum analysis and tumor regression. Retina 5 (1985) 73–78.

Coleman, D. J., R. H. Silverman, M. J. Rondeau et al.: Correlations of acoustic tissue typing of malignant melanoma and histopathologic features as a predictor of death. Amer. J. Ophthalmol. 110 (1990) 380–388.

Coleman, D. J., R. H. Silverman, R. Ursea et al.: Ultrasonically induced hyperthermia for adjunctive treatment of intraocular malignant melanoma. Retina 17 (1997) 109–117.

COMS (Collaborative Ocular Melanoma Study Group): Accuracy of diagnosis of choroidal melanomas in the Collaborative Ocular Melanoma Study: COMS Report No. 1. Arch. Ophthalmol. 108 (1990) 1268–1273.

COMS (Collaborative Ocular Melanoma Study Group): Design and methods of a clinical trial for a rare condition: the Collaborative Ocular Melanoma Study. COMS Report No. 3. Control. clin. Trials 14 (1993) 362–391.

COMS (Collaborative Ocular Melanoma Study Group): Mortality in patients with small choroidal melanoma. COMS Report No. 4. Arch. Ophthalmol. 115 (1997) 886–893.

COMS (Collaborative Ocular Melanoma Study Group): Factors predictive of growth and treatment of small choroidal melanoma. COMS Report No. 5. Arch. Ophthalmol. 115 (1997) 1537–1544.

COMS (Collaborative Ocular Melanoma Study Group): Histopathologic characteristics of uveal melanomas in eyes enucleated from the collaborative ocular melanoma study. COMS Report No. 6. Amer. J. Ophthalmol. 125 (1998) 745–766.

COMS (Collaborative Ocular Melanoma Study Group): Study randomized trial of pre-enucleation radiation of large choroidal melanoma II: initial mortality findings. COMS Report No. 10 Amer. J. Ophthalmol. 125 (1998) 779–796.

Coppez, M. H.: L'endotheliome interfasciculaire de la choroide 1901. Zit. nach Duke, H., S. T. Elder: System of ophthalmology. Vol. IX Diseases of the uveal tract. Kimpton London, 1966.

Coston, T. O., R. G. Small: Orbital exenteration – simplified. Trans. Amer. ophthalmol. Soc. 79 (1981) 136–152.

Cowan, T. H., M. Balistocky: The nevus of Ota or oculodermal melanocytosis: the ocular changes. Arch. Ophthalmol. 65 (1961) 483–492.

Crawford, J. B., D. H. Char: Histopathology of uveal melanomas treated with charged particle radiation. Ophthalmology 94 (1987) 639–643.

Cruess, A. F., J. J. Augsburger, J. A. Shields et al.: Regression of posterior uveal melanomas following cobalt-60 plaque radiotherapy. Ophthalmology 91 (1984a) 1716–1719.

Cruess, A. F., J. J. Augsburger, J. A. Shields et al.: Visual results following cobalt plaque therapy for posterior uveal melanomas. Ophthalmology 91 (1984b) 131–136.

Curtin, V. T., J. C. Cavender: Natural course of selected malignant melanomas of the choroid and ciliary body. Mod. Probl. Ophthalmol. 12 (1974) 523–527.

Cutler, S. J., J. L. Young: Third National Cancer Survey. Incidence Data, NCJ. Monograph No 41, Washington DC, Gouvernement Printing Office, 1975.

Daicker, B., U. N. Riede: Histologische und ultrastrukturelle Befunde bei alkaptonurischer Ochronosis oculi. Ophthalmologica 169 (1974) 377–388.

Damato, B. E., A. M. Campbel, B. J. McGuire et al.: Monoclonal antibodies to human primary uveal melanomas demonstrate tumor heterogenity. Invest. Ophthalmol. Vis. Sci. 27 (1986) 1362–1367.

Damato, B. E., J. Paul, W. S. Foulds: Risk factors for metastatic uveal melanoma after trans-scleral local resection. Brit. J. Ophthalmol. 80 (1996a) 109–116.

Damato, B. E., J. Paul, W. S. Foulds: Risk factors for residual and recurrent uveal melanoma after trans-scleral local resection. Brit. J. Ophthalmol. 80 (1996b) 102–108.

Davidorf, F. H.: Small melanomas: diagnosis, prognosis and management. In: *Lommatzsch, P. K., F. C. Blodi* (eds.): Intraocular Tumors. Springer, Berlin–Heidelberg–New York–Tokyo 1983, pp. 32–38.

Davidorf, F. H., G. H. Newman, W. H. Havener et al.: Conservative management of malignant melanoma: II. Transscleral diathermy as a method of treatment for malignant melanomas of the choroid. Arch. Ophthalmol. 83 (1970) 273–280.

Davidorf, J. M., E. Davidoff, F. H. Davidorf: An unusual presentation of a juxtapapillary choroidal melanoma. Retina 16 (1996) 538–539.

De la Cruz, P. O., C. S. Specht, I. W. McLean: Lymphocytic infiltration in uveal malignant melanoma. Cancer 65 (1990) 112–115.

De Laey, J. J., M. Hanssens, S. Ryckaert: Photocoagulation of malignant melanomas of the choroid, a reappraisal. Bull. Soc. belge. Ophtalmol. 213 (1986) 9–18.

De Potter, P., C. L. Shields, R. C. Eagle et al.: Malignant melanoma of the optic nerve. Arch. Ophthalmol. 114 (1996a) 608–612.

De Potter, P., C. L. Shields, J. A. Shields et al.: Plaque radiotherapy for juxtapapillary choroidal melanoma. Visual acuity and survival outcome. Arch. Ophthalmol. 114 (1996b) 1357–1365.

Desjardins, L., D'Hermies, F., E. Frau et al.: Expérience et résultats préliminaires de la protonthérapie du mélanome de la chroide à Orsay. Ophtalmologie 9 (1995) 334–337.

Desjardins, L., C. Levy, S. Neuschwander: Utilisation des implantes en hydroxyapatite dans les énucléations. Expérience sur 55 cas. Ophtalmologie 10 (1996) 501–503.

Diener-West, M., B. S. Hawkins, J. M. Markowitz: A review of mortality from choroidal melanoma, II: a meta-analysis of 5-year mortality rates following enucleation, 1966 through 1988. Arch. Ophthalmol. 110 (1992) 245–250.

Domarus, D. von, D. Hallermann: Histologische Befunde nach Therapie mit dem Ru-106/Rh-106-Applikator. Ber. dtsch. Ophthalmol. Ges. 76 (1979) 185–188.

Donoso, L. A., J. J. Augsburger, J. A. Shields et al.: Metastatic uveal melanoma: correlation between survival time and cytomorphometry of primary tumors. Arch. Ophthalmol. 104 (1986) 76–78

Ducrey, N., O. Pomerantzeff, C. L. Schepens et al.: Clinical trials with the equator-plus camera. Amer. J. Ophthalmol. 84 (1977) 840–846.

Dvorak-Theobald, G.: Neurogenic origin of choroidal sarcoma. Arch. Ophthalmol. 18 (1937) 971–997.

Eagle, R. C., J. A. Shields: Pseudoretinitis pigmentosa secondary to preretinal malignant melanoma cells. Retina 2 (1982) 51–55.

Eagle, R. C., M. Yanoff: Scanning electron microscopy of epiretinal choroidal malignant melanoma cells. In: *Lommatzsch, P. K., F. C. Blodi* (eds.): Intraocular Tumors. Akademie-Verlag Berlin 1983, pp. 113–119.

Earle, J., R. W. Kline, D. M. Robertson: Selection of Iodine -125 for the collaborative ocular melanoma study. Arch. Ophthalmol. 105 (1987) 763–764

Egan, K. M., R. J. Glynn, E. S. Gragoudas: Time varying prognostic factors for death from metastatis in choroidal melanoma. Invest. Ophthalmol. Vis. Sci. 38 (1997) 808.

Egan, K. M., J. M. Seddon, R. Glynn et al.: Epidemiologic aspects of uveal melanoma. Surv. Ophthalmol. 32 (1988) 239–251.

Egger, E., L. Zografos, C. H. Perret et al.: Proton beam irradiation of choroidal melanomas of the PSI: Technique and results. In: Alberti, W. E., R. H. Sagerman (eds.): Radiotherapy of intraocular and orbital tumors. Springer, Berlin–Heidelberg–New York 1993, pp. 57–72.

Eichler, C. H., A. Hertel, P. Lommatzsch et al.: Echographische Befunde vor und nach ß-Bestrahlung (Ru-106/Rh-106) von Aderhautmelanomen. Klin. Mbl. Augenheilk. 190 (1987) 17–20.

Elman, M. J., S. L. Fine: Exudative age-related macular degeneration. In: Schachat, A. P., R. B. Murphy (eds.): Retina. Vol. 2. Mosby Year Book, St Louis 1994, pp. 1103–1141.

Federman, J. L., L. K. Sarin, J. A. Shields et al.: Tumor- associated antibodies in the serum of patients with ocular melanoma. II Variation in antibody level after Xenon arc photocoagulation. Arch. Ophthalmol. 97 (1979a) 253–255.

Federman, J. L., J. A. Shields, T. L. Tomer: Fluorescein angiography of intraocular tumors. In: *Yanuzzi, L. A., K. A. Gitler, H. Schatz:* The Macula. Baltimore 1979a, Williams & Wilkins 1979b.

Ferry, A. P.: Lesions mistaken for malignant melanoma of the posterior uvea. Arch. Ophthalmol. 72 (1964) 463–469.

Ferry, A. P., C. J. Blair, E. S. Gragoudas et al.: Pathologic examination of ciliary body melanoma treated with proton beam irradiation. Arch. Ophthalmol. 103 (1985) 1849–1853.

Fidler, I. F.: Critical factors in the biology of human cancer metastasis. Twenty-eighth G.H.A. Clowes memorial award lecture. Cancer Res. 50 (1990) 6130–6138.

Fine, S. L.: No one knows the preferred management for choroidal melanoma. Amer. J. Ophthalmol. 122 (1996) 106–108.

Fine, S. L.: The accuracy of diagnosis of posterior uveal melanoma. In reply. Arch. Ophthalmol. 115 (1997) 433–434.

Finger, P. T.: Microwave thermoradiotherapy for intraocular melanoma. Amer. J. clin. Oncol. 19 (1996) 281–289.

Finger, P. T.: Microwave thermoradiotherapy for uveal melanoma. Results of a 10-year study. Ophthalmology 104 (1997) 1794–1803.

Finger, P. T.: Radiation therapy for choroidal melanoma. Surv. Ophthalmol. 42 (1997) 215–232.

Finger, P. T., A. Buffa, S. Mishra et al.: Palladium 103 plaque radiotherapy for uveal melanoma. Clinical experience. Ophthalmology 101 (1994) 256–263.

Finger, P. T., D. M. Moshfeghi, T. K. Ho: Palladium 103 ophthalmic plaque radiotherapy Arch. Ophthalmol. 109 (1991) 1610–1613.

Fitzpatrick, M., J. J. Augsburger, F. M. Koreishi et al.: Complete ring melanoma of the choroid. Retina 16 (1996) 228–231.

Flindall, R. J., S. M. Drance: Visual field studies of benign choroidal melanomata. Arch. Ophthalmol. 81 (1969) 41–44.

Foerster, M. H., N. Bornfeld, U. Schulz et al.: Complications of local beta radiation of uveal melanomas. Graefes Arch. clin. exp. Ophthalmol. 224 (1986) 336–340.

Foerster, M. H., N. Bornfeld, A. Wessing et al.: Die Behandlung von malignen Melanomen der Uvea mit 106-Ruthenium Applikatoren. Klin. Mbl. Augenheilk. 185 (1984) 490–494.

Foerster, M. H., M. Fried, A. Wessing et al.: Strahlenretinopathie nach Behandlung von Aderhautmelanomen mit Ru-106/Rh-106 Applikatoren. Fortschr. Ophthalmol. 80 (1983) 418–421.

Foerster, M. H., A. Wessing, G. Meyer-Schwickerath: The treatment of ciliary body melanoma by beta radiation. Trans. ophthalmol. Soc. U.K. 103 (1983) 64–67.

Folberg, R., Pe'er, J., L. M. Gruman et al.: The morphologic characteristics of tumor blood vessels as a marker of tumor progression in primary human uveal melanoma: a matched case-control study. Hum. Pathol. 23 (1992) 1298–1305.

Folberg, R., V. Rummelt, R.. Parys-van Ginderdeuren et al.: The prognostic value of tumor blood vessels morphology in primary uveal melanoma. Ophthalmology 100 (1993) 1389–1398.

Folberg, R., M. Mehaffey, L. M. Gardner et al.: The microcirculation of choroidal and ciliary body melanomas. Eye 11 1997a) 227–238.

Folberg, R.: Discussion of paper. By *Foss* et al. Brit. J. Ophthalmol. 81 (1997b) 247–248.

Folkman, J.: Diagnostic and therapeutic applications of angiogenesis research. C. R. Acad. Sci. III 316 (1993) 909–918.

Folkman, J.: Angiogenesis in cancer, vascular, rheumatoid and other disease (review). Nature Med. 1 (1995) 27–31.

Folkman, J.: Tumor angiogenesis and tissue factor. Nature Med. 2 (1996) 167–168.

Font, R. L., A. G. Spaulding, L. E. Zimmerman: Diffuse malignant melanoma of the uveal tract: a clinicopathologic report of 54 cases. Trans. Amer. Acad. Ophthalmol. Otolaryngol. 72 (1968) 877–895.

Foss, A. J. E., R. A. Alexander, J. L. Hungerford et al.: Reassessment of the PAS patterns in uveal melanoma. Brit. J. Ophthalmol. 81 (1997) 240–246.

Foss, A. J. E., R. A. Alexander, L. W. Jefferies et al.: Microvessel count predicts survival in uveal melanoma. Cancer Res 56 (1996) 2900–2903.

Foss, A. J. E., I. Whelehan, J. L. Hungerford et al.: Predictive factors for the development of rubeosis following proton beam radiotherapy for uveal melanoma. Brit. J. Ophthalmol. 81 (1997) 748–754.

Foulds, W. S., B. E. Damato: Low-energy long-exposure laser therapy in the management of choroidal melanoma. Graefes Arch. clin. exp. Ophthalmol. 224 (1986) 26–31.

Fournier, G. A., D. M. Albert, M. D. Wagoner: Choroidal halo nevus occuring in a patient with vitiligo. Surv. Ophthalmol. 28 (1984) 671–672.

François, J.: Treatment of malignant choroidal melanomas by xenon photocoagulation. In: *Lommatzsch, P. K., F. C. Blodi* (eds.): Intraocular Tumors. Akademie-Verlag, Berlin 1983, pp. 277–285.

Franken, N. A. P., A. van Langefelde, J. G. Journee et al.: Uptake of J-123 5-iodo-2-thiouracile, a possible radiopharmaceutical for non-invasive detection of ocular melanoma, in melanotic and amelanotic melanomas in hamsters. Nucl. Med. Communications 6 (1985) 657–663 .

Fraunfelder, F. T., F. W. Boozman, R. S. Wilson et al.: No-touch technique for intraocular malignant tumors. Arch. Ophthalmol. 95 (1977) 1616–1620.

Freitag, S. K., R. C. Eagle, J. A. Shields et al.: Melanogenic neuroectodermal tumor of the retina (primary malignant melanoma of the retina). Arch. Ophthalmol. 115 (1997) 1581–1584.

Frenkel, M., H. Z. Klein: Malignant melanoma of the choroid in pregnancy. Amer. J. Ophthalmol. 62 (1966) 910–913.

Fuchs, E.: Das Sarcom des Uvealtractus. Braumüller, Wien 1882.

Fuchs, U., T. Kivelä, A. Tarkkanan et al.: Histopathology of enucleated intraocular melanomas irradiated with cobalt and ruthenium plaques. Acta Ophthalmol. 66 (1988) 255–266.

Gamel, J. W., J. Gleason, H. Williams et al.: Reproducibility of nucleolar measurements in human intraocular melanoma cells on standard histologic microslides. Anal. Quant. Cytol. Histol. 7 (1985) 174–177.

Gamel, J. W., J. B. McCurdy, I. W. McLean: A comparison of prognostic covariates for uveal melanoma. Invest. Ophthalmol. Vis. Sci. 33 (1992) 1919–1922.

Gamel, J. W., I. W. McLean: Computerised histopathologic assessment of malignant potential. II. A practical method for predicting survival following enucleation for uveal melanoma. Cancer 52 (1983) 1032–1038.

Gamel, J. W., I. w. McLean, W. D. Foster et al.: Uveal melanomas: correlation cytologic features with prognosis. Cancer 41 (1978) 1897–1901.

Ganley, J. P., G. W. Comstock: Benign nevi and malignant melanomas of the choroid. Amer. J. Ophthalmol. 76 (1973) 19–25.

Gardner, E. J., R. C. Richards: Multiple cutaneous and subcutaneous lesions occurring simultaneously with hereditary polyposis and osteomatosis. Amer. J. med. Genet. 5 (1953) 139–148.

Gass, J. D. M.: Problems in the differential diagnosis of choroidal nevi and malignant melanomas. The XXXIII Edward Jackson Memorial Lecture. Amer. J. Ophthalmol. 83 (1977) 299–323.

Gass, J. D. M.: Observation of suspected choroidal and ciliary body melanomas for evidence of growth prior to enucleation. Ophthalmology 87 (1980) 523–528.

Gass, J. D. M., R. G. Gieser, C. P. Wilkinson et al.: Bilateral diffuse uveal melanocytic proliferation in patients with occult carcinoma. Arch. Ophthalmol. 108 (1990) 527–533.

Gassler, N., P. K. Lommatzsch: Klinisch-pathologische Studie an 817 Enukleationen. Klin. Mbl. Augenheilk. 207 (1995) 295–301.

Gaudio, P., K. M. Egan, M. J. Tolentino et al.: Intratumor variability of microvessel density in uveal melanoma. Invest. Ophthalmol. Vis. Sci. 38 (1997) 808.

Gerke, E., D. Mackensen, N. Bornfeld: Neovaskularisationen als Komplikationen der Lichtkoagulation maligner Aderhautmelanome. Ber. dtsch. ophthalmol. Ges. 78 (1981) 525–527.

Gonder, J. R., J. A. Shields, D. M. Albert et al.: Uveal malignant melanoma associated with ocular and oculodermal melanocytosis. Ophthalmology 89 (1982) 953–960.

Goodman, D. F., D. H. Char, J. B. Crawford et al.: Uveal melanoma necrosis after helium ion therapy. Amer. J. Ophthalmol. 101 (1986) 643–545.

Gown, A. M., A. M. Vogel, D. Hoak et al.: Monoclonal antibodies specific for melanocytic tumors distinguish subpopulation of melanocytes. Amer. J. Pathol. 123 (1986) 195–203.

Graefe, A. von: Zusätze über intraoculare Tumoren. Arch. Ophthalmol. 14 (1868) 103–144.

Gragoudas, E. S.: Rhegmatogenous retinal detachment in eyes with uveal melanoma. Retina 16 (1996) 488–496.

Gragoudas, E. S.: Long-term results after proton irradiation of uveal melanomas. Graefes Arch. clin. exp. Ophthalmol. 235 (1997) 265–267.

Gragoudas, E. S., K. M. Egan, M. A. Saornil et al.: The time course of irradiation changes in proton beam-treated uveal melanomas. Ophthalmology 100 (1993) 1555–1560.

Gragoudas, E. S., K. M. Egan, J. M. Seddon et al.: Survival of patients with metastases from uveal melanoma. Ophthalmology 98 (1991) 383–390.

Gragoudas, E. S., M. Goitein, A. M. Koehler et al.: Proton irradiation of choroidal melanomas: Preliminary results. Arch. Ophthalmol. 96 (1978) 1583–1591.

Gragoudas, E. S., M. Goitein, L. Verhey et al.: Proton beam irradiation. An alternative to enucleation for intraocular melanomas. Ophthalmology 87 (1980) 571–581.

Gragoudas, E. S., M. Goitein, L. Verhey et al.: Proton beam irradiation of uveal melanomas: Results of a $5^{1}/_{2}$-year study. Arch. Ophthalmol. 100 (1982) 928–934.

Gragoudas, E. S., J. M. Seddon, K. M. Egan et al.: Long-term results of proton beam irradiated uveal melanomas. Ophthalmology 94 (1987) 349–353.

Gragoudas, E. S., J. M. Seddon, K. M. Egan et al.: Proton irradiation of uveal melanomas: the first 1000 patients. In: *Bornfeld, N.* et al. (eds.): Tumors of the Eye. Kugler Publications, Amsterdam–New York 1991, pp. 489–495.

Gragoudas, E. S., J. M. Seddon, M. Goitein et al.: Current results of proton beam irradiation of uveal melanomas. Ophthalmology 92 (1985) 284–291.

Grange, J. D., C. Hajjar, P. Benillouche et al.: Etude rétrospective de la survie des patients porteurs de mélanome uvéal, après traitement conservateur par betacuriethérapie de contact isoleé (Ruthenium 106) ou en association à une gammacuriethérapie (Iridium 192) ou à la protonthérapie. Ophtalmologie 6 (1992) 22–26.

Grange, J. D., G. Joshi, J. P. Gérard et al.: Bilan de dix aneés d'expérience de la beta-curiethérapie de contact par applicateur de ruthénium 106, pour mélanome de l'uvée. Revue de 207 cas et hommage à P.K.Lommatzsch. Ophtalmologie 9 (1995) 317–323.

Grizzard, W. S., E. Torczynski, D. H. Char: Helium ion charged-particle therapy for choroidal melanoma. Histopathologic findings in a successfully treated case. Arch. Ophthalmol. 102 (1984) 576–578.

Grönvall, H., J. Mark: Malignant melanoma of the eye and its accessory organs. An analysis of a Swedish hospital material. Acta Ophthalmol. 41 (1963) 659–670.

Guthoff, R.: Ultraschall in der ophthalmologischen Diagnostik. Enke, Stuttgart 1988.

Guthoff, R., D. Hallermann, W. Schröder: Echographische Befunde nach Rutheniumbestrahlung intraokularer Tumoren. Ber. dtsch. ophthalmol. Ges. 77 (1980) 723–727.

Haas, B. D., F. A. Jakobiec, T. Iwamoto et al.: Diffuse choroidal melanocytoma in a child: a lesion extending the spectrum of melanocytic hamartomas. Ophthalmology 93 (1986) 1632–1638.

Haimovici, R., S. Mukai, A. Schachat et al.: Rhegmatogenous retinal detachment in eyes with uveal melanoma. Retina 16 (1996) 488–496.

Hale, P. N., R. A. Allen, B. R. Straatsma: Benign melanomas (nevi) of the choroid and ciliary body. Arch. Ophthalmol. 74 (1965) 532–538.

Hall, E. J.: Radiation dose-rates, a factor of importance in radiobiology and radiotherapy. Brit. J. Radiol. 45 (1972) 81–97.

Hallermann, D., Guthoff, R.: Regression of choroidal melanoma after beta-irradiation with Ruthenium-106/Rhodium 106. In: Lommatzsch, P. K., F. C. Blodi (eds.): Intraocular Tumors. Akademie-Verlag, Berlin 1983, pp. 307–315.

Harbour, J. W., D. H. Char, S. Kroll et al.: Metastatic risk for distinct patterns of postradiation local recurrence of posterior uveal melanoma. Ophthalmology 104 (1997) 1785–1793.

Harbour, J. W., T. G. Murray, S. F. Byrne et al.: Intraoperative echographic localization of iodine-125 episcleral radioactive plaques for posterior uveal melanoma. Retina 16 (1996) 129–134.

Harling, O. K., J. A. Barnard, R. G. Zamenhof: Neutron beam design development, performance for neutron capture therapy. Plenum Press, New York 1990.

Herrmann, J.: Über die Ultrastruktur von Aderhautmelanomzellen in der Zellkultur. Graefes Arch. clin. exp. Ophthalmol. 185 (1972) 355–366.

Hirschberg, J.: Casuistische Mitteilungen über Geschwülste der Orbita und des Bulbus. 3. Sarcoma episclerae et choroidis. Klin. Mbl. Augenheilk. 6 (1868) 163–178.

Hirschberg, J.: Ein Fall von Aderhautgeschwulst nebst anatomischen Bemerkungen. Arch. Ophthalmol. 22 (1876) 135–148.

Hirschberg, J.: Fragmente über die bösartigen Geschwülste des Augapfels. Arch. Augenheilk. 10 (1881) 40–71.

Hirschberg, J., L. Happel: Über einige seltene Augengeschwülste. Arch. Ophthalmol. 16 (1870) 297–310.

Houghton, A. N., J. Flannery, M. V. Viola: Malignant melanoma of the skin occurring during pregnancy. Cancer 48 (1981) 407–410.

Huntington, A., P. Haugan, J. Gamel et al.: A simple cytologic method for predicting the malignant potential of intraocular melanoma. Pathol. Res. Pract. 185 (1989) 631–634.

Hykin, P. G., A. C. E. McCartney, P. N. Plowman et al.: Postenucleation orbital radiotherapy for the treatment of malignant melanoma of the choroid with extrascleral extension. Brit. J. Ophthalmol. 74 (1990) 36–39.

Jensen, O. A., S. R. Andersen: Late complications of biopsy in intraocular tumors. Acta Ophthalmol. 37 (1959) 568–575.

Jensen, O. A.: Malignant melanomas of the human uvea in Denmark 1943–1952. Acta Ophthalmol. Suppl. 75 (1963) 17–215.
Jensen, O. A.: The „Knapp-Rönne" type of malignant melanoma of the choroid. Acta Ophthalmol. 54 (1976) 41–54.
Journeé-de Koover, J. G., J. A. Oosterhuis, D. de Wolff-Rouendaal et al.: Histopathological findings in human choroidal melanomas after transpupillary thermotherapy. Brit. J. Ophthalmol. 81 (1997) 234–239.
Jütte, A., E. Königsdörfer, D. Schweitzer: The value of spectroscopy in the diagnosis of intraocular tumors. In: *Lommatzsch, P. K., F. C. Blodi* (eds.): Intraocular Tumors. Akademie-Verlag, Berlin 1983, pp. 203–207.
Junius, P., H. Kuhnt: Die scheibenförmige Entartung der Netzhautmitte (Degeneratio maculae luteae disciformis). S. Karger, Berlin 1926.
Kampik, A., J. N. Sani, W. R. Green: Ocular ochronosis. Clinicopathological, histochemical, and ultrastructural studies. Arch. Ophthalmol. 98 (1980) 1441–1447.
Kaneko, A.: Incidence of malignant melanoma of the eye in Japan, 1972–1976. Rinsho Ganka 33 (1979) 941–947.
Kann-Mitchel, J., N. Rao, D. M. Albert et al.: S100 immunophenotypes of uveal melanomas. Invest. Ophthalmol. Vis. Sci. 31 (1990) 1492–1496.
Karlsson, M., B. Boeryd, J. Carstensen et al.: DANN ploidy and S-phase fraction as prognostic factors in patients with uveal melanomas. Brit. J. Cancer 71 (1995) 177–181.
Karlsson, M., B. Boeryd, J. Carstensen et al.: Correlations of Ki-67 and PCNA to DNA ploidy, S-phase fraction and survival in uveal melanoma. Europ. J. Cancer 32 A (1996) 357–362.
Kath, R., J. Hayungs, N. Bornfeld et al.: Prognosis and treatment of disseminated uveal melanoma. Cancer 72 (1993) 2219–2223.
Kenneally, C. Z., M. G. Farber, M. E. Smith et al.: In vitro melanoma cell growth after preenucleation radiation therapy. Arch. Ophthalmol. 106 (1988) 223–224.
Kerschbaumer, R. P.: Das Sarkom des Auges. J. F. Bergmann, Wiesbaden 1900.
Kersten, R. C., D. T. Tse, R. L. Anderson et al.: The role of orbital exenteration in choroidal melanoma with extrascleral extension. Ophthalmology 92 (1985) 436–443.
Kheterpal, S., J. A. Shields, C. L. Shields et al.: Choroidal melanoma in an african-american albino. Amer. J. Ophthalmol. 122 (1996) 901–903.
Kiehl, H., J. Kirsch, P. K. Lommatzsch: Das Überleben nach Behandlung des malignen Melanoms der Aderhaut: Vergleich von konservativer Therapie (Ru-106/Rh-106-Applikator) und Enukleation ohne und mit postoperativer Orbitabestrahlung, 1960–1979. Klin. Mbl. Augenheilk. 184 (1984) 2–14.
Kincaid, M. C., R. Folberg, E. Torczynski et al.: Complications after proton beam therapy for uveal malignant melanoma. A clinical and histopathologic study of five cases. Ophthalmology 95 (1988) 982–991.
Kinyoun, J. L., R. W. Zamber, B. S. Lawrence et al.: Photocoagulation treatment for clinically significant radiation macula oedema. Brit. J. Ophthalmol. 79 (1995) 144–149.
Kivelä, T., P. Summanen: Retinoinvasive malignant melanoma of the uvea. Brit. J. Ophthalmol. 81 (1997) 691–697.
Klaus, H., P. K. Lommatzsch, U. Fuchs: Histopathology studies in human malignant melanomas of the choroid after unseccessful treatment with Ru-106/Rh-106 ophthalmic applicators. Graefes Arch. clin. exp. Ophthalmol. 229 (1991) 480–486.
Kmiec, E. B.: Genomic targeting and genetic conversion in cancer therapy. Semin. Oncol. 23 (1996) 188–193.

Knapp, J. H.: Die intraocularen Geschwülste. Chr. Fr. Müllersche Hofbuchhandlung, Carlsruhe 1868.
Kraemer, K. H., M. Tucker, R. Tarone et al.: Risk of cutaneous melanoma in dysplastic nevus syndrome types A and B. New Engl. J. Med. 315 (1986) 1615–1616.
Kreissig, I.: Gas-no touch-Enukleation Klin. Mbl. Augenheilk. 193 (1988) 489–492.
Kreissig, I., D. Rose, E. Simader: J-125 Brachytherapy des malignen Aderhautmelanoms Teil II. Funktionelle Langzeitergebnisse. Klin. Mbl. Augenheilk. 209 (1996) 7–12.
Kroll, A. J., T. Kuwabara: Electron microscopy of uveal melanoma. Arch. Ophthalmol. 13 (1965) 378–386.
Kroll, S., D. H. Char, J. Quivey, J. Castro: A comparison of cause-specific melanoma mortality in survival analysis after radiation treatment for uveal melanoma. Ophthalmology 105 (1998) 2035–2045.
Kuo, P. K., C. A. Puliafito, K. M. Wang et al.: Uveal melanoma in China. Int. Ophthalmol. Clin. 22 (1982) 57–71.
Laennec, R. Th. H.: De l'auscultation médiate. Paris, 1819.
Lambrecht, R. M., S. Packer, A. P. Wolf et al.: Detection of ocular melanoma with 4-(3-dimethylaminopropylamino)-7-(123)iodoqinoline. J. nucl. Med. 27 (1984) 422–427.
Lattman, J., S. Kroll, D. H. Char et al.: Cell cycling and prognosis in uveal melanoma. Clin. Canc. Res. 1 (1995) 41–47.
Lawford, E., T. Collins: Sarcoma of the uveal tract, with notes of one hundred and three cases. Roy. Lond. ophthal. Hosp. Rep. 13 (1891) 104. Zit. nach *Duke-Elder, St.* (ed.): System of Ophthalmology. Vol IX. Diseases of the uveal tract. Kimpton, London 1966.
Lawrence: London med. Gaz. 36 (1845) 961. Zitiert nach *Duke-Elder, St.* (ed.): System of Ophthalmology. Vol IX. Diseases of the uveal tract. Kimpton, London 1966, p. 841.
Lederman, M.: Radiotherapy of malignant melanoma of the eye. Brit. J. Radiol. 34 (1961) 21–42.
Leff, S. R., J. A. Shields, J. J. Augsburger et al.: Activation of ciliary body melanoma metastasis after abdominal surgery. Amer. J. Ophthalmol. 99 (1985) 209.
Leonard, B. C., J. A. Shields, P. R. McDonald: Malignant melanoma of the uveal tract in children and young adults. Can. J. Ophthalmol. 10 (1975) 441–449.
Lincoff, H., J. McLean, R. Long: The cryosurgical treatment of intraocular tumors. Amer. J. Ophthalmol. 63 (1967) 389–399.
Leys, A. M., J. A. Shields: Tumour-associated retinal pigment epithelial tears. Retina 17 (1997) 258–259.
Löffler, K. U., P. Bräutigam, J. Simon et al.: Immunszintigraphische Ergebnisse beim okulären im Vergleich zum kutanen Melanom. Ophthalmologe 91 (1994) 529–532.
Löffler, K. U., J. C. Simon, C. Wuttig et al.: Antigenmuster beim Aderhautmelanom in Korrelation zur Immunszintigraphie. Ophthalmologe 92 (1995) 723–727.
Lommatzsch, P. K.: Treatment of choroidal melanomas with Ru-106/Rh-106 beta-ray applicators. Surv. Ophthalmol. 19 (1974) 85–100.
Lommatzsch, P. K.: Intraocular and episcleral melanoma treated with beta irradiation (Ru-106/Rh-106). Ophthalmologica 181 (1980) 241–244.
Lommatzsch, P. K.: β-Irradiation of choroidal melanoma with Ru-106/Rh-106 Applicators: 16 years' experience. Arch. Ophthalmol. 101 (1983) 713–717.
Lommatzsch, P. K.: Results after β-irradiation (Ru-106/Rh-106) of choroidal melanomas: 20 years' experience. Brit. J. Ophthalmol. 70 (1986) 844–851.
Lommatzsch, P. K.: Intraokulare Tumoren. Enke, Stuttgart 1989, S. 57.

Lommatzsch, P. K., W. Alberti, R. Lommatzsch et al.: Radiation effects on the optic nerve observed after brachytherapy of choroidal melanomas with Ru-106/Rh-106 plaques. Graefes Arch. clin. exp. Ophthalmol. 232 (1974) 482–487.

Lommatzsch, P. K., R. Ballin, W. Helm: Fluorescein angiography in the follow-up study of choroidal melanoma after Ru-106/Rh-106 plaque therapy. Retina 7 (1987) 148–155.

Lommatzsch, P. K., F. C. Blodi (eds.): Intraocular Tumors. Springer, Berlin–Heidelberg–New York 1983.

Lommatzsch, P. K., H. J. Correns, K. Neumeister: Radiogenic late effects in the eye after therapeutic application of beta radiation. Int. Atomic Energy Agency Vienna 1978. In: Late biological effects of ionizing radiation. Vol. I, pp. 187–195.

Lommatzsch, P. K., H. J. Correns, J. M. Rudolph et al.: The reliability of radioactive phosphorus (P-32) in the diagnosis of intraocular tumors; experience with 912 patients. Doc. ophthalmol. 56 (1984) 353–361.

Lommatzsch, P. K., G. Goder: Histologische Veränderungen an bestrahlten malignen intraokularen Tumoren. Graefes Arch. clin. exp. Ophthalmol. 168 (1965) 198–219.

Lommatzsch, P. K., O. A. Jensen, J. U. Prause et al.: Pseudoretinitis pigmentosa beim malignen Melanom der Aderhaut. Klin. Mbl. Augenheilk. 193 (1988) 69–74.

Lommatzsch, P. K., J. H. Kirsch: Ru-106/Rh-106 plaque radiotherapy for malignant melanomas of the choroid with follow up results more than 5 years. Doc. Ophthalmol. 68 (1988) 225–238.

Lommatzsch, P. K., H. Klaus, U. Fuchs: Histopathology studies in choroidal melanomas after unsuccessful brachytherapy with Ru-106/Rh-106 plaques. In: *Alberti, W. E., R. H. Sagerman:* Radiotherapy of intraocular tumors. Springer, Berlin–Heidelberg 1993, 73–77.

Lommatzsch, P. K., R. Lommatzsch: Treatment of juxtapapillary melanomas. Brit. J. Ophthalmol. 75 /1991) 715–717.

Lommatzsch, P. K., W. Staneczek, H. Bernt: Epidemiologische Studie zu Neuerkrankungen an intraokularen Tumoren in der DDR im Zeitraum von 1961–1980. Klin. Mbl. Augenheilk. 187 (1985) 487–492.

Lommatzsch, P. K., M. Tost: Intraokulare Metastasen bei primären Hautmelanomen. Klin. Mbl. Augenheilk. 174 (1979) 686–693.

Lommatzsch, P. K., R. Vollmar: Ein neuer Weg zur konservativen Therapie intraokularer Tumoren mit Betastrahlen (Ru-106/Rh-106) unter Erhaltung der Sehfähigkeit. Klin. Mbl. Augenheilk. 148 (1966) 682–699.

Lommatzsch, P. K., B. Weise, R. Ballin: Ein Beitrag zur Optimierung der Bestrahlungszeit bei der Behandlung des malignen Melanoms der Aderhaut mit β-Applikatoren (Ru-106/Rh-106). Klin. Mbl. Augenheilk. 189 (1986) 133–140.

Long, R. S., M. A. Galin, M. Rotman: Conservative management of intraocular melanomas. Trans. Amer. Acad. Ophthalmol. Otolaryngol. 75 (1971) 84–93.

Lund, O. E.: Lichtkoagulation von malignen Melanoblastomen der Chorioidea. Klinische und histopathologische Untersuchungen. Mod. Probl. Ophthalmol. 7 (1968) 45–55.

Luyten, G. P. M., C. M. Mooy, W. M. H. Eijkenboom et al.: No demonstrated effect of pre-enucleation irradiation on survival of patients with uveal melanoma. Amer. J. Ophthalmol. 119 (1995) 786–791.

Maberly, D. A. L., Ch. J. Pavlin, H. D. McGowan et al.: Ultrasound biomicroscopic imaging of the anterior aspect of peripheral choroidal melanomas. Amer. J. Ophthalmol. 123 (1997) 506–514.

MacFaul, P. A.: Local radiotherapy in the treatment of malignant melanoma of the choroid. Trans. Ophthalmol. Soc. U.K. 97 (1977) 421–427.

MacFaul, P. A., M. A. Bedford: Ocular complications after therapeutic irradiation. Brit. J. Ophthalmol. 54 (1970) 237–247.

MacFaul, P. A., G. Morgan: Histopathological changes in malignant melanoma of the choroid after cobalt plaque therapy. Brit. J. Ophthalmol. 61 (1977) 221–228.

MacIlwaine, W. A., B. Anderson, G. K. Klintworth: Enlargement of a histologically documented choroidal nevus. Amer. J. Ophthalmol. 87 (1979) 480–486.

Magnus, L.: Tiefendosisberechnung für die Co-60 Augenapplikatoren CKA 1–4 (nach *Stallard*). Strahlentherapie 132 (1967) 379–380.

Magnus, L., T. H. Göbbeler, W. Strötges: Tiefendosisberechnung für die Co-60 Augenapplikatoren CKA 5–11 (nach *Stallard*). Strahlentherapie 136 (1968) 170–177.

Manschot, W. A., H. A. van Peperzeel: Choroidal melanoma. Enucleation or observation? A new approach. Arch. Ophthalmol. 98 (1980) 71–77.

Manschot, W. A., R. van Strik: Bestrahlung von Aderhautmelanomen: Verantwortbare Therapie oder ein medizinisches Experiment. Klin. Mbl. Augenheilk. 192 (1988) 582–585

Manschot, W. A., R. van Strik: Uveal melanoma: therapeutic consequences of doubling times and irradiation results, a review. Int. Ophthalmol. 16 (1992) 91–99.

Manschot, W. A., R. van Strik: Is irradiation a justifiable treatment of choroidal melanoma? Analysis of published results. Brit. J. Ophthalmol. 71 (1987) 348–352.

Marcus, D. M., J. b. Minkovitz, S. D. Wardwell et al.: The value of nucleolar organizer regions in uveal melanoma. Amer. J. Ophthalmol. 110 (1990) 527–535.

Margo, C. E., I. W. McLean: Malignant melanoma of the choroid and ciliary body in black patients. Arch. Ophthalmol. 102 (1984) 77–79.

Masson, P.: Les naevi pigmentaires. Tumeurs nerveuses. Ann. Anat. path. med-chir. 3 (1926) 417–453, 657–696.

Masson, P.: Ann. Surg. 93 (1931) 218. Zit. nach *Duke-Elder, St.* (ed.): System of Ophthalmology. Vol IX. Diseases of the uveal tract. Kimpton, London 1966.

McLean, I. W.: Discussion, Risk factors for growth and metastasis of small choroidal melanocytic lesions. Ophthalmology 102 (1995) 1351–1361.

McLean, I. W., W. D. Foster, L. E. Zimmerman: Prognostic factor in small malignant melanomas of choroid and ciliary body. Arch. Ophthalmol. 95 (1977) 48–57.

McLean, I. W., W. D. Foster, L. E. Zimmerman: Uveal melanoma: location, size, cell type and enucleation as risk factors in metastasis. Hum. Pathol. 13 (1982) 123–132.

McLean, I. W., W. D. Foster, L. E. Zimmerman et al.: Modifications of Callender's classification of uveal melanoma at the Armed Forces Institute of Pathology. Amer. J. Ophthalmol. 96 (1983) 502–509.

McLean, I. W., C. D. R. Keefe, M. N. Burnier: Uveal melanoma. Comparison of the prognostic value of fibrovascular loops, mean of the ten largest nucleoli, cell type and tumor size. Ophthalmology 104 (1997) 777–780.

Meecham, W. J., D. H. Char: DANN content abnormalities and prognosis in uveal melanoma. Arch. Ophthalmol. 104 (1986) 1626–1629.

Mehaffey, M. G., R. Folberg, M. Meyer et al.: Relative importance of quantifying area and vascular patterns in uveal melanomas. Amer. J. Ophthalmol. 123 (1997) 798–809.

Melchers, M. J.: Diathermy treatment of intraocular tumours. Thesis, Schotanus & Jens, Utrecht 1953.

Messmer, E., N. Bornfeld, M. Förster et al.: A Histopathologic findings in eyes treated with a ruthenium plaque for uveal melanoma. Graefes Arch. clin. exp. Ophthalmol. 230 (1992) 391–396.

Meyer-Schwickerath, G.: Further progress in the field of light coagulation. Trans. Ophthalmol. Soc. U.K. 77 (1957) 421–440.
Meyer-Schwickerath, G.: Die Möglichkeit zur Behandlung intraokularer Tumoren unter Erhaltung des Sehvermögens. Ber. dtsch. ophthalmol. Ges. 63 (1960) 178 189.
Meyer-Schwickerath, G.: The preservation of vision by treatment of intraocular tumors with light coagulation. Arch. Ophthalmol. 66 (1961) 458–466.
Meyer-Schwickerath, G., N. Bornfeld: Photocoagulation of choroidal melanomas-thirty years experience. In: *Lommatzsch P. K., F. C. Blodi* (eds.): Intraocular Tumors. Akademie-Verlag, Berlin 1983, S. 269–276.
Minckler, D., F. B. Thompson: Photocoagulation of malignant melanoma. Arch. Ophthalmol. 97 (1979) 120–123.
Missotten, L., W. Dirven, A. van der Schueren et al.: Results of treatment of choroidal malignant melanoma with high-dose-rate strontium-90 brachytherapy. A retrospective study of 46 patients treated between 1983 and 1995. Graefes Arch. clin. exp. Ophthalmol. 236 (1998) 164–173.
Moore, R. F.: Choroidal sarcoma treated by the intraocular insertion of radon seeds. Brit. J. Ophthalmol. 14 (1930) 145–152.
Mooy, C. M., P. T. V. M. de Jong: Prognostic parameters in uveal melanoma: a review. Surv. Ophthalmol. 41 (1996) 215–228.
Mooy, C. M., G. P. M. Luyten, P. T. V. M. de Jong et al.: Immunhistochemical and prognostic analysis of apoptosis and proliferation in uveal melanoma. Amer. J. Pathol. 147 (1995) 1097–1104.
Mooy, C. M., K. Vissers, G. Luyten et al.: DANN flow cytometry in uveal melanoma: the effect of pre-enucleation radiotherapy. Brit. J. Ophthalmol. 79 (1995) 174–177.
Mork, T.: Malignant neoplasms of the eye in Norway. Incidence, treatment and prognosis. Acta Ophthalmol. 39 (1961) 824–831.
Mukai, S., T. P. Dryja: Loss of alleles at polymorphic loci on chromosome 2 in uveal melanoma. Cancer Genet. Cytogenet. 22 (1986) 45–53.
Murray, T. G., R. A. Steeves, G. Gentry et al.: Ferromagnetic hyperthermia: functional and histopathologic effects on normal rabbit ocular tissue. Int. J. Hyperthermia 13 (1997) 423–436.
Naumann, G. O. H.: Über pigmentierte Naevi der Aderhaut und des Ciliarkörpers.(Eine klinische und histopathologische Untersuchungsreihe). Adv. Ophthalmol. 23 (1970) 187–272.
Naumann, G. O. H.: Pathologie des Auges. Spezielle pathologische Anatomie Bd. 12 (hrsg. von *W. Doerr* und *G. Seifert*) Springer, Heidelberg–Berlin–New York 1980.
Naumann, G. O. H., L. R. Hellner, L. R. Naumann: Pigmented nevi of the choroid: clinical study of secondary changes in the overlying tissue. Trans. Amer. Acad. Ophthalmol. Otolaryngol. 75 (1971) 110–123.
Naumann, G. O. H., M. Yanoff, L. E. Zimmerman: Histogenesis of malignant melanomas of the uvea. I. Histopathologic characteristics of nevi of the choroid and ciliary body. Arch. Ophthalmol. 76 (1966) 784–796.
Naumann, G. O. H., L. E. Zimmerman, M. Yanoff: Visual field defect associated with choroidal nevus. Amer. J. Ophthalmol. 62 (1966) 914–917.
Nettleship, E.: Roy. Lond. ophthal. Rep 9. (1879) 40. Zitiert nach *Duke-Elder, St.* (ed.): System of Ophthalmology. Vol IX. Diseases of the uveal tract. Kimpton, London 1966.
Niederkorn, J. Y.: Enucleation induced metastasis of intraocular melanomas in mice. Ophthalmology 91 (1984) 692–700.

Nordman, J., A. Brini: Von Recklinghausen's disease and melanoma of the uvea. Brit. J. Ophthalmol. 54 (1970) 641–648.
O'Reilly, M. S., L. Holmgren, Y. Shing et al.: Angiostatin: A novel angiogenesis inhibitor that mediates the supression of metastases by a Lewis lung carcinoma. Cell 79 (1994) 315–328.
Oestreicher, J. H., E. Liu, M. Berkowitz: Complications of hydroxyapatite orbital implants. A review of 100 consecutive cases and a comparison of dexon mesh (polyglycoic acid) with scleral wrapping. Ophthalmology 104 (1997) 324–329.
Olea, J. L., J. M. Matevs, A. Llompart et al.: A Frequency of congenital hypertrophy of the retinal pigment epithelium in familial adenomatous polyposis. Acta Ophthalmol. Scand. 74 (1996) 48–50.
Oosterhuis, J. A., C. H. O. M. van Winning: Nevus of the choroid Ophthalmologica (Basel) 178 (1979) 156–165.
Oosterhuis, J. A., D. de Wolff-Rouendaal: Very small melanomas and nevi of the choroid. A multifunctional study. In: *Lommatzsch, P. K., F. C. Blodi* (eds.): Intraocular Tumors. Akademie-Verlag, Berlin 1983, S. 39–50.
Oosterhuis, J. A., H. G. Journée-de Korver, J. J. E. Keunen: Transpupillary thermotherapy, results in 50 patients with choroidal melanoma. Arch. Ophthalmol. 116 (1998) 157–162.
Packer, S.: Iodine-125 radiation of posterior uveal melanoma. Ophthalmology 94 (1987) 1621–1626.
Packer, S., R. G. Fairchild, P. Salanitro: New techniques for Iodine-125 radiotherapy of intraocular tumors. Ann. Ophthalmol. 19 (1987) 26–30.
Packer, S., M. Rotman: Radiotherapy of choroidal melanomas with iodine-125. Ophthalmology 87 (1980) 582–590.
Packer, S., M. Rotman, R. G. Fairchild et al.: Irradiation of choroidal melanoma with iodine 125 ophthalmic plaque. Arch. Ophthalmol. 98 (1980) 1453–1457.
Packer, S., M. Rotman, P. Salanitro: Iodine-125 irradiation of choroidal melanoma. Clinical experience. Ophthalmology 91 (1984) 1700–1708.
Panas, M., M. Rochon-Duvigneaud: Recherches anatomiques et cliniques sur le glaucome et les neoplasmes intraoculaires 1898. Zit. nach *Duke-Elder, St.* (ed.): System of Ophthalmology. Vol IX. Diseases of the uveal tract. Kimpton, London 1966.
Pascal, S. G., A. M. Saulenas, G. A. Fornier et al.: An investigation into the association between liver damage and metastatic uveal melanoma. Amer. J. Ophthalmol. 100 (1985) 448–453.
Patz, A., R. W. Flower, M. L. Klein et al.: Clinical applications of indocyanine green choroidal angiography. In: *De Laye, J. J.* (ed.): Int. Symp. on Flourescein Angiography. Ghent 1976. Doc. Ophthalmol. 9 (1976) 245–251.
Paul, E. V., B. L. Parnell, M. Fraker: Prognosis of malignant melanomas of the choroid and ciliary body. Int. Ophthalmol. Clin. 2 (1962) 387–402.
Pawel, E.: Beitrag zur Lehre von den Chorioidalsarkomen. Graefes Arch. clin. exp. Ophthalmol. 49 (1899) 71–124.
Pe'er, J., V. Rummelt, L. Mawn et al.: Mean of the ten largest nucleoli, microcirculation architecture, and prognosis of ciliochoroidal melanomas. Ophthalmology 101(1994) 1227–1235.
Petrovich, Z., M. Pike, M. A. Astrahan et al.: Episcleral plaque thermoradiotherapy of posterior uveal melanomas Amer. J. Clin. Oncol. 19 (1996) 207–221.
Pfeiffer, J., P. K. Lommatzsch: Kryotherapie des intraokularen Melanoms – tierexperimentelle Untersuchungen mit dem Greene Melanom. Folia ophthalmol. 17 (1992) 42–47.

Pomeranz, G. A., A. H. Bunt, R. E. Kalina: Multifocal choroidal melanoma in ocular melanocytosis. Arch. Ophthalmol. 99 (1981) 857–863.
Prescher, G., N. Bornfeld, H. Hirche et al.: Prognostic implications of monosomy 3 in uveal melanoma. Lancet 347 (1996) 1222–1225.
Quivey, J. M., J. J. Augsburger, L. Snelling et al.: I-125 plaque therapy for uveal melanoma. Analysis of the impact of time and dose factors on local control. Cancer 77 (1996) 2356–2362.
Raivio, I.: Uveal melanoma in Finland. An epidemiological, clinical, histological and prognostic study. Acta Ophthalmol. (1977) Suppl. 133.
Recklinghausen, F. D. von: Über die multiplen Fibrome der Haut und ihre Beziehung zu den multiplen Neuromen. Festschrift Hirschwald, Berlin 1882.
Reese, A. B.: Association of uveal nevi with skin nevi. Arch. Ophthalmol. 48 (1952) 271–275.
Reese, A. B.: Tumors of the eye. Harper & Row, Hagertown, MD 1976, p. 174.
Reintgen, D. S., K. S. McCarty jr., R. Vollmer et al.: Malignant melanoma and pregnancy. Cancer 55 (1985) 1340–1344.
Rennie, I. G.: Uveal melanoma. Tumour phenotype and metastatic potential. Eye 11 (1997a 239–242.
Rennie, I. G.: Uveal melanoma: the past, the present and the future. The Ashton Lecture Eye 11 (1997b 255–264.
Reske, S. N., R. Bares, U. Büll et al.: Klinische Wertigkeit der Positronen-Emissions-Tomographie (PET) bei onkologischen Fragestellungen: Ergebnisse einer interdisziplinären Konsensuskonferenz Nucl.-Med. 35 (1996) 42–52.
Ribbert, H.: Über das Melanosarkom. Beitr. pathol. Anat. 21 (1897) 471–499.
Richard, G.: Fluoreszenzangiographie. Atlas und Lehrbuch. Thieme, Stuttgart–New York 1989.
Riedel, K. G., S. T. Schaal, K. H. Türkner et al.: Thermoradiotherapie bei malignem Aderhautmelanom. Neuentwicklung eines Mikrowellenhyperthermiesystems. Fortschr. Ophthalmol. 87 (1990) 543–550.
Robertson, D. M., D. G. Fuller, R. E. Anderson: A technique for accurate placement of episcleral iodine-125 plaques. Amer. J. Ophthalmol. 103 (1987) 63–65.
Robertson, D. M., R. J. Campbell: Intravitreal invasion of malignant cells from choroidal melanoma after brachytherapy. Arch. Ophthalmol. 115 (1997) 793–795.
Robinson, E., J. Wajsbort, B. Hirshowitz: Levodopa and malignant melanoma. Arch. Pathol. 95 (1973) 213.
Rodriguez-Sains, R. S.: Ocular findings in patients with dysplastic nevus syndrome. Ophthalmology 93 (1986) 661–665.
Rossato, M., M. Rigotti, M. Grazia et al.: Congenital hypertrophy of the retinal pigment epithelium (CHRPE) and familial adenomatous polyposis (FAP). Acta Ophthalmol. Scand. 74 (1996) 338–342.
Rotman, M., R. S. Long, S. Packer et al.: Radiation therapy of choroidal melanoma. Trans. ophthalmol. Soc. U. K. 97 (1977) 431–435.
Rotman, M. S. Packer, D. Albert et al.: Removable Iodine-125 ophthalmic applicators in the treatment of ocular tumors. Int. J. Radiat. Oncol. Biol. Phys. 4 Suppl. 2 (1978) 238.
Rummelt, V., R. Folberg, C. Rummelt: Microcirculation architecture of melanocytic nevi and malignant melanomas of the ciliary body and choroid. Ophthalmology 101 (1994) 718–727.
Rummelt, V., R. Folberg, R. F. Woolson et al.: Relation between microcirculation architecture and the aggressive behaviour of ciliary body melanomas. Ophthalmology 102 (1995) 844–851.

Rummelt, V., U. Funk, V. Henke et al.: #. In: *Bornfeld, N.* et al. (eds.): Tumors of the Eye. Kugler Publications, Amsterdam–New York 1991, pp. 377–386.
Ryan, S. J.: Subretinal neovascularization: natural history of an experimental model. Arch. Ophthalmol. 100 (1982) 1804–1809.
Ryan, S. J., L. E. Zimmerman, F. M. King: Reactive lymphoid hyperplasia: an unusual form of intraocular pseudotumor. Trans. Amer. Acad. Ophthalmol. Otolaryngol. 76 (1972) 652–671.
Safi, N., H. Bockslaff, P. Blanquet et al.: Non contact detection of intraocular tumors with radionuclids; radiopharmaceuticals, instrumentation and clinical aspects. In: *Lommatzsch, P. K., F. C. Blodi* (eds.): Intraocular Tumors. Akademie-Verlag, Berlin 1983, S. 219–226.
Sahel, J. A., D. M. Albert: Choroidal nevi. In: Ryan, S. J.: Retina. Vol I. Mosby, St.Louis 1994, pp. 703–716.
Sahel, J. A., R. Pesavento, A. R. Frederick et al.: Melanoma arising de novo over a 16- month period. Arch. Ophthalmol. 106 (1988) 381–385).
Saornil, M. A., K. M. Egan, E. S. Gragoudas et al.: Histopathology of proton beam-irradiated vs enucleated uveal melanomas. Arch. Ophthalmol. 110 (1992) 1112–1118.
Saornil, M. A., M. R. Fisher, R. J. Campbell et al.: Histopathologic study of eyes after iodine I 125 episcleral plaque irradiation for uveal melanoma. Arch. Ophthalmol. 115 (1997) 1395–1400.
Sautter, H., W. Lüllwitz, G. O. H. Naumann: Die Infrarot-Photographie in der Diagnostik pigmentierter tumorverdächtiger Fundusveränderungen. Klin. Mbl. Augenheilk. 164 (1974) 597–602.
Sautter, H., G. O. H. Naumann: Histologische Studie über das Verhalten der Netzhaut beim Melanoblastom der Aderhaut. Ophthalmologica 151 (1966) 693
Schaling, D. F., J. A. Oosterhuis, M. J. Jager et al.: Possibilities and limitations of radioimmunoscintigraphy and conventional diagnostic modalities in choroidal melanoma Brit J. Ophthalmol. 78 (1994) 244–248.
Schilling, H., N. Bornfeld, W. Friedrichs et al.: Histopathologic findings in large uveal melanomas after brachytherapy with iodine-125 ophthalmic plaques. German J. Ophthalmol. 3 (1994) 232–238.
Schilling, H., K. W. Sehu, W. R. Lee: A histological study-including DNA quantification and Ki-67 labeling index- in uveal melanomas after brachytherapy with ruthenium plaques. Invest. Ophthalmol. Vis. Sci. 38 (1997) 2081–2092.
Schmidt-Erfurth, U., W. Bauman, E. S. Gragoudas et al.: Photodynamic therapy of experimental choroidal melanoma using lipoprotein-delivered benzoporphyrin. Ophthalmology 101 (1994) 89–99.
Scott, R. S., S. F. Byrne, W. F. Mieler et al.: Choroidal detachment associated with malignant choroidal tumors. Ophthalmology 98 (1991) 963–970
Scull, J. J., C. E. Alcover, J. Deschenes et al.: Primary choroidal melanoma in a patient with previous cutaneous melanoma. Arch. Ophthalmol. 115 (1997) 796–798.
Seddon, J. M., D. M. Albert, P. T. Lavin et al.: A prognostic factor study of disease-free interval and survival following enucleation for uveal melanoma. Arch. Ophthalmol. 101 (1983a) 1894–1899.
Seddon, J. M., K. M. Egan, E. S. Gragoudas et al.: Epidemiology of uveal melanoma. In: *Ryan, S. J.* (ed.): Retina. Mosby, St Louis 1989, pp. 639–646.
Seddon, J. M., E. S. Gragoudas, D. M. Albert: Ciliary body melanomas treated by proton beam irradiation. Histopathologic study of eyes. Arch. Ophthalmol. 101 (1983b) 1402–1408.

Seregard, S. T., G. Lundell, I. Lax et al.: Tumour cell proliferation after failed ruthenium plaque radiotherapy for posterior uveal melanoma. Acta Ophthalmol. Scand. 75 (1997) 148–154.

Seregard, S. T., M. Oskarsson, B. Spangenberg: PC-10 as a predictor of prognosis after antigen retrieval in posterior uveal melanoma. Invest. Ophthalmol. Vis. Sci. 37 (1996) 1451–1458.

Seregard, S. T., E. Trampe, E. Mansson-Brahme et al.: Prevalence of primary acquired melanosis and nevi of the conjunctiva and uvea in the dysplastic nevus syndrome. A casecontrol study. Ophthalmology 102 (1995) 1524–1529.

Shammas, H. F., F. C. Blodi: Orbital extension of choroidal and ciliary body melanomas. Arch. Ophthalmol. 95 (1977a) 2002–2005.

Shammas, H. F., F. C. Blodi: Prognostic factors in choroidal and ciliary body melanomas. Arch. Ophthalmol. 95 (1977b) 63–69.

Shammas, H. F., R. C. Watzke: Bilateral choroidal melanomas: case report and incidence. Arch. Ophthalmol. 95 (1977c) 617–623.

Shields, C. L., J. A. Shields, J. J. Augsburger: Review: Choroidal osteoma. Surv. Ophthalmol. 33 (1988) 17–27.

Shields, C. L., J. A. Shields, P. de Potter: Hydroxyapatite orbital implant after enucleation. Arch. Ophthalmol. 110 (1992) 333–338.

Shields, C. L., J. A. Shields, P. de Potter et al.: Diffuse choroidal melanoma. Clinical features predictive of metastasis. Arch. Ophthalmol. 114 (1996) 956–963.

Shields, C. L., J. A. Shields, R. C. Eagle jr. et al.: Uveal melanoma in pregnancy. A report of 16 cases. Ophthalmology 98 (1991) 1667–1673.

Shields, C. L., J. A. Shields, U. Karlsson et al.: Enucleation for plaque radiotherapy for posterior uveal melanoma: Histopathologic findings. Ophthalmology 97 (1990a) 1665–1670.

Shields, C. L., J. A. Shields, H. Kiratli et al.: Risk factors for growth and metastasis of small choroidal melanocytic lesions. Ophthalmology 102 (1995) 1351–1361.

Shields, C. L., J. A. Shields, J. Milite et al.: Uveal melanoma in the teenagers and children. A report of 40 cases. Ophthalmology 98 (1991b) 1662–1666.

Shields, C. L., J. A. Shields, M. B. Shields et al.: Prevalence and mechanisms of secondary intraocular pressure elevation in eyes with intraocular tumors. Ophthalmology 94 (1987) 839–846.

Shields, J. A.: Accuracy and limitations of the P-32 test in the diagnosis of ocular tumors. Analysis of 500 cases. Ophthalmology 85 (1978) 950–966.

Shields, J. A., J. J. Augsburger, L. W. Brady et al.: Cobalt plaque therapy for posterior uveal melanomas. Ophthalmology 89 (1982) 1201–1207.

Shields, J. A., J. J. Augsburger, G. C. Brown et al.: The differential diagnosis of posterior uveal melanoma. Ophthalmology 87 (1980) 518–522.

Shields, J. A., J. J. Augsburger, L. A. Donoso et al.: Hepatic metastasis and orbital recurrence of uveal melanoma after 42 years. Amer. J. Ophthalmol. 100 (1985) 666–668.

Shields, J. A., R. C. Eagle, C. L. Shields et al.: Natural course and histopathologic findings of lacrimal gland choristoma of the iris and ciliary body. Amer. J. Ophthalmol. 119 (1995) 219–224.

Shields, J. A., L. C. Glazer, W. F. Mieler et al.: Comparison of xenon arc and argon laser photocoagulation in the treatment of choroidal melanomas. Amer. J. Ophthalmol. 109 (1990a) 647–655.

Shields, J. A., L. Joffe, P. Guibor: Choroidal melanoma clinically simulating a retinal angioma. Amer. J. Ophthalmol. 85 (1978) 67–71.

Shields, J. A., P. R. McDonald: Improvements in the diagnosis of posterior uveal melanomas. Arch. Ophthalmol. 91 (1974) 259–264.

Shields, J. A., M. M. Rodrigues, L. K. Sarin et al.: Lipofuscin pigment over benign and malignant choroidal tumors. Trans. Amer. Acad. Ophthalmol. Otolaryngol. 81 (1976) 871–881.

Shields, J. A., G. E. Sanborn, G. H. Kurz et al.: Benign peripheral nerve tumor of the choroid. Ophthalmology 88 (1981) 1322–1329.

Shields, J. A., C. L. Shields: Intraocular Tumors. A Text and Atlas. Saunders, Philadelphia 1992.

Shields C. L., J. A. Shields, J. Cater, N. Lois, C. Edelstein, K. Gündüz, G. Mercado: Transpupillary thermotherapy for choroidal melanoma. Tumor control and visual results in 100 consecutive cases, Ophthalmology 105 (1998) 581–590.

Shields, J. A., C. L. Shields, L. A. Donoso: Management of posterior uveal melanoma. Surv. Ophthalmol. 36 (1991) 161–195.

Shields, J. A., C. L. Shields, R. C. Eagle et al.: Malignant melanoma associated with melanocytoma of the optic disc. Ophthalmology 97 (1990b) 225–230.

Shields, C. L., J. A. Shields, P. de Potter: Hydroxyapatite orbital implant after enucleation. Arch. Ophthalmol. 110 (1992) 333–338.

Shields, J. A., Shields, C. L., P. G. Shah et al.: Lack of asociation among typical congenital hypertrophy of the retinal pigment epithelium, adenomatous polyposis and Gardner syndrome. Ophthalmology 99 (1992) 1709–1713.

Singh, A. D., C. L. Shields, P. de Potter et al.: Familial uveal melanoma. Clinical observation on 56 patients. Arch. Ophthalmol. 114 (1996a) 392–399.

Singh, A. D., C. L. Shields, J. A. Shields et al.: Bilateral primary uveal melanoma. Bad luck or bad genes? Ophthalmology 103 (1996b) 256–262.

Smoller, B. R., N. S. McNutt, A. Hsu: HMB-45 recognizes stimulated melanocytes. J. cutan. Pathol. 16 (1989) 49–53.

Sobanski, J., A. Pruszczynski, L. Wozniak et al.: Beurteilung der Behandlungsergebnisse verschiedener morphologischer Typen des Aderhautmelanoms. Klin. Mbl. Augenheilk. 161 (1972) 387–392.

Stallard, H. B.: A case of malignant melanoma of the choroid successfully treated by radon seeds. Trans. ophthalmol. Soc. U.K. 69 (1949) 293–296.

Stallard, H. B.: Radiotherapy for malignant melanoma of the choroid. Brit. J. Opthalmol. 50 (1966) 147–155.

Stallard, H. B.: Malignant melanoblastoma of the choroid. Mod. Probl. Ophthalmol. 7 (1968) 16–38.

Starr, H. J., L. E. Zimmerman: Extrascleral extension and orbital recurrence of malignant melanomas of the choroid and ciliary body. Int. Ophthalmol. Clin. 2 (1962) 369–384.

Stefani, F. H.: Pers. Mitteilung 1997.

Steinert, H. C., R. A. Huch Boni, R. Boni et al.: Malignant melanoma: Staging with whole-body positron emission tomography and 2-F-18 fluoro-2-deoxy-D-glucose. Radiology 195 (1995) 705–709.

Stephans, R. F., J. A. Shields: Diagnosis and management of cancer metastatic to the uvea. A study on 70 cases. Ophthalmology 86 (1979) 1336–1349.

Steuhl, K. P., J. M. Rohrbach, M. Knorr et al.: Significance, specifity and ultrastructural localization of HMB45 antigen in pigmented ocular tumors. Ophthalmology 100 (1993) 208–215.

Summanen, P., I. Immonen, T. Kivelä et al.: Radiation related complications after ruthenium plaque radiotherapy of uveal melanoma. Brit. J. Ophthalmol. 80 (1996) 732–739.

Tannock, I. F., R. P. Hill: The basic science of oncology. McGraw-Hill, New York 1992.

Tappin, M. J., M. A. Parsons, K. Sisley et al.: Two cases of double melanoma of the uvea. Eye 10 (1996) 600–602.

Tarkkanen, A., L. Laatikainen: Fluorescein angiography in the long-term follow-up of choroidal melanoma after conservative treatment. Acta Ophthalmol. 63 (1985) 73–79.

Teekhasaenee, C., R. Ritch, U. Rutrin et al.: Ocular findings in melanocytosis. Arch. Ophthalmol. 108 (1990) 1114–1120.

Thomas, C. I., J. S. Krohmer, J. P. Storaasli: Detection of intraocular tumors with radioactive phosphorus. Arch. Ophthalmol. 47 (1952) 276–286.

Tucker, M. A., J. A. Shields, P. Hartge et al.: Sunlight exposer as risk factor for intraocular malignant melanoma. New Engl. J. Med. 313 (1985) 789–792.

Uffer, S.: Ultrastructure of proton beam irradiated intraocular melanomas. In: *Bornfeld, N.* et al. (eds.): Tumors of the Eye. Kugler Publications, Amsterdam–New York 1991, pp. 525–552.

Unna, P.: Naevi und Naevocarcinome. Berlin. klin. Wschr. 30 (1893) 14–16.

Umlas, J., M. Diener-West, N. L. Robinson et al.: Comparison of transillumination and histologic slide measurements of choroidal melanomas. Arch. Ophthalmol. 115 (1997) 474–477.

Van der Bruggen, P., C. Traversari, P. Chomez et al.: A gene encoding an antigen recognised by cytologic T lymphocytes on a human melanoma. Science 254 (1991) 1643–1647.

Van Rens, G. H., P. T. V. M. de Jong, E. E. J. L. R. Demols et al.: Uveal malignant melanoma and levodopa therapy in Parkinson's disease. Ophthalmology 89 (1982) 1464–1466.

Van Rens, G. H., P. T. V. M. de Jong, E. E. J. L. R Demols et al.: Malignant melanoma at the site of penetrating ocular trauma. Arch. Ophthalmol. 104 (1986) 1130.

Velhagen, K. H.: Die Struktur der Melanoblastome des inneren Auges mit besonderer Berücksichtigung ihrer submikroskopischen Morphologie. Inaug. Diss. Humboldt-Universität Berlin, 1962.

Vicary, D.: Malignant melanoma at the site of penetrating ocular trauma. Arch. Ophthalmol. 104 (1986) 1130.

Virchow, R.: Die krankhaften Geschwülste. Hirschwald, Berlin 1863.

Völcker, H. E., G. O. H. Naumann: Klinisch unerwartet maligne Melanome der hinteren Uvea. Klin. Mbl. Augenheilk. 168 (1976) 312–317.

Völcker, H. E., G. O. H. Naumann: Multicentric primary malignant melanomas of the choroid: two separate malignant melanomas of the choroid, and two uveal nevi in one eye. Brit. J. Ophthalmol. 62 (1978) 408–413.

Völcker, H. E., G. O. H. Naumann, F. Rentsch et al.: „Primäres" Retikulumzellsarkom der Retina. I. Eine klinisch-pathologische Studie und Literaturübersicht. Klin. Mbl. Augenheilk. 171 (1977) 489–499.

Vogel, M. H.: Histopathologic observations of photocoagulated malignant melanomas of the choroid. Amer. J. Ophthalmol. 74 (1972) 466–474.

Vogel, M. H.: Enucleation-when? In: *Lommatzsch, P. K., F. C. Blodi* (eds.): Intraocular Tumors. Akademie-Verlag, Berlin 1983, S. 424–429.

Vogel, M. H., R. L. Font, L. E. Zimmerman et al.: Reticulum cell sarcoma of the retina and uvea. Report of 6 cases and review of the literature. Amer. J. Ophthalmol. 66 (1968) 205–215.

Vogel, M. H., G. Meyer-Schwickerath: Results of photocoagulation treatment of malignant melanomas of the choroid. In: *Jakobiec, F.A.* (ed.): Ocular and Adnexal Tumors. Aesculapius, Birmingham 1978, pp. 70–75.

Vrabec, T. R., J. J. Augsburger, J. W. Gamel et al.: Impact of local tumor relapse on patients survival after cobalt 60 plaque radiotherapy. Ophthalmology 98 (1991) 984–988.

Walker, J. P., J. J. Weiter, D. M. Albert et al.: Uveal malignant melanoma in three generations of the same family. Amer. J. Ophthalmol. 88 (1979) 723–726.

Waterhouse, J., C. Muir, P. Correa et al.: Cancer incidence in five continents. Band II-IV. Springer, Berlin–Heidelberg–New York 1970, 1976, 1982.

Weidner, N., J. P. Semple, W. R. Welch et al.: Tumor angiogenesis and metastasis-correlation in invasive breast carcinoma. New Engl. J. Med. 324 (1991) 1–8.

Wessing, A.: Fluoreszenzangiographie der Retin. Thieme, Stuttgart 1968.

Wessing, A., M. Foerster, M. Fried: Fluoreszenzangiographische Befunde nach Ruthenium-Behandlung maligner Aderhautmelanome. Fortschr. Ophthalmol. 80 (1983) 415–417.

Westerveld-Brandon, E. R., W. P. C. Zeeman: The prognosis of melanoblastoma of the choroid. Ophthalmologica 134 (1957) 20–29.

Weve, H. J. M.: Über operative Behandlung von intraokularen Tumoren mit Erhaltung des Bulbus. Arch. Augenheilk. 110 (1937) 482–491.

Whelchel, J. C., S. E. Farah, I. W. McLean et al.: Immunohistochemistry of infiltrating lymphocytes in uveal malignant melanoma. Invest. Ophthalmol. Vis. Sci. 34 (1993) 2603–2606.

Wilson, R. S., F. F. Fraunfelder: „No-touch" cryosurgical enucleation: a minimal trauma technique for eyes harboring intraocular malignancy. Ophthalmology 85 (1978) 1170–1175

Wittig, I., H. Kohlmann, P. K. Lommatzsch et al.: Statische und dynamische Infrarotthermometrie und -thermographie beim malignen Melanom der Uvea und Konjunktiva. Klin. Mbl. Augenheilk. 201 (1992) 317–321.

Wiznia, R. A., J. K. Freedman, A. D. Mancini et al.: Malignant melanoma of the choroid in neurofibromatosis. Amer. J. Ophthalmol. 86 (1978) 684–687.

Wolfensberger, T. J.: Varix der Vortex Ampulla: Ungewöhnliche Differentialdiagnose bei Aderhautmelanomen. Klin. Mbl. Augenheilk. 210 (1997) 334–336.

Wolfrum, M.: Der Naevus der Bindehaut des Augapfels, und der Aderhaut und seine Beziehugnen zu den melanotischen Tumoren. Graefes Arch. clin. exp. Ophthalmol. 71 (1909) 195–282.

Yanoff, M., B. S. Fine: Ocular Pathology, 4. Ed. Mosby-Wolfe, 1996.

Young, L. H., M. A. Howard, L. K. Hu et al.: Photodynamic therapy of pigmented choroidal melanomas using a liposomal preparation of benzoporphyrin derivative. Arch. Ophthalmol. 114 (1996) 186–191.

Zimmerman, L. E.: Melanocytes, melanocytic nevi and melanocytomas. Invest Ophthalmol. 4 (1965) 11–41.

Zimmerman, L. E.: Problems in the diagnosis of malignant melanomas of the choroid and ciliary body. The 1972 Arthur J. Bedell Lecture. Amer. J. Ophthalmol. 75 (1972) 917–929.

Zimmerman, L. E.: Malignant melanoma of the uveal tract. In: *Spencer, W. H.* et al.: Ophthalmic Pathology. An Atlas and Textbook. Vol. 3. Saunders, Philadelphia 1986, pp. 2084–2095, 2113.

Zimmerman, L. E., I. W. McLean: An evaluation of enucleation in the management of uveal melanomas. Amer. J. Ophthalmol. 87 (1979) 741–760

Zimmerman, L. E., I. W. McLean: Do growth and onset of symptoms of uveal melanomas indicate subclinical metastasis? Ophthalmology 91 (1984) 685–691.
Zimmerman, L. E., I. W. McLean, W. D. Foster: Does enucleation of the eye containing a malignant melanoma prevent or accelerate the dissemination of tumour cells? Brit. J. Ophthalmol. 62 (1978) 420–425.
Zimmerman, L. E., I. W. McLean, Foster, W. D.: Statistical analysis of follow-up data concerning uveal melanomas, and the influence of enucleation. Ophthalmology 87 (1980) 557–564.
Zimmerman, L. E., L. H. Sobin: Histological Typing of Tumours of the Eye and its Adnexa, International Histological Classification of Tumours. No. 24. World Health Organization, Geneva 1980.
Zinn, K. M., K. Stein-Pokorny, F. A. Jakobiec et al.: Proton-beam irradiated epithelioid cell melanoma of the ciliary body. Ophthalmology 88 (1981) 1315–1321.
Zografos, L., C. L. Gailloud: Traitement conservateur des mélanomes de la choroide avec les applicateurs de cobalt 60 radioactifs. Klin. Mbl. Augenheilk. 182 (1983) 499–501.
Zografos, L., C. H. Perret, C. Gailloud: Conservative treatment of uveal melanomas by accelerated proton beam. In: *Bornfeld, N.* et al. (eds).: Tumors of the eye. Kugler Publications, Amsterdam–New York 1991, pp. 497–506.
Zygulska-Mach, H., Z. Maciejewski, E. Link: Conservative treatment of choroidal melanomas combined use of cobalt plaques and photocoagulation. In: *Lommatzsch, P. K., F. C. Blodi* (eds.): Intraocular Tumors. Akademie-Verlag, Berlin 1983, S. 417–423.

zu 8.3:

Adema, G. J., A. J. De Boer, A. M. Vogel: Molecular characterization of the melanocyte lineage-specific antigen gp 100. J. Biol. Chem. 269 (1994) 20 126–20 133.
Blom, D. J., G. P. M. Luyten, C. M. Mooy et al.: Human Leukocyte Antigen Class I expression: marker of poor prognosis in uveal melanoma. Invest. Ophthalmol. Vis. Sci. 38 (1997) 1865–1872.
Brichard, V., A. van Pel, T. Wölfel et al.: The tyrosinase gene codes for an antigen recognized by autologous cytolytic T lymphocytes on HLA-A2 melanomas. J. Exp. Med. 178 (1993) 489–495.
Char, D. H.: Inhibition of leukocyte migration with melanoma-associated antigens in choroidal tumours. Invest. Ophthalmol. Vis. Sci. 16 (1977) 176–179.
Char, D. H., A. Hollinshead, D. G. Cogan et al.: Cutaneous delayed hypersensitivity reactions to soluble melanoma antigen in patients with ocular malignant melanoma. New Engl. J. Med. 291 (1974) 274–277.
Cochran, A. J., W. S. Foulds, B. E. Damato et al.: Assessment of immunological techniques in the diagnosis and prognosis of ocular malignant melanoma. Brit. J. Ophthalmol. 69 (1985) 171–176.
Davidorf, F. H., J. R. Lang: Immunology and immunotherapy of malignant uveal melanomas. In: *Peyman, G. A., D. J. Apple, D. R. Sanders* (eds.): Intraocular Tumors. Appleton/Century/Crofts, New York 1977, pp. 119–133.
De la Cruz, P. O., C. S. Specht, I. W. McLean: Lymphocytic infiltration in uveal malignant melanoma. Cancer 65 (1990) 112–115.
De Waard-Siebinga, I., W. Creyghton, J. Kool et al.: Effects of interferon-alpha and -gamma on human uveal melanoma-cells in vitro. Brit. J. Ophthalmol. 79 (1995 a) 847–855.
De Waard-Siebinga, J. Kool, M. J. Jager: HLA antigen expression on uveal melanoma cells in vivo and in vitro. Human. Immunol. 44 (1995 b) 111–117.
De Waard-Siebinga, I., C. G. J. M. Hilders, B. E. Hansen et al.: HLA expression and tumor-infiltrating immune cells in uveal melanoma. Graefes Arch. Clin. Exp. Ophthalmol. 234 (1996 a) 34–42.
De Waard-Siebinga, I., J. G. A. Houbiers, C. G. J. M. Hilders et al.: Differential expression of HLA-A and B-alleles on uveal melanoma as determined by immuno-histology. Ocular. Inflamm. Immunol. 4 (1996 b) 1–14.
De Waard-Siebinga, I., M. J. W. Visseren, D. J. R. Blom et al.: Uveal melanoma cells can be lysed by tyrosinase- and Mage-3 specific CTL clones. Invest. Ophthalmol. Vis. Sci. Suppl. 37 (1996 c) 622.
Durie, F. H., A. M. Campbell, W. R. Lee: Analysis of lymphocytic infiltration in uveal melanoma. Invest. Ophthalmol. Vis. Sci. 31 (1990) 2106–2110.
Goslings, W. R. O., D. J. R. Blom, I. de Waard-Siebinga et al.: Membrane-bound regulators of complement activation in uveal melanomas. CD46, CD55, and CD59 in uveal melanomas. Invest. Ophthalmol. Vis. Sci. 37 (1996) 1884–1891.
Granstein, R. D., R. Staszewski, T. L. Knisely et al.: Aqueous humor contains trnsforming growth factor-β and a small (< 3500) inhibitor of thymocyte proliferation. J. Immunol. 144 (1990) 3021–3027.
Jager, M. J., J. P. van der Pol, D. de Wolff-Rouendaal et al.: Decreased expression of HLA Class II antigens on human uveal melanoma cells after in vivo X-ray irradiation. Amer. J. Ophthalmol. 105 (1988) 78–86.
Jensen, O. A.: Malignant melanomas of the human uvea. 25 year follow-up of cases in Denmark, 1943–1952. Acta Ophthalmol. 60 (1982) 161–182.
Jensen, O. A., S. Andersen: Spontaneous regression of a malignant melanoma of the choroid. Acta Ophthalmol. 52 (1974) 173–218.
Jiang, L. Q., J. W. Streilein: Immune privilege extended to allogeneic tumor cells in the vitreous cavity. Invest. Ophthalmol. Vis. Sci. 32 (191) 224–228.
Kaiser, C. J., B. R. Ksander, J. W. Streilein: Inhibition of lymphocyte proliferation by aqueous humor. Rev. Immunol. 2 (1989) 42–49.
Kan-Mitchell, J., P. E. Liggett, W. Harel et al.: Lymphocytes cytotoxic to uveal and skin melanoma cells from peripheral blood of ocular melanoma patients. Cancer Immunol. Immunother. 33 (1991) 333–340.
Ksander, B. R., J. W. Streilein: Analysis of cytotoxic T cell responses to intracameral allogeneic tumors. Invest. Ophthalmol. Vis. Sci. 30 (1989) 323–329.
Ksander, B. R., P. E. Rubsamen, K. R. Olsen et al.: Studies on tumor-infiltrating lymphocytes from a human choroidal melanoma. Invest. Ophthalmol. Vis. Sci. 32 (1991) 3198–3208.
Luyten, G. P. M.: Primary and metastatic uveal melanoma: towards a therapeutic approach. Thesis Erasmus Universiteit Rotterdam 1996.
Ma, D., G. P. Luyten, T. M. Luyder et al.: Relationship between Natural Killer cell susceptibility and metastasis of human uveal melanoma cells in a murine model. Invest. Ophthalmol. Vis. Sci. 36 (1995) 435–441.
Ma, D., J. K. Niederkorn: Efficacy of tumor-carfullrating lymphocytes in the treatment of hepatic metastases arising from tranegenic intra ocular tumors in nice. Invest. Ophthalmol. Vis. Sci. 36 (1995) 1067–1075.
McLean, I. W., D. Berd, M. J. Mastrangelo et al.: A randomized study of methanol-extraction residue of Bacille Calmette-Guerin as postsurgical adjuvant therapy of uveal melanoma. Amer. J. Ophthalmol. 110 (1990) 522–526.

Meecham, W. J., D. H. Char, S. Katela-Michaels: Infiltrating lymphocytes and antigen expression in uveal melanoma. Ophthalmic. Res. (1992) 20–26.

Mitchell, S., P. E. Liggett, R. L. Green et al.: Sustained regression of a primary choroidal melanoma under the influence of a therapeutic melanoma vaccine. J. Clin. Oncol. 12 (1994) 396–401.

Mooy, C. M., P. T. V. M. de Jong: Prognostic parameters in uveal melanoma: a review. Surv. Ophthalmol. 41 (1996) 215–228.

Natali, P. G., M. R. Nicotra, A. Bigotti: Selective changes in expression of HLA class I polymorphic determinants in human solid tumors. Proc. Natl. Acad. Sci. 86 (1989) 6719–6723.

Newton, F. H.: Malignant melanoma of the choroid: report of a case with clinical history of 36 years and follow-up of 32 years. Arch. Ophthalmol. 73 (1965) 198–199.

Niederkorn, J. Y.: Immunoregulation of intraocular tumours. Eye 11 (1997) 249–254.

Noor, S.: Malignant melanoma of the uvea and its correlation with the histological features of the tumour. Brit. J. Ophthalmol. 64 (1980) 576–590.

Reese, A. B., E. A. Archila, I. S. Jones et al.: Necrosis of malignant melanoma of the choroid. Amer. J. Ophthalmol. 69 (1970) 91–104.

Streilein, J. W.: Immune regulation and the eye: a dangerous compromise. FASEB J. 1 (1987) 199–208.

Streilein, J. W., D. Bradley: Analysis of immunosuppressive properties of iris and ciliary body cells and their secretory products. Invest. Ophthalmol. Vis. Sci. 32 (1991) 2700–2710.

Van der Bruggen, P., C. Traverari, P. Chomez et al.: A gene encoding an antigen recognized by cytolytic T lymphocytes on a human melanoma. Science 254 (1991) 1643–1647.

Vit, V. V.: Prognostic role of morphological characteristics of the immune response in uveal melanoblastomas of various cellular types (in Russian). Arkh. Patol. 45 (1983) 25–30.

Wilbanks, G. A., J. W. Streilein: Fluids from immune privileged sites endow macrophages with the capacity to induce antigen-specific immune deviation via a mechanism involving transforming growth factor-β. Europ. J. Immunol. 22 (1992) 1031–1036.

zu 8.5.3:

Baum, G., I. Greenwood: The application of ultrasonic locating techniques to ophthalmology. Arch. Ophthalmol. 60 (1958) 263.

Bronson, N. R.: Development of a simple B-scan ultrasonoscope. Trans. Amer. ophthalmol. Soc. 70 (1972) 365.

Byrne, S. F., R. Green: Ultrasound of the eye and orbit. Mosby, St. Louis 1992.

Coleman, D. J., R. L. Dallow, M. E. Smith: A combined system of contact A-scan and B-scan. Int. Ophthalmol. Clin. 19 (1979) 211.

Coleman, D. J., W. F. Konig, L. Katz: A hand-operated ultrasound scan system for ophthalmic evaluation. Amer. J. Ophthalmol. 68 (1969) 256.

Coleman, D. J., F. L. Lizzi: Computerized ultrasonic tissue characterization of ocular tumors. Amer. J. Ophthalmol. 96 (1983) 165.

Coleman, D. J., F. L. Lizzi, R. L. Jack: Ultrasonography of the eye and orbit. Lea & Febiger, Philadelphia 1977.

Coleman, D. J., M. J. Rondeau, R. H. Silverman et al.: Computerized ultrasonic biometry and imaging of intraocular tumors for monitoring of therapy. Trans. Amer. ophthalmol. Soc. 85 (1987) 49.

Coleman, D. J., R. H. Silverman, M. J. Rondeau et al.: Correlations of acoustic tissue typing of malignant melanoma and histopathologic features as a predictor of death. Amer. J. Ophthalmol. 110 (1990) 380.

Coleman, D. J., R. H. Silverman, M. J. Rondeau et al.: Ultrasonic tissue characterization of uveal melanoma and prediction of patient survival after enucleation and brachytherapy. Amer. J. Ophthalmol. 112 (1991) 682.

Coleman, K., J. P. A. Baak, P. J. van Diest et al.: Prognostic value of morphometric features and the Callender classification in uveal melanoma. Ophthalmology 103 (1996) 1634.

Downey, D. B., D. A. Nicolle, M. F. Levin et al.: Three-dimensional ultrasound imaging of the eye. Eye 10 (1996) 75.

Folberg, R., V. Rummelt, R. Parys-van Ginderdeuren et al.: The prognostic value of tumor blood vessel morphology in primary uveal melanoma. Ophthalmology 100 (1993) 1389.

Folberg, R., R. F. Woolson, T. Hwang et al.: Relation between the microcirculation architecture and the aggressive behavior of ciliary body melanomas. Ophthalmology 102 (1995) 844.

Gamel, J. W., J. B. McCurdy, I. W. McLean: A comparison of prognostic covariates for uveal melanoma. Invest. Ophthalmol. Vis. Sci 33 (1992) 1919.

Jensen, P. K., M. K. Hansen: Ultrasonographic three-dimensional scanning for determination of intraocular tumor volume. Acta Ophthalmol. 69 (1991) 176.

Lizzi, F. L., M. Greenebaum, E. J. Feleppa et al.: Theoretical framework for spectrum analysis in ultrasonic tissue characterization. J. acoust. Soc. Amer. 73 (1983) 1366.

McLean, I. W., D. J. Ainbinder, J. W. Gamel et al.: Choroidal-ciliary body melanoma. A multivariate survival analysis of tumor location. Ophthalmology 102 (1995) 1060.

McLean, I. W., W. D. Foster, L. E. Zimmerman: Uveal melanoma: location, size, cell type, and enucleation as risk factors in metastasis. Hum. Pathol. 13 (1982) 123.

McLean, I. W., M. E. Siburg, R. L. Becker et al.: Uveal melanoma: the importance of large nucleoli in predicting patient outcome – an automated image analysis study. Cancer 79 (1997) 982.

Mundt G. H. jr., W. F. Hughes jr.: Ultrasonics in ocular diagnosis. Amer. J. Ophthalmol. 41 (1956) 488.

Oksala, A., A. Lehtinen: Diagnostics of detachment of the retina by means of ultrasound. Acta Ophthalmol. 35 (1957) 461.

Ossoinig, K. C.: The first standardized system for echo-ophthalmography. In: *Bock, J., K. C. Ossoinig* (eds.): Diagnostica Ultrasonica in Ophthalmologia. Centre National d'Ophthalmologie des Quinze-Vingts, Paris 1973, pp. 131.

Ossoinig, K. C., J. H. Patel: A-scan Instrumentation for acoustic Tissue Differentiation. II: Clinical significance of various technical Parameters of the 7200 MA unit of Kretztechnik. In: *White, D., R. E. Brown* (eds.): Ultrasound in Medicine. Plenum Press, New York 1977, pp. 3 B:1955.

Pavlin, C. J., K. Harasiewicz, M. D. Sherar et al.: Clinical use of ultrasound biomicroscopy. Ophthalmology 98 (1991) 287.

Purnell, E. W.: Ultrasound in ophthalmological Diagnosis. In: *Grossman, C. C., J. H. Holmes, C. Joyner* et al. (eds.): Diagnostic Ultrasound. Plenum Press, New York 1996, pp. 95.

Rask, R., P. K. Jensen: Precision of ultrasonic estimates of choroidal melanoma regression. Graefes Arch. clin. exp. Ophthalmol. 233 (1995) 777.

Rummelt, V., R. Folberg, C. Rummelt et al.: Microcirculation architecture of melanocytic nevi and malignant melanomas of the ciliary body and choroid. Ophthalmology 101 (1994) 718.

Seddon, J. M., D. M. Albert, P. T. Lavin et al.: A prognostic factor study of disease-free interval and survival following enucleation for uveal melanoma. Arch. Ophthalmol. 101 (1983) 1894.

Seddon, J. M., E. S. Gragoudas, D. M. Albert et al.: Comparison of survival rates for patients with uveal melanoma after treatment with proton beam irradiation or enucleation. Amer. J. Ophthalmol. 99 (1985) 282.

Shammas, H. F., F. C. Blodi: Orbital extension of choroidal and ciliary body melanomas. Arch. Ophthalmol. 95 (1977 a) 2002.

Shammas, H. F., F. C. Blodi: Prognostic factors in choroidal and ciliary body melanomas. Arch. Ophthalmol. 95 (1977 b) 63.

Silverman, R. H., D. J. Coleman, M. J. Rondeau et al.: Measurement of ocular tumor volumes from serial cross-sectional ultrasound scans. Retina 13 (1993) 69.

Silverman, R. H., R. Folberg, H. Culver-Boldt et al.: Correlation of ultrasound parameter imaging with microcirculatory patterns in uveal melanomas. Ultrasound Med. Biol. 23 (1997) 573.

Silverman, R. H., M. J. Rondeau, F. L. Lizzi et al.: Three-dimensional high-frequency ultrasonic parameter imaging of anterior segment pathology. Ophthalmology 102 (1995) 837.

Ursea, R., D. J. Coleman, R. H. Silverman et al.: Correlation of high-frequency ultrasound backscatter with tumor microstructure in iris melanoma. Ophthalmology 105 (1998) 906–912.

zu 8.5.4:

Adam, G., M. Brab, K. Bohndorf et al.: Gadolinium DTPA-enhanced MRI of intraocular tumors. Magn. Reson. Imag. 8 (1990) 683–689.

Augsburger, J. J.: Differential diagnosis of choroidal neoplasms. Oncology 5 (1991) 87–96.

Bilaniuk, L. T., J. f. Schenck, R. A. Zimmerman et al.: Ocular and orbital lesions: surface coil MR imaging. Radiology 156 (1985) 669–674.

Bloom, P. A., J. D. Ferris, D. A. Laidlaw et al.: Magnetic resonance imaging. Diverse appearances of uveal malignant melanomas. Arch. Ophthalmol. 110 (1992) 1105–1111.

Bond, J. B., B. G. Haik, F. Mihara et al.: Magnetic resonance imaging of choroidal melanoma with and without gadolinium contrast enhancement. Ophthalmology 98 (1991) 459–466.

Brab, M., G. Adam, M. Reim et al.: Differentialdiagnose intraokularer Tumore in der MRT unter Einsatz von Gadolinium DTPA: Wertigkeit im Vergleich mit anderen ophthalmologischen Untersuchungsverfahren. Fortschr. Ophthalmol. 88 (1991) 53–58.

Brant-Zawadzki, M., D. R. Enzmann: Orbital computed tomography: calcific densities of the posterior globe. J. comp. as. tomogr. 3 (1979) 503–508.

Davidorf, F. H., R. B. Chambers, P. Gresak: False-positive magnetic resonance imaging of a metastatic carcinoma simulating a malignant melanoma. Ann. Ophthalmol. 24 (1992) 391–394.

De Potter, P., A. E. Flanders, J. A. Shields et al.: Magnetic resonance imaging of intraocular tumors. Int. Ophthalmol. Clin. 33 (1993) 37–45.

De Potter, P., J. A. Shields, C. L. Shields et al.: Unusual MRI findings in metastatic carcinoma to the choroid and optic nerve: a case report. Int. Ophthalmol. 16 (1992) 39–44.

Gülden, J. W., G. Otto, M. Reiser: Diagnose und Differentialdiagnose des Aderhautosteoms unter besonderer Berücksichtigung der CT. Röntgenpraxis 43 (1990) 393–396.

Guthoff, R., T. Seiler: Die Kernspintomographie in der ophthalmologischen Diagnostik. Fortschr. Ophthalmol. 86 (1989) 343–351.

Guthoff, R., B. Terwey, R. Burk et al.: Versuch einer präoperativen Differenzierung des malignen Melanoms der Aderhaut. Ein Vergleich von Kernspintomographie, Ultraschallechographie und Histopathologie. Klin. Mbl. Augenheilk. 191 (1987) 45–49

Hanna, S. L., M. A. Lemmi, J. W. Langston et al.: Treatment of choroidal melanoma: MR imaging in the assessment of radioactive plaque position. Radiology 176 (1990) 851–853.

Hedges, T. D., R. Pozzi Mucelli, D. H. Char et al.: Computed tomographic demonstration of ocular calcification correlations with clinical and pathological findings. Neuroradiology 23 (1982) 15–21.

Hosten, N., N. Bornfeld, A. J. Lemke, B. Sander, R. Waßmuth, R. Fellix: MR of the eye with retrobulbar anesthesia. An. J. Neurorad. 18 (1997) 1788–1790.

Hosten, N., N. Bornfeld, R. Wassmuth et al.: Uveal melanoma: detection of extraocular growth with MR imaging and US. Radiology 202 (1997) 61–67.

Hosten, N., A. J. Lemke, B. Sander et al.: MRT des Auges: Normalanatomie und Nachweis kleinster Läsionen mit einer hochauflösenden Oberflächenspule. Fortschr. Röntgenstr. 164 (1996) 126–131.

Lemke, A. J., N. Hosten, N. Bornfeld, N. E. Bechrakis, A. Schüler, M. Richter, C. Stroszczynski, Ö. Gurvit, R. Felix: Histopathological-radiological correlation of choroidal melanome using high resolution MRI with a surface coil. Radiology 210 (1999) 775–783.

Mafee, M. F., B. Londer, G. A. Peyman et al.: Choroidal hematoma and effusion: evaluation with MR imaging. Radiology 168 (1988) 781–786.

Mafee, M. F., G. A. Peyman: Retinal and choroidal detachments: role of magnetic resonance imaging and computed tomography. Radiol. Clin. N. Amer. 25 (1987) 487–507.

Mafee, M. F., G. A. Peyman, J. E. Grisolano et al.: Malignant uveal melanoma and simulating lesions: MR imaging evaluation. Radiology 160 (1986) 773–780.

Mafee, M. F., G. A. Peyman, J. H. Peace et al.: Magnetic resonance imaging in the evaluation and differentiation of uveal melanoma. Ophthalmology 94 (1987) 341–348.

Mihara, F., K. L. Gupta, S. Murayama et al.: MR imaging of malignant uveal melanoma: role of pulse sequence and contrast agent. Amer. J. Neuroradiol. 12 (1991) 991–996.

Peyman, G. A., M. F. Mafee: Uveal melanoma and similar lesions: the role of magnetic resonance imaging and computed tomography. Radio. Clin. N. Amer. 25 (1987) 471–486.

Peyster, R. G., J. J. Augsburger, J. A. Shields et al.: Choroidal melanoma: comparison of CT, fundoscopy, and US. Radiology 156 (1985) 675–680.

Peyster, R. G., J. J. Augsburger, J. A. Shields et al.: Intraocular tumors: evaluation with MR imaging. Radiology 168 (1988) 773–779.

Raymond, W. R., D. H. Char, D. Norman et al.: Magnetic resonance imaging evaluation of uveal tumors. Amer. J. Ophthalmol. 111 (1991) 633–641.

Schilling, A., T. Seiler, T. Bende et al.: Amelanotisches Melanom und Kernspintomographie-Kasuistik. Fortschr. Ophthalmol. 86 (1989) 472–473.

Seiler, T., T. Bende, A. Schilling et al.: Magnetische Resonanz Tomographie in der Ophthalmologie. I. Aderhautmelanom. Klin. Mbl. Augenheilk. 191 (1987) 203–210.

Smith, M., M. Castillo: Imaging and differential diagnosis of the large eye. Radiographics 14 (1994) 721–728.
Stroszczynski, C., N. Hosten, N. Bornfeld, T. Wiegel, A. Schueler, P. Foerster, A.-J. Lemke, K. T. Hoffmann, R. Felix: Choroidal hemangioma: MR findings and differentiation from uveal melanoma. Am. J. Neurorad. 19 (1998) 1441–1447.
Tong, K. A., A. G. Osborn, N. Mamalis et al.. Ocular melanoma. AJNR 14 (1993) 1359–1366.
Tosch, U., H. Bleckmann, U. Kaczmarek: Die kernspintomographische Diagnostik der Hinterkammerlinse. Akt. Radiol. 4 (1994) 218–221.
Wilms, G., G. Marchal, L. van Fraeyenhoven et al.: Shortcomings and pitfalls of ocular MRI. Neuroradiology 33 (1991) 320–325.
Wollensak, J., T. Bende, T. Seiler: Magnetische Resonanztomographie (MRT) des Aderhautmelanoms. Fortschr. Ophthalmol. 85 (1988) 719–722.
Zimmerman, R. A., L. T. Bilaniuk: Ocular MR imaging (editorial). Radiology 168 (1988) 875–876.
Zwicker, C., M. Langer, D. Grannemann: Die kernspintomographische Untersuchung orbitaler Erkrankungen mit Oberflächenspulen. Klin. Mbl. Augenheilk. 192 (1988) 317–324.

zu 8.5.5:

Andersen, S. R.: Biopsy in intraocular tumours: a preliminary report. Acta Ophthalmol. 32 (1954) 645–657.
Augsburger, J. J., J. A. Shields: Fine needle aspiration biopsy of solid intraocular tumors: indications, instrumentation and techniques. Ophthalmol. Surg. 15 (1984) 34–40.
Beisbarth, C.: Diagnosis of malignant melanoma by biopsy. Amer. J. Ophthalmol. 27 (1944) 1027–1028.
Char, D. H., R. D. Stone, A. R. Irvine et al.: Diagnostic modalities in choroidal melanoma. Amer. J. Ophthalmol. 89 (1980) 223–230.
Char, D. H., T. Miller: Accuracy of presumed uveal melanoma diagnosis before alternative therapy. Brit. J. Ophthalmol. 79 (1997) 692–696.
COMS (Collaborative Ocular Melanoma Study Group): Accuracy of diagnosis of choroidal melanomas in the collaborative ocular melanoma study. COMS Report No. 1. Arch. Ophthalmol. 108 (1990) 1268–1273.
Constable, I. J., G. H. Chester, R. Horne et al.: Human chorioretinal biopsy under controlled systemic hypotensive anaesthesia. Brit. J. Ophthalmol. 64 (1980) 559–564.
Czerniak, B., S. Woyke, W. Domagala et al.: Fine needle aspiration cytology of intraocular malignant melanoma. Acta cytol. 27 (1983) 157–165.
Griffin, J. R. et al.: Transvitreal chorioretinal biopsy in the rabbit. Amer. J. Ophthalmol. 79 (1975) 25–38.
Glasgow, B. J., H. H. Brown, A. M. Zargoza et al.: Quantitation of tumor seeding from fine needle aspiration of ocularmelanomas. Amer. J. Ophthalmol. 105 (1988) 538–546.
Jakobiec, F. A., D. J. Coleman, A. Chattock: Ultrasonically guided needle biopsy and cytological diagnosis of solid intraocular tumors. Ophthalmology 86 (1979) 1662–1678.
Jensen, O. A., S. R. Andersen: Late complications of biopsy in intraocular tumours. Acta Ophthalmol. 37 (1959) 568–575.
Jensen, O. A., J. U. Prause, E. Scherfig: Transvitreal retinochoroidal biopsy: a useful method in the diagnosis of intraocular tumors. In: *Bornfeld, N., E. S. Gragoudas, W. Höpping* et al. (eds.): Tumours of the eye. Kugler Publications, Amsterdam–New York 1991, pp. 255–260.
Jensen, O. A., J. U. Prause, E. Scherfig: Transvitreal retinochoroidal biopsy of suspected malignant lesions of the choroid. Acta Ophthalmol. 75 (1997) 409–411.
Karcioglu, Z. A., R. A. Gordon, G. L. Karcioglu: Tumour seeding in ocular fine needle aspiration biopsy. Ophthalmology 92 (1985) 1763–1767.
Long, J. C., W. C. Black, R. W. Danielsen: Aspiration biopsy in intraocular tumors. Arch. Augenheilk. 50 (1953) 303–310.
Makley, T. A.: Biopsy of intraocular lesions. Amer. J. Ophthalmol. 64 (1967) 591–599.
Midena, E., T. Segato, S. Piermarocchi et al.: Fine needle aspiration biopsy in ophthalmology. Surv. Ophthalmol. 29 (1985) 410–422.
Sanders, T. E.: Intraocular biopsy: an evaluation. Amer. J. Ophthalmol. 36 (1953) 1204–1220.
Scherfig, E., J. U. Prause, O. A. Jensen: Transvitreal retinochoroidal biopsy. Graefes Arch. clin. exp. Ophthalmol. 227 (1989) 369–373.
Scherfig, E., B. Bauer, E. Bengtsson-Stigmar et al.: Trilateral malignant lymphoma: primary malignant B-cell lymphoma of the eyes and brain: diagnosis by transvitreal retinochoroidal biopsy. Ophthalmologica 195 (1987) 135–140.
Sekundo, W., W. R. Lee, H. M. Hammer: Misleading aspiration biopsy in combined intraocular pathology. Brit. J. Ophthalmol. 79 (1995) 502–503.
Shields, J. A.: Current approaches to the diagnosis and management of choroidal melanomas. Surv. Ophthalmol. 21 (1972) 443–463.
Shields, J. A., C. I. Shields, H. Enya et al.: Fine needle aspiration biopsy of suspected intraocular tumors. Ophthalmology 100 (1993) 1677–1684.
Veasey jr. C. A.: Intraocular biopsy. Amer. J. Ophthalmol. 34 (1951) 432–434.

zu 8.5.6.3:

Brancato, R., G. Lucignani, G. Modorati et al.: Metabolic imaging of uveal melanome using positron emission tomography. Arch. Ophthalmol. 108 (1990) 326–327.
Feine, U., A. Stanowsky, R. Lietzenmayer et al.: Diagnosis and therapy control of ocular melanoma with 18-FDG-PET in a pilot study. Radioactive Isotopes in Clinical Medicine and Research XXII. Proc. 22nd Int. Badgastein Symp. Eds.: H. Bergmann, A. Kroiss, H. Sinziger. Birkhäuser, Basel 1997, pp. 57–61.
Lietzenmayer, R., U. Feine, J. Held et al.: Detection and treatment control of ocular melanoma using 18-FDG-PET: First Results. J. nucl. Med. 37 (1996) 137.
Lucignani, G., G. Paganelli et al.: MRI, antibody-guided Scintigraphy, and glucose metabolism in uveal melanoma. J. comp. ass. tomogr. 16 (1992) 77–83.
Ostertag, H.: Positronen-Emissions-Tomographie (PET). Phys. Bl. 48 (1992) 77–83.

zu 8.10.1.2 bis 8.10.1.4:

Alberti, W. E., R. H. Sagerman (eds.): Radiotherapy of Intraocular and Orbital Tumors. Springer, Berlin–Heidelberg–New York 1993.
Astrahan, M.: An interactive Treatment Planning System for Ophthalmic Plaque Radiotherapy. Int. J. Radiat. Oncol. Biol. Phys. 18 (1990) 679–687.
Astrahan, M. et al.: Optimization of ^{125}I Ophthalmic Plaque Brachytherapy. Med. Phys. 17 (1990) 1053–1057.
BEBIG GmbH: Ruthenium-106 Augenapplikatoren für die Brachytherapie – ein Handbuch. Berlin, (Firmenschrift) 2. Aufl. 1993.
Borchardt, D. et al. (Hrsg.): Kompendium der Sommerschule Strahlenschutz, 5. Auflage 1997.

Bornfeld, N. et al. (eds.): Tumors of the Eye, Proceedings of an international symposium, Sept. 1989, Essen 1991.
Bornfeld, N. et al.: Melanome der Uvea: Wann Bestrahlung mit Betaapplikatoren? Klin. Mbl. Augenheilk. 190 (1987) 146.
Brady, L. W., J. C. Hernandez: Brachytherapy of Choroidal Melanomas. Strahlenther. u. Onkol. 168 (1992) 61–65.
Brady, L. W.: Radiotherapy in Macular Degeneration. Int. J. Radiat. Onkol. Biol. Phys. 36 (1996) 963.
Coursey, B. M. et al.: The Needs for Brachytherapy Source Calibration in the US. Nucl. Instr. and Meth. A 312 (1992) 246–250.
Davelaar, J. et al.: A Dosimetry Model of Ru-106/Rh-106 Eye. Applicators, Tumors of the Eye. Kugler Publications, Amsterdam–New York 1991, pp. 407–411.
Deasy, J. O., C. G. Soares: Extrapolation Chamber Measurements of Sr-90/Y-90 Beta-Particle Ophthalmic Applicator Dose Rates. # 1994.
Dörschel, B. et al.: Praktische Strahlenschutzphysik. Spektrum, Heidelberg 1992.
Flühs, D. et al.: Direct reading measurement of absorbed dose with plastic scintillators – The general concept and applications to ophthalmic plaque dosimetry. Med. Phys. 23 (1996) 427–434.
Friere, J. et al.: External radiotherapy in macular degeneration: Technique and preliminary subjective response. Int. J. Radiat. Oncol. Biol. Phys. 36 (1996) 857–860.
Guthoff, R. et al.: Der Einfluß der Dosisleistung von Ruthenium-106-Applikatoren auf die Tumorrückbildung im Tiermodell. Fortschr. Ophthalmol. 88 (1991) 648–650.
Guthoff, R. et al.: Das Aderhautmelanom – eine randomisierte Vergleichsstudie Ruthenium-Bestrahlung vs. Enukleation. Klin. Mbl. Augenheilk. 200 (1992) 257–261.
Häusler, U.: Untersuchungsergebnisse zur Messung von Dosisleistungen an Augenkalotten. 1994.
Huyghe, J. P., H. Verbraeken et al.: Malignant Melanomas of the Choroid and Ruthenium Applicators. Bull. Soc. belge Ophtalmol. 238 (1990) 137–144.
ICRU-Report 56 (im Druck 1997): Dosimetry of External Beta Rays for Radiation Protection.
ICRU-Report (in Vorbereitung 1998): Dosimetry of Beta Rays and Low Energy Photons for Brachytherapy with sealed sources.
Lax, I.: Dosimetry of Ru-106 Eye Applicators with a p-Type Silicon Detector. Phys. Med. Biol. 36 (1991) 963.
Lommatzsch, P. K.: Beta-Irradiation of choriodal melanoma with Ru-106/Rh-106 Applicators: 16 years' experience. Arch. Ophthalmol. 101 (1983) 713–717.
Lommatzsch, P. K.: Intraokulare Tumoren. Bücherei des Augenarztes, Bd. 117. Enke, Stuttgart 1989.
Lommatzsch, P. K.: Results after Brachytherapy using Ru-106/Rh-106 Plaques for Choroidal Melanomas. In: *Sauer, R.* (ed.): Medical Radiology. Springer, Berlin–Heidelberg–New York 1991, pp. 103–111.
Lommatzsch, P. K. et al.: Ein Beitrag zur Optimierung der Bestrahlungszeit bei der Behandlung des malignen Melanoms der Aderhaut mit Beta-Applikatoren (Ru-106/Rh-106). Klin. Mbl. Augenheilk. 188 (1986) 133.
Lommatzsch, P. K., R. Vollmar: Ein neuer Weg zur Therapie intraokularer Tumoren mit Betastrahlen (Ru-106/Rh-106) unter Erhaltung der Sehfähigkeit. Klin. Mbl. Augenheilk. 148 (1966) 682 ff.
Luxton, G. et al.: Dosimetric Calculation and Measurement of Gold Plaque Ophthalmic Irradiation Using Iridium-192 and Iodine-125 Seeds. Int. J. Radiat. Oncol. Biol. Phys. 15 (1987) 167–176.

Menapace, R.: Indikation, Technik und Ergebnisse der hochdosierten Kontaktbestrahlung von Aderhautmelanomen mittels Ruthenium-106-Applikatoren. Spektrum Augenheilk. 4 (1990) Beilage zu Heft 3.
Menapace, R. et al.: Ein Verfahren zur Bestimmung der Dosisleistung radioaktiver Augenapplikatoren (Ru-106/Rh-106) und deren Bedeutung für Indikation und Behandlung bei malignen Aderhautmelanomen. Klin. Mbl. Augenheilk. 187 (1985) 451–454.
Menapace, R. et al.: Results and Implications of High-Resolution Surface Dosimetry of Ruthenium-106 Eye Applicators. Ophthalmologica 204 (1992) 93–100.
Robert, Y. et al.: Protracted ruthenium treatment of recurrent ptyerygium. Graefes Arch. clin. exp. Ophthalmol. 230 (1992) 233–236.
Schäfer, H., G. Vormum: Dosimetry of Ru-/Rh-106 Ophthalmic Applicators, Radiotherapy of Intraocular and Orbital Tumors. Springer, Berlin–Heidelberg–New York 1993, pp. 363–368.
Schmidt, H.: Zur Beta-Dosimetrie medizinischer Applikatoren. Isotopenpraxis 12 (1977) 413–418.
Seyfried, P., G. Ebeling: Das Szintillationsdosimeter – meßtechnische Eigenschaften des Meßkopfes. PTB – EW – 5 Bericht, 1988.
Soares, C. G.: Calibration of Ophthalmic Applicators at NIST: A Revised Approach. Med. Phys. 18 (1991) 787–793.
Soares, C. G.: A Method for Calibration of Concave Sr-90/Y-90 Ophthalmic Applicators. Phys. Med. Biol. 37 (1992) 1005–1007.
Soares, C. G.: Comparison of NIST and manufacturers calibration of $^{90}Sr+^{90}Y$ ophthalmic applicators. Med. Phys. 22 (1955) 1–7.
Stallard, H. B.: Radiotherapy for Malignant Melanoma of the Choroid. Brit. J. Ophthalmol. 61 (1966) 147–155.

zu 8.10.2:

Castro, J. R., D. H. Char, P. L. Petti et al.: 15 years experience with helium ion radiotherapy for uveal melanoma. Int. J. Radiat. Oncol. Biol. Phys. 39 (1997) 989–996.
Char, D. H., J. R. Castro, J. M. Quivey et al.: Uveal melanoma radiation. 125 I brachytherapy versus helium ion irradiation. Ophthalmology 96 (1989) 1708–1715.
Char, D. H., S. M. Kroll, J. Castro: Long-term follow-up after uveal melanoma charged particle therapy. Trans. Amer. Ophthalmol. Soc. 95 (1997) 171–187.
Char. D. H., S. M. Kroll, J. Castro: Ten-year follow-up of helium ion therapie for uveal melanoma. Amer. J. Ophthalmol. 125 (1998) 81–89.
Char. D. H., W. Saunders, J. R. Castro et al.: Helium ion therapy for choroidal melanoma. Ophthalmology 90 (1983) 1219–1225.
Egger, E., L. Zografos, G. Munkel et al.: Results of proton radiotherapy for uveal melanomas. Front. Radiat. Ther. Oncol. 30 (1997) 111–122.
Goitein, M., T. Miller: Planning proton therapy of the eye. Med. Phys. 10 (1983) 275–283.
Gragoudas, E. S.: 1996 Jules Gonin Lecture of the Retina Research Foundation. Long-term results after proton irradiation of uveal melanomas. Graefes Arch. clin. exp. Ophthalmol. 235 (1997) 265–267.
Gragoudas, E. S., M. Goitein, A. M. Koehler et al.: Proton irradiation of small choroidal malignant melanomas. Amer. J. Ophthalmol. 83 (1977) 665–673.
Oosterhuis, J. A., H. G. Journee-de Korver, J. E. Keunen: Transpupillary thermotherapy: results in 50 patients with choroidal melanoma. Arch. Ophthalmol. 116 (1998) 157–162.

zu 8.10.3:

Bornfeld, N., W. Alberti, M. H. Foerster et al.: External beams therapy of choroidal melanomata: preliminary report. Trans. ophthalmol. Soc. U.K. 103 (1983) 68–71.

Chenery, S. A. G., D. M. Galbraith, P. M. K. Leung: Application of small 60 cobalt beams in the treatment of malignant melanoma at the optic disc. Int. J. Radiat. Oncol. Biol. Phys. 2 (1977) 1021–1026.

Chinela, A. B., A. Zambrano, H. J. Bunge et al.: Gamma knife radiosurgery in uveal melanomas. In: *Steiner, L.* (ed.): Radiosurgery: baseline and trends. Raven Press, New York 1992, pp. 161–169.

Langmann, G., G. Pendl, O. Schröttner et al.: Die radiochirurgische Therapie mit der Leksell Gamma Einheit in der Behandlung von Aderhautmelanomen. Ein erster Erfahrungsbericht. Spektr. Augenheilk. 9 (1995) 16–21.

Larson, B.: The History of Radiosurgery: The Early Years (1950–1970). In: *Kondziolka, D.* (ed.): Radiosurgery 1995. Karger, Basel 1996, S. 1–10.

Larson, B., K. Liden, B. Sarby: Irradiation of small structures through the intact scull. Acta radiol. Ther. Phys. Biol. 13 (1974) 513–534.

Marchini, G., S. Babighian, L. Tomazzoli et al.: Stereotactic radiosurgery of uveal melanomas: preliminary results with gamma knife treatment. Stereotact. Funct. Neurosurg. 64, Suppl. 1 (1995) 72–79.

Modorati, G., E. Motti, L. Ventrella et al.: Gamma Knife radiosurgery (GKR) for uveal melanoma. Invest. ophthalmol. Vis. Sci. 36, Suppl. (1995), Nr. 487, poster 2252–219.

Podgorsak, E. B.: Physics for radiosurgery with linear accelerators. Neurosurg. Clin. North. Amer. 3 (1992) 9–34.

Rand, R. W., A. Khonsary, W. J. Brown et al.: Leksell stereotactic radiosurgery in the treatment of eye melanoma. Neurol. Res. 9 (1987) 142–146.

Renni, I., D. Forster, A. Kemeny et al.: The use of single fraction Leksell stereotactic radiosurgery in the treatment of uveal melanoma. Acta Ophthalmol. Scand. 74 (1996) 558–562.

Walton, L., A. Hampshire, D. M. C. Forster et al.: Stereotactic localization using magnetic resonance imaging. Stereotact. Funct. Neurosurg. 64, suppl. 1 (1995) 155–163.

Webb, S.: The physics of three-dimensional radiotherapy, radiosurgery and treatment planning. Institute of Physics Publishing, Bristol and Philadelphia 1993.

Wu, A.: Physics and dosimetry of the gamma knife. Neurosurg. Clin. North. Amer. 3 (1992) 35–50.

Zehetmayer, M., R. Menapace, K. Kitz et al.: Suction attachment for stereotactic radiosurgery of intraocular malignancies. Ophthalmologica 208 (1994) 119–121

Zehetmayer, M., R. Menapace, K. Kitz et al.: Stereotactic irradiation of uveal melanoma with the Leksell gamma unit. In: *Wiegel, T., N. Bornfeld, M. H. Foerster* et al. (eds.): Radiotherapy of Ocular Disease. Front. Radiat. Ther. Oncol. 1997b, 165–171.

Zehetmayer, M., M. Georgopoulos, I. Ruhswurm et al.: Marginal dose and tumor regression after stereotactic irradiation for uveal melanoma. In: *Kondziolka, D.* (ed.): Radiosurgery 1997, Karger, Basel 1998, S. 114–120.

zu 8.12:

Augsburger, J. J., K. Lauritzen, J. W. Gamel et al.: Matched group study of surgical resection versus cobalt-60 plaque radiotherapy for primary choroidal or ciliary body melanoma. Ophthalmic. Surg. 21 (1990) 682–688.

Bornfeld, N., P. Chauvel, W. Sauerwein et al.: Metastatic disease, eye retention and visual function in conservative treatment of uveal melanoma. Front. Radiat. Ther. Oncol. 30 (1997) 97–110.

Damato, B. E., W. S. Foulds: Surgical resection of choroidal melanomas. In: *Ryan, S. J.* (ed.): Retina. Mosby, St. Louis, 1994.

Damato, B. E., J. Paul, W. S. Foulds: Predictive factors for metastasis after transscleral local resection of uveal melanoma. Brit. J. Ophthalmol. 80 (1996) 109–116.

Damato, B. E., J. Paul, W. S. Foulds: Risk factos for residual and recurrent uveal melanoma after trans-scleral local resection. Brit. J. Ophthalmol 80 (1996) 102–108.

Damato, B. E., C. Goenewald, J. McGalliard et al.: Endoresection of choroidal melanoma. Brit. J. Ophthalmol. 82 (1998) 213–218.

Folberg, R., V. Rummelt, R. Parys-Van Ginderdeuren et al.: The prognostic value of tumor blood vessel morphology in primary uveal melanoma. Ophthalmology 100 (1993) 1389–1398.

Foulds, W. S.: The local excision of choroidal melanomata. Trans. Ophthalmol. Soc. 93 (1973) 343–346.

Foulds, W. S., B. E. Damato, R. L. Burton: Local resection versus enucleation in the management of chooidal melanoma. Eye 1 (1987) 676–679.

Lee, K. J., G. A. Peyman, S. Raichand: Internal eye wall resection for posterior uveal melanoma. Jpn. J. Ophthalmol. 37 (1993) 287–292.

Linnik, L. F., V. A. Lgoship, T. L. Ronkina: Experimental substatiation of transvitreal removal of choroidal tumours. In: Diagnosis and treatment of intraocular tumours. Collection of research works of the International Symposium in Ophthalmic Oncology, Moscow 1986, 112.

Naumann, G. O. H., V. Rummelt: Block excision of tumors of the anterior uvea. Ophthalmology 103 (1996) 2017–2028.

Oosterhuis, J. A., K. H. Journee-de, J. E. Keunen: Transpupillary thermotherapy: results in 50 patients with choroidal melanoma. Arch. Ophthalmol. 116 (1998) 157–162.

Peyman, G. A., C. P. Juarez, J. G. Diamond et al.: Ten years experience with eye wall resection for uveal malignant melanomas. Ophthalmology 91 81 984) 1720–1725.

Prescher, G., N. Bornfeld, H. Hirche et al.: Prognostic implications of monosomy 3 in uveal melanoma. Lancet 347 (1996) 1222–1225.

Shields, J. A., C. L. Shields, P. Shah et al.: Partial lamellar sclerouvectomy for ciliary body and choroidal tumors. Ophthalmology 98 (1991) 971–983.

Shields, C. L., J. A. Shields, J. Cater et al.: Transpupillary thermotherapy for choroidal melanoma: tumor control and visual results in 100 consecutive cases. Ophthalmology 105 (1998) 581–590.

Stallard, H. B.: Partial choroidectomy. Brit. J. Ophthalmol. 50 (1966) 660–662.

Todd, J. G., J. R. Colvin: Ophthalmic surgery. In: *MacRae, W. R., J. A. W. Wildsmith* (eds.): Induced hypotension. Elsevier, London 1991, pp. 257–269.

Zografos, L., C. Perret, C. Gailloud: Conservative treatment of uveal melanomas by accelerated proton beam. In: *Bornfeld, N., E. S. Gragoudas, W. Hopping* et al. (eds.): Tumors of the eye. Kugler, Amsterdam 1991, pp. 497–506.

9 Intraokulare lymphatische Tumoren

Barr, C. C., W. R. Green, J. W. Payne et al.: Intraocular reticulum cell sarcoma. A clinicopathologic study of four cases and review of the literature. Surv. Ophthalmol. 19 (1975) 224–239.

Burkitt, D.: A sarcoma involving the jaws in African children. Brit. J. Surg. 46 (1958) 218–223.

Char, D.H., B. M. Ljung, T. Miller et al.: Primary intraocular lymphoma (ocular reticulum cell sarcoma) diagnosis and management. Ophthalmology 95 (1988) 625–630.

Duker, J. S., J. A.. Shields, M. Ross: Intraocular large cell lymphoma presenting as massive thickening of the uveal tract. Retina 7 (1987) 41–45.

Elner, V. M., A. A. Hidayat, N. C. Charles et al.: Neoplastic angioendotheliomatosis. Ophthalmology 93 (1986) 1237–1245.

Feman, S. S., G. Niwayama, R. S. Hepler et al.: Burkitt tumor with intraocular involvement. Surv. Ophthalmol. 14 (1969) 106–111.

Freeman, L. N., A. P. Schachat, D. L. Knox et al.: Clinical features, laboratory investigations, and survival in ocular reticulum cell sarcoma. Ophthalmology 94 (1987) 1631–1639.

Gass, J. D. M., R. J. Sever, W. S. Grizzard et al.: Multifocal pigment epithelial detachments by reticulum cell sarcoma. A characteristic funduscopic picture. Retina 4 (1984) 135–143.

Karp, L. A., L. E. Zimmerman: Intraocular involvement in Burkitt's lymphoma. Arch. Ophthalmol. 85 (1971) 295–298.

Keltner, J. L., E. Fritsch, R. C. Cykiert et al.: Mycosis fungoides: intraocular and central nervous system involvement. Arch. Ophthalmol. 95 (1977) 645–650.

Maisel, J. M., F. Miller, P. A. Sibony et al.: Multiple myeloma presenting with ocular inflammation. Ann. Ophthalmol. 19 (1987) 170–174.

Minckler, D. S., R. L. Font, L. E. Zimmerman: Uveitis and reticulum cell sarcoma of the brain and bilateral neoplastic seeding of vitreous without retinal or uveal involvement. Amer. J. Ophthalmol. 80 (1975) 433–439.

Ryan, S. J., L. E. Zimmerman, F. M. King: Reactive lymphoid hyperplasia: an unusual form of intraocular pseudotumor. Trans. Amer. Acad. Ophthalmol. Otolaryngol. 76 (1972) 652–671.

Shakin, E. P., J. J. Augsburger, R. C. Eagle et al.: Multiple myeloma involving the iris. Arch. Ophthalmol. 106 (1988) 524–526.

Shields, J. A.: Diagnosis and Management of Orbital Tumors. Saunders, Philadelphia 1989, pp. 316–340.

Shields, J. A., J. J. Augsburger, J. R. Gonder et al.: Localized benign lymphoid tumor of the iris. Arch. Ophthalmol. 99 (1981) 2147–2148.

Shields, J. A., C. L. Shields: Intraocular tumors and leukemias. In: *Shields, J. A., C. L. Shields:* Intraocular Tumors. A Text and Atlas. Saunders, Philadelphia 1992.

Shields, J. A., C. L. Shields, H. Ehya et al.: Fine needle aspiration biopsy of suspected intraocular tumors. The 1992 Urwick Lecture. Ophthalmology 100 (1993) 1677–1684.

10 Benigne Tumoren der Retina und Papille

zu 10.1:

Archer, D. N., A. Deutman, J. T. Ernest et al.: Arterio-venous communications of the retina. Amer. J. Ophthalmol. 75 (1973) 224–241.

Augsburger, J. J., J. Freire, L. W. Brady: Radiation therapy for choroidal and retinal hemangioma. In: *Weigel, T., N. Bornfeld, M. H. Foerster* et al. (eds.): Radiotherapy of ocular disease. Front. Radiat. Ther. Oncol. 30 (1997) 265–280.

Augsburger, J. J., R. E. Goldberg, J. A. Shields et al.: Changing appearance of retinal arteriovenous malformation. Graefes Arch. clin. exp. Ophthalmol. 215 (1980) 265–270.

Bech, K., O. A. Jensen: On the frequency of co-existing racemose haemangiomata of the retina and brain. Acta psychiat. neurol. Scand. 36 (1961) 47–56.

Bernth-Petersen, P.: Racemous haemangioma of the retina; report of three cases with long term follow-up. Acta ophthalmol. 57 (1979) 669–678.

Bonnet, P., J. Dechaume, E. Blanc: L'anévrysme cirsoide de la rétine (anévrysme racémeux): ses relations avec l'anévrysme cirsoide de la face et avec l'anévrysme cirsoide du cerveau. J. Méd. Lyon 18 (1937) 165–178.

Cagianut, B.: Das arterio-venöse Aneurysma der Netzhaut. Klin. Mbl. Augenheilk. 140 (1962) 180–191.

Cameron, M. E., C. H. Greer: Congenital arterio-venous aneurysm of the retina: a post mortem report. Brit. J. Ophthalmol. 52 (1968) 768–772.

Chen, F., T. Kishida, M. Yao et al.: Germ line mutations in the von Hippel-Lindau disease tumor suppressor gene: correlations with phenotype. Hum. Mut. 5 (1995) 66–75.

Colvard, D. M., D. M. Robertson, J. C. Trautman: Kavernous hemangioma of the retina. Arch. Ophthalmol. 96 (1978) 2042.

De Laey, J. J., M. Hanssens: Vascular tumors and malformations of the ocular fundus. Bull. soc. belge Ophtalmol. 225 (1990) 1–241.

Drigo, P., I. Mammi, P. A. Batistella et al.: Familial cerebral, hepatic, and retinal cavernous angiomas: a new syndrome. Child's nerv. Syst. 10 (1994) 205–209.

Effron, L., Z. N. Zakov, R. L. Tomsak: Neovascular glaucoma as a complication of the Wyburn-Mason syndrome. J. clin. Neuro-Ophthalmol. 5 (1985) 95–98.

Ferry, A. P.: Other phacomatoses, Wyburn-Mason syndrome. In: *Ryan, St. J.* (ed.): Retina. Mosby, St. Louis 1994.

Friedrichs, W., N. Bornfeld, W. Sauerwein et al.: Proton beam irradiation of juxtapapillary angiomas in Hippel's disease. Invest. Ophthalmol. Vis. Sci. 35 (1994) 2120.

Gass, J. D. M.: Cavernous hemangioma of the retina: a neuro-oculo-cutaneous syndrome. Amer. J. Ophthalmol. 71 (1971) 799–814.

Gass, J. D. M.: Stereooscopic atlas of macular diseases. Mosby-Year Book, St. Louis 1997.

Gil-Nagel, A., J. Dubovsky, K. J. Wilcox et al.: Familial cerebral cavernous angioma: a gene localized to a 15-cM interval on chromosome 7q. Ann. Neurol. 39 (1996) 807–810.

Glenn, G. M., W. M. Linehan, S. Hosoe et al.: Screening for von Hippel-Lindau disease by DNA polimorphism analysis. J. Amer. Med. Ass. 267 (1992) 1226–1231.

Goldberg, R. E., T. R. Pheasant, J. A. Shields: Cavernous hemangioma of the retina. A four-generation pedigree with neuro-oculocutaneous involvement and an example of bilateral retinal involvement. Arch. ophthalmol. 97 (1979) 2321–2324.

Gregersen, E.: Arteriovenous aneurysm of the retina; a case of spontaneous thrombosis and „healing". Acta ophthalmol. 39 (1961) 937–939.

Gundez, K., N. Ozbayrak, M. Okka et al.: Cavernous hemangioma with cone dysfunction. Ophthalmologica 210 (1996) 367–371.

Gunel, M. I. A. Awad, K. Finberg et al.: Genetic heterogeneity of inherited cerebral cavernous malformation. Neurosurgery 38 (1996) 1265–1271.

Hippel, E. von: Über eine sehr seltene Erkrankung der Netzhaut. Ber. dtsch. ophthalmol. Ges. 31 (1903) 199.

Hippel, E. von: Über eine sehr seltene Erkrankung der Netzhaut. Klinische Beobachtungen. Graefes Arch. clin. exp. Ophthalmol. 59 (1904) 83–106.

Horiuchi, T., J. D. M. Gass, N. J. David: Arteriovenous malformation in the retina of a monkey. Amer. J. Ophthalmol. 82 (1976) 896–904.

Johnston, P. B., A. J. Lotery, W. C. Logan: Treatment and long term follow up of a capillary angioma of the optic disc. Int. Ophthalmol. 19 (1995) 129–132.

Klein, M., M. F. Goldberg, E. Cotlier: Cavernous hemangioma of the retina: report of four cases. Ann. Ophthalmol. 7 (1975) 1213–1221.

Kreusel, K. M., N. Bornfeld, A. Lommatzsch et al.: Ruthenium-106 brachytherapy for peripheral retinal capillary hemangioma. Ophthalmology 105 (1998) 1386–1392.

Kushner, M. S., L. M. Jampol, J. A. Haller: Cavernous hemangioma of the optic disc. Retina 14 (1994) 359–361.

Laqua, H., A. Wessing: Peripheral retinal telangiectasis in adults simulating a vascular tumor or melanoma. Ophthalmology 90 (1983) 1284–1291.

Lindau, A.: Studien über Kleinhirncysten. Bau, Pathogenese und Beziehungen zur Angiomatosis retinae. Acta pathol. microbiol. scand. Suppl. 1 (1926) 1–128.

Lommatzsch, A., A. Wessing: Angiomatosis retinae – Langzeitbeobachtungen. Ophthalmologe 93 (1996) 158–162.

Mansour, A. M., J. B. Walsh, P. Henkind: Arteriovenous anastomosis of the retina. Ophthalmology 94 (1987) 35–40.

Mansour, A. M., C. G. Wells, L. M. Jampol et al.: Ocular complications of arteriovenous communications of the retina. Arch. Ophthalmol. 107 (1989) 232–236.

McDonald, H. R., H. Schatz, R. N. Johnson et al.: Vitrectomy in eyes with peripheral retinal angioma associated with traction macular detachment. Ophthalmology 103 (1996) 329–335.

Messmer, E., R. L. Font, H. Laqua et al.: Cavernous hemangioma of the retina: Immunhistochemical and ultrastructural observations. Arch. Ophthalmol. 102 (1984) 413–418.

Messmer, E., H. Laqua, A. Wessing et al.: Nine cases of cavernous hemangioma of the retina. Amer. J. Ophthalmol. 95 (1983) 383–390.

Meyer-Schwickerath, G.: Lichtkoagulation. Bücherei des Augenarztes, Band 33. Enke, Stuttgart 1959.

Mottow-Lippa, L, M. O. Tso, G. A. Peyman et al.: Von Hippel angiomatosis. A light, electron microscopic, and immunoperoxydase characterization. Ophthalmology 90 (1983) 848–855.

Neumann, H. P. H: Pheochromocytomas multiple endocrine neoplasia type 2 and von Hippel-Lindau disease. New Engl. J. Med. 330 (1994) 1091–1092.

Neumann, H. P. H., C. J. M. Lips, Y. E. Hsia et al.: Von Hippel-Lindau Syndrome. Brain Pathology 5 (1995) 181–193.

Nicholson, D. H.: Capillary hemangioma of the retina and von Hippel-Lindau disease. In: *Ryan, St. J.* (ed.): Retina. Mosby, St. Louis 1994.

Nicholson, D. H., W. R. Green, K. R. Kenyon: Light and electron microscopic study of early lesions in angiomatosis retinae. Amer. J. Ophthalmol. 82 (1976) 193–204.

Pancurak, J., M. F. Goldberg, M. Frenkel et al.: Cavernous hemangioma of the retina: genetic and central nervous system involvement. Retina 5 (1985) 215–220.

Patel, U., S. C. Gupta: Wyburn-Mason syndrome. A case report and review of the literature. Neuroradiology 31 (1990) 544–546.

Pauleikhoff, D., A. Wessing: Arteriovenous communications of the retina during a 17-year follow-up. Retina 11 (19919 433–436.

Piotrowski, W., G. Röhrborn: Eine Familienstudie des klassischen Falles von v. Hippel-Lindau-Syndrom. Langenbecks arch. klin. Chir. 311 (1965) 310–322.

Reese, A. B.: Tumors of the eye. Harper & Row, New York 1976.

Rosa, R. H., M. F. Goldberg, W. R. Green: Clinicopathologic correlation of Argon laser photocoagulation of retinal angiomas in a patient with von Hippel-Lindau disease followed for more than 20 years. Retina 16 (1996) 145–156.

Ruhswurm, I., M. Zehetmayer, P. Till et al.: Kavernöses Hämangiom der Papille: Klinische und echographische Befunde. Klin. Mbl. Augenheilk. 209 (1996) 380–382.

Rumbaur, W.: Über Angiomatosis retinae. Klin. Mbl. Augenheilk. 106 (1941) 168–198.

Schmitz-Valckenberg, P., G. Meyer-Schwickerath: Angiomatosis retinae im Alter. Ber. dtsch. ophthalmol. Ges. 74 (1975) 205–208.

Seizinger, B. R., G. A. Rouleau, L. J. Ozelius et al.: Von Hippel-Lindau disease maps to the region of chromosome 3 associated with renal cell carcinoma. Nature 332 81988) 268.

Shields, J. A.: Response of retinal capillary hemangioma to cryotherapy. Arch. Ophthalmol. 111 (1993) 551

Shields, J. A., W. I. Decker, G. E. Sanborn et al.: Presumed acquired retinal hemangiomas. Ophthalmology 90 (1983) 1292–1300.

Shields, J. A., C. L. Shields: Intraocular tumors. A text and atlas. Saunders, Philadelphia 1992.

Sternerg, P.: Cavernous hemangioma. In: *Ryan, St. J.* (ed.): Retina. Mosby, St. Louis 1994.

Tost, M.: Kongenitale Anomalien an den Gefäßen des uvealen, retinalen und faszikulären Kreislaufs. In: *François, J.:* Blutzirkulation in der Uvea, in der Netzhaut und im Sehnerven. V. Kongreß der Europäischen Ophthalmologischen Gesellschaft Hamburg 1976. Enke, Stuttgart 1978.

Unger, H. H.: Zum Wyburn-Mason-Syndrom (angiomatose cirsoide meningo-retino-faciale de Bonnet). Ber. dtsch. ophthalmol. Ges. 67 (1965) 418–420.

Watzke, R. C.: Cryotherapy for retinal angiomatosis. A clinicopathologic report. Arch. Ophthalmol. 92 (1974) 399–401.

Wessing, A.: 10 Jahre Lichtkoagulation bei Angiomatosis retinae. Klin. Mbl. Augenheilk. 150 (1967) 57–71.

Wessing, A.: Fluoreszenzangiographie der Retina. Thieme, Stuttgart 1968.

Wessing, A.: Retinal vascular malformations: a follow-up study. In: Shimizu, K., J. A. Oosterhuis: XXIII. Concilium Ophthalmologicum Kyoto 1978, Intern. Congr. Ser. 450, Excerpta Medica, Amsterdam–Oxford 1979.

Wessing, A.: Angiomatosis retinae. Clinical, epidemiological, and therapeutic aspects. In: *Lommatzsch, P. K., F. C. Blodi* (eds.): Intraocular tumors. Akademie-Verlag, Berlin 1983.

Wyburn-Mason, R.: Arteriovenous aneurysm of mid-brain and retina, facial naevi and mental changes. Brain 66 (1943) 163–203.

zu 10.2:

Bergin, D. J., Th. E. Johnson, W. H. Spencer, C. D. McCord: Ganglioglioma of the optic nerve. Amer. J. Ophthalmol. 105 (1988) 146–149.

Bourneville, D. M.: Sclérose tubéreuse de circonvolutions cérébrales: idiotie et épilepsie hémiplégique. Arch. Neurol. (Paris) 1 (1880) 81–91.

Cleasby, G. W., W. E. Fung, W. B. Shekter: Astrocytoma of the retina. Report of two cases. Amer. J. Ophthalmol. 64 (1967) 633–637.

Cruess, A. F.: Tuberous sclerosis and the eye. In: *Ryan, St. J.* (ed.): Retina. Mosby, St Louis 1994, pp. 641–649.

Drewe, R. H., P. Hiscott, W. R. Lee: Solitary astrocytic hamartoma simulating retinoblastoma. Ophthalmologica 190 (1985) 158–167.

Faschinger, Chr., R. Kleinert: Erstbeschreibung eines retinalen Ganglioglioms. Klin. Mbl. Augenheilk. 193 (1988) 412–415.

Font, R. L., A. P. Ferry: The phakomatoses. Int. ophthalmol. Clin. 12 (1972) 1–50.

Friedenwald, J. S.: Massive gliosis of the retina. In: *Crisp, W. H. W. C. Finnoff* (eds.): Contributions to ophthalmic science. George Banta Publishing, Menasha WJ 1926, pp. 23–28.

Fryer, A. E., A. Chalmers, J. M. Connor et al.: Evidence that the gene for tuberous sclerosis is on chromosome 9. Lancet 1 (1987) 659–661.

Gass, J. D. M.: Fluoresceinangiography-an aid in the differential diagnosis of intraocular tumors. Int. ophthalmol. Clin. 12 (1972) 85.

Lagos, J. C., M. R. Gomez: Tuberous sclerosis: reappraisal of a clinical entity. Mayo Clinic Proc. 42 (1967) 26–38.

Nyboer, J. H., D. M. Robertson, M. R. Gomez: Retinal lesions in tuberous sclerosis. Arch. Ophthalmol. 94 (1976) 1277–1280.

Ramsay, R. C., J. L. Kinyon, C. W. Hill et al.: Retinal astrocytoma. Amer. J. Ophthalmol. 88 (1979) 32–36.

Shields, J. A., C. L. Shields: Intraocular tumors. Saunders, Philadelphia 1992, pp. 427–430.

Van der Hoeve, T.: Ele symptoms in tuberous sclerosis of the brain. Trans. ophthalmol. Soc. U.K. 40 (1920) 329–334.

Williams, R., D. Taylor: Tuberous sclerosis. Surv. Ophthalmol. 30 (1985) 143–153.

Wolter, J. R., J. M. Mertus: Exophytic retinal astrocytoma in tuberous sclerosis. J. Pediat. Ophthalmol. 6 (1969) 186–191.

Yanoff, M., L. E. Zimmerman, R. L. Davis: Massive gliosis of the retina. Int. ophthalmol. Clin. 11 (1971) 211–229.

Yanoff, M., B. S. Fine: Ocular Pathology. Mosby-Wolfe, St. Louis 1996, pp. 418–421.

Zimmerman, L. E., F. B. Walsh: Clinicopathologic conference. Amer. J. Ophthalmol. 42 (1956) 737–747.

11 Retinoblastom

Abramson, D. H.: Unilateral retinoblastoma in adults [letter]. Ophthalmology 104 (1997) 1207.

Abramson, D. H., C. M. Frank: Second nonocular tumors in survivors of bilateral retinoblastoma: a possible age effect on radiation-related risk. Ophthalmology 105 (1998) 573–579, discussion 579–580.

Abramson, D. H., C. M. Frank, M. Susman et al.: Presenting signs of retinoblastoma. J. Pediatr. 132 (1998) 505–508.

Abramson, D. H., L. S. Gamell, R. M. Ellsworth et al.: Unilateral retinobalstoma: new intraocular tumours after treatment. Brit. J. Ophthalmol. 78 (1994) 698–701.

Abramson, D. H., R. F. Marks, R. M. Ellsworth et al.: The management of unilateral retinoblastoma without primary enucleation. Arch. Ophthalmol. 100 (1982) 1249–1252.

Abramson, D. H., B. McCormick, D. Fass et al.: Retinoblastoma. The long-term appearance of radiated intraocular tumors. Cancer 67 (1991) 2753–2755.

Advani, S. H., S. R. Rao, R. S. Iyer et al.: Pilot study of sequential combination chemotherapy in advanced and recurrent retinoblastoma. Med. Pediatr. Oncol. 22 (1994) 125–128.

Albert, D. M.: Historic review of retinoblastoma. Ophthalmology 94 (1987) 654–662.

Amemiya, T., J. Takano, K. Choshi: Did atomic bomb radiation influence the incidence of retinoblastoma in Nagasaki and Hiroshima? Ophthalmic. Pediatr. Genet. 14 (1993) 75–79.

Arora, R., S. M. Betharia: Fine needle aspiration biopsy of pediatric orbital tumors. An immunocytochemical study. Acta. Cytol. 38 (1994) 511–516.

Balmer, A., C. Gailloud, S. Uffer et al.: Rétinoblastome et pseudorétinoblastome: étude diagnostique. Klin. Mbl. Augenheilk. 192 (1988) 589–592.

Balmer, A., F. Munier, C. Gailloud: Retinomes et phtisis bulbi: expression benigne du retinoblastome. Klin. Mbl. Augenheilk. 200 (1992) 436–439.

Bechrakis, N. E., N. Bornfeld, A. Schüler et al.: Clinicopathologic features of retinoblastoma after primary chemoreduction. Arch. Ophthalmol. 116 (1998) 887–893.

Black, G., R. M. Redmond: The molecular biology of Norrie's disease. Eye 8 (1994) 491–496.

Blake, J., J. Mullaney: Retinoblastoma in Bloch-Sulzberger syndrome. Ophthalmologica 172 (1976) 457–465.

Bornfeld, N., A. Schüler, N. Bechrakis et al.: Preliminary results of primary chemotherapy in retinoblastoma. Klin. Pädiatr. 209 (1997) 216–221.

Broughton, W. L., L. E. Zimmerman: A clinicopathologic study of 56 cases of intraocular medulloepitheliomas. Amer. J. Ophthalmol. 85 (1978) 407–418.

Brownstein, S., M. Barsoum-Homsy, V. H. Conway et al.: Nonteratoid medulloepithelioma of the ciliary body. Ophthalmology 91 (1984) 1118–1122.

Bunin, G. R., B. S. Emanuel, A. T. Meadows et al.: Frequency of 13q abnormalities among 203 patients with retinoblastoma. J. Nat. Cancer Inst. 81 (1989) 370–374.

Canning, C. R., A. C. McCartney, J. Hungerford: Medulloepithelioma (diktyoma). Brit. J. Ophthalmol. 72 (1988) 764–767.

Chan, H. :S., P. S. Thorner, G. Haddad et al.: Multidrug-resistant phenotype in retinoblastoma correlates with P-glycoprotein expression. Ophthalmology 98 (1991) 1425–1431.

Char, D. H., T. R. Miller: Fine needle biopsy in retinoblastoma. Amer. J. Ophthalmol. 97 (1984) 686–690.

Der Kinderen, D. J., J. W. Koten, K. E. Tan et al.: Parental age in sporadic hereditary retinoblastoma. Amer. J. Ophthalmol. 110 (1990) 605–609.

De Sutter, E., W. Höpping: Histoprognosis in retinoblastoma. Bull. Soc. belg. Ophtalmol. 211 (1984) 109–117.

De Sutter, E., W. Höpping, G. Zeller: Comparison between different retinoblastoma classifications. Bull. Soc. belge. Ophtalmol. 248 (1993) 19–22.

Doz, F., F. Khelfaoui, V. Mosseri et al.: The role of chemotherapy in orbital involvement of retinoblastoma. The experience of a single institution with 33 patients. Cancer 74 (1994) 722–732.

Doz, F., S. Neuenschwander, D. Plantaz et al.: Etoposide and carboplatin in extraocular retinoblastoma: a study by the Societe Française d'Oncologie Pediatrique. J. Clin. Oncol. 13 (19959 902–909.

Dugeon, J.: Unilateral retinoblastoma – genetic implications [editorial]. Brit. J. Ophthalmol. 80 (1996) 193.
Dunphy, E. B.: The story of retinoblastoma. Trans. Amer. Acad. Ophthalmol. Otolaryngol. 68 (1964) 249–264.
Ellsworth, R. M.: Retinoblastoma. Mod. Probl. Ophthalmol. 18 (1977) 94–100.
Eng, C., F. P. Li, D. H. Abramson et al.: Mortality from second tumors among long-term survivors of retinoblastoma. J. Nat. Cancer Inst. 85 (1993) 1121–1128.
François, J.: Incontinentia pigmenti (Bloch-Sulzberger syndrome) and retinal changes. Brit. J. Ophthalmol. 68 (1984) 19–25.
Freire, J., C. Miyamoto, L. W. Brady et al.: Retinoblastoma after chemoreduction and irradiation: preliminary results. Front. Radiat. Ther. Oncol. 30 (1997) 88–92.
Gal, A., A. Veske, G. Jojart et al.: Norrie-Warburg syndrome: two novel mutations in patients with classical clinical phenotype. Acta. Ophthalmol. Scand. Suppl. 219 (1996) 131–6.
Gallie, B. L., A. Budning, G. DeBoer et al.: Chemotherapy with focal therapy can cure intraocular retinoblastoma without radiotherapy. Arch. Ophthalmol. 114 (1996) 1321–1328.
Gallie, B. L., R. M. Ellsworth, D. H. Abramson et al.: Retinoma: spontaneous regression of retinoblastoma or benign manifestation of the mutation? Brit. J. Cancer 45 (1982) 513–521.
Heinrich, T., E. P. Messmer, W. Höpping et al.: Das Metastasierungsrisiko beim Retinoblastom. Klin. Mbl. Augenheilk. 199 (1991) 319–324.
Höpping, W., W. Albert, H. Havers et al.: Das Retinoblastom. In: *Lund, O. E., T. N. Waubke* (Hrsg.): Die Augenerkrankungen im Kindesalter. Bücherei des Augenarztes. Bd. 106, Enke, Stuttgart 1985, S. 199–217.
Höpping, W., W. Havers, E. Passarge: Retinoblastom. In: *Bachmann, K. D.* (Hrsg.): Pädiatrie in Praxis und Klinik. Thieme/Gustav Fischer, Stuttgart–New York 1990, S. 755–770.
Höpping, W., G. Schmitt: The treatment of retinoblastoma. Mod. Probl. Ophthalmol. 18 (1977) 106–112.
Imhof, S. M., P. Hofman, K. E. Tan: Quantification of lacrimal function after D-shaped field irradiation for retinoblastoma. Brit. J. Ophthalmol. 77 (1993) 482–484.
Imhof, S. M., A. C. Moll, P. Hofman et al.: Second primary tumours in hereditary- and nonhereditary retinoblastoma patients treated with megavoltage external beam irradiation. Doc. Ophthalmol. 93 (1997) 337–344.
Imhof, S. M., M. P. Mourits, P. Hofman et al.: Quantification of orbital and mid-facial growth retardation after megavoltage external beam irradiation in children with retinoblastoma. Ophthalmology 103 (1996) 263–268.
Irvine, A. R., D. M. Albert, D. N. Sang: Retinal neoplasia and dysplasia. II. Retinoblastoma occurring with persistence and hyperplasia of the primary vitreous. Invest. Ophthalmol. Vis. Sci. 16 (1977) 403–407.
Jones, S. T.: Retrolental membrane associated with Bloch-Sulzberger syndrome (incontinentia pigmenti). Amer. J. Ophthalmol. 62 (1966) 330–334.
Kaatsch, P., J. Michaelis: Zweitmalignome nach malignen Erkrankungen im Kindesalter. Klin. Pädiatr. 207 (1995) 158–163.
Karcioglu, Z. A., S. A. al-Mesfer, E. Abboud et al.: Workup for metastatic retinoblastoma. A review of 261 patients. Ophthalmology 104 (1997) 307–312.
Karcioglu, Z. A., R. A. Gordon, G. L. Karcioglu: Tumorseeding in ocular fine needle aspiration biopsy. Ophthalmology 92 (1985) 1763–1767.

Kasman-Kellner, B., B. Jurin-Bunte, K. W. Ruprecht: Incontinentia pigmenti (Bloch-Sulzberger-Syndrom): case report and differential diagnosis to related dermato-ocular syndromes. Ophthalmologica 213 (1999) 63–69.
Khelfaoui, F., P. Validire, A. Auperin et al.: Histopathologic risk factors in retinoblastoma: a retrospective study of 172 patients treated in a single institution. Cancer 77 (1996) 1206–1213.
Kingston, J. E., J. L. Hungerford, S. A. Madreperla et al.: Results of combined chemotherapy and radiotherapy for advanced intraocular retinoblastoma. Arch. Ophthalmol. 114 (1996) 1339–1343.
Kivelä, T., A. Tarkkanen: Recurrent medulloepithelioma of the ciliary body. Immunohistochemical characteristics. Ophthalmology 95 (1988) 1565–1575.
Kupfer, C.: Retinoblastoma treated with intravenous nitrogen mustard. Amer. J. Ophthalmol. 36 (19 539 1721–1723.
Kyritsis, A. P., M. Tsokos, T. J. Triche et al.: Retinoblastoma – origin from a primitive neuroectodermal cell? Nature 307 (1984) 471–473.
Lommatzsch, P. K.: beta-Irradiation of retinoblastoma with 106-Ru/106-Rh-applicators. Mod. Probl. Ophthalmol. 18 (1977) 128–136.
Lommatzsch, P. K.: Das „Umbrella-Syndrom", ein Beitrag zum Pseudoretinoblastom. Klin. Mbl. Augenheilk. 191 (1987) 478–480.
Lommatzsch, P. K., W. Staneczek, H. Bernt: Epidemiologische Studie zu Neuerkrankungen an intraokularen Tumoren in der DDR im Zeitraum von 1961–1980. Klin. Mbl. Augenheilk. 187 (1985) 487–492.
Lommatzsch, P. K., W. Zimmermann, R. Lommatzsch: Spontane Wachstumshemmung beim Retinoblastom. Klin. Mbl. Augenheilk. 202 (1993) 218–223.
MacKay, C. J., D. H. Abramson, R. M. Ellsworth: Metastatic patterns of retinoblastoma. Arch. Ophthalmol. 102 (1984) 391–396.
Marcus, D. M., S. E. Brooks, G. Leff et al.: Trilateral retinoblastoma: insights into histogenesis and management. Surv. Ophthalmol. 43 (1998) 59–70.
Margo, C., A. Hidayat, J. Kopelman et al.: Retinocytoma. A benign variant of retinoblastoma. Arch. Ophthalmol. 101 (1983) 1519–1531.
Messmer, E.: spezielle Pathologie der Retina. In: *Naumann, G. O. H.* (Hrsg.): Pathologie des Auges. Bd. II, Springer, Berlin–Heidelberg–New York 1997, pp. 995–1152.
Messmer, E. P., H. Fritze, C. Mohr et al: Long-term treatment effects in patients with bilateral retinoblastoma: ocular and mid-facial findings. Graefes Arch. clin. exp. Ophthalmol. 229 (1991) 309–314.
Messmer, E. P., T. Heinrich, W. Höpping et al.: Risk factors for metastases in patients with retinoblastoma. Ophthalmology 98 (1991) 136–141.
Messmer, E. P., H. J. Richter, W. Höpping et al.: Nicht-okulärer, maligner Zweittumor nach Spontanheilung eines Retinoblastoms („Retinom", „Retinozytom"). Klin. Mbl. Augenheilk. 191 (1987) 299–303.
Messmer, E. P., W. Sauerwein, T. Heinrich et al.: New and recurrent tumor foci following local treatment as well as external beam radiation in eyes of patients with hereditary retinoblastoma. Graefes Arch. clin. exp. Ophthalmol. 228 (1990) 426–431.
Mohney, B. G., D. M. Robertson: Ancillary testing for metastasis in patients with newly diagnosed retinoblastoma. Amer. J. Ophthalmol. 118 (1994) 707–711.
Mohr, C., H. Fritze, E. Mesmer et al.: Zur Frage der Wachstumshemmung im Mittelgesicht nach frühkindlicher Retinoblastomtherapie. Dt. Z. Mund. Kiefer Gesichtschir. 14 (1990) 391–394.

Moll, A.: Epidemiological aspects of retinoblastoma in the Netherlands. Free University Amsterdam, Amsterdam 1996.

Morris, J. A., J. M. Edwards, J. Buckler: Retinoblastoma in grandchildren of workers at Sellafield nuclear plant. BMJ 301 (1990) 1257.

Moscinski, L. C., T. W. Pendergrass, A. Weiss et al.: Recommendations for the use of routine bone marrow aspiration and lumbar punctures in the follow-up of patients with retinoblastoma. J. Pediatr. Hematol. Oncol. 18 (1996) 130–134.

Mullaney, P. B., Z. A. Karcioglu, A. M. Huaman et al.: Retinoblastoma associated orbital cellulitis. Brit. J. Ophthalmol. 82 (1998) 517–521.

Munier, F. L., A. Balmer, G. van Melle et al.: Radial asymmetry in the topography of retinoblastoma. Clues to the cell of origin. Ophthalmic. Genet. 15 (1994) 101–106.

Murphree, A. L., J. G. Villablanca, W. F. R. Deegan et al.: Chemotherapy plus local treatment in the management of intraocular retinoblastoma. Arch. Ophthalmol. 114 (1996) 1348–1356.

Murray, T. G., N. Cicciarelli, C. M. McCabe et al.: In vitro efficacy of carboplatin and hyperthermia in a murine retinoblastoma cell line. Invest. Ophthalmol. Vis. Sci. 38 (1997) 2516–2522.

Nelson, S. C., H. S. Friedman, W. J. Oakes et al.: Successfull therapy for trilateral retinoblastoma. Amer. J. Ophthalmol. 114 (1992) 23–29.

Noorani, H. Z., H. N. Khan, B. L. Gallie et al.: Cost comparison of molecular versus conventional screening of relatives at risk for retinoblastoma. Amer. J. Hum. Genet. 59 (1996) 301–307.

Nork, T. M., T. L. Schwartz, H. M. Doshi et al.: Retinoblastoma. Cell of origin. Arch. Ophthalmol. 113 (1995) 791–802.

Pe'er, J., A. A. Hidayat: Malignant teratoid medulloepithelioma manifesting as a black epibulbar mass with expulsive hemorrhage. Arch. Ophthalmol. 102 (1984) 1523–1527.

Pendergrass, T. W., S. Davis: Incidence of retinoblastoma in the United States. Arch. Ophthalmol. 98 (1980) 1204–1210.

Pollard, Z. F., W. H. Jarrett, W. S. Hagler et al.: ELISA for diagnosis of ocular toxocariasis. Ophthalmology 86 (1979) 743–752.

Potluri, V. R., L. Helson, R. M. Ellsworth et al.: Chromosomal abnormalities in human retinoblastoma. A review. Cancer 58 (1986) 663–671.

Pratt, C. B., J. Fontanesi, P. Chenaille et al.: Chemotherapy for extraocular retinoblastoma. Pediatr. Hematol. Oncol. 11 (1994) 301–309.

Redler, L. D., R. M. Ellsworth: Prognostic importance of choroidal invasion in retinoblastoma. Arch. Ophthalmol. 90 (1973) 294–296.

Reese, A. B.: Persistence and hyperplasia of the primary vitreous. The Jackson Memorial Lecture. Amer. J. Ophthalmol. 40 (1955) 317–331.

Robertson, D. M.: Fine-needle biopsy and retinoblastoma [letter]. Ophthalmology 104 (1997) 567–568.

Saarinen, U. M., H. Sariola, L. Hovi: Recurrent disseminated retinoblastoma treated by high-dose chemotherapy, total body irradiation, and autologous bone marrow rescue. Amer. J. Pediatr. Hematol. Oncol. 13 (1991) 315–319.

Saleh, R. A., S. Gross, W. Cassano et al.: Metastatic retinoblastoma successfully treated with immunomagnetic pruged autologous bone marrow transplantation. Cancer 62 (1988) 2301–2303.

Sanders, B. M., G. J. Draper, J. E. Kingston: Retinoblastoma in Great Britain 1969–80: incidence, treatment, and survival. Brit. J. Ophthalmol. 72 (1988) 576–583.

Sandri, A., L. Besenzon, A. Acquaviva et al.: „Eight drugs in one day" chemotherapy in a nonefamilial bilateral retinoblastoma with recurrent cerebrospinal fluid metastases. Pediatr. Hematol. Oncol. 15 (1998) 557–561.

Schipper, J.: An accurate and simple method for megavoltage radiation therapy of retinoblastoma. Radiother. Oncol. 1 (1983) 31–41.

Schipper, J., S. M. Imhoff, K. E. Tan: Precision megavoltage external beam radiation therapy for retinoblastoma. Front. Radiat. Ther. Oncol. 30 (1997) 65–80.

Schönberg, M. J.: A case of bilateral glioma in the retina apparently arrested in the non-enucleated eye by radium treatment. Arch. Ophthalmol. 48 (1919) 485–488.

Seregard, S., E. Kock, E. of Trampe: Intravitreal chemotherapy for recurrent retinoblastoma in an only eye [letter]. Brit. J. Ophthalmol. 79 (1995) 194–195.

Shields, C. L., P. de Potter, B. P. Himelstein et al.: Chemoreduction in the initial management of intraocular retinoblastoma. Arch. Ophthalmol. 114 (1996) 1330–1338.

Shields, C. L., J. A. Shields, K. Baez et al.: Optic nerve invasion of retinoblastoma. Metastatic potential and clinical risk factors. Cancer 73 (1994) 692–698.

Shields, C. L., J. A. Shields, K. A. Baez et al.: Choroidal invasion of retinoblastoma: metastatic potential and clinical risk factors. Brit. J. Ophthalmol. 77 (1993) 544–548.

Shields, C. L., J. A. Shields, P. de Potter et al.: Plaque radiotherapy for retinoblastoma. Int. Ophthalmol. Clin. 33 (1993) 107–118.

Shields, C. L., J. A. Shields, P. de Potter et al.: Plaque radiotherapy in the management of retinoblastoma. Use as a primary and secondary treatment. Ophthalmology 100 (1993) 216–224.

Shields, C. L., J. A. Shields, H. Kiratli et al.: Treatment of retinoblastoma with indirect ophthalmoscope laser photocoagulation. J. Pediatr. Ophthalmol. Strab. 32 (1995) 317–322.

Shields, C. L., J. A. Shields, M. Needle et al.: Combined chemoreduction and adjuvant treatment for intraocular retinoblastoma. Ophthalmology 104 (1997) 2101–2111.

Shields, J. A., H. Parsons, C. L. Shields et al.: The role of cryotherapy in the management of retinoblastoma. Amer. J. Ophthalmol. 108 (1989) 260–264.

Shields, J. A., C. L. Shields: Treatment of retinoblastoma with photocoagulation. Trans. Pa. Acad. Ophthalmol. Otolaryngol. 42 (19909 951–954.

Shields, J. A., C. L. Shields, P. de Potter: Photocoagulation of retinoblastoma. Int. Ophthalmol. Clin. 33 (1993) 95–99.

Shields, J. A., C. L. Shields, P. de Potter et al.: Plaque radiotherapy for residual or recurrent retinoblastoma in 91 cases. J. Pediatr. Ophthalmol. Strab. 31 (1994) 242–245.

Shields, J. A., C. L. Shields, H. M. Parsons: Differential diagnosis of retinoblastoma. Retina 11 (1991) 232–243.

Shields, J. A., C. L. Shields, R. L. Schwartz: Malignant teratoid medulloepithelioma of the ciliary body simulating persistent hyperplastic primary vitreous. Amer. J. Ophthalmol. 107 (1989) 296–298.

Stannard, C., S. Lipper, R. Sealy et al.: Retinoblastoma: Correlation of invasion of the optic nerve and choroid with prognosis and metastases. Brit. J. Ophthalmol. 63 (1979) 560–570.

Stannard, C., R. Sealy, D. Shackleton et al.: The use of iodine-125 plaques in the treatment of retinoblastoma. Ophthalmic. Pediatr. Genet. 8 (1987) 89–93.

Svitra, P. P., D. Budenz, D. M. Albert et al.: Proton beam irradiation for treatment of experimental human retinoblastoma. Eur. J. Ophthalmol. 1 (1991) 57–62.

Ts'o, M. O., B. S. Fine, L. E. Zimmerman: The Flexner-Wintersteiner rosette in retinoblastoma. Arch. Pathol. 88 (1969) 664–671.

Ts'o, M. O., B. S. Fine, L. E. Zimmerman: The nature of retinoblastoma. II. Photoreceptor differentiation: an electron microscopic study. Amer. J. Ophthalmol. 69 (1970) 350–359.

Ts'o, M. O., L. E. Zimmerman, B. S. Fine: The nature of retinoblastoma. I. Photoreceptor differentiation: a clinical and histopathologic study. Amer. J. Ophthalmol. 69 (1970) 339–349.

Ts'o, M. O., L. E. Zimmerman, B. S. Fine et al.: A cause of radioresistance in retinoblastoma: photoreceptor differentiation. Trans. Amer. Acad. Ophthalmol. Otolaryngol. 74 /1970) 959–969.

White, L.: Chemotherapy for retinoblastoma: where do we go from here? A review of published literature and meeting abstracts, including discussions during the Vth International Symposium on Retinoblastoma, October 1990. Ophthalmic. Pediatr. Genet. 12 (1991) 115–130

Wilson, T. W., H. S. Chan, G. M. Moselhy et al.: Penetration of chemotherapy into vitreous is increased by cryotherapy and cyclosporine in rabbits. Arch. Ophthalmol. 114 (1996) 1390–1395.

Wolter, J. R.: Retinoblastoma extension into the choroid. Pathological study of the neoplastic process and thoughts about its prognostic significance. Ophthalmic. Pediatr. Genet. 8 (1987) 151–157.

Zelter, M., G. Gonzalez, L. Schwartz et al.: Treatment of retinoblastoma. Results obtained from a prospective study of 51 patients. Cancer 61 (1988) 153–160.

Zimmerman, L. E., R. P. Burns, G. Wankum et al.: Trilateral retinoblastoma: ectopic intracranial retinoblastoma associated with bilateral retinoblastoma. J. Pediatr. Ophthalmol. Strb. 19 (1982) 320–325.

Zimmerman, L. E., L. H. Sobin: Histological typing of tumours of the eye and its adnexa. International Classification of tumours. World Health Organization, Genf 1980.

zu 11.3:

Blanquet, V., C. Turleau, S. Gross-Morand et al.: Spectrum of germline mutations in the RB1 gene: a study of 232 patients with hereditary and non hereditary retinoblastoma. Hum. Molec. Genet. 4 (1995) 383–388.

Bookstein, R., E. Lee, H. To et al.: Human retinoblastoma susceptibility gene: Genomic organization and analysis of heterozygous intragenic deletion mutants. Proc. nat. Acad. Sci. 85 (1988) 2210–2214.

Buchkovich, K., L. A. Duffy, E. Harlow: The retinoblastoma protein is phosphorylated during specific phases of the cell cycle. Cell 58 (1989) 1097–1105.

Bunin, G. R., B. S. Emanuel, A. T. Meadows et al.: Frequency of 13 q abnormalities among 203 patients with retinoblastoma. J. nat. Cancer Inst. 81 (1989) 370–374.

Cavenee, W. K., T. P. Dryja, R. A. Phillips et al.: Expression of recessive alleles by chromosomal mechanisms in retinoblastoma. Nature 305 (1983) 779–784.

Chen, P. L., P. Scully, J. Y. Shew et al.: Phosphorylation of the retinoblastoma gene product is modulated during the cell cycle and cellular differentiation. Cell 58 (1989) 1193–1198.

Connolly, M. J., R. H. Payne, G. Johnson et al.: Familial, EsD-linked, retinoblastoma with reduced penetrance and variable expressivity. Hum. Genet. 65 (1983) 122–124.

Cooper, D. N., M. Krawczak: The mutational spectrum of single base-pair substitutions causing human genetic disease: patterns and predictions. Hum. Genet. 65 (1990) 55–74.

Cowell, J. K., B. Bia, A. Akoulitchev: A novel mutation in the promotor region in a familiy with a mild form of retinostoma indicates the location of a new regulatory domain for the RB1 gene. Oncogene 12 (1996) 431–436.

DeCaprio, J. A., J. W. Ludlow, J. Figge et al.: SV40 large tumor antigen forms a specific complex with the product of the retinoblastoma susceptibility gene. Cell 54 (1988) 275–283.

Destree, O. H., K. T. Lam, M. L. Peterson et al.: Structure and expression of the Xenopus retinoblastoma gene. Develop. Biol. 153 (1992) 141–149.

Draper, G. J., B. M. Sanders, P. A. Brownbill et al.: Patterns of risk of hereditary retinoblastoma and applications to genetic counselling. Brit. J. Caner 66 (1992) 211–219.

Dryja, T. P., J. Rapaport, T. L. McGee et al.: Molecular etiology of low-penetrance retinoblastoma in two pedigrees. Amer. J. hum. Genet. 52 (1993) 1122–1128.

Ejima, Y., M. S. Sasaki, A. Kaneko et al.: Types, rates, origin and expressivity of chromosome mutations involving 13 q14 in retinoblastoma patients. Hum. Genet. 79 (1988) 118–123.

Friend, S. H., R. Bernards, S. Rogelj et al.: A human DNA segment with properties of the gene that predisposes to retinoblastoma and osteosarcoma. Nature 323 (1986) 643–646.

Friend, S. H., J. M. Horowitz, M. R. Gerber et al.: Deletions of a DNAA sequence in retinoblastomas and mesenchymal tumors: organization of the sequence and its encoded protein. Proc. nat. Acad. Sci. 84 (1987) 9059–9063.

Fung, Y. K. T., A. L. Murphree, A. T'Ang et al.: Structural evidence for the authenticity of the human retinoblastoma ene. Science 236 (1987) 1657–1661.

Greger, V., N. Debus, D. Lohmann et al.: Frequency and parental origin of hypermethylated RB1 alleles in retinoblastoma. Hum. Genet. 94 (1994) 491–496.

Greger, V., S. Kerst, E. Messmer et al.: Application of linkage analysis to genetic counselling in families with hereditary retinoblastoma. J. Med. Genet. 25 (1988) 217–221.

Greger, V., E. Passarge, W. Höpping et al.: Epigenetic changes may contribute to the formation and spontaneous regression of retinoblastoma. Hum. Genet. 83 (1989) 155–158.

Kaelin, A.: Statistische Prüf- und Schätzverfahren für die relative Häufigkeit von Merkmalsträgern in Geschwisterreihen bei einem der Auslese unterworfenen Material mit Anwendung auf das Retinoblastom. Arch. Julius Klaus-Stiftung 30 (1955) 442–485.

Kloss, K., P. Währisch, V. Greger et al.: Characterization of deletions at the retinoblastoma locus in patients with bilateral retinoblastoma. Amer. J. Med. Genet. 39 (1991) 196–200.

Knudson, A. G.: Mutation and Cancer: Statistical study of Retinoblastoma. Proc. nat. Acad. Sci. 68 (1971) 820–823.

Knudson, A. J., A. T. Meadows, W. W. Nichols et al.: Chromosomal deletion and retinoblastoma. New Engl. J. Med. 295 (1976) 1120–1123.

Kratzke, R. A., G. A. Otterson, A. Hogg et al.: Partial inactivation of the RB product in a family with incomplete penetrance of familial retinoblastoma and benign retinal tumors. Oncogene 9 (1994) 1321–1326.

Lee, W. H., R. Bookstein, F. Hong et al.: Human retinoblastoma susceptibility gene: cloning, identification, and sequence. Science 235 (1987a) 1394–1399.

Lee, W. H., J. Y. Shew, F. D. Hong et al.: The retinoblastoma susceptibility gene encodes a nuclear phosphoprotein associated with DNA binding activity. Nature 329 (1987b) 642–645.

Liu, X., Y. Song, B. Bia et al.: Germline mutations in the RB1 gene in patients with hereditary retinoblastoma. Genes, Chromosomes and Cancer 14 (1995) 277–284.

Lohmann, D. R., B. Brandt, W. Höpping et al.: Distinct RB1 gene mutations with low penetrance in hereditary retinoblastoma. Hum. Genet. 94 (1994a) 491–496.

Lohmann, D. R., B. Brandt, W. Höpping et al.: Spectrum of small length germline mutations in the RB1 gene. Hum. Mol. Genet. 3 (1994b) 2187–2193.

Lohmann, D. R., B. Brandt, W. Höpping et al.: Spectrum of RB1 germ-line mutations in hereditary retinoblastoma. Amer. J. hum. Genet. 58 (1996) 940–949.

Lohmann, D. R., M. Gerick, B. Brandt et al.: Constitutional RB1-gene mutations in patients with isolated unilateral Retinoblastoma. Amer. J. hum. Genet. 61 (1997) 282–294.

Ludlow, J. w., J. A. DeCaprio, C. M. Huang et al.: SV40 large T antigen binds preferentially to an underphosphorylated member of the retinoblastoma susceptibility gene product family. Cell 56 (1989) 57–65.

Matsunaga, E.: Retinoblastoma: host resistance and 13 q-chromosomal deletion. Hum. Genet. 56 (1980) 53–58.

McGee, T. L., D. W. Yandell, T. P. Dryja: Structure and partial genomic sequence of the human retinoblastoma susceptibility gene. Gene 80 (1989) 119–128.

Mihara, K., X. R. Cao, A. Yen et al.: Cell cycle-dependent regulation of phosphorylation of the human retinoblastoma gene product. Science 246 (1989) 1300–1303.

Munier, F. L., M. X. Wang, M. A. Spence et al.: Pseudo low penetrance in retinoblastoma. Fortuitous familial aggregation of sporadic cases caused by independently derived mutations in two large pedigrees. Arch. Ophthalmol. 111 (1993) 1507–1511.

Musarella, M. A., B. L. Gallie: A simplified scheme for genetic counselling in retinoblastoma. J. Pediat. Ophthalmol. Strab. 24 (1987) 124–125.

Noorani, H. Z., H. N. Khan, B. L. Gallie et al.: Cost comparison of molecular versus conventional screening of relatives at risk for retinoblastoma. Amer. J. hum. Genet. 59 (1996) 301–307.

Ohtani-Fujita, N., T. P. Dryja, J. M. Rapaport et al.: Hypermethylation in the retinoblastoma gene is associated with unilateral, sporadic retinoblastoma. Cancer Genet. Cytogenet. 98 (1997) 43–49.

Onadim, Z., A. Hogg, P. N. Baird et al.: Oncogenic point mutations in exon 20 of the RB1 gene in families showing incomplete penetrance and mild expression of the retinoblastoma phenotype. Proc. nat. Acad. Sci. 89 (1992) 6177–6181.

Sakai, T., N. Ohtani, T. L. McGee et al.: Oncogenic germ-line mutations in Sp1 and ATF sites in the human retinoblastoma gene. Nature 353 (1991) 83–86.

Sparkes, R. S., M. C. Sparkes, M. G. Wilson et al.: Regional assignment of genes for human esterase D and retinoblastoma to chromosome band 13q14. Science 208 (1980) 1042–1044.

Stanbridge, E. J.: Human tumor suppressor genes. Ann. Rev. Genet. 24 (1990) 615–657.

Suckling, R. D., P. H. Fitzgerald, J. Stewart et al.: The incidence and epidemiology of retinoblastoma in New Zealand: A 30-year survey. Brit. J. Cancer. 46 (1982) 729–736.

T'Ang, A., J. M. Varley, S. Chakraborty et al.: Structural rearrangement of the retinoblastoma gene in human breast carcinoma. Science 241 (1988) 263–266.

Toguchida, J., T. L. McGee, J. C. Paterson et al.: Complete genomic sequence of the human retinoblastoma susceptibility gene. Genomics 17 /1993) 535–543.

Vogel, F.: Über die Genetik und Mutationsrate des Retinoblastoms (Glioma retinae). Z. menschl. Vererb. u. Konstitutionslehre 32 (1954) 308–336.

Weinberg, R. A.: The retinoblastoma protein and cell cycle control. Cell 81 (1995) 323–330.

Whyte, P., K. J. Buchkovich, J. M. Horowitz etal.: Association between an oncogene and an anti-oncogene: the adenovirus E1 A proteins bind to the retinoblastoma gene product. Nature 334 81988) 124–129.

Wiggs, J., M. Nordenskjöld, D. Yandell et al.: Prediction of the risk of hereditary retinoblastoma, using DNA polymorphisms within the retinoblastoma gene. New Engl. J. Med. 318 (1988) 151–157.

Zacksenhaus, E., R. M. Gill, R. A. Phillips et al.: Molecular cloning and characterization of the mouse RB1 promoter. Oncogene 8 (1993) 2343–2351.

Zhu, X., J. M. Dunn, A. D. Goddard et al.: Mechanisms of loss of heterozygosity in retinoblastoma. Cytogenet. Cell Genet. 59 (1992) 248–252.

zu 11.6.2:

Char, D. H., T. R. de Hedges, D. Norman: Retinoblastoma. CT diagnosis. Ophthalmology 91 (1984) 1347–1350.

Haik, B. G., L. Saint-Louis, M. E. Smith et al.: Magnetic resonance imaging in the evaluation of leukocoria. Ophthalmology 92 (1985) 1143–1152.

Hopper, K. D., J. L. Sherman, D. K. Boal: CT and MR imaging of the pediatric orbit. Radiographics 12 (1992) 485–503.

Lindahl, S.: Computed tomography of retinoblastoma. Acta radiol. Diagn. 27 (1986) 513–518

Mafee, M. F., M. F. Goldberg, S. B. Cohen et al.: Magnetic resonance imaging versus computed tomography of leukocoric eyes and use of in vitro proton magnetic resonance spectroscopy of retinoblastoma. Ophthalmology 96 (1989) 965–975.

Santos Batista, R. N., A. C. Fernandes, L. P. Werner: Trilateral retinoblastoma: clinical and diagnostic imaging. Retinoblastome trilateral: diagnostic clinique et par imagerie. J. franç. Ophtalmol. 17 (1994) 674–678.

Sherman, J. L., I. W. McLean, D. R. Brallier: Coats' disease: CT-pathologic correlation in two cases. Radiology 146 (1983) 77–78.

Smirniotopoulos, J. G., Bargallo, N., M. F. Mafee: Differential diagnosis of leukokoria: radiologic-pathologic correlation. Radiographics 14 (1994) 1059–1079.

zu 11.9:

Freitag, S. K., R. C. Eagle, J. A. Shields et al.: Melanogenic neuroectodermal tumor of the retina (primary malignant melanoma of the retina). Arch. Ophthalmol 115 (1997) 1582–1584.

12 Tumoren und tumorähnliche Veränderungen des retinalen Pigmentepithels

Apple, D. J. J. M. Craython, J. J. Reidy et al.: Malignant transformation of an optic nerve melanocytoma. Can. J. Ophthalmol. 19 (1986) 320–325.
Blair, N. P., C. L. Trempe: Hypertrophy of the retinal pigment epihelium associated with Gardner's syndrome. Amer. J. Ophthalmol. 90 (1980) 661–667.
Blodi, F. C., F. H. Reuling, E. T. Sornson: Pseudomelanocytoma at the optic nerve head: an adenoma of the retinal pigment epithelium. Arch. Ophthalmol. 73 (1965) 353-355.
Bodmer, W. F., C. J. Bailey, J. Bodmer et al.: Localization of the gene for familial adenomatous polyposis on chromosome 5. Nature 328 (1987) 614–616.
Buettner, H.: Congenital hypertrophy of the retinal pigment epithelium. Amer. J. Ophthalmol. 79 (1975) 177–189.
Buettner, H. : Congenital hypertrophy of the retinal pigment epithelium. In: *Ryan, St. J.* (ed.): Retina. Vol. I. Mosby, St Louis 1994, pp. 685–690.
Cardell, B. S., M. J. Starbuck: Juxtapapillary hamartoma of retina. Brit. J. Ophthalmol. 45 (1961) 672–677.
Champion, R., B. C. Daiker: Congenital hypertrophy of the pigment epithelium: light microscopic and ultrastructural findings in young children. Retina 9 (1989) 44–48.
Cleary, P. E., Z. Gregor, A. C. Bird: Retinal vascular changes in congenital hypertrophy of the retinal pigment epithelium. Brit. J. Ophthalmol. 60 (1976) 499–503.
Cogan, D. G.: Discussion. In: *Boniuk, M.* (ed.): Ocular and adnexal tumors. Mosby, St. Louis 1964.
Destro, M., D. J. D'Amico, E. S. Gragoudas et al.: Retinal manifestations of neurofibromatosis: diagnosis and management. Arch. Ophthalmol. 109 (1991) 662–666.
Eliott, D., A. P. Schachat: Combined hamartoma of the retina and retinal pigment epithelium. Retina. In: *Ryan, St. J.* (ed.): Retina. Vol. I. Mosby, St Louis 1994, pp. 691–697.
Erzurum, S. A., L. M. Jampol, C. Territo et al.: Primary malignant melanoma of the optic nerve simulating a melanocytoma. Arch. Ophthalmol. 110 (1992) 684–686.
Folberg, R.: Other tumors of the retinal pigment epithelium. In: *Ryan, St. J.* (ed.): Retina. Vol. I. Mosby, St. Louis 1994, pp. 698–700.
Font, R. L., R. A. Moura, D. J. Shetlar et al.: Combined hamartoma of sensory retina and retinal pigment epithelium. Retina 9 (1989) 302–311.
Gardner, E. J., F. E. Stephens: Cancer of the lower degestive tract in one family. Amer. hum. Genet. 2 (1950) 41–48.
Gardner, E. J. R. C. Richards: Multiple cutaneous and subcutaneous lesions occuring simultaneously with hereditary polyposis and osteomatosis. Amer. J. hum. Genet. 5 (1953) 139–148.
Garner, A.: Tumours of the retinal pigment epithelium. Brit. J. Ophthalmol. 54 (1970) 715–723.
Gass, J. D. M.: An unusual hamartoma of the pigment epithelium and retina simulating choroidal melanoma and retinoblastoma. Trans. Amer. ophthalmol. Soc. 71 (1973) 171–185.
Gass, J. D. M.: In discussion of Schachat AP et al. Combined hamartomas of the retina and retinal pigment epithelium. Ophthalmology 91 (1984) 1609–1615.
Gass, J. D. M.: Stereoscopic atlas of macular diseases: diagnosis and treatment. Mosby-Year Book, St. Louis 1987.
Gass, J. D. M.: Focal congenital anomalies of the retinal pigment epithelium. Eye 3 (1989) 1–18.
Green, W. R.: Retina. In: *Spencer, W. H.* (ed.): Ophthalmic Pathology. Vol 2. Saunders, Philadelphia 1985, pp. 1227–1246.
Green, W. R.: Retina. Selected aspects of the pathology of retinal pigment epithelium (RPE). In: *Spencer, W. H.* (ed.): Ophthalmic Pathology. Vol 2. Saunders, Philadelphia 1986, pp. 1227–1246.
Greer, C. H.: Epithelial tumors of the retinal pigment epithelium. Trans. ophthalmol. Soc. U.K. 72 (1952) 265–277.
Harper, C. A., G. A. Gole: Combined hamartoma of the retina and RPE: an unusual case of the dragged disc appearance. Aust. N. Z. J. Ophthalmol. 14 (1986) 235–238.
Howes, E. L.: Basic mechanisms in pathology. In: *Spencer, W. H.* (ed.): Ophthalmic Pathology. Vol 2. Saunders, Philadelphia 1985, pp. 83–84.
Hrisomalos, N. F., A. M. Mansour, L. M. Jampol et al.: „Pseudo"-combined hamartoma following papilledema. Arch. Ophthalmol. 105 (1987) 1634–1635.
Joffe, L., J. A. Shields, R. H. Osher et al.: Clinical and follow up studies of melanocytomas of the optic disc. Ophthalmology 86 (1979) 1067–1078.
Joffe, L., J. A. Shields: Melanocytoma of the optic nerve head. In: *Ryan, St. J.* (ed.): Retina Vol. 1. Mosby, St. Louis 1994, pp. 672–681.
Juarez, C. P., M. O. M. Tso: An ultrastructural study of melanocytomas (magnocellular nevi) of the optic disk and uvea. Amer. J. Ophthalmol. 90 (1980) 48–62.
Kasner, L., E. I. Trabouls, Z. Delacruz et al.: A histopathologic study of the pigmented fundus lesions in familial adenomatous polyposis. Retina 12 (1992) 35–42.
Kurz, G. H., L. E. Zimmerman: Vagaries of the retinal pigment epithelium. Int. ophthalmol. Clin. 2 (1962) 441–464.
Laqua, H., A. Wessing: Congenital retino-pigment epithelial malformation, previously described as hamartoma. Amer. J. Ophthalmol. 87 (1979) 34–42.
Lewis, R. A., W. E. Crowder, L. A. Eierman et al.: The Gardner syndrome: significance of ocular features. Ophthalmology 91 (1984) 916–925.
Lloyd III, W. C., R. C. Eagle, J. A. Shields et al.: Congenital hypertrophy of the retinal pigment epithelium. Electron microscopic and morphometric observations. Ophthalmology 97 (1990) 1052–1060.
Machemer, R.: Die primäre retinale Pigmentepithelhyperplasie. Graefes Arch. clin. exp. Ophthalmol. 167 (1964) 284–295.
Mansour, A. M., L. E. Zimmerman, L. A. Piana et al.: Clinicopathological findings in a growing optic nerve melanocytoma. Brit. J. Ophthalmol. 73 (1989) 410–415.
McDonald, H. R., G. W. Abrams, J. M. Burke et al.: Clinicopathologic results of vitreous surgery for epiretinal membranes in patients with combined retinal and retinal pigment epithelial hamartomas. Amer. J. Ophthalmol. 100 (1985) 806–813.
Mele, A., G. Cennamo, V. Sorrentino et al.: Fluoroangiographic and echographic study on a juxtapapillary hamartoma of the retinal pigment epithelium. Ophthalmologica 189 (1984) 180–185.
Minckler, D., A. W. Allen Jr.: Adenocarcinoma of the retinal pigment epithelium. Arch. Ophthalmol. 96 (1978) 2252–2254.
Norris, J. L., G. W. Gleasby: An unusual case of congenital hypertrophy of the retinal pigment epithelium. Arch. Ophthalmol. 94 (1976) 1910–1911.
Palmer, M. L., M. D. Carney, J. L. Combs: Combined hamartomas of the retinal pigment epithelium and retina. Retina 10 (1990) 33–36.

Reese, A. B., I. S. Jones: Benign melanomas of the retinal membranes. Amer. J. Ophthalmol. 83 (1977) 824–829.
Reese, A. B.: Congenital melanomas. Amer. J. Ophthalmol.77 (1974) 798–808.
Robertson, D. M., H. Buettner: Pigmented preretinal membranes. Am J Ophthalmol 83 (1977) 824–829.
Roseman, R. L., J. D. M. Gass: Solitary hypopigmented nevus of the retinal pigment epithelium in the macula. Arch. Ophthalmol. 110 (1992) 1358–1359.
Rosenberg, P. R., J. B. Walsh: Retinal pigment epithelial hamartoma-unusual manifestation. Brit. J. Ophthalmol. 68 (1984) 439–442.
Roveda, J. M.: Melanosis de la papila. Arch. Oftalmol. (Buenos Aires) 27 (1952) 61–64.
Schachat, A. P., J. A. Shields, S. L. Fine et al.: Macula Society Research Committee: Combined hamartomas of the retina and retinal pigment epithelium. Ophthalmology 91 (1984) 1609–1615.
Shields, J. A., C. L. Shields 1983
Shields, J. A., C. L. Shields, R. C. Eagle et al.: Malignant melanoma associated with melanocytoma of the optic disc. Ophthalmology 97 (1990) 225–230.
Shields, J. A., W. R. Green, P. R. McDonald: Uveal pseudomelanoma due to posttraumatic pigmentary migration. Arch. Ophthalmol. 89 (1973) 519–522.
Theobald, G. D., G. Floyd, H. Q. Kirk: Hyperplasia of the retinal pigment epithelium simulating a neoplasm: report of two cases. Amer. J. Ophthalmol. 45 (1958) 235–240.
Traboulsi, E. J., A. J. Krush, E. J. Gardner et al.: Prevalence and importance of pigmented ocular fundus lesions in Gardner's syndrome. New Engl. J. Med. 316 (1987) 661–667.
Tso, M. O. M., D. M. Albert: Pathologic condition of the retinal pigment epithelium: neoplasms and nodular non-neoplastic lesion. Arch. Ophthalmol. 88 (1972) 27–38.
Vogel, M. H., L. E. Zimmerman, J. D. M. Gass: Proliferation of the juxtapapillary retinal pigment epithelium simulating malignant melanoma. Doc. Ophthalmol. 26 (1969) 461–481.
Vogel, M. H., A. Wessing: Die Proliferation des juxtapapillären retinalen Pigmentepithels. Klin. Mbl. Augenheilk. 162 (1973) 736–743.
Wirz, K., W. R. Lee, T. Coaker: Progressive changes in congenital hypertrophy of the retinal pigment epithelium. An electron microscopic study. Graefes Arch. clin. exp. Ophthalmol. 219 (1982) 214–221.
Wiznia, R. A., J. Price: Recovery of vision in association with a melanocytoma of the optic disk. Amer. J. Ophthalmol. 78 (1974) 236–238.
Zimmerman, L. E.: Melanocytes, melanocytic nevi and melanocytomas. Invest. Ophthalmol. 4 (1965) 11–41.
Zografos, L., S. Uffer, C. Gailloud et al.: Le mélanome de la papille, nouvelle observation. Klin. Mbl. Augenheilk. 180 (1982) 503–509.

13 Metastatische Tumoren der Netzhaut und Aderhaut

Adams, G., N. Aptsiauri, J. Guy et al.: The occurrence of serum antibodies against enolase in cancer-associated retinopathy. Clin. Immunol. Immunopathol. 78 (1996) 120–129.
Albert, D. M., R. A. Rubenstein, H. G. Scheie: Tumors metastasis to the eye. Part I. Incidence in 213 adult patients with generalized malignancy. Amer. J. Ophthalmol. 63 (1967) 723–726.
Alberti, W., J. Halama: Tumoren im Kopfbereich. In: *Scherer, E.* (Hrsg.): Strahlentherapie, radiologische Onkologie. Springer, Berlin–Heidelberg–New York 1987, S. 412–467.
Bell, R. M., J. D. Bullock, D. M. Albert: Solitary choroidal metastasis from bronchial carcinoid. Brit. J. Ophthalmol. 59 (1975) 155–163.
Bloch, R. S., S. Gartner: The incidence of ocular metastic carcinoma. Arch. Ophthalmol. 85 (1971) 673–675.
Bullock, J. D., B. Yanes: Ophthalmic manifestations of metastatic breast cancer. Ophthalmology 87 (1980) 961–973.
Coleman, D. J., D. H. Abramson, R. L. Jack et al.: Ultrasonic diagnosis of tumors of the choroid. Arch. Ophthalmol. 91 (1974) 344–354.
Cordes, F. C.: Bilateral metastatic carcinoma of the choroid with x-ray therapy of to one eye: report of a case. Amer. J. Ophthalmol. 27 (1944) 1355–1370.
Davis, D. L., D. M. Robertson: Fluorescein angiography of metastasic choroidal tumors. Arch. Ophthalmol. 89 (1973) 140–141.
Font, R. L., G. Kaufer, R. A. Winstanley: Metastasis of bronchial carcinoid tumor to the eye. Amer. J. Ophthalmol. 62 (1966) 438–554.
Font, R. L., G. O. H. Naumann, L. E. Zimmerman: Primary malignant melanoma of the skin metastatic to the eye and orbit: Report of ten cases and review of the literature. Amer. J. Ophthalmol. 63 (1967) 438–554.
Fu, Y. S., N. McWilliams, T. P. Stratford et al.: Bronchial carcinoid with choroidal metastasis in an adolescent. Cancer 33 (1974) 707–715.
Gass, J. D. M.: The Differential Intraocular Tumors. Mosby, St. Louis 1974, pp. 140–141.
Greear, Jr., J. N.: Metastatic carcinoma of of the eye. Amer. J. Ophthalmol. 33 (1950) 1015–1025.
Holz, F. G., C. Bellmann, H. Steffen et al.: Karzinomassoziierte Retinopathie (CAR) bei Mammakarzinom und Karzinoid. Ophthalmologe 94 (1997) 337–342.
Jaeger, E. A., W. C. Fayer, M. E. Southard et al.: Effect of radiation therapy on metastatic choroidal tumors. Trans. Amer. Acad. Ophthalmol. Otolaryngol. 75 (1971) 94–101
Jakobiec, F. A., L. E. Zimmerman, W. H. Spencer et al.: Metastatic colloid carcinoma versus primary carcinoma of the ciliary epithelium. Ophthalmology 94 (1987) 1469–1480.
Jarrett, W. H., W. R. Green, A. J. Berlin Jr. et al.: Retinal detachment as the initial manifestation of carcinoma of the lung. Trans. Amer. Acad. Ophthalmol. Otolaryngol. 74 (1970) 52–58.
Kennedy, R. J., W. D. Rummel, J. L. McCarthy et al.: Metastatic carcinoma of the retina. Arch. Ophthalmol. 60 (1958) 12–18.
Klein, R., D. H. Nicholson, M. N. Luxenberg: Retinal metastasis from squamous cell carcinoma of the lung. Amer. J. Ophthalmol. 83 (1977) 358–361.
Lakhanpal, V., J. Dardsh, S. Schocket: Bilateral choroidal metastases from male breast carcinoma. Ann. Ophthalmol. 14 (1982) 982–984.
Letson, A. D., F. H. Davidorf: Bilateral retinal metastases from cutaneous melanoma. Arch. Ophthalmol. 100 (1992) 605–607.
Lieb, W. E., J. A. Shields, C. L. Shields et al.: Mucinous adeno carcinoma metastatic to the iris, ciliary body and choroid. Brit. J. Ophthalmol. 74 (1990) 373–376.
McCormick, B., L. B. Harrison: Radiation therapy of choroidal metastases. In: *Alberti, W.E., R. H. Sagerman* (eds.): Radiotherapy of Intraocular and Orbital Tumors. Springer, Berlin–Heidelberg–New York 1993, pp. 93–98

Mewis, L., S. E. Young: Breast carcinoma metastic to the choroid: Analysis of 67 patients. Ophthalmology 89 (1982) 147–151.

Michelson, J. B., N. T. Felberg, J. A. Shields: Subretinal fluid examination of LDH, PGI, and CEA in a case of metstatic bronchogenic carcinoma of the choroid. Cancer 41 (1987) 2301–2304.

Nelson, C. C., B. S. Hertzberg, G. K. Klintworth: A histopathologic study of 716 unselected eyes in patients with cancer at the time of death. Amer. J. Ophthalmol. 95 (1983) 788–793.

Piro, P., H. R. Pappas, Y. S. Erozan et al.: Diagnostic vitrectomy in metastatic breast carcinoma to the vitreous. Retina 2 (1982) 182–188.

Polans, A. S., D. Wikowska, T. Haley et al.: Recovering a photoreceptor-specific calcium- binding protein, is expressed by the tumor of a patient with cancer-associated retinopathy. Proc. nat. Acad. Sci.92 (1992) 9176–9180.

Reynard, M., R. L. Font: Two cases of uveal metastasis from breast carcinoma in men. Amer. J. Ophthalmol. 95 (1983) 208–215.

Rodrigues, M. M., Shields, J. A.: Irismetastasis from a bronchial carcinoid tumor. Arch. Ophthalmol. 96 (1987) 77–83.

Sassmannshausen, J., N. Bornfeld, M. H. Foerster: Metastasen maligner extraokularer Tumoren in der Aderhaut. Diagnose und fraktionierte Strahlentherapie. Fortschr. Ophthalmol. 87 (1990) 69–73.

Shields, C. L., J. A. Shields, N. E. Gross et al.: Survey of 520 Eyes with Uveal Metastases Ophthalmology 104 (1997) 1265–1276.

Shields, C. L., J. A. Shields, P. de Potter et al.: Plaque radiotherapy for managment of uveal metastasis. Arch. Ophthalmol. 115 (1997) 203–209.

Shields, J. A., C. L. Shields: Intraocular tumors: A Text and Atlas. Saunders, Philadelphia 1992, pp. 207–238.

Stefani, F. H., G. Hasenfratz: Macroscopic ocular pathology. An atlas including correlations with standardized echography. Springer, Heidelberg–Berlin–New York 1987.

Stephens, R. F., J. A. Shields: Diagnosis and managment of cancer metastatic to the uvea. Ophthalmology 86 (1979) 1336–1349.

Thirkill, C. E., J. L. Keltner, N. K. Tyler: Antibody reactions with retina and cancer-associated antigens in 10 patiens with cancer-associated retinopathy. Arch. Ophthalmol. 111 (1993) 931–937.

Thirkill, C. E., A. M. Roth, J. L. Keltner: Cancer-associated retinopathy. Arch. Ophthalmol. 105 (1987) 372–375.

Thirkill, C. E., R. C. Tait, N. K. Tyler et al.: The cancer-associated retinopathy is a recovering-like protein. Invest. ophthalmol. Vis. Sci. 33 (1992) 2768–2772.

Tkocz, H. J., S. Hoffmann, K. Schnabel et al.: Radiotherapy in Cases of Sided Choroidal Metastases. In: *Wiegel, T.* et al. (eds): Radiotherapy of Ocular Disease. Front. Radiat. Ther. Oncol. 30 (1997) 1160–1164.

Wiegel, T., N. Bornfeld, K. M. Kreusel et al.: Radiotherapy for Choroidal Metastases: Interim Analysis of a Prospective Study of the ARO (ARO 95–08). In: *Wiegel, T.* (eds.): Radiotherapy of Ocular Disease. Front. Radiat. Ther. Oncol. 30 (1997) 154–159.

Yeo, J. H., F. A. Jakobiec, T. Iwamoto et al.: Metastatic carcinoma masquerading as scleritis. Ophthalmology 90 (1983) 184–194.

Young, S. E., M. Cruciger, J. Lukeman: Metastatic carcinoma to the retina. A case report. Ophthalmology 86 (1979) 1350–1354.

Onkologisches Glossar

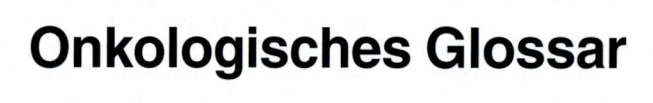

C. Werschnik

allogen: Diese Variation bezieht sich auf genetische Unterschiede innerhalb einer Spezies.

Anisozytose: Vielgestaltigkeit des Zytoplasmas als Tumorzellmerkmal.

autolog: von ein und demselben Individuum stammend.

B-Zellen: Lymphozyten, die bei Säugern im Äquivalent der Bursa fabricii des Vogels gebildet werden.

BCG: „Bacille Calmette-Guerin". Stamm des Erregers der Rindertuberkulose, Mycobacterium bovis. Er wird für die Tbc-Schutzimpfung eingesetzt.

Benignität: Gutartigkeit von Tumoren.

Carcinoma in situ: Präinvasives Karzinom oder Oberflächenkarzinom als eine intraepitheliale Neubildung, die die Basalmembran noch nicht durchbrochen hat und histologisch weder in Aufbau noch Struktur von einem karzinomatös entarteten Epithel zu unterscheiden ist.

CD: „cluster of differentiation". Internationale standardisierte Nomenklatur für Antigene auf Zelloberflächen. Durch Einsatz von monoklonalen Antikörpern gegen diese antigenen Determinanten können Zellpopulationen differenziert werden.

Choristom: Dysontogenetische Geschwulst, die durch tumorartige Proliferation von versprengtem ortsfremden Gewebe entsteht. Es ist kein echter Tumor.

Dignität: Wertigkeit, z. B. eines Tumors in bezug auf Gut- oder Bösartigkeit.

Dysplasie: Veränderung in epithelialen Strukturen mit Auftreten atypischer Zellformen (Anisozytose, Hyperchromasie).

Hamartom: Während der Embryonalentwicklung entstehende, vorwiegend in der Haut, Lunge und Leber lokalisierte, tumorartige Fehlbildung. Die Ursache ist eine atypische Differenzierung von Keimgewebe. Eine maligne Entartung (Hamartoblastom) ist selten.

Hazard-Cox-Modell: Multiple Regressionsanalyse, die auch die Einbeziehung „zensierter" Fälle gestattet. Es erfolgt die Erfassung des Einflusses eines Faktors z. B. auf die Überlebenskurve quantitativ durch den entsprechenden Regressionskoeffizienten.

HLA: „human leucocyte antigen" (Humanes Leukozyten-Antigen). Es ist der Histokompatibilitätskomplex des Menschen. Er wird von vier Genloci aus der HLA-Gen-Region kodiert und spielt unter anderem bei Organtransplantationen eine Rolle.

Hyperchromasie: Vermehrte Anfärbbarkeit von Zellkernen bei Tumorzellen.

Immunologie: Lehre von den Erkennungs- und Abwehrmechanismen eines Organismus für körperfremde (unter Umständen auch körpereigene) Substanzen und Gewebe.

Interferone (IFN): Hauptsächlich von T-Lymphozyten sythetisierte Glykoproteine, die für die unspezifische Abwehr von viralen Infektionen durch Beteiligung an der Lyse von befallenen Zellen und somit an der Unterbrechung der Virusreplikation verantwortlich sind. Sie finden auch therapeutischen Einsatz.

Interleukine (IL): Signalüberträger zwischen Zellen des Immunsystems. Bis heute sind IL1-IL7 bekannt. Sie werden auch therapeutisch eingesetzt.

Inzidenz: Häufigkeit des Neuauftretens einer bestimmten Krankheit innerhalb eines bestimmten Zeitraumes. **Inzidenzrate** ist die Zahl der Neuerkrankungsfälle pro Zeiteinheit im Verhältnis zur Anzahl der exponierten Personen.

Kaplan-Meier-Methode: Analyse (z. B. des Überlebens), die zeigt, mit welcher Wahrscheinlichkeit ein bestimmtes Ereignis (z. B. der Tod des Patienten) im zeitlichen Verlauf auftritt oder nicht. Der beobachtete Zeitraum wird in Intervalle zerlegt, in denen die Häufigkeit des Auftretens des Ereignisses beobachtet wird. Fälle, bei denen das Ereignis bis zum Ende des Beobachtungszeitraumes nicht eingetreten ist, werden als **zensierte Fälle** bezeichnet.

Karnofsky-Index: Index zur Beurteilung der Aktivität von Patienten bei der Berücksichtigung körperlicher und sozialer Faktoren, welcher auch in der Onkologie ergänzend zur TNM-Klassifikation benutzt wird. **100 %** = uneingeschränkte Aktivität, **70 %** = Arbeitsunfähigkeit bei möglicher selbständiger Versorgung des Patienten, **40 %** = Arbeitsunfähigkeit, bei der eine Betreuung in einer Pflegestation oder in einem Krankenhaus notwendig ist.

Komplement: Gruppe von Serumproteinen, die an der Kontrolle von Entzündungen, Aktivierung von Phagozyten und lytischen Zerstörung von Zellmembranen beteiligt ist. Es wird durch Interaktion mit dem Immunsystem aktiviert.

Letalität: Maß für die Tödlichkeit einer bestimmten Erkrankung. **Letalitätsrate** ist das Verhältnis der Anzahl der an einer bestimmten Krankheit Verstorbenen zur Anzahl neuer Krankheitsfälle.

Malignes Melanom: Bösartiger, von den pigmentbildenden Zellen (Melanozyten) der Haut, seltener der Schleimhaut, der Aderhaut und der Hirnhäute ausgehender, neuroektodermaler Tumor.

Malignität: Bösartigkeit von Tumoren.

Median: Er halbiert eine Meßreihe bei aufsteigender Sortierung der Meßwerte als 50. Perzentile, so daß 50 % der Meßwerte oberhalb und 50 % unterhalb des Medians liegen.

Metaplasie: Umwandlung bzw. Ersatz eines Gewebes bestimmten Baumusters durch ein Gewebe ähnlicher Bauart.

MHC: „major histocompatibility complex" (Haupthistokompatibilitätskomplex). Er besteht beim Menschen aus drei Genklassen, die unter anderem Antigene, die für die Abstoßung von histokompatiblen Transplantaten verantwortlich sind, kodieren.

Mittelwert: Der Quotient aus der Summe der Meßwerte und ihrer Anzahl.

Mortalität: Sterblichkeit; Sterbe- bzw. Mortalitätsziffer ist die Zahl der in einem bestimmten Zeitraum (meist ein Jahr) Gestorbenen bezogen auf 1.000, 10.000 oder 100.000 der mittleren Bevölkerung im gleichen Zeitraum.

Mutation: Erbliche Veränderung des genetischen Materials, die nicht auf Rekombination (Bildung neuer Gen-Kombinationen aus genetisch verschiedenen Genomen) oder Segregation (Trennung der homologen Chromosomen in der Meiose) beruht.

NK-Zellen: „natural killer cells" (natürliche Killerzellen). Lymphoide Zellen, die die Fähigkeit besitzen, Tumorzellen zu erkennen und abzutöten.

Onkogene Viren: Viren mit der Fähigkeit, in vivo oder in vitro menschliche und tierische Zellen neoplastisch zu transformieren.

Onkogene: Geschwulsterzeugende Gene; Gene mit onkogener Potenz gehören zum Bestand der normalen somatischen Zellen und spielen wahrscheinlich eine entscheidende Rolle bei der normalen Wachstumskontrolle.

Onkologie: Lehre von den Tumoren und tumorbedingten Krankheiten.

Prävalenz: Bestand, Häufigkeit einer bestimmten Krankheit zu einem bestimmten Zeitpunkt oder innerhalb einer bestimmten Zeitperiode. Die **Prävalenzrate** ist die Zahl der Erkrankten im Verhältnis zur Anzahl der untersuchten Personen.

Prospektive Studie: Geplante Langzeitstudie mit Beobachtung von Patienten über mehrere Jahre zur Erfassung von Risikofaktoren und Prüfung ihrer Auswirkungen. Die in die Zukunft weisenden Untersuchungen werden im Gegensatz zur retrospektiven Studie nach einem vorher festgelegten Protokoll erfaßt. Die prospektive Studie ist die höchste Form des statistischen Beweises.

Randomisierung: Zuteilung der Patienten nach dem Zufallsverfahren. Ausschaltung systematischer Fehler und Einflüsse zur Sicherstellung der Zufälligkeit von Stichproben.

Retrospektive Studie: Studie, in der bereits erfaßte Daten über Patienten und deren Krankheit zurückblickend ausgewertet werden.

Risikofaktoren: Pathogene Bedingungen, welche in Bevölkerungsstudien bei der Untersuchung von Entstehungsbedingungen bestimmter Krankheiten statistisch gesichert wurden.

Sensitivität: Fähigkeit eines diagnostischen Tests, Personen mit der fraglichen Krankheit vollständig herauszufiltern; sie ist definiert als das Verhältnis der Personen mit positivem Testergebnis zu den tatsächlich Kranken (auch die Falschnegativen).

Spezifität: Fähigkeit eines Tests, ausschließlich Personen mit fraglicher Krankheit zu erfassen; sie ist definiert als das Verhältnis der Personen mit negativem Testergebnis zu den Nichtkranken.

Suppressorzellen: Eine T-Zell-Subpopulation, die die Immunantwort von T- und B-Zellen abschwächen können.

T-Zellen: Lymphozyten, die ihren Ursprung im Thymus haben.

TNM-Klassifikation: Stadieneinteilung von malignen Tumoren. **T (Tumor)** beschreibt die Ausdehnung des Primärtumors, **N (Nodulus)** das Vorliegen bzw. Fehlen von regionalen Lymphknotenmetastasen und **M (Metastase)** das von Fernmetastasen.

Tumormarker: Substanzen und zelluläre Veränderungen (z. B. tumorassoziierte Antigene, Hormone, Enzyme), deren qualitativer oder quantitativer Nachweis eine Aussage über Vorliegen, Verlauf oder Prognose von malignen Erkrankungen ermöglicht.

Tumormetastase: Verschleppung bzw. Absiedlung von Tumorzellen und Entstehung einer sog. Tochtergeschwulst.

Tumornekrosefaktor: Substanz, die von aktivierten Makrophagen gebildet wird und selektiv zur Lyse von Tumorzellen führt.

Tumorrezidiv: Wiederauftreten eines histologisch gleichartigen Tumors am gleichen Ort oder im gleichen Organ nach vorausgegangener radikaler Behandlung.

Tumorspätrezidiv: Ein nach klinischer Remission eines Primärtumors frühestens nach fünf Jahren wiederauftretender Tumor mit identischer Histologie.

Überlebensrate: Überlebenswahrscheinlichkeit von Patienten in einem bestimmten Zeitintervall, z. B. 5 oder 10 Jahre.

Verdoppelungszeit: Zeitraum, in dem sich das Volumen eines Tumors verdoppelt.

Zensierte Fälle: siehe Kaplan-Meier-Methode.

Zytokine: Lösliche Moleküle, die für die Regulation verschiedener Interaktionen zwischen Zellen verantwortlich sind.

Register

A-Bild-Echographie 128
Ablatio exsudativa fugax 319
Abnormitäten Chromosom 3 209
– Chromosom 6 209
– Chromosom 8 209 f
– Chromosom 13 331
Abschirmungen 266
ACAID (anterior chamber associated immune deviation) 223
Actinomycin-D (AMD) 10 f, 148
„active" Kategorie 253
Adenoakanthom 77
Adenocarcinoma mucinosum 61
– sebaceum 32, 61
Adenokarzinom 46, 48
– muzinöses 46, 61
Adenom, pleomorphes 46, 152
– Talgdrüsen 46
– Tränendrüse 153 f
Adenoma sebaceum 327, 351
Aderhaut 226
Aderhautfleck 195
Aderhauthämangiom **198**, 204, 234, 241 f, 249
– diffuses 199
– solitäres 198
Aderhautinfiltration 345
Aderhautmelanom 6, 8, 17, 200, 204, **207**, 210 f, 221, 224, 317, 367, 371 f
– amelanotisches 212
– angeborenes malignes 212
– Behandlungsempfehlungen 254
– Behandlungsgrundsätze 251
– bilaterales 211
– Callender-Klassifikation 214
– De-novo-Entstehung 208
– Diagnose 227
– – Anamnese 227
– – Computertomographie 239
– – Fluoreszenzangiographie 229
– – – Indocyaningrün-Angiographie 229
– – Fundusphotographie 228
– – Immunszintigraphie 247
– – Infrarotthermographie 248
– – Infrarotthermometrie 248
– – Kernspintomographie 239 f
– – Nadelbiopsie 242
– – Ophthalmoskopie 228
– – Perimetrie 248
– – Positronen-Emissions-Tomographie (PET) 247
– – Sonographie 231 f
– – – Prognosefaktoren 234

– – Transillumination 228
– Differentialdiagnose 249, 234
– diffuses 213
– elektronenmikroskopische Untersuchungen 219
– epitheloidzellhaltiges 215
– Erbfaktor 208
– gemischtzelliges 215
– großes 254 f, 270
– „growers" 256
– Histopathologie 212
– – Wachstumsformen 212
– Immunologie 221
– Inzidenz 211
– juxtapapilläres 274
– kleines 254 f, 269
– konservative Behandlung 252
– Metastasierung 224
– mittelgroßes 254 f, 270
– Neutroneneinfang-Strahlentherapie 309
– prognostische Faktoren 219
– – histopathologische Parameter 221
– – klinische Faktoren 221
– – morphometrische Analysen 221
– – Onkogen-Expression 221
– – Proliferationsanalysen 221
– – Zytogenetik 221
– Skleradurchbruch 308
– Symptome 224
– Therapie
– – Diathermie 292, 295, 308
– – Enukleation 304
– – Exenteratio orbitae 307
– – Hyperthermie 292
– – Immuntherapie 222
– – Kryotherapie 308
– – operative Verfahren
– – – Endoresektion 295, 303
– – – Ergebnisse 298
– – – Indikation 302
– – – Komplikationen 298
– – – Kontraindikation 302
– – – lokale Resektion 295
– – – transsklerale Resektion 295
– – photodynamische 309
– – Photokoagulation 257
– – Strahlentherapie 259
– – – Brachytherapie 260
– – – – Behandlungsergebnisse 272
– – – – Bestrahlungszeit 272
– – – – Dosimetrie 266
– – – – Indikationen 269

– – – – Regressionsmuster 276
– – – – Strahlenschutz 265 f
– – – – Therapieplanung 268
– – – – Tumordosis 272
– – – Komplikationen 287
– – – – Frühkomplikationen 287
– – – – Spätkomplikationen 291
– – – Protonenbestrahlung 278
– – – stereotaktische Radiotherapie (SRT) 281
– – Thermotherapie 292
– TNM-Klassifikation 254
– Verlauf 224
– Wachstumstendenz 253
Aderhautmetastase 200, 204, 242, 249, 327, **374 f**
– Differentialdiagnose 376
Aderhautnävus **193 ff**, 204, 208, 367, 371
– juxtapapillärer 372
Aderhautosteom 200, 327
Aderhauttumoren, benigne 193
– Hämangiom 198, 249
– Nävus 193, 249
– Neurogene Tumoren 204
– – Neurilemmom 204 f
– – Neurofibrom 205
– – Schwannom 204
– ossäres Choristom 202
– Osteom 202, 249
Adhäsionsmoleküle 227
Adjuvante Radiotherapie 8
Adjuvante Therapie 8
Adnexkarzinom, mikrozystisches 46
Adriamycin 357
After-loading- Therapieverfahren 169
Afterloading-Brachytherapie-Formen 62, 156, 269
AIDS 40, 43, 76, 99
Akrospirom 46
Aktinische Keratose 34
Akustikusneurinom 133
Albinismus, okulokutaner 212
Alkaptonurie 82
Alkylierende Zytostatika 9
Alkylsulfate 9
Allelverlust (Loss-of-Heterozygosity LOH) 331, 337
Allium 14
allogen 432
Alopezie 10
Alpha-Niveau 21
Alphastrahlen 309
Amotio chorioideae 226, 249

Amotio retinae, rhegmatogene 225, 300, 304
– – seröse 195, 224
– – tumorferne 225, 253
Amyloidose 39
Analyse, immunphänotypische 107
Analysen, molekulargenetische 335
Anämie 10
Anastomosen, arterio-venöse 317
Aneurysma, razemöses 320
– zirsoides 320
Angioendotheliomatose, neoplastische 313, 314
Angiogenese 4, 220
Angiogenesefaktor 4, 188
Angiolymphoide Hyperplasie 40
Angiom, epipapilläres 315
– juxtapapilläres 315
– kavernöses 324
– razemöses 317
– retinales 315
– zerebrales 321, 324
Angiomatosis retinae 315
Angiome, endophytische 315, 317
– exophytische 315, 317
Angiosarkom 167
Angiostatin 252
Anisozytose 432
Ann Arbor Staging System 120
Anthracycline 10 f
Antigen HLA 224
Antigen HLA Klasse I 223
Antigen HLA-A 223
Antigen HLA-B 223
Antigen HMB-45 251
Antigene, tumorspezifische 222 f
Antigenreceptor-Gen-Analyse 107
Antigen-Trapping 114
Antikeratin-Antikörper 78
Antikörper HMB-45, monoklonaler 216
Antikörper MoAb 225.28 S 247
– monoklonale 15, 227
– W6/32, monoklonaler 223
Antikörperfärbung (OM1) 79
Antimelanomantikörper 222
Antimetabolite 9
Antimitotische Faktoren 252
Anti-Onkogene 209
Antioxidantien 14
Antoni A-Muster 101, 192, 204
Antoni-B-Muster 101, 204
Applikatoren
– Iridium-192 269
– Jod-125 252, 268
– Kobalt-60 251, 260
– Palladium-103 269
– radioaktive, strahlenphysikalische Grundlagen 262
– Ruthenium-106/Rhodium-106 185, 297
– Strontium-90/Yttrium-90 81, 93, 262, 265
APUD-System 44
Äquator-plus Kamera 228
Argon Endolaser 244
Argon-Laser 197, 204, 257

Astroglia 325
Astrozyten 324 f
Astrozytom 326, 350
– erworbenes 327
– juveniles pilozytisches (JPA) 131, 133 ff
Atavistisches Phänomen 179
Ataxia teleangiectatica 98
Äthylenimine 9
Atomgesetz 265
Atrophia geographica 250
Atrophie, pflastersteinartige 226
Augenverletzung, perforierende 210
Ausbreitung, intraokulare 78
– intraorbitale 78
autolog 432
Axenfeld-Schleife 174, 184, 250

Bacille Calmette-Guerin (BCG) 222, 432
bag of worms 143
Ballonzell-Bildung 216
Ballonzellnävus 82
Bärenspuren 363
Basaliom **30**, 48, 61, 68, 167
– sklerodermiformes 51
– sklerosierendes 61
Basalmembran 4
Basalzellepitheliom 30
Basalzellkarzinom **30**, 34 f, 61, 106
– – Lider 30, 34
Bazex-Syndrom 30, 32
BCNu 227
bcr-abl-Protein 3
bear tracks 363
BEBIG Plaque Simulator 268
Benignes Wachstum 2
Benignität 432
Ber-EP4 77
Bestrahlung 137, 312
– kraniospinale 357
– perkutane 356, 359
Bestrahlungszeit 272
Beta-Bestrahlung, postoperative 81
Beta-Koeffizienten 24
Beta-Niveau 21
Betastrahlen 260
Betastrahler 262
Bindehauttumor **73**
– Choristom 102
– epitheliale 73
– Hamartome 102
– Karunkel 103
– – Basalzellkarzinom 106
– – Melanom 92, 103 f
– – Naevus 104
– – Onkozytom 105
– – Papillom 104
– – pyogenes Granulom 105
– – Talgdrüsentumoren 105
– Melanom 82, **88**, 250
– – de novo 88, 91
– – Histologie 90
– – intraepitheliales 82
– – invasives 82, 84
– – Metastasierung 94
– – Mitose-Index 92

– – Rezidivrate 90 f
– – Therapie 92
– – – Exenteration 93
– – – Konjunktivektomie 93
– – – Kryotherapie 93
– – – Bestrahlungstherapie 93
– – TNM-Klassifikation 95
– – Tumordicke 91
– metastatische 103
– neurale 101
– präkanzeröse Veränderungen 75
– melanozytäre **81**
– TNM-Klassifikation 77
Binuklidapplikator 269
Biometrie A-scan 236
– B-scan 236
Biomodulatoren (Biological Response Modifiers) 15
Biopsie 158
– inzisionale 167
– transvitreale retinochorioidale 243
Biopsiekanüle 246
Biozytologie 178
BK-mole syndrom 208
Bleomycin 10, 11
Bloch-Sulzberger-Syndrom (Incontinentia Pigmenti) 349
Blockexision 184, 188, 298
Blutstillung 49
Blutungen, retroretinale 204
B-Lymphozyten 112
Bogenlappen 51
Borderline-Läsion 107, 122
Bowen's disease 75
Brachytherapie 81, 93, 169, 201, 233, 252 f, 255, 260, 271, 299, 356, 358, 379
– postoperative 184
Bragg-peak 260, 278
Bremsstrahlung 266
Bronchialkarzinom 8, 103, 158, 176, 179, 192, 374
Brook-Tumor 47
Bruchsche Membran 224
Bulbuskompression 250
Burkitt-Lymphom 3, 8, 120, 166, 313
Busulfan 10 f
B-Zell Lymphom, diffuses großzelliges 116 ff
B-Zellen 107, 222, 432

Café-au-lait-Fleck 38, 42, 135, 181, 366
Callender-Klassifikation 214
– Epitheloid-Zellen 215
– faszikulärer Typ 215
– Melanom, gemischtzelliges 215
– modifizierte 215
– nekrotischer Typ 215
– Spindel-A-Zellen 214
– Spindel-B-Zellen 214
Carboplatin 17, 355 f
Carcinoma basocellulare 30, 61
– basosquamocellulare 32, 61
– in situ (CIN = conjunctival intraepithelial neoplasia) 75 f, 95, 432
– metatypicum 61

– sebaceum 32
– spino-basocellulare 35
– spinocellulare 61
– squamocellulare 34
Catechine 14
Chalazion 33 f, 43, 64
Chemoembolisation 18
Chemoreduktion 356, 359
Chemotherapeutika 166
Chemotherapie **9**, **16**, 73, 227, 313, **354**
– intraarterielle 18
– intrathekale 18
– kombinierte mit adjuvanter Lokaltherapie 359
– primäre 355
– systemische 378
– topische 18
Chemotherapieprotokolle 5
Chiasmabeteiligung, juveniles pilozytisches Astrozytom 136
Chiasmasyndrom 141
Chi-Quadrat-Test 20
Chlorambucil 11
Chlorochin 247
Cholesterinkristallablagerungen 347
Chorioidektomie 295
Chorionepitheliome 8
Chorioretinitis 327
Chorioretinopathia centralis serosa 195
Chorioretinopathie, periphere exsudative hämorrhagische (PEHCR) 317
– zentrale exsudative hämorrhagische 250
Choristom 102, 432
– komplexes 103
– neurogliales 44
– ossäres 103
– – Aderhaut 202
– – episklerales 204
– phakomatöses 43 f
Chromomycine 10
Chromosom 3 209
– 5(q) 208
– 6 209
– 8 209
– 13 331 f
– 11-Anomalie 116, 209
– Abnormitäten 208
– Analyse 335
– Deletion 331, 333 f
CIN = conjunctival intraepithelial neoplasia 75 f, 95, 432
Cisplatin 11, 227
Cluster of differentiation 432
Cobalt Gray equivalent (CGE) 280
Cogan-Reese-Syndrom 172
Collaborative Ocular Melanoma Study Group (COMS) 227, 242, 249, 252, 254, 257, 268, 270, 286
Compound-Nävus 38
Computertomographie 114, 129, 164, 203, 280, 377
COMS s. Collaborative Ocular Melanoma Study Group
Contact freezing 71
Cornu cutaneum 32, 44
Corpora aranacea 327

Corpora nigra 180
„cottage cheese" Verkalkungen 353
Cox proportional hazard modeling 24, 286, 432
Cul-de-sac 82
Cutler-Beard, Verfahren nach 53, 58
Cyclophosphamid 10 f, 17, 121, 149, 355 ff
Cyclosporin A (CsA) 355
Cytosinarabinosid (Ara-C) 11, 16
cyto-spin slides 245

Dakryozystitis, chronische 167
Darstellung, metabolische 247
Daten, dreidimensionale (Darstellung bei der Ultrasonographie) 237
Daunomycin 17
Daunorubicin 227
13-q Deletionssyndrom 344
Dellwarze 43
Dermoid 102, 152, 162
– limbale 103
Dermolipome 103
Destruktionstemperatur 71
Diagnose, zytologische 245
Diagnostik, indirekte s. genetische Beratung
– – molekulargenetische 336
Diathermie 292, 295, 308
Differentialdiagnose, retinale Angiome 317
Dignität 432
Diktyom 186, 188
7.12-Dimethylbenzanthracene 83
Diodenlaserhyperthermie, transpupilläre 356
DNA-Analyse 335
„dormant" Kategorie 253
Dosierungsschema 62
Dosimetrie 266
Dosis-Wirkungs-Beziehungen 5
double-pinhole-Kollimator 247
Doxorubicin 121, 357
dragged disc 366
Drusen 195, 224, 253, 327
DTIC 227
Dyskeratose, hereditäre benigne intraepitheliale 74
Dysmorphien 344
Dysplasia oculo-auricularis sive oculoauricularis-vertebralis 102
Dysplasie 75, 432
– fibröse 150

Echographie 199
– standardisierte 231
Effusion, zilioretinale 249
Effusionssyndrom, uveales 376
Ehepaare und Melanom 210
Einfluß von Medikamenten 210
Eisbergmelanom 180
Eisbildung, intrazelluläre 67
Elektro-Chemotherapie 15
Elektronen, hochenergetische 62
6MeV-Elektronenbestrahlung 100
Elephantiasis neuromatosa 42
ELISA-Test 350

Empfindlichkeitsunterschied 20
En-bloc-Resektion der Orbita 154, 181
Endohthalmitis 179, 350
Endokrine Orbitopathie 126
Endokryokoagulation 319
Endometriumkarzinom 179
Endophotokoagulation 319
Endophthalmitis, metastatische 350
Entzündung, idiopathische orbitale 120
Entzündungen, intraokulare 349
Enukleation 177, 251 f, 256, **304**, 306, 308, 351, 358, 380
Enzephalotrigeminale Angiomatose 98
Eosinophilie 40 f
Ephelis 38
Epidemiologie, Aderhautmelanom 211
Epidermaler Wachstumsfaktor EGF-R1 77
Epidermiszysten 45
Epipodophyllotoxine 10
Epiretinale Membran 367
Epitheleinwucherungen 176
Epitheliom, intraepitheliales 45
– „akutes" 63
Epithelioma calcificans Malherbe 46
– pavimanteux metatypique mixte 35
Epitheloid-Spindelzell-Nävus (Nävus Spitz) 38
Epitheloidzellen 43, 215
Epitheloidzellnävus 172
Epithese 168
Epstein-Barr-Virus 166
Erbrechen 10
Erdheim-Chester-Lipidgranulomatose 43
Ereignishäufigkeitskurven 22
Etoposid 10 f, 17, 355 ff
Ewing-Sarkom 8, 159 f, 179
Excimer-Laser 81
Exenteratio orbitae 167 f, 307 f
Exfoliationszytologie 86, 89
Exkavation, chorioidale 233, 256
Expansives Wachstum 4
Expressivität 335, 337
– reduzierte 334
Extranodales Marginalzonen-B-Zell-Lymphom (EMZL) 116 f
Extranodales Marginalzonen-Lymphom (EMZL) 113, 115, 117
Extrapolationskammer 267
Exzision 73, 92, 100, 167, 184
Exzisionsbiopsie 48

Fallberichte 26
– prospektive randomisierte klinische 27
– retrospektive vergleichende 26
– statistisch geordneter retrospektiver Vergleich 27
– unkontrollierte retrospektive 26
Falschfarbenphotographie 196
Farbenflußdoppler 234
Fasziitis, noduläre 43 f
Fehlbildung, hamartöse 150
Fehldiagnosen beim Aderhautmelanom 249

Feinnadelbiopsie 220, 242, 274, 312, 377
– Indikation 246
Fernmetastasen 245
Feuermal 40
Fibroblasten 96
Fibrom 71, 149
Fibroma molluscum 42
Fibrosarkom 61, 149
Fibroxanthom 96
Filmdosimetrie 267
fish flesh (Typ II Regression beim Retinoblastom) 353
Flexner-Wintersteiner-Rosetten 338, 360
18-Fluor-Desoxyglucose (FDG) 247 f
Fluoreszenzangiographie 175, 195, 199, 202 f, 250, 276, 317, 320, 322, 326, 363, 366, 377
5-Fluorouracil 10 f, 17
Follikel Colonisation 117
Follikelmantelzellen 114
Follikelzentrum-Lymphom (FZL) 116 ff
– follikuläres 113
Folsäureantagonisten 9
Fornix 92
Foster-Kennedy-Syndrom 141
Fraktionierung 286
Freie Radikale 14
Fuchssches-Adenom 186, 189
Fundusfotographie 256
Fungus haematodes 329

Gallengangkarzinom 192
Galliumzitrat 247
Gamma-knive 260, 281 f, 284
Gammaquellen 268
Gammastrahlen 260
Gammastrahler 262
Ganglogliom 324, 328
Gardner-Syndrom 151, 363
Gasentspannungsapplikator 68
Gefäßnetzwerk (im Aderhautmelanom) 220
Gefäßschleife (im Aderhautmelanom) 220
Gefäßschwirren 199
Gefrier-Auftau-Regime 67
Gefrierschnittkontrolle 80
Gen, adenomatöse Polyposis coli (APC) 4
– deleted in colorectal cancer (DCC) 4
– p53-Tumorsuppressorgen 3 f, 30, 95 f, 122, 250
– ras-Familie 3
– – Harvey 3
– – Kirsten 3
– – N-ras 3
Genestein 14
Genetik 318, 324
Genetische Beratung 335
Genotyp-Phänotyp-Beziehung 334
Geschlecht (Aderhautmelanom) 212
Gesichtsfeld 248, 363
Gesundheitszustand, allgemeiner 254
Gewebsprobe 335

Glaskörper 225
– Aussaat 345, 358 f
– Blutung 322
Glaukom, angeborenes 188
Gliazellen 325
Gliom 141
– malignes des Sehnervs 137
Glioma retinae 329
Glioneurom 186, 324, 328
Gliose, retinale 324 f, 327
Glomangiom 41
Glomustumor 41
p170-Glycoprotein 355
Gold-198 s. Radionuklide
Goldenhar-Syndrom 102
Gompertzian-Kurve 2
Gorlin-Goltz-Syndrom 30, 32
Granularzellmyoblastom 42, 181
Granularzellneurom 42
Granularzelltumor 39, 42, 101, 181
Granulom, chorioretinales 249
– eosinophiles 166
– pyogenes 40 f, 167
– teleangiektatisches 41
Granuloma pediculatum 41
Granulozytopenie 10
„Graue Maus" 276
„growers" (Aderhautmelanom) 256

Haarzell-Leukämie (HZL) 13, 117, 120
Haemocyanin 15
Halonävus 38, 194
Hämangioblastom, Zentralnervensystem 318
– zerebellares 328
Hämangioendotheliom 41
– benignes 40
Hämangiom 71, 98, 175, 177, 240
– Aderhaut s. Aderhauthämangiom
– hämangioblastisches 40, 137
– infantiles 40
– juveniles 40
– kapilläres 40
– – Netzhaut 315
– kavernöses 40, 130, 324
– – Netzhaut 249, 321
– razemöses 320
– – Netzhaut 319
– retinales kapillares 249, 327
– seniles 41
– simplex 40
Hämangioperizytom 40, 98, 137
Hämangiosarkom 40, 61
Hamartie 40
Hamartom 44, 102, 179, 315, 365, 432
– astrozytäres 324, 326
– kombiniertes 372
– retinales Pigmentepithel 363, 372
– vaskuläres 198
Hämatogene Oxidationstherapie (HOT) 15
Hämatoporphyrinderivate (HpD) 309
Hämosiderinablagerungen 82
Hämosiderosis 177
Hautfarbe 212
Hautmelanom 103, 179, 211, 375
– Metastase 176

– Risiko 210
Heliumionen 185
Heliumkerne 260, 278
Hemifaciektomie 156
Heterochromie, kongenitale 177
Hidradenoma papilliferum 46
high-risk nevus 197
Hippel-Lindau-Gen (VHL-Gen) 318
Hippel-Lindau-Syndrom 315, 318, 349
– Klassifikation 318
Hirnsklerose, tuberöse 326, 366
Hirnsteine 328
Histiozyten 96
Histiozytom, fibröses 96, 149
Histiozytose, diffuse 97
Histiozytosis X 96, 166
HIV-Infektion 80, 100, 120
HLA Klasse-I-Moleküle 309
– Antigen 222
– Expression 223 f
HMB45 (Melanomantikörper) 92
Hochdosis-Chemotherapie 357
Homer-Wright-Rosetten 339
Hormontherapie 12, 379
– ablative 12
– additive 12
– medikamentöse 12
Horner-Syndrom 159
Hughes, Methode nach 55 f
Human leucocyte antigen (HLA) 432
Hutchinson-Fleck, melanotischer 37, 61, 65
Hydrocephalus internus 133
Hydrotherapie nach Kneipp 14
Hydroxyurea 227
Hydrozystom, apokrines 45
– ekkrines 45
Hyperchromasie 432
Hyperplasie, angiolymphoide 41
– atypisch lymphoide 107, 162
– benigne reaktive lymphoide (BRLH) 311
– – uveale 312
– kongenitale 372
– pseudoepitheliomatöse 369
– pseudokarzinomatöse 45
– reaktive 372
– – lymphatische (RLH) 107 f, 112
– – lymphoide 162
– senile 186
Hyperthermie 15, 292
– ferromagnetische 293
– Ultraschall 293
Hypothese nach Knudson 331, 333
Hypotonie, postoperative 185

ICG-Angiographie s. Indozyaningrünangiographie
Ig-Leichtketten-Restriktion 115, 117
image scale factor (NMR) 240
Immersionsultrasonographie 235
Immunglobulin 107
– D 114
– Kappa 114
– Lamda 114
– M 114
– zytoplasmatisches 119

Immunhistologie 118
Immunität, konkomittierende 252
Immunologie 432
Immunozytom 116, 117, 119
Immunprofil der Tumorzellen 116
Immunreaktionen 222
Immunregulation 162
Immuntherapie 5, 223
Immunzellaktivierung 13
Immunzellrestauration 13
Impressionszytologie 88 f
Incontinentia pigmenti 366, s. Bloch-Sulzberger-Syndrom
Indole 14
Indozyaningrünangiographie 200, 377
Infektion, opportunistische 100
Infektprophylaxe 50
Infertilität 11
Infiltrat, lymphozytisches 222
– chorioidales leukmisches 246
– leukämisches 159
Infiltration, lymphozytische 213
Infiltrationsanästhesie 49
In-frame Deletion 334
Infrarot Diodenlaser 294
Infrarotphotographie 196
Infrarotthermographie 248
Infrarotthermometrie 248
Insertion 334
Interferon (IFN) 13, 15, 227, 432
– α 223
– γ 223
Interleukin (IL) 432
– 2 15
– immunmodulatorisches 13
Intermarginalnähte 50
Intermediäres Karzinom 35
International Commission for Radiation Units and Measurements 265
International Commission for Radiation Protection (ICRP) 265
International Lymphoma Study Group 109
International Prognostic Index 122
International Working Formulation 109
Interokulartest, traumatischer 23
Invasion 4
Involucrin 36
Inzidenz 211, 432
Iridektomie 177
Iridium-192 s. Radionuklide
Irido-Trabekelektomie 177
Iridozyklektomie 177 ff, 188, 298
Iridozyklitis, chronische 192
Iris 226
Irisatrophie, essentielle 177
Irisfarbe 210
Irisfremdkörper 176
Irismelanom, amelanotisches 176
Irismetastasen 375
Iris-Nävus-Syndrom 172, 177
Iristumor **172**, 245
– Adenokarzinom des Pigmentepithels 180
– Adenom des Pigmentepithels 180
– Choristom 179
– Hämangiom 180

– Histiozyäre Tumoren 179
– juveniles Xanthogranulom (JXG) 180
– Leiomyom 180 f
– Leiosarkom 180
– malignes Melanom 175
– Metastasen 178
– Nävus 172
– Neurofibrom 181
– Rhabdomyosarkom 179
– TNM-Klassifikation 175
– Tränendrüsenchoristom 179
– Varixknoten 181
– Xanthom 180
Iritis, granulomatöse 179
Irrtum Typ I 21
– Typ II 21
IRS-V-Protokoll 148
ISDNA 215

Jod-123 s. Radionuklide
– 125 s. Radionuklide
Jod-2-Thiouracil 247

Kankroid 35
Kapillarektasien 347
Kaplan-Meier-Methode 22, 432
– – Überlebenskurven 286, 302
Kaposi-Sarkom 34, 39 f, 61, 65, 99
Karnofsky-Index 433
Karunkeltumor 103
Karzinoembryonales Antigen 6
Karzinoid der Thymusdrüse 192
– Tumor 179
Karzinom, adenozystisches 46
– – Tränendrüse 154 ff
– basosquamöses 61
– Gastrointestinaltrakt 159, 375
– metastatisches 234, 236, 378
– metatypisches 61
– mukoepidermoides 78
– neuroendokrines 44
– trabekuläres 44
– Tränensack 167
Karzinophobie 254
Kaskade, metastatische 227
Katarakt, einseitiger 183
Keilbeinflügelmeningeom 138 ff
Keimzentren 112
Keimzentrumslymphom, niedrigmalignes
  follikuläres 163
Keloid 96
Keratoakanthom 34 f, 44, 64, 74
Keratokonjunctivitis sicca 291
Keratopathie, radiogene 66
Keratose, aktinische 45, 75
– follikuläre 44, 74
– senile 75
Kernspintomographie 114, 203, 377
Kiel-Klassifikation 108, 163
Kimura-Krankheit 41
Kissing nevus 38 f
Klarzellhidradenom, ekkrines 46
Klarzellmyoepitheliom 46
Klonale Evolution 3 f
Klonogene Assays 6
Knapp-Rönne-Typ 212

Knochengranulom, eosinophiles 97
Knochenmarkpunktion 344
Kobalt-60 s. Radionuklide
Koiozytosis 73, 75
Kollimatoren 278
Kolonkarzinom 170
Kombinationschemotherapie 145
Komplementäre Onkologie 13
Komplement 433
Komplementaktivierung 222
– Regulatoren (m-RCA) 222
Komplikationen, radiogene 260
Konformitätsindex 285
Kongenital 82
Kontakt-B-Bild-Sonographie 128
Kontaktglasuntersuchung 228
Kontrolluntersuchungen in Narkose 360
Kortikosteroide 120, 312 f
Kragenknopfmelanom 233, 272
Krönlein, Operation nach 167
– Zugang 130
Kryodestruktion 67
Kryokoagulation 319, 356, 358 f
Kryotherapie **66**, 73, 80 f, 86, 93, 100, 104, 308
– adjuvante 90
– intraoperative 81
Kryotumortherapie 71
Kryozyklen 69
Krypton Laser-Photokoagulation 204, 257, 259

Laissez-faire-Technik 60
Langerhans-Zell-Histiozytose 96, 97
Langhans-Riesenzellen 43
Lappenverschiebungen 49
Larynxkarzinom 179
Laserkoagulation 201, 245, 255, 292, 327, 356, 358 f
L-Asparaginase 10 f
Lebermetastasen 226
Lebersche Miliaraneurysmen-Retinits 323
Leiomyom 149, 175 f, 179, 206, 249
Leiomyosarkom 98, 149
Lentigo maligna 65
– simplex 38
– solare 38
Leopard Syndrom 38
Lepra 39
Letalität 433
Letalitätsrate 433
Letterer-Siwe-Syndrom 97, 166
Leukämie 98
– akute lymphatische 8
– akute myeloische 8, 166
– chronisch lymphatische 116, 119 f, 163
– – myeloische 13
– lymphoblastische 166
Leukopenie 10
Leukose 156
Levodopa-Behandlung 210
Liddefekte 52
Lidtumor **30**
– Basalzellkarzinom 30

Lidtumor, Drüsentumoren 45
– epitheliale 44
– Haarbalgtumoren 46
– Hämangiom 40
– Kaposi-Sarkom 39
– malignes Melanom **36**, 48, 61, 64
– – Lentigo maligna-Melanom 36f, 64
– – nodulär 36f, 64
– – oberflächlich spreitendes 36, 64
– melaninbildendes Systems 38
– mesenchymale 43
– metastatische 38
– Neurofibrom 42
– Plattenepithelkarzinom 34
– Talgdrüsenkarzinom 32
– Therapie 48
– – chirurgische 48
– – – Lidwinkeldefekte 60
– – – Oberliddefekte 58
– – – Unterliddefekte 54
– – – Rekonstruktionsprinzipien 50
– – – – Direktverschluß 52
– – – – En-bloc-Transfer 53f
– – Kryotherapie 66
– – Strahlentherapie 61
– – – Komplikationen 66
– TNM-Klassifikation 47
Limbus-Papillom 73
Limonin 14
Linearbeschleuniger (LINAC) 100, 281, 283f, 353, 379
Linse 226
Linsenastigmatismus 183
Lipidablagerungen 315
Lipom 149
Lipomatose, enzephalokraniokutane 103
Liposarkom 61, 98, 149
Liquorpunktion 344
Lisch-Knötchen 42, 172
Log Rank-Test 23
log-kill 3
Lokale Tumorausbreitung 4
Louis-Barr-Syndrom 98
Luse bodies 102, 204
Lymphangiectasia haemorrhagica conjunctivae Leber 99
Lymphangiektasie, konjunktivale 99
– hämorrhagische 99
Lymphangiom 99, 130
Lymphatische Tumoren 61, 65
Lymphknoten, regionale 94
Lymphocytic infiltrates of determinate nature 107
Lymphoepitheliale Läsion (LEL) **107**, 115
Lymphogranulomatose 5, 8
Lymphoide Reaktion 5
Lymphom 65, 108, 246
– benignes 107
– Diagnostik 114
– Entität 117
– histiozytisches 312
– lymphoplasmozytisches 109, 117, 119
– malignes 98, 107, 156

– – Klassifikationssystem von Rappaport 108
– – Revised European American Lymphoma Classification (R.E.A.L.) 109, 112
– – Updated Kiel-Classification 109
– – Working Formulation 109
Lymphoproliferative Läsion 65, 107
Lymphozytäre Infiltration 5
Lymphozyten 5, 222

macular pucker 258
Magnetresonanztomographie 129, 130, 139, 280, 342
Major histocompatibility complex (MHC) 433
Makroaneurysma, intraretinales 317
Makrophagen 5, 259
Makuladegeneration, altersbedingte 200, 249
– disziforme 250
Makulaödem, radiogenes 292
Makulopathie, radiogene 291
Malaria 166
Maligne Zweiterkrankung 11, 354
Malignes Lymphom 18
Malignes Wachstum 2
Malignität 433
Malignitätsskala nach Clark 37
Malignom, orbitales 18
Mammakarzinom 8, 103, 158, 176, 179, 192, 374
Mantel-Haenszel chi-quadrat-Test 23
Mantelzell-Lymphom 113, 116f, 119
Marginalzonenzellen 114
Maspin 7
Mastzellen 112
Median 433
MEDLOG 24
Medulloepitheliom 236, 351
– malignes teratoides 186, 188
– nicht-teratoides 186, 188
– intraokulares 249
– malignes 351
Megavolttechnik, hochpräzise 353
Melanin 81
Melaningehalt 241
Melanoblasten 193
Melanoblastom 36
Melano-Carcinomata 207
Melanom 369
– amelanotisches 179, 206, 327
– benignes 193, 207
– juveniles 38
– kutanes noduläres 91
– malignes 433
– – der Aderhaut s. Aderhautmelanom
– – der Iris s. Iristumor
– – der Karunkel s. Bindehauttumor
– – der Konjunktiva s. Bindehauttumor
– – der Lider s. Lidtumor
– – der Uvea 251
– – des Ziliarkörpers s. Ziliarkörpertumor
– – Mukosa 5
– – oberflächlich ausbreitend 91

– PAM assoziiert 91
– primär malignes der Retina 360
– ruhendes 255
– des Tränensacks 167
– uveales 82
Melanoma Antigen Gene (MAGE) 309, 223
Melanoma associated spongiform scleropathy (MASS) 226
Melanoma in situ 85
Melanomantigenextrakte 222
Melanommetastase 222
– subkonjunktivale 82
Melanomrisiko 210
Melanomverdacht 249
Melanomzellen 88
Melanophagen 82, 83
Melano-Sarcomata 207
Melanose, benigne erworbene 83
Mélanose Dubreuilh 37, 61, 65
Melanose, kongenital okuläre 208
– okuläre 82
– primär erworbene (PAM = primary acquired melanosis) 88
– – – mit Atypien 84
– – – ohne Atypien 83
– rassisch bedingte 105
Melanosis 82, 105
– acquisita primaria 61
– conjunctivae 82
– oculi 82
Melanosom 219
Melanozytäre Zellen 90
Melanozyten 36, 81, 86, 193
– atypische 193
– pluripotente 208
Melanozytom 173, 193, 206, 213, 234, 249, 371f
– Papille 368f
– Ziliarkörpers 181ff
Melanozytose 213
– okuläre 175, 193
– okulodermale 82, 193
Melphalan 10f
Membranektomie 368
Meningeom 137
– Nervus opticus 141
6-Mercaptopurin 10f
Merkelzelltumor 43f, 48
Metamorphopsie 198
Metaplasie 433
Metastasen, chorioidale 206, 375
– Orbita 157ff
– maligner Melanome 247
– retinale 377
– Zentralnervensystem 357
– Ziliarkörper 192
Metastasenrisiko 302
Metastasensuppressorgene 6
Metastasierung 2, 5, 94
Metastasierungsprozeß 227
Metastatische Kaskade 5, 227
– Kompetenz 6
Metatypisches Karzinom 32, 35
Methansulfonsäureester 9
Methotrexat 10f, 357
Mikroaneurysma 347

Mikroglia 324
Mikrovaskularisation 220
Mikrowellen-Thermoradiotherapie 293
Mikulicz-Syndrom 156
Milien 45
Mischtumoren 152
Missense-Mutation 334
Mistellektine 15
Misteltherapie 15
Mitomycin C 10, 81, 86, 96
Mitosehemmstoffe 10
Mitosen, atypische 77
Mitoserate 220
Mitoxantron 10
Mittelgesichtsatrophie 354
Mittellinientumor, zerebraler 344
Mittelwert 433
Modulatoren 278
Mohs- Technik 71, 80, 92
Molekularbiologische Veränderungen 116
Molluscum contagiosum 43
– sebaceum 44
Mongolenfleck 38
Monosomie 3 209
Monotherapie 9
Morbus Bourneville 326, 350
– Bowen 35, 45
– Coats 317, 327, 347
– Hand-Schüller-Christian 97, 166
– Hodgkin 65, 98, 120, 163, 166, 313
– Letterer-Siwe-Syndrom 97, 166
– Parkinson 210
– von Recklinghausen 42, 101, 131, 133, 135 f, 143 f, 172, 193, 204 f, 208, 326, 366
– Waldenström 163
– Wegener 112
Morning glory Papillenanomalie 368
Morphaeatyp 31
Mortalität 433
– tumorbedingte 221
Mosaik, genetisches 336
– germinales 335
– somatisches 335
Motilitätsfaktoren 4, 6
MR-Kontrastmittel 241
MTLN („mean of the ten largest nucleoli") 216
Mucosa Associated Lymphoid Tissue (MALT)-Lymhom 112, 117, 162
Muir-Torre-Syndrom 34
Mukositis 10
Mukozele 152, 162
Müller-Mischtumor 179
„multidrug resistance" Proteine 355
Multiples Myelom 164, 313
Multivarianzanalyse 24, 286
Mustardé, Verfahren nach 53, 58
Mustererkennung 232
Mustererkennungsultrasonographie (pattern recognition ultrasonography) 231
Mutagene Agentien 3
– Potenz 11
Mutagenität 11
Mutation 433

– germinale 358
– normale Expressivität 336
– postzygotische 338
– somatische 334
Mutationsbestimmung 337
Mutationsrate 5
Muttermal-Melanom-Syndrom, familiäres atypisches multiples (FAMMM) 87
Muzikarmin 78
Mycosis fungoides 39, 120, 314
Myelom, multiples s. multiples Myelom
Myoblastenmyom 42

Narbe, disciforme 200
Nasennebenhöhlenmalignom 167
National Institute of Standards and Technology of the US (NIST) 267
Natriumhypochlorid 5 % 93
Natural killer cells (NK-Zellen) 433
Nävoxanthoepitheliom 188
Nävus 71, 88, 103 f, 176, 248
– Aderhaut 193, 249
– Bindehaut 250
– blauer 82, 87
– Compound 38 f, 82, 87
– dermaler 38
– dysplastischer 36, 38, 82, 87, 193
– flammeus 40, 199
– fuscocoeruleus ophthalmomaxillaris Ota 38, 82, 193
– intrastromaler 87
– Iris 172, 174
– junktionaler 38, 82, 87
– kongenitaler 88
– – melanozytärer 38
– konjunktivaler 86
– kontrollbedürftiger 197
– magnozellulärer 173, 193, 369
– melanotisches Pigmentepithel 363
– melanozytärer Ziliarkörper 181
– sebaceus Jadassohn 103
– Spitz 38, 39, 82, 87
– subepithelialer 82
– suspekter 255
– teleangiectaticus 40
– uvealer 208
– vasculosus, hyperplastischer 41
– zellulärer blauer 38
Nävussyndrom, dysplastisches (DNS) 82, 87, 193, 208
Nävuszellen 86, 195
Nävuszellnävus 36, 38
Nävuszellnester 87
Nebenwirkungen 10
– radiogene 285
Neck dissection 94
Nekrosen im Tumor 251
Nematodenendophthalmitis 188, 349
Neoadjuvante Chemotherapie 9
– Radio-Chemotherapie 9
– Therapie 9
Neoplasien, HPV-induziert 80
Neovaskularisation, Muster 238
– retroretinale 250
Neovaskularisationsglaukom 260, 291

Neovaskularisationsmembran 204
Nervenfasern, markhaltige 204, 327
Nervenscheidentumoren, ziliochorioidale 206
Nervus opticus 226
Netzhautablösung, exsudative 315
Netzhautdegeneration, altersbedingte extramakulare 249
Netzhautgefäßtumoren 349
Netzhautperipherie 341
Neuralleiste 208
Neurilemmom 101 f, 144, 206
– Aderhaut 204 f
Neurinom 101, 144
– malignes 102
Neuritis nervi optici 137
Neuroaffinität 226
Neuroblastom 159 f
– Metastase 159
Neurofibrom 42, 101, 143 f, 179
– Aderhaut 205
– plexiformes 143
Neurofibromatosis Recklinghausen s. Morbus Recklinghausen
Neurokutanes Syndrom 103
Neuronisation 38
Neutroneneinfang-Strahlentherapie 309
Nierenkarzinom 179, 318, 375
Nitrosoharnstoffderivate 9, 10
NK-Zell-Lyse 224
„nm23" 6
no touch Technik 304, 306
„nongrowers" (Aderhautmelanom) 256
Non-Hodkin-Lymphom 8, 65, 121, 163, 114, 312
– großzelliges 249, 312
– – uveale Form 313
– – vitreoretinale Form 313
Norrie-Syndrom 349
Noxen, berufliche 210
Nuklid 263
Nullhypothese 23
Null-Mutation 334

Oat cell carcinoma 158
Oberflächenspulen 240
Oberflächentherapiebedingungen 101
Obskuration 142
Ochronose 82, 250
Okuläre Adnexe 107
Oligodentrozyten 324
Onkogene 209, 433
– Viren 433
Onkologie 433
Onkozytom 105
Operation, eindellende 319
Ophthalmoskopie, Diagnose des Retinoblastoms 344
Opsoklonus 159
Optikusgliom 131, 141
Optikusinfiltration 359
Optikusneuropathie 147
– radiogene (RON) 274, 291
Optikusscheidenmeningeom 141 f
Optikusstumpf 352
Orbita 126
– Biopsie 158

Orbita, Implantate 352
- Metastasen 157
- Tumor 126
- - Hämangiom 130
- - juveniles pilozytisches Astrozytom (JPA) 131
- - leukämische Erkrankungen 161
- - Lymphangiom 130
- - lymphoproliferative Erkrankungen 161
- - malignes Gliom des Sehnervs 137
- - Meningeom 137
- - mesenchymale Tumoren 144
- - - fibröses Histiozytom 149
- - - Rhabdomyosarkom 144
- - Metastasen 157
- - Neurofibrom 143
- - Schwannom 144
- - Therapie 167
- - Tränendrüsenregion 151
- - Tränensackregion 166
Orbitotomie, laterale 154, 167f
- mediale 168
- obere 168
- vordere 167
Orthovolt Röntgenbestrahlung 62
Ösophaguskarzinom 179
Osteom 103, 150f, 326
- Aderhaut 202, 249
Osteosarkom 8
Ovarialkarzinome 8
Overfitting 25

P-32 Test 196, 246
Pagetoides Wachstum 33
Palladium -103 s. Radionuklide
PAM 93, 208
Panfunduskop 228
Papillenmetastasen 375, 377
Papillom 71, 103f
- invertiertes 73, 104
Papillomavirus Typ16 (HPV 16) 79
- Antigen 73
Papovaviren 73
Pars-plana-Vitrektomie 319
Patientenalter 254
PC-10 92
Penetranz 334f
- inkomplette 334, 336
Peptid-Vaccine-Immuntherapie, melanomspezifische 309
„Performance bias" 22
Performansunterschied 22
Persistierender hyperplastischer primärer Glaskörper (PHPV) 348
Peutz-Jeghers Syndrom 38
Phakomatose 98, 320, 323, 326
Phäochromozytom 318
Photodynamisch wirksame Substanzen 61
Photokoagulation 292, 295, 318
Photorezeptordegeneration 225
Phthisis bulbi 185, 302, 315
Pigment, orangefarbenes 224, 253
Pigmentepithel, Adenokarzinom 249, 368, 372
- Adenom 249, 368f, 372

- hämorrhagische Abhebung 249
- kombiniertes Hamartom 249, 365, 367
- kongenitale Hypertrophie 249, 362f
- reaktive Hyperplasie 249, 365
- retinales 224
Pigmentepithelabhebung 200
Pigmentepithelhyperplasie, kongenitale 368
Pigmentgehalt 212
Pigmentierung, konjunktivale 82
Pigmentierungen, nichtmelanozytäre 82
Pilomatrixom 46
Pilzförmige Gestalt (Aderhautmelanom) 212
Pinguecula 95
Pinkus-Tumor 30
Placebobehandlung 20
Plaques, keratotische 74
Plasmazellen 112
Plasmazellmarker 119
Plasmazelltumoren Orbita 164
Plasmozytom 116f, 119, 165
Plastikszintillationsdosimeter 268
Plastikszintillationszähler 269
Plastikszintillatormaterial 268
Platinderivate 11, 357
Plattenepithelkarzinom 48, 59, 61, 76ff, 80, 95, 103
- adenoides 77
- Lid 34
Plattenepithelpapillom 44, 73
PMMA-Dummies 262
Polychemotherapie 9, 17f, 147, 354, 356, 359
- Schema 121
Polymerase-Kettenreaktion (PCR) 107, 114
Polymorphismen, genetische 335
Porosyringom 46
Potential, metastatisches 226, 237
Präkanzerosen 45, 48
Prämelanosomen 81
Prävalenz 433
Prävalenzrate 433
„prechemotherapy cryo"-Therapie 356, 357
Prednison 121, 227
Premalignant melanoma 255
Primärtumor 6
Privileg, okuläres immunologisches 223
Proastata-spezifische Antigen 6
Probeexzision 48
Probengröße 21
Procarbazin 11
Product-limit-method 22
Prognostische Gruppen 109
Prognostischer Index 24
Progonom, atavistisches melanotisches 369
Proliferationsmarker 220
Prospektive Studie 433
Prostatakarzinom 158f, 179, 375
Proteasen 6, 227
Proteolytische Enzyme 15

Protonen 93, 185, 255, 260, 278
Protonenbestrahlung 253, 278
Protonentherapie 177, 279
Protoonkogen 3
Protrahierungszeit 272
Protrusio 131
Psammomkörper 137
Pseudoepitheliomatöse Hyperplasie 35
Pseudohypopyon 178, 342
Pseudokapsel 154
Pseudolymphom 107, 122
Pseudomelanome 227, 229
Pseudoretinitis pigmentosa 225
Pseudoretinoblastom 346, 361
Pseudorheumatoide Knötchen 43
Pseudotumor 167
- inflammatorischer 107, 120
- Makula 250
Psychischer Zustand 254
Psychoonkologische Betreuung 13
Pterygiumzellen 95
Punktmutation 3, 332f
- somatische 334
Purinantagonisten 9
P-Wert 24
Pyrimidinantagonisten 9

Quercetine 14

Radio-Chemotherapie 8
Radiochirurgie, stereotaktische (SRS) 281
Radiochromic-Film-Verfahren 267
Radiofrequenz-Hyperthermie, lokalisierte 293
Radiogene Schäden 64
Radioimmunszintigraphie 247
Radioisotope 380
Radionuklide Gold-198 260
- Iridium-192 93, 261ff, 268
- Jod-123 247
- Jod-125 81, 93, 169, 247, 261ff, 268, 358, 380
- Kobalt-60 260ff, 380
- Palladium -103 261ff, 268
- Radon 260
- Ruthenium-106/Rhodium-106 81, 93, 262f, 358, 380
- Strontium-90/Yttrium-90 76, 96, 260f, 263
- Tantalum-182 260
Radiotherapie, stereotaktische (SRT) 281
Radon s. Radionuklide
Randomisierung 20, 433
Rankenneuron 42
Rappaport, Klassifikationssystem von malignen Lymphomen 108
RB1-Gen-Mutation 333, 337
REAL-Klassifikation 163
Reese-Ellsworth, Klassifikation nach 343, 356
Reese-Regel 184
Reflektivität 233, 274
Regressinsverhalten 273
Regressionszeichen 274
Remission 379

Rendu-Osler-Weber-Syndrom 98
Resektion, lokale 253
Resistenzinduktion 5
Resttumor 217, 301
Retikulumzellsarkom 312
Retina 225
Retinoblastom 17, 19, 160, 188, 200, 246, 251, 317, 325, 327, **329**, 368
– Ätiologie 329
– bilaterales 352
– bildgebene Verfahren 344
– Computertomographie 345
– Diagnose 344
– Differentialdiagnose 346
– einseitiges 334
– Epidemiologie 329
– familiäres 330, 336
– Genetik 330
– genetische Beratung 335
– Histopathologie 338
– – Aderhautinvasion 339
– – Fleuretten 339
– – Flexner-Wintersteiner-Rosetten 338
– – Homer-Wright-Rosetten 339
– – Optikus-Infiltration 339
– – Pseudorosetten 338
– – Rosetten 338
– – Tumorwachstum extraokulares 340
– – Wachstumsform, endophytische 338, 341
– – – exophytische 338
– – – juxtapapilläre 342
– – – pseudomultilokuläre 342
– Historisches 329
– Inzidenz 329
– isoliertes beidseitiges 337
– – einseitiges 337
– – – Risikobestimmung 337
– Kernspintomographie 345
– Klassifikation 343
– Leitsymptome Leukokorie 340
– – Strabismus 341
– Low-penetrance 335 f
– Metastasierung 343
– – hämatogene 343
– – Liquorraum 343
– – Lymphknoten, regionale 343
– – Risikofaktoren 343
– – – Aderhautinvasion 343
– – – extrasklerales Wachstum 343
– – – postlaminares Wachstum 343
– – – zerebrale 343
– multifokales 337
– Regressionsmuster beim Retinoblastom 353
– Therapie 351
– – Chemotherapie 354
– – – intaokulare 357
– – – systemische 354
– – Durchführung 358
– – Enukleation 352
– – lokale Therapieformen 358
– – perkutane Strahlentherapie 352
– trilaterales 344
Retinoblastomgen (RB1) 331 f

Retinom 345, 350, 360
Retinopathia praematurorum 348
Retinopathie 147
Retinopathie, karzinomassoziierte (CAR) 377
Retinopathie, radiogene 291
Retinoschisis, degenerative 249
Retinozytom 350
Retrolentale fibrovaskuläre Membranen 348
Retrospektive Studie 433
Reverse Polymerase-Ketten-Reaktion (RT-PCR) 6
Revised European American Lymphoma Classification (R.E.A.L.) 109, 112
Rezidive, lokale 259
Rhabdomyosarkom 40, 61, 65, 98, **144 f**, 147, 159, 177
– alveoläres 144
– embryonales 144, 149
– pleomorphes 144
Rhese, Optikuskanaldarstellung nach 138
Richtlinie Strahlenschutz in der Medizin 266
Riesenpigmentnävus 39
Riesenzellen Langhans-Typ 33
Ringmelanom 183, 213, 225, 240, 251
Risikofaktoren 220, 256, 273, 286 f, 433
Risikoprognose 336
Röntgendiagnostik 129
Röntgengerät nach Chaoul 62
Röntgen-Nahbestrahlung 100
Röntgenstrahler 262
Röntgenverordnung 265
Rosenthal Fasern 135
Rosetten, Flexner Wintersteiner 329
Rubeosis iridis 226, 291
Rückbildung, spontane 76
Rückstreuungsstrahlung 66
Ruthenium-106/Rhodium-106 s. Radionuklide

S100 92
– Immunfärbung 192
– Protein 101, 216
Safety Container 266
Salmon patches 114 f
Sandwich Therapie 294
Sarkoidose 39
Sarkom, multiples idiopathisches hämorrhagisches 39
– osteogenes 160
Sauerstoff-Mehrschritt-Therapie (SMT) nach M.v.Ardenne 15
Schallkopf, fokusierter 231
Schienenstrang-Phänomen 139, 141 f
Schilddrüsenkarzinom 179, 192
– differenziertes follikuläres 191
Schleimhautersatz 57
Schwannom 101 f, 144, 180 f
– Aderhaut 204
Schwann-Zellen 42, 204
Schweißdrüsengangkarzinom 46
Sclertis posterior 249

SDNA 215
Seborrhoische Keratose 32, 35
Secondary lymphomatous disease 122
Seed-and-soil-Theorie 6
Sehschärfe 253
Sektoriridektomie 174
Sekundärglaukom 183, 226, 281, 315, 325
Selbsthilfegruppen 14
Sensitivität 433
Sichelzellretinopathie 317
Sicherheitsabstand 48
Siderosis iridis 177
Siegelringkarzinom 46
Simulationsprogramm 268
Sjögren-Syndrom 112, 151, 163
Skeletbeteiligung 328
Sklera 226
– Durchbruch 250, 272
– Lappen 184
– Nekrose 291
Skleritis 327
Solomon-Syndrom 103
Somato-Protektion 13
Sommersprosse 38
Sonnenlicht 210
Sonographie 128, 231, 377
Southern Blot Analyse 333
Spätkomplikationen, radiogene 63
Spektralanalyse 238
Spezifität 434
Spinaliom 34, 68, 71
Spindelzellen 175, 214
Spindelzellkarzinom 34, 78
Spindelzellmelanom 181, 204, 215
Spindelzellnävi 215
Spontanheilung 317
Spontanregression 36
Spontanremission 40
Spray freezing 68, 71
SPSS 24
Stachelzellkarzinom 34, 61
Standard 3-port-Vitrektomie 303
Standartabweichung 24
Sterbetafelmethode 22
Steroide 156, 162
Stickstoff-Kryotherapiegeräte 69
Stickstoff-Lost-Derivate 9
Stiellappen 51, 57
Stomatitis 10
Strahlenkatarakt 291
Strahlenreaktion 62
– Tumor 274
Strahlenresistenz von Melanomzellen 273
Strahlenretinopathie 268, 379
Strahlenschutz 265 f
Strahlenschutzverordnung 265
Strahlentherapie 10, 61, 76, 90, 100, 121, 145, 147, 162 f, 169, 253, 313, 319
– Aderhautmelanom 259
– palliative 12, 137
– perkutane 201, 355, 379
– postoperative 308
– Ziliarkörper 184
Strahlen-Vaskulopathie 217

Strategie, immuntherapeutische 224
Strontium-90/Yttrium-90 s. Radionuklide
Studien, prospektiv randomisiert klinisch 21
– retrospektive 20 f
Sturge-Weber-Syndrom 98, 198 f, 351
Sulforaphane 14
Superficial spreading melanoma (SSM) 91
Suppressorgen 209
Suppressorzellen 434
„Susceptibility bias" 20
Syringome 45
Syringozystadenoma papilliferum 46
Szintillationsdosimetrie 267

Talgdrüsen
– adenokarzinom 32, 64
– adenom 34, 105
– hyperplasie 103, 105
– karzinom 32, 35, 43 ,61, **79**, 103, 105
Tantalum-182 s. Radionuklide
Tantal-Clips 280
Tapioca-Tumoren 174 f
Tarsokonjunktivallappen 56
Tarsomarginaltransplantat 59
Tarsusersatz 56
Teleangiektasie, hereditäre hämorrhagische 98
– okulokutane 98
Tenzel, Bogenverschiebung nach 52
– Semizirkularlappen nach 54
Teratogenität 11
Teratokarzinom 8
Therapie, adjuvante 355
– keine aktive 255
– lokale 356
– Planung 268
– Protokolle 169
Thermochemotherapie 356
Thermoradiotherapie 255
Thermotherapie 292 f
– transpupilläre (TTT) 294, 303, 356
Thiotepa 96, 357
Thrombopenie 10
T-Lymphozyten 112
TNM-Klassifikation 47, 434
– Aderhautmelanom 254
– Bindehautmelanom 95
– Irismelanom 175
– Lidtumoren 47
– Ziliarkörpermelanom 184
Todesursache, melanomspezifische 287
Tortuositas vasorum 366
Touton-Riesenzellen 43, 96, 180
Toxocara canis-Granulom 317, 327
Toxocariasis 349
Tränendrüse, ektopische 103, 179
Tränendrüsenzyste 152
Tränenwege 94
Transforming growth factor ß (TGF-ß) 223
Transillumination 175, 183, 271
Transplantat, freies 48
Transsklerale Technik 242

Transvitrealer Weg 243
Trauma 191
Trichilemmom 47
Trichoepitheliom 32, 47
Trichofollikulom 47
Triple freeze thaw Technik 358
Trisomie 12 116
– 3 116
Trockenes Auge 186
Tso M.-Fleuretten 360
T-Suppressorzellaktivität 13
t-Test 20
Tumor
– der Aderhaut s. Aderhauttumor
– aktiver 253
– der Bindehaut s. Bindehauttumor
– intraokularer lymphatischer 311
– der Iris s. Iristumor
– der Ganglienzellen 324
– der Gliazellen 324
– kleiner, Aderhautmelanom 259
– der Lider s. Lidtumor
– Magen-Darm-Trakt 98
– metastatischer 176
– der Orbita s. Orbitatumor
– ruhender 253
– semimaligner 2
– vernarbter 218
– visceraler 328
– des Ziliarkörpers s. Ziliarkörpertumor
Tumorbehandlung, kurative 7
– nicht-kurative 12
Tumorbiologie 2
Tumordissemination 309
Tumordosis 272
Tumordurchmesser 287
Tumorexzision, lokale 380
Tumorezidiv 434
Tumorgefäße 220
Tumorgröße 235, 253
Tumorkontrolle 218, 260, 352
Tumorlokalisation 253, 273
Tumormarker 434
Tumormaterial,asserviertes 337
Tumormetastase 434
Tumornekrosefaktor 15, 434
Tumorprogression 4
Tumorregression 229
Tumorspätrezidiv 434
Tumorsuppressorgen 332
Tumortherapie 2
Tumorverdopplungszeit 2
Tumorvolumen 237
Tumorzelladhäsionsprozesse 6
Tumorzellen, lokale Absiedlung 245
– schlafende 226
Tumorzellheterogenität 4
Tumorzellkinetik 5
t-Wert 24
Tyrosinhydroxylase 6
Tyrosinkinase 6
T-Zell Lymphom 117, 120, 313
T-Zellen 107, 222, 434
– zytotoxische 223
T-Zell-Rezeptorgen 107

Übelkeit 10
Überdiagnose 249
Überlebenschance 252
Überlebenskurven 286
Überlebensrate 434
Ulcus rodens 30 f
Ulcus terebrans 48
Ultraschall-Biomikroskop (UBM) 175, 183, 235, 271
3-D-Ultraschalldaten 238
Ultraschallechographie 196, 203, 274, 317, 322, 231, 344
– A-scan 231
– B-scan 231
Umwelteinflüsse 210
Univarianz-Analyse 23
Unterdiagnose 251
Unterlidrotation, komplette 59
Updated Kiel-Classification 109
Uveoretinitis, periphere 188

Varikose, arterio-venöse 320
Varix der Vortexvenen-Ampulle 249
Vaskularisationsmuster 220
– netzwerkartiges 220
Veränderungen, strahlenassoziierte (beim Aderhautmelanom) 216
Verbandstechnik 50
Verdopplungszeit 253, 434
Verkalkungen, intraokulare 345
Verocay bodies 101
Verruca vulgaris 44
Verschiebelappenplastik 48, 57, 60
Verstärkungskurve, S-förmige 231
Vinca-Alkaloide 10, 11
Vincristin 17, 121, 148, 227, 355 ff
Virusgenese 79
Viscotoxin 15
Vitiligo 195
Vitrektomie 245
Vitreoretinopathie, dominante familiäre exsudative (DEVR) 317
Vollhauttransplantat 51
– nach Mustardé 55
Volumenbestimmung mit Ultraschall 235
Vorderkammereinblutung rezidivierende 180
VP-16 17

Wachstum, extraokulares 241
– infiltrierendes 61
– noduläres 213
Wachstumsfaktoren 6
Wachstumshemmung, spontane 350
Warze 44
WDNMl 6
Wedel-Basalzellen 44
Wegner-Granulomatose 151
Weichteilsarkom 354
– alveoläres 149
WHO-Klassifikation 61, 109
Wildtyp 332
Wilms-Tumor 8, 159 f
Wright, Operation nach 167
Wundverschluß 50
Wyburn-Mason-Syndrom 320

Xanthelasma 43
Xanthogranulom 43
– juveniles 96, 177, 179, 351
– nekrobiotisches 43
Xanthom 39, 43
– papuläres 43
Xanthoma disseminatum 43
Xenonkoagulator 257
Xenonlicht 251
Xenon-Lichtkoagulation 177
Xeroderma pigmentosum 38, 45, 75, 82

Zelladhäsionsmoleküle 6
Zelltyp 92
– epitheloider 220
zensierte Fälle 434
Zentroblasten 114, 118
Zentrozyten 118
Ziliarepithel, nicht-pigmentiertes Adenokarzinom 249
Ziliarkörperbeteiligung 287
Ziliarkörperepithel, nicht pigmentiertes 186 f
– – Adenom 249
– pigmentiertes 187

Ziliarkörpermelanom s. Ziliarkörpertumor
Ziliarkörpermetastasen 375
Ziliarkörpertumor 181
– malignes Melanom 181, **182**, 185 f, 188
– – – TNM-Klassifikation 184
– Melanozytom 181 ff
– Metastasen 192
– Nävus 181
– Neurilemmom 192
– Neuroepitheliale Tumoren 186
– – Adenokarzinom 187, 189 f
– – Adenom 186 f, 189 f
– – Glioneurom 187
– – Medulloepitheliom 187
– – pseudoadenomatöse Hyperplasie 186, 189
– Schwannom 192
– Strahlentherapie 184
Zimmerman-Tumor 44
Z-Plastik 51
Zweittumoren 352, 354
– extraokuläre 77
– maligne 160

Zyklochorioidektomie 297
Zyklotron 278
Zystadenom, apokrines 46
Zysten, iridoziliare 249
Zystizerkose 350
Zytokeratin 7, 36
Zytokine 13, 15, 223, 434
Zytologie, exfoliative 89
Zytomegalie-Retinitis 350
Zytoreduktion 2
Zytospin 245
Zytostatika, Pharmakokinetik 16
Zytostatikaapplikation, intrathekale 357
Zytostatikakombinationen 5
Zytostatikaresistenz 9
Zytostatikasensitivität 17
– Aderhautmelanom 17
– Malignes Lymphom 18
– orbitale Malignome 18
– Retinoblastom 17
Zytostatika-Therapie 169
Zytostatische Antibiotika 10
Zytostatische Chemotherapie 8, 163